肿瘤外科学

高级教程

名誉主编　黄洁夫　赫　捷　黄国俊　屠规益

主　　编　赵　平

副 主 编　蔡建强　马建辉　吴令英　周彩虹

中国协和医科大学出版社

图书在版编目（CIP）数据

肿瘤外科学高级教程／赵平主编 . —北京：中国协和医科大学出版社，2019. 1
ISBN 978 – 7 – 5679 – 1070 – 6

Ⅰ. ①肿…　Ⅱ. ①赵…　Ⅲ. ①肿瘤学 – 外科学 – 教材　Ⅳ. ①R730. 56

中国版本图书馆 CIP 数据核字（2018）第 097842 号

肿瘤外科学高级教程

主　　编：赵　平
责任编辑：高淑英
策划编辑：高淑英　许进力

出版发行：**中国协和医科大学出版社**
　　　　　（北京东单三条九号　邮编 100730　电话 65260431）
网　　址：www. pumcp. com
经　　销：新华书店总店北京发行所
印　　刷：北京新华印刷有限公司

开　　本：889 × 1194　1/16 开
印　　张：35
字　　数：1000 千字
版　　次：2019 年 1 月第 1 版
印　　次：2019 年 1 月第 1 次印刷
定　　价：256. 00 元

ISBN 978 – 7 – 5679 – 1070 – 6

《肿瘤外科学高级教程》专家指导委员会

徐培文　山东省肿瘤医院　院长

毛伟敏　浙江省肿瘤医院　院长

钱立庭　安徽省肿瘤医院　院长

郎锦义　四川省肿瘤医院　院长

吴永忠　重庆市肿瘤医院　院长

刘湘国　湖南省肿瘤医院　院长

钭方芳　江西省肿瘤医院　院长

黄云超　云南省肿瘤医院　院长

林　源　广西肿瘤医院　副院长

王喜艳　新疆肿瘤医院　院长

夏小军　甘肃省肿瘤医院　院长

柴　多　青海省肿瘤医院　院长

《肿瘤外科学高级教程》审稿委员会

《肿瘤外科学高级教程》编写委员会

名誉主编：黄洁夫　赫　捷　黄国俊　屠规益

主　　编：赵　平

副主编：蔡建强　马建辉　吴令英　周彩虹

编　　委（按姓氏笔画排序）：

于　雷	于胜吉	于新颖	万经海	马永蕺	马建辉	王　艾	王　翔
王　靖	王大力	王贵齐	王晓雷	车　旭	田　军	田艳涛	白晓峰
丛明华	冯　强	邢学忠	毕建军	毕新刚	毕新宇	朱一鸣	刘　勇
刘　晓	刘　婷	刘　骞	刘　燕	刘文胜	刘绍严	许绍发	孙　力
孙　莉	孙阳春	孙克林	孙跃民	寿建忠	李　宁	李　斌	李　楠
李学记	李晓光	杨　雪	杨　敏	杨尹默	肖振东	吴　凡	吴令英
何铁强	何瑞仙	汪　毅	张　蓉	张　蕾	张月明	张业繁	张默言
张鑫鑫	陈依然	邵　康	林妍菲	周世杰	周志祥	周彩虹	周健国
周海涛	郑朝旭	赵　平	赵　宏	赵　峻	赵东兵	赵建军	赵振国
钟宇新	贺　舜	袁光文	袁兴华	贾云丹	钱海鹏	倪　松	倪晓光
徐　波	徐立斌	徐震纲	高　勇	高纪东	高树庚	唐平章	黄　振
阎　涛	梁建伟	韩　玥	程贵余	路　虹	解亦斌	窦利州	赫　捷
蔡建强	裴　炜	管考鹏					

主编介绍

赵平，比利时鲁汶大学医学博士，主任医师、教授、博士生导师。1976年毕业于北京医学院医疗系，在北京大学第一医院实习期间，外科带教老师王维亮、郭文星、万远廉。1976年参加唐山抗震救灾医疗队，获得北京医学院授予的抗震救灾模范称号。1976～1978年在北京医学院解剖教研室从事国家一号科研工作，获得国务院九办卫生保护组授予的"先进工作者"称号。1978～1979年在北京友谊医院外科工作，经历了严格的住院医师24小时培训。1979年考入中国医学科学院北京协和医院外科曾宪九教授的研究生，答辩组成员：陈敏章、吴蔚然、黄萃庭、刘彤华和李通。在北京协和医院接受过严格的外科轮转培训，有幸得到曾宪九、吴蔚然、朱预、钟守先、张建希、陈桂滋等外科专家的亲自指教，曾两次获得北京协和医院"医疗成果奖"。1988年赴比利时鲁汶大学学习。博士导师为鲁汶大学医学院院长、国际著名肝胆胰内科主任 J.Fevery 教授、消化外科主任 R.Kerremans 教授。1992年通过答辩获得医学博士学位。

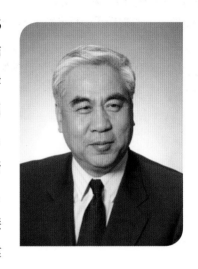

曾任北京协和医院大外科副主任，中国医学科学院肿瘤医院／肿瘤研究所院所长、腹部外科主任兼胰腺癌中心主任、PET-CT 中心主任。中国医学科学院学术委员会执委会副主任委员。

曾兼任中国医院协会肿瘤医院管理分会主任委员、全国肿瘤防治研究办公室主任、全国肿瘤登记中心主任、卫生部疾病预防控制专业委员会慢性病防治分委会副主任委员、肿瘤组组长，亚洲国家癌症中心联盟秘书长、《中华肿瘤杂志》主编、《中国肿瘤》主编、《抗癌之窗》主编。

现任中国医学科学院肿瘤医院大外科主任，兼任中国癌症基金会理事长、中华医学会肿瘤学分会第九届委员会常务委员、中国控烟协会常务理事、北京医学会肿瘤专业委员会主任委员、中国老年学和老年医学学会老年肿瘤专业委员会主任委员、中华预防医学会肿瘤预防与控制专业委员会主任委员、《中国肿瘤临床与康复》主编、《中国肿瘤临床年鉴》主编、《癌症进展》主编、《中国卫生人才》肿瘤医学管理专业编辑委员会主任委员等职务。北京市第十二、十三届人大代表，第十一、十二届全国政协委员，全国政协教科文卫体委员会委员。

　　赵平教授在国内外学术杂志发表了 200 余篇学术论文。主编了《中国大百科全书·肿瘤卷》《预防肿瘤学》《胰腺癌》《临床肿瘤学进展》《肿瘤临床综合治疗新概念》《现代结肠、直肠及肛管区肿瘤学》等学术专著；主译出版《外科肿瘤学》《胰腺癌》《外科疾病的治疗效果》《上消化道肿瘤》《结直肠癌》《肝胆肿瘤》《PET-CT 典型案例集萃》等专业译著。主持出版了《中国肿瘤登记年报》《中国癌症发病与死亡》《中国癌症死亡报告》《中国肿瘤临床年鉴》等学术报告集。参与编写《胰腺外科学》《胰腺外科手术学》等 30 余部学术著作和译著。

　　赵平教授曾主持国家"十五"攻关课题及多项重大科研项目。曾担任"十一五"支撑计划重点项目、国家科技重大专项课题及卫生部临床学科重点项目总负责人。2003 年被中组部等六部委授予全国留学回国人员成就奖；2004 年获中华医院管理学会全国百名"先声杯"优秀院长称号；2005 年获得卫生部授予的有突出贡献中青年专家称号；2009 年获得中国医院院长杂志"最具领导力的中国医院院长卓越成就奖"；2011 年赵平获得中国医院协会杰出贡献奖；2012 年被中国医院协会肿瘤医院管理委员会授予突出贡献奖；2012 年获评中国医院院长杂志"最具领导力的中国医院院长终身成就奖"；2015 年获得中国医院协会肿瘤医院管理分会授予的中国肿瘤医院管理杰出贡献奖。2016 年荣获人民网、健康时报社、第九届健康中国《年度十大人物》。

序 言 1

2012 年全球年新发肿瘤病例 1410 万。肿瘤相关死亡病例也达到 820 万。恶性肿瘤已经成为人类的第一杀手。

到目前为止，恶性肿瘤的首选治疗依然是外科手术。美国在各种恶性肿瘤治疗手段中，外科治愈的贡献率高达 49%。

培养一支高水平的肿瘤外科医师队伍是提高肿瘤治疗水平、造福肿瘤患者的关键性措施。

外科医生的专业培训是漫长且艰难的。培训常常决定医生的一生。初始的规范化培训关乎到国家能否有一支优秀的外科专家队伍，更重要的是国民能否找到可以信任的医生。

赵平教授是中国著名的外科专家。他接受过北京医学院、北京首都医学院和北京协和医学院系统的临床培训，还在比利时鲁汶大学接受系统的博士训练。师从于中国著名外科泰斗曾宪九教授、国际著名专家 J.Fevery 教授、R.Kerremans 教授。因此，由他担任主编的《肿瘤外科学高级教程》不仅能够成为一本很好的教科书，同时，读者也可以感受到一个外科医生如何被打造成才。

当代肿瘤外科的进展不仅要求住院医师掌握肿瘤的诊治常规、手术方式及围术期处理，还要求肿瘤外科医生熟悉肿瘤学意义上的病理、影像学检查以及肿瘤放射治疗、肿瘤内科治疗的专业知识，要求外科医生注重恶性肿瘤的多学科综合治疗。千里之行始于足下，我相信这本书的出版对我国肿瘤外科医师的培训及人才队伍建设将起到积极的作用。

全国政协常委、教科文卫体委员会副主任

2018 年 2 月

序 言 2

医学教育的重中之重是培养百万合格的医生担当救死扶伤的社会重任。2014 年 1 月 17 日国家卫生计生委等 7 部门《关于建立住院医师规范化培训制度指导意见》提出，2015 年，全面启动住院医师规范化培训工作；到 2020 年，基本建立住院医师规范化培训制度，所有新进医疗岗位的本科及以上学历临床医师均接受住院医师规范化培训。

中国医学科学院肿瘤医院是亚洲最大的肿瘤防治研究中心，2014 年 9 月获批为"北京市肿瘤外科专科一体化培训"试点基地。由赵平教授等近百名肿瘤外科及相关学科专家编写的《肿瘤外科学高级教程》为肿瘤专业医生的规范化培训提供了一本非常实用的教科书。

赵平教授毕业于北京医学院，是品学兼优的好学生。毕业后曾在北京友谊医院接受严格的住院医生培训。后考入中国医学科学院北京协和医院外科研究生，师从我国著名的外科先驱曾宪九教授。20 世纪 80 年代末赴比利时鲁汶大学攻读博士学位，接受了系统的医学专业培训。回国后，先后担任北京协和医院外科学系副主任、医科院肿瘤医院大外科副主任、主任、腹部外科主任、肿瘤医院院长、肿瘤研究所所长。多年来致力于外科及肿瘤外科临床实践和研究，他不仅是中国著名的外科专家，还是忠诚的教育工作者。多次获得中国医学科学院优秀教师和优秀教育管理者称号。

值得提出的是作为专科培训教材，该书还获得全国 24 家教学医院和肿瘤医院院长的大力支持和指导，使本书更加贴近读者的需求。在此我对本书编者及工作人员的辛勤劳动与智慧表示衷心的感谢。我相信本书的出版对我国肿瘤外科住院医师和研究生的培训将起到积极的作用。

北京大学医学部党委书记

北京大学第一医院原院长

2018 年 2 月

前　言

随着国家卫计委住院医师规范化培训的启动，住院医师和研究生临床实践能力的培养引起高度重视。2014 年 9 月北京协和医学院肿瘤医院成为"北京市肿瘤外科专科一体化培训"的试点基地，为此，亟需一本实用的高级培训教材，介绍肿瘤学的基础知识，各种恶性肿瘤的外科治疗以及多学科综合治疗的新进展。让读者能够了解最先进的肿瘤诊治知识和国际、国内标准化的技术。

本书以赵平教授担任主编，蔡建强教授、马建辉教授、吴令英教授以及周彩虹研究员担任副主编。编委会以中国医学科学院肿瘤医院外科及相关科室的专家为主体，联合北京大学第一医院、北京首都医科大学胸科医院的专家组成阵容强大的编写队伍。参与编写《肿瘤外科学高级教程》的所有人员均具备丰富的临床和教学经验。他们以极大的热情投入本书的编写，付诸了大量的时间、精力和心血，认真完成了每个章节的编写和审校。本书从学术上、文字上多次组织作者、审者反复推敲，力图保证高级教程的质量。

全书共 9 章分 50 节，100 万字，配有 100 余张表和 200 余张精准图片。本书严格按照"肿瘤外科专科医师一体化规范化培训细则"中要求住院医师应该掌握的病种和操作，并结合编者多年带教和临床实践经验编写的。全面阐述了作为肿瘤外科住院医师应知应会癌种的诊治规范。较全面介绍了"细则"中癌种的流行病学、病因学与发病机制、病理学与组织分型、分期、临床表现、影像诊断、肿瘤标志物检查、诊断及鉴别诊断、手术治疗、放射治疗、内科治疗、内镜治疗以及预后等。本书阐述外科学的理论、操作和肿瘤防控知识的同时，还搜集了大量的珍贵影像、病理图片、内镜照片以及手术方式、局部解剖图片，力求覆盖"细则"中的全部病种，能够指导临床中最实用的操作技能的培训。希望对肿瘤外科学专科一体化培训的住院医师及并轨培养的研究生有所帮助。

首都医科大学胸科医院的许绍发教授，北京大学第一医院的杨尹默教授等国内享有盛名的专家直接参与了本书的编写与审阅，该教材还得到了全国 24 家省级肿瘤医院的 30 名专家指导委员会委员的审定和认可，增加了本书的权威性和可读性。

特别感谢中国肝胆外科专家、前卫生部副部长黄洁夫为本书做序。特别感谢北京大学医学部党委书记、北京大学第一医院原院长刘玉村为本书做序。特别感谢北京协和医学院领导、中国医学科学院肿瘤医院领导对本书的大力支持。感谢北京合颜乐色文化传播有限公司艺术总监胡杰女士、首都医科大学附属北京中医医院万照良老师及中国医学科学院肿瘤医院张溪微老师为本书绘制了大量精准的外科手术示意图和医学解剖图。感谢北京慧生信国际教育咨询有限公司陈丽芬为全书文字把关。感谢中国医学科学院肿瘤医院教育处周彩虹研究员、贾云丹老师及周红老师辛勤的组织和联络工作，保证了本书高质量完成。

　　由于编者的能力有限，本书仍难免存在着不足或缺陷，敬请读者不吝赐教，批评指正。

赵平

2018 年 2 月

目　录

第一章　肿瘤外科学总论 ·· 1

第一节　肿瘤外科发展史 ·· 3

第二节　肿瘤外科的治疗方法 ······································ 5

第三节　肿瘤外科领域的伦理问题 ·································· 9

第四节　肿瘤外科营养支持 ·· 15

第五节　肿瘤外科围术期护理 ······································ 29

第六节　肿瘤外科围术期管理 ······································ 45

第七节　肿瘤外科加强治疗 ·· 52

第八节　肿瘤外科的微创治疗 ······································ 70

第九节　肿瘤的姑息及疼痛治疗 ···································· 75

第十节　恶性肿瘤的分期及手术治疗原则 ···························· 84

第二章　头颈部肿瘤 ·· 89

第一节　甲状腺癌 ·· 91

第二节　喉癌 ·· 108

第三章　胸部肿瘤 ·· 123

第一节　食管癌 ·· 125

第二节　肺癌 ·· 142

第三节　纵隔肿瘤 ·· 154

第四节　乳腺癌 ·· 162

第五节　胸外科术后并发症 ·· 177

第四章　腹部肿瘤 ·· 193

第一节　胃癌 ·· 195

第二节　小肠肿瘤 ·· 221

第三节　结肠癌 ……………………………………………………………………… 227

第四节　直肠肛管癌 ………………………………………………………………… 236

第五节　胰腺癌 ……………………………………………………………………… 246

第六节　肝癌 ………………………………………………………………………… 255

第七节　胆囊癌 ……………………………………………………………………… 270

第八节　肝外胆管癌 ………………………………………………………………… 279

第九节　胃肠间质瘤 ………………………………………………………………… 288

第十节　腹膜后肿瘤 ………………………………………………………………… 292

第十一节　神经内分泌肿瘤 ………………………………………………………… 299

第十二节　腹部手术并发症及其处理 ……………………………………………… 308

第五章　泌尿男生殖系肿瘤 …………………………………………………………… 317

第一节　肾癌 ………………………………………………………………………… 319

第二节　膀胱癌 ……………………………………………………………………… 334

第三节　上尿路尿路上皮癌 ………………………………………………………… 349

第四节　前列腺癌 …………………………………………………………………… 355

第六章　女性生殖系肿瘤 ……………………………………………………………… 373

第一节　卵巢癌 ……………………………………………………………………… 375

第二节　子宫颈癌 …………………………………………………………………… 386

第三节　子宫内膜癌 ………………………………………………………………… 396

第七章　中枢神经系统肿瘤 …………………………………………………………… 407

第八章　骨及软组织肿瘤 ……………………………………………………………… 425

第一节　骨肉瘤 ……………………………………………………………………… 427

第二节　骨尤文肉瘤 ………………………………………………………………… 434

第三节　骨巨细胞瘤 ………………………………………………………………… 439

第四节　软组织肉瘤 ………………………………………………………………… 443

第五节　骨转移瘤 …………………………………………………………………… 455

第六节　恶性黑色素瘤 ……………………………………………………………… 460

第九章　内镜诊断与治疗 ……………………………………………………………… 469

第一节　消化内镜检查与治疗在肿瘤外科中的应用 ……………………………… 471

第二节　上消化道内镜检查 ………………………………………………………… 472

第三节　结肠镜检查 ·· 501

第四节　超声内镜检查 ··· 509

第五节　经内镜逆行胰胆管造影术 ··· 520

第六节　呼吸内镜在胸部肿瘤诊断与治疗中的应用 ·· 525

第七节　鼻咽喉镜检查与治疗在肿瘤外科中的应用 ·· 535

第一章

肿瘤外科学总论

第一节　肿瘤外科发展史

一、肿瘤外科的历史

肿瘤外科学是研究以手术为主要方法治疗肿瘤的一门医学学科。肿瘤外科学起源于外科学，随着麻醉、输血、无菌术等医疗技术的发明与发展，在最近数百年间，得以快速发展。恶性肿瘤曾被认为是不治之症，但是随着医学的进步与发展，外科治疗恶性肿瘤开创了治愈的先例。与其他治疗手段比较，外科治疗恶性肿瘤的总体治愈率始终处于领先地位。

人类从最初认识肿瘤，就以外科手术为重要的治疗手段。早在公元前 1600～1700 年，古埃及的《艾德温·史密斯纸草文稿》（Edwin Smith Papyrus）就以文字记载了最早的肿瘤外科手术——即使用"火钻"治疗乳腺肿瘤的方法。18 世纪著名苏格兰外科医生 John Hunter 认为在某些情况下肿瘤是可以通过外科手术来治疗的，他提出如果肿瘤可以"推动"则认为没有侵犯周围组织，是可以切除的。这一理念进一步明确了外科在肿瘤治疗中的地位。1741 年由斯库泰斯特（Johnnes Scultetus，the Elder）出版的《外科学》（Armentarium Chirurgicum，1741）中，使用图谱详细描述了乳腺癌的外科手术过程。当然，和早期的外科手术一样，当时肿瘤外科手术的风险也是非常高的。1822 年，巴黎大学著名的外科学教授 Valpeau 就曾指出："手术是令人担忧的，因为它常常威胁患者的生命"。

近代肿瘤外科手术的开端始于 1809 年，美国肯塔基州丹维尔市的 McDowell 医生在无麻醉状态下成功切除了重达 22.5 磅的卵巢肿瘤。随后，直到 19 世纪中叶麻醉术、抗菌药物和无菌术的问世，才真正促进了现代外科学以及肿瘤外科学的诞生和发展。1890 年，Halsted 创立了乳腺癌根治术，即对乳腺癌进行局部广泛切除加区域性淋巴结清扫手术，大大提高了乳腺癌的治愈率。Halsted 的手术方式被后世公认为肿瘤外科的经典之作，被称之为 Halsted 原则。可以认为 Halsted 创立了肿瘤外科治疗原则，对于提高恶性肿瘤的外科治疗水平有巨大的贡献。在随后的 50～60 年间，依据 Halsted 原则，很多恶性肿瘤的根治性手术得以开创，如子宫颈癌根治术（Wertheim，1905）、颈淋巴结根治性切除术（Crile，1906）、直肠癌腹会阴联合根治术（Miles，1908）、支气管肺癌全肺切除术（Graham，1933）、胰腺癌根治术（Whipple，1935）等。这些手术方式解决了一些恶性肿瘤的根治性切除问题，提高了生存率。

20 世纪前叶，西方外科学引入中国，推动了我国肿瘤外科的发展。从 20 世纪 40 年代起，沈克非、黄家驷、吴阶平、方先之、裘法祖、金显宅、李月云等外科专家开始了恶性肿瘤的外科治疗。1940 年，吴英恺教授在北平协和医院成功进行我国首例食管癌切除胸内食管胃吻合手术；1941 年，张纪正教授在天津成功进行我国第 1 例肺癌全肺切除手术；同年金显宅教授在国内首次开展舌癌根治性联合切除术。随着肿瘤外科学的发展，肿瘤外科在国内逐渐形成独立的学科。1958 年，在周恩来总理的关怀下批准成立中国医学科学院北京日坛医院，这是中国第一家肿瘤专科医院，也就是今天的中国医学科学院肿瘤医院的前身。

肿瘤外科治疗理念历经了几个阶段的变迁：

1. Halsted 原则　即为肿瘤局部广泛切除加区域性淋巴结清扫术，奠定了肿瘤根治术的基础。在 20 世纪的前半期，这一原则在肿瘤治疗中起过积极的作用。但是一部分外科医生长期受这一原则的影响，在肿瘤治疗中，过度强调广泛切除，忽视了器官功能的保存；过分强调手术切除的作用，忽视了其他治疗手段的作用。时至今日，这种负面的影响依然存在。

2. 超根治手术　20世纪40年代以后，麻醉术的发展、抗生素的普遍应用和输血术的完善显著提高了外科手术的安全性。20世纪50~60年代外科治疗恶性肿瘤的适应证不断扩大，并发展了一些超根治手术，手术范围及创伤也越来越大。如乳腺癌扩大根治术，不但切除胸大肌、胸小肌、还需联合切除内乳淋巴结。循证医学证据显示，这种扩大根治手术并没有能够提高恶性肿瘤患者的生存率。

3. 外科与放化疗的协同治疗　20世纪40年代，化疗开始应用于恶性肿瘤的治疗；20世纪50年代起，高能射线在临床开始应用。化疗及放疗的应用为肿瘤的治疗提供了新的方法手段，两种新的手段与外科治疗协同应用，进一步提高了恶性肿瘤的治疗效果。

4. 器官功能保存手术　从20世纪50年代起，肿瘤外科手术开始注意器官的功能保存，趋向于不盲目追求扩大切除。在达到肿瘤根治效果的前提下，即在不降低生存率的条件下，合理缩小手术范围，改良传统的根治手术，提倡微创手术，力求保存患者机体功能和提高治疗后生存质量。功能保存手术在很大的程度上需要放疗或化疗的配合应用。

5. 微创手术　20世纪80年代腹腔镜微创手术开始受到重视，虽然腔镜手术治疗肿瘤仍在发展之中，但微创的概念已动摇了传统肿瘤外科大面积破坏的原则。内镜微创手术开展以来，研究表明，与开腹手术相比，腔镜手术有出血减少、恢复快、住院时间缩短等优势，且疗效相同，并发症相似。

二、肿瘤外科的现状与展望

（一）肿瘤外科与个体化综合治疗

随着对肿瘤发生、发展及治疗理念认识的深入，越来越多的证据表明：肿瘤是一种系统性疾病，它是一个全身性疾病的局部反应。对于肿瘤的治疗，不能只强调局部而不重视全身；外科手术不能切除最后一个癌细胞，而是需要多学科、多种手段的综合治疗。肿瘤综合治疗的定义是：根据患者的机体状况、肿瘤的病理类型、侵犯范围（分期）和发展趋向，合理地、有计划地综合应用现有的治疗手段，以期较大幅度地提高恶性肿瘤的治愈率，改善患者的生活质量。国内外肿瘤学专家基本认可，肿瘤的综合治疗结局优于肿瘤的单一治疗。综合治疗要求各个学科通过互相学习、相互补充、协同配合来提高治愈率。

随着医学研究的深入，肿瘤学专家逐渐认识到：肿瘤存在着异质性，不仅存在肿瘤间异质性，而且还存在肿瘤内异质性，同一肿瘤和同一个体既存在空间异质性又存在时间异质性。近年来，肿瘤的治疗中越来越注重肿瘤的异质性，在规范化治疗的前提下希望能实现肿瘤治疗的个体化。个体化综合治疗的理念是：在疾病发展的不同阶段、不同环节、不同条件下，依据患者的具体情况，结合循证医学证据，采取以一种治疗方式为主、其他治疗方式为辅的个体化综合治疗方案，以期达到最大限度改善患者生存质量、延长生存时间的目的。

同时个体化综合治疗要求充分考虑"两个个体"和"一个集体"的具体情况，采用适当的手段使患者在生存时间和生活质量方面全面获益。其中"两个个体"是指：①患者：治疗手段的选择和治疗策略的决策除了综合评价患者疾病状态外，还必须考虑到不同患者的精神状况、家庭背景和经济水平；②医生：治疗过程中必须充分考虑到医生的资历和水平，必须具备极高的责任感和协作精神。一个集体指的就是多学科综合治疗协作团队（multidisciplinary team，MDT），由肿瘤外科、肿瘤内科、放疗科、影像诊断科、病理科等多个学科专家组成，集体讨论制订诊疗方案。只有这样才能实现个体化综合治疗，在以临床实践指南为规范化治疗原则指导下，为患者制订最合适的治疗策略和采用最适宜的治疗手段。

外科手术在肿瘤治疗中的霸主地位已受到了挑战，肿瘤的治疗不再完全依赖外科手术。一些新兴的治疗手段如消融治疗，在治疗小肝癌等肿瘤时，已经达到与手术切除相近的根治效果。对于既往只能靠手术治疗的一些肿瘤，放疗和化疗单独或联合使用也可以达到同样的治疗效果。然而，从另一角度而言，综合治疗也给肿瘤外科带来更多的机遇。过去外科手术在肿瘤治疗中的重要地位主要依赖于手术者的技术，那么现在肿瘤外科能否发挥更大作用将更多地取决于对总体治疗策略的把握，其中包括手术时机选择、新辅助治疗手段的综合应用。一名肿瘤外科医生即便拥有出色的手术技术，治疗策略的失误也很难使患者获益。以结直肠癌肝转移的综合治疗策略为例，利用新辅助治疗增加了手术可切除性，使很多既往评估不能手术的患者获得了手术机会，而术后辅助治疗技术的应用可以改善患者的预后。因此，在个体化综合治疗不断推进的今天，肿瘤外科的内涵也将不断得到升华。

（二）肿瘤外科的微创化

微创外科是对最大限度切除肿瘤，同时最大限度保全正常组织这"两个最大"原则的充分体现。肿瘤的综合治疗和微创外科相互交叉而又相互依赖。一方面肿瘤综合治疗通过缩小癌灶，为微创外科带来更大的发挥空间；另一方面微创肿瘤外科治疗更大程度地保护患者器官功能、免疫状态，同时创伤更小、恢复更快，从而提高了生活质量。

微创外科有理念上的原则标准，也有技术手段上的具体实现。微创外科理念原则为：缩小外科手术所带来的局部和全身的伤害性效应，应具有最小的手术切口，最佳的内环境稳定状态，最轻的全身炎性反应，最小的瘢痕愈合。腔镜手术的应用已有近百年的历史，是最早的微创外科的技术手段。1987 年电视腹腔镜出现后，法国的 Philippe Mouret 完成了第 1 例腹腔镜胆囊切除手术。自此，腹腔镜下手术快速推动了微创外科的发展。目前在我国大中型医院中已经普及了腹腔镜胆囊切除术。同时随着技术的进步和治疗理念的更新，腹腔镜手术的范围也不断扩展，迅速推广到阑尾切除、疝修补术、胃大部切除术、脾切除术、结直肠手术、肝切除术等。其他如胸外科、妇科及泌尿外科等也广泛开展了胸腔镜、腹腔镜等相应器官肿瘤的内镜手术。

从开腹、开胸手术到电视腹腔镜手术、内镜手术，从扩大根治术到改良根治术，外科技术和治疗方法均取得突飞猛进的成就。目前，更是进入以达芬奇机器人手术和数字导航技术等为代表的数字化时代。商业化机器人系统主要包括 Zeus 系统和 de Vinci 系统。由于其具有传统腹腔镜技术无可比拟的优势，已经应用于远程手术、心胸外科、泌尿外科、妇科以及腹部外科，成为未来微创外科的发展趋势。

（周健国　高纪东　赫　捷）

第二节　肿瘤外科的治疗方法

外科手术是肿瘤治疗最重要的手段之一，根据肿瘤发生、发展所处的不同阶段，可以采取不同目的的手术,包括预防性、诊断性、治愈性、姑息性、重建和康复手术。另外,外科手术也常需与其他治疗方法联合应用。预防性手术用于癌前病变的患者,可以早期干预阻止癌变的发生,目前已经逐渐成为患者的治疗选择。另外,尽管影像学技术的进步使脏器的占位性病变显现得更清楚,但病变性质却常常难以确定。外科手术可以通过切取、穿刺的方法获得活组织进行病理学检查,明确诊断。早期诊断技术水平的提高和广泛应用,也使原位癌诊断的比例大幅度提高,继而局部切除原位癌的外科技术也日趋成熟。当恶性肿瘤处于局限阶段,根治性切除手术仍是治愈率最高的选择。即使肿瘤进入局部进展期,外科手术也可以使部分患者获得治愈。对于肿瘤已经播散、出现广泛转移时,手术仍然可以通过姑息性治疗措施,缓解患者的症状,改善生活质量。除此之外,外科手术导致的外形及功能上的改变,常需要通过手术进行重建或通过康复性手术改善患者的生活质量。随着肿瘤多学科综合治疗协作团队(multidisciplinary team,MDT)模式的推广,外科治疗逐渐与肿瘤内科治疗及放射治疗有机结合成一个综合治疗体系,在MDT中发挥着重要的作用。

一、肿瘤的预防性手术

某些先天性疾病或癌前病变发展到一定程度会导致癌变,预防性手术切除可以防止恶性肿瘤的发生。

临床上预防性手术治疗的疾病及其治疗方法包括声带乳头状瘤切除术、甲状腺腺瘤切除术、食管黏膜重度不典型增生内镜下切除术、胃息肉胃镜下切除术、结直肠腺瘤肠镜下切除术、溃疡性结肠炎行结肠切除术、隐睾行睾丸复位术、膀胱乳头状瘤切除术、宫颈上皮内瘤变切除术、口腔及外阴白斑患者行白斑切除术、黑痣切除术等。较为少见的疾病还有家族性多发性结肠息肉病行全结肠切除术。另外,重度乳腺小叶增生伴有乳腺癌高危因素者亦是预防性乳房切除的适应证,但对于乳腺增生较轻或仅有乳腺癌高危因素者是否需要行预防性乳房切除术需要慎重。

二、肿瘤的诊断性手术

细胞或组织病理学诊断是恶性肿瘤MDT的前提,而获取必要的细胞或组织常常需要依靠诊断性手术,包括细针吸取、针穿活检、切取活检以及切除活检等方式。

1. 细针吸取(fine-needle aspiration) 通过细针头对可疑肿块进行穿刺抽吸进行细胞学检查,如肿块较小或触诊不清楚可采用超声引导下穿刺吸取细胞。此方法常用于乳腺及甲状腺等部位的肿物诊断(图1-1)。其优点是方法简便、创伤小,准确率可达85%以上。但其诊断准确率常常受操作技术及细胞病理医生经验的影响。该方法的缺点是有时不能做出明确诊断。另外,还存在着假阳性及假阴性的可能,根据细针吸取的诊断结果判断是否手术切除器官时需要慎重。

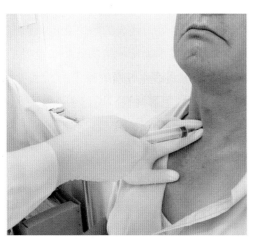

◆图1-1 甲状腺肿瘤针吸活检

2. 针穿活组织病理检查（needle biopsy） 通常是在局部麻醉下采用较粗针头或特殊穿刺针头（如Core-cut，True-cut）等刺入肿块内，利用针头切取条状组织进行病理检查，深部肿物亦可采用超声或CT引导下穿刺。目前较常用于肺癌、转移瘤、腹膜后肿物以及乳腺癌新辅助化疗前。其特点是所获取组织较多，诊断准确率较高，并且可以进行免疫组化检查，甚至做分子病理检测。缺点是由于针头较粗，可能造成术后出血及针道种植转移等并发症。

3. 切取活检（incisional biopsy） 在局部麻醉下或在探查术中切取肿瘤组织做病理学检查以明确诊断。目前常用于肿瘤巨大或侵及周围器官无法完整切除的病变。活检钳咬取肿瘤组织活检亦属常用的切取活检方法，如子宫颈癌以及低位直肠癌等。对于可以完整切除的肿物，应尽量避免切取活检。对骨与软组织肿瘤的切取活检务必注意手术切口及入路，要确保活检切口及进入路径在下一次手术时能一并切除，避免肿瘤残留及播散。另外，切取活检与下一次手术时间间隔应尽量短，最好是在具有术中冰冻病理检查的条件下进行，谨防肿瘤播散。

4. 切除活检（excisional biopsy） 切除整个肿瘤送组织病理检查以明确诊断，是诊断准确率最高的活检方法。常用于乳腺肿物、甲状腺肿物、体表软组织肿物、淋巴瘤以及皮肤痣的诊断。该方法的优点是诊断准确率最高，并且对于良性肿瘤可避免二次手术，对恶性肿瘤亦不致引起医源性播散，是肿瘤活检的首选方式。其缺点是切口较大，同样需要注意切口的选择，以便于再次手术。

临床工作中针对不同的诊断要求可以选择恰当的活检方式，在能够满足诊断要求的情况下尽量选择操作简便、创伤小的方法。有些疾病如淋巴瘤等对活检组织量要求较高；体表可触及的肿物应尽量选择切除活检。

此外，对所获取活检组织还需根据不同的检查要求选择恰当的固定方式，如细针穿刺抽吸细胞需使用加有抗凝剂的液体送检，分子病理检测需要使用中性福尔马林液固定组织。

三、肿瘤的治愈性手术

治愈性手术以彻底切除和治愈肿瘤为目的，是实体瘤首选的治疗手段。根据肿瘤病期的早晚还可分为局部切除术、根治性手术、广泛切除术以及联合脏器切除。

1. 局部切除术 早期肿瘤的治疗是肿瘤治疗的重要部分。胃及食管早期癌症可通过内镜下黏膜切除术或内镜黏膜下剥离术得到治愈。从而避免了开胸食管癌根治术或开腹胃癌根治术等创伤较大的手术，提高了患者的生存质量。对早期低位直肠癌，通过经肛门局部切除术不仅可以达到治愈肿瘤的效果，而且可保留肛门功能从而避免了腹壁永久造瘘的尴尬。宫颈上皮内瘤变Ⅱ～Ⅲ级（包括原位癌）也可通过宫颈锥切手术进行治疗，从而避免子宫摘除对女性造成的负面影响。除此之外，某些进展期肿瘤有时也可以采用局部切除术达到治愈的效果，例如，乳腺癌保留乳房的切除手术加前哨淋巴结活检术，治愈肿瘤的同时不仅使患者保留了乳房，而且使腋窝淋巴结阴性的患者避免了腋窝淋巴结清扫手术造成的上肢水肿、功能障碍并发症。

2. 根治性手术 根治性手术是目前实体瘤治疗中最常采用的方法。根治性手术切除范围包括原发灶及其引流区域淋巴结，其中对原发灶的切除要包括其周围可能累及的组织，并达到整块切除。根治术主要用于肿瘤局限在原发部位和淋巴结无远处转移的患者，同时要求患者全身情况能够耐受根治手术。通常情况下某器官或组织的肿瘤需要将所在器官全部或大部切除，如肝癌、胃癌、胆囊癌、肺癌、子宫颈癌以及骨软组织肿瘤等。典型术式有：D2 淋巴结清扫胃癌根治术、直肠癌根治性全系膜切除术（total mesorectalexcision，TME）、根治性肺叶切除术等。

3. 广泛切除术　对肉瘤而言根治性手术即为广泛切除术，是指广泛切除肉瘤所在组织的全部或大部乃至邻近组织。如骨肉瘤超关节截肢术、肢体横纹肌肉瘤切除受累肌肉的起止点等。

4. 联合脏器切除术　如原发灶与邻近脏器有癌性粘连，必要时可将邻近脏器一并切除。如胃窦癌侵及胰头时需行根治性胃大部切除联合胰十二指肠切除手术，胃癌侵犯肝左叶行胃癌根治性切除联合肝左叶切除手术，胰头癌侵犯横结肠行胰十二指肠切除联合横结肠切除手术。

四、肿瘤的姑息性手术

晚期肿瘤虽已失去治愈的机会，但常常需要姑息性手术减轻症状、缓解疼痛、延长寿命或为下一步治疗创造条件。姑息性手术包括原发肿瘤姑息性切除术、转移瘤姑息性手术治疗以及缓解性手术。

1. 原发肿瘤姑息性切除术　姑息性切除是指对原发病灶或其转移灶的切除达不到根治的目的，切除肿瘤的目的是处理肿瘤引起的急症或解除其对机体功能产生影响，如消化道肿瘤合并消化道大出血或穿孔，常需姑息性切除来治疗；再如乳腺巨大肿瘤虽已无法根治性切除，但常需姑息性切除来解决出血和溃疡。另外，对某些肿瘤进行姑息性切除结合后续治疗还可以延长生存期。

2. 转移瘤姑息性手术治疗　针对转移瘤的治疗最初以姑息性治疗为目的，但发现能够长期生存的病例不在少数。近年来转移瘤的手术治疗逐渐受到重视，与射频消融、冷冻治疗以及高频聚焦超声治疗等方法同为转移瘤姑息性治疗的重要手段。但转移灶外科切除的适应证取决于原发肿瘤的生物学特性及原发肿瘤治疗的效果。如大肠癌肝转移瘤在原发灶控制良好的情况下，如果肝转移瘤可完全切除，术后约 30% 的患者可以获得长期生存；如果不切除肝转移瘤，则很少有长期生存的病例。对出现腹腔多发转移甚至伴发癌性腹水的卵巢癌患者，在全身化疗后行姑息性减瘤手术，亦可显著延长患者生存期。对肺转移灶的手术治疗亦可以使部分患者获得长期生存，如乳腺癌、结直肠癌及头颈部鳞癌等。总体上分析发现，转移瘤的治疗从手术到复发间隔时间越长、效果越好，肿瘤生长缓慢、倍增时间长者效果好。

3. 缓解性手术　许多晚期肿瘤患者的原发灶已无法切除，但如果出现严重影响生存质量的问题也可以考虑通过手术治疗缓解症状。例如，胃窦癌造成消化道梗阻，尽管肿瘤确实无法切除，但可以采取胃肠吻合或空肠造瘘的方式缓解胃肠道梗阻，改善患者营养状况。胆胰肿瘤造成梗阻性黄疸，可以采用胆肠吻合等方式来解除胆道梗阻。脑转移瘤压迫脑功能区造成机体功能障碍者常需手术切除转移灶。恶性葡萄胎、直肠癌等合并大出血肿瘤无法切除时常需行髂内动脉结扎以控制大出血。

五、肿瘤外科与其他方法的综合应用

近年来，随着肿瘤 MDT 体系的建立，肿瘤外科更多以综合治疗的中坚身份来参与肿瘤的治疗。临床上以手术为主的综合治疗方法包括术前新辅助同步放化疗、术前新辅助化疗、术中放疗（图 1-2）、术中化疗、术后辅助放化疗以及术后辅助化疗等。这些治疗方法的综合应用提高了手术切除率，也提高了肿瘤治疗的效果。

六、重建和康复手术

恶性肿瘤已经被划分到慢性病之列，患者术后的生存质量和回归社会的感受都日益引起重视。近年来肿瘤患者术后的重建和康复手术越来越多地在临床应用。

典型的重建手术如乳腺癌全乳切除术后应用腹直肌皮瓣或背阔肌皮瓣重建乳房，使胸部外形趋向自然。重建手术与头面部肿瘤手术更是密切相关，如颅骨的重建、喉发音功能重建以及舌癌根治术后的肌皮瓣舌再造等。另外只有在重建技术的支持下，腹壁及胸壁巨大肿瘤手术才能得以开展。

另外。外科手术技术也还可以用于康复治疗，既往手术或放疗所致的肢体功能丧失，也可以通过外科手术的方法予以改善。

（解亦斌　吴令英　赵　平）

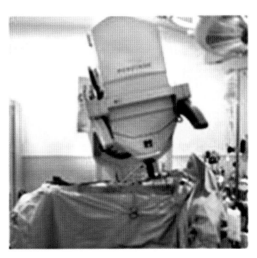

◆图 1-2　胰腺癌术中放疗

第三节　肿瘤外科领域的伦理问题

一、概述

（一）医学伦理学定义

医学的一些研究在应用于医疗实践前，都必须从社会、经济、政治、伦理、法律等方面进行认真讨论。美国医学批评家罗伊·波特指出："目前医学已经征服了许多严重的疾病，缓解了疼痛。但是，医学的目标也逐渐模糊起来，包括它的授权也出现了混乱。医学是否要在任何情况下都必须维持生命？医学的进步能够为人们提供更健康的生活吗？或许医学已经成为一种服务产业，旨在满足它的顾客各种各样稀奇古怪的要求，例如"颜面的改造"。时下引起医学界、社会学界和哲学界普遍关注的生命伦理学，正是在这种背景下成为一门显学。

医学伦理学（Medical Ethics）是运用伦理学的理论、方法研究医学领域中人与人、人与社会、人与自然之间的道德问题；研究诊疗过程中医患的关系、诊疗行为中的伦理、医学科研涉及的伦理问题。它是伦理学与医学相互交融的一门学科。

（二）医学伦理学的基本原则

临床中常常用到医学伦理学的四项基本原则：即有利原则、不伤害原则、尊重原则和公正原则，用于指导临床的决策。

1. 有利原则　有利原则是在临床工作中把有利于患者健康放在第一位，切实为患者谋利益。换言之，就是医疗行为应该为患者带来利益和好处。

行医誓言遵循的有利原则：①《希波克拉底誓言》：我愿尽余之能力与判断力所及，遵守为病家谋利益之信条。②《医务人员道德规范》：救死扶伤，实行社会主义的人道主义。时刻为患者着想，千方百计为患者解除痛苦。

临床实践中有利原则体现在：①树立全面利益观，即客观利益和主观利益；②提供最优化服务，使患者受益；③预防或减少可以避免的伤害；④对利害得失全面权衡，选择受益最大、伤害最小的医学决策；⑤坚持公益原则，将有利于患者同有利于社会有机统一起来。

有利原则是力图使医疗最优化，也叫最佳方案原则。有力原则追求技术判断与伦理判断的高度统一，最终达到善待生命、善待患者、善待社会的目的。医疗最优化反对过度医疗，反对不恰当、不规范甚至不道德、脱离病情实际而进行的诊疗行为。这些行为对患者是不利的。

2. 不伤害原则　不伤害原则是指在医疗服务中不给患者造成不应有的伤害。强调医务人员要对患者高度负责、保护患者的生命健康。不伤害原则是针对责任伤害提出的，诊疗中的伤害现象包括造成患者的身体伤害、精神伤害和经济损失。

不伤害原则要求：①强化维护患者的利益，杜绝有意的和责任伤害；②恪尽职守，想方设法防范无意的但却可以避免的伤害以及意外的伤害，避免给患者造成身体、精神上的伤害以及经济损失；③努力选择最佳诊治方案，把可以避免的伤害控制在最低程度。

3. 尊重原则　尊重原则是指医务人员要尊重患者，尊重患者自主选择医疗的权利。具有独立人格和正常理性的患者，可以根据自己的医疗需求，自主选择医生，享受优质服务；可以根据自己对疾病的认知和理解、根据医务人员所提供的诊治方案比较优劣、权衡利弊，自主做出是否接受某项诊疗行为的决定，尤其是对患者有伤害、有风险的医疗决策。

尊重患者的自主权体现在：①医务人员应该保证为患者行使自主权提供相应的条件；②尊重患者及其家属的自主权；③允许患者自主选择医生（医疗小组），治疗前需要经患者知情同意等；④临床医生要恰当地使用自己的医疗干涉权，协调好患者自主与医务人员做主的关系。

尊重原则的意义：①尊重原则是现代生物－心理－社会医学模式的必然要求和具体体现；②是医学人道主义基本精神的必然要求和具体体现；③尊重原则是建立和谐医患关系的必要条件和可靠基础；④尊重原则是保障患者根本权益的必要条件和可靠基础。

尊重原则的关键是医方对患方的尊重，但同时也有患方对医方的尊重。如果患方缺乏对医方应有的尊重，就难以建立和谐一致的医患关系，并可能对临床诊治带来负面影响。

4. 公正原则　公正原则承认社会上的每一个人都具有平等合理享受卫生资源或享有公平分配的权利，享有参与卫生资源分配和使用的权利。

秉承公正原则：①正确处理医患关系，合理配置医疗资源；②正确处理多层次化的健康需求与有限的医疗资源之间的矛盾。

（三）医患关系

医学伦理学全面研究、揭示医德现象所蕴含的医患关系的规律性。

1. 医生和患者之间的关系具有特殊性。狭义的医患关系是特指医生与患者的关系。广义的医患关系是指医方与患方之间的关系。医患关系可以分为非技术性方面和技术性方面。非技术性方面是指在医患交往中的社会、心理、伦理方面的关系；服务态度、医德医风等属于非技术性方面的医患关系。技术性方面是指在诊治措施的决定和执行中医生和患者发生的关系。

2. 影响医患关系的主要因素

社会因素：目前我国医疗领域存在的供需之间的矛盾仍然十分突出；高科技诊疗仪器设备的广泛应用，使医生与患者距离不断拉远。

医务人员因素：部分医生把患者看成一个纯生物的人，忽视了患者心理、社会及环境因素对疾病的影响。个别医务人员态度冷淡、责任心不强，不体谅患者的痛苦，极个别医务人员不按操作规程行医，导致诊治失误，甚至出现差错和事故，给患者造成伤害。诱发医患之间的纠纷或冲突。

患者因素：有些患者不顾客观实际和医疗水平的局限性，过高要求医疗的结果；有的患者道德修养差，不遵守医院的规章制度，不尊重医生的人格和尊严；个别患者动辄要挟医务人员，甚至殴打、辱骂医务人员。

管理因素：医院的规章制度、就诊流程、付费方式等诸方面的不完善，医院人员超负荷工作导致医疗和服务水平下降，给患者造成了不方便和不愉快。

（四）医疗行为中的伦理

医学伦理要求医务人员把患者的利益放在第一位，悉心救治患者，也就是患者第一原则，是衡量医务人员道德修养水平的重要标准。在诊疗中最优化原则是以最小的代价获得最佳的效果，也叫最佳方案原则。此原则力求做到：疗效最佳、安全无害、痛苦最小、费用最少，使诊治中的不良反应降低到最小程度。

二、肿瘤外科知情同意的伦理问题

（一）知情同意

医疗过程中医务人员向患者告知疾病诊治的相关信息称之为"知情"。患者在充分了解自己病情信息的基础上，基于自由意志决定是否接受医生决定的检查与治疗方案叫做"同意"。

传统的医学概念是医生决定诊治方案，无需告之患者详情，也不必征得当事人同意。20世纪以前的医学伦理认为，"只有在绝对必要时才把病情告诉患者"。在我国，医生也常常以医疗技术的专业性为借口，不愿更多地与患者进行信息交流和沟通，不愿将诊疗实情告诉患者。1957年美国第一次从法律上将知情同意的理念引入医疗领域。1990年美国出台《患者自决法》，成为当今世界患者知情同意保护的典范。

（二）知情同意的三种不同标准

1. 专业标准 是提供给医生在相同条件或类似疾病下的专业化、规范化的信息。

2. 客观标准 是提供一个理性患者做出决定所需要的信息。

3. 主观标准 是提供给特定患者做决定所需要的信息。

临床医务人员使用专业标准。医务人员认为医疗服务专业性、技术性很强，患者缺乏相应专业知识，没有必要知道自身病情，如果知道太多，反而会产生对自身和治疗的不利选择或不良后果，只要医生主观上为患者利益着想，符合医学行业标准，就没有必要告诉患者详情。但是，美国的调查显示，89%的癌症患者希望知道自己疾病的真相，只有6%的癌症患者宁愿不知道。随着患者个人素质的提高，来自医生的全面和权威的信息告知会有利于患者正确认识和对待自己的疾病。医生应从患者的角度考虑，确定医方应当告知的信息范围，要相信绝大多数患者能够理性、正确地对待自己的疾病。尽管以患者为基础的告知标准更为合理，但其内容具有很强的抽象性和不确定性，实践中难以把握。

理论上，向患者告知的内容包括：①医疗机构的名称、等级；②诊疗医护人员姓名、职称等信息；③疾病的名称、病情、治疗方案、各种治疗方案的利弊比较、特殊检查、手术风险大小、术后并发症、预后、是否需要转诊以及何时复诊等相关信息；④药物使用的说明；⑤医疗收费明细表及单据等。当然，对于特殊疾病或特殊人群，尤其是癌症患者，一旦真实、全面地告知病情，患者会产生精神颓废、消极情绪甚至拒绝治疗，个别患者还会有自杀倾向。此时，医生要在广泛了解和准确判断的基础上使用第三种标准。这对医生而言要求较高，但对患者及其家属或者法定代理人而言，他们必须得到医生全面、真实的告知。知情是患者的权利，告知是医生的义务，权利可以放弃，义务必须履行，医生必须进行绝对的、全面的告知，这一点毋庸置疑。

"同意"涉及公民的身体权。公民具有保持其身体组织完整并支配其肢体、器官的权利。未经公民同意，对公民身体的任何处置，包括治疗行为在内，不论出于何种目的、结果好坏与否，都属于对公民身体权的侵犯。外科医生未经患者同意而实施手术构成侵权并要承担侵权责任。当然，患者行使同意权必须基于患者本人具有同意的能力，能够理解检查、治疗或研究的程序，能够权衡利弊得失，能够对面临的选择做出评价，能够理解所采取的行动后果，能够根据这些知识和运用这些能力做出决定。对无行为能力或不具有完全行为能力的患者，由其法定代理人代为行使。患者或其法定代理人基于其自由意志和同意能力，所做出任何的身体处置决定，都应得到法律保护，别人无权干涉，不论这一决定对其本人会带来何种后果。但是，如果患者的同意能力受到损伤，失去理智，则其同意权必须转交给代理人。当然，公民同意权的行使也有例外。一是基于公共利益的考虑对患者实施强制隔离治疗，如对烈性传染病患者或疑似患者。二是出于防止患者自杀采取的强制性医疗措施，如精神病患者的镇定治疗。三是源于患者紧急病情的需要，患者无能力做出决定，同时又联系不到其法定代理人的情况下，可以实施强制治疗。

（三）相关法律规定

我国许多法律法规已对患者的知情同意权做出规定。《侵权责任法》第五十五条规定，医务人员在诊疗活动中应当向患者说明病情和医疗措施。需要实施手术、特殊检查、特殊治疗的，医务人员应当及时向患者说明医疗风险、替代医疗方案等情况，并取得其书面同意；不宜向患者说明的，应当向患者的近亲属说明，并取得其书面同意。《执业医师法》第二十六条规定，医师进行试验性临床医疗，应当经医院批准并征得患者本人或者其家属的同意；无法取得患者意见时，应当取得家属或者关系人同意并签字。《医疗机构管理条例》第三十三条规定，医疗机构在施行手术、特殊检查或者特殊治疗时必须征得患者同意，无法取得患者意见时，应当取得家属或者关系人同意并签字；无法取得患者意见又无家属或关系人在场，或者遇到其他特殊情况时，主治医师应当提出治疗处置方案，在取得医疗机构负责人或者被授权负责人员的批准后实施。《医疗机构临床用血管理办法》第十二条规定，主治医师给患者输血治疗前，应当向患者或其家属告知输血目的、可能发生的输血反应和经血液途径感染疾病的可能性，由医患双方共同签署用血同意书或者输血治疗同意书。《病历书写基本规范》第二十四条要求麻醉医师在麻醉前向患者告知拟施麻醉的相关情况，并由患者签署是否同意麻醉的麻醉同意书等。

按照我国现行法律法规，知情同意应包括：医师应将患者的病情、医疗措施、医疗风险、替代治疗方案、预后措施和大额医疗支出等内容如实告知患者或其关系人；普通诊疗采取口头告知或者征求意见即可，而在施行手术、特殊诊断、特殊治疗、实验性诊疗、输血、麻醉等方面则必须通过书面形式；从知情同意对象上，应按下列顺位告知或者征求意见：患者本人、法定代理人或授权人、亲属、关系人等；从知情同意程序上，首先征得患者或其法定代理人、家属及关系人同意。在紧急情况下，无法取得患者意见又无家属或者关系人在场，主治医师应当提出医疗处置方案，在取得医疗机构负责人或者被授权负责人的批准方可实施。

三、诊疗过程中的伦理问题

外科手术对患者有伤害性，且技术复杂、治疗过程和结果都有一定的风险。

（一）手术前伦理问题

手术前应根据病情以及患者身体实际状况，对手术创伤与手术效果进行全面评估，确定选择手术进行治疗。如果其他治疗方法或其他手术方式可以选择，应该谨慎选择创伤大和高风险的手术。肿瘤外科医生不要仅仅满足于手术的完美，更应该追求治疗结果的完美。

在手术治疗前，应该主动与患者和家属沟通，使患者知晓自己的病情、可选择的治疗方案、预后、风险及治疗的费用等。必须得到患者及家属的理解和同意，必须签署手术和麻醉知情同意书。知情同意书应该力求客观详述、避免遗漏，但也应该如实告知各种不良后果的发生概率。应该避免将知情同意书变成"恐吓信"，妨碍患者做出理性的选择。

（二）手术中的伦理问题

手术医师应按术前拟定的方案和手术探查的实际情况，决定手术切除范围。若与术前方案有大的调整或更改，应该及时通知患者家属，告知详情与新的操作方案，必要时还需要重新签署知情同意书。这既体现了对患者权利的尊重原则，又有助于消除医疗纠纷的隐患。

（三）手术后的伦理问题

术后医务人员应该严密观察患者病情变化，遇到异常情况，及时到场处理，避免延误病情，对术后发生的异常问题，应该向患者和家属及时告知，让患者和家属知晓病情的变化和医疗费用的增加。对意料之外的并发症和突发事件，医生也有责任向患者及家属如实告知，无论是主观或是客观造成的医疗伤害均不得有意隐瞒。

四、肿瘤外科常见的伦理问题

（一）疼痛

疼痛是由组织损伤的各种刺激产生的一些不愉快感觉。疼痛可伴随恶心、呕吐、厌食、睡眠障碍等；还可产生心理情绪影响，如焦虑、悲观、恐惧、抑郁、厌世，甚至自杀等。肿瘤本身及外科治疗都会导致疼痛反应。

1986 年，WHO 首先提出癌痛治疗"三阶梯"方案，根据疼痛轻、中、重程度，单独和（或）联合应用以阿司匹林为代表的非类固醇抗炎药、以可待因为代表的弱阿片类药物、以吗啡为代表的强阿片药，辅以其他药物治疗癌性疼痛。2007 年我国提出规范化疼痛处理（good pain management，GPM）理念：有效消除疼痛，最大限度地减少不良反应，把疼痛治疗带来的心理负担降至最低，全面提高患者的生活质量。

（二）医疗安全

临床所采取的一切诊疗措施都应对患者无害而有利。无害是指任何诊断治疗和科学实验都要尽量避免对患者和受试者造成身体、精神和心理上的伤害。有利是指医学科学技术应有助于维护健康，延长寿命，提高生活质量。

应该避免诊疗操作、医疗技术使用不当对患者造成肉体或健康上的伤害，这是技术上的无伤害原则。由于医学本身的复杂性以及技术的不确定性，绝对的无伤害很难做到。但是，医务人员必须全面衡量医疗措施、医疗技术的利弊得失，并协助患者做出恰当的医疗选择，以最小的损伤或代价，获得最大的健康收益。过度用药、过度检查违背以"不伤害"为最低要求的安全原则。肿瘤外科医生必须以患者安全作为医疗行为的出发点和落脚点，全面审视每一个诊疗服务行为，严格按照临床诊疗技术规范进行操作。

患者在接受肿瘤外科治疗时，往往感觉在身体和精神上都处于赢弱状态。医务人员要注意尊重患者的人格、尊严和隐私，注意个人的行为语言方式、服务态度和诊疗技巧。避免对患者造成心理和精神上的创伤。

（三）经济负担

基于医疗服务的专业技术性和信息不对称性，患者过度的医疗消费可能导致经济的负担。肿瘤外科医务人员在诊疗活动过程中，应该力求合理的费用完成相关检查、手术等医疗措施，尽可能减轻患者的负担。

（四）临床试验及新技术应用伦理

药品和医疗器械获得相关资质上市前必须进行临床试验或者临床验证，医疗技术则实行分级分类管理。为规范临床试验和新技术管理，原国家食品药品监督管理总局和原国家卫生和计划生育委员会分别制订了《药物临床试验质量管理规范》《医疗器械临床试验规定》《医疗技术临床应用管理办法》。

所有以人为对象的药物研究必须符合《世界医学大会赫尔辛基宣言》，即公正、尊重人格、力求使受试者最大程度受益和尽可能避免伤害。药物试验必须将受试者权益放在第一位。受试者的权益、安全和健康必须高于对科学和社会利益的考虑。患者对于任何形式药物临床试验，均享有全部且充分的、持续的知情同意。所有受试者参加试验必须完全出于自愿，并且有权在试验的任何阶段随时退出试验而不会遭到歧视或报复，其医疗待遇与权益也不会因此受到影响。参加试验及在试验中的受试者个人资料均属保密。试验目的、试验的过程与期限、检查操作、受试者预期可能的受益和风险，告知受试者可能被分配到试验的不同组别；必须保证受试者有充分的时间考虑是否同意参加试验，对无能力表达同意的受试者，应向其法定代理人提供上述介绍与说明，所有受试者均应签署知情同意书。

当前科学技术的发展日新月异，医疗新技术不断涌现并被用于临床，给患者带来了福音，医疗新技术往往是一把双刃剑，也可能有潜在的反人类、反自然、反道德、反法律危险，例如，在人类辅助生殖、基因工程、克隆技术等方面的新技术可能存在道德隐患和伦理风险，需要引起高度警惕。

五、临床实习与伦理

我国正处于医疗体制变革阶段，医患关系发生了重大变化。当今世界，医学教育的临床实习是难以取代的必修课程，是医生成长的必经之路。但是医学教育与医学伦理的冲突严重干扰了临床实习，成为最棘手的问题。

我国现行法律对于实习医生的医疗活动权利缺少明确的规定。《执业医师法》规定：医生要上岗执业必须取得执业医师资格，并经注册许可。但医学生没有执业医师资格。原卫生部和教育部 2008 年联合下发的《医学教育临床实践管理暂行规定》第十二条的规定："医学生在临床带教老师的监督指导下，可以接触患者、询问患者病史、检查患者体征、查阅患者资料、参与分析讨论患者病情、书写病历及住院患者病程记录，填写各类检查单和处置单、医嘱和处方，对患者实施有关的诊疗操作、参加有关的手术。"这些法规对实习学生和未取得执业资格的人员限制很多，保护很少，使实习医生和未获取执业医师资格的住院医师的临床行为陷入不合法的边缘状态。

患者出于对自身隐私权保护，常常拒绝将自己身体或疾病展示给实习学生或低年资医生。"一切以患者为中心"的服务理念又明确支持了患者的拒绝。患者的各种权利与临床实习发生明显的抵触，临床实习面临重大危机。

实习医生真正身份确实还是学生，没有医生独立处方权、独立手术权，也没有承担相应法律责任的义务。学生和医师承担的法律责任和拥有的职业权利有着本质差别。实习医生必须在带教老师指导和监督下进行简单的医疗活动，一旦发生问题，带教老师及医学院必须承担责任。实习医生在临床工作中，应该认真完成老师交办的学习任务，观察和记录患者病情，随时向老师汇报。在老师带领下认真检查患者、开具医嘱、书写病历等，不可擅自做主、独立进行医疗活动。

（林妍菲　何铁强　王　艾　赵　平）

第四节　肿瘤外科营养支持

一、概述

恶性肿瘤患者发生营养不良对于肿瘤患者的治疗常常会造成不利影响，甚至可以导致手术后并发症和死亡率增高。近 20 年来，外科的营养支持引起了越来越多国内外学者的高度重视。

临床外科医生将可能与营养因素相关的不利临床结局归结为营养风险。尤其在外科手术前，应认真评估患者是否存在营养问题以及对手术治疗的效果是否存在影响。运用科学手段了解患者的膳食摄入和营养水平，以评定患者的营养状况，保证治疗效果。患者的营养状况可以分为以下几种情况：

1. 营养不良是指能量、蛋白质和其他营养素缺乏或过剩（或失衡）的营养状况，可对组织机体的形态（体型、体格大小和人体组成）、机体功能和临床结局产生不良影响。

2. 营养不足主要是能量或蛋白质摄入不足或吸收不良，常称为蛋白质能量营养不良，导致特异性的营养缺乏症状。

3. 肿瘤恶病质是晚期恶性肿瘤患者常见的一种复杂的综合征，其特点为进行性加重、难以控制的体重下降，常伴有厌食、饱腹感、乏力等临床表现，且对营养治疗不敏感或仅部分敏感。

临床营养治疗的措施包括对患者进行个体化营养评估、诊断以及营养治疗方案的制订、实施及监测。营养治疗的方式如下：

1. 肠内营养　患者经口服或管饲摄入营养制剂获得机体所需能量和营养素的治疗方法。

2. 肠外营养是经静脉为患者提供包括氨基酸、脂肪、糖类、维生素及矿物质在内的营养素，以抑制分解代谢，促进合成代谢并维持结构蛋白的功能，支持生长发育过程。

营养治疗的特殊性配方包含宏量营养素和微量营养素，能够适应特殊疾病和代谢紊乱的需求。目前配方主要包括以下几种：

1. 免疫调节型配方　包含可以调节免疫功能的营养底物的配方。

2. 低能量配方　营养全面且大多由完整的营养素组成，每毫升提供能量小于 0.9kcal 的配方。

3. 普通能量配方　营养全面且大多由完整的营养素组成，每毫升提供能量 0.9 ~ 1.2kcal 的配方。

4. 高能量配方　营养全面且大多由完整的营养素组成，每毫升提供大于 1.2kcal 的配方。

5. 高蛋白配方　营养全面且大多由完整的营养素组成，蛋白质供能大于总能量 20% 的配方。

6. 多聚配方　由整蛋白作为氮源，低聚糖、麦芽糖糊精或淀粉作为碳水化合物的来源，植物油作为脂肪来源，同时含有矿物质、维生素和微量元素的配方。

7. 单体配方　由游离氨基酸、葡萄糖和寡糖，以及少量（可变化的）脂肪 [通常是必需脂肪酸和少量的中链甘油三酯（medium chain triglycerides，MCTs）] 组成的配方。

8. 低聚配方　由蛋白质水解成的双肽、三肽和一些游离氨基酸作为氮源，双糖和麦芽糊精作为碳水化合物，长链甘油三酯（longchaintriglycerides，LCTs）作为 ω-3 和 ω-6 必需脂肪酸的来源，MCTs 作为能量来源组成的配方。

9. 高脂配方　是脂肪提供能量超过总能量 40% 的配方。

肿瘤营养学是应用营养学的方法和理论辅助进行肿瘤的预防及治疗的一门新学科。临床营养支持是通过消化道内或其他途径及方式为患者提供各种营养物质，以纠正或预防热量、蛋白质缺乏所致的营养不良，同时增强患者对严重创伤的耐受力，促进患者康复。

二、肿瘤外科营养代谢特点

肿瘤患者拟行手术前为荷瘤状态，由于肿瘤的发生、发展导致机体严重的代谢紊乱，从而使部分患者出现不同程度的营养不良；而手术过程对于机体而言属创伤应激反应，也有其特殊的代谢表现。

（一）荷瘤患者代谢特点

患者体内发生恶性肿瘤后，机体的代谢会发生一系列变化，表现为碳水化合物、脂肪和蛋白质在肿瘤组织及宿主的不同代谢状态。机体出现内分泌紊乱，表现为胰岛素抵抗或分泌减少，皮质激素和生长激素增多等。机体出现慢性炎症反应，肿瘤坏死因子α（tumor necrosis factor-α，TNF-α）、白介素 -6

（interleukin-6，IL-6）、白介素 -1（interleukin-1，IL-1）、γ- 干扰素（interferon-γ，IFN-γ）分泌增多。肿瘤组织的增殖和代谢信号通路激活、癌基因激活、抑癌基因失活、酶和转运载体异常等。

1. 碳水化合物　肿瘤组织葡萄糖摄取增加、有氧糖酵解增强、耗氧减少、氧化磷酸化降低、葡萄糖产能效率低、乳酸产生和释放增加、磷酸戊糖通路增强。1930 年，德国生物化学家 Otto Warburg 提出肿瘤细胞的生化特征是糖代谢从氧化磷酸化向有氧酵解转变，即瓦伯格效应（Warburg effect）。与氧化磷酸化相比，糖酵解产生三磷酸腺苷（adenosine triphosphate，ATP）效率虽然低，但速度快，有利于肿瘤细胞的快速增殖。肿瘤细胞可通过糖酵解获取中间代谢产物，用于合成脂肪、蛋白质和核酸，以满足自身活跃的合成需要。糖酵解产生大量乳酸，导致微环境酸化，早期对肿瘤细胞生存不利，但当耐酸肿瘤细胞的株型形成后则有助于肿瘤侵袭和免疫逃逸。糖酵解还能促进缺氧诱导因子 -1（hypoxia inducible factor-1，HIF-1）表达，HIF-1 通过其下游的信号转导途径促进肿瘤细胞增殖、启动肿瘤血管新生，逃避细胞凋亡等；同时，HIF-1 还可直接促进肿瘤细胞糖酵解。宿主的碳水化合物代谢表现为胰岛素分泌下降、胰岛素抵抗、葡萄糖利用减少、乳酸循环增强、葡萄糖和 ATP 无效消耗增加、肝糖异生增加、葡萄糖转化更新增加、肝糖原合成减少。

2. 脂肪　肿瘤细胞从头合成脂肪酸增加，不受其代谢通路调节；磷脂合成增加，促进细胞分裂和增殖；释放脂肪动员的激活因子。宿主脂肪动员增加，内源性脂肪消耗增加，脂肪储备减少，且不受葡萄糖抑制；脂肪酸氧化分解增加；乳糜微粒（chylomicron，CM）、极低密度脂蛋白（very low density lipoprotein，VLDL）升高，血浆甘油三酯水平升高，外源性脂肪利用下降。

3. 蛋白质　肿瘤细胞蛋白质合成增加；谷氨酰胺分解代谢增强，为其他氨基酸的 10 倍；依赖蛋氨酸；支链氨基酸摄取和代谢增加；精氨酸代谢增强，再合成下降。宿主蛋白质代谢表现为总体蛋白质更新率增加；肝脏急相反应蛋白合成增加；肌肉蛋白质合成减少，分解增加。血浆氨基酸谱变化：生糖氨基酸、合成核苷酸氨基酸、支链氨基酸和精氨酸等水平下降；芳香族氨基酸水平升高；丙氨酸 - 葡萄糖循环增加；低蛋白血症和负氮平衡。

4. 代谢紊乱　荷瘤机体的代谢紊乱导致的直接后果是瘦组织群（lean body mass，LBM）丢失，伴有或不伴有脂肪丢失，表现为体重下降、体力减弱、免疫力下降。因此，对术前荷瘤患者要重视营养评估和规范的医学营养治疗，以改善患者的营养状况，从而提高手术耐受性，降低围手术期并发症的发生率。

（二）围术期代谢特点

围术期是指患者决定手术治疗开始至手术治疗后基本康复，包括术前、术中和术后。术前的机体代谢即为前述的荷瘤代谢特点，术中和术后的机体代谢表现为创伤应激时的代谢特点。1942 年，Cuthbertson 发现休克后机体的代谢发生一系列变化，并将这一过程分为涨、落两个阶段，分为三期。第一期又称消落期，一般持续时间为 12 ~ 24 小时。此期的本质是反射性躲避反应，外周血管收缩，组织灌注下降，以保障重要生命器官的血供，保持内环境的稳定。第二期又称起涨期，持续时间为 3 ~ 5 天。此期高合成代谢与高分解代谢并存，分解代谢大于合成代谢，炎症介质大量释放，引起一系列代谢改变。第三期又称恢复期，持续时间为 1 ~ 4 周。此时，应激激素分泌减少，抗利尿激素分泌水平下降，合成代谢大于分解代谢。

手术创伤后代谢特点表现如下：

1. 糖代谢　创伤后血糖升高，乳酸升高，糖异生增强，外源性葡萄糖对糖异生的抑制作用下降，葡萄糖氧化下降。

2. 脂肪代谢　创伤后游离脂肪酸、甘油三酯浓度升高，脂肪氧化率升高，提示脂肪分解与利用增强。

3. 蛋白质代谢　创伤后，体内蛋白合成与分解均加速，丙氨酸水平升高，蛋白净损失增加，提示蛋白分解代谢与合成代谢均加速，但分解代谢大于合成代谢。因此，关注围术期的代谢应答特点与营养的关系，能够促进患者康复，降低并发症发生率和死亡率。

三、营养风险、营养不足流行病学及临床后果

（一）营养风险发生率

2002 年，欧洲肠外肠内营养学会（European Society of Parentaral and Enteral Nutrition，ESPEN）明确营养风险的定义为"现存的或潜在的与营养因素有关的导致患者出现不利临床结局的风险"。中华医学会肠外肠内营养分会营养风险协作小组对全国多家医院进行营养风险筛查，结果显示，普外科营养风险发生率为 33.9%。浙江大学邵逸夫医院的潘宏铭教授在全国开展多中心的研究，对 2248 例肿瘤患者进行营养风险筛查，入院初始营养风险发生率为 24.6%，治疗后再评价营养风险发生率为 40.2%，胃肠道肿瘤患者营养风险明显高于其他患者。北京协和医院于康教授等对恶性肿瘤住院患者进行营养风险研究，总体营养风险发生率为 45.56%，其中胰腺癌占 81.82%、贲门癌占 65.52%、胃癌占 60.82%。

（二）营养不良发生率

营养不良是一种不正常的营养状态，由于能量、蛋白质及其他营养素不足或过剩造成的组织、形体和功能改变及相应的临床表现，包括营养不足和营养过剩。在肿瘤患者的营养研究中，营养不足较为普遍。中国 2005 年统计资料显示，全国 4 个直辖市、5 个自治区和 19 个省，共 403 所医院成人外科患者营养不良发生率为 43%。吴国豪等对 4012 例住院患者进行营养不良发生率的调查显示，住院患者营养不良发生率为 38.8%，消化道疾病营养不良发生率为 52.6%，恶性肿瘤患者营养不良发生率为 64.5%。

（三）临床后果

营养风险及营养不良对患者临床结局及住院结局会产生不良影响。在治疗前存在营养不足的患者治疗反应性差，治疗相关不良反应发生率增加，术后感染性并发症发生率增加，肠道功能恢复和伤口愈合延迟，活动力下降，生活质量下降，生存期缩短，住院时间延长，住院费用增加。20% 的肿瘤患者是因营养不良而死亡。

四、临床营养诊治流程

（一）临床营养诊治流程简介

20 世纪 60 年代，我国就已经开展临床营养治疗工作。随着各个学科的迅速发展，营养问题日益受到了广大临床医生的关注，而在一定程度上又没有在最佳时机进行科学的营养干预。科学的营养治疗主要由营养评定（营养筛查和营养评估）、营养干预和营养监测组成，需要制订标准流程。2011 年，美国肠外肠内营养学会（American Society for Parenteral and Enteral Nutrition，ASPEN）在临床营养指南中提出了标准的营养诊治流程（图 1-3）。遵守标准流程进行临床营养治疗，将使患者得到合理的医学营养治疗，很大程度上规避了营养治疗的不足或过度。

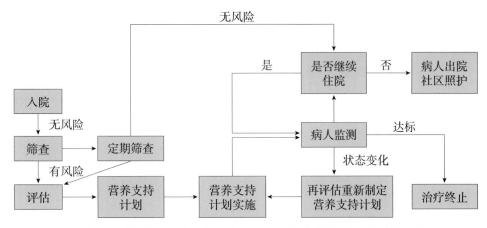

◆图1-3　美国肠外肠内营养协会（ASPEN）推荐的临床营养诊治路径

（二）营养风险筛查

营养风险筛查是发现患者是否存在营养问题和是否需要进一步进行全面营养评估的过程。自20世纪70年代，人们就开始关注住院患者的营养不良问题，随后开始利用许多血液生化指标来判断营养状况，例如，测定身体成分组成、血浆蛋白浓度、免疫细胞等。80年代，为了能够及时发现患者的营养问题以便进行更好的营养支持，人们将众多指标相结合形成不同的营养风险筛查工具。常用的营养风险筛查或评定工具包括营养风险筛查2002（nutrition risk screening，NRS2002）、患者主观整体评估（patient-generated subjective global assessment，PG-SGA）、微型营养评定（mini nutritional assessment，MNA）、营养不良通用筛查工具（malnutrition universal screening tool，MUST）等。中华医学会肠外肠内营养学分会（Chinese Society for Parenteral and Enteral Nutrition，CSPEN）推荐NRS2002作为住院患者营养风险筛查工具。中国抗癌协会肿瘤营养与支持治疗委员会推荐PG-SGA作为肿瘤患者营养评定工具。

1. NRS2002　NRS2002主要包括人体测量、近期体重变化、膳食摄入情况和疾病的严重程度，其评分≥3分时，表明有营养风险。NRS2002是ESPEN推荐作为住院患者营养风险筛查工具。基于北京协和医院蒋朱明教授等应用NRS2002在国内开展营养风险筛查研究工作并得出的结果，CSPEN推荐应用于我国住院患者营养风险筛查。

2. PG-SGA　PG-SGA是在主观全面营养评估法（subjective global assessment，SGA）的基础上发展起来的，由美国Ottery于1994年提出，是专门为肿瘤患者提出的营养状况评估方法。其包括患者自我评估和医务人员评估，分为体重、摄食情况、症状、活动和身体功能、疾病与营养需求的关系、代谢方面的需要、体格检查等方面。临床研究显示，PG-SGA是一种有效的肿瘤患者营养状况评估工具，应推荐应用于肿瘤患者。

营养风险筛查是快速发现患者营养问题的重要手段，针对不同的患者选择敏感性和特异性均较高的筛查工具进行营养风险筛查，以便进行科学的营养评定及营养治疗。

（三）营养评定

由专业的临床营养人员如营养师、营养护士或者专科医生对具有营养风险的患者进行评价。根据评价结果做出进一步指导建议，包括连续监测和合适的干预。ESPEN的评价原则如下：

1. 衡量营养素水平　营养素的摄入平衡是维持机体良好营养状态的必备条件。获得患者的膳食史是了解患者营养素摄入是否平衡的重要依据，临床工作中多采用膳食记录表来记录患者膳食种类和质量的摄入，进而评价患者的能量、蛋白质量和微量元素的摄入是否符合疾病状态下的机体需求。体液平衡主要是观察患者是否存在脱水或水肿，监测每日体重变化有利于观察患者体液平衡情况。单一的营养素缺乏可应用实验室检测方法进行确定，如维生素和矿物质的测定。

2. 人体测量及人体成分分析　人体测量内容包括体重、身高、上臂围、腰围、小腿围、皮下脂肪厚度等。但这些数据无法准确显示人体瘦组织群的变化，瘦组织群的丢失是肿瘤患者人体成分改变的核心特征。生物电阻抗分析法（bioelectrical impedance analysis，BIA）是 20 世纪 80 年代发展起来的一项新技术，相对于 CT、MRI，BIA 具有快捷、成本低廉、无创和安全等优点，能够分析出细胞液、脂肪和肌肉的含量，适用于评价患者的人体成分。

3. 疾病状态及炎症反应　患者的疾病状态不能仅仅依靠临床病史、体格检查、辅助影像学检查，还需要关注血红蛋白、淋巴细胞、肝肾功能、血浆白蛋白和 C 反应蛋白等实验室检查结果。诸如消化系统、呼吸系统和血液系统肿瘤的发生和发展很大程度上会影响机体的营养状态。辅助检查能反应肿瘤是否影响营养素的摄入和代谢，如胃镜可发现胃窦部由于肿瘤导致的不完全梗阻；血红蛋白能够反应患者是否存在与营养相关的贫血；血浆白蛋白系列在肝功能正常时可反应体内蛋白质的水平；淋巴细胞不仅是感染指标，还是反应机体营养状态的免疫指标；C 反应蛋白结合前几项指标能够反映患者体内的炎症反应状态。

4. 与营养相关的功能评价可以通过简单的方法获得，包括肌肉力量、精神评分等。肌肉力量对体能的反映很有意义，营养不良的患者给予 2～3 天的营养支持，肌肉力量就能够得到改善。最简单的方法为测量握力或者测定步行速度。营养不良的患者存在可逆转的认知功能退化和情绪变化，采用简明心境量表（profile of mood states，POMS）可定量评估患者情绪变化及治疗后的变化。

（四）营养治疗计划

营养治疗计划的制订要参考很多方面因素，包括疾病状态、临床治疗、营养评估、家庭条件等。对患者进行营养风险筛查和营养评定后会对患者的营养状况获得全面的了解，并根据患者的病情和治疗制订出个体化的营养治疗方案，而后随监测结果的变化适时做出调整。

1. 基本原则　外科患者营养治疗要确定的基本原则是明确围术期营养治疗的目的、选择最佳的营养治疗途径、评估最恰当的治疗时机和合理应用营养治疗手段。只有遵循荷瘤代谢特点及围术期的代谢特点开展营养治疗，才能够改善患者的营养状况，提高患者手术耐受力，降低并发症发生率，提高治疗效果。

2. 快速康复外科　快速康复外科（fast track surgery，FTS）理念在围术期的实践已经被广泛认可。其主要从代谢和营养的角度进行干预，包括避免术前长时间禁食，术后尽早恢复经口进食，将营养治疗整合到患者的整体管理中，血糖的有效管理，减少应激反应导致的分解代谢或胃肠道功能损伤的因素，早期开始身体活动。

3. 营养相关并发症的低风险患者　接受常规择期手术的患者通常营养状况良好，而对于消化道肿瘤患者，无论手术前营养状况如何，给予富含免疫调节剂的口服营养补充有利于改善免疫反应受损、降低围术期感染的并发症。关于手术前禁食的做法曾经被认为有益无害，并常规广泛应用于临床。近年来，许多国家的麻醉学会都陆续修改了有关术前禁食的规定，将术前禁水的时间改为术前 2～3 小时，从而减少术前因口渴引起的不适；如术前患者就处于脱水状态对术后恢复则更为不利。口服含碳水化合物的等渗溶液可减少术前的饥饿感和焦虑感，患者术前处于非饥饿状态可减少术后发生胰岛素抵抗，从而降低术后高血糖。

外科治疗的目的是最大程度上使患者功能恢复，避免术后发生并发症，减少住院天数。如何使机体的分解代谢转为合成代谢，合理的营养支持具有重要作用，早期进食则是有效的措施之一。ESPEN 指南推荐：当普通的院内膳食无法满足患者代谢需求时，可以采取口服营养剂补充。术后持续 7～10 天，通过口服饮食未能达到营养目标的需求量时，建议采用肠内或肠外营养支持。营养良好的患者或在术后 1 周能恢复正常饮食的患者，常规应用肠外营养并无益处。

4. **重度营养风险患者**　存在重度营养风险的患者和普通患者的治疗目的相同，但重度营养风险患者的临床治疗过程中会出现与营养相关的并发症，因而需要采取措施以确保足够的营养和代谢支持。ESPEN 对重度营养风险的定义为存在下列任何一种情况：① 6 个月内体重丢失 10%～15%；②体重指数（body mass index，BMI）$< 18.5 kg/m^2$；③ SGA 评估为 C 级；④血清白蛋白 $< 30 g/L$（排除肝肾功能不全）。同时，推荐对存在重度营养风险且接受大手术治疗的患者在术前给予营养治疗 10～14 天。特殊情况下可考虑指导患者在家实施营养治疗。

5. **出现并发症的外科患者**　外科手术后存在胃肠道功能障碍、严重感染等并发症时，需采取积极科学的营养治疗。术后出现并发症的患者以肠内营养为主，包括口服营养补充、管饲。对于术后胃肠道功能受损、预计不能经肠营养超过 7～10 天者，应进行肠外营养治疗。术前存在营养不良的急诊手术患者以及无法耐受肠内营养的危重患者，谷氨酰胺、鱼油脂肪酸、支链氨基酸和中长链脂肪乳等可以作为出现并发症患者的营养素，不但可以提供能量底物，还可以调节机体代谢。

（五）营养治疗方法

针对存在营养风险和营养不良的患者采取个体化的营养治疗方法能够调节异常代谢，改善免疫功能，提高手术治疗耐受性，降低并发症发生率，提高生活质量。首选的营养治疗方法为饮食＋营养教育、其次为口服营养补充（oral nutritional supplements，ONS）或完全肠内营养（total enteral nutrition，TEN），最后选部分肠内营养（partial enteral nutrition，PEN）联合部分肠外营养（partial parenteral nutrition，PPN）或全肠外营养（total parenteral nutrition，TPN）。

1. 饮食＋营养教育

（1）饮食：包括基本膳食（普通膳食、软食、半流膳食、流质膳食）、治疗膳食、试验膳食和代谢膳食。围术期患者主要应用基本膳食。

1）普通膳食：基本等同正常人饮食，能量和营养素可充分供给，达到平衡膳食要求。适应证：消化功能正常、无发热、无咀嚼吞咽困难、无特殊营养治疗要求的患者，疾病恢复期患者。

2）软食：特点是比普通膳食易咀嚼、易消化，介于普通膳食和半流质膳食之间。适应证：食欲差、咀嚼不便、轻度发热、口咽疾病、消化道疾病和疾病恢复期对营养供给无特殊要求的患者。

3）半流质膳食：特点是介于软食与流质膳食之间的过渡饮食，外观呈半流体状态，比软食更容易消化，为限量、多餐次的膳食形式。适应证：发热、不能咀嚼或吞咽困难、消化道疾患、体质虚弱、食欲差及胃肠手术和口咽部手术后患者。全天总能量为 1500～1800kcal，蛋白质应按正常量供给；各种维生素及矿物质应注意补充。注意营养平衡，味美可口。主食定量，全天不超过 300g。注意品种多样化，以增进食欲。可参照软食选用能制成半流质的食品，禁用多纤维、胀气、油腻食品和刺激性调味品。少量多餐，间隔 2～3 个小时，每天 5～6 餐。干稀搭配，甜咸相间，清淡易消化吸收。注意患者的饮食习惯和疾病特点。

4）流质膳食：特点是含渣很少，呈流体状态，易吞咽、易消化。所供能量、蛋白质及其他营养素均较缺乏，为不平衡膳食，不宜长期食用。通常分为普通流质、浓流质、清流质、冷流质。适应证：发热、不能咀嚼或吞咽困难、消化道急性炎症、食管狭窄、食管癌患者，口腔手术、面部手术、颈部手术、外科各种大手术、胃肠手术后及危重患者，或行术前准备。膳食原则：所有食物均为液体状态或易融化为液体，不含固体块或渣，容易消化和吸收。只能短期食用，通常为 2~4 天，作为过渡期膳食。如患者需较长时间食用流质膳食，普通食物不能满足营养需要，根据患者疾病特点，可选医用（食品）流质膳食。每天总能量为 800~1000kcal，少食多餐，每天可供应 6~8 次，每次 200~250ml。流质膳食分类：①普通流质：米汤、蛋花汤、牛奶、菜汁、果汁、各种肉汤、藕粉、豆浆、赤豆及绿豆汤等。②清流质：稀米汤、稀藕粉、杏仁霜、去油肉汤、过滤菜汤、过滤果汁等。适用于某些腹部手术后，由静脉输液过渡到食用全流质或半流质膳食之前，先采用清流质膳食；用于准备肠道手术或钡剂灌肠之前；作为急性腹泻的试用膳食，亦可作为严重衰弱患者的早期口服营养支持。清流质膳食是一种限制较严格的流质膳食，不含胀气食品，残渣少，比一般全流质膳食更清淡，主要供给液体及少量能量和电解质；为了防止腹部胀气，清流质膳食不用牛奶、豆浆及一切易胀气的食品；每餐数量约 200ml；清流质膳食所提供能量及其他营养素均不足，只能在极短期内应用。如长期使用，将导致营养不良；其他要求与流质膳食相同。③浓流质：以无渣较稠食物为宜，鸡蛋薄面糊、较稠的藕粉、奶粉冲麦乳精等。常用于头面部手术者，患者消化和吸收功能均良好，需要管饲营养者。

5）中国医学科学院肿瘤医院营养科根据不同患者病理生理及营养需求配制的 1 号~5 号混合奶，适合各种术后情况的营养需求，详见表 1-1。

表 1-1 中国医学科学院肿瘤医院营养科配置的混合奶

类别	1 号	2 号	3 号	4 号	5 号
总能量（kcal）	452	500	486	466	484
蛋白质（kcal）	25	28	22	18	23
蛋白质供能比（%）	22	22	22	15	19
脂肪（g）	15	13.6	18	18	12
脂肪供能比（%）	29	25	33	34	22
碳水化合物（g）	54	67	59	59	71
碳水化合物供能比（%）	49	53	49	50	58
适应证	适用胃肠道功能基本正常患者，如不能自行经口进食及昏迷患者，有一定消化吸收功能等患者	适合喉部术后患者及胃造瘘、空肠造瘘的患者	适合对乳糖不耐受及便秘的患者	适用于胃肠功能对完全整蛋白不耐受、胰腺、小肠切除术后，腹胀、腹泻患者	适合糖尿病及胰岛素抵抗的患者，以及高血脂高血压等患者

6）胃肠道术后膳食原则：手术后早期，由于机体胃肠道功能暂时处于抑制状态等原因，大部分患者需要禁食 1~3 天，待胃肠动力恢复后才能开始经口进食，同时需给予静脉营养支持以补充经口进食的不足。开始经口进食时间严格遵医嘱，依据"循序渐进，少量多餐，细嚼慢咽"的原则。恢复进食后首先选择清流食，每日最少 6~7 餐，耐受后逐步改为流食、半流食，然后过渡到软食。每餐数量由 30~50ml 开始，

逐渐增加至150~250ml。根据手术部位决定开始进食时间和进度，具体饮食步骤如下：

第一步（术后1~5天）——清流食：水、稀米汤、果汁、去油鸡汤、鱼汤、5%的无纤维肠内营养液等。每次50~100ml，持续2~3天。

第二步（术后1周左右）——流食：低脂肉汤、藕粉、米糊、酸牛奶、果菜汁、全营养液、嫩鸡蛋羹等。

第三步（术后2周左右）——半流食：大米粥、鸡茸碎菜粥、馄饨、小疙瘩汤、龙须面、鸡蛋羹、肉泥丸子、果菜泥等。

第四步（术后1个月左右）——软食：面条、馒头、花卷、小包子、瘦肉丸子、鱼虾、煮蛋、少渣蔬菜、水果等。不宜食用粗杂粮、坚果、干豆和粗纤维的蔬菜（如笋、芹菜、蒜苗），产气食物（生萝卜、白薯、洋葱等）及刺激性食物（如生葱、生蒜、干辣椒等）。

第五步（术后2~5个月内）——逐步过渡到普通膳食。

（2）营养教育：营养教育是所有存在营养风险和营养不良患者的首选方法，是一种经济、有效的措施，也是营养治疗的基础。营养教育包括营养咨询、饮食指导和饮食调整。营养咨询包括分析患者出现营养风险或营养不良的原因，如患者的家庭背景、宗教信仰、经济状况、咀嚼不良、食欲下降、消化道梗阻等。针对患者现有疾病状态和营养状况做出个体化的营养宣教、饮食指导和饮食调整，如增加某类食物的频次、改善制作方法、增加某类食物的摄入量等。研究证明，肿瘤治疗期间营养教育可以改善患者预后，包括提高摄入量，减少治疗相关不良反应，提高生活质量。

2. 口服营养补充 肿瘤患者常常出现普通膳食无法满足能量需求的情况，此时，应选择口服营养补充。Meta分析表明口服营养素补充可以改善住院患者的营养素摄入量，增加体重，降低并发症发生风险，降低死亡率，缩短住院时间，降低住院费用。

3. 完全肠内营养是指在完全没有进食的条件下，所有营养完全由肠内营养制剂提供。适用于由饮食联合营养教育及口服营养补充仍无法达到目标需要量的患者，或消化道不全梗阻、吞咽功能障碍、严重胃瘫的患者。一般多使用管饲的方法，常选择的途径为鼻胃管、鼻肠管、胃造瘘、空肠造瘘等，可根据患者的意愿或医院条件选用连续输注和周期输注的方式。在实施全肠内营养支持时要遵循个体化的原则，了解胃肠道是否耐受，观察患者消化道症状，如恶心、呕吐、腹胀、肠鸣音、腹泻、便秘等，注意肠内营养的"四度"，即温度、速度、高度、浓度。还要观察有无吸入性肺炎、胃潴留等肠内营养常见并发症。

4. 部分肠外营养 对于已经存在营养不良的患者，通过膳食和肠内营养无法满足能量的目标需求量的60%超过7天时应采用肠外营养。肿瘤患者在外科手术治疗前往往存在营养不良或消化道症状，并非完全无法经消化道摄入所需的能量和蛋白量，采取部分肠外营养的治疗即可弥补能量和蛋白摄入量的不足。已有研究表明，对于进展期肿瘤患者实施部分肠外营养，有利于延长患者生存时间，改善食欲，增加体重和体能。

5. 全肠外营养 主要应用于消化道功能丧失、消化道不能被利用（完全肠梗阻、腹膜炎、高流量肠漏等）、胃肠道术后早期患者。肠外营养推荐全合一（all in one，AIO）的方式，输注方式包括经外周静脉穿刺置入中心静脉导管（peripherally inserted central catheter，PICC）（图1-4）及中心静脉导管（central venous catheter，CVC）。CVC有暂时性及永久性两种，预计肠外营养持续超过4周或长期、间断需要肠外营养时，推荐使用永久性CVC，即输液泵（Port）。无论使用何种CVC，肠外营养都应通过专用管腔输注。

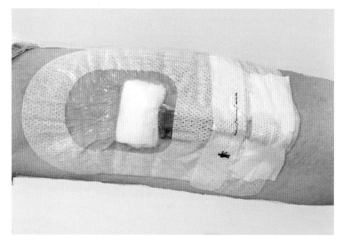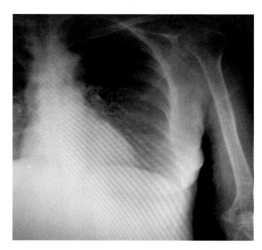

◆图 1-4　PICC 置管及 X 线定位

（六）营养处方

营养处方是对患者进行营养治疗的"落脚点"，无论实施肠内营养或是肠外营养，根据患者疾病及治疗情况计算确定液体量、能量、蛋白量及其他营养素的供给量等，对于患者的康复和预后有重要意义。

1. 水　水是人体含量最多的成分，占体重的 50%～70%，人体每日水的摄入和排出处于动态平衡，约为 2500ml。水摄入过多则会引起体内水过多或水中毒，水丢失超过 10% 会出现严重的代谢紊乱，超过 20% 则会导致死亡。水总供给量应考虑生理需要量、额外丧失量及累积丧失量，生理需要量一般根据体表面积 ×1500ml/d，或 30～40ml/（kg·d）进行计算，然后根据体内代谢情况、年龄、体力活动、温度、额外丧失量及累积丧失量来确定水的总需要量。

2. 能量　对于围术期患者（尤其是术后患者）能量的研究及认识经历了一个较大的反复。研究发现，术后早期 30～35kcal/（kg·d）的高能量营养治疗加重了代谢负荷。因此，主张 15～20kcal/（kg·d）的低能量营养治疗；然而，随后又发现过低的能量增加了重症监护病房（intensive care unit，ICU）患者的死亡率。ESPEN 肠外营养指南推荐卧床患者能量供给 20～25kcal/（kg·d），非卧床患者为 25～30kcal/（kg·d）；肠内营养指南推荐卧床患者能量供给 20～25kcal/（kg·d），非卧床患者 30～35kcal/（kg·d），其中体重以非肥胖患者的实际体重计算。经肠内途径摄入的热量 10% 被食物的特殊动力消耗，5% 经大便丢失；经肠外营养输入的营养则没有食物的特殊动力消耗和大便丢失。对于围术期的肿瘤患者而言，往往处于慢性消耗状态，可在一定程度上增加能量、蛋白质、维生素需要量，以便提高手术的耐受力。

3. 碳水化合物　碳水化合物是人体三大营养素中最廉价的，应用于肠内营养的单糖、双糖、低聚糖和多聚糖均属此类。单糖主要用于增加肠内营养液的渗透压，用量极少；双糖中应用较多的是乳糖，可增加肠内营养的甜味；低聚糖是肠内营养液中最主要的碳水化合物成分，可降低营养液的渗透压，耐受性好；多聚糖可促进肠内菌群发酵，用于通便。此外，碳水化合物中用于肠外营养的为葡萄糖。营养治疗中，碳水化合物摄入量不超过 7g/（kg·d），应提供总能量需要量的 40%～50%。

4. 脂类　脂类是重要的能量底物，是机体的能源储备。磷脂是细胞膜的结构成分，脂肪酸也是类固醇激素的合成前体。肠内营养时脂肪在小肠被消化吸收，长链脂肪酸和胆固醇形成的 CM 大部分在小肠黏膜积聚，再释放入淋巴系统，经胸导管进入静脉循环；而中链脂肪酸可通过门静脉进入肝脏，富含中链脂肪酸的肠内营养推荐应用于消化不良、乳糜胸和乳糜腹的患者。肠外营养脂肪乳剂是以小肠 CM 为模型发展而成的，其核心是甘油三酯和部分脂溶性维生素，表面由磷脂、游离胆固醇和部分脂溶性维生素组成。常用的脂肪乳剂有 10%、20%、30% 三种不同浓度，脂肪酸的组成以长链脂肪酸为主，或以 1∶1 的长链脂肪酸和中链脂肪酸构成。对于静脉营养患者，血甘油三酯 > 3mmol/L 时需慎用脂肪乳剂，> 4mmol/L 时应禁用脂肪乳剂。脂类作为重要的供能底物，在营养治疗的方案中，脂类的供能应占到总能量的 30% ~ 50%。

5. 蛋白质　在肿瘤患者中，蛋白质呈现异常代谢，机体呈负氮平衡。肠内营养中的蛋白质分为动物蛋白和植物蛋白，动物蛋白的利用率要高于植物蛋白。在患者并发肾功能不全或肝功能不全时，须慎用植物蛋白，且动物蛋白的摄取也要限量。蛋白质在肠道内被水解为寡肽才能被小肠吸收，对于小肠功能障碍时可选择富含寡肽的肠内营养。肠外营养中，平衡型氨基酸溶液包含了人体所含的 20 种氨基酸，对于肝功能不全的患者可选用高支链氨基酸和低芳香族氨基酸的配方，在创伤和应激状态下，支链氨基酸的含量占到氨基酸总量的 40% 为宜，谷氨酰胺对于全静脉营养和危重症患者推荐应用。肿瘤患者推荐蛋白质摄入量为 1.0 ~ 2.0g/（kg·d），术后吻合口瘘患者可根据临床情况适当增加蛋白质供给。

（七）营养治疗监测

在实施营养治疗的过程中，要根据临床和实验室监测结果随时做出调整，评估和观察患者各种表现，以减少患者营养治疗相关并发症，提高营养治疗安全性和疗效。

1. 一般临床观察

（1）首先应该关注的是患者的生命体征，对于生命体征不稳定的患者，营养治疗不是首要的处理措施；长期全肠外营养患者可见肝功能损害导致的胆汁淤积性黄疸，患者可有恶心、呕吐和腹胀等临床表现，以及患者在营养治疗过程中体重的变化。

（2）体重是最简单、最直接的观察指标之一，在排除患者水肿和脱水的情况下，每日晨起排空大小便，穿着相同服装进行称重；握力是营养治疗 2 ~ 3 天内容易发生变化的指标，需注意观察。

（3）患者每天的总能量及总蛋白量和液体的摄入需要由营养师进行专业的评估，如发生不足或过量则及时进行调整。

2. 肠内营养监测　实施肠内营养时进行密切的监测和护理是十分必要的，可及时、有效地避免并发症的发生。

（1）管饲肠内营养的患者，其肠道蠕动、体外管道的固定是导致其位置变化的主要原因，如发生移动可进行调整，必要时可在 X 射线下观察位置。

（2）注意胃肠道耐受性，进行肠内营养时要注意温度、速度、浓度，观察患者是否存在恶心、腹胀、腹泻等消化道不耐受表现。

（3）在营养治疗过程中，维持出入量平衡是基本要求之一，入量的监测要了解营养制剂的渗透压和液体量，维持入量达到 30 ~ 40ml/（kg·d）。尿量是反应体内液体量的重要指标，一般要达到 1000 ~ 2000ml。

3. 肠外营养监测　接受静脉营养治疗的患者需要全面、持续的监测，以避免发生相关并发症及不良后果；同时，还需要在疾病的不同阶段对静脉营养方案做出相应的调整，尤其是围术期患者。

（1）导管相关监测：静脉营养治疗的患者多选择 PICC 和 CVC 途径进行营养治疗，需监测导管相关并发症，如气胸、血胸、静脉炎、内源性败血症。上述并发症的发生多因操作不当、护理不规范和监测不到位所致，严重者可危及生命。

（2）血液生化监测：静脉营养采用全合一的输注方式，葡萄糖进入循环的速度较快，易产生高血糖，还可刺激体内胰岛素分泌过快而发生低血糖；维持电解质的正常是静脉营养治疗的基本要求，防止出现电解质紊乱，维护脏器功能正常是营养治疗的核心，长期应用静脉营养可导致肝功能异常，应注意监测血脂和转氨酶的变化。

4. 再喂养综合征（再灌注综合征） 再喂养综合征是严重营养不良患者过快过量地摄入食物或补充营养而导致的一种危险结果，在肿瘤患者中发生率为25%。其病理生理改变主要是糖的利用增加和ATP的合成增加造成磷、钾、镁的过快消耗所致。患者会出现心律失常、肌肉麻痹、感觉异常、水肿，严重者可发生心力衰竭和心跳骤停。对于严重营养不良的患者能量供给可从 10~15kcal/（kg·d）开始，7~10天内达到目标需要量，同时监测电解质的变化。

5. 营养治疗效果监测 营养治疗的目的是维持机体营养状况、提高治疗顺应性、降低并发症发生率、提高患者生活质量。

（1）人体测量：体重、肱三头肌皮脂厚度、上臂围能够快速、直接、简单地反应患者的营养状况。

（2）血液生化：血清白蛋白、转铁蛋白、前白蛋白，在肝功能正常的情况下可在一定程度上反映体内蛋白质合成的情况，淋巴细胞作为免疫指标，反应免疫营养治疗的效果。

（3）评价工具：预后营养指数（prognostic nutritional index，PNI）和营养危险指数（nutritional risk index，NRI）分别是从术后患者的并发症、死亡率和营养不良的分层来解释营养治疗效果对临床愈后的影响。PNI 和 NRI 公式如下：PNI(%)=158-16.6× 白蛋白浓度（g/L）-0.78× 肱三头肌皮脂厚度（mm）-0.2× 血清转铁蛋白（mg/dl）-5.8×（最大的皮肤迟发型免疫反应）；NRI=1.519× 血清白蛋白浓度（g/L）+ 41.7×（目前体重 / 平常体重）。

6. 肠外营养处方设计基本原则

（1）能量：25~30kcal/（kg·d）（非卧床患者）。

（2）脂肪酸：1.0~1.5g/（kg·d）。

（3）碳水化合物：3.0~5.0g/（kg·d）。

（4）氨基酸：0.8~1.2g/（kg·d），N=0.18~0.24g/（kg·d），必需氨基酸40%~50%，非必需氨基酸50%~60%。

（5）丙氨酰 - 谷氨酰胺：0.3~0.4g/（kg·d）。

（6）最佳的非蛋白质热卡和氮之比：150∶1。

（7）维生素及矿物质按照每日推荐摄入量（recommedded daily allowance，RDA）添加。

（8）液体量：2000~2500ml/d，或 30~40ml/（kg·d）。

（9）对大于3天全肠外营养支持患者，适量补充药理营养素制剂，如谷氨酰胺、鱼油等。

（10）胰岛素的合理使用。

五、国内外肿瘤外科营养指南及共识要点

（一）中国抗癌协会肿瘤营养与支持治疗专业委员会

1. 肿瘤手术患者入院时应该常规进行营养风险筛查、营养评估，对存在营养风险或营养不良者应进行

营养干预。

2. 有营养不良，且胃肠道功能正常或基本正常的围术期肿瘤患者，首选肠内营养。

3. 接受腹部手术且术后需要较长时间肠内营养的肿瘤患者，建议术中放置空肠造瘘管。近端胃肠道吻合后留置空肠造瘘时，空肠营养管远端应该在吻合口远侧（下方）。

4. 标准整蛋白配方适合大多数肿瘤患者的肠内营养。膳食纤维有助于管饲患者肠功能恢复。

5. 肠内营养无法满足围术期患者能量需要（少于 60% 且超过 7 天）时，应考虑联合应用肠外营养。

6. 合并中度以上营养不良的肿瘤患者，大手术前应给予 7 ~ 10 天的营养支持，以减少术后并发症。

7. "全合一"是肠外营养的推荐模式，工业化的多腔袋可减少血流感染，节省成本。

8. 谷氨酰胺 0.5g/（kg·d）有益于术后肠屏障功能恢复，n-3 多不饱和脂肪酸（n-3PUFA）制剂 0.2g/（kg·d）可减轻术后炎症反应，两者均可改善肿瘤术后临床结局，推荐在肠外营养配方中添加。

9. 不超过 7 天的肠外营养可选用外周静脉输注，可减少导管相关感染并发症；较长时间（> 7 天）肠外营养输注途径首选 PICC，也可酌情选择其他 CVC 途径或输液港。

10. 围术期的肠外营养建议选用糖脂双能源制剂。

（二）欧洲肠内肠外营养学会

1. 肠外营养适用于无法足量经口摄入或重度营养不良患者。

2. 术后需要人工营养的患者，肠内营养或肠内结合肠外营养是首选。

3. 在疾病和应激状态下，氨基酸的提供相当于每公斤体重 1.5g（或提供总能量需求的 20%）对于限制氮的丢失是有效的。

4. 前午夜禁食对大多数患者是没有必要的。

5. 术后存在并发症抑制胃肠道功能的患者，预计超过 7 天无法通过膳食或肠内营养达到足量摄入时，推荐肠外营养。

6. 存在重度营养风险接受大手术的患者，推荐进行 10 ~ 14 天的营养治疗。

（三）中国抗癌协会临床肿瘤学协作专业委员会（Chinese Society of Clinical Oncology，CSCO）

1. 无胃排空障碍的择期手术患者不常规推荐术前 12 小时禁食，无特殊的误吸风险及胃排空障碍的手术患者，建议仅麻醉前 2 小时禁水、6 小时禁食。对术前无法进食的患者可通过静脉给予碳水化合物。

2. 多数患者术后不应中断营养摄入，手术后应尽早开始正常食物摄入或肠内营养，大部分接受结肠切除的患者，可以在术后数小时内开始经口摄入清淡流食，包括清水。

3. 有重度营养风险的患者，大手术前应给予 10 ~ 14 天的营养治疗。围术期存在营养不足的患者，以及由于各种原因（肠内营养不耐受，胃肠道功能受损等）导致连续 5 ~ 10 天以上无法经口摄食或无法经肠内营养达到营养需要量的患者，应给予肠外营养治疗。

4. 不能早期进行口服营养治疗的患者，应用管饲喂养，特别是接受头颈部和胃肠道手术、严重创伤或手术时有明显营养不足的患者。在所有接受腹部手术的管饲营养的患者中，推荐放置较细的空肠造瘘管和鼻空肠管。

5. 对接受大型颈部手术和腹部手术的患者可考虑围术期应用含有免疫调节成分（精氨酸、ω-3 鱼油脂肪酸和核苷酸）的肠内营养。

（四）中华医学会肠外肠内营养学分会肠外肠内营养临床指南

1. 围术期肠外营养支持

（1）围术期有无营养风险的评估：NRS2002（ESPEN）作为评估是否存在营养风险的工具，围术期患者按照 NRS2002 评分大于或等于 3 分即有营养风险，给予营养支持。

（2）围术期有营养不良或有营养风险的患者，由于各种原因导致连续 5～10 天无法经口摄食达到营养需要量的患者，给予肠外营养支持。

（3）中、重度营养不良患者，术前给予 7～10 天的营养支持。术后 TPN 支持：术前接受 TPN 支持者；有显著营养不良的大手术患者，术前未给予营养支持者；任何手术或发生手术并发症估计 1 周或 1 周以上不能正常进食者。

（4）围术期有营养不良或有营养风险需要肠外营养支持的患者，可添加特殊营养素：谷氨酰胺。

（5）围术期有营养不良或有营养风险需要肠外营养支持的患者，尤其是危重症患者可添加特殊营养素：ω-3 脂肪酸。

（6）大多数无营养风险的患者，术后接受单纯的糖电解质输液治疗已经足够。无需给予营养支持。

（7）营养支持非急诊处理措施，应该在患者生命体征平稳后按适应证规范和使用规范进行。

（8）有不可逆肠道功能衰竭的短肠综合征患者应该使用肠外营养支持。

2. 围术期肠内营养支持

（1）不常规推荐在无胃瘫的择期手术患者进行术前 12 小时禁食。

（2）严重营养不良风险患者，大手术前应给予 10～14 天的营养支持。严重营养不良风险是指至少有以下 1 项：

1）6 个月内体重下降＞ 10%～15%。

2）体重指数（BMI）＜ 18.5kg/m²。

3）主观全面评定法为 C 级。

4）血清白蛋白＜ 30g/L（没有肝肾功能障碍的证据）。

（3）以下患者应尽早开始营养支持（尽可能通过肠内途径）：预计围术期禁食时间＞ 7 天；预计 10 天以上经口摄入量无法达到推荐摄入量的 60% 以上。

（4）对于有营养支持指征的患者，经由肠内途径无法满足能量需要（＜ 60% 的热量需要时，可考虑联合应用肠外营养。

（5）围术期肠内营养禁忌证：肠梗阻、血流动力学不稳定、肠缺血。

（6）术前鼓励那些不能从正常饮食中满足能量需要的患者接受口服营养支持，在住院之前就可以开始肠内营养支持。没有特殊的误吸风险及胃瘫的手术患者，建议仅需麻醉前 2 小时禁水、6 小时禁食。

（7）手术后应尽早开始正常食物摄入或肠内营养。大部分接受结肠切除术的患者，可以在术后数小时内开始经口摄入清淡流食，包括清水。

（8）对不能早期进行口服营养支持的患者，应用管饲喂养，特别是以下患者：

1）因为肿瘤接受了大型的头颈部和胃肠道手术。

2）严重创伤。

3）手术时就有明显的营养不良。

4）＞10天不能经口摄入足够的（＞60%）营养。

5）在术后24小时内对需要的患者进行管饲营养。

6）由于肠道耐受力有限，管饲肠内营养推荐采用输注泵以较低的滴速（10~20ml/h）开始，可能需要5~7天才能达到目标摄入量。

（9）对围术期接受了营养支持的患者，在住院期间常规进行营养状态的再评估，如有需要，出院后继续给予营养支持。

（10）在所有接受腹部手术患者的管饲营养装置中，推荐放置较细的空肠造瘘管或鼻空肠管。近端胃肠道吻合术后患者，可通过顶端位于吻合口远侧的营养管进行肠内营养。长期（＞4周）管饲营养患者（如严重头部外伤），可考虑放置经皮内镜下胃造瘘（如PEG）。

（11）标准的整蛋白配方适用于大部分患者。

（12）对以下患者可考虑在围术期应用含有免疫调节成分（精氨酸，ω-3脂肪酸和核苷酸）的肠内营养：

1）因为肿瘤接受大型的颈部手术（喉切除术、咽部分切除术）。

2）接受大型的腹部肿瘤手术（食管切除术、胃切除术和胰十二指肠切除术）。

（13）不推荐将含有精氨酸的"免疫肠内营养"用于合并重度创伤、全身感染和危重症患者。

（丛明华　郑朝旭　赵　平）

第五节　肿瘤外科围术期护理

一、手术前护理

（一）护理评估

1. 心理评估　肿瘤患者常由于对疾病本身发展及预后的不可知，而产生较多忧虑。当需要接受有创检查或手术时，更容易产生诸如焦虑、抑郁和恐惧等心理变化，而这些不良心理状况往往会对手术的进行、术后的康复造成不利影响。术前对患者进行心理评估，有利于护理人员给予患者有针对性的个体化健康教育和心理疏导，帮助患者做好术前思想准备，解除顾虑，消除其紧张和恐惧心理，树立战胜疾病的信心。

（1）恐惧：无论手术大小，患者在术前均会产生情绪反应，对手术的恐惧程度与疾病的严重性不一定成正比。导致患者术前恐惧的主要因素如下：

1）麻醉：患者如果不了解麻醉的目的和效果，会对麻醉产生恐惧。

2）疼痛与死亡：担心切口疼痛、在手术过程中苏醒，或在麻醉后无法苏醒。

3）对未知的恐惧：面对不可预测的手术，是最令患者感到恐惧的。患者认为医护人员对其有所隐瞒而感到恐惧。如果患者对手术有较多的了解，则能降低恐惧程度。

4）分离：手术室为隔离区域，患者的亲人、朋友均不能进入，且手术室的环境与工作人员对于患者而言十分陌生，会令其感到焦虑和不安。

（2）常见心理表现方式：有些患者总认为医生诊断错误，自己不可能患有这种疾病，因而忽视疾病的症状；行为退化的患者依赖性较强，可表现为哭泣、乱发脾气等；还有些患者可能表现得非常"理智化"，他们不谈论自己的情绪，只理性地谈论病情及手术情况。

（3）心理承受能力：术前不但要评估患者心理状况，还需要了解其承受能力。

（4）社会支持情况：家庭、社会对患者的支持程度，家庭的经济承受能力。

2. 健康状况

（1）基本情况

1）肿瘤：多数肿瘤患者需要手术治疗，良性肿瘤切除常可治愈；对恶性肿瘤而言，手术能达到根治、延长生存时间或缓解症状的效果。

2）梗阻、压迫：常见有器官梗阻，如肠梗阻、尿路梗阻、胆管梗阻等；肿瘤压迫组织器官，会产生相应的压迫症状，如声音嘶哑、呼吸困难、排尿困难、进食哽咽感以及黄疸等。

（2）各系统功能

1）心血管系统：a. 收集资料：脉搏速率、节律和强度；血压的高低；四肢循环状况、皮肤颜色、温度及有无水肿；体表血管情况。b. 增加手术危险性的因素：高血压累及其他器官功能；冠状动脉粥样硬化性心脏病；贫血和低血容量现象；近期有充血性心力衰竭（小于2个月）及心肌梗死（小于6个月）。

2）呼吸系统：a. 收集的资料：胸廓的形状；呼吸频率、深度、形式（胸式、腹式）；呼吸运动是否对称；有无呼吸困难、咳嗽、咳痰、哮喘、发绀等；有无上呼吸道感染现象；吸烟史。b. 增加手术危险性的因素：肺炎、肺结核、支气管扩张、哮喘及慢性阻塞性肺部疾患、肺气肿等。

3）泌尿系统：a. 收集资料：排尿情况，排尿困难、遗尿、尿频、尿失禁等；尿液情况，尿液混浊度、颜色、尿量及尿比重等。b. 增加手术危险性的因素：肾功能不全、前列腺增生、急性肾炎等。

4）神经系统：a. 收集资料：患者是否头晕、头痛、眩晕、耳鸣、瞳孔不对称；步态不稳等病史。b. 增加手术危险性的因素：颅内高压、昏迷。

5）血液系统：a. 收集资料：是否有牙龈出血；皮下紫癜；外伤后出血不止。b. 增加手术危险性的因素：有出血倾向的病史；出、凝血时间不正常，血小板减少；术前1周内使用过抗凝剂。

（3）既往史、用药史及药物过敏史

1）询问患者有无手术史，包括手术时间、手术种类及手术性质、有无并发症。

2）有无吸服麻醉剂类毒麻药品及长期服用镇静剂或激素、抗凝剂等。

3）了解治疗用药情况、药物过敏史及药物所致的与手术有关的不良反应。

3. 全身情况　评估手术患者全身情况的同时，要注意增加手术危险性的因素，诸如发育不全、营养不良、贫血、脱水、水肿、发绀、发热、消瘦或肥胖等。

（1）年龄：老年人手术并发症的风险性增高，器官功能普遍降低，并常伴有脱水、血容量低、营养不良等现象，容易发生休克，组织愈合差。老年男性患者常伴有前列腺增生，术后易发生尿潴留和尿路感染等。

（2）营养状况

1）营养不良：蛋白质及某些维生素不足者，手术麻醉的耐受力明显降低。蛋白质不足常伴低血容量或贫血，耐受失血和休克的能力降低，可并发组织水肿，致术后抗感染能力降低、创口愈合延迟。维生素缺乏可致凝血功能异常、肺部或创口感染。

2）肥胖：肥胖者易并存肺功能减退，术后易并发肺部感染和肺不张。肥胖者还易患高血压、心脑血管疾病、糖尿病、脂肪肝，易造成手术时或术后并发症。切口处脂肪组织缝合后易形成无效腔，且循环较差，发生切口脂肪组织液化、创口感染的机会增加，易致切口裂开。

（3）水、电解质平衡：水、电解质失衡会增加手术和麻醉的危险性。常见原因有摄入不足、发热、呕吐、腹泻、肠梗阻、消化道出血等。

（4）伴随的健康问题：心、肺、肝、肾疾病，糖尿病，过敏性及出血性疾病均可增加手术的危险性。

（二）护理问题

1. 焦虑、恐惧相关因素　对自身疾病不了解，害怕肿瘤不能切除、预后不佳、手术致残或失去有意义的器官；对麻醉不了解，担心出现麻醉意外情况；对家庭信任不足，担心给家庭带来经济负担，怕被家人抛弃；担心手术后切口疼痛和术后并发症发生；过去有与手术有关的不良经历。

2. 睡眠紊乱的相关因素　疾病导致的不适、环境的改变、术前的恐惧和焦虑。

3. 知识缺乏相关因素　从未患过此类疾病；未经历过此类手术；未接受相关的健康教育。

4. 营养不足——低于机体需要量相关因素　机体摄入食物困难，如食管癌；机体代谢率增高，如甲状腺功能亢进；与治疗有关的因素，如术前化疗患者食欲下降；缺乏正确的知识，不了解所需的营养成分或不当的饮食习惯；由于经济困难等原因，未能获得所需营养食物，致使患者营养缺乏；与患者情绪有关的因素，例如，术前紧张、焦虑、抑郁、恶心、呕吐等。

（三）护理措施

1. 心理疏导　患者术前过于焦虑或恐惧会影响睡眠和食欲，还可通过神经系统、内分泌系统影响机体免疫功能，对手术造成不利的影响。护理人员首先应以热情、和蔼的态度关心患者，鼓励他们说出自己的感受，并提供有关手术的正确信息，给予患者及家属适当的支持。术前作好患者的心理护理，以减轻其不适感，使其能顺利接受手术治疗。

（1）环境对人身心健康有着很大的影响，病房要保持空气清新，布置合理，物品摆设有序，使患者感觉像住在家里一样，以消除他们对医院的恐惧和陌生感。

（2）术前了解患者及家属的心理活动，并采取有针对性的护理措施，使患者处于接受手术的最佳心理状态，争取获得患者在围术期的积极配合，以保证手术顺利进行。

（3）根据患者的特点，提供宣传手册或个别沟通、集体上课、听录音、看录像等方式，提供术前常规教育，具体内容如下：

1）酌情介绍手术治疗的目的、手术程序、可能发生的不适等，以恰当的语言给予患者具体的解释，但应注意保护性医疗原则。

2）向患者解释术前1日准备活动及其意义，解释术中、术后可能遇到的问题。a. 介绍可能留置引流管、氧气管、导尿管的目的、意义及注意事项。b. 介绍麻醉方式、麻醉后反应及注意事项，告知切口疼痛是必然的、暂时的、可控的。

3）介绍患者结识同类手术康复者，通过"现身说法"的形式，减轻患者顾虑。

4）鼓励患者表达自己的想法及期望了解的信息，了解患者焦虑、恐惧的原因。

5）安排娱乐活动，帮助患者分散注意力，减轻恐惧和孤独感。

（4）老年患者常因生活单调、枯燥、子女不在身边或工作繁忙而感到孤独。当遭受疾病折磨时，易产生疑虑、悲观等负性心理，表现为烦躁、易怒，对医护人员的诊疗计划不能理解，甚至产生偏见，不能主动配合，进而造成延误术前准备，给治疗和护理带来很大困难，术后并发症的发生率也随之增高。为此，应加强对老年患者的心理照顾。

1）给予老年患者详细的入院介绍，交谈时语调轻柔，语速缓慢，以消除患者的疑虑。

2）根据患者的文化素质、家庭环境、社会背景、宗教信仰、生活习惯及兴趣爱好等，采取有针对性的护理措施。

3）老年人记忆力差，对将要实施的护理计划、措施及目的、意义应事先告知患者和家属，并耐心解释。对重要的、关键性的问题，应反复强调、讲解，获得患者和家属的配合。

4）耐心听取患者的意见和看法，不要轻易打断。谈到疾病时，要注意使用保护性医疗语言。

2. 补充营养　手术是一种创伤性治疗，手术后的愈合需要足够的营养，对营养不良的患者给予合理的营养支持，可改善机体代谢，增加患者对手术的耐受力，降低手术危险性，促进术后早日康复。

（1）给予患者饮食知识的指导，如所需的热量、蛋白质、维生素等对手术及术后恢复的意义，以及营养缺乏可能造成的危害。

（2）观察患者进食、吞咽和咀嚼能力，找出其进食困难和恶心、呕吐的原因和处理办法。

（3）为患者提供良好的进餐环境，避免在患者进餐时实施护理操作。

（4）准确记录出入量。

（5）监测血清白蛋白、血红蛋白水平及体重情况。

（6）当患者不能经口进食或吸收不良时，可遵医嘱实施支持疗法，如静脉补充液体、白蛋白、血浆、全血等。

（7）纠正体液不足和电解质紊乱：患者有脱水情况时，可通过静脉补液重建体液和电解质平衡。纠正患者电解质紊乱时，应加强监测血 K^+、Na^+、Cl^-、Ca^{2+} 等的变化。

3. 皮肤准备　目的是最大程度减少患者皮肤上的细菌，以免术后切口感染或愈合不良。

（1）一般皮肤准备的范围

1）乳腺手术应包括同侧上臂 1/3 及腋窝部皮肤，剃去腋毛。

2）胸部手术自手术对侧胸骨旁线，经术侧腋下，至后正中线的区域。

3）腹部手术以切口为中心周围 15~20cm，腹部及腹股沟部手术包括大腿上 1/3 前内侧及会阴部皮肤，并剃去阴毛。

4）会阴部及肛周手术，剃去阴毛。

5）四肢手术，以切口为中心，上下 20cm 以上，一般需要准备患侧整个肢体。

（2）特殊手术部位的皮肤准备

1）颅脑手术：术前 3 天应剪短头发，并每日洗头 1 次（急诊除外），术前 2 小时剃光头发，剃后清洗，并戴干净帽子。

2）颜面手术：尽量保留眉毛，不予剃除。

3）口腔内手术：入院后经常保持口腔清洁卫生，术前用复方硼酸溶液漱口。

4. 不同手术部位的特殊准备

（1）对有明显食管梗阻的食管癌患者，自术前 3 日起每晚用温生理盐水冲洗食管，清除积存的食物，减轻黏膜感染及水肿，以利于吻合口愈合。对食管上段癌患者，则不宜冲洗，以防误吸。对选用结肠代食管的患者，必须做好结肠的清洁准备。

（2）对于胃癌合并幽门梗阻的患者，应自术前3日起每晚用温生理盐水洗胃，以减轻胃黏膜水肿，便于术后切口愈合。

（3）涉及阴道的妇科手术应于术前3日每日进行阴道冲洗1次，以减少术后并发症。

（4）甲状腺术前应指导患者进行头颈过伸位训练，以适应术中操作。术后床旁常规准备无菌气管切开包、拆线包、吸引器及抢救药物等。

（5）颈内动脉瘤患者术前应行颈动脉压迫训练，以建立有效充分的侧支循环。在患者能够耐受20~30分钟，且不出现头晕、眼黑、失语及对侧肢体麻木的情况下，才可实施手术治疗。

5. 肠道手术的肠道准备　术前1日早餐进流食，之后禁食，晚12点以后禁水，下午口服缓泻液3000ml，每次250ml，每间隔10~15分钟口服1次。服药后约1小时肠道运动加快，患者可能会感到腹胀或不适，若症状严重，可加大服药间隔时间，直至排出水样便为止。对完全梗阻患者，根据医嘱，术前1日晚清洁肠道时，选用较细的肛管，轻轻地将肛管插入肛门7~10cm，进行低压灌肠，缓慢拔出肛管后，嘱患者用卫生纸堵住肛门，使溶液在肠内保留10分钟，至排出澄清液为止，避免多次灌肠，增加患者痛苦。

6. 术前健康教育　术前应做好患者及家属的健康教育，使患者手术后能够配合各种护理计划，从而减少术后并发症的发生，并缩短恢复期。

（1）健康教育目的

1）使恢复期能顺利进行。

2）减少患者对未知的恐惧。

3）减少对止痛剂的需求量。

4）减少并发症的发生。

5）缩短住院日。

（2）健康教育时间：术前健康教育范围包括整个手术期及术后恢复期，乃至出院后居家照顾的指导。因患者手术后会有切口疼痛不适的问题，故宣教应于术前进行。最好的宣教时间为手术前1天，过早患者可能会忘记。

（3）健康教育原则

1）外科医师与护理人员提供的内容必须一致。

2）提供患者需要的资料。

3）使用患者能理解的语言和文字。

4）采用少量多次的方式教导患者，不要短时间内给患者大量的资料，以免影响其学习效果。

5）时间充足以便患者能认真考虑。

6）请患者重复健康教育内容及回复示教已教过的程序与技术，从而了解其学习效果。此外，鼓励患者的重要亲友参与术前准备和健康教育。

（4）健康教育范围：说明术后深呼吸、咳痰及早期活动的重要意义，教会患者有效的咳痰方法。督促患者练习床上使用便器，学会床上排便和肢体运动。养成每日刷牙的习惯，吸烟者应戒烟。

1）深呼吸及咳嗽：吸烟患者入院后立即劝其停止吸烟。指导患者行深呼吸训练，每日3次。方法是将患者两手分别置于胸部和上腹部，肩、臂及腹部肌肉放松，用口慢慢深呼气，呼气末，手稍加力按压胸壁，然后放松，用鼻吸气，使胸廓充分扩张。指导患者深吸气后屏气，利用腹肌用力咳嗽，将痰液充分咳出，以达到有效咳嗽排痰的目的。

2）床上排便：患者由于术后切口疼痛，不能充分利用腹肌排尿，加之不习惯在床上排尿，容易发生术后尿潴留。因此，患者在术前1周应开始训练床上排尿，以养成习惯。

3）肢体运动：在病情允许的情况下，应鼓励患者进行适当活动，如在床上多翻身、活动肢体或下床活动等，以防止深静脉血栓的形成。

7. 术前1日准备　遵医嘱行抗生素皮试，完成相应记录，为术前和术后用药做好准备。患者沐浴并更换清洁病员服，修剪指（趾）甲，男性患者剃胡须。行消化道手术患者给予肠道准备，术前12小时禁食、8小时禁水。评估患者睡眠情况，对于入睡困难者，遵照医嘱给予口服镇静剂。

8. 手术日晨准备

（1）对患者进行病情观察，测量并记录患者的生命体征，包括血压、体温、脉搏、呼吸，有无感冒及其他病情变化，女性患者有无月经来潮，发现异常应及时与医师联系。

（2）除去患者的唇膏、指甲油，以便于手术中观察患者血液循环情况。

（3）协助患者更换干净的手术服。

（4）术前排尿的目的为避免麻醉后造成失禁。通常在手术室通知来接患者时，护理人员让患者先排空膀胱。

（5）消化道手术患者，给予留置胃管。

（6）取下患者身上所有的贵重物品，包括首饰、金钱等，尽可能交由家属保管，如无家属可根据医院规定进行保管。

（7）取下患者的发卡、假发及任何活动的人工弥补物，如义齿、义眼等。

（8）备好患者病历、影像资料等，并根据医嘱携带相关药品或物品，与手术室人员共同做好核对工作并交接患者。

二、手术中护理

患者进入手术室期间，手术室护士应热情接待患者，按照交接单认真核对患者身份，同时给予患者心理指导，减少患者进入手术室后的陌生感和无助感。在手术室内，应注意患者的保温护理，严格执行"三方核查"，安全给药，执行无菌、无瘤操作，认真清点物品，处理手术标本。手术结束后，应及时观察苏醒期生命体征及其他常见并发症，安全转运患者。

（一）心理护理

患者在进入手术室之前需要在手术等候区等待，此时患者会出现紧张、恐惧、烦躁等心理状况。因此，在手术等候区可播放背景音乐，电视播放轻松愉快的节目，有助于减轻患者因为等候时间过长而产生的焦虑状况。

巡回护士在接待患者时要按照交接单认真核对患者身份，主动与患者沟通，关心患者，了解患者术前饮食、睡眠、基础疾病等情况。

对于非全麻手术的患者，在整个手术过程中意识是清醒的，对周围的环境非常敏感。医务人员不恰当的谈话内容，电刀切割时的"呲呲"声，以及金属器械碰撞的声音都会对患者产生刺激，造成心理恐惧。因此，医务人员要控制手术室的环境噪声，做到说话轻、走路轻、开关门轻、拿放物品轻和操作轻，尤其不要谈论与手术无关的话题。操作前要告知患者，诸如各种穿刺，连接监护设备，术中局部麻醉等，使患者获得心理准备。对于全麻手术的患者，由于个体差异较大，有些患者术中意识间断存在，听觉比其他感觉消失慢。因此，无论何种麻醉方式，都要保持手术室的安静。

（二）患者安全

1. 手术安全核查

（1）核对患者身份至少使用以下两种方式：

1）将患者接送通知单与病历核对，内容包括患者姓名、性别、年龄、病案号、病室、床号。

2）直接询问患者的姓名、年龄及手术部位。请患者主动出示腕带，逐一核对腕带的信息，检查是否一致。对于儿童、意识不清、语言交流障碍等原因无法陈述自己姓名的患者，应由陪同人员陈述患者姓名。

（2）涉及有双侧、多重结构（手指、脚趾、病灶部位）、多平面部位（脊柱）的手术时，手术医生在病区应对患者手术侧或部位作标记，并与患者家属共同确认核对。

（3）"手术三方核查"是指有执业资质的手术医生、麻醉医生、手术护士三方，分别在麻醉实施前、手术开始前和患者离开手术室前共同对患者身份和手术部位等内容进行核查的工作。

在麻醉实施前，三方立刻停下手中的工作，按《手术安全核查表》依次核对患者身份（姓名、性别、年龄、病案号）、手术方式、知情同意、手术部位与标识、麻醉安全检查、皮肤是否完整、皮肤准备和静脉通道建立情况、患者过敏史、抗菌药物皮试结果、术前备血情况、假体、体内植入物、影像学资料等内容。

在手术开始前，三方再次停下手中的工作，共同核查患者身份、手术方式、手术部位与标识，并确认风险预警等内容。手术物品准备情况的核查由巡回护士执行，并向手术医师和麻醉医生报告。

在患者离开手术室前，三方必须共同核查患者身份，实际手术方式，术中用药、输血的核查，清点手术用物。确认手术标本，检查皮肤完整性、动静脉通路、引流管，确认患者去向等内容。三方确认后分别在《手术安全核对表》上签名。

而这三个停顿时间也称为"time out"，要求此时三方均将注意力放置到核对环节。这样既能避免医疗事故的发生，也会给所有参与手术的医护人员表达自己的机会，增加团队凝聚力。

2. 患者的保护

（1）凡是进入手术室的患者，术前情绪紧张、焦虑，术中麻醉无意识，术后意识不清，都视为具有坠床高风险的患者。

（2）巡回护士将患者安置到手术床时，固定手术床和平车，同时保护患者，防止患者移动幅度过大，从手术床另一侧跌落。确保患者躺于手术床中间，嘱咐患者手术床较窄，身体不要作大幅度动作，不要左右移动身子，之后方可将平车移离手术床。

（3）患者麻醉前，巡回护士始终不能离开手术室，注意观察患者，必要时进行肢体约束。麻醉后将患者体位按照手术要求摆放，之后进行约束。

（4）在手术中，巡回护士随时观察患者是否有坠床的危险，尤其对于头低脚高位的患者注意安放好肩托，检查肩托是否牢固。

（5）手术结束后，与手术医生、麻醉医生共同将患者安置到平车前，应将平车固定，安置完成之后拉起挡板，对患者做必要的约束。

（三）保温护理

手术室内的温度恒定在 22～24℃，相对湿度为 40%～60%。但是由于各种原因导致 60%～80% 的患者的体温低于 36℃，出现低体温的情况。术中的低体温对肿瘤患者产生许多影响，如术后渗血增加、苏醒延迟、心率增快、血压升高等。

1. 术中低体温发生的原因

（1）手术室环境因素：在治疗过程中，外科医生要求较低的室温以求舒适，当手术室的室温低于 21℃时，容易导致患者体温下降，患者往往出现体温过低。

（2）麻醉因素：麻醉剂对体温调节有抑制作用，全麻后第 1 小时中心体温急剧下降，第 2～3 小时体温缓慢下降，同时挥发性麻醉剂直接扩张外周血管，使中心热流向末梢，消耗中心温度，加之麻醉剂本身可降低代谢率（20%～30%），造成第 1 小时中心温度急剧下降。

（3）输液因素：大量输入室温下的液体或血液，有冷稀释作用，可导致机体温度下降。

（4）手术因素：手术时间长，其切口及器官长时间暴露于室温环境温度下；手术中反复用生理盐水冲洗，液体可带走大量体热；加之冲洗液浸湿手术单，术前皮肤消毒，均可导致机体大量热量丢失，使体温下降。

（5）患者自身因素：肿瘤患者由于长期消耗，自身体质较差，对于冷刺激敏感性强，抵抗力差，手术引发的冷刺激易引起体温下降。

2. 术中低体温的预防措施

（1）调节室温：随时注意调节室温，维持室温在 22～24℃，不能过低。

（2）输入液加温：使用温箱、液体加温仪器对输入的液体和血液制品进行加温。术前将要输入的液体和血液制品放置恒温箱内，加温到 37℃，可以预防低体温的发生。对于存在大量失血，休克需要快速输血的患者，由于血液制品温度较低，可以使用血液加温仪，将血液制品快速升温，而后输入患者体内，减少因低体温加重患者的休克。

（3）冲洗液加温：进行术中体腔冲洗时，应将冲洗液加温到 37℃，避免因为冲洗液的温度过低，造成患者低体温。在冲洗过程中也要避免大面积浸湿手术单，造成患者热量的丧失。

（4）保暖：在手术前后注意用被褥对患者进行保暖，有条件的情况下，可将被褥加温。在手术中除需要暴露的手术野之外，其余各处也应进行被褥覆盖保暖。对于体温较低的患者，可以使用温毯机对患者进行持续的加温和保暖。

（四）全麻后苏醒期护理

患者在全麻苏醒期由于手术操作和麻醉药物代谢等原因，会出现多种并发症，部分并发症甚至危及患者生命，需要医务人员及时发现并进行相应的处理。苏醒期常见并发症及处理如下：

1. 舌根后坠　全麻后苏醒期呼吸道并发症发生率相对较高，主要是残余麻醉药、肌松剂的作用使舌肌肉缺乏张力，舌根后坠堵塞咽喉部，造成气道梗阻。可采用头后仰，托起下颌，放置口咽或鼻咽通气道，喉罩和重新气管插管的方法解除。

2. **喉痉挛** 主要发生在拔除气管导管，反复气管内吸痰的时候。此时应立即停止任何刺激，用麻醉面罩给氧，遵医嘱静脉注射糖皮质激素、氨茶碱等药物。

3. **喉头水肿** 由于反复的气管插管导致黏膜损伤引起喉头水肿。可用麻黄碱喷雾或者雾化吸入。

4. **呕吐、反流、误吸** 呕吐物及胃液反流误吸到呼吸道可引起患者窒息死亡。应立即取头低脚高位，使头偏向一侧，吸出呕吐物。

5. **心律失常** 疼痛、输液过量、低血容量、缺氧及心率增快药物残余会引起窦性心动过速。胆碱酯酶抑制药、膀胱胀满都可能引起心动过缓。医务人员要监测患者心率，及时发现，予以纠正。

6. **躁动** 与术中的强迫体位、麻醉未清醒、疼痛、气管导管刺激、尿管刺激等因素有关。给予患者相应的镇静、镇痛治疗。对于躁动幅度比较大的患者，要给予相应的约束，防止各种管路脱出，患者坠床。大多数手术患者导尿通常是在麻醉后进行，对于男性患者苏醒后，尿管刺激尤其明显，这是导致患者躁动最常见的原因。术前要给予患者相应的解释，导尿时也可使用利多卡因凝胶/复方利多卡因乳膏来缓解尿管刺激症状。

三、手术后护理

（一）术后常规护理

1. **麻醉清醒前护理**

（1）患者未清醒前应设特护，并密切观察病情变化。

（2）安置合适卧位，除特殊医嘱外，患者行去枕平卧位，保持头部偏向一侧；如有舌根后坠，应将下颌向上托起，放置口咽导气管，保持气道开放。

（3）气管插管未拔除者，及时将气管内痰液吸出，保持呼吸道通畅。

（4）患者未清醒前常有躁动，为防止坠床及输液管、引流管脱出，应拉起床档，必要时可使用约束带适当约束。

2. **病情观察**

（1）生命体征评估：密切观察患者病情变化，监测生命体征，包括每隔15～30分钟测量血压、脉搏、呼吸和血氧饱和度，至患者情况稳定后，改为每1小时测量1次；术后24小时可每2小时测量1次，直至术后48小时。以后病情平稳可改为每4小时测量1次。

（2）视觉评估：观察皮肤颜色、引流管是否接妥、切口敷料情况，尤其是术后24～48小时内，注意切口敷料是否潮湿，引流液颜色、性质和量，疑有出血倾向，应立即报告医师，及时进行处理。除药物止血外，必要时准备手术止血。

（3）意识恢复评估：术后患者意识恢复较慢时，注意有无因肝功能损害、低血糖、脑缺氧、休克等原因所致的意识障碍。

（4）颅内肿瘤术后要密切观察患者神志、瞳孔、生命体征的变化，头痛的性质、部位、强度以及持续时间，呕吐的性质和量，肢体的活动情况，以便早期发现有无颅内出血及颅内压增高的症状。

（二）疼痛护理

切口疼痛多发生于术后24小时内，24小时以后疼痛逐渐减轻。咳嗽、活动等刺激，可以加重疼痛。因此，应协助患者取合适的体位，以减轻切口张力。患者咳嗽时，护士可用双手按压术侧胸壁，以减轻疼痛，增强咳嗽效果。适当应用止痛剂或止痛泵。评估并记录疼痛发作次数、时间、性质、部位、周期、促发因素、缓解方法及止痛剂效果。

（三）引流管的护理

1. 护士应了解引流管放置的类别、部位及目的，并做好标识，以便观察护理。

2. 向患者解释引流管的目的、意义及放置时间，取得其配合。

3. 注意观察引流液的性质及量、保持引流管通畅，并准确记录。

4. 妥善固定引流管，引流管远端应留出足够长度以便在患者活动时减少牵拉，并防止脱出。患者改变体位时，注意避免压迫扭曲引流管，保持引流管通畅。

5. 各种引流装置固定和放置位置均应低于引流口，以免引流液倒流造成感染。

6. 全肺切除术后胸腔闭式引流管应夹闭，使患侧胸腔内保留适量气体及液体，维持两侧胸腔内压力平衡。应密切观察患者气管位置是否居中，如发现气管明显向健侧偏移，应立即告知医师根据病情开放引流管，排出部分气体及液体。

7. 留置导尿管期间，保持尿道口清洁，定期更换集尿袋和导尿管。拔管前训练膀胱反射功能，间歇性夹闭导尿管，每3~4小时开放1次，机械性地充盈－排空刺激膀胱，促进膀胱功能的恢复。

（四）静脉输液护理

保持输液通畅，加强巡视及观察。

1. 根据病情合理安排输液顺序，注意药物的理化性质（渗透压、刺激性及配伍禁忌），如高渗液体与低渗液体混合输入。

2. 静脉炎症状，如输液局部沿静脉走向出现发红、疼痛、肿胀、发热时，应禁止在该肢体继续输液，局部以硫酸镁湿敷，配合理疗。

3. 需要长期持续输液或静脉高营养输注的患者应选择中心静脉，补充各种营养，促进患者术后康复。经中心静脉输液时，应严格执行无菌操作，并依照静脉治疗护理技术操作规范，做好中心静脉导管的维护。防止静脉炎、静脉血栓、导管堵塞、导管相关性血流感染等并发症的发生。

（五）饮食护理

胃肠道手术患者术后禁食、持续胃肠减压，待肠道蠕动恢复后逐步给予流质、半流质，直至恢复饮食。

（六）体位与活动

术后患者生命体征平稳，可根据手术部位，选择合适卧位，颈、胸部术后采取半坐卧位，腹部术后采取半卧位。鼓励患者早期床上运动，术后24~48小时后开始下床活动，早期活动可以防止术后并发症的发生，同时促进机体恢复。但不宜过早活动，避免剧烈咳嗽，以免引起伤口裂开出血。

（七）术后常见并发症的观察及护理

1. 术后出血常见原因为术中止血不彻底。主要通过对引流管和切口敷料的观察，结合患者血压、皮温、尿量及神志等评估做出判断。严重出血者可出现休克，临床表现为烦躁不安、面色苍白、脉搏细速、血压下降、尿量减少等。及时观察病情变化，保证引流管通畅，迅速建立静脉通路，及时补充血容量，并及时报告医师。

2. 切口感染

（1）相关因素

1）恶性肿瘤患者免疫功能下降易致切口感染。

2）胃肠道肿瘤由于进食差、吸收不良等因素造成营养不良。极度营养不良、恶病质造成的低蛋白血症、维生素 C 缺乏、贫血及酸中毒，未及时纠正可影响蛋白和胶原的合成，切口愈合能力差。

3）术中出血、麻醉和手术时间长。

4）腹水患者术后有腹水自切口漏出的可能性，增加了感染的概率。

5）腹会阴联合直肠癌根治术（Miles 手术）因会阴部切除组织多、范围广、死腔不容易消除、易受周围器官污染等特点，使会阴部切口感染风险增大。

（2）预防与护理

1）尽可能在门诊完善术前检查，以缩短术前住院时间，减少切口感染的概率。

2）积极改善基础疾病，如糖尿病、营养不良和低蛋白血症，增强患者抵抗感染的能力。

3）皮肤准备时注意保持皮肤完整性，避免皮肤划伤。术前沐浴更衣，保持术区清洁。

4）消化道肿瘤术前肠道准备尤为重要，遵医嘱进无渣饮食、清洁肠道等措施。

5）围术期合理预防应用抗生素。

6）注意手卫生，严格无菌操作。

3. 肺部感染

（1）病因及表现：最常见的肺部感染为肺不张和肺炎，通常发生在胸、腹大手术后，主要表现为发热、胸闷、呼吸困难、心率增快、血氧饱和度下降等，严重时可出现呼吸衰竭。

（2）预防与护理：肺不张和肺炎的护理重在预防，包括术前指导患者戒烟、呼吸功能训练；术后早期活动，加强呼吸道管理，拍背排痰，做好雾化吸入，有效止痛，指导患者呼吸、咳嗽和咳痰。

4. 食管吻合口瘘

（1）病因及表现：多发生于食管癌术后 3～7 天，发生原因主要有吻合口处张力大、血运差、吻合技术不良及全身营养状况差等。颈部吻合口瘘主要表现为颈部皮肤红肿、压痛、皮下气肿，较少出现全身中毒症状。胸内吻合口瘘主要表现为高热、心率增快、胸闷、胸痛、呼吸困难等全身中毒症状。

（2）观察与护理

1）根据吻合口瘘的部位、大小、发生时间等进行观察和护理。

2）注意观察病情，特别是体温、呼吸状态和引流液的变化，如胸内吻合口瘘时胸腔闭式引流液呈混浊并有残渣，可闻及酸臭味，口服亚甲蓝后引流液呈蓝色。

3）保持胸腔闭式引流通畅，给予营养支持，保证每日的营养摄入，并注意预防肺部感染等其他并发症的发生。

5. 支气管胸膜瘘

（1）病因及表现：多发生于肺部手术后 1 周左右，常见原因有支气管残端处理不当、血运差及患者一般情况差等。主要表现为发热、呼吸短促、胸闷等症状，随体位变化出现刺激性咳嗽。

（2）观察与护理：做好病情观察，保持胸腔闭式引流通畅。嘱患者取患侧卧位，防止漏出液流向健侧。加强呼吸道管理，防止分泌物潴留。控制感染，加强营养，促进瘘口愈合。

6. 乳糜胸

（1）病因及表现：常发生于食管和肺手术后，多由于胸导管及其分支损伤所致。早期主要表现为胸腔闭式引流液多，呈淡红色或淡黄色，随着进食或进食量的增多，转为乳白色。

（2）观察与护理：指导患者取半卧位或坐位，保持胸腔闭式引流通畅，进无脂或低脂、高蛋白饮食，必要时禁食，行肠外营养支持。保守治疗无效时应积极准备手术行胸导管结扎术。

7. 肠瘘

（1）病因及表现：肠瘘是腹部手术或其他胃肠道疾病的一种严重并发症，常因腹部创伤、炎性肠道疾病、手术后肠管或吻合口破裂，导致消化液、粪便漏出肠外。患者常因大量消化液丢失，导致胃肠道功能障碍，出现严重的水及电解质、酸碱平衡紊乱，营养不良，感染和多器官衰竭等，这些改变相互影响，形成恶性循环，加重病情，危及患者生命。

（2）预防与护理

1）术前改善患者的营养状况，纠正水、电解质紊乱或低蛋白状况。

2）术后保持引流管通畅，密切观察引流液的量、颜色及性质。

3）术后肠蠕动恢复后，强调少量多餐、细嚼慢咽。

4）每日空腹流出肠液量超过500ml的高流量肠外瘘，要注意保持有效的腹腔冲洗引流。

5）预防瘘口周围皮肤的并发症，及时更换瘘口敷料，保持瘘口周围皮肤清洁干燥，避免漏出液对皮肤产生腐蚀作用。

6）营养支持：肠瘘患者胃肠道功能障碍、营养摄入不足、营养支持不当会出现代谢紊乱和营养不良。早期进行全肠外静脉营养（total parenteral nutrition，TPN）支持，并逐渐过渡到胃肠外营养（parenteral nutrition，PN）与胃肠内营养（enteral nutrition，EN）结合，再过渡到完全胃肠内营养（total enteral nutrition，TEN），最终恢复经口进食。

8. 功能性胃排空障碍

（1）病因及表现：功能性胃排空障碍（functional delayed gastric emptying，FDGE）又称胃瘫、胃麻痹、功能性排空延迟综合征等。主要表现为胃肠功能紊乱所致胃排空延缓，胃流出道非机械性梗阻。FDGE是腹部手术后，特别是胃和胰腺手术后较多见的并发症。

（2）相关因素

1）影响消化道功能的因素，包括手术方式、操作手法、术后镇痛等。

2）当进食量过大、过快、种类多时，往往造成人为的残胃排空障碍；过早进食高脂肪及高蛋白饮食，可造成胃壁水肿、胃液潴留，也是FDGE的可能原因。

3）营养不良、低蛋白血症、贫血等情况可引起术后吻合口瘘、吻合口及幽门口水肿，甚至狭窄，进而导致胃的排空障碍。

4）术前对手术的恐惧、术后沮丧和悲观情绪等可导致体内激肽酶、儿茶酚胺、糖皮质激素等水平的改变，减弱胃平滑肌蠕动功能，导致胃瘫发生。

（3）预防与护理

1）全面评估，制订详细的护理计划，积极改善基础状态，充分完善术前准备，包括纠正贫血和低蛋白血症；术后供给足够热量；适量输血、血浆、白蛋白等。

2）心理护理是FDGE的治疗基础。根据患者的个体差异做好心理护理，建立良好的护患关系，增强其治疗的信心。

3）禁食、静脉输液，纠正水、电解质和酸碱失调，常规应用抑酸药物抑制胃酸分泌。

4）胃肠减压可减轻因食物、胃液刺激所导致的胃黏膜水肿，减轻胃张力，促进胃蠕动恢复，还可以通过胃管注药进行治疗，是治疗和缓解 FDGE 的重要措施。

（5）给予患者正确的饮食指导，肠蠕动恢复以后少量多餐，以流质饮食为主，并循序渐进至半流质饮食，避免甜食、牛奶、豆浆等易产气或酵解的食物，避免腹胀。

9. 颅内出血

（1）病因及表现：多发生于颅内肿瘤手术后 24 ~ 48 小时，主要表现为头痛、呕吐等颅内压增高症状进行性加重，部分患者可出现意识障碍逐渐加深，患侧瞳孔散大，对侧肢体偏瘫，引流液可呈鲜红色，引流量可增多。

（2）观察与护理：严密观察患者意识、瞳孔、肢体活动及生命体征的变化，保持引流通畅，观察引流液的颜色、性质和量，怀疑有出血时及时告知医师行急诊头颅 CT 检查，必要时积极准备行手术止血。

10. 颅内感染

（1）病因及表现：多发生于颅内及椎管内肿瘤手术后 3 ~ 4 天，主要表现为发热、头痛、呕吐、意识障碍等，患者多伴有颈项强直、脑膜刺激征阳性，腰椎穿刺脑脊液呈浑浊状态。

（2）预防与护理：保持伤口敷料清洁干燥，妥善固定引流管，避免引流液逆流引起逆行性感染，更换引流装置时注意无菌操作。遵医嘱使用抗生素，监测体温变化，对高热患者做好物理或药物降温。

11. 颅内压增高

（1）病因及表现：颅内肿瘤手术后由于脑水肿、脑积水、脑出血等原因可引起颅内压增高，主要表现为头痛、呕吐、视盘水肿，部分患者高峰期可出现血压升高、脉搏减慢、呼吸深慢等。

（2）观察与护理：密切观察患者意识状态、生命体征、瞳孔变化，有条件者可做颅内压监测，警惕脑疝的发生。抬高床头 15° ~30°，以利于颅内静脉回流，减轻脑水肿。持续或间断吸氧，改善脑缺氧状况。脱水治疗期间应准确记录 24 小时出入液量，注意防止水、电解质紊乱。呕吐患者头偏向一侧，及时清理呕吐物，防止误吸。避免情绪激动、剧烈咳嗽、便秘等引起颅内压骤然升高。

12. 深静脉血栓

（1）相关因素：主要原因为静脉血流缓慢、静脉壁损伤和血液高凝状态。相关危险因素包括创伤或骨折、大手术、中心静脉插管、抗肿瘤药物治疗、脑卒中、瘫痪、既往血栓史、严重感染、预期卧床时间超过 72 小时、恶性肿瘤、高龄、吸烟、肥胖、血液黏滞性过高、血小板异常、口服避孕药、植入人工假体、肾病综合征、心力衰竭、心肌梗死、慢性呼吸系统疾病、特异性遗传和获得性高凝状态等。

（2）临床表现：起病较急，患肢肿胀、发硬、疼痛，活动后加重。血栓部位压痛，患肢轻度发绀，局部皮温升高，可伴有低热等全身症状，血栓脱落可引起肺栓塞。

（3）预防与护理：术后抬高患肢 15° ~30°，鼓励患者早期活动，正确穿着抗血栓压力梯度袜，有条件者给予足底静脉泵、间歇充气压力装置促进下肢静脉回流，必要时遵医嘱给予低分子肝素钠。深静脉血栓形成一旦发生，必须抬高患肢、制动、配合理疗等，禁止按摩患肢，以防引起血栓脱落。配合医师进行抗凝或溶栓治疗，观察药物不良反应。

四、术后康复

1. 乳腺癌术后肢体功能康复

（1）术后 1 ~ 2 天，术侧肢体内收，进行手部、腕部运动。

1）手部运动：手持软球，挤压，放松。

2）腕部运动：半握拳，沿顺时针、逆时针方向旋转手腕。

（2）术后 3～4 天，术侧肢体内收，进行肘部运动：屈肘、伸直。

（3）术后 1 周且无并发症后可进行肩部运动。

1）推肘运动：术侧手臂放于对侧肩上，健侧手向内上方推动肘部。

2）拉肘运动：双手交叉放于颈后，打开手肘拉向前直至互相碰触。

3）手臂摇摆：身体前倾，术侧手臂自然下垂，肩部发力使其向前、后、两旁绕圈，并逐渐增加摇摆的幅度和绕圈的范围。

4）绳索运动：将绳系于门把柄上，手执尾端纵向顺时针、逆时针摆动手臂，并逐渐增加摆动范围。

5）手臂后举：双手背后握毛巾两端，健侧手臂向上拉动术侧手臂。

6）爬墙运动：双手扶墙，手指向上做爬行运动，直至伤口拉紧或感到轻微疼痛为止，在墙上做记号，以便检查进度。

7）摸耳运动：术侧手臂过头顶，摸对侧耳朵。

2．造口术后指导

（1）患者术后饮食非常重要，正确的饮食有助于患者尽早恢复有规律的排便。手术近期要遵循少食多餐的原则，吃易消化、软烂的食物，不吃过高纤维的食物。术后 2 个月，可进正常饮食。在尝试某种新食物时，不要一次过多，如果未出现不适，可以逐渐增加。日常应多吃新鲜蔬菜及水果，多喝水以保持大便通畅。避免进食易产生气体或气味大的食物，如洋葱、红薯、蒜、芹菜、椰菜、豆类、芝士、鸡蛋、啤酒、汽水及香料太浓的食物等。

（2）观察患者排便状况，如果患者发生持续腹泻或便秘，应咨询医生和造口治疗师，讨论饮食计划和药物治疗。造口患者需要均衡的饮食并摄入足够的流质食物，以保证正常的排便。

（3）指导患者正确使用造口底盘和造口袋，有利于减少患者对医护人员和家属的依赖，以便重新建立自信和独立的生活方式。

（4）清洁造口及周围皮肤并待其干燥后，根据患者具体情况及造口大小选择适宜的造口袋。当造口袋内充满 1/3 的排泄物时，需及时更换、排放。

（5）泌尿造口患者应注意观察造口感染征象，如造口流出的尿液变浑浊，而且产生异味，或尿液量减少，色素加深甚至有血色，除多饮水外，应尽快就医检查。

（6）已恢复健康的患者，在医生允许的情况下，可继续参加工作和运动。进行增加腹压的运动时，如咳嗽、打喷嚏、大笑等，需要用手保护造口；不提超过 10kg 的重物，以防止造口疝和造口脱垂。普通运动对造口不会有影响，如散步、慢跑、游泳等。禁止剧烈、碰撞的运动，如打拳、篮球等；如无法避免时，须配戴造口护理罩来保护造口。人多拥挤的场所应注意保护造口，防止碰撞。

（7）着装时应避免过紧、过窄的衣服，腰带不宜扎在造口位置，以免造口受压，引起局部肠黏膜坏死。

（8）手术切口完全愈合后，便可沐浴。沐浴时，可佩戴或取下造口袋，中性肥皂或浴液不会刺激造口，也不会流入造口。

（9）外出旅游前应做好准备，逐渐从短途旅行过渡到长途旅行；同时准备充足的造口护理用品，注意饮食卫生，尽量不改变饮食习惯。

（10）手术初期身体及心理未完全康复适应，应给予自己及伴侣一些时间逐渐适应，性生活前可先将造口袋排空，或换上迷你造口袋。

3. 肢体功能锻炼

（1）传统开胸手术切口长，创伤大，患者因害怕疼痛不敢活动患侧上肢，以致肩关节活动受限，影响肢体功能。术后应指导患者进行患侧上肢功能锻炼，主要包括上举、外展以及肩关节向前、向后旋转等活动。

（2）人工关节置换术后，指导患者进行早期功能锻炼，可防止肌肉萎缩和关节僵直，促进关节功能的早日康复。术后如病情允许，应尽早开始肌肉的等长收缩及固定范围外关节的主动屈伸活动。另外，应根据不同部位的关节置换进行相应的康复指导。如髋关节置换术后行屈髋和髋外展训练；膝关节置换术后行伸膝抬高、屈膝锻炼等。截肢术后应加强健肢的锻炼，尤其是下肢截肢术后应积极锻炼上肢及健侧下肢，增强肌力，以利于日后使用拐杖行走，同时为安装义肢做准备。

4. 宫颈癌术后性生活指导

（1）术后3个月经复查阴道残端愈合良好，即可恢复性生活，以性生活不感到勉强，并在次日不感到疲劳为宜。

（2）性生活的频度，与病前性生活的频度及患者的年龄、体质、康复程度有关。即使术后恢复较好，初期也应适当低于病前的性生活频度，以免体力过分消耗，影响身体康复。

（3）手术治疗破坏了阴道解剖的完整性，致使阴道长度缩短，阴道的弹性由于瘢痕而进一步降低，卵巢切除也使雌激素分泌明显减少。这些因素有可能会导致性交困难或疼痛。对此，可采取一些特殊体位，如女上位、后进位等方式，由女方掌握阴茎的插入深度，同时合理使用润滑剂，有助于避免疼痛。

（4）可逐步尝试多种性生活方式，如语言及接吻，特意的举止打扮，抚摸与自慰等。癌症患者由于各种原因不想性交或者性交困难时，完全可以通过性的其他表达方式来获得愉悦。

5. 全喉切除及喉成形术后指导

（1）发音指导：全喉切除术患者，发音功能丧失，语言交流障碍。患者可购买写字板或学习手语，也可选择使用人工喉或电子喉；参加食管发音学习班，掌握食管发音技巧，以达到有效沟通的目的。

（2）气管造口的管理

1）注意套管带的松紧度，以能容纳1指为宜，谨防脱管。

2）保持造口周围皮肤清洁，每日更换2次喉垫。

3）保持气管套管通畅。

4）可在气管套管口处放置一块湿纱布，防止灰尘、异物落入，同时可起到湿润空气的作用。

5）观察造瘘口是否狭窄，造瘘口直径不能小于1cm，如发现造瘘口缩小，应立即带全喉套管。

6）由于气管套管压迫气管前壁，以及胃酸反流等因素的影响，长期带管的患者应注意观察有无出血现象。

7）谨防洗头、沐浴时气管套管内进水；天气寒冷时，减少外出活动以避免冷空气刺激。

五、出院指导

1. 利用口头指导、卫教宣传册或光盘等方式进行健康教育。

2．保持良好的饮食卫生习惯，禁烟酒，忌暴饮暴食；加强营养，进食高蛋白、富含维生素类食物。

3．注意评估胰岛素注射后饮食摄取改善情况，告知糖尿病患者居家照顾的注意事项，如血糖过高及过低的征象和紧急处理措施；教会患者糖尿病饮食的限制、胰岛素的注射方法和注意事项等。

4．保持生活规律，注意休息，适量活动，保持良好的心情。

5．注意保暖与清洁，预防感冒。

6．根据医嘱定期随诊复查，如遇到紧急情况及时与医院联系。

（何瑞仙 路 虹 刘 燕 徐 波）

附表

手术安全核查表

科别：＿＿＿＿＿＿　　患者姓名：＿＿＿＿＿＿　　性别：＿＿＿＿＿＿　　年龄：＿＿＿＿＿＿

病案号：＿＿＿＿＿＿　　麻醉方式：＿＿＿＿＿＿　　手术方式：＿＿＿＿＿＿＿＿＿＿

术者：＿＿＿＿＿＿　　　　　　　　　　　　　手术日期：＿＿＿＿＿＿

麻醉实施前	手术开始前	患者离开手术室前
患者姓名、性别、年龄正确： 是□ 否□	患者姓名、性别、年龄正确： 是□ 否□	患者姓名、性别、年龄正确： 是□ 否□
手术方式确认： 是□ 否□	手术方式确认： 是□ 否□	实际手术方式确认： 是□ 否□
手术部位与标识正确： 是□ 否□	手术部位与标识确认： 是□ 否□	手术用药、输血的核查 是□ 否□
手术知情同意： 是□ 否□	**手术、麻醉风险预警：**	手术用物清点正确： 是□ 否□
麻醉知情同意： 是□ 否□	手术医师陈述：	手术标本确认： 是□ 否□
麻醉方式确认： 是□ 否□	预计手术时间　　　　□	皮肤是否完整： 是□ 否□
麻醉设备安全检查完成： 是□ 否□	预计失血量　　　　　□	**各种管路：**
皮肤是否完整： 是□ 否□	手术关注点　　　　　□	中心静脉通路　　　　□
术野皮肤准备正确： 是□ 否□	其他　　　　　　　　□	动脉通路　　　　　　□
静脉通道建立完成： 是□ 否□	麻醉医师陈述：	气管插管　　　　　　□
患者是否有过敏史： 是□ 否□	麻醉关注点　　　　　□	伤口引流　　　　　　□
抗菌药物皮试结果： 有□ 无□	其他　　　　　　　　□	胃管　　　　　　　　□
术前备血： 有□ 无□	手术护士陈述：	尿管　　　　　　　　□
假体□/体内植入物□/影像学资料□	物品灭菌合格　　　　□	其他　　　　　　　　□
	仪器设备　　　　　　□	**患者去向：**
	术前术中特殊用药情况　□	恢复室　　　　　　　□
	其他　　　　　　　　□	病房　　　　　　　　□
	是否需要相关影像资料： 是□ 否□	ICU病房　　　　　　□
		急诊　　　　　　　　□
		离院　　　　　　　　□
其他：	其他：	其他：

第六节 肿瘤外科围术期管理

外科治疗通常被认为是实体肿瘤多学科综合治疗中非常重要的一部分，但手术总是伴随着机体创伤，在治疗疾病的同时也能造成并发症、后遗症等不良后果，完善的围术期管理是手术获得满意疗效的保证，其目的是使患者手术安全、快速康复。一般认为，围术期是指从确定手术治疗时起，至与这次手术有关的治疗结束为止的一段时间。围术期管理是从患者整体考虑、以手术为核心的手术前、手术后两个环节的处理。完善的围术期管理包括：①全面的术前评估（包括患者合并症情况和身体功能状态）；②熟悉肿瘤的生物学行为；③了解原发肿瘤的局部情况；④充分和准确的术前分期；⑤外科手术复杂性的预期；⑥彻底处理所有合并疾病的能力；⑦预期判断可能出现并发症的能力。

一、术前准备

（一）进一步明确诊断

对肿瘤患者进行手术前，一般情况诊断是明确的，但特殊情况下诊断并不确定或不全面时，需要进一步明确诊断，以免造成重大手术失误。对于肿瘤患者而言，可能出现以下特殊情况：同一脏器多原发肿瘤（结肠多原发癌）或者多个脏器或系统多原发癌；或者无法明确原发癌和转移癌（肝脏肿瘤）等情况。亦可能出现：外院胃镜报告胃窦癌，行远端胃大部切除即可。但经所在医院胃镜复查发现贲门另有一早期癌变，则必须行全胃切除；比如肝脏发现一肿瘤诊断肝癌行局部切除术，但术后7天病理回报为转移癌，进一步检查发现为结肠癌肝转移，需再次手术行结肠癌切除。如直肠癌梗阻行直肠癌切除，顺利出院后发现结肠另有一肿瘤，乃结直肠双原发癌，需再次手术。此类病例众多，均于临床实践中发生，原因为诊断不够明确或不全面。肿瘤患者术前检查一定要根据具体病种的诊疗常规或指南规范执行，对外院检查如病理或影像资料均进行会诊，以免误诊、漏诊。胃、肠、乳腺等早期癌术前一定要用影像学方法进行标记，以免术中无法确定肿瘤位置。

（二）手术风险评估

手术风险评估的目的在于最大限度减少患者手术并发症的发生，手术前进行手术后风险的系统评估十分必要。手术风险评估的内容主要包括心肺功能、营养状态、血栓栓塞性事件和外科手术部位的感染等，如果具备条件的医院还可以进行患者围术期免疫功能状态和心理状态测评等。

（三）伴随疾病的处理

1. 贫血、低蛋白血症　肿瘤患者常常伴有贫血和营养不良，尤其是消化道肿瘤，经常发生肿块破溃所致的慢性失血。贫血和营养不良将直接影响患者的手术耐受力、术后切口愈合和组织修复，导致并发症和死亡率增高。因此，血红蛋白低于80g/L和白蛋白低于30g/L者应术前予以纠正。

2. 高血压　高血压患者在麻醉和手术中，血压可发生较大波动，诱发脑血管意外、心肌梗死等严重并发症，术前应予以纠正。

3. **冠状动脉缺血性心脏病和心律失常** 麻醉和手术可增加心肌耗氧量，加重心脏负担，对已有心肌缺血的患者更加危险。有研究认为，急性心肌梗死后 3 个月内手术，再梗死的概率为 37%，3～6 个月内为 16%，6 个月以上为 5%。因此，手术应尽量推迟至心肌梗死 6 个月以后进行。对肿瘤患者而言，由于担心疾病进展，可先考虑冠脉支架置入、冠状动脉搭桥、冠状动脉腔内成形后再行手术。

4. **糖尿病** 糖尿病患者术后并发症和死亡率明显高于非糖尿病患者，术前血糖宜控制在 7.28～8.33mmol/L，最高不超过 9.44mmol/L，口服降糖药物控制不佳者应用胰岛素予以调整。

5. **呼吸功能不全** 老年患者与吸烟患者常伴有慢性支气管炎、哮喘和肺气肿等，可引起术后肺不张、肺部感染、呼吸功能衰竭。腹部和胸部手术，患者因切口疼痛不敢用力咳痰，更易加重上述并发症。术前加强呼吸系统基础疾病控制和呼吸功能的锻炼，术后应注意应用抗生素以及雾化吸入等措施。肺功能差、最大自主通气量在 50% 以下、氧分压小于 9.3kPa、二氧化碳分压大于 6.6kPa 者，手术危险极大，术后要做好呼吸机辅助呼吸的准备工作。

二、术后管理

（一）心电监测

肿瘤患者术后应进行 24～48 小时的连续床旁心电监测，观察心率、心律、血压等变化，必要时进行中心静脉压的监测，对心电及心泵功能的异常给予及时诊断和处理。

1. **术后理想的心率** 应保持在 80～100 次 / 分。出现心率增快，首先考虑术后麻醉苏醒疼痛引起，对症处理即可。若心率超过 120 次 / 分，则需要寻找原因，如循环血量不足、出血、低血钾、缺氧、高热、药物作用或心血管疾病等。对心功能不全的患者要特别注意区分术后心力衰竭抑或术后血容量不足，因为两者都表现为心率增快，对外科患者追问治疗过程的变化往往容易鉴别，必要时行中心静脉压监测加以区分。术后心率减慢常见原因为电解质紊乱及传导阻滞，应针对可能的原因予以处理。

2. **术后高血压** 常由于手术疼痛、麻醉苏醒或术前合并高血压造成；术后低血压常由于低血容量或失血过多造成。

（二）呼吸功能监测

肿瘤术后呼吸功能改变较为常见，术后疼痛导致呼吸、咳嗽反射受限，容易发生肺不张及肺部感染。围术期创伤、出血、感染和微循环灌注不足容易导致肺交换功能障碍。对原有慢性肺阻塞性疾病者、老年患者、长期吸烟者和施行复杂手术者要特别注意观察患者呼吸节律、幅度的变化，监测血氧饱和度和血气的改变，积极加以预防和处理。术后正常的呼吸频率应为 12～30 次 / 分，常为 16～22 次 / 分，肺部听诊呼吸音清晰。呼吸过快、过慢或肺部出现啰音，均为异常表现。

1. **术后呼吸频率超过 30 次 / 分**，常见的原因包括伤口疼痛，呼吸道不畅，肺部炎症，肺功能不全，输液过多引起肺间质水肿，血胸、气胸导致肺容量减少等。进行性呼吸困难要排除肺动脉栓塞的可能。

2. **术后呼吸频率低于 12 次 / 分**，常见的原因包括呼吸性碱中毒，药物抑制（如应用吗啡等），神经系统并发症。

（三）体温监测

体温变化是机体对各种物理、化学或生物刺激的防御反应。体温升高，提示某种刺激的存在。术后 24

小时应每4~6小时测体温1次，直至体温正常连续1周。术后48小时体温应该出现逐渐下降，否则提示感染或其他不良反应存在。术后体温过高或过低均对机体不利，应及时查明原因，予以处理。

1. 术后患者一般都会出现体温升高，多持续2~5天，平均4天左右恢复到正常值，一般体温不会超过38.5℃。术后体温升高常见的原因有以下几个方面：①创伤后机体释放大量组织因子；②创伤后创面渗液的吸收；③切除脾脏后出现的脾热；④术后腹腔、呼吸道、泌尿道或切口感染。

2. 部分患者由于手术创面大、手术时间长、术野暴露时间长、术中输液量多、腹腔冲洗液温度偏低而造成术后体温偏低，可影响患者循环的稳定和凝血功能。可在术中使用保温装置和输血加热器，手术结束使用温生理盐水冲洗腹腔。

（四）术后肝功能监测

肿瘤患者术后可引起肝功能的损害，尤其是肝切除术后，即使手术过程比较顺利，术后也常有轻微的黄疸、血浆蛋白降低、血清转氨酶升高等。尤其是合并肝硬化者，可能发生肝功能不全或肝衰竭。手术失血过多，也可造成肝再灌注损伤。

1. 术后酶学改变　血清丙氨酸转氨酶（ALT）、门冬氨酸转氨酶（AST）常明显升高，前者升高更为明显。肝硬化活动期ALT升高不超过200~300U/L，1%肝细胞坏死血清酶活性增高10000倍。因此，术后应密切监测肝脏酶学的改变。

2. AST/ALT比值对预后的意义　肝损害出现时，二者升高并非一致，急性肝炎存活者比值介于0.31~0.63，均值0.48；死亡者多在1.20~2.26，平均1.73。

3. 血氨监测　血氨在肝脏中合成尿素，是维持氨基酸代谢平衡的关键，当肝脏严重损害时合成尿素功能会发生障碍；或由于各种原因导致氨的生成过高，肝脏不能全部合成尿素时均可导致血氨升高。当血液中过多的氨进入脑组织可引起大脑功能障碍，引起肝昏迷。

（五）肾功能监测

手术后尿量的多少取决于肾小球滤过压、肾血流量及肾小管重吸收的能力。任何影响这三方面的因素，均可以改变尿量。因此，尿量与有效血容量、动脉收缩压、体液平衡状态、药物的作用、肾功能、抗利尿激素的水平有关。尿量可反映肾功能，是调节体液平衡、临床补液与补充电解质的一个重要依据，也是术后抢救危重患者的关键指标。术后肾功能不全常见的原因为手术失血过多或手术麻醉过程中低血压改变，手术应激导致儿茶酚胺增多，肾血管收缩，常出现尿少、尿钠减少和尿钾增多，而低血容量则加重上述损害，进一步损害肾脏。为避免急性肾衰竭的发生，术中应维持血压平稳，术后维持血容量及水、电解质、酸碱平衡，密切观察尿量、尿常规、尿电解质，以及血尿素氮、肌酐和电解质的变化，并及时处理并发症。在输液治疗的情况下，理想状态为每天尿量保持2000ml左右；当出现尿量＜400ml/d或＜17ml/h，要警惕急性肾衰竭的发生，密切监测每小时尿量、尿比重和血尿素氮、肌酐、电解质及血气的改变，进行积极的抢救治疗。

（六）胃肠道功能监测

每天观察患者有无腹胀、腹痛、恶心、呕吐、便血及肛门排气、排便情况，以及胃管引流液的量和性质的变化。对手术的应激反应可导致术后患者出现水钠潴留和低血钾的发生，肠功能恢复较慢，肠鸣音弱。此时积极补钾，维持血钾在4.0mmol/L以上，则肠道功能可以顺利恢复。

拔除胃管的指征：肠鸣音恢复，肛门排气或胃肠引流液逐渐减少，一般在术后24~48小时拔除；同时进食少量流质饮食，还可给予胃肠道动力药物，促进胃肠道功能的恢复，或者以开塞露灌肠刺激肠道功能恢复。老年、肝功能不全、危重体弱的患者则可依据病情需要决定拔除胃管的时间。适当延长拔管的时间，拔管前可先夹闭胃管，如无恶心、腹胀、呕吐等可拔管。如果术后胃管中出现血性胃液，可考虑胃底－食道静脉曲张出血或胃黏膜糜烂出血，应保留胃管以观察病情变化，还可通过胃管给予患者药物治疗。

（七）术后营养支持

1. 肿瘤患者约 80% 存在不同程度的营养不良，术前、术后应予以适当的营养支持以提高手术耐受性，降低术后并发症发生率及病死率。给予营养支持时，要特别注意葡萄糖、氨基酸、脂肪的量和比例。研究发现，术后选择应用脂肪乳剂、糖脂双能源纠正患者营养不良，较单能源组（糖加氨基酸）恢复快。对于术后低蛋白血症，除补充足够的能量之外，还应补充 5～7 天的白蛋白。术后静脉营养支持主要用于以下情况：①患者恢复正常进食之前；②术前即营养不良；③术后发生严重感染、腹水、低蛋白血症或其他严重并发症等。对能进食者尽量选择胃肠内营养。术后由于应激反应、输注葡萄糖等因素常发生血糖水平紊乱，术后应监测血糖变化，及时调整葡萄糖和胰岛素比例，并注意补钾。

2. 营养支持计划的制订和实施　营养支持可分肠外营养和肠内营养两种。肠内营养可以经口服或经鼻胃管摄入。如患者所需的全部营养素完全经胃肠道供给即称之为完全肠内营养（total enteral nutrition，TEN），适用于胃肠道功能正常或部分正常的患者。肠内营养补充量不足，则需静脉补充，胃肠功能不可用时则需完全肠外营养（total parenteral nutrition，TPN）。营养支持方法一般遵循以下原则：①肠外营养与肠内营养两者之间应优先选择肠内营养；②周围静脉营养与中心静脉营养两者之间应优先选择周围静脉营养；③肠内营养不足时，可用肠外营养加强；④营养需要量较高或期望短期内改善营养状况时可用肠外营养；⑤营养支持时间较长应设法应用肠内营养。

3. 肠外营养物质的选择　成年人每日需要的热量与氮也可粗略的按体重计算。正常状态下所需要的热量为每千克 105～125kJ（25～30kcal），蛋白质 1.0～1.5g/kg，热氮比为 [522～627kJ（125～150kcal）]：1g。但是，对严重应激状态下的危重患者，如肝硬化、黄疸，供给过多的热量，特别是使用大量高渗葡萄糖作为热源，可能造成不良后果，容易发生呼吸衰竭、淤胆、肝功能受损、高糖高渗非酮性昏迷等并发症。在这种情况下，营养供给中应增加氮量，减少热量，降低热氮比。其应用的原则如下：①支持的底物由碳水化合物、脂肪和氨基酸混合组成；②减少葡萄糖负荷，40% 的非蛋白热量由脂肪乳剂供给；③每日蛋白质的供给增至 2～3g/kg；④每日提供的非蛋白热量与氮的比率不超过 418kJ（100kcal）：1g。

（1）氮源的选择：氨基酸的营养价值在于供给机体合成蛋白质及其他生理活性物质的氮源，而不是作为供给机体能量之用。复方氨基酸的混合液能提供生理性肠外营养的氮源制剂。复方氨基酸混合液组成模式必须合理，缺少某种氨基酸或其量不足，蛋白质的合成则可能发生障碍或按此种不足的比例进行，同时，输液中氨基酸不平衡可使血氨升高，扰乱血浆氨基酸的分布，使蛋白质合成不能正常进行。

（2）能量的选择

1）葡萄糖：葡萄糖是最符合人体生理需求的能源物质，有些器官组织（如中枢神经细胞、红细胞等）必须依赖葡萄糖功能。每日需 100～150g，如不能自外源获得，体内以糖原形式储存的 300～400g 葡萄糖很快被耗竭，此时机体所必需的葡萄糖由生糖氨基酸的糖异生提供，将导致氨基酸利用率下降，加重机体负担。葡萄糖加外源性胰岛素是肠外营养常用的能量供给方式，胰岛素不仅能促进葡萄糖的氧化功能，也是一种亲肝因子，有利于患者肝功能的改善。但是对严重应激状况下的患者，特别是合并多器官功能障碍或衰竭者，使用大量高渗葡萄糖作为单一的能源会产生某些有害的结果，因此，对高代谢器官衰竭者，葡萄糖的输注速度每分钟不应超过 4mg/kg。

2）脂肪：脂肪乳剂是一种生物合成碳原子及必需脂肪酸的静脉制剂，是较为理想的能量来源。脂肪乳剂与葡萄糖通用可提供更多的能量并改善氮平衡，但全部依靠脂肪乳剂并不能达到节氮的作用，中枢神经细胞和红细胞等必须依赖葡萄糖供能，脂肪酸最后进入三羧酸循环彻底氧化时需要有一定量的草酸乙酸，后者由碳水化合物产生，故脂肪乳剂需要与葡萄糖同用，脂肪所提供的能量占总能量的 30%～50% 为宜。我国成人脂肪乳剂的常用量为每天 1～2g/kg，高代谢状态下可适当增加。

（3）水、电解质、微量元素和维生素的补充

1）术中、术后由于禁食、禁饮、出血、流汗、胃肠减压以及胸腹腔积液引流等原因均可造成体内水分排出过多，机体常处于失水状态，必须增加补液量。同时，也应考虑到此时机体抗利尿激素分泌增加，过多的补液也会导致水中毒。肝癌术后根据患者的手术大小、术中暴露时间的长短、失血量的多少、术后的尿量决定补液量。肝癌患者由于长期进食不良，术后多存在低钾、低钙和低镁的改变，均应常规补充正常需要量的钾、钠、钙、镁等离子。部分患者在术后还会出现低磷改变，表现为昏睡、肌肉软弱、口周或肢体末端刺痛感，可在监测血磷浓度证实后予以补充（脂溶性的格利福斯等微量元素制剂）。锌缺乏症表现为口周、肛周红疹，腹痛，腹泻，伤口愈合不良等，由于锌是许多重要酶所必需的元素，并与免疫功能相关，故严重锌缺乏的患者往往显得很危重。对肠外营养治疗的患者补充足够的锌，如静脉微量元素制剂水溶性的安达美制剂。

2）肿瘤患者术后应激状态下维生素代谢增强，各种维生素，尤其是维生素 B 族和维生素 C 等水溶性维生素需要量增加；另外，黄疸、胃肠道黏膜水肿及术后胃肠道功能延迟恢复造成维生素 K 吸收减少，因而常致维生素 K 缺乏症。上述营养代谢如不及时纠正，对患者的恢复极为不利。

4. 输液计划的制订与实施

（1）成人肠外营养的供应量见表 1-2。

表 1-2　成人肠外营养的供应量

种类	供应量
氮入量	0.15～0.20g/kg
热卡量	100～134kJ（24～32kcal）/kg
热量	脂肪：糖 =1：1～0.4：0.6
氮（N）：钾（K）	1g：5～10mmol
钠（Na）	50～100mmol
复合微量元素（安达美）	10ml
格利福斯	10ml
胃肠外用维生素（水乐维他和维他利匹特）	30ml

（2）能量的临床校正：对于严重应激状态下的危重患者使用大量高渗葡萄糖作为热源，会产生某些有

害结果。此种情况下，营养供给中应增加氮量，减少热量，降低热氮比率。依据患者病情的变化对患者的能量需要量进行校正（表 1-3）。

表 1-3　能量的临床校正系数

因素	增加量
体温升高（＞37℃，每1℃）	+12%
严重感染/脓毒血症	+10%~30%
大范围手术	+10%~30%
呼吸窘迫综合征	+20%

（八）引流管及其他安置物的管理和创口处理

1. 尿管的管理

（1）导尿管与无菌引流袋相接，定时记录尿量或检测尿样，如测量尿比重或监测尿糖。

（2）每日均使用消毒液清洗尿道口，防止尿道逆行性感染。如既往有尿路感染的患者，还需每日冲洗膀胱。保证导尿管的通畅，一般可于术后 48 小时拔除导尿管。

2. 引流管的管理

（1）术后必须认真观察引流管内引流液的变化，如量和颜色，准确判断引流液的性质。

（2）完成引流后必须及时拔除引流管，以免增加逆行性感染和引流管造成的粘连或副损伤。

（3）引流液如为血性，检验血红蛋白含量＜ 4.0g/L，可考虑创面渗血，应给予药物止血治疗；引流液检验血红蛋白含量＞ 6.0g/L，而且引流量＞ 100ml/h，可考虑创面活动性出血，结合患者生命体征的变化，需要尽早二次手术止血。

3. 中心静脉导管的管理　中心静脉插管通过上、下腔静脉分支，经过锁骨下静脉或颈内静脉插入导管，到达上腔静脉心房入口处。既可经导管输入液体或营养液，也可测量中心静脉压，对危重患者和行大手术后患者进行监测。但由于插管、留置导管和应用肠外营养可引起部分并发症，故在术后须精心护理，严密监测，尽量避免可能发生的并发症，一旦发生，及时处理。

（1）护理腔静脉导管，应严格按照无菌技术操作，保持管腔通畅，定时以肝素稀释液冲洗（1000U/2ml）。

（2）导管与输液系统各个联接点必须妥善固定，避免漏液或脱落。

（3）术后出现不明原因发热时，排除胸腔、腹腔、盆腔感染，切口感染或药物热，应考虑中心静脉导管相关的感染，及时拔除腔静脉导管，并行导管的病原学检查。

（九）术后常见并发症的处理

1. 出血　肿瘤外科术后出血主要包括胸腔、腹腔、盆腔出血，消化道出血以及甲状腺、乳腺等软组织肿瘤术后切口出血等，肿瘤外科术后多放置引流管以观察有无术后出血。常见出血原因主要包括以下几项：

（1）创面渗血：现代外科技术自应用电刀和超声刀后，手术创面渗血已大大减少，但肿瘤外科手术要求彻底清扫淋巴结，创面大、渗血多，尤其术前凝血功能差者，例如，低位梗阻性黄疸患者术前肝功能受损，凝血因子缺乏，行胰腺十二指肠切除术（whipple procedure）手术创面大、时间长，易造成术后渗血。

胸部肿瘤术后由于关胸后胸腔内为负压状态，可能造成已经凝血的小毛细血管重新开放渗血。

（2）结扎线脱落：血管断端太短、血管裸化不彻底，大束结扎等易造成结扎线滑脱出血，但有时血管裸化太过彻底或结扎用力过猛可造成血管切割断裂。因此，在不影响肿瘤根治性的情况下，保留一层血管外膜结扎为宜。现代腹腔镜技术经常应用 Harm-lock 等血管夹代替结扎血管，有时血管夹应用不当或质量差可造成滑脱出血。应用切割闭合器要严格按照说明书操作并注意适度裸化血管。

（3）内脏损伤或断面出血：肝脏手术切面极易渗血，腹腔手术尤其是胃的手术极易造成脾牵拉撕裂出血，术中应仔细检查并止血，必要时可行脾切除或修补术以止血。

2. 肾功能不全　临床上分少尿期、多尿期和恢复期。少尿期一般为 7～10 天，尿量 < 400ml/d 或 < 17ml/h，表现为水、电解质酸碱失衡和水中毒，其中高钾和肺水肿是患者在少尿期的主要死因。此外，还有高氮质血症及出血倾向。多尿期紧随少尿期后，大量排尿可出现脱水、低钾、低镁、低钙等情况。具体处理如下：

（1）避免使用有损肾功能的药物，如氨基糖苷类抗生素，若无过敏史尽量使用青霉素类。

（2）进行肾功能检查，准确记录尿量，监测尿比重、尿中离子含量变化，血电解质和肾功能指标的变化。

（3）针对肾衰竭的病因积极进行治疗。

（4）少尿期要严格控制每日液体摄入量，给予高热量、低蛋白饮食，纠正高血钾等。

（5）多尿期要纠正脱水和低电解质状态。

3. 深静脉血栓（deep venous thrombosis，DVT）　下肢 DVT 形成是肿瘤外科术后常见并发症，表现为下肢不对称肿胀、疼痛和浅静脉曲张，血管腔内较大的血栓可因血流冲击或受肌肉活动挤压发生脱落，并随血流进入肺动脉而形成肺血栓栓塞（pulmonary thromboembolism，PTE）而危及生命。

恶性肿瘤患者出现静脉血栓的概率是普通人的 3 倍，恶性肿瘤引发静脉血栓的机制主要有肿瘤释放组织凝血活酶样物质、肿瘤机械性压迫或阻塞静脉等。肿瘤外科手术治疗的患者中，大部分为老年人，多伴有高血压、糖尿病、心脏疾病等基础疾病，术后由于活动减少、肌张力降低、静脉血管内皮细胞的功能受损以及凝血因子活性增高等因素，DVT 概率增高。对于肿瘤术后患者，一旦 DVT 形成，治疗主要以预防 PTE 为主，早期预防是防止术后 DVT 的关键。

静脉损伤、血流滞缓和血液高凝状态是 DVT 形成的三大因素，预防措施可分为机械方法和药物方法。机械方法：①弹力袜：弹力袜又称循序减压弹力袜，它能在脚踝部建立最高压力，压力向上递减，主要是增加静脉回流，减轻下肢静脉扩张，从而预防 DVT 发生。②间歇充气装置（intermittent pneumatic compression，IPC）：IPC 是一种能周期性加、减压，从而使肢体产生搏动性血流的装置，促进下肢血液循环。③术后卧床期间抬高双下肢并早期活动、按摩，促进组织细胞新陈代谢及下肢血液循环，改善血液高凝状态，预防 DVT 的发生。④防止静脉内膜损伤：血管内膜损伤后，内膜下胶原纤维显露，可使血小板附着并释放出组织活酶，激活内外凝血系统而发生 DVT。因此，应减少或避免下肢静脉穿刺，长期静脉输液者，可使用留置针，以减少对静脉作多次穿刺，尽量避免经静脉注射对血管有刺激性的药物，必须注射时，避免在同一静脉进行反复输注，若局部出现静脉炎，应立即重建静脉通路。药物方法：目前临床上推荐用于预防 DVT 的药物为低分子肝素、华法林等，但由于可能增加术后出血的风险，目前仍存在争议。

（十）术后体位与患者心理护理

对于手术麻醉后患者，由于病情影响或麻醉作用尚未完全消失，全部或部分知觉尚未恢复，肌肉松弛无力，保护性反射作用减弱，基本失去自己调节能力。因此，术后体位不当，可引起呼吸系统和循环系统等生理功能的相应改变。对于术后体位不当可能引起的潜在危险性需充分认识，预防并发症的发生。术后患者尚未完全清醒时，去枕平卧6~8小时，患者头偏向一侧。患者清醒后，改为半斜坡卧位，髋关节屈曲，可减轻腹部切口缝合线的张力，便于患者呼吸及咳嗽。夜间入睡时可改为平卧位，方便患者休息。

癌症是一件强烈的负性生活事件，患者面对癌症造成的生命及躯体功能完整性丧失的威胁，会产生情绪和行为上较为激烈的反应，"谈癌色变"即为真实的写照。在患病后的治疗过程中，患者采取怎样的应对方式，会直接影响患者的身心康复。临床中通常将癌症患者的主要应对方式分为否认、抗争精神、平淡地接受、抑郁地接受、失助/绝望。研究发现，患者采取失助/绝望或平淡地接受应对方式的存活时间，要比采用抗争精神或否认应对方式的存活时间短。由于患者的年龄、性格特点、经历、身体状况、经济状况、社会地位、病程、病期以及接受教育程度的区别，造成了患者术后不同的情绪和行为反应，如果医护人员没有充分认识到癌症诊断和手术本身给患者带来的诸多心理影响，并采取恰当处理措施，那么，外科手术的作用及地位也会受到影响。患者如能在医生的指导下调节心理状态，适当发泄及表述不良情绪，改变或改造人格特征，接受或使用积极的应对策略，对他们的身心康复都有促进作用。在医院环境中，医护人员与患者接触的每一阶段，每一件事都包含了心理治疗的成分，应通过医护人员的举止、言语、态度、行为来影响患者的情绪和反应。面对患者的不良情绪，医护人员要用耐心、热情、和蔼可亲的态度，暖人心田的话语，对不适症状给予权威性的解释，建立与患者良好的沟通关系，获得患者对术后不适症状的理解和治疗的配合，顺利完成治疗计划。对部分性格内向，不易沟通的患者，也可采取动员同一病区内病情相似、术后恢复良好的患者在病房内"现身说法"，起到良好的示范作用，以缓解患者焦虑、烦躁等不良情绪。此外，还可通过同病房内的病友与患者进行良好沟通，主动向患者提供有关术后各种不适症状产生的主要原因和各种主观真实的感受，启发患者应该正确对待术后病情变化，减轻思想负担，积极配合治疗才能取得更好的治疗效果。

（孙跃民　赵建军）

第七节　肿瘤外科加强治疗

早中期实体瘤的治疗是以手术为主的综合治疗。但是因为肿瘤患者常为高龄，合并高血压、冠心病、糖尿病等病变。肿瘤的生物学特点患者容易出现营养不良和免疫功能低下。肿瘤手术为复杂的外科手术。所有这些都使接受外科手术的肿瘤患者发生术后并发症的危险性增加。因此，肿瘤围术期的加强治疗对于预防高危患者的合并症恶化、预防因营养不良和免疫功能低下导致的术后感染和瘘等并发症的发生具有重要作用。

一、呼吸治疗

（一）氧治疗

1. 氧治疗方式

（1）鼻导管：1~6L/min，理论上每增加1L，吸入氧浓度（fraction of inspiration O_2，FiO_2）增加3%~

4%。实际 FiO_2 还取决于分钟通气量，当患者用力呼吸，呼吸频率加快时，实际 FiO_2 可能下降。

（2）普通面罩：6 ~ 15L/min，最大 FiO_2 约 50%。实际 FiO_2 同样取决于分钟通气量。

（3）Venturi 面罩：可以相对准确地调节 FiO_2，特别适合于一些需要控制 FiO_2 的患者，如慢性阻塞性肺疾病（chronic obstructive pulmonary diseases，COPD）合并 Ⅱ 型呼吸衰竭的患者。

（4）储氧面罩： ≥ 15L/min，最大 FiO_2 可达 80% 以上，应用该面罩必需保证气囊充气。

（5）麻醉机： ≥ 15L/min，最大 FiO_2 可接近 100%，同时还能给予气道一定的正压。适合于储氧面罩难以纠正的严重低氧血症、危重患者转运以及有创通气之前的短时间支持。麻醉机能够正压给氧，因此应控制使用麻醉机的时间，以预防胃内压升高导致误吸，尤其对存在意识障碍的患者更应如此。

2. 氧治疗并发症

（1）加重 CO_2 潴留：常见于 COPD 患者长时间高流量吸氧后，该类患者原则上应予低流量吸氧。

（2）氧中毒：长时间吸入高浓度氧气会造成肺损伤，因此，对需要长期吸氧的患者，在血氧允许的情况下应尽量将 FiO_2 降至 60% 以下。

（二）胸部物理治疗

1. 胸部物理治疗类型

（1）多模式呼吸物理治疗（multimodality respiratory physiotherapy）：包括手动膨肺（manual hyperinflation，MH）、呼吸机膨肺（ventilator hyperinflation，VH）、胸壁振动（chest wall vibrations）和胸部压迫（rib-cage compression）等。

（2）活动：包括主动性肢体活动、床上主动活动、坐在床边、坐在椅子上（包括带呼吸机管路）、站立和行走等。

（3）吸气肌训练（inspiratory muscle training）。

（4）神经肌肉电刺激（neuromuscular electrical stimulation）。

2. 胸部物理治疗的益处在于促进功能恢复，减少住重症医学科（intensive care unit，ICU）和住院时间。

（三）机械通气（气管插管后）

1. 适应证

（1）难以纠正的低氧血症（储氧面罩吸入 100% 纯氧，PaO_2 < 55mmHg）。

（2）严重的呼吸性酸中毒（$PaCO_2$ > 55mmHg，pH < 7.25）；值得注意的是 COPD 患者常能耐受 50 ~ 70mmHg 以上的 $PaCO_2$ 而没有酸中毒，因此，决定是否需要机械通气的指标为 pH 而非 $PaCO_2$。

（3）无效呼吸。

（4）呼吸肌疲劳（呼吸频速伴 $PaCO_2$ 升高）。

（5）保护气道的需要。

（6）上呼吸道梗阻。

（7）感染性休克或严重创伤的患者插管指征应适当放宽。

（8）心肺复苏。

2. 常用通气模式

（1）辅助控制通气（assist/control ventilation，A/C）：最常使用的通气模式。适用于无自主呼吸或自主呼吸不强的患者。如果患者自主呼吸好转，应及时改变为其他呼吸模式。该模式的特点是潮气量固定呼吸频率设为 12～16 次 / 分，潮气量为 600～700ml。

（2）同步间歇指令通气（synchronized intermittent mandatory ventilation，SIMV）：该模式下若呼吸频率设为 12～16 次 / 分，潮气量为 500～600ml，则患者每分钟接受呼吸机 12～16 次通气，每次均为 500～600ml。特点是患者可以进行自主呼吸。该模式比 AC 模式需要患者做更多的呼吸功。SIMV 常常用于脱机，但目前为止没有证据表明 SIMV 在脱机方面优于 T 管和压力支持通气（pressure support ventilation，PSV）模式。

（3）压力控制通气（pressure controlled ventilation，PCV）：设定呼气末正压（positive end expiratory pressure，PEEP）和呼吸频率，然后调整吸气压力以得到满意的潮气量。该模式最大的优点在于可以控制气道压力（防止气压伤）并提供较高的吸气流速（缩短吸气时间，减少内源性 PEEP），一般用于急性呼吸窘迫综合征（acute respiratory distress sydrome，ARDS）患者。缺点在于不能保证稳定的潮气量。

（4）压力支持通气：所有呼吸均由患者控制，患者自主触发呼吸并控制吸气时间，呼吸机根据所设定的压力给予支持。当患者的呼吸状况不稳定时不要采用该模式，一般适用于脱机前的准备。

（5）持续气道内正压（continuous positive airway pressure，CPAP）：在整个呼吸过程中呼吸机保持气道内正压。相当于将 PEEP 设为 CPAP 的压力水平，并将压力支持水平（pressure support，PS）设为零。该模式广泛应用于无创通气，但在有创通气中应用较少。

3．脱机时机

（1）最初导致机械通气的疾病（如 COPD 急性加重）已被纠正。

（2）肺部感染得以控制。

（3）患者病情稳定，意识清醒；镇静剂的剂量已减至最小。

（4）$FiO_2 < 40\%$ 的情况下 $PaO_2 > 60mmHg$。

（5）分钟通气量 $< 10L/min$。

（6）呼吸频率 < 20 次 / 分。

（7）Tobin 指数 [自主呼吸频率 / 潮气量（L）] < 105。

（8）死腔百分比（$PaCO_2$-$PexpirCO_2$）/$PaCO_2$）$< 50\%$。

4．机械通气并发症

（1）呼吸机相关性肺损伤。

（2）人机不同步。

（3）内源性 PEEP。

（4）血流动力学不稳定：正压通气可使前负荷减少，心输出量下降。

（5）呼吸机相关肺炎。

（6）喉部损伤，气管狭窄和气管软化。

（四）无创通气

1．适应证

（1）最适合于 COPD 急性加重并出现 Ⅱ 型呼吸衰竭的患者。

（2）推荐作为 COPD 急性加重的一线治疗（可改善氧合，减少二氧化碳潴留，纠正酸中毒，减少机械通气的需要，缩短住院时间，提高生存率）。

（3）急性充血性心力衰竭：可以减轻后负荷，改善氧合，缓解呼吸困难。但有可能增加心肌缺血的发生率，对于高危患者要谨慎。

（4）肺炎导致呼吸衰竭：小规模的研究显示无创正压通气（non invasivepositivepressure ventilation，NIPPV）可能有益，但失败率高，不作为常规推荐。

（5）ARDS：这类患者应用 NIPPV 存在争议，失败率约 50%。一般用于轻度 ARDS。

（6）患者接受机械通气后有很高的感染风险（如器官移植或免疫力受损的患者）。

2. 无创通气的常用通气模式 CPAP 和双水平气道正压（bi-level positive airway pressure，BiPAP）。

3. 无创通气的并发症

（1）使用不当会增加并发症和病死率（NIPPV 可能延误本应接受有创通气的呼吸衰竭，如中重度 ARDS）。

（2）面罩擦伤皮肤，气流刺激眼球，患者不耐受等。

（3）胃胀气。

二、水、电解质和酸碱平衡

（一）容量过多

容量增加的患者预后差。体重增加＜ 10% 的患者围术期病死率为 10%，体重增加 10%～19% 的患者围术期病死率为 19%，而体重增加≥ 20% 的患者围术期病死率高达 100%。

1. 诊断

（1）症状：液体负荷过多的首发症状多为呼吸困难或氧合下降。

（2）查体：可发现颈静脉扩张或右侧心力衰竭体征。

（3）胸部 X 线片：提示肺水肿，但需区分心源性或非心源性肺水肿。

（4）中心静脉压（central venous pressure，CVP）可增高。

2. 治疗

（1）利尿。

（2）可以考虑应用洋地黄类药物。

（3）血压高可考虑应用血管扩张药物。

（4）容量过多重在预防，以体重变化为目标的限制性液体输入可以显著减少外科术后围术期并发症的发生。

（二）常见的电解质紊乱

1. 低钠血症

（1）诊断和鉴别诊断

1）诊断：①血钠＜ 135mmol/L；②精神状态的改变或者新发癫痫；③大多数患者通过常规水电解质检测发现。

2）鉴别诊断：①首先计算患者的血浆渗透压。血浆渗透压正常的低钠血症一般为假性低钠血症（高脂血症或高蛋白血症），较少见。血浆渗透压升高的低钠血症常见于血糖升高或应用甘露醇、甘油和放射性造影剂者。

3）临床上最多见的是血浆渗透压降低的低钠血症。根据血容量状态分为血容量过多、血容量正常和血容量减少三类。血容量过多的低钠血症常见于充血性心力衰竭、肝硬化和肾病综合征；血容量正常的低钠血症常见于抗利尿激素分泌异常综合征、肺部疾病、中枢神经系统疾病、药物、焦虑、肾上腺功能减退、甲状腺功能减退等；血容量减少的低钠血症常见于肾性原因（利尿、失盐性肾病等）和肾外性原因（消化道、皮肤、胃肠引流等）。

（2）治疗原则：纠正太快可导致永久性中枢脑桥脱髓鞘疾病，一般出现在快速纠正后的48小时内，如软瘫、构音困难、吞咽困难、步态异常，慢性低钠血症的患者更易发生。根据患者的容量负荷决定下一步治疗方案。

1）低血容量：①保持血流动力学稳定：补充生理盐水；②纠正低钠血症：最大的纠正速度：8~10mmol/d；如果有症状，按照1~2mmol/h纠正直到症状消失，24小时纠正速度不超过12mmol/d；③当患者血钠接近正常时，抗利尿激素分泌将减少（原因是容量得到恢复），排出稀释性尿，从而加速低钠血症的纠正。

2）正常血容量：①有症状：3%NaCl+呋塞米；②无症状：静脉补充液体限制在1L/d；③治疗引起抗利尿激素分泌失调综合征（syndrome of inappropriate antidiuretic hormone secretion，SIADH）的原发病；④存在SIADH时，等渗盐通常会加重低钠血症。

3）高血容量：①限水：1.0~1.5L/d；②利尿：呋塞米；③急诊透析：去除过多容量。

2. 高钠血症

（1）诊断和鉴别诊断：见表1-4。

表1-4 高钠血症的鉴别诊断

病变	容量状态	24小时尿量	尿钠（mmol/L）	尿渗透压（mOsm/kgH$_2$O）
渴感减退	低	< 500ml	< 10	> 400
尿崩症	低	> 1L	正常	< 250
经肾丢失低渗透液	低	> 1L	> 20	> 500
经胃肠丢失低渗透液	低	< 500ml	< 10	> 500
经皮肤丢失低渗透液	低	< 500ml	< 10	> 500
钠摄取	正常/高	> 1L	> 100	> 500

（2）治疗原则

1）血钠不宜下降过快，最快纠正速度：10mmol/（L·d）。

2）根据容量状态选择替代液体：①高钠血症伴低血容量：1/2张氯化钠（0.45%）或1/4张氯化钠（0.2%）；②高钠血症伴正常血容量：饮水或5%葡萄糖溶液可引起多余的钠经尿排泄；③高钠血症伴高血容量：5%葡萄糖溶液可减少高渗状态，但会进一步扩张血管内容量，因此应使用袢利尿剂（呋塞米0.5~1mg/kg）排出多余的钠。

3. 低钾血症

（1）诊断：①临床表现：肌无力、疲劳、抽搐、便秘、肠梗阻；重度低钾：软瘫、反射低、CO_2 潴留、手足搐搦、横纹肌溶解。低钾可增加洋地黄中毒的风险。②心电图：T 波低平、U 波、心律失常（如阵发性室上性心动过速、心房颤动）、ST 段压低、QT 假性延长。低钾血症发生的越快，恶性心律失常的可能性越大。

（2）治疗：①先查肌酐：对于肾衰竭患者的补钾要谨慎；②补充镁；③补充钾至接近 4.0mmol/L；④静脉补氯化钾应＜ 10mmol/h（外周静脉）或＜ 20mmol/h（中心静脉）（15% 的氯化钾 10ml 相当于钾 20mmol）。

4. 高钾血症

（1）诊断：①肌无力、腹胀；常常无症状，需要注意的是首发症状可以是心跳骤停；②心电图：T 波高尖、PR 延长伴 P 波消失、QRS 增宽、心室颤动。

（2）治疗：①心电监护；②复查血钾；③即刻治疗（几分钟内完成）：对有心电图改变者，用 10～20ml 葡萄糖酸钙溶液（持续推注 30～60 秒）稳定心肌细胞；④其他治疗（将钾转运到细胞内）包括以下方面：a. 10% 葡萄糖溶液加 10～16U 常规胰岛素静滴；b. 5% 碳酸氢钠：用于严重高钾血症合并酸中毒的患者；c. 10% 葡萄糖酸钙 10～20ml 静脉注射；⑤去钾治疗：a. 利尿剂：呋塞米 40～160mg 入壶；透析：急性肾衰竭无尿的患者应及时透析治疗，注意血液滤过纠正钾离子的速度往往比传统血液透析慢。

（三）酸碱失衡

1. 酸碱失衡的判断方法确定酸碱失衡类型，见表 1-5。

表 1-5 酸碱失衡的判断方法

紊乱类型	pH	$PaCO_2$（mmHg）	HCO_3^-（mmol/L）
呼吸性碱中毒	＞ 7.40	＜ 40	
呼吸性酸中毒	＜ 7.40	＞ 40	
代谢性碱中毒	＞ 7.40		＞ 24
代谢性酸中毒	＜ 7.40		＜ 24

2. 判断是否存在复合型酸碱失衡 计算出阴离子间隙（anion gap，AG）差值（ΔAG）。

当 AG ≥ 20mmol/L 时，应计算 ΔAG 以明确是否重叠其他代谢性酸解失衡。① ΔAG ＝患者 AG-12（正常 AG）；②若（ΔAG+ 实测 HCO_3^-）＞ 30mmol/L，则表明在 AG 增高的代谢性酸中毒基础上合并代谢性碱中毒；③若（ΔAG+ 实测 HCO_3^-）≤ 18mmol/L，则表明在 AG 增高的代谢性酸中毒基础上合并正常 AG 的代谢性酸中毒。

代偿公式：①代谢性酸中毒：HCO_3^- 每减少 1mmol/L 则 $PaCO_2$ 值减少 1.2mmHg；②代谢性碱中毒：HCO_3^- 每增加 1mmol/L 则 $PaCO_2$ 值增加 0.6mmHg；③呼吸性酸中毒：急性呼吸性酸中毒者 $PaCO_2$ 每增加 1mmHg，HCO_3^- 值增加 0.1mmol/L；慢性呼吸性酸中毒者 $PaCO_2$ 每增加 1mmHg，HCO_3^- 值增加 0.35mmol/L；④呼吸性碱中毒：急性呼吸性碱中毒者 $PaCO_2$ 每减少 1mmHg，HCO_3^- 值减少 0.22mmol/L；慢性呼吸性碱中毒者

$PaCO_2$ 每减少 1mmol/L，HCO_3^- 值减少 0.5mmol/L。

三、循环支持（休克）

外科术后常见的休克包括低容量休克（失血性休克）、感染性休克、心源性休克和过敏性休克等。

（一）诊断

以低容量休克为例说明休克的诊断，见表 1-6。

表 1-6　休克的诊断

低容量休克	临床症状	监测改变
隐性休克	口渴、焦虑或昏昏欲睡等	尿渗透压增加 尿钠减少 胃黏膜 $PaCO_2$ 升高
显性代偿性休克	心动过速、呼吸加快、肢端湿冷、脉搏细数	每搏输出量下降、少尿
显性失代偿休克	低血压、心动过速、有时心动过缓、昏迷	

（二）休克的治疗

按照 ABCDE 原则。

1. A- 气道（airway），见呼吸支持部分。

2. B- 呼吸（breathing），见呼吸支持部分。

3. C- 循环（circulation），包括液体复苏和血管活性药物的应用。

（1）液体复苏是休克治疗的基础。关于复苏应用晶体还是胶体液以及复苏时是否使用白蛋白一直存在争议。

（2）应用液体复苏患者，反应不明显时，需加用血管活性药物。常用的血管活性药物有多巴胺、多巴酚丁胺、去甲肾上腺素和肾上腺素等。一般至少维持平均动脉压（mean arterial pressure，MAP）≥ 60mmHg 或收缩压（systolic blood pressure，SBP）≥ 90mmHg，以保证心脑血管的血液供应。

4. D- 维持氧输送（oxygen delivery）。

（1）休克等应激状态时，氧耗量增加，保持足够的氧输送对于维持休克患者是至关重要的。

（2）减少氧耗是治疗休克的重要措施，其方法包括镇痛、镇静，甚至使用肌松药物。

5. E- 达到治疗终点（endpoints of resuscitation）。

（1）传统的治疗终点是恢复血压、心律和尿量。

（2）新的治疗终点包括中心静脉血氧饱和度（central venous oxygen saturation，$ScvO_2$）和乳酸浓度等，尚未广泛使用。

（三）其他治疗

1. 低容量休克　如果为失血性休克，非手术治疗无效时应及时予以外科手术止血。

2. 心源性休克　术后最常见的心源性休克是心肌梗死，应及时请心内科会诊。

3．感染性休克　除早期复苏、应用抗生素外，应寻找感染灶及时治疗。

四、外科患者术后生理功能改变

（一）呼吸功能的改变

手术和麻醉可以导致肺功能改变，出现肺不张、低氧血症和肺感染等（图 1-5）。

（二）胃肠道功能的改变

手术和麻醉可能导致胃肠道功能改变，出现胃肠道出血、恶心、呕吐等。

1．胃肠道出血

（1）早期出血：应激性黏膜病变（stress-related mucosal disease，SRMD），消化性溃疡出血等。

（2）晚期出血：复发性溃疡出血。

2．恶心、呕吐和腹泻可能由于药物或胃肠道麻痹。

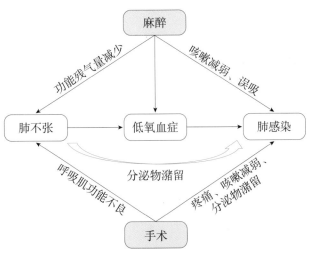

◆图 1-5　麻醉和手术对肺功能的影响

五、外科感染抗生素合理应用

（一）预防性应用抗生素

预防性应用抗生素指在外科手术操作时没有感染的证据，应用抗生素预防感染。如果患者术前存在肺感染，其抗生素的应用为治疗性，而非预防性。

1．原则

（1）评价患者外科手术部位感染的风险。

（2）权衡外科预防性应用抗生素的利弊。

（3）了解外科手术部位可能感染的病原微生物。

（4）选择应用抗生素的时机和剂量。

2．给药依据

（1）清洁手术：①手术野为人体无菌部位，局部无炎症、无损伤，也不涉及呼吸道、消化道、泌尿生殖道等人体与外界相通的器官；②手术野无污染，通常不需预防应用抗生素，仅在下列情况时可考虑预防用药：a．手术创伤大、时间长、污染机会增加；b．手术涉及重要脏器，一旦发生感染将造成严重后果者，如头颅手术、心脏手术、眼内手术等；c．异物植入手术，如人工心脏瓣膜植入、永久性心脏起搏器放置、人工关节置换术等；d．高龄或免疫缺陷者等高危人群。

（2）清洁-污染手术：上、下呼吸道，上、下消化道，泌尿生殖道手术，或经以上器官的手术，如经口咽部大手术、经阴道子宫切除术、经直肠前列腺手术，以及开放性骨折或创伤手术。由于手术部位存在大量人体寄生菌群，手术时可能污染手术野导致感染，故此类手术需预防应用抗生素。

（3）污染手术：由于胃肠道、尿路、胆道体液大量溢出或开放性创伤未经扩创等已造成手术野严重污染的手术。此类手术需预防应用抗生素。

术前已存在细菌性感染的手术，如腹腔脏器穿孔腹膜炎、脓肿切开术、气性坏疽截肢术等，属抗生素治疗性应用，不属预防性应用范畴。

（4）外科预防性应用抗生素的选择

1）抗生素的选择视预防目的而定。为预防术后切口感染，应针对金黄色葡萄球菌（以下简称金葡菌）选用药物。

2）预防手术部位感染或全身性感染，则需依据手术野污染或可能的污染菌种类选用，如结肠或直肠手术前应选用对大肠埃希菌和脆弱拟杆菌有效的抗生素。

3）选用的抗生素必须是疗效肯定、安全、使用方便及价格适当的品种。

3．给药方法

（1）接受清洁手术者，在术前 0.5～2 小时内给药，或麻醉开始时给药，使手术切口暴露时局部组织中已达到足以杀灭手术过程中入侵切口细菌的药物浓度。

（2）手术时间较短（＜2 小时）的清洁手术，术前用药 1 次即可。接受清洁－污染手术者预防用药时间亦为 24 小时，必要时延长至 48 小时。

（3）如果手术时间超过 3 小时，或失血量大（＞1500ml），可手术中给予第 2 次抗生素。抗生素的有效覆盖时间应包括整个手术过程和手术结束后 4 小时，预防用药总时长不超过 24 小时，特殊情况可延长至 48 小时。

（4）污染手术可依据患者情况酌量延长抗生素用药时长。对手术前已形成感染者，抗生素使用时间应根据感染控制与否而定。

（二）治疗性应用抗生素

1．抗生素疗程　因感染不同，抗生素疗程有所不同，一般宜用至体温正常、症状消退后 72～96 小时，特殊情况，酌情处理。但败血症、感染性心内膜炎、化脓性脑膜炎、伤寒、布鲁菌病、骨髓炎、溶血性链球菌咽炎和扁桃体炎、深部真菌病、结核病等需较长的疗程方能彻底治愈，并防止复发。

2．抗生素的联合应用　联合应用抗生素要有明确指征。单一药物可有效治疗的感染，不需联合用药。下列情况为联合用药的指征：

（1）原菌尚未查明的严重感染，包括免疫缺陷者的严重感染。

（2）单一抗生素不能控制的需氧菌及厌氧菌混合感染，2 种或 2 种以上病原菌感染。

（3）单一抗生素不能有效控制的感染性心内膜炎或败血症等重症感染。

（4）需长期治疗，但病原菌易对某些抗生素产生耐药性的感染，如结核病、深部真菌病。

（5）由于药物协同抗菌作用，联合用药时应将毒性大的抗生素剂量减少，如两性霉素 B 与氟胞嘧啶联合治疗隐球菌脑膜炎时，前者的剂量可适当减少，从而减少其毒性反应。

（6）联合用药时宜选用具有协同或相加抗菌作用的药物联合，如青霉素类、头孢菌素类等其他 β 内酰胺类与氨基糖苷类联合，两性霉素 B 与氟胞嘧啶联合。

（7）联合用药通常采用 2 种药物联合，3 种及 3 种以上药物联合仅适用于极少情况，如结核病的治疗。此外，必须注意联合用药可能增加药物相关的不良反应。

六、危重患者营养支持

（一）适应证

只要胃肠道允许，应尽可能选择肠内营养（费用低、使用方便、营养支持更好、有助于减少感染），肠外营养可作为肠内营养的补充。全肠外营养的适应证包括：①短肠综合征；②高流量胃肠瘘；③胃肠道无功能同时血白蛋白低于28g/L。

（二）需要注意的问题

1. 基本公式

（1）大多数患者每日热卡需要量为25～35kcal/kg。

（2）总热卡＝葡萄糖（g）×3.4+氨基酸（g）×4.0+脂肪（g）×9.0。

（3）氮平衡＝24小时蛋白质摄入（g）/6.25-[24小时尿氮（g）+4]。

2. 肠外营养常用配方

（1）每日摄入蛋白质1.0～1.5g/kg，葡萄糖不超过5g/kg，脂肪不超过2g/kg（脂肪热卡不超过总热卡的60%）。

（2）中心静脉输注：15%葡萄糖，5%氨基酸，5%脂肪（总热卡1160kcal/L，渗透压1250mOsm/L）。

（3）外周静脉输注：5%葡萄糖，5%氨基酸，5%脂肪（总热卡820kcal/L，渗透压900mOsm/L）。

3. 并发症

（1）肠内营养：腹泻、误吸、腹胀、食管炎、电解质紊乱（老年人易出现高渗性脱水）。

（2）肠外营养：包括导管相关并发症和代谢并发症：①导管相关并发症：感染、出血、气胸、血栓形成等；②代谢并发症：高血糖、高渗性脱水、高氯性代谢性酸中毒、氮质血症、电解质紊乱（高磷、低钾、低镁、低锌、低铜）、肝功能受损、非结石性胆囊炎等。

七、危重患者的监护和管理

（一）危重患者的监护（ICU常见问题的处理）

1. 低血压

（1）明确患者是否真的存在低血压，注意观察休克的相关征象：心动过速、呼吸加快、少尿、神志改变等。若考虑休克，应尽快完善相关检查。

（2）从血流动力学角度对休克进行分类：低血容量性休克（出血或体液丢失导致循环容量下降），心源性休克（心力衰竭导致心输出量下降），分布性休克（外周循环阻力下降）和梗阻性休克（循环通路受阻，如肺栓塞、张力性气胸、主动脉瓣狭窄、心包填塞等）。

（3）按低血压处理流程开始初步处理（图1-6），同时可对低血压原因快速做出经验性诊断。一旦完成，则进一步考虑以下问题：

1）是否多种因素重叠：如感染性休克合并心功能不全或低血容量状态，心功能不全合并低血容量状态。

2）考虑低血压的一些特殊病因：心输出量增加，外周血管阻力下降，最常见的是感染性休克，其他疾病包括晚期肝病或暴发性肝衰竭、重症胰腺炎、外伤伴全身炎症反应综合征、甲状腺功能亢进危象、动静

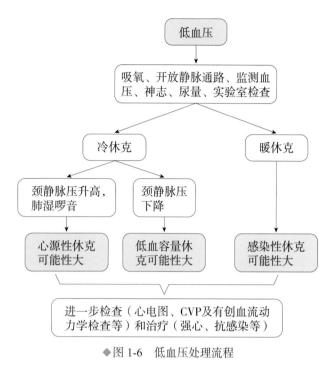

◆图1-6 低血压处理流程

脉瘘、过敏性休克、神经源性休克等。

3）中心静脉压升高而无左室功能衰竭：肺动脉高压、肺栓塞、右室心肌梗死、心包填塞、张力性气胸和机械通气。

4）对血管活性药物反应差的低血压：肾上腺皮质功能不全（糖皮质激素），过敏性休克（肾上腺素）和酸中毒（纠正酸中毒）。

2. 高血压

（1）常常于麻醉结束后10～30分钟短暂出现，麻醉恢复时的发生率一般为3%左右。

（2）许多因素可以导致术后高血压，如疼痛、焦虑、$PaCO_2$增高、低氧、容量增加、低温和膀胱扩张。评价术后高血压的第一步是寻找是否存在上述原因，并予以纠正。

（3）如果高血压持续存在，应使用速效的静脉用降压药物进行降压。

（4）血压下降的水平，应参考患者术前的"正常血压"。有高血压病史的患者尤其应注意，不能只以血压＜120/80mmHg为标准。

（5）降压药物的选择：①急性脑卒中患者：高血压常是代偿性的，只要血压＜180/110mmHg机体均可代偿，过度降压不利于脑灌注。避免使用硝普钠和硝酸甘油（均可升高颅压）。②脑出血和蛛网膜下腔出血患者：避免使用增加颅压的药物（硝普钠和硝酸甘油），可应用尼莫地平。③心肌梗死患者：β受体阻断剂和硝酸酯类药物是一线降压药物。④伴有血压急剧升高的左心衰竭患者：首选硝普钠。

3. 心律失常和传导异常

（1）发生率：围术期心律失常的发生率可达60%，但仅有5%需要急诊处理。常见的心律失常为室上性心律失常和室性期前收缩。

（2）危险因素：①术前危险因素可以导致术后室上性心律失常，但最主要的因素为年龄≥60岁。②术后室上性心律失常主要来源于手术应激、疼痛或焦虑导致的儿茶酚胺增加，低血容量或贫血常常导致窦性心动过速。围术期心力衰竭或心肌梗死也可以导致窦性心动过速。有时某些麻醉药物也可以导致窦性心动过速。③高碳酸血症和低氧既可以导致室上性心律失常，也可以导致室性心律失常。④脊髓损伤的患者常常出现缓慢性心律失常，一些麻醉药物的使用可以加重缓慢性心律失常。

（3）处理：①首先判断患者是否存在症状或血流动力学状态不稳定，如存在则按高级心脏复苏的流程进行处理。同时尽快连接心电监护，建立静脉通路，准备除颤。②判断心动过速的性质，查体并行心电图检查。按心律是否规律和QRS波的宽窄进行分类、诊断和治疗。③对于室性心律失常，需检查是否有心脏病病史、代谢异常或电解质异常。④对于室上性心律失常，常用的药物包括Ⅱ类、Ⅲ类和Ⅳ类抗心律失常药物，如艾司洛尔、胺碘酮和维拉帕米等。对于室性心律失常，常用Ⅰ类和Ⅲ类抗心律失常药物，如利多卡因和胺碘酮等。⑤对于传导异常或缓慢性心律失常的患者，如果血流动力学稳定，可以观察；如果血流动力学不稳定，或者出现头晕等症状，可以考虑放置临时或永久起搏器。

4．尿量减少

（1）定义：①正常尿量：至少 0.5ml/（kg·h）；②少尿：< 400ml/d；③无尿：< 100ml/d。

（2）评价：对患者进行检查以评价容量状态。尤其需注意神志情况，黏膜、皮肤有无苍白/干燥、水肿，皮温如何，有无口渴，有无颈静脉充盈，有无啰音（肺水肿），腹部能否扪及膀胱，老年男性还需检查前列腺。此外，鉴别少尿原因是肾前性、肾性还是肾后性。

（3）处理：①如患者不存在容量负荷过多或梗阻性因素，也无充血性心力衰竭病史，可进行容量负荷试验（250 ~ 500ml 生理盐水快速静脉滴注，半小时内滴完）。如果试验有效，则继续进行处理。②要始终对容量不足、心输出量下降、感染或全身性感染、造影剂肾病和药物肾毒性保持高度警惕。③注意有无容量过多、酸中毒和高钾血症等需急诊透析的情况。④很多药物需调整剂量。⑤如果患者考虑充血性心力衰竭或容量过多，可予以利尿剂。尿量增加有利于简化临床处理，但能否改善预后尚未得到证实。因此，不推荐单纯为增加尿量而使用利尿剂。⑥如果患者肾脏功能尚好而又充分水化时，通常会有自发利尿，此时将输液速度调慢即可。⑦如有充血性心力衰竭，可予以呋塞米 20 ~ 80mg 静脉注射。⑧对于无尿/少尿型肾衰竭，应及时透析治疗。

5．神志改变

（1）病因：①代谢：$VitB_{12}$、$VitB_1$ 缺乏，肝性脑病；②缺氧：包括缺氧、贫血和脑灌注减少，见于高碳酸血症、贫血、缺血性脑卒中和感染性休克；③血管：脑卒中、出血（脑出血，蛛网膜下腔出血，硬膜下出血，硬膜外出血）、血管炎、血栓性血小板减少性紫癜、弥散性血管内凝血（disseminated or diffuse intravascular coagulation，DIC）；④电解质：低钠、高/低血钙、高血镁、低血磷；⑤内分泌：高/低血糖（切记低血糖除弥漫性脑病外还可导致局灶体征）、甲状腺功能亢进/甲状腺功能减退、血皮质醇水平升高/降低；⑥癫痫：发作后（意识障碍）、癫痫持续状态、复杂部分发作；⑦肿瘤、创伤、毒物、体温（高热或低体温）；⑧尿毒症：也包括透析失衡综合征；⑨精神性：排除性诊断；⑩感染：任何类型，包括中枢神经系统感染和感染性休克；⑪药物和退行性变：如阿尔茨海默病，帕金森病和亨廷顿病。

（2）处理：①立即查指血血糖和血气；②鼻导管或面罩给氧，注意患者气道是否通畅，有无呛咳反射；③需注意的关键症状：发热、心动过速、氧饱和度下降、肌阵挛（尿毒症、缺氧脑病、高渗性非酮症性昏迷）、震颤（戒断症状、自主神经系统症状、过度兴奋）、扑翼样震颤（肝/肾衰竭、肺性脑病、药物中毒），以上表现均提示代谢异常可能性大；④神经系统检查；⑤辅助检查：血常规、肝肾功能、血钙/磷/镁、尿常规、心电图、血和尿培养、胸片；⑥在有局灶定位体征或有脑血管事件危险的患者，应行头颅 CT；若出现脑疝（瞳孔不等大），应及时请神经外科会诊，并及时予以甘露醇，考虑机械通气。

（二）危重患者的管理

危重患者管理的 FASTHUG 原则。

1．F- 营养（feeding） 首选经口进食，其次选择肠内营养，再次选择肠外营养。

2．A- 镇痛（analgesia） 保持患者无痛，但应避免过度镇痛。

3．S- 镇静（sedation） 保持患者舒适，但应避免过度镇静，达到安静、舒适、合作。

4．T- 血栓预防（thromboembolic prevention） 选择低分子肝素或器械性血栓预防的措施。

5．H- 床头抬高（head of the bed elevated） 如没有禁忌（脑灌注压降低），床头抬高 30° ~45°。

6．U- 应激性溃疡预防（stress ulcer prophylaxis） 应用 H_2 受体拮抗药或质子泵抑制药。

7．G- 血糖控制（glucose control） 根据情况控制血糖，一般控制任意时刻在 10mmol/L 以下。

八、心肺复苏

（一）适应证

心室颤动或无脉性室性心动过速；电机械分离（pulseless electrical activity，PEA）；心脏停搏；室性心动过速（ventricular tachycardia，VT）。

（二）操作

1. 一定要保持冷静，不要慌张！

2. 明确抢救小组的领导（通常为站在患者头侧负责气道者）。

3. 联系其他有关人员（总住院医师、会诊医师、家属等）。

（1）开始初级 ABCD（基础生命支持）并准备开始高级心血管生命支持（advanced cardiovascular life support，ACLS）。①A=手法开放气道（仰头抬颌）。②B=给予两次人工呼吸（简易呼吸器）。③C=检查脉搏，胸外心脏按压。将靠背硬板放在患者身下；最佳按压频率为不少于 100 次/分。注意按压部位和深度（胸骨下半部，至少 5cm），保证每次按压使胸廓充分抬起。④D=准备除颤器。

（2）使用除颤器检查心律：如果为心室颤动（ventricular fibrillation，VF）或 VT，除颤 3 次后开始心肺复苏（cardio-pulmonary resuscitation，CPR）；如果为 PEA 或心脏停搏，立刻开始 CPR。

（3）开始 ACLS：①A=气管插管；②B=确保气道通畅和有效呼吸，呼吸与按压之比为 2:15；③C=建立静脉通路，继续 CPR，给予肾上腺素/血管加压素、抗心律失常药、碳酸氢钠、起搏器以及其他循环支持措施。

（三）几种特殊情况的心肺复苏

1. VF 和无脉性室性心动过速

（1）步骤：直接除颤（360J）→肾上腺素 1mg，30～60 秒后→再次除颤（360J）→肾上腺素 1mg，30～60 秒后→再次除颤（360J）→其他。

（2）首选静脉用药：肾上腺素 1mg（静推）q3～5 分钟。

（3）给予抗心律失常药：一线药物，胺碘酮 300mg 快速静脉推注，可再给予 150mg 静脉推注 1 次。二线药物，利多卡因 1.0～1.5mg/kg（总量 70～100mg）静脉推注 q3～5min，总量最大 3mg/kg；镁 1～2g 静脉推注（主要在低镁状态或多形 VT）；普鲁卡因胺 30mg/min 静脉推注，总量最大 17mg/kg（不推荐应用于难治性 VF）。

（4）纠酸：5% 碳酸氢钠 125ml 静滴。

2. PEA

（1）保证循环灌注：肾上腺素 3～5mg 静推 q3～5min。血管紧张素 40U 静脉推注 1 次。

（2）若 PEA 为慢心率，可给予阿托品 1mg 静推 q3～5min，总量最大 0.04mg/kg（大多数患者需用 3～4 次）。

（3）心脏停搏：在心跳骤停的各种病因中复苏成功率最低，预后不良。①首选治疗：立即开始经皮临时起搏；②肾上腺素能药物：在寻找病因时保证循环灌注。肾上腺素 1mg 静脉推注 q3～5min；阿托品 1mg 静脉推注 q3～5min，最大剂量 0.04mg/kg（多数患者需给药 3～4 次）；血管紧张素 40U 静脉推注 1 次；③如果无效，检查复苏操作的质量；④寻找特殊的临床表现（低体温、药物过量），存在该类表现的患者复苏成功率相对较高；⑤如果没有上述特殊临床表现，充分努力复苏 10 分钟以上仍无效应考虑停止抢救。

（4）VT：①如果患者不稳定或即将演变为不稳定室速，直接给予电转复。稳定室速也可直接进行电转复，尤其是当心室率＞ 150 次 / 分时。②判断是否为单形的 VT。注意左室射血分数，射血分数正常，使用索他洛尔或普鲁卡因胺；也可用胺碘酮或利多卡因。射血分数低，予胺碘酮 150mg 静脉推注 1 次后，行同步电转复。③判断是否为多形的 VT。注意室性心动过速发生前的 QT 间期，QT 间期延长，提示为扭转型室速，纠正电解质异常并静脉予镁剂，考虑予以超速起搏。QT 间期正常，纠正缺血和（或）电解质异常。若射血分数正常，可予 β 受体阻滞剂、利多卡因、胺碘酮、索他洛尔或普鲁卡因胺。若射血分数低，静脉予以胺碘酮 150mg。

（四）心肺复苏的疗效评估

复苏成功的标志是自主循环恢复，脉搏出现。

九、电除颤

（一）适应证

电击前必须明确是 VF，避免对心脏停搏进行电击。

（二）操作

1. 将患者摆放为复苏体位，迅速擦干患者皮肤。

2. 选择除颤能量，单相波除颤用 360J，直线双相用 120J。确认电复律状态为非同步方式；充电。

3. 电极板位置安放正确（"STERNUM" 电极板上缘放于胸骨右侧第 2 肋间，"APEX" 电极板上缘置于左腋中线第 4 肋间），电极板与皮肤紧密接触。口述"请旁人离开"，双手拇指同时按压放电按钮电击除颤。

4. 除颤结束，评估心律。

（三）电除颤的疗效评估

1. 在患者出现 PEA 以及心脏停搏时，努力去除可能的病因（六个 H 和六个 T）。

（1）6H：低血容量（hypovolemia），低氧（hypoxia），氢离子（hydrogenion），高钾 / 低钾血症（hyper/hypokalemia），低体温（hypothermia），低血糖（hypoglycemia）。

（2）6T：药物（tablets），心包填塞（tamponade），张力性气胸（tension pneumothorax），血栓形成－冠状动脉（thrombosis），血栓形成－肺栓塞（thrombosis），中毒（toxins）。

2. 关键是找到可逆的病因，按照下列原则处理，否则电除颤效果不佳。

（1）改善可能存在的低血容量：迅速补液。

（2）改善低氧：立即气管插管。

（3）改善可能存在的高钾血症和酸中毒：如果 pH ＜ 7.1，静脉推注 5% 碳酸氢钠溶液 125ml。

（4）是否存在低体温及药物过量：如果患者体温低，积极复温；核对医嘱和病史，寻找药物过量的证据。

（5）除外心包填塞和张力性气胸：若考虑存在心包填塞，在剑突下 45° 角指向左肩处插入细针，以明确诊断。若考虑存在气胸，在气胸侧第 2 肋间隙锁骨中线处插入大号针头，以明确诊断。

（6）除外血栓形成：急性心肌梗死时给予溶栓或急诊经皮冠状动脉腔内成形术（percutaneous transluminal coronary angioplasty，PTCA）或冠状动脉旁路术（coronary artery bypass grafting，CABG）。大面积肺栓塞时予以溶栓治疗。

十、气管插管

（一）适应证

1．呼吸停止。

2．气道梗阻。

3．患者无法自主保护气道 [格拉斯哥昏迷评分（Glasgow coma scale，GCS）＜ 8 分]，若不插管则无法进行有效通气。

4．无法保证氧合。

5．急性 CO_2 潴留。

6．某些特殊情况下应及早气管插管（如长距离转运患者，严重的多发创伤，感染性休克等）。

（二）操作

1．准备（preparation） 监护仪、吸引器、简易呼吸器、喉镜和气管导管（男性 7.5 ~ 8 号，女性 7 ~ 7.5 号）等。

2．预氧合（preoxygenation） 高浓度氧的吸入。

3．预处理（pretreatment） 根据情况选择咪达唑仑或丙泊酚等。

4．肌松（paralysis） 肌松后便于气管插管，前提是控制好气道。

5．体位和保护（position and protection） 垫高枕部 10cm，颈部稍屈曲，仰头抬颌。

6．置管并确认（placement with proof） 置入喉镜，挑起会厌，暴露声门，直视下插入气管导管。插管深度，男性 21 ~ 23cm，女性 20 ~ 22cm。确认气管位置，排除误入食管或支气管。

7．插管后处理（postintubation management） 固定导管，拍床旁胸部 X 线片，镇静、镇痛，制订机械通气方案。

（三）气管插管患者的管理

目标：降低非计划性拔管率和重置管率，防止呼吸机相关性肺炎。

1．正确固定气管插管，可以较好地预防气管插管脱出。保证气管插管的固定，需要定时检查及时更换固定胶布或固定带。

2．气管插管的深度、气囊的充气量，直接影响到患者的通气水平及喉头水肿与溃疡的发生，所以严密观察并做好气管插管的记录至关重要。

3．呼吸机相关性肺炎的预防。

（1）尽早制订脱机方案并尽快脱机。

（2）尽可能减少广谱抗生素的应用。

（3）用硫糖铝而非抑酸药预防低危患者的应激性溃疡。

（4）隔离已经感染多药耐药的高危病原体的患者。

（5）半卧位（抬高床头 30° 以上），并避免过度镇静。

（6）由于呼吸机相关性肺炎（ventilator associated pneumonia，VAP）的致病菌主要来自于口咽部的分泌物，有条件可考虑持续声门下吸引。

（7）医务人员一定要注意手卫生。

十一、动脉穿刺置管

（一）适应证

1. 危重患者监测　各类严重休克、心肺衰竭等。

2. 重大手术监测　如体外循环及其他心血管手术、低温麻醉、控制性降压、器官移植等。

3. 术中需要反复抽取动脉血标本做血气分析及电解质测定等。

（二）操作

1. 常用桡动脉、足背动脉、股动脉，其次是尺动脉、肱动脉。由于桡动脉部位表浅，侧支循环丰富，为首选。股动脉较粗大，成功率较高，但进针点必须在腹股沟韧带以下，以免误伤髂动脉引起腹膜后血肿。足背动脉是股前动脉的延续，比较表浅易摸到，成功率也较高。肱动脉在肘窝上方，肱二头肌内侧可触及，但位置深，穿刺时易滑动，成功率低，并且侧支循环少，一旦发生血栓、栓塞，可发生前臂缺血性损伤，一般不选用。

2. 穿刺方法　包括直接穿刺法、穿透法。

（1）直接穿刺法：摸准动脉的部位和走向，选好进针点，在局麻下（或诱导后）用20G留置针进行动脉穿刺。针尖指向与血流方向相反，针体与皮肤夹角根据患者胖瘦不同而异，一般为15°～30°，对准动脉缓慢进针。当发现针芯有回血时，再向前推进1～2mm，固定针芯而向前推送外套管，后撤出针芯，这时套管尾部应向外喷血，说明穿刺成功。

（2）穿透法：进针点、进针方向和角度同上。当见有回血时再向前推进0.5cm左右，后撤针芯，将套管缓慢后退，当出现喷血时停止退针，并立即将套管向前推进，送入无阻力并且喷血，说明穿刺成功。

（三）动脉穿刺置管患者的管理

1. 血栓形成持续冲洗装置可减少栓塞的机会。

2. 局部出血和血肿形成穿刺置管成功后局部压迫止血3～5分钟。

3. 感染一般保留3～4天应拔除测压套管，术后发现局部有炎症表现及时拔除。

十二、深静脉穿刺

（一）中心静脉穿刺适应证

1. 心肺复苏。

2. 心内起搏。

3. 中心静脉压监测，快速补液。

4. 血液净化。

5. 胃肠外营养支持。

6. 血管活性药物的给药。

7. 应用容易导致静脉炎的药物。

8. 长期静脉内治疗。

（二）中心静脉穿刺并发症

1. 气胸（血胸）。

2. 导管堵塞。

3. 中心静脉血栓形成。

4. 心律失常。

5. 心脏或中心静脉穿孔。

6. 心包填塞。

7. 感染。

8. 血肿。

9. 皮下气肿或液体渗漏。

10. 穿刺动脉和（或）动脉损伤。

（三）锁骨下静脉穿刺操作

1. 头低位，取走枕头，将毛巾卷或小枕头垫在肩胛骨之间。

2. 穿刺点为锁骨的外 1/3 和内 2/3 交界处下方 2cm 左右，方向朝向胸骨切迹上 2cm。

3. 非持针手指示方向，可将示指放在胸骨切迹，拇指放在锁骨上，记住在穿刺过程中，无论进针或退针都要保持负压回抽，针头尽量与地面平行，先穿刺碰到锁骨，一旦碰到锁骨，压低针头使穿刺针紧贴着锁骨下前进；注意一定要压住针头而不是注射器。

4. 一旦进入锁骨下，继续负压回抽进针约 4~5cm；如果不成功，退针，再次进针方向稍偏头侧。

（四）股静脉穿刺操作

1. 在腹股沟韧带下方找到股动脉（用手按住股动脉搏动最强处），静脉在动脉内侧。

2. 穿刺点在动脉内侧约 0.5cm 以及腹股沟韧带下约 2 指。

3. 将穿刺针斜面朝上，与皮肤成 45°~60° 角度进针；穿刺方向与血管走行方向平行（进针角度越大，进入腹膜的机会越小，穿刺处越靠内侧，穿入动脉的机会越少）。

4. 从偏内侧开始，进皮后，带负压进针，直至回抽到静脉血；如果不成功，将穿刺点逐步外移。

（五）颈静脉穿刺操作

1. 头低位，将头尽量转向对侧 45°~60° 角，找到锁骨与胸锁乳突肌的两个头（胸骨头及锁骨头）所形成的三角。该三角顶点、紧贴颈内动脉外侧是穿刺点，与皮肤成 70° 角进针，方向朝向同侧乳头。

2. 先用探查针头，再改用穿刺针；在进针和退针时都始终要保持负压回抽。

3. 先偏外侧，如果不成功，重新确定体表标记，再小心移向内侧。

4. 只进针 1.5~2.5cm，千万不要超过 3.5cm（增加气胸机会）。

5. 如果穿刺很困难，考虑有经验的医师协助，或超声定位下穿刺。

十三、呼吸机的操作

（一）机械通气初始设置

1. 模式　A/C 或 SIMV。

2. 频率 =12（COPD/ 哮喘患者应更低）。

3. 潮气量（tidal volume，VT）=6 ~ 8ml/kg（ARDS 患者为 6ml/kg）。

4. 吸呼比（inspiratory expiratory ratio，I : E）=1 : 4 ~ 1 : 2。

5. FiO_2 = 100%（为避免氧中毒需尽快减至 60% 以下）。

6. PS = 5 ~ 10cmH$_2$O（5cmH$_2$O 的压力用于克服气管插管本身带来的气道阻力）。

7. PEEP = 0 ~ 15cmH$_2$O（开始时要低一些；哮喘和 COPD 患者经常产生"内源性 PEEP"，使用外源性 PEEP 需谨慎）。

（二）机械通气常见问题

1. 患者出现急性呼吸窘迫时的处理方式

（1）将患者和呼吸机断开，用 100% 纯氧手动辅助通气（简易呼吸器或麻醉机）。快速查体（肺部听诊），检查气道是否通畅，手动通气是否阻力很高，除外气胸、气道梗阻或其他气道异常。

（2）检查气道峰压（Ppeak）和平台压（Pplat）：①若 Ppeak 和 Pplat 都很高（肺顺应性下降，即"硬肺"）：考虑肺水肿、肺实变、肺炎、ARDS、肺不张、插管误入主支气管、张力性气胸以及胸廓顺应性下降；②若气道峰压很高而平台压正常（气道问题）：考虑支气管痉挛、黏液栓、分泌物、管路梗阻以及患者咬住插管；③若气道峰压和平台压都很低（管路连接问题）：考虑管路连接不好或气道漏气，行胸部 X 线片检查。

（3）伴有气道压力升高的呼吸机故障：①张力性气胸→立即在锁骨中线第 2 肋间插入粗针头，如果患者生命体征不稳定先予处理；②黏液栓、分泌物或出血等导致气道梗阻→加强吸痰；③管路梗阻→检查呼吸机回路；④误入主支气管（通常在右侧）→将插管稍向外拔，行胸片检查；⑤躁动、疼痛、焦虑以及燥狂→予以相应治疗；⑥大面积肺不张→肺复张（增加潮气量和 PEEP）；⑦支气管痉挛→予以雾化；⑧胸廓顺应性下降；⑨患者咬住插管或人机对抗（焦虑、咳嗽）→予以镇静。

（4）不伴有气道压力升高的机械通气问题：①非张力性气胸→通过胸部 X 线片证实，插胸管使肺复张；②管路断开或呼吸机故障→解除故障或更换呼吸机；③气囊充气不足→重新充气并确认位置；④气管插管脱出→重新插管；⑤高内源性 PEEP →降低呼吸频率，降低吸呼比（延长呼气时间）；⑥降低潮气量，应用支气管扩张剂，降低呼吸机设定的 PEEP；⑦检查呼吸机呼气端有无梗阻；⑧肺栓塞；⑨严重的血流动力学紊乱。

2. 其他常见的呼吸机问题

（1）潮气量过低→检查有无气囊漏气，支气管胸膜瘘或流速过低。

（2）呼吸频率过快→患者病情有无变化，查血气，评价有无必要增加频率或潮气量。

（3）分钟通气量过高→检查有无过度通气（神经源性、躁动、呼吸机设置不合理）；高代谢状态（全身性感染、发热、癫痫、酸中毒）或无效通气（死腔过大）。

（三）机械通气的撤机

1. 撤机指征　见呼吸治疗部分。

2. 撤机方法按医师的习惯选择。自主呼吸试验、T 管或 CPAP1 ~ 2 小时后计算 Tobin 指数，减少 SIMV 频率（每 12 小时减少 2 ~ 4 次 / 分）→调低 PS →T 管，PSV 模式下逐渐调低 PS 直至 CPAP（IPAP ＝ PEEP）或 T 管。脱机过程中要密切监测血气、呼吸频率、心率和血压的变化，决定何时拔管。

（邢学忠　高　勇　孙克林）

第八节　肿瘤外科的微创治疗

一、概述

恶性实体肿瘤的治疗原则，一般认为 I 期者以手术治疗为主，II 期和 III 期以局部治疗为主，原发肿瘤切除或放疗，包括可能存在转移灶的治疗，手术前、手术后及术中放疗或化疗，IV 期以全身治疗为主，辅以局部对症治疗。

手术治疗是肿瘤治疗中最古老的方法之一，古埃及时代已有手术切除肿瘤的记载，目前仍是大部分实体肿瘤最有效的治疗方法，约 60% 的肿瘤以手术为主要的治疗手段，同时有 90% 的肿瘤需要运用手术作为诊断及分期的工具。

二、微创外科的内涵

外科手术切除病变的同时对局部脏器甚至全身造成不同程度的损伤与破坏，有时甚至引起严重的并发症而导致死亡。因此如何减少创伤、保留脏器的功能而达到治疗肿瘤始终是外科医生追求的目标。

19 世纪 40 年代之前，外科学发展缓慢。随着麻醉、无菌术、输血等一系列里程碑技术的进步，外科学得到飞跃性的发展。外科学的发展促进了外科医生理念的变化，从而又推动了外科学新的发展与技术的进步，二者相辅相成。微创理念代表了一种外科思维方式与医学思想，它受制于医学技术、生物工程及电子工艺的发展水平。

微创外科（minimally invasive surgery，MIS）是指在任何外科创伤应激的过程中，使全身和局部达到最佳的内环境稳定，最佳的诊疗效应。即术后应有较佳的内环境稳定，较轻的全身炎症反应，即尽可能减少手术所带来的局部和全身的伤害性效应，包括对心理造成的伤害。在临床上，通常通过微小创伤或微小入路，将特殊器械、物理能量或化学药剂置入人体的内部组织，完成对人体内病变的外科手术操作，以达到治疗和诊断目的，其特点是对患者的创伤明显小于传统外科手术。

微创外科的核心理念，是指能降低外科手术创伤之后应激反应的所有治疗手段，微创外科就是要在外科手术之后尽量使身体的内部环境保持稳定。"微创"一直是外科学追求的最高境界，但只有在内镜、腔镜应用于临床后，外科学才真正进入了微创时代。

三、微创外科简介

1901 年，俄罗斯彼得堡的妇科医师 Ott 在患者的腹前做一小切口，然后利用头镜对腹腔进行检查，之后人们将这种操作称为腹腔镜检查。同年，德国的外科医师 Kelling 在狗的腹腔内插入膀胱镜，这种检查称为腹腔内镜检查。随后，一些外科医师也通过腹壁的切口将直肠镜、鼻咽镜插入腹腔进行检查。1983 年英国泌尿科医师 Wickhanm 第一次提出了"微创外科"的概念。但直至 1986 年，德国外科医生 Muhe 才完成了世界上首例腹腔镜胆囊切除术，微创外科的理念才得以在临床上真正实现。20世纪80～90年代，全世界掀起腔镜手术的高潮。应用于所有的腹部手术、骨科、胸外科、妇产科手术，甚至整形外科也开始应用内镜或腹腔镜治疗。

医学的目的不仅在于治疗疾病，也需要正视和关注承受痛苦的"人"。传统的外科手术中，患者会在手术中表现出疼痛和各种各样的不适，而微创外科强调的是"以人为本"，在手术过程中通过微小的创伤来减轻患者的疼痛和不适。微创手术治疗重视心理对人类健康的影响，其具有创伤小、疼痛小、恢复快等优点，在很大程度上减轻了患者身体和心理的创伤。

目前，利用腹腔镜切除胆囊已经取代了传统的开腹胆囊切除，随着仪器的升级以及医师水平的提高，已经大大减少了并发症的发生。在经济方面，微创外科手术与传统外科手术相比，手术费用相对较高，但由于微创外科手恢复时间短，住院时间大大减少，因此，减少了整体治疗的费用。但是，在目前的阶段，还有许多问题是必须通过传统手术来解决的，并不是所有的外科手术都可采用微创治疗，在具体的手术过程中必须根据患者的病情，同时结合医师的实际临床技能，考虑患者的经济利益和其他因素，更不能违背传统外科的原则。传统外科是基础，是微创外科坚实的后盾。随着内镜和腹腔镜等外科技术的不断进步，仪器和器械不断改进，我国以微创外科为特征的内镜腹腔镜外科学也发展迅速。外科已不仅仅局限于胆囊切除术，腹部外科中的胰十二指肠手术切除、肝胆胰的部分切除、胃切除、肠切除等也可通过腹腔镜完成。除腹部外科以外，胸外科、妇科、泌尿外科、骨科、心血管外科甚至整形外科均在开展内镜和腔镜完成手术。

微创医学技术包括腔镜外科技术、内镜外科技术和介入外科技术。目前这些技术已应用于医学治疗的各个领域。由于医学是一门与社会人文、自然科学息息相关的学科，手术方法的改进与变革决不意味就是"微创"，因为手术本身就是一把双刃剑，要取得任何手术的成功以达到预期效果，必须通过医生充分利用其技术和知识，还必须得到患者认可和配合才能实施与完成。

四、肿瘤微创外科的发展

（一）腔镜外科技术

1901年，Georog Kellig尝试用气腹为胃肠出血的狗进行止血处理。9年后，来自瑞典的Hans Christian Jacobaeus首次将内镜用于观察人类的腹腔，他还报道了一系列的腹部和胸部的腔镜手术，并命名为胸腹腔镜。之后的几十年内，腹腔镜手术发展缓慢。20世纪50年代，英国物理学家Hopking发明了柱状透镜，使光传导损伤减少，使得腹腔镜的图像更为清晰，极大地促进了腹腔镜在妇科、消化内科疾病诊断和治疗中的应用。20世纪60～70年代，德国的Semm使用自己设计的自动气腹机、冷光源、内镜热凝装置及许多腹腔镜的专用器械施行了大量的妇科腹腔镜手术。但是，直到1986年德国外科医生Muhe完成了世界上首例腹腔镜胆囊切除术，1987年法国的Mouret用腹腔镜在为一妇女治疗妇科疾病的同时切除了病变的胆囊，以腹腔镜手术为代表的微创外科时代才真正来临。腹腔镜几乎被尝试用于每一种需要开腹的手术，如结肠切除手术、胃切除手术及肾脏手术等。

20世纪90年代，腹腔镜已成为胆囊切除术的首选方法，而腹腔镜胃底折叠术和疝修补术也逐渐被大家接受。肿瘤外科的微创技术应用源于几项关于腹腔镜结直肠手术的随机试验。例如：结肠癌腹腔镜或开腹切除术（colon cancer laparoscopic or open resection，COLOR），英国医学研究会（Medical Research Council，MRC）结直肠癌常规及腹腔镜辅助手术试验组（MRCCLASIC）和外科治疗临床效果（clinical outcomes of surgical therapy，COST）。鉴于肿瘤手术最主要的目的是无瘤生存，上述试验已经证明肿瘤外科中的微创手术和开腹手术效果相同。而微创手术优点更多，更能减轻患者痛苦，减少住院时间，更早进食等。

然而腹腔镜手术用于肿瘤学却没有像它用于非肿瘤手术发展得那么快速，因为恶性肿瘤不同于其他良性疾病，其病理特点本身就存在转移的特质，因此在应用初期就有关于肿瘤播散和创口转移的报道。实际上，个别病例报道证实的创口转移确实延缓了腹腔镜技术在肿瘤外科的发展。但随着大量多中心大规模的临床试验，特别是对结直肠癌的病例研究表明，腹腔镜戳口部位复发的概率和开腹手术切口复发的概率相当。

自腹腔镜手术逐渐普及以来，技术的进步使得这项手术技能可以更加安全的应用于肿瘤治疗。在肿瘤患者中，通常要求更早的开始实施辅助治疗，一般来说创伤越小，恢复的越快。在近20年，手术室逐渐引入了数字化的新型成像系统和计算机信息系统，为外科微创治疗的开展带来了巨大便利，腹腔镜中已经开发了许多新的技术，包括腹腔镜吻合器、电热双极血管闭合器等。本节重点介绍几项腹腔镜手术中必备的要素。

腹腔镜在患者体内放置一个小型镜头，通过腹腔镜照射到靶组织上，并结合照相机系统传送一个放大的、明亮的高清晰度图像。但是，腹腔镜的成像一般是单眼的。而在单眼的光学系统中，外科医生只能获得的视频监视器上显示的主体二维视图。随着微创技术的发展，3D腹腔镜的出现解决了这一难题。3D腹腔镜则是模拟人眼的成像原理，通过内置两枚摄像头，同时捕捉两幅图像，分别以水平偏振光和垂直偏振光播放，双眼分别在左右图像形成视差，从而构建立体视觉。

1. 腹腔镜摄像系统　腹腔镜手术中的摄影系统具有电子放大和调节光线灵敏度的功能。但腹腔镜手术的视场是非常有限性；腹腔镜必须通过不断的移动以保持理想的图像。越接近镜头的组织图像的照明越好，而清晰度和细节也显露的更好，但视野则更加有限。

2. 视频设备　人的眼睛本身只能分辨屏幕上一定水平的图像分辨率，当前的相机和视频设备达到这一标准后，其拍摄的视频通常称为高清晰度（HD）视频。视频平台可以提高清晰度的手术视野，同时可以给外科医生提供改进的深度知觉，并获得最佳的色彩对比。

3. 腹腔镜器械　由于腹腔镜本身的特性导致外科医生无法用手直接接触到组织，只能通过几种类型的器械来把握组织，但如果把持太强可能造成外伤性的组织损伤，如果把持器械太松散，则会出现抓不住组织的现象。安全的抓取组织的器械是所有腹腔镜手术的重要组成部分。

4. 微创手术吻合器　腹腔镜下的各种型号的组织吻合器广泛的运用在各种腹腔镜和胸腔镜的手术中，一个良好的吻合器需能够均匀的咬合不同厚度的组织、能够迅速止血，并且要求其压迫强度符合人体力学原理，容易掌握和操作，适用于不同大小的手掌。

尽管腹腔镜手术有许多优点，但因为术野的限制，为其操作带来一定的不便。在腹腔镜手术中，一般需要通过泵入5~6L二氧化碳到腹腔内，来创造出内脏和腹壁分离的操作空间，这样才能使得镜头在合适的距离拍摄靶组织。为了维持这种情况的工作空间，器械必须通过穿过腹壁放置的套管针的方式来进入腹腔，这些套管针围绕着器械起到密封、保持正压和维持工作空间的作用，但正是这些套管针的设计也给器械的使用带来了限制。其次，外部器械与患者内部器械的长度不同，导致器械尖端与手的移动距离不相等，同时跨支点可能放大任何手部的震颤，使其难以进行精细动作的操作。此外，由于器械的手柄在患者体表以外，所以轴径一般都很长，外科医生的手和目标组织之间的腹腔镜器械衰减了医生的触觉反馈。腹腔镜所形成这些限制和挑战，需要通过更好的教育和长期的训练来解决。

微创技术用于肿瘤外科有诸多优点，但尚需更多实例来证明腹腔镜或者其他微创技术明显优于传统手术。而针对不同的肿瘤，腔镜技术的开展也不尽相同。

（二）腹腔镜结肠癌手术

已有多项大规模的临床试验对比了腹腔镜和开腹切除结肠癌的疗效，试验结果显示腹腔镜结肠癌切除是安全的，其效果和开腹手术相当。另外，即使腹腔镜手术中途转为开腹手术也并不影响癌症治疗的结果。对于腹腔镜转换为开腹手术最常见的原因是肿瘤太大或者与周围组织粘连紧密，难以分离。这些情况可以在手术早期阶段就被发现，此时手术可以转换为手辅助的腹腔镜或者开腹手术，以避免不良后果。

手辅助腹腔镜手术（hand-assisted laparoscopic surgery，HALS）是腹腔镜手术的一种替换式，开始时进行小腹腔镜手术，将一只手放入腹腔。HALS 具有以下优点：增加操作灵活性，增加固定血管的能力，通过数字压力更好地控制血管出血，更好地固定组织层面进行钝性分离和触及淋巴结，对于解决更复杂的疾病具有非常好的效果；同时它还可以降低不熟悉腹腔镜的外科医生的学习曲线，帮助非腹腔镜外科医生实施微创手术。HALS 技术帮助外科医生在进行复杂疾病手术时，减少转为开腹手术的概率。

（三）腹腔镜胃切除手术

腹腔镜手术目前被认为是一些良性胃食管结合部的病变的首先治疗方法，如胃食管反流或者减肥手术。

在过去的 20 年中，亚洲出现了大量的以腹腔镜或腹腔镜辅助的胃大部切除术来治疗胃腺癌的报道，尤其是日本和韩国。胃癌在日本和韩国发病率高，有很大比例的胃癌为早期胃癌 [仅局限于黏膜（T_{1a} 期）或黏膜下层（T_{1b} 期）]，目前已有越来越多证据表明早期胃癌进行腹腔镜辅助胃切除是可行的。

（四）胸腔镜

电视胸腔镜手术（video-assistedthoracicsurgery，VATS）即微创替代开胸进行胸腔手术，它已经成为诊断和治疗胸腔疾病的一种非常重要的方法。胸腔镜最早应用于 1910 年，瑞典内科医生 Hans Christian Jacobaeus 使用硬质的膀胱镜来进行胸膜感染的检查，以及肺结核胸膜粘连的松解手术。发展至今，胸腔镜在疾病的诊断和治疗等方面已得到了广泛的运用。

（五）微创在妇科的应用

随着微创手术技术的进步，其在妇科恶性肿瘤的治疗方法上扮演着越来越重要的角色。20 世纪 90 年代以前，MIS 主要的应用仅限于腹腔镜盆腔疾病的诊断和输卵管绝育手术。那时绝大多数妇科肿瘤的手术是通过很长的腹部正中切口来进行恶性肿瘤的分期和切除，给患者带来很大的创伤，且并发症的发生率很高。在过去的 20 年内，随着腹腔镜器械的完善和操作技能的提高，MIS 在妇科恶性肿瘤中的应用越来越广泛。目前，大多数妇科专家使用 MIS 为宫颈癌、子宫内膜癌、卵巢癌患者进行手术治疗，MIS 的目标是减少患者的损伤，缩短住院时间，改善患者的短期和长期预后。

（六）机器人手术

过去 20 年中，腔镜手术成为肿瘤外科学家们最重要的治疗方法之一。普通的腔镜微创外科手术存在如下不足：由于器械在体表开孔处的制约而产生杠杆效应，导致医生手眼不能协调，缺乏三维视觉信息和力感，长时间操作器械易产生疲劳，手部抖动会被放大至器械末端等。而机器人辅助手术的出现，克服了许多腔镜手术技术性的限制。机器人辅助手术是指在内镜下使用机器手臂进行外科操作的一种方法，机器人辅助手术能够实现非常精细和动作标定的功能。这些功能使很多复杂的操作，虽然有人类动作和传统腔镜手术的极限限制，但却可以更加安全可靠。同时，与传统腔镜手术相比，还有很多优势，包括 3D 视野、更灵活和更符合人体工程学方面的改进，对于解决传统微创手术所面临的问题，提高手术质量及缩短手术时间都具有重要意义。

达芬奇外科系统作为第一个美国食品和药物管理局（Food and Drug Administration，FDA）批准的远程机器人操作系统，除了拥有上述优势以外，其最关键的是术者不必真正在场，其前景在于该技术可以使远程手术成为现实。机器人技术是传统结构学与近现代电子技术相结合的当代高新技术，将机器人技术融入微创外科手术之中，使之能更好地辅助医生实施高质量手术，目前已成为当前医学、机械、自动化、通信以及计算机等领域的研究热点。

达芬奇外科机器人系统主要包括三部分：外科医生操作台、患者平车以及摄像系统平车，操作台是外科医生和患者之间的交互界面。外科医生的拇指和示指控制机器人臂的运动，而脚踏控制电凝及其他能量源。外科医生对操控台上每次操作都能传达到机器手臂，其独特的动作标定功能消除了人手抖动的缺点，可以进行器械的精细和精准动作。机器人手术在于利用机器人优于徒手工作的能力来提高外科医生的工作，在外科上应用的机器人大多数不具有自主工作的功能，只是作为手术医生和患者之间的桥梁。同时，达芬奇机器人使用一个特有的具有两个光学系统可以提供双目（三维）视觉的腹腔镜，外科医生可以更加轻松的分辨器械与组织之间的空间感，加之器械在体内活动的自由度增加，因此可以更容易的进行精细化操作。机器人手术开辟了远程手术的可能，但在实际应用之前，还有一些问题有待解决。外科医生的操作和仪器的运动之间存在潜在的延迟效果，远距离的操作则可能需要更长的延迟时间来完成数据从控制台到患者之间的传送，而超过 250ms 的延迟就很有可能对手术的质量产生显著影响。或许在不久的将来，机器人手术平台还可以用来为那些处于恶劣环境中的患者进行救治，比如进行太空任务、深海勘探和极地探险等人员。目前，达芬奇机器人手术主要应用还相对比较局限，主要应用于在泌尿外科、妇科、心脏外科等方面。随着医学科技的进步，相信机器人技术将在外科治疗中扮演更重要的角色。

（七）经自然腔道内镜手术

经自然腔道内镜手术（natural orifice transluminalendoscopicsursery，NOTES）其概念是利用身体自身的孔道如口腔、肛门等作为一个自然的入口来到达体内器官，从而完成内镜下治疗。它的基本目标是实现无瘢痕的手术，以提高手术的效果。这个概念的提出，将微创手术引入了一个新时代：避免皮肤切口，减少患者身体上和心理上的痛苦。

2004 年，Rao 和 Reddy 报道了人类第一次 NOTES 手术（经胃的阑尾切除术）。2005 年，美国胃肠道内镜学会（American Society for Gastrointestinal Endoscopy，ASGE）和美国胃肠道内镜外科医生学会（Society of American Gastrointestinal and Endoscopic Surgeons，SAGES）组建 NOTES 工作小组即 NOSCAR。国际性多中心的随机对照研究表明，NOTES 不仅仅是一个更加美观的手术方式，它能够更有效地减轻患者术后疼痛，降低对麻醉的要求，保护机体的免疫功能，促进患者更快的恢复。

应该承认，NOTES 的局限性非常明显。例如，没有确定手术的最佳路径和方法，此外，使用内镜器械闭合切开肠管以及经消化腔道的污染风险。另一个对 NOTES 技术的限制是平行排列的器械及其活动范围，加大了分离操作的难度。对于平行排列的两种仪器的操作空间非常小，往往需要另外的操作孔来形成适当的三角形，才能使操作达到最佳效果，克服这一困难的办法则是额外增加一个腹腔镜孔以帮助分离。

虽然 NOTES 仍然还有很多局限性，但相信随着科技的进步，NOTES 可以成为一些基本的替代手术方式，但仍需要大量的多中心随机临床试验来证明其疗效的可靠性及安全性。

五、微创外科的训练

微创外科作为 21 世纪医学的主要技术而得到快速发展。理解和掌握微创技术就能很好地开展和发展临床工作，进而适应现代医学发展的需要，更好地为患者服务。微创外科技术与传统的开腹手术相比，具有以下特点：首先，微创外科技术需要借助内镜、腔镜器械以及特殊的工具进行；其次，微创外科技术操作是通过内镜摄像系统在监视器上形成平面图像进行操作，图像缺乏层次感和立体感；最后，微创外科技术往往使手术操作者失去对组织的接触感。针对这些特点，需要对实施微创手术的医生进行微创外科技术培训。

微创外科技能的训练是一个循序渐进的过程，一般都有一个学习曲线。最初的训练可以通过模拟训练箱进行基本的操作训练，如分离、切割、缝合、打结等。其次，可以通过应用动物模拟进行镜下的缝合、打结、分离等技术。而高清腹腔镜手术系统则能让医生进行实战操作，其训练更接近临床真正的手术环境，通过反复的技术训练，使学习者掌握手眼协调、手脚协调等基本技术，达到熟练掌握腹腔镜技术的目的。

（赵东兵　韩　玥　王贵齐）

第九节　肿瘤的姑息及疼痛治疗

一、肿瘤的姑息治疗

姑息治疗是对英文"palliative care"的翻译，又被称为"安宁缓和医疗""安宁与舒缓治疗"，最近国内统一名称为安宁疗护。姑息治疗是肿瘤综合治疗的重要组成部分，于 1982 年被 WHO 确定为全球癌症预防和控制策略的四大战略目标之一。相对于根治性治疗，姑息治疗主要关注于控制不适症状、提供整体支持、提高生活质量。

（一）姑息治疗的定义及内涵

2002 年，WHO 将姑息治疗定义如下：姑息治疗是一门临床学科，从疾病诊断到生命终结和亲人丧亡整个过程，通过早期识别、全面评估和控制疼痛及其他躯体、心理、灵性方面的不适症状，从而改善罹患面临危及生命疾病的患者及其家属的生活质量。

为了明确地将姑息治疗区别于"临终关怀（hospice care）""放弃治疗"等，WHO 对姑息治疗的内涵进行补充，具体如下：①缓解疼痛和其他令人痛苦的症状；②维护生命并将死亡视为一个正常过程；③既不加速也不延迟死亡；④整合患者护理的心理和精神内容；⑤提供支持系统，协助患者尽可能过上积极的生活，直至死亡；⑥提供支持系统，协助家庭应对患者患病期间及居丧期的痛苦；⑦利用团队的方法，处理患者及其家属的需求，包括在必要情况下提供居丧辅导；⑧提升生活质量，可能对病程产生积极影响；⑨可以在疾病早期，与其他旨在延长生命的治疗手段一起应用，包括化疗或放疗，还包括需要开展的调查，从而更好地了解和管理令人痛苦的临床并发症。

姑息治疗的范畴较广，除了恶性肿瘤，还整合于其他危及生命疾病的诊治过程，尤其是慢性疾病的终末期，如艾滋病、运动神经元疾病、阿尔茨海默病、肝硬化失代偿等。目前在国内，姑息治疗仍主要应用于恶性肿瘤的综合治疗，通过姑息治疗，可缓解 90% 以上晚期肿瘤患者的躯体、心理和精神问题。

（二）姑息治疗的发展

姑息医学始于 19 世纪欧洲的收容所（又称庇护所），是由天主教徒设立的专门收容、照顾那些贫困且不能治愈的癌症患者的机构和场所。1967 年 Saunders 在英国伦敦创建了第一间宁养院（St. Christopher's

Hospice），建立了一整套控制晚期肿瘤患者症状的理论和技术，并为从事整体姑息照护的同道开展教育和培训，具有里程碑意义。鉴于其人性化的医疗模式及对患者生活质量改善的研究报道，其他国家也纷纷根据本国的实际情况进行效仿，而中国癌症姑息治疗事业起始于 20 世纪 80 年代初。1986 年，WHO 发布《癌症三阶梯镇痛治疗原则》，成为许多国家现代姑息治疗起步和发展的成功切入点。目前，姑息医学已成为肿瘤综合治疗的重要组成部分，且已发展为一门与多学科交叉的独立临床医疗学科。姑息治疗的模式包括：居家照护、日间照护、住院关怀及服务、门诊关怀及服务等。

肿瘤患者姑息治疗发展至今，主要经历了以下三个阶段：第一个阶段（图 1-7A），姑息治疗局限于肿瘤晚期患者，即早期患者不存在姑息治疗。此阶段定义的姑息治疗是指对进展迅速、预后不佳的晚期疾病患者进行研究、治疗和关怀照护，其焦点是生命质量。第二阶段（图 1-7B），姑息治疗指对不能治愈患者进行心理学、社会学和灵性方面的整体照顾，包括缓解疼痛等不适症状。此阶段姑息医学目标已定位为提高患者生活质量，但仍没有提及早期的整合及居丧期家属的照护。第三阶段（图 1-7C），姑息治疗贯穿肿瘤诊治的全过程，根据肿瘤疾病发展大致分为三种形式：①对于可以或可能治愈的患者，以抗癌治疗为主，姑息治疗作为辅助治疗，其主要目的是进行对症支持治疗，缓解或根除肿瘤相关及抗肿瘤治疗所致的各种不适症状，保障患者在治疗期间的生活质量；

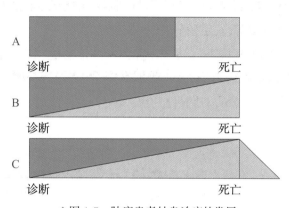

◆图 1-7　肿瘤患者姑息治疗的发展
注：绿色图示代表抗肿瘤治疗，灰色图示代表姑息治疗
A 代表第一阶段；B 代表第二阶段；C 代表第三阶段

②对于无法治愈的晚期患者，姑息治疗作为主要治疗措施，其目的是减轻痛苦、缓解症状、改善生活质量；③对于预计生存时间仅数周或数天的终末期患者，姑息治疗主要指提供临终关怀治疗和善终服务。2014 年美国临床肿瘤学会（American Society of Clinical Oncology，ASCO）已明确建议在癌症治疗早期应整合姑息治疗。

（三）肿瘤姑息治疗方法

1. 姑息性抗肿瘤治疗　许多恶性肿瘤患者确诊时已处于肿瘤晚期，失去了根治、治愈的机会。一部分患者因一般状态差或合并严重并发症，亦无法接受根治性治疗。此时，为了减轻症状或提高患者生活质量，延长生存时间，针对这类患者可以经过个体化、多学科整体评估、权衡利弊后，酌情采用姑息性抗肿瘤治疗，主要包括姑息性手术治疗、姑息性化疗及姑息性放疗。

姑息性手术治疗其最主要的目的是减轻或改善症状。进行姑息性手术前要充分考虑其可行性和必要性，保证利大于弊。目前姑息性手术治疗主要应用于以下几种情况：①对肠梗阻伴腹腔转移患者进行姑息性手术，如晚期癌性肠梗阻的短路手术或支架植入术、因低位直肠癌肿瘤固定无法切除而实施的双腔造瘘术；②对壶腹周围癌合并梗阻性黄疸患者进行姑息性外科内引流术，如经内镜留置胆管及十二指肠支架、超声引导下经皮经肝穿刺胆管引流术等；③已经被相关指南推荐或已经有大量循证医学数据证实可以让患者获益的姑息性手术，如对晚期卵巢癌患者进行预先计划的减灭术；④在手术之前判断肿瘤可以获得根治性切除，但在具体施行手术时由于种种原因而不能根治，只能进行的姑息性手术；⑤其他可以改变患者生存状态的姑息性手术治疗，如对晚期胃癌患者施行的近端空肠造瘘术，对晚期胰腺癌合并难治性背部疼痛患者施行的经皮腹腔神经丛阻滞术，对乳腺癌合并溃疡出血的患者进行单纯乳房肿块切除术等。

2. 缓解症状及支持治疗　　在肿瘤诊治的全过程，均需要贯穿缓解症状及支持治疗，即对症支持治疗。对症支持治疗最主要的方式是药物治疗，其次是非药物治疗。非药物治疗包括如音乐疗法、催眠疗法的心理创伤治疗方法，以及物理治疗、社会支持等。在此详细介绍药物治疗。

WHO 于 1975 年首次提出基本药物的概念，并于 1977 年出版了《基本药物示范目录》，之后每两年更新 1 次，2011 年公布了最新的第 17 版。WHO 的《基本药物示范目录》未包括所有的姑息治疗基本药物。为弥补这一缺陷，WHO 委托国际临终关怀及姑息治疗协会（the International Association for Hospice and Palliative Care，IAHPC）组织全球姑息治疗专家，依据基本药物的入选原则，针对姑息治疗面临的最常见临床症状，达成专家共识，于 2007 年公布了《姑息治疗基本药品目录》。目录共包含药物 33 种，主要用于处理疼痛、厌食、恶心、呕吐、便秘、腹泻、失眠、抑郁、焦虑、谵妄、呼吸困难等 18 种不适症状。如阿米替林、卡马西平、地塞米松、加巴喷丁等被推荐用于治疗神经病理性疼痛，比沙可啶、矿物油灌肠剂及番泻叶被推荐用以缓解便秘。

（四）常见症状的姑息治疗

美国国家综合癌症网络（National Comprehensive Cancer Network，NCCN）于 2010 年制定了《NCCN 姑息治疗指南》，其版本不断修订，目前最新版本于 2014 年公布。《NCCN 姑息治疗指南》以控制肿瘤患者的不适症状为核心，特别是一些难以忍受、严重影响患者生活质量的症状，更是其治疗的重点。症状可以是肿瘤引起的，也可以是治疗和（或）其他原因引起的，有的患者耐受性好，有的患者耐受性不佳，需根据每位患者的不同情况制订不同的治疗方案，以达到个性化处理的目标。因此，在症状控制之前需要对患者进行评估，甚至包括患者的文化背景、生活的人文环境、本人的性格等，以便更好地将病因治疗及对症治疗结合起来。

癌症的症状很多，特别是晚期患者的症状繁杂，且不表现为单一症状，在此无法一一枚举，仅罗列疼痛等常见症状的姑息治疗，以供参考。

1. 疼痛　　详见本章节"二、肿瘤的疼痛治疗"。

2. 呼吸困难　　美国胸科协会将呼吸困难定义为：一种呼吸不适感的主观体验，表现形式及程度多样。长期呼吸困难会导致缺氧、二氧化碳潴留，甚至出现呼吸和循环衰竭。引起肿瘤患者呼吸困难的常见原因如下：①气道梗阻：如下咽癌或气管内肿物、气管异物等直接堵塞气道，颈部或纵隔淋巴结压迫气道等；②肺部疾病：如原发性肺癌、肺内多发转移癌、放疗相关的放射性肺炎、化疗药物相关的肺纤维化、肺部感染、哮喘或慢性阻塞性肺疾病等；③呼吸系统其他相关疾病：如大量胸腔积液、气胸等；④其他原因：如心包积液、重度贫血等。

临床医生应针对肿瘤患者呼吸困难的原因采取药物及非药物的干预方法，且动态评估呼吸困难的程度。如存在气道梗阻且呼吸困难的患者，予以皮质类固醇处理的同时，应尽早就诊外科咨询是否行气管切开或气道内肿物切除术等。对于肿瘤晚期合并呼吸困难的患者，临床医生应重视阿片类药物、苯二氮䓬类药物、东莨菪碱类药物的作用。2014 年《NCCN 姑息治疗指南》中推荐吗啡用于缓解呼吸困难的使用方法为吗啡片 2.5～10mg 口服 q4h prn，或吗啡注射液 1～3mg 静脉注射，q1h prn。

3. 恶病质　　恶病质指体重不断减轻及肌肉逐渐耗损的综合征，其症状包括厌食、虚弱、形体的改变等。大部分的恶病质与厌食相关，一部分的恶病质仅仅与促炎性细胞因子及肿瘤来源的因子分泌相关。

关于恶病质的治疗主要包括：①酌情进行抗肿瘤治疗；②处理胃肠道反应；③家属和医护人员的关怀，少食多餐；④可以使用醋酸甲地孕酮或小剂量皮质类固醇增加食欲。临床医生应建议存在恶病质的患者进行营养支持咨询。处于终末期的患者，过多的肠内或全肠外营养会增加濒死患者的痛苦，目前不主张过多地补充液体。

4. 恶心及呕吐　恶心指上腹部不适和紧迫欲吐的感觉，呕吐指食物由胃逆流入口腔并吐出。多种原因均可能导致肿瘤患者恶心、呕吐，例如：①化学治疗药物、镇痛药物等或与癌症相关的血液生化改变（高钙血症、肝功能障碍、尿毒症等）刺激化学感受触发区（chemoreceptor trigger zone，CTZ）；②肠梗阻、幽门梗阻等引起的腹部刺激；③颅脑肿瘤导致颅压增高；④身体的活动和体位改变影响前庭功能；⑤焦虑、恐惧等心理障碍。

在治疗方面，如恶心、呕吐与便秘相关时，可予以增进肠蠕动药物和缓泻剂处理；与幽门梗阻相关时，予以质子泵拮抗剂，甚至支架治疗。对非特异性的恶心、呕吐，多巴胺受体拮抗剂或苯二氮䓬类（焦虑相关的恶心）可能有效。持续性的恶心、呕吐可以滴定多巴胺受体拮抗剂（如氯丙嗪、甲氧氯普胺）至最有效剂量或耐受量。若恶心仍存在，可加用 5-HT$_3$ 受体拮抗剂或抗组胺药、抗胆碱类药、皮质激素、持续的止吐药、抗精神类药（如奥氮平）等。

5. 便秘　便秘主要指排便频率减少且干结，1周内排便次数少于 2~3 次，或者 2~3 天才排便 1 次即可诊断为便秘。引起肿瘤患者便秘的常见原因为：①使用可能造成便秘的药物，如阿片类镇痛药物、抗抑郁药、镇静药、化疗药、抗胆碱能药、制酸剂等，其中阿片类镇痛药是最常见的引起便秘的药物；②饮食结构不合理，如摄入水量少且食物过于精细；③活动量减少或长期卧床；④存在肠道堵塞，如粪块堵塞、肠梗阻等；⑤其他，如高钙血症、低钾血症、甲状腺功能减退等。

肿瘤患者若使用可能造成便秘的药物，尤其是阿片类镇痛药物，可预防性地使用促进肠蠕动药物、粪便软化剂或缓泻剂。除外完全性肠梗阻的便秘患者，应增加液体及膳食纤维的摄入，养成定时排便的习惯，同时适当运动。若由粪块嵌顿造成肠道梗阻，可以使用甘油灌肠剂等药物直接刺激肠道并润滑局部，或用手直接抠挖。

6. 恶性肠梗阻　恶性肠梗阻指原发或转移性恶性肿瘤造成的肠道梗阻，是消化道和盆腔肿瘤晚期患者的常见并发症，主要由肿瘤压迫或浸润所致。

恶性肠梗阻的治疗方式分为手术治疗及非手术治疗，具体可参照 2007 年版《晚期癌症患者合并肠梗阻治疗的专家共识》。对于预计生存期仅数天或数周的患者，非手术治疗优先于手术治疗，药物治疗如奥曲肽、皮质类固醇、止吐剂、阿片类镇痛药、肠外营养支持药物等；非手术治疗方式还包括针灸、中草药外敷等。手术治疗仅适用于机械性梗阻和（或）肿瘤局限、单一部位梗阻，并且有可能对进一步化疗或其他抗肿瘤治疗获益的患者。

7. 肿瘤相关性疲劳　肿瘤相关性疲劳即癌症性乏力，与肿瘤或抗肿瘤治疗相关，是一种干扰患者正常生活的、持续性的主观疲劳感。肿瘤相关性疲劳的程度比正常人严重，一般不可能通过休息得到缓解，更容易令人情绪低落，尤其是终末期肿瘤患者。疲劳也可能使患者的其他不适症状变得更加严重。

在治疗方面，首先应针对病因治疗（如镇痛、缓解呼吸困难等不适症状，酌情抗肿瘤治疗），此外纠正代谢紊乱或其他血液指标的异常（如水、电解质紊乱，贫血等）也相当重要，也可考虑加用醋酸甲地孕酮、小剂量皮质类固醇或盐酸哌甲酯。

8. 谵妄　目前谵妄应使用美国精神病学学会第 4 版《精神病的诊断和统计手册》的诊断标准（DSM-

IV-TR）进行评估、诊断。

临床医生应能尽早识别并纠正可逆的病因，同时使用抗精神病药、神经阻滞剂（如利培酮、奥氮平等）控制症状。对于高剂量神经阻滞药物仍不能控制的兴奋应加用苯二氮䓬类药，如劳拉西泮。此外，应尽可能使用非药物的干预方法，如重新定位、认知刺激、睡眠保健等。如果是阿片类药物引起神经毒性导致的谵妄，在控制症状时可使用阿片类药物拮抗剂，如纳洛酮。而对于临终前出现谵妄的患者，若考虑谵妄是疾病进展的结果，引起谵妄的原因不可逆，此时治疗的重点应该是控制症状及照护家属。神经阻滞剂和苯二氮䓬类药应根据谵妄控制的情况而上调剂量，并选择适宜的给药途径。临床医生应预先告知患者家属及看护人员疾病进展的预期过程及死亡过程。

（杨　敏　于　雷）

二、肿瘤的疼痛治疗

国际疼痛研究协会将疼痛定义为：组织损伤或潜在组织损伤所引起的一种不愉快的感觉和情绪感受。2010 年第 10 届国际疼痛大会将疼痛列为继血压、体温、呼吸、脉搏后第五大生命体征。对于肿瘤患者而言，疼痛是最常见的肿瘤相关症状之一。WHO 数据显示全球每天至少有 500 万癌症患者正遭受疼痛折磨，初诊的癌症患者疼痛发生率约为 25%，接受治疗的癌症患者中约 50% 伴有不同程度的疼痛，晚期癌症患者的疼痛发生率约为 75%（其中 1/3 的患者为重度疼痛）。疼痛如果不能得到有效缓解，将导致患者出现焦虑、乏力及失眠等不适，严重影响患者日常活动及生活质量。

（一）癌性疼痛的分类

目前常见的癌性疼痛分类方法主要包括以下几种：

1. 癌性疼痛病因学分类

（1）肿瘤相关性疼痛：因肿瘤直接侵犯、压迫或转移受累器官所致。

（2）治疗相关性疼痛：常见于手术、化学治疗或放射治疗后。

（3）其他原因导致的疼痛：由非肿瘤因素所致的相关合并症或并发症引起。

2. 依据病理生理学分类

（1）伤害感受性疼痛：是由于躯体或脏器组织遭受伤害，激活伤害感受器而导致的疼痛。伤害感受性疼痛包括躯体痛和内脏痛。躯体性疼痛常表现为钝痛、锐痛或者压迫性疼痛，而内脏痛常表现为定位不够准确的弥漫性疼痛和绞痛。

（2）神经病理性疼痛：是由于外周神经或中枢神经受损，痛觉传递神经纤维或疼痛中枢产生异常神经冲动所致。神经病理性疼痛常表现为刺痛、烧灼样痛、放电样痛、枪击样痛等。治疗后慢性疼痛也属于神经病理性疼痛，例如，放化疗后慢性疼痛。

3. 依据持续时间分类

（1）急性疼痛：急性疼痛是继发于肢体创伤并随着创伤痊愈而减轻的疼痛，通常持续时间少于 2 个月。急性疼痛是疾病表露出的一个症状，它是由于伤害性刺激引发的短暂的症状，如果治疗不当会导致病理生理学改变，从而发展为慢性疼痛。常见的急性疼痛包括术后疼痛、创伤后疼痛等。

（2）慢性疼痛：通常将慢性疼痛定义为无持续存在的病理学变化而迁延超过正常病程的一类疼痛，通常持续时间大于 3 个月。慢性疼痛通常由于急性疼痛病因未得到有效治疗所致，故有人认为慢性疼痛本身就是一种疾病，它将导致患者抑郁、焦虑、睡眠障碍及情绪变化等。癌症疼痛大多表现为慢性疼痛。

（二）疼痛评估

疼痛的准确评估是治疗疼痛的必要前提，应完整评估肿瘤患者疼痛的病因、性质和程度。常见的疼痛评估方法包括：量化评估原则，全面评估原则以及动态评估原则。

1. 量化评估　癌痛量化评估是采用量化标准评估患者疼痛程度，尤其是近 24 小时内疼痛程度。癌痛量化评估通常使用数字分级法、面部表情评估量表法及主诉疼痛程度分级法三种方法。

（1）数字分级法（numerical rating scale，NRS）：根据《疼痛程度数字评估量表》（图 1-8），用数字 0~10 对患者疼痛程度进行评估。将疼痛程度分为：轻度疼痛（1~3 分）、中度疼痛（4~6 分）、重度疼痛（7~10 分）。

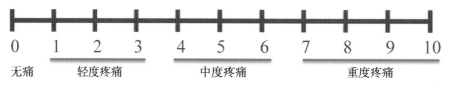

◆图 1-8　疼痛程度数字评估量表

（2）主诉疼痛程度分级法（verbal rating scales，VRS）：根据患者对疼痛的主诉，将疼痛程度分为轻度、中度、重度三类。

1）轻度疼痛：有疼痛但可忍受，生活正常，睡眠无干扰。

2）中度疼痛：疼痛明显，不能忍受，要求服用镇痛药物，睡眠受干扰。

3）重度疼痛：疼痛剧烈，不能忍受，需用镇痛药物，睡眠严重受干扰。

（3）面部表情疼痛评分量表法：根据患者疼痛时的面部表情状态，对照《面部表情疼痛评分量表》（图 1-9）进行疼痛评估。适用于难以使用其他量表进行疼痛评估的患者，例如，不能常规交流的儿童、老年人，以及存在语言或文化差异或其他交流障碍的患者。

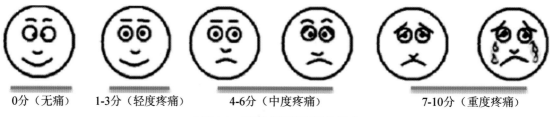

◆图 1-9　面部表情疼痛评分量表

2. 全面评估　2013 年美国国家综合癌症网络（National Comprehensive Cancer Network，NCCN）指南建议，如果疼痛评分＞0 分，应进行疼痛全面评估。癌痛全面评估是指对癌症患者疼痛病情及相关病情进行全面评估，包括疼痛情况（如病因及性质、疼痛强度、疼痛定位、疼痛加重或缓解的因素）、治疗计划、既往史（特殊疾病史、药物滥用史、既往镇痛史），以及家庭及社会支持情况。癌痛全面评估通常使用《简明疼痛评估量表（BPI）》（表 1-7）。全面评估的最终目的是判断疼痛的病因及病理生理学机制（躯体性、内脏性或神经病理性），并根据患者病情和意愿进行个体化的疼痛治疗，从而达到提高患者生活质量及优化功能的目标。

表 1-7 简明疼痛评估量表（BPI）

患者姓名：　　　　　　病案号：　　　　　　诊断：

评估时间：　　　　　　评估医师：

1. 大多数人一生中都有过疼痛经历（如轻微头痛、扭伤后痛、牙痛）。除这些常见的疼痛外，现在您是否还感到有别的类型的疼痛？（1）是；（2）否

2. 请您在下图中标出您的疼痛部位，并在疼痛最剧烈的部位以"X"标出。

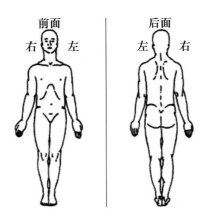

前面　　　　　　后面
右　左　　　　　左　右

3. 请选择下面的一个数字，以表示过去 24 小时内您疼痛最剧烈的程度。

（不痛）0　　1　　2　　3　　4　　5　　6　　7　　8　　9　　10（最剧烈）

4. 请选择下面的一个数字，以表示过去 24 小时内您疼痛最轻微的程度。

（不痛）0　　1　　2　　3　　4　　5　　6　　7　　8　　9　　10（最剧烈）

5. 请选择下面的一个数字，以表示过去 24 小时内您疼痛的平均程度。

（不痛）0　　1　　2　　3　　4　　5　　6　　7　　8　　9　　10（最剧烈）

6. 请选择下面的一个数字，以表示您目前的疼痛程度。

（不痛）0　　1　　2　　3　　4　　5　　6　　7　　8　　9　　10（最剧烈）

7. 您希望接受何种药物或治疗控制您的疼痛？

8. 在过去的 24 小时内，由于药物或治疗的作用，您的疼痛缓解了多少？请选择下面的一个百分数，以表示疼痛缓解的程度。

（无缓解）0　　10%　　20%　　30%　　40%　　50%　　60%　　70%　　80%　　90%　　100%（完全缓解）

9. 请选择下面的一个数字，以表示过去 24 小时内疼痛对您的影响

（1）对日常生活的影响

（无影响）0　　1　　2　　3　　4　　5　　6　　7　　8　　9　　10（完全影响）

（2）对情绪的影响

（无影响）0　　1　　2　　3　　4　　5　　6　　7　　8　　9　　10（完全影响）

（3）对行走能力的影响

（无影响）0　　1　　2　　3　　4　　5　　6　　7　　8　　9　　10（完全影响）

（4）对日常工作的影响（包括外出工作和家务劳动）

（无影响）0　　1　　2　　3　　4　　5　　6　　7　　8　　9　　10（完全影响）

（5）对与他人关系的影响

（无影响）0　　1　　2　　3　　4　　5　　6　　7　　8　　9　　10（完全影响）

（6）对睡眠的影响

（无影响）0　　1　　2　　3　　4　　5　　6　　7　　8　　9　　10（完全影响）

（7）对生活兴趣的影响

（无影响）0　　1　　2　　3　　4　　5　　6　　7　　8　　9　　10（完全影响）

3. 动态评估　癌痛动态评估是指持续地评估癌痛患者的疼痛变化，包括疼痛程度及性质的变化情况，疼痛减轻及加重的因素以及镇痛治疗过程中的不良反应等。动态评估对于药物镇痛治疗过程中的剂量滴定具有重要意义。

（三）癌性疼痛治疗

癌痛往往伴随着肿瘤的进展而不断加重，而且发生和发展机制复杂，影响因素也较多，故癌痛治疗应提倡多模式和多学科的综合治疗。

1. 病因治疗　病因治疗是治疗癌性疼痛的关键。通过针对肿瘤原发灶及转移灶的手术治疗、化学治疗、放射治疗等治疗方式对于癌痛的治疗至关重要。

2. 药物治疗　药物治疗是癌痛治疗的首选方法，按照 WHO 癌痛三阶梯镇痛原则合理用药，可使 80% 癌症患者的疼痛得到不同程度的缓解，常用的包括非甾体类抗炎药（nonsteroidal anti-inflammatory drugs，NSAIDs）、阿片类镇痛药以及辅助用药等，其中阿片类药物是最主要最常用的药物。

（1）WHO 癌痛三阶梯镇痛原则（表 1-8）：1986 年世界卫生组织（WHO）推荐的三阶梯镇痛法被证实为安全有效且简单可行的癌痛治疗方案。其基本原则如下：

1）口服给药：优先选择口服给药途径，尽可能避免创伤性给药途径，这样便于患者长期用药。尤其是对于强阿片类药物（如吗啡片及糖浆等），适当口服用药极少产生精神依赖性（成瘾性）或身体依赖性（< 1%）。

2）按时给药：按时给药有助于维持稳定和有效的血药浓度，以达到满意的镇痛效果。通常 6～8 小时给药 1 次，缓释阿片类药物每 12 小时给药 1 次。对于癌痛治疗通常不主张只在疼痛时给药。

3）按阶梯给药：按阶梯给药是指应根据患者疼痛程度，有针对性地选用不同强度的镇痛药物（表 1-8）：轻度疼痛可选用 NSAIDs（有封顶效应）；中度疼痛可选用弱阿片类药物（可合用 NSAIDs）（有封顶效应）；重度疼痛可选用强阿片类药（可合用 NSAIDs）（无封顶效应）。另外，由于 NSAIDs 可以增强阿片类药物的镇痛效果，减少阿片类药物用量，故可作为阿片类药物的辅助用药。

表 1-8　WHO 癌痛三阶梯镇痛原则

阶梯	药物
第一阶梯	对乙酰氨基酚，阿司匹林，布洛芬，吲哚美辛，萘普生，塞来昔布，双氯芬酸钠等
第二阶梯	可待因，双氢可待因，布桂嗪，曲马多，氨酚羟考酮，氨酚待因（对乙酰氨基酚＋可待因）等
第三阶梯	吗啡，盐酸吗啡控释片，硫酸吗啡控释片，芬太尼透皮贴，美沙酮，盐酸羟考酮控释片等

4）个体化用药：镇痛药剂量应当制订个体化治疗方案，根据患者的需要由小到大直至疼痛消失为止。镇痛不应对药量限制过严，导致用药不足。

5）注意具体细节：要密切观察使用镇痛药物患者的疼痛缓解程度和机体反应情况，注意联合用药时药物间的相互作用，警惕并能及时发现和处理药物不良反应。

（2）NSAIDs：NSAIDs 是一类不含有甾体结构的抗炎药，具有解热、镇痛、消炎作用。NSAIDs 通过抑制环氧化酶（COX）的活性，从而抑制花生四烯酸生成前列环素，而前列腺素是痛觉过敏的重要介质。

NSAIDs 常用于缓解轻度疼痛，或与阿片类药物联合用于缓解中重度疼痛。常用于癌痛治疗的 NSAIDs 包括：布洛芬、阿司匹林、吲哚美辛和塞来昔布等。NSAIDs 常见不良反应包括：凝血功能障碍、胃肠道出血、肾功能损害等。NSAIDs 用药具有封顶效应，用药剂量达到一定水平时，增加用药剂量并不能增强其镇痛效果，但药物毒性反应将明显增加。因此如果日用剂量已达到限制性用量时，应考虑更换为阿片类镇痛药或在联合用药时增加阿片类镇痛药用药剂量。

（3）阿片类药物：阿片类药物与感觉神经元上的阿片受体结合，抑制 P 物质释放，从而防止痛觉传入脑内。阿片类药物是治疗中重度疼痛的首选药物，用于治疗急性术后疼痛，或与其他辅助药物一起治疗严重的慢性疼痛。其优点是无封顶效应，但其镇痛效能受药物副作用限制，如恶心、呕吐及呼吸抑制等。

阿片类药物可通过口服、肌内、静脉给药以及经皮给药，但各种给药途径所致的血清药物浓度可能有较大差异。具体如下：①口服给药途径是治疗慢性疼痛的首选途径，用药无封顶作用，但受药物副作用限制，药物导致的镇静是治疗慢性疼痛时常见的限制性副作用。②由于肌内给药和静脉给药较口服给药起效更快，故中重度疼痛一般给予胃肠外给药方式。肌内注射很少用于术后患者及慢性疼痛患者。静脉给药是术后镇痛的最常用给药方式。急性疼痛时，静脉推注是镇痛的最快途径，达到峰效应的时间取决于药物的脂溶性，芬太尼起效时间为 3 ~ 5 分钟，吗啡为 10 ~ 30 分钟。另外，患者自控镇痛（patient controlled analgesia，PCA）是一种安全的术后镇痛手段，通过静脉给药，锁定时间，设定每小时最大剂量，使患者达到疼痛自控。③由于芬太尼为脂溶性药物，故可以经皮吸收给药，优点为粘贴方便，可获得稳定血药浓度。芬太尼经皮缓释贴可作为口服治疗慢性疼痛的替代方案，因起效时间慢，故不适于急性疼痛治疗。④其他：芬太尼也可经直肠及硬膜外途径给药。

阿片类药物副作用如下：①呼吸抑制：剂量依赖性降低脑干呼吸中枢对 $PaCO_2$ 的呼吸反应性，导致呼吸频率降低甚至呼吸暂停，因此对于应用芬太尼的患者，尤其是静脉输注的患者，应警惕呼吸抑制。②镇静、嗜睡作用：通过大脑边缘系统介导产生镇静，可以应用纳洛酮等拮抗。③恶心、呕吐：直接刺激延髓背部的化学感受器所引起，因此，初用阿片类药物者可以预防性给予甲氧氯普胺（胃复安）或格拉司琼等止吐药。④便秘：阿片类可致肠道蠕动收缩减弱，便秘症状通常会持续发生于阿片类药物镇痛治疗全过程，多数患者需要使用缓泻剂防止便秘。⑤耐受：对于长期应用阿片类药物的患者而言，其用药剂量会随着时间的迁延，需要增加剂量才能达到同样的镇痛效果，药物耐受性是所有阿片类药物的共同特征。⑥身体依赖和成瘾：身体依赖有别于成瘾，前者是指当停止用药后患者会出现发汗、高血压、心动过速、恶心、呕吐等戒断症状。成瘾是指为获得药物带来的心理体验，迫使患者获取药物。值得强调的是，阿片类药物成瘾极少由于医源性所致，因此在控制急性疼痛时，药物剂量不应因此而受限。⑦其他：阿片类药物还可引发瘙痒（< 1%）、尿潴留（5%）、认知障碍等不良反应。

3. 非药物治疗 非药物治疗方法在癌痛治疗中发挥着越来越重要的作用。常用的非药物疗法包括：介入治疗、经皮穴位电刺激等物理治疗、针灸、认知 - 行为训练、社会心理支持治疗等。

（1）介入疗法：疼痛的介入治疗方法是近年来研究的热点，它是以神经阻滞及区域阻滞镇痛为基础，通过物理（射频、激光、等离子）、化学（胶原酶、臭氧）以及腔镜等方法，从而达到镇痛的一门技术，包括神经阻滞、椎管内阻滞、神经损毁性手术、神经刺激疗法、患者自控镇痛及椎管内电刺激镇痛等。介入治疗是目前非药物治疗的重点，适用于接受药物治疗后疼痛未控制，或由于不良反应无法耐受镇痛药物的患者。例如，不耐受阿片类药物或疼痛控制不满意的胰腺癌患者可选用腹腔神经丛阻滞术治疗。需要指出的是，若患者依从性差、合并感染、预计生存期短、凝血异常或正在服用具有出血风险的药物（如肝素、华法林、贝伐单抗等），则不适合采用介入治疗。

（2）经皮穴位电刺激及其他：经皮穴位电刺激疗法（transcutanclus electrical acupoint stimulation，TEAS），是将欧美国家的经皮电神经刺激疗法（transcutanclus electrical nerve stimulation，TENS）与针灸穴位相结合，通过皮肤将特定的低频脉冲电流输入人体以治疗疼痛的方法。另外，催眠疗法对于疼痛和癌症治疗过程中所产生的抑郁情绪有着非常大的改善作用，同时还能降低治疗费用。放松、冥想、认知行为治疗（CBT）等方法对于缓解癌症患者的疼痛和抑郁也有明显的疗效。

癌痛本身病因及机制复杂，往往需要多学科紧密合作，发挥各学科专业特长，实施个体化、规范化和精准的综合治疗，才能达到理想的治疗效果，提高肿瘤患者的生存质量。

（阎　涛　孙　莉）

第十节　恶性肿瘤的分期及手术治疗原则

一、恶性肿瘤的分期

恶性肿瘤的分期是用于衡量疾病进展程度的指标。精确的分期对于临床制订合理治疗方案、准确评估疗效和判断预后至关重要。目前，国际上应用最广泛的肿瘤分期标准是 TNM 分期系统。该系统是由国际抗癌联盟（Union for International Cancer Control，UICC）和美国癌症联合委员会（American Joint Committee on Cancer，AJCC）共同建立并逐步完善的国际性分期标准。TNM 分期系统使用 T、N、M 对肿瘤的生长范围和播散程度进行描述。其中 T 代表原发肿瘤（primary tumor），根据肿瘤大小或生长范围分为 T_x（原发肿瘤情况无法评估）、T_0（无原发肿瘤的证据）、Tis（原位癌）、$T_1 \sim T_4$[原发肿瘤增长和（或）局部范围扩大]；N 代表区域淋巴结（regional lymph node），根据淋巴结的受累情况分为 N_x（区域淋巴结情况无法评估）、N_0（无区域淋巴结转移）、$N_1 \sim N_3$（不同数量的淋巴结受累）；M 代表远处转移（distant metastasis），根据远处转移情况分为 M_x（远处转移无法确定）、M_0（无远处转移）及 M_1（有远处转移）。最终的肿瘤分期是依据 T、N、M 三方面结果综合确定的。需注意的是在 TNM 分期系统中区域淋巴结之外的任何其他部位的淋巴结转移均属于远处转移。例如，胃癌的胃周淋巴结受累属于区域淋巴结（N），而左锁骨上淋巴结受累属于远处转移（M）。此外，一些主要分期还进一步分出亚分期，如 T_{1a}、T_{1b}、N_{1a}、N_{1b}、M_{1a}、M_{1b} 等，以更详细地描述病例的特征。以肺癌为例，当肿瘤最大直径 ≤ 1cm 且无区域淋巴结转移（N_0）和远处转移（M_0）时，根据第 8 版《TNM 分期标准》，属于 $T_{1a}N_0M_0$，IA1 期；而一旦出现远处转移（M_1），则不论肿瘤大小及区域淋巴结转移情况均属于Ⅳ期。同时需注意的是，由于每种恶性肿瘤的特性不同，不同恶性肿瘤的 TNM 分期系统定义标准亦有所差异。如胆囊癌的 T 分期是以肿瘤的浸润深度和邻近组织结构受累范围来确定的，而甲状腺癌的 T 分期则以肿瘤大小及邻近组织结构受累范围来确定。另外，一些肿瘤根据 TNM 分期无法准确反映预后，或本身属于全身性疾病，需要另外建立分期系统以解决治疗问题，如小细胞肺癌、淋巴瘤、白血病、多发性骨髓瘤等。

肿瘤的 TNM 分期可分为临床分期（cTNM）及病理分期（pTNM）两类。临床分期（cTNM）主要以治疗前的体格检查、影像学检查及内镜等检查结果为依据。准确的术前临床分期可为临床医生选择合适的治疗方案提供重要依据。例如，直肠癌患者的治疗中，如临床分期评估结果为不能保留肛门时，可考虑给予新辅助治疗以提高保肛率和降低局部复发率，由此来提高患者术后生活质量。病理分期（pTNM）以手术切除标本的组织病理学诊断为基础，对于判断预后及制订术后治疗方案至关重要，是避免过度治疗或是治疗不足等情况的重要依据。

肿瘤的 TNM 分期系统对于规范治疗、统一疗效评价标准及推动肿瘤的临床研究发挥了重大作用，同时也极大地促进了国际间的学术交流。然而，恶性肿瘤的分期系统并不是一成不变的，随着对恶性肿瘤的认识不断深入，肿瘤分期系统也将在临床实践中不断地得到充实、调整及更新，由此才能成为临床治疗及科学研究中一个具有时效性、科学性及客观性的参考标准。

二、恶性肿瘤的手术治疗原则

外科手术在恶性肿瘤的治疗中举足轻重，具有主导地位。早在古罗马时期，Galen 医生就发现一部分乳腺癌能够通过完整切除肿块而得以治愈。到 19 世纪末，随着麻醉技术的发展和无菌操作观念的确立，外科得到了飞速的发展，也加快了肿瘤外科发展的步伐。与此同时，放疗和化疗也得以发展，并对降低恶性肿瘤的复发率及延长患者生存期起到了重要的作用，甚至成为某些恶性肿瘤如淋巴瘤治疗的首选方法。但是，目前很少有实体肿瘤可以通过非手术方式而达到治愈，彻底的外科手术切除仍然是肿瘤各种治疗手段中最重要的部分。肿瘤外科作为肿瘤学与外科学相结合而衍生的一门临床学科，在恶性肿瘤的外科治疗过程中，除遵循外科学的一般原则外，还应遵循肿瘤外科的基本原则。

（一）明确诊断及分期

同一个解剖部位可以产生多种具有完全不同生物学行为和转移方式的肿瘤。因此精确的诊断对于决定手术方式和辅助治疗方案都是非常必要的。例如，胃肠道间质瘤和胃癌都发生于胃，而两者的手术方式及术后辅助治疗方法却截然不同。因此，为防止误诊给患者带来的严重不良后果，恶性肿瘤手术前通常需要有明确的病理诊断，如术前难以明确诊断，也应力争通过术中快速冰冻明确病变性质，为合理的手术方式提供参考依据。

肿瘤相关手术方案及辅助治疗手段的选择复杂多样，决定何时使用以及如何使用这些方法尤为重要。对于治疗方案的选择和对预后的判断，肿瘤分期提供了最重要的信息。临床分期（cTNM）可指导治疗方案的选择，而手术切除后所获得的病理分期（pTNM）则为预后的判断及制订多学科治疗方案提供重要依据。错误的分期将会导致错误的治疗并会伴随严重的不良后果。例如，在临床分期为 $T_{1a}N_0M_0$ 且病灶 < 2cm、分化较好的非溃疡型胃癌，内镜下治疗即可达到治愈，从而可以避免开腹或腹腔镜手术对患者造成的巨大创伤。因此，在肿瘤的外科治疗过程中首先要明确肿瘤的诊断和分期，随后根据诊断和分期结果采取最合理的治疗方案，最终才可能达到最佳的治疗效果。

（二）科学制订手术方案

现代肿瘤外科的治疗理念既要争取获得最佳疗效，更要关注患者术后生活质量的改善。因此，肿瘤外科医师需要根据肿瘤的不同生物学特性、临床分期、病理类型、肿瘤部位及患者的全身情况制订合理的手术方式，即遵循"个体化治疗原则"，这是合理外科治疗的基础，也是保证患者安全的重要措施。目前外科手术可用于肿瘤的诊断、分期、根治性治疗、多学科治疗、减瘤术、姑息治疗以及预防性切除等。根治性手术是肿瘤外科手术中最具代表性的手术方式，要求将原发灶连同周围的组织及区域淋巴结做整块切除，既要达到切缘阴性，又需清扫一定范围及足够数目的淋巴结，例如，结肠癌 NCCN（National Comprehensive Cancer Network）指南要求至少检获 12 枚淋巴结才能进行准确的 N 分期。对于已经发生播散和生存时间有限的癌症患者实施一次大的手术是有争议的，需要外科医师严格评估。肿瘤已属晚期时不宜行手术治疗，但出现疼痛、出血、梗阻、穿孔、呼吸困难、吞咽困难等症状者也可行姑息性手术，以减轻症状及改善生活质量。幸运的是，随着内镜和介入放射技术的发展，出现了一些非手术的微创姑息治疗方法，如内镜下造口术及支架植入术等，这些方法简便实用，可以用于缓解患者的症状，提高生活质量。

（三）客观评估手术风险

肿瘤外科治疗风险评估是对既往肿瘤治疗经过，尤其是新辅助放化疗对手术的影响以及全身各器官合并症的综合考量。在所有外科治疗过程中的一个重要原则是最大限度地减少手术并发症的发生。对于肿瘤患者而言，大部分手术相关死亡是由术后发生的心肺事件引起的，因此在术前进行心肺功能的客观评估是非常必要的。营养状况是影响手术效果的另一关键因素，恶性肿瘤患者常处于消耗状态，术后营养状况不良常会导致一些严重术后并发症，如吻合口漏等。血栓栓塞事件和手术部位感染被认为是可以预防的常见术后并发症，基于循证医学进行适当的预防措施是必不可少的。对于手术风险很高的患者，应选择根治手术以外的其他治疗方法。

（四）遵循外科手术过程中的基本原则

对恶性肿瘤而言，局部复发及远处转移常常是手术治疗失败的主要原因，而任何不恰当的手术操作均可增加肿瘤细胞扩散或种植的风险，从而造成局部复发甚至远处转移。因此，针对恶性肿瘤的生物学特性，在肿瘤切除过程中需要遵循一些特殊的原则。这些原则自 1894 年 Halsted 发明经典的乳腺癌根治术以来就已奠定，之后又有人提出了无瘤原则，使这些原则不断得到发展和完善。其基本思想是防止术中肿瘤细胞的脱落种植和血行转移。

1. 不切割原则　手术中不直接切割癌肿组织，而是由四周向中央解剖，一切操作均应在远离病灶的正常组织中进行，同时应尽可能先结扎切断肿瘤组织的营养血管。

2. 整块切除原则　将原发病灶和所属区域淋巴结做连续性的整块切除，而不应将其分别切除，如直肠癌的全直肠系膜切除术（TME）。同时需确保各个切缘阴性，以达到 R_0 切除。

3. 无瘤原则　同无菌观念在外科手术中的重要性一样，无瘤原则是肿瘤外科手术中必须严格遵循的基本原则。严格执行无瘤操作，有助于减少肿瘤局部复发与转移，进而改善患者预后。因此，在肿瘤的诊疗过程中，务必牢固树立"无瘤观念"，采取一切有效措施，防止肿瘤的医源性播散。

（1）保护正常组织切口，应用纱布垫或切口保护套进行有效的隔离，预防肿瘤细胞切口种植。

（2）腹腔探查应遵循由远及近的顺序，先检查远离肿瘤的组织器官，最后探查肿瘤，以免将癌细胞带到腹腔内其他部位。

（3）探查过程中，动作要求轻柔，注意避免不必要的牵拉或挤压肿瘤，并尽量减少检查次数。

（4）对肿瘤侵犯浆膜层者，应采取必要措施对肿瘤病灶与正常组织器官进行隔离，减少肿瘤细胞种植。

（5）分离肿瘤周围组织时，避免钝性剥离，以免肿瘤细胞受压扩散。

（6）切除病变组织后应对接触过肿瘤组织的器械、敷料及手套等及时更换，以防肿瘤细胞扩散。

（7）手术后应用灭菌蒸馏水或生理盐水冲洗手术野，有助于清除残留的肿瘤细胞。

（五）采取多学科综合治疗

外科手术是恶性肿瘤治疗中的重要组成部分，但对于进展期肿瘤，单纯靠手术治疗往往难以达到满意的临床效果，此时应提倡包括手术、放疗、化疗等在内的多学科综合治疗。传统的综合治疗方法是先行手术治疗，然后进行辅助放疗或化疗。手术被视为减轻肿瘤负荷或肿瘤局部控制的主要方式，术后辅助化疗的目标是消灭术后残留的肿瘤细胞和（或）术前已经发生转移的微小转移灶。放疗的目的是消灭在瘤床残留的肿瘤细胞以提高局部控制率。术前应用辅助治疗又称新辅助治疗，可以使肿块缩小以减小手术切除范围，或达到降期的目的，使不可切除的肿瘤变得可切除。例如，对于局部进展期的直肠癌患者，术前采用同步放化疗有助于提高保肛率，降低术后局部复发率，进而改善患者生活质量。近年来，多学科综合治疗（multidisciplinary team，MDT）已经普遍开展，这种诊疗模式有助于综合评价患者病情以及临床分期。由肿瘤内科、外科、放疗科、影像诊断科、病理科等多学科专家组成 MDT 讨论组，共同制订治疗方案，再依此实施患者的治疗，从而达到最好的治疗效果。

（田艳涛　蔡建强　唐平章）

第二章

头颈部肿瘤

第一节 甲状腺癌

一、概述

甲状腺癌是发病率最高的头颈部恶性肿瘤。好发于女性，预后较好。世界范围内，甲状腺癌的全球发病率在 0.5 ~ 10/10 万之间。2015 年 2 月 4 日美国《癌症》杂志在线发布了 WHO 国际癌症研究所依据全球癌症流行病学数据库推测的 2012 年全球癌症发病情况，估计 2012 年全世界女性新发甲状腺癌病例 229 900 例，发病率位列女性恶性肿瘤的第 8 位。

在我国，甲状腺癌发病率呈逐年上升趋势。甲状腺癌发病年龄 0 ~ 14 岁年龄段处于较低水平，15 岁开始出现快速升高，50 岁达到高峰。60 岁之前死亡率都处于较低水平，60 岁后明显升高。甲状腺癌好发于女性，女性发病率约为男性的 3.17 倍，女性死亡率约为男性的 1.89 倍。

《2012 中国肿瘤登记年报》报告的数据显示，2009 年我国甲状腺癌发病率位居第 10 位，为 6.71/10 万，占全身各部位肿瘤发病率的 2.24%。同期，甲状腺癌死亡率为 0.50/10 万，占全身各部位肿瘤死亡率的 0.27%。2015 年 1 月在《中国肿瘤》上陈万青等报告了国家癌症中心对全国 234 个登记处上报的 2011 年肿瘤登记数据进行整理和评估的结果：2011 年中国女性甲状腺癌发病人数达 67 788 例，发病率为 10.32/10 万，位列女性恶性肿瘤发病率第 8 位，占全身各部位肿瘤发病率的 4.66%。城市女性甲状腺癌病例数 48 883 例，发病率为 14.45%；农村女性甲状腺癌病人数 18 905 例，发病率为 5.94%，城市甲状腺癌发病率比农村高 2.43 倍。

二、危险因素

幼年接触电离辐射者，其甲状腺癌发病率是未接触电离辐射者的 30 ~ 40 倍，典型案例为切尔诺贝利核泄漏事件中接受过电离辐射的人群甲状腺癌患病率明显增高。幼年时期接触放射线史是罹患甲状腺乳头状癌（papillary thyroid carcinoma，PTC）的危险因素。此外，PTC 也与淋巴细胞性甲状腺炎相关。碘缺乏与甲状腺滤泡状癌（follicular thyroid carcinoma，FTC）有关。遗传易感性也是甲状腺癌的危险因素之一。最典型的是甲状腺髓样癌（medullary thyroid carcinoma，MTC），约 25% 的髓样癌属于多发性内分泌肿瘤 Ⅱ 型（multiple endocrine neoplasia type Ⅱ，MEN-Ⅱ）或家族性甲状腺髓样癌，这些病例几乎都存在 RET 基因的种系突变。还有一些文献提出 PTC 与主动脉体副神经节瘤有相关性。目前，尚无肯定证据表明碘元素摄入量增多（如加碘盐、海鲜食物等）与 PTC 有因果关系。

三、病理学

（一）大体形态

PTC 多为质地较硬的结节样肿物。肿瘤切面多呈灰白色、灰黄色，也有黄褐色、暗红色等，与周围正常组织界限不清，常可见肿瘤边缘的正常组织有皱缩，常伴微小钙化，故用刀片切割时有磨砂感。有些为囊实性肿物，囊性部分含有深褐色液体，囊内有多发乳头状突起。

FTC 大体观可与嗜酸细胞性腺瘤类似，诊断主要依靠镜下观察有无包膜或血管侵犯。

MTC 一般较硬，灰白至棕褐色，砂砾感，界限清楚但包膜不完整。散发性可为单侧病灶，家族性甲状腺髓样癌常为多灶或双侧病变。

甲状腺未分化癌（undifferentiated carcinoma），又称间变性癌（anaplastic thyroid carcinoma，ATC）多体积较大，鱼肉样或白至棕褐色，常见坏死与出血，具有较强侵袭性，多数病变已取代大部分甲状腺实质。

（二）镜下形态病理类型

甲状腺癌的病理类型一般分为 PTC、FTC、MTC 和 ATC。其中 PTC 和 FTC 合称分化型甲状腺癌（differentiated thyroid carcinoma，DTC），肿瘤来源于甲状腺滤泡上皮细胞。MTC 来源于甲状腺滤泡旁细胞（C 细胞），该细胞分泌降钙素等多种物质，因此多数 MTC 患者血清降钙素明显升高。ATC 包括鳞癌、腺样囊性癌、大细胞癌、小细胞癌等多种类型，比较少见。除甲状腺癌之外，甲状腺原发恶性肿瘤还包括原发甲状腺淋巴瘤、甲状腺肉瘤等。

PTC 是最常见的病理类型，占甲状腺癌的绝大多数。中国医学科学院肿瘤医院 2009～2013 年收治甲状腺恶性肿瘤患者 6 616 例，其中 PTC 占 92.6%，FTC 占 1.1%，MTC 占 2.3%，其他类型恶性肿瘤占 4.0%。

不同病理类型的预后也不同。详见预后部分。

（三）基因检测

已发现的甲状腺癌基因突变有数十种，包括 *BRAF*、*RET/PTC*、*p16*、*RAS* 等。目前，已投入临床应用的是 *BRAFV600E* 检测。甲状腺乳头状癌常见 *BRAF* 突变或 *RET/PTC* 基因重排。与乳头状癌不同，遗传性甲状腺髓样癌的 *RET* 突变为基因种系突变，部分散发髓样癌的 *RET* 基因突变为体细胞突变，而髓样癌有关的 *RET* 基因突变多为点突变或小丢失。滤泡性肿瘤（包括滤泡性腺瘤和滤泡状癌）常有 *RAS* 突变，滤泡状癌可有 *PAXδ/PPARγ* 重排。未分化癌常见的特征是 *TP53* 突变。

四、临床表现

（一）分化型甲状腺癌

分化型甲状腺癌（DTC）好发于女性，常见症状包括：①早期表现为甲状腺区的无痛性肿物，多数通过常规体检被发现。多数甲状腺乳头状癌生长比较缓慢，无症状的时间可达数年。随着肿瘤逐渐增大，可出现颈前区域肿块。触诊可触及质硬结节，随吞咽动作可上下移动。②侵犯周围器官组织症状：侵犯喉返神经出现声音嘶哑；压迫、侵犯喉、气管等，出现咯血、呼吸困难等症状。③颈部淋巴结转移症状：部分患者初诊时已出现颈部淋巴结转移，表现为侧颈部无痛性结节，可活动。甲状腺乳头状癌较滤泡状癌更易出现淋巴结转移。由于甲状腺乳头状癌发展比较缓慢，有些患者可以颈部淋巴结肿大为首要症状。④远处转移症状：少数患者就诊时已是晚期，伴有远处转移，如肺转移，患者可出现咯血、胸闷等症状，骨转移患者可出现骨痛或病理性骨折等。此外较常见的还有肝转移、脑转移。甲状腺滤泡状癌较乳头状癌更易出现血行转移至肺、骨等处。多数甲状腺乳头状癌为散发，部分甲状腺乳头状癌为家族性。部分甲状腺乳头状癌为多灶性。一些研究发现，多灶性甲状腺乳头状癌中不同病灶的基因突变不同，因此可能是多点癌变，而不是一个癌灶的腺体内转移。

（二）甲状腺髓样癌

甲状腺髓样癌（MTC）是一种神经内分泌肿瘤，部分患者可出现类癌综合征的症状，如面色潮红、腹泻等。部分 MTC 患者属于 MEN-Ⅱ型，可合并其他内分泌器官肿瘤的症状和体征，如 MEN-ⅡA 患者合并嗜铬细胞瘤和甲状旁腺功能亢进，MEN-ⅡB 患者合并嗜铬细胞瘤和多发神经节瘤综合征等。一部分为家族性 MTC，可检测到 *RET* 基因的种系突变。

（三）甲状腺未分化癌

甲状腺未分化癌多见于老年人，多以颈部肿物就诊，且肿瘤生长迅速，部分患者因声音嘶哑、呼吸困难、吞咽困难或颈部疼痛就诊。查体常可触及质硬、弥漫增大肿块，比较固定。

五、诊断

（一）颈部超声检查

各种诊断手段中，超声检查最便捷、经济、准确，应用最为广泛。超声检查可以发现 2mm 的甲状腺结节，可以描述结节位置、测量结节大小、观察其与周围腺体组织界限是否清晰、血流是否丰富、有无钙化等。一些征象可能提示结节有恶性可能，如纵横比＞1、边界不清、伴砂粒样钙化、内部血流丰富等。如果有 2～3 个征象同时出现时，恶性可能性较高。近些年来新出现的弹性评分、超声造影等技术，对于预测肿瘤良恶性有一定价值。

除了观察甲状腺外，超声还可同时观察甲状腺周围（颈部Ⅵ区）或侧颈部（Ⅱ、Ⅲ、Ⅳ、Ⅴ区）的淋巴结。有淋巴结转移时，超声可观察到肿大淋巴结，其结构常有异常表现，如淋巴结门结构消失、皮髓质分界不清、伴有点状强回声（即伴有微小钙化），或为囊性淋巴结等。

超声检查的主观性比较强，结果主要依赖于操作医生的经验和水平以及仪器分辨率。一名经验丰富的超声医师，其判断甲状腺结节良恶性的准确率可达到 90%。

（二）计算机断层扫描

计算机断层扫描（computed tomography，CT）可发现＞3mm 的甲状腺结节，但其对于甲状腺癌的诊断准确率低于超声检查。CT 图像上，甲状腺癌表现为甲状腺组织中的低密度区，密度常不均匀，边界欠清晰，可伴有点状密度增高影。注射增强剂后，肿瘤强化不均匀。CT 可观察双侧颈部、中央区及上纵隔的淋巴结情况，增强 CT 显示转移淋巴结不均匀强化，有些伴有点状强回声或有囊性变。CT 的一些优点是超声无法替代的，包括：①可以观察肿瘤与周围结构器官的关系，如气管有无受压或受侵、喉有无受侵等；②可以观察胸骨后甲状腺肿物的范围，以及与周围结构的关系，如与无名动脉、头臂干、主动脉弓胸段气管、食管的关系；③可以发现咽旁、咽后淋巴结转移。因此，对于肿瘤原发灶较大（如＞2cm 或胸骨后甲状腺肿物）或者查体触诊发现侧颈部肿大淋巴结，或超声提示侧颈部有肿大淋巴结时，建议进一步行 CT 检查，以明确病变的范围以及转移的情况。因甲状腺癌最常见的远处转移部位是肺部，推荐行颈部至胸部的增强 CT 扫描，可同时评估颈部、上纵隔及肺部情况。增强 CT 需要静脉注射碘造影剂作为对比，可能会

使术后 ^{131}I 治疗时机延后，但相比之下行增强 CT 检查所获得的益处更大。因此，NCCN 指南中已明确指出即使考虑术后需要 ^{131}I 治疗的患者，仍推荐术前的增强 CT 检查。

（三）磁共振成像

磁共振成像（magnetic resonance imaging，MRI）在甲状腺癌的诊断中应用不如 CT 广泛。对于一些碘造影剂过敏的患者（无法行增强 CT 检查），则可选择增强 MRI。在 T_1 加权像上，癌肿病灶与甲状腺等信号或略低信号，在 T_2 加权像上呈高信号。注射增强剂后，肿瘤有强化，边界欠清。MRI 亦可发现颈部及咽旁、咽后淋巴结转移癌。

（四）放射性核素扫描

患者服用 $^{99m}TcO_4$ 1 小时后检查，可见甲状腺双叶显像，放射性分布均匀。也可使用 ^{131}I、^{123}I 作为显像剂。有甲状腺结节时，因不同结节吸收核素的多少，可呈现为热结节、温结节、凉结节、冷结节等。甲状腺癌多为冷结节或凉结节。但是核素检查的诊断准确率相对较低，目前已经不作为甲状腺癌术前诊断的必要检查。但核素扫描可以了解甲状腺结节的功能情况，可以确定远处功能结节转移（如颈部淋巴结转移癌、肺部转移结节）的情况，可以发现异位甲状腺组织，也用于核素治疗前的诊断评估。核素扫描在甲状腺结节的初步诊断中有一定作用。

（五）正电子发射断层扫描

正电子发射断层扫描（positron emission tomography，PET）对甲状腺癌的诊断符合率较高，其阳性预测值可与细针穿刺细胞学水平相当。相对而言，PET 是无创性甲状腺癌术前检查中准确率最高的。其主要缺点是费用高。目前并不推荐 PET 作为甲状腺癌患者的常规检查。

（六）细针穿刺细胞学检查

细针穿刺细胞学（fine needle aspiration cytology，FNA-C）检查需用注射器穿刺甲状腺结节，抽吸获取部分细胞后涂片，染色后镜检，其诊断准确率可达 80%～95%。为提高其准确性，常在超声引导下，对可疑结节进行穿刺。获取的细胞涂片可进一步查免疫细胞化学、检测 *BRAF* 基因突变等，能够提高诊断的准确率。目前甲状腺穿刺细胞学结果的规范化报告使用的是 Bethesda 系统，其诊断结果分为六大类（表 2-1）。

表 2-1　甲状腺穿刺细胞学报告 Bethesda 系统及恶性风险

诊断	Bethesda 系统预测的恶性风险（%）	手术切除结节后诊断恶性的实际风险 [%，中位数（范围）]	通常的临床处理
标本无法诊断或不满意	1～4	20（9～32）	重复超声引导下 FNA
良性病变	0～3	2.5（1～10）	随访观察
意义不明确的细胞非典型性病变，或意义不明确的滤泡性病变	5～15	14（6～48）	重复 FNA
滤泡性肿瘤或可疑滤泡性肿瘤	15～30	25（14～34）	手术
可疑恶性肿瘤	60～75	70（53～97）	手术（除非考虑不是甲状腺原发肿瘤）
恶性肿瘤	97～99	99（94～100）	

译自：Ali SZ，Cibas ES.The Bethesda System for Reporting Thyroid Cytopathology：Definitions，Criteria and Explanatory Notes.

（七）血清甲状腺球蛋白、降钙素和癌胚抗原检测

甲状腺球蛋白（serum thyroglobulin，Tg）是甲状腺滤泡上皮细胞分泌的糖蛋白，储存在滤泡中，是体内碘在甲状腺内的贮存形式，经水解可释放甲状腺素（T_4）和三碘甲腺原氨酸（T_3）。结节性甲状腺肿、甲状腺癌等多种甲状腺疾病情况下，Tg 均可升高，没有特异性。但甲状腺癌经全甲状腺切除术后，Tg 常有明显降低，如再配合放射性核素的"清甲"治疗，Tg 常能降到很低甚至测不出的水平。而术后 Tg 如有升高，则提示可能有甲状腺癌复发或转移。因而，对于分化型甲状腺癌患者，全甲状腺切除术后，Tg 可作为一个监测指标。但是，一部分患者体内存在甲状腺球蛋白抗体（anti-thyroglobulin antibodies，ATG），这时 Tg 也常处于很低的水平，故对于 ATG 较高的患者，监测 Tg 用于预测复发的意义不大，有文献提出可检测 ATG 的变化。

甲状腺髓样癌起源于滤泡旁细胞（C 细胞），它属于神经内分泌细胞，可合成分泌多种生物活性物质，如降钙素、癌胚抗原（CEA）、促肾上腺皮质激素、组胺和血管活性肽等。降钙素是一种多肽类激素，主要功能是降低血钙。血清降钙素是髓样癌比较特异性的肿瘤标志物，多数髓样癌患者血清降钙素明显升高。但应注意，小部分髓样癌患者血清降钙素水平不高，这部分患者不能用降钙素来判断复发及预后。此外，降钙素升高也可见于其他恶性肿瘤（如燕麦细胞癌、肺癌、胰腺癌等）、某些异位内分泌综合征、严重骨病、肾病、嗜铬细胞瘤、自身免疫性甲状腺疾病、高胃泌素血症等。降钙素可作为髓样癌诊断及判断手术疗效和术后复发的指标，其水平与肿瘤大小和分期呈正相关。降钙素水平倍增时间可以反映肿瘤进展的快慢，与预后有关。术前降钙素水平增高的患者，术后 1 个月时血清降钙素水平降至正常说明肿瘤切除彻底，降钙素仍高于正常的患者多有肿瘤残留，较易复发。术后随访过程中血清降钙素水平进行性升高多提示肿瘤复发或远处转移，应行颈部 B 超、CT、MRI 等检查，必要时可行 PET-CT 检查，如能手术治疗者要选择二次手术或者进行放疗或靶向药物治疗。

CEA 是大肠癌组织产生的一种糖蛋白，最初发现于结肠癌和胎儿肠组织中，CEA 升高常见于大肠癌、胰腺癌、胃癌、乳腺癌、甲状腺髓样癌等，但也可见于吸烟、妊娠期、心血管疾病、糖尿病、非特异性结肠炎等，所以 CEA 不是恶性肿瘤的特异性标志。部分髓样癌患者血清 CEA 有升高，但一般不像消化道肿瘤那样明显。CEA 升高更容易发生在肿瘤分化比较差的病例中。如果降钙素水平稳定而 CEA 持续升高，往往说明肿瘤去分化，是预后不佳的标志。总之，动态检测甲状腺髓样癌患者的血清降钙素和 CEA，对于判断手术效果和肿瘤复发具有重要意义。

（八）内镜检查

内镜检查主要用于术前评估，包括间接喉镜、鼻咽喉镜、气管镜、食管镜等检查。间接喉镜（图 2-1）或鼻咽喉镜主要观察声带活动情况，常因肿瘤压迫或侵犯喉返神经所致。部分患者因声音嘶哑就诊，通过间接喉镜或鼻咽喉镜检查发现一侧声带麻痹，后发现甲状腺肿物。另外术前评估必须观察声带活动情况，以帮助医师明确喉返神经有无受侵犯，也可与术后声带活动情况比较。部分患者发病时，肿瘤已经侵犯甲状腺周围的结构器官，如喉、气管、食管，此时需要通过鼻咽喉镜、气管镜及食管镜观察病变情况，利于制订手术方案。

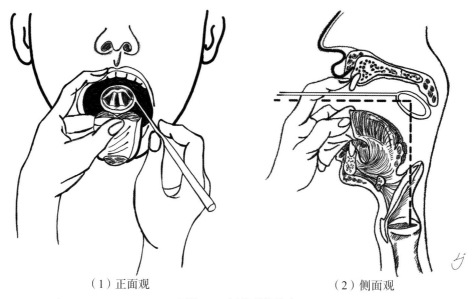

（1）正面观　　　　　　　　　　（2）侧面观

◆图 2-1　间接喉镜检查

（九）甲状腺结节的诊断流程（图 2-2）

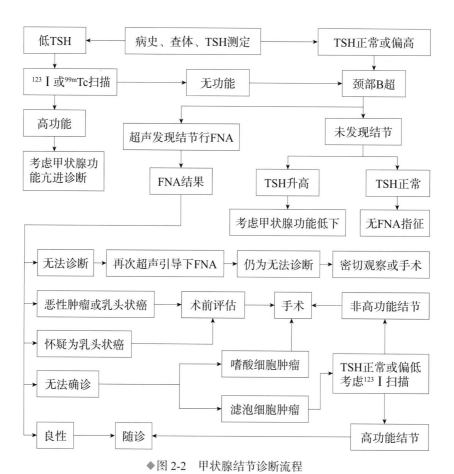

◆图 2-2　甲状腺结节诊断流程

说明：译自 ATA2009 年"甲状腺结节及分化型甲状腺癌患者诊治指南"。通过触诊或影像学检查发现的甲状腺结节可按照此流程进行诊断。

六、分期

采用最广泛的是美国癌症分期联合委员会（American Joint Committee on Cancer Staging，AJCC）制定的《TNM 分期系统》，目前应用的是第 8 版（表 2-2）。

表 2-2　AJCC 第 8 版甲状腺癌 TNM 定义

分期	肿瘤情况
原发灶（T）分级	
T_x	原发肿瘤无法评价
T_0	无原发肿瘤证据
T_1	肿瘤局限在甲状腺内，最大径 $\leq$ 2cm
T_{1a}	肿瘤局限在甲状腺内，最大径 $\leq$ 1cm
T_{1b}	肿瘤局限在甲状腺内，1cm $<$ 最大径 $\leq$ 2cm
T_2	肿瘤局限在甲状腺内，2cm $<$ 最大径 $\leq$ 4cm
T_3	肿瘤 $>$ 4cm 但仍局限在甲状腺内，或侵犯带状肌
T_{3a}	肿瘤局限在甲状腺内，最大径 $>$ 4cm
T_{3b}	任意大小肿瘤，侵犯带状肌
T_4	甲状腺外组织受侵
T_{4a}	任意大小肿瘤，侵犯皮下组织、喉、气管、食管或喉返神经
T_{4b}	任意大小肿瘤，侵犯椎前筋膜，或包裹颈动脉或上纵隔大血管
T 分级可进一步分为（s）实性肿瘤，（m）多灶肿瘤。有多个病灶时最大者决定其 T 级别	
区域淋巴结（N）	
N_x	区域淋巴结无法评价
N_0	区域淋巴结无转移
N_{0a}	1 个或多个细胞学或病理证实的良性淋巴结
N_{0b}	影像或临床无淋巴结转移证据
N_1	有区域淋巴结转移
N_{1a}	Ⅵ区或Ⅶ区转移（气管前、气管旁及喉前 /Delpian 淋巴或上纵隔。单侧或双侧）
N_{1b}	单侧、双侧或对侧颈部淋巴结转移（包括Ⅰ、Ⅱ、Ⅲ、Ⅳ、Ⅴ区）或咽旁淋巴结转移
远处转移（M）	
M_0	无远处转移
M_1	有远处转移

表 2-3　AJCC 第 8 版甲状腺癌分期

< 55 岁的分化型甲状腺癌（甲状腺乳头状癌或滤泡癌）

分期		TNM 情况	
I	任何 T	任何 N	M_0
II	任何 T	任何 N	M_1

≥ 55 岁的分化型甲状腺癌

分期		TNM 情况	
I	$T_{1 \sim 2}$	N_0/N_x	M_0
II	$T_{1 \sim 2}$	N_1	M_0
	T_{3a}/T_{3b}	任何 N	M_0
III	T_{4a}	任何 N	M_0
IV A	T_{4b}	任何 N	M_0
IV B	任何 T	任何 N	M_1

未分化癌（ATC，所有 ATC 均为 IV 期）

分期		TNM 情况	
IV A	$T_1 \sim T_{3a}$	N_0/N_x	M_0
IV B	$T_1 \sim T_{3a}$	N_1	M_0
	$T_{3b} \sim T_4$	任何 N	M_0
IV C	任何 T	任何 N	M_1

甲状腺髓样癌（MTC）

分期		TNM 情况	
I	T_1	N_0	M_0
II	$T_{2 \sim 3}$	N_0	M_0
III	$T_{1 \sim 3}$	N_{1a}	M_0
IV A	T_{4a}	任何 N	M_0
	$T_{1 \sim 3}$	N_{1b}	M_0
IV B	T_{4b}	任何 N	M_0
IV C	任何 T	任何 N	M_1

七、治疗

DTC 及 MTC 的治疗以外科治疗为主，辅以术后内分泌治疗、放射性核素治疗，某些情况下需辅以放射治疗、靶向治疗。未分化癌的治疗，少数患者有手术机会，部分患者行放疗、化疗可能有一定效果，但总体来说预后很差，多数患者从确诊到死亡仅 6～12 个月。目前甲状腺癌的诊断与治疗规范主要参考几个比较著名的指南，如美国甲状腺学会（American Thyroid Association，ATA）指南、美国国家综合癌症网络（National Comprehensive Cancer Network，NCCN）指南等，这些指南的制订都是基于循证医学证据，而且更新速度较快，例如，ATA 指南每 5 年更新，NCCN 指南几乎每 1～2 年更新，参考价值较高。同时需要注意，肿瘤治疗的个体化很重要，每个患者病情、诉求不同，临床诊治有一定灵活性。

（一）甲状腺局部解剖

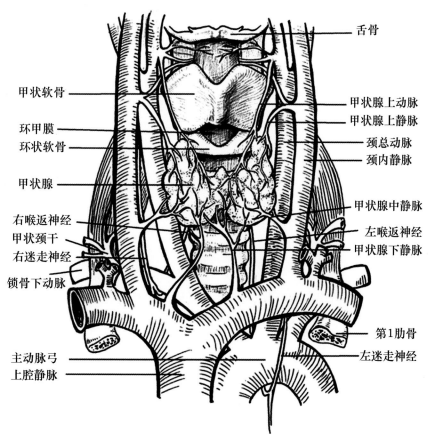

◆图 2-3　甲状腺局部解剖

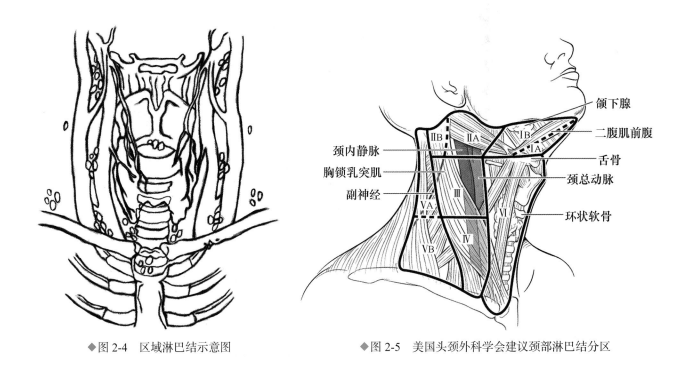

◆图 2-4 区域淋巴结示意图 ◆图 2-5 美国头颈外科学会建议颈部淋巴结分区

表 2-4 美国头颈外科学会建议颈部淋巴结分区解剖分界

分区	解剖分界			
	上界	下界	前界（内侧界）	后界（外侧界）
ⅠA	下颌骨联合	舌骨	对侧二腹肌前腹	同侧二腹肌前腹
ⅠB	下颌骨	二腹肌后腹	二腹肌前腹	茎突舌骨肌
ⅡA	颅底	舌骨水下缘平	茎突舌骨肌	副神经平面
ⅡB			副神经平面	胸锁乳突肌后缘
Ⅲ	舌骨下缘水平	环状软骨下缘水平	胸骨舌骨肌外缘	胸锁乳突肌后缘
Ⅳ	环状软骨下缘水平	锁骨		
ⅤA	胸锁乳突肌与斜方肌交汇顶点	环状软骨下缘水平	胸锁乳突肌后缘	斜方肌前缘
ⅤB	环状软骨下缘水平	锁骨		
Ⅵ	舌骨	胸骨柄上缘	对侧颈总动脉	同侧颈总动脉
Ⅶ	胸骨柄上缘	无名动脉上缘	颈总动脉（左）	无名动脉

（二）外科治疗

1. 术前准备　术前应充分评估患者病情。采集病史时需特别注意有无声嘶、呼吸困难、吞咽哽咽感症状，有无甲状腺功能亢进或减退的表现，如心慌、多汗、消瘦、突眼或反应迟钝、面部水肿、胫前可凹性水肿等。个人史采集时需注意家族其他成员的甲状腺疾病史、幼年放射线接触史、是否生活在内陆缺碘地区等。

体格检查的重点是颈部甲状腺区的触诊及侧颈部淋巴结触诊。此外，必须对每个患者进行间接喉镜或鼻咽喉镜检查，记录声带活动情况。

术前实验室检查包括：血型鉴定、血常规、生化指标、凝血功能、病毒指标、甲状腺功能（至少应包括 T_3、T_4、FT_3、FT_4、TSH 及 Tg、ATG、TPO-Ab、PTH）。一般性检查包括：心电图、超声心动图、胸部 X 线片等。诊断性检查包括：超声、FNA、CT 或 MRI 等。胸部 X 线片或 CT 检查尤其应注意有无肺部结节。如需明确肿瘤侵犯喉、气管、食管的情况，还需查鼻咽喉镜、气管镜、食管镜等。

术前合并甲状腺功能亢进或甲状腺功能减退者，需在术前经药物治疗至甲状腺功能正常后手术。对于 MEN-Ⅱ 型患者，甲状腺髓样癌合并肾上腺嗜铬细胞瘤的，可能需要先处理肾上腺嗜铬细胞瘤。

术前结合临床分期制订治疗方案。不仅包括手术的方式，还应包括术后的辅助治疗，如内分泌治疗、核素治疗等。术前应向患者详细交代病情，充分告知手术风险，并签署知情同意书。

手术前禁食水 8 小时。手术中患者为仰卧体位，头部向后过伸能较好地暴露甲状腺，因此术前可嘱患者适当练习头部向后过伸动作。对于合并颈椎病的患者，则注意手术时尽量避免头部过伸。

2. 分化型甲状腺癌的外科治疗

（1）T_1、T_2 病变：T_1、T_2 病变多局限于一侧腺叶，可行患侧腺叶及峡部切除（图 2-6 ~ 图 2-14），cN_{1a}（术前超声评估患侧Ⅵ区有可疑肿大淋巴结）的加做患侧Ⅵ区淋巴结清扫（包括患侧气管食管沟、气管前及喉前），cN_0 患者是否常规行Ⅵ区清扫目前有争议。位于峡部的 T_1 病变，可行扩大峡部切除，并根据局部淋巴结情况决定是否清扫。如果对侧气管、食管沟有可疑肿大淋巴结，术中探查送冰冻病理，如确有转移癌，则可考虑行全甲状腺切除。另外，家族性癌或者多灶癌应考虑全甲状腺切除。

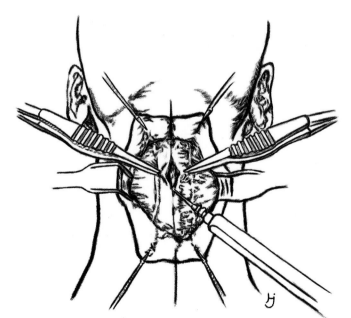

◆图 2-6 甲状腺右叶及峡部切除术 1
注：正中切开颈白线

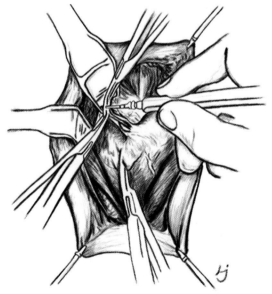

◆图 2-7 甲状腺右叶及峡部切除术 2
注：借助拉钩拉开带状肌充分保留甲状腺腺叶，切断结扎甲状腺上极血管，注意保护喉上神经

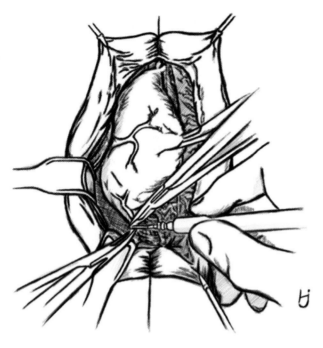

◆图 2-8　甲状腺右叶及峡部切除术 3

注：游离腺体上极和侧面后，断扎下极血管，注意在甲状腺下动脉分支处断扎（紧贴腺体包膜断扎），以保护甲状旁腺血供

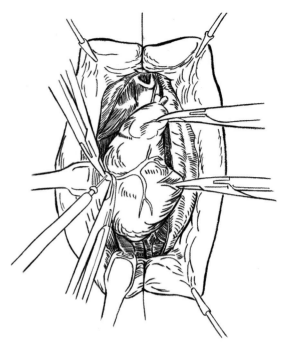

◆图 2-9　甲状腺右叶及峡部切除术 4

注：下极游离后，将腺叶向中线前侧牵拉，暴露其侧后方，紧贴包膜断扎中静脉

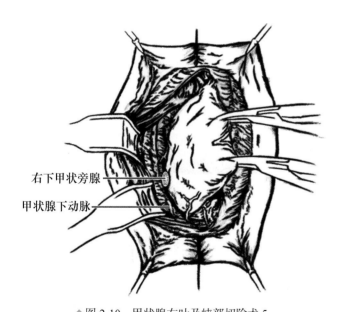

◆图 2-10　甲状腺右叶及峡部切除术 5

注：继续向前内侧牵拉腺体，在腺体背侧用蚊式钳解剖暴露喉返神经，并辨认下甲状旁腺

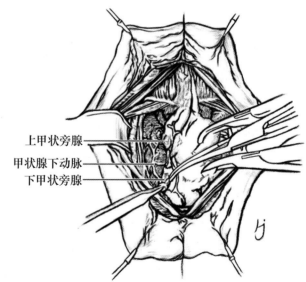

◆图 2-11　甲状腺右叶及峡部切除术 6

注：将下甲状旁腺与甲状腺腺体分开并予保留后，由下向上游离甲状腺腺叶，在喉返神经入喉处附近辨认并保留上甲状旁腺

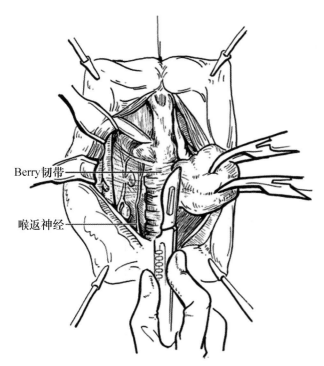

◆图 2-12 甲状腺右叶及峡部切除术 7

注：部分病例喉返神经入喉前有分支，注意保护，最后在 Berry 韧带处钳夹断开

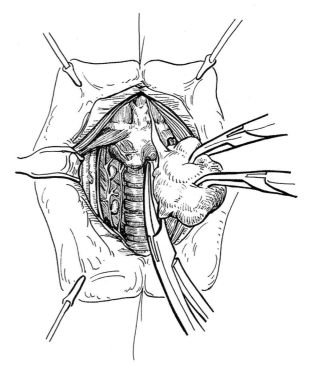

◆图 2-13 甲状腺右叶及峡部切除术 8

注：沿气管表面继续游离腺体，在峡部与对侧腺体连接处钳夹断开，一并切除锥体叶

（2）T_3 病变：T_3 病变肿瘤较大或已侵犯甲状腺被膜外组织，一般提倡行全甲状腺切除 + 患侧 VI 区清扫。但对于一些较靠近甲状腺被膜的病灶，其本身可能不大，但是已经侵犯被膜外组织，这类病例是否一律全甲状腺切除有争议，可以考虑患侧腺叶及峡部切除，同时切除受侵犯的部分被膜外组织。如最为常见的被膜外侵犯为胸骨甲状肌受累，行受累部分肌肉的切除即可。

（3）T_4 病变：T_4 病变已经侵犯周围结构器官。需要详细的术前评估，包括超声、增强 CT 或 MRI、鼻咽喉镜、气管镜、食管镜等。T_{4a} 病变在切除甲状腺病灶的同时需要切除受累的部分结构器官，如部分喉（甚至全喉）、部分气管、下咽和部分食管等，并需要准备一定的修复方案。例如，切除部分气管壁后，行气管 - 皮肤造瘘，II 期再行瘘口关闭手术。

T_{4b} 病变需根据具体情况判断有无手术机会。部分椎前组织受侵的病例仍有手术机会，肿瘤包绕颈动脉不足半周（180°）的病例也有手术机会。在一些治疗中心，颈动脉受侵、椎前肌肉、甚至部分椎体骨质受侵可能都

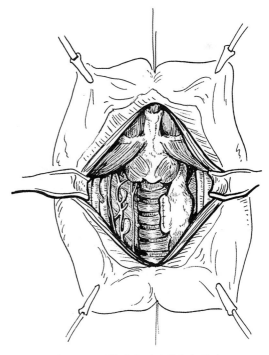

◆图 2-14 甲状腺右叶及峡部切除术 9

注：下标本后术野止血、冲洗。检查保留的喉上神经、喉返神经，检查保留的甲状旁腺色泽

不是手术技术方面的禁忌证，需要血管外科、骨科、神经外科协作。但总体而言，T_{4b}病变很难完全切净，预后不佳，手术风险较大，术后并发症较多。是否手术治疗需要仔细评估病情，重点考虑患者能否从手术中获益。有时，姑息性的减状治疗是必须的，例如，气管切开缓解呼吸困难等。

（4）中央区（Ⅵ区）淋巴结的处理：cN_{1a}提倡清扫患侧中央区。如果为一侧病变的话，中央区清扫常包括患侧气管食管沟及气管前。喉前区也是中央区清扫的一部分，但喉前淋巴结转移的病例不多见。cN_0是否行中央区清扫存在一定争议，尤其对于低危患者。对于cN_0高危患者，可考虑行中央区清扫。中央区清扫的范围，下界为无名动脉上缘水平，上界为舌骨水平，外侧界为颈总动脉内侧缘，包括气管前，所以内侧界为另一侧的气管边缘。清扫该区域内的所有淋巴脂肪组织。右侧需特别注意喉返神经所在水平深面的淋巴脂肪组织。需要注意保护喉返神经，同时尽可能保护甲状旁腺及其血供，如无法原位保留甲状旁腺则应行甲状旁腺自体移植。

（5）颈部Ⅰ~Ⅴ区淋巴结的处理：DTC侧颈部淋巴结转移最多见于患侧Ⅲ、Ⅳ区，其次为Ⅱ区、Ⅴ区，Ⅰ区较少见，多数遵循这个规律。如术前评估（超声、增强CT或MRI）考虑有侧颈部淋巴结转移，术前穿刺或术中冰冻病理证实有转移，则需行侧颈部清扫，清扫范围包括Ⅱ、Ⅲ、Ⅳ、Ⅴ区。目前流行的术式为改良根治性颈部淋巴结清扫术，在常规保护颈动脉、迷走神经、膈神经的基础上，需要保留胸锁乳突肌、颈内静脉及副神经。Ⅰ区不常规清扫，影像学检查考虑有转移时需清扫。

（6）Ⅶ区淋巴结清扫：Ⅶ区淋巴结常通过CT发现。增强CT考虑上纵隔淋巴结转移时，应注意淋巴结的位置，及与周围动静脉的关系。Ⅶ区淋巴结清扫常需胸骨劈开入路，一般劈开胸骨柄及胸骨至第2、3肋间位置。手术时注意保护大血管以及喉返神经。

3. 甲状腺髓样癌（MTC）的外科治疗　家族性（遗传性）MTC应行全甲状腺切除。散发性MTC多为多灶或弥漫性病变，建议行全甲状腺切除。MTC较易出现颈部淋巴结转移，大部分患者就诊时已伴有淋巴结转移，切除原发灶同时还需行颈部淋巴结清扫术。MTC的手术治疗宜略激进一些，应尽量保证切除彻底。根治性手术切除后，血清降钙素可有明显下降，术后复查血清降钙素处于较低水平。如复查期间出现血清降钙素逐渐升高，提示可能有肿瘤复发。

4. 未分化癌外科治疗　极少数未分化癌患者有手术机会，就诊时肿瘤较小，切除后获得病理报告才确诊为未分化癌。多数未分化癌患者就诊时颈部肿物已较大，且病情进展迅速，无手术机会。肿瘤压迫气管引起呼吸困难时可考虑行气管切开术。

5. 围术期治疗　甲状腺癌术后除常规补液之外，为减轻神经水肿，可给予地塞米松、神经营养类药物辅助治疗。全甲状腺切除的患者术后注意复查甲状旁腺素、血钙，有低钙症状者注意补充钙剂，能进食后及时给予口服维生素D及钙制剂。一侧喉返神经损伤的患者急性期常有进食进水呛咳，对于一些高龄患者有必要时可予鼻饲，以减少吸入性肺炎的发生。必要时需在床旁置气管切开器械包备用。双侧喉返神经损伤的患者一般术中即行气管切开，带气管套管，术后注意气管切开口的护理。术后拔管困难的患者，可能需要行声带后部切除。颈部淋巴结清扫的患者，术后注意颈肩部的功能锻炼。术后应根据病理分期及危险分层制订辅助治疗方案，并告知患者。

6. 术后并发症

（1）出血：甲状腺癌术后出血的发生率约1%~2%，多见于术后24小时以内。主要表现为引流量增多，呈血性，颈部肿胀，患者自觉呼吸困难。如果引流量＞100ml/h，应考虑可能存在活动性出血。一旦发现术腔出血应及时处理，回手术室在局部麻醉或全身麻醉下行清创止血术。患者出现呼吸窘迫时应首先控制气道，急诊情况下可床旁打开切口，首先缓解血肿对气管的压迫。甲状腺癌术后出血的危险因素包括合并高血压、患者服用抗凝药物或阿司匹林等。

（2）喉返神经损伤、喉上神经损伤：甲状腺手术喉返神经损伤的发生概率文献报道为 0.3%～15.4%。部分原因是喉返神经受肿瘤侵犯而无法保留，其他则是手术操作对神经的损伤。对于 T_3、T_4 肿瘤，喉返神经被肿瘤包裹或严重粘连者，应考虑一并切除。对于喉返神经轻微受侵犯的，可考虑仔细地将肿瘤剥离，保留喉返神经，术后再辅以放射性核素治疗。喉返神经比较纤细脆弱，有时过度的牵拉即可导致术后出现声音嘶哑症状。另外，术中能量器械（电刀、双极电凝、超声刀等）的使用，可因其热效应导致喉返神经损伤，因此操作时应尽可能与喉返神经保持安全距离，也不要过度牵拉神经。因解剖、牵拉导致的喉返神经损伤多为暂时性，经过一段时间后功能可逐渐恢复。但如为热损伤或直接离断，则多为永久性。神经直接离断后，可同期行断端吻合，部分患者可恢复一定功能。一侧喉返神经损伤，术后患者一侧声带麻痹，出现声音嘶哑、饮水呛咳，经数月恢复期，对侧声带活动代偿后，声嘶和呛咳症状多有好转。如果双侧喉返神经损伤，术后双侧声带麻痹，患者出现呼吸困难，可危及生命，手术同期应行气管切开术，保证气道通畅。

喉上神经损伤后，患者无法维持患侧声带紧张度，发高频音有障碍，术后声音变低沉。原因多为处理甲状腺上极血管时离断结扎位置太高，因此术中处理甲状腺上动静脉时应注意，紧贴甲状腺腺体，断扎甲状腺上动静脉的分支而不是主干。

喉返神经和喉上神经都是迷走神经的分支，因此，迷走神经损伤时，亦可出现喉返神经和喉上神经损伤的表现。

术中神经监测（intraoperative neuromonitoring，IONM）技术可帮助术中定位喉返神经，可在下标本后检测喉返神经的功能，如有神经损伤还可帮助定位损伤的节段。但 IONM 本身并无防止神经损伤的功能，要保证神经结构和功能的完整性，还需在手术中精细操作。对二次手术的患者，因局部瘢痕化，再次寻找喉返神经多有一定困难，IONM 辅助定位神经的功能有较大优势。

（3）甲状旁腺功能减退：甲状腺术后甲状旁腺功能减退多见于全甲状腺切除 ± 双侧气管食管沟淋巴结清扫的患者。主要表现为术后低钙血症，导致神经肌肉兴奋性上升，患者出现手足发麻感、口周发麻感或手足搐搦，给予静脉滴注葡萄糖酸钙可迅速缓解。其原因可能是部分或全部甲状旁腺被切除，或者甲状旁腺血供受损。因术后急性期血管痉挛引起的甲状旁腺功能减退为暂时性的，一段时间后可逐渐恢复。部分患者为永久性的，需要终生补充钙剂及维生素 D。文献报道术后暂时性甲状旁腺功能减退发生率为 10%～15%，永久性的发生率为 1%～3%。甲状腺手术沿被膜的精细解剖十分重要，发现甲状旁腺后注意将甲状旁腺及其血供一并保留。原位保留甲状旁腺效果最好。如果血供受损，甲状旁腺无法原位保留，则需行甲状旁腺自体移植，有一定效果。一些染色技术可辅助术中辨别甲状旁腺，如纳米碳负显影、亚甲蓝静脉注射等。

（4）感染：甲状腺手术多为 I 类切口，少部分涉及喉、气管、食管的为 II 类切口。甲状腺术后切口感染的发生率为 1%～2%。切口感染的危险因素包括癌症、糖尿病、免疫功能低下等。切口感染的表现包括发热、引流液浑浊、切口红肿渗液、皮温升高、局部疼痛伴压痛等。怀疑切口感染，应及时给予抗生素治疗，有脓肿积液的，应开放切口换药。浅表切口感染较易发现，深部切口感染常不易早期发现，可结合超声判断切口深部的积液。极少数患者可因感染引起颈部大血管破裂出血，危及生命。

（5）淋巴漏：颈部淋巴结清扫后，破裂的淋巴管渗出淋巴液，可形成淋巴漏。表现为引流量持续较多，每日可达500~1000ml，甚至更多，多呈乳白色不透明液，类似牛奶样，也称为乳糜漏。淋巴漏多因较粗大的淋巴管破裂引起。因胸导管颈段位于左侧颈根部，因此淋巴漏多见于左侧颈部淋巴结清扫术后，右侧颈部相对较少。长时间淋巴漏可致血容量下降、电解质紊乱、低蛋白血症等。出现淋巴漏后，应保持引流通畅。首先可采取保守治疗，一般需禁食，给予肠外营养，数日后引流液可由乳白色逐渐变为淡黄色清亮液体，引流量也会逐渐减少。如果保守治疗1~2周无明显效果，则应考虑手术治疗。手术可选择颈部胸导管结扎、颈部转移组织瓣封堵漏口，或者选择胸腔镜下结扎胸导管。

（6）局部积液（血清肿）：甲状腺术后局部积液的发生率为1%~6%。手术范围越大其发生概率越高，主要与术后残留死腔相关。术区留置引流管有助于减少局部积液形成。治疗包括密切观察、多次针吸积液以及负压引流。

（7）其他少见并发症：甲状腺手术还可引起一些其他的并发症，但是发生率低，如气胸（颈根部手术致胸膜破裂引起）、Horner综合征（颈部交感神经链损伤）、舌下神经损伤引起伸舌偏斜、面神经下颌缘支损伤引起口角歪斜等。

（三）内分泌治疗

甲状腺癌术后患者均需要内分泌治疗，即服用甲状腺素片或左旋甲状腺素（L-T₄）制剂，按治疗目的可分为维持治疗和促甲状腺激素（thyroid stimulating hormone，TSH）抑制治疗两类。对于DTC，术后多采用TSH抑制治疗，治疗目标是在维持甲状腺功能基本正常的基础上，尽可能使TSH被抑制到较低水平。按照危险分层，TSH的建议目标值有不同。例如，对于低危的患者，ATA指南建议TSH < 0.5μIU/ml即可；而对于高危患者则应控制更严格，建议TSH < 0.1μIU/ml。全甲状腺切除后患者服用L-T₄，TSH常可被控制到目标值。对于腺叶切除的患者，有时无法达到目标值。对于MTC患者，采用维持治疗即可，目的是维持甲状腺功能在正常生理水平。服用L-T₄应定期复查甲状腺功能，以减少药物性甲状腺功能亢进症。长期服用L-T₄的患者，应注意其副作用，如心血管副作用、钙质及矿物质流失等，应相应地调整药量、补充钙剂等。

极少数患者体内脱碘酶功能异常或受抑制，无法将T₄转化为T₃，这些患者除服用L-T₄外，还需要服用T₃制剂，或服用甲状腺素片（为T₃、T₄混合制剂）。

（四）放射性核素治疗

甲状腺癌术后的放射性核素治疗作用分为两个方面。一方面是术后通过¹³¹I对残余甲状腺组织进行消融（所谓"清甲"），其使用的¹³¹I剂量多为30~100mCi（1.11~3.7GBq）。清甲后，可通过检测血清甲状腺球蛋白水平判断有无肿瘤复发。另一方面是对残存的肿瘤组织或远处转移灶（如肺部转移灶）进行治疗，但并不是所有甲状腺癌组织均吸碘，不吸碘的病灶用¹³¹I治疗无效。具体可参考中华医学会核医学分会《¹³¹I治疗分化型甲状腺癌指南》（2014版）。

（五）放射治疗

放射治疗不是DTC、MTC的常规治疗。适用于局部晚期的甲状腺癌，例如无法达根治性切除或反复复发、伴有间变的肿瘤，以及未分化癌。可参考美国放射协会（American College of Radiology，ACR）的甲状腺癌适宜指南（ACR Appropriateness Criteria® thyroid carcinoma，2013）。

（六）靶向治疗、化疗及其他治疗

已有数个靶向药物的临床试验数据显示对晚期甲状腺癌有一定效果，如凡德他尼（vandetanib）、索拉非尼（sorafenib）、卡博替尼（cabozantinib）等。美国及欧盟已批准凡德他尼用于治疗无法手术的晚期或复发性 MTC。索拉非尼对部分晚期 DTC 有一定效果。

化疗不是 DTC 或 MTC 的常规治疗。化疗可选择性用于 ATC 的治疗。部分骨转移患者有应用双膦酸盐的指征。

八、预后

（一）分化型甲状腺癌（DTC）的危险分层

目前，DTC 的危险分层系统有多个，通常将患者分为高危、中危、低危，或高危与低危，但是尚无国际统一的分层标准。各危险分层系统包含不同的指标，但多数包括了年龄、肿瘤大小或侵犯范围、有无远处转移等几个指标。下面列出 ATA 于 2009 年首次提出、2015 年再次修订的危险分层系统（表 2-5），目前临床比较常用。由于 DTC 患者生存期较长，危险分层系统多用于预测复发风险和指导术后辅助治疗，而不是预测患者死亡的风险。危险分层系统也在不断更新变化中，近些年新出现的一些基因突变（如 *BRAF*、*TERT* 等）状况可能会在将来被引入风险评估之中。

表 2-5 2015ATA 分化型甲状腺癌患者危险分层系统

低危	1. PTC 具备以下各条件 • 无局部或远处转移 • 肿瘤切净 • 局部无其他器官或结构受侵犯 • 非侵袭性强的亚型（如高细胞型、柱状细胞型等） • 如果做 ^{131}I 治疗，术后首次碘扫描时除甲状腺床外，无其他远处吸碘灶 • 临床 N_0 或病理 N_1，≤ 5 个微小转移（转移灶最大径 < 0.2cm） 2. 包裹性滤泡亚型 PTC，完全在腺体内 3. 分化好的 FTC，肿瘤完全在腺体内，可有包膜侵犯，没有血管侵犯或轻微（< 4 处）血管侵犯 4. 甲状腺微小乳头状癌，单灶或多灶，包括 *BRAF*^{V600E} 突变
中危	1. 肿瘤轻微侵犯甲状腺被膜外组织 2. 术后碘扫描可见吸碘的颈部转移灶 3. 侵袭性强的亚型（如高细胞型、柱状细胞型等） 4. PTC 侵犯血管 5. cN_1，或 pN_1 且 > 5 个淋巴结转移（最大径 < 3cm） 6. 多灶甲状腺微小乳头状癌，侵犯被膜外，有 *BRAF*^{V600E} 突变
高危	1. 肿瘤明显侵犯甲状腺周围组织 2. 切除不净 3. 远处转移 4. 术后血清甲状腺球蛋白水平提示有远处转移 5. pN_1 且至少 1 枚转移淋巴结 ≥ 3cm 6. FTC 有明显血管侵犯（> 4 处）

（二）预后

根据 AJCC TNM 分期第 8 版统计结果：

DTC 的 10 年相对生存率（相对生存率：剔除本疾病外的其他死因）：Ⅰ期约 99%，Ⅱ期约 96%～97%，Ⅲ期约 82%，Ⅳ期约 10%。

AJCC 分期第 8 版统计 MTC 的 5 年相对生存率：Ⅰ期为 100%，Ⅱ期为 97.9%，Ⅲ期为 81.0%，Ⅳ期为 27.7%（AJCC 第 7 版亦是如此）。

AJCC 分期第 8 版统计 ATC 的 5 年相对生存率为 6.9%（3.8%～10.0%）。

长期生存情况：美国梅奥诊所对该中心 1940～1999 年诊治的 2444 例 PTC 患者的统计数据显示，所有纳入分析的患者 pTNM 分期比例为：Ⅰ期为 60%，Ⅱ期为 21%，Ⅲ期为 18%，Ⅳ期为 1%；所有患者的 25 年总生存率为 95%，25 年总复发率为 14%。

九、随访

对甲状腺癌患者应进行终生随访。建议术后 2～3 年内每 3～6 个月复查 1 次，以后可 1 年复查 1 次。每次复查均应包括甲状腺功能检测、颈部超声扫描，必要时行 CT 检查。肺部情况应每年评估 1 次，可通过胸部 X 线正侧位片或胸部 CT。有肺转移的患者，建议复查肺部 CT。如患者出现骨痛，应考虑到骨转移可能性，可行骨扫描检查。此外，肝脏和脑部也可出现转移，应注意评估。DTC 患者多可长期存活，随访也应注意患者的生活质量评估。

MTC 属于神经内分泌癌，较为特殊，对于确诊 MTC 的患者，建议进行基因检测并接受遗传咨询。MTC 患者复查时需注意监测血清降钙素和 CEA。

（朱一鸣　王晓雷　刘绍严）

第二节　喉　　癌

一、概述

喉癌是头颈部常见恶性肿瘤。好发于男性，40～60 岁年龄段高发，96%～98% 为鳞状细胞癌，其他病理类型少见。根据 2012 年全球肿瘤统计资料，喉癌发病率在发达地区男性为 5.1/10 万，女性为 0.6/10 万，欠发达地区男性为 3.5/10 万，女性为 0.4/10 万；我国 2009 年肿瘤发病率统计数据表明，中国城市地区男性发病率为 1.89/10 万，女性为 0.17/10 万，农村地区男性发病率为 1.22/10 万，女性为 0.08/10 万。喉癌发病率虽然不高，但致残率较高，因此喉癌的诊治仍应予以特别的关注。

二、危险因素

众多的分析研究认为喉癌的病因与下列因素密切相关：

1. 吸烟　长期吸烟是声门型喉癌发生的重要因素。约 95% 的喉癌患者有吸烟史。吸烟者罹患喉癌的危险度是不吸烟者的 3~39 倍。

2．饮酒　长期大量饮酒，特别是饮用白酒等烈性酒，主要增加患声门上型喉癌和下咽癌的危险。

3．吸烟和饮酒的联合作用　吸烟和饮酒已被确定为喉癌和其他消化道肿瘤的主要危险因素，多数学者认为两个危险因素同时存在时罹患喉癌的危险度高于任一单独因素。

4．人类乳头状瘤病毒（HPV）感染　研究者已从喉癌中检出了 HPV，主要为 HPV16 和 HPV18 两种亚型，我国报道的喉癌患者的 HPV 感染率低于国外。

5．基因 P53 突变　约 50%~70% 的喉癌患者存在抑癌基因 P53 突变，这可能为部分患者的危险因素。

6．环境长期暴露于低温和粉尘环境的人群罹患喉癌的危险度增加。芥子气、硫酸等已被证明是增加喉癌的风险因素。

三、喉的应用解剖

喉的详细解剖本文不作赘述，这里主要介绍与手术相关的应用解剖及喉的淋巴系统。

（一）喉腔的解剖

喉腔是由喉支架围成管状空腔，上经过喉入口与咽腔相通，下通过环状软骨与气管相连，以声带为界，可将喉腔分为声门上区、声门区及声门下区三个部分（图 2-15）。

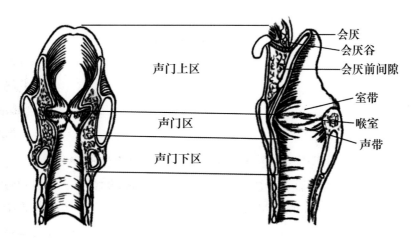

◆图 2-15　喉腔的解剖分区

1．声门上区　位于声带上缘以上，其上口呈三角形，由会厌游离缘，两侧的杓会厌襞以及位于此襞内的楔状软骨、小角软骨及杓状软骨间切迹围成。声门上区前壁为会厌软骨，两侧壁为杓会厌襞，后壁为杓状软骨上部及小角软骨。声门上区还可分为两个亚区：上喉区和上喉区以外的声门上区。前者包括舌骨上会厌、两侧杓会厌襞和杓状软骨，后者包括舌骨下会厌喉面、室带及喉室。

2．声门区　包括两侧声带、声门、前联合和后联合。

3．声门下区　为声带下缘以下至环状软骨下缘以上的喉腔，前界为环甲间隙，后界为环状软骨板。

（二）淋巴系统

喉内淋巴管在声门上较粗，为 0.03~0.4 mm，且多层分布；声带淋巴管细而稀，约 0.01~0.04 mm，呈单层。一些实验资料证明，喉内淋巴管分浅层与深层，浅层淋巴管在全喉相通，深层淋巴管则有间隔，左右喉不相通，声门上与声门不相通，这可能由于喉的胚胎发育来自两个原基，声门上来自咽颊原基，声门来自气管支气管原基，同样左右半喉各自发展而在中线融合。这一解剖特点决定喉内肿瘤在生长的一定时期内局限于一个分隔；也为部分喉手术提供解剖基础。声门下环状软骨部的血管和淋巴管为全周性交通，因此，声门下喉癌发展后易于呈全周性生长。喉淋巴引流汇流至喉外，以声带为界有两条通路：声带以上的淋巴管经杓会皱襞和梨状窝，穿甲舌膜至颈内静脉淋巴结上组；声带以下的淋巴管从声门下到气管前淋巴结和气管食管沟淋巴结到颈内静脉淋巴结中下组（图 2-16）。

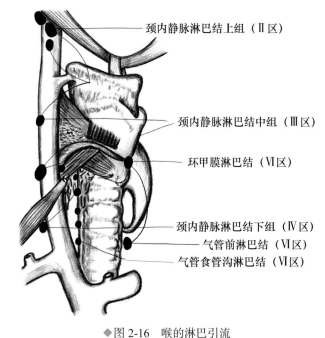

◆图 2-16　喉的淋巴引流

图中标注：
颈内静脉淋巴结上组（Ⅱ区）
颈内静脉淋巴结中组（Ⅲ区）
环甲膜淋巴结（Ⅵ区）
颈内静脉淋巴结下组（Ⅳ区）
气管前淋巴结（Ⅵ区）
气管食管沟淋巴结（Ⅵ区）

四、病理学

喉部恶性肿瘤主要为来源于上皮细胞的鳞状细胞癌，约占 90% 以上，以高、中分化为主。其他恶性肿瘤较为少见，如腺癌、肉瘤样癌、疣状癌、淋巴瘤、小涎腺恶性肿瘤等。

（一）鳞状细胞癌

1. 原位癌（carcinoma in situ）　原位癌既可以是独立的病变，也可以位于浸润性癌的周边部，大约 75% 的浸润性鳞状细胞癌与原位癌相关。大体：黏膜增厚似斑或有糜烂表浅溃疡。镜下：不典型增生细胞累及全层。异型性显著，细胞失去极向，可见病理性核分裂。但基底膜保持完好，乳头状原位癌（papillary carcinoma in situ）是原位癌的一种，可形成有纤维血管间质的乳头状结构，上皮层呈原位癌改变。

2. 浸润癌（invasive carcinoma）　临床所见喉癌以浸润癌为主，肿瘤突破基底膜向深层浸润，镜下可见形成不规则形或条索状癌巢。按照肿瘤生长方式可分为：浸润生长为主和外突生长为主；根据肿瘤的形态分为：溃疡型、结节型、菜花型和包块型。声门上喉癌多呈菜花型和深溃疡型，声门癌以浅溃疡型和结节型为主。

（二）特殊形态鳞状细胞癌

1. 乳头状鳞状细胞癌（papillary squamous carcinoma）　呈外生性生长，伴有局部原位癌。必须在多个部位取材，并肯定局部浸润的情况下做出此诊断。可依据细胞的异型性，与疣状癌相鉴别。

2. 疣状癌（verrucous carcinoma）　肿物呈束状、疣状、乳头状生长，瘤细胞分化好，无明显异型，表面过度角化或角化不全、角化不良，肿瘤底部瘤细胞团块增大，呈杆状，膨胀性生长，全部钉突几乎在同一方向、同一水平呈"推进式"压迫性生长，此为疣状癌特有的生长方式。此外，间质中可见显著炎症细胞浸润。预后较好。

3. 基底细胞样鳞状细胞癌（basaloid squamous carcinoma）　一种高度恶性肿瘤。由小而密集的细胞巢组成，呈原位癌或浸润癌，细胞核富含染色质，可见小的囊腔、坏死，并呈显著的透明变性，细胞巢周围呈栅栏状排列，这些特点都预示着肿瘤向腺样结构分化。

4. 肉瘤样癌（sarcomatoid carcinoma）　多位于声门上区，有鳞状细胞癌（并常呈原位癌或早期浸润癌）和多形性肉瘤样成分，并为病变的主体。

（三）其他恶性肿瘤

1. 小细胞癌（oat cell carcinoma）　小细胞癌又称燕麦细胞癌，约占喉肿瘤的 0.5%，常见于 60~70 岁之间的重度吸烟者。镜下见细胞小，排列成索状、带状，可见荧形团、假菊形团。免疫组化染色，NF、NSE 嗜铬粒、突角素等可呈阳性。预后差。

2. 类癌（carcinoid tumor）　类癌起源于喉黏膜或小涎腺的神经内分泌细胞。大体：菜花状或表面黏膜完整的结节状，切面灰白，细颗粒状。镜下：瘤细胞排列成小梁状、腺管状或略呈巢状，间质少，瘤细胞大小较一致，多边形，胞质丰富，淡嗜酸，核较小，核膜较厚，核仁不明显。免疫组化嗜铬粒、突角素、NSE 可阳性。

3. 腺样囊性癌（adenoid cystic carcinoma）　腺样囊性癌来源于小涎腺的多能干细胞，占喉部恶性肿瘤的 0.7% 左右。大体：表面黏膜完整或有浅表溃疡，呈浸润性生长。镜下：瘤细胞似基底细胞排列成多样结构，瘤组织可见圆形或椭圆形的囊腔，呈筛孔状，其间有蓝色或粉染的黏液，此为筛状型，有时形成小导管及小条索状，导管为两三层细胞形成管内充有红染黏液，此为管状型，排列成实性上皮团块，其中央细胞可变性、坏死，形成囊腔，称未分化型。腺样囊性癌容易局部复发，血行转移，易侵犯神经，但局部淋巴结转移少见。患者生存期较长，即使局部复发和肺转移后，能带瘤生存较长时间。小涎腺尚可发生其他涎腺型肿瘤，例如，恶性混合瘤、黏液表皮样癌、腺泡细胞癌，但均罕见。

4. 淋巴瘤、横纹肌肉瘤、血管肉瘤、脂肪肉瘤等也可见于喉部，但均少见。

五、临床表现

喉癌的临床症状有：声音嘶哑、咽部不适、咽部异物感、咽部疼痛、颈部肿块、痰中带血、呼吸困难等。声门型喉癌以持续性的、进行性加重的声音嘶哑为主要症状，早期即可出现声嘶，晚期可出现呼吸困难。早期声门上型喉癌可无明显特殊症状，表现为咽部不适、异物感等慢性咽炎症状，有些患者以侧颈部肿块（转移淋巴结）为首发症状，后期可因局部炎症、侵犯声门区等出现咽部疼痛、声音嘶哑等，晚期患者可有呼吸困难、咯血、外耳道疼痛等，外耳道疼痛是因肿瘤侵犯下咽导致的耳咽反射所致。声门下型喉癌多以声音嘶哑、呼吸困难为首发症状，早期可有咳嗽等非特异性症状，但因该部位肿瘤不易被发现，因此确诊时多为晚期。

早期喉癌无特异性体征，颈部淋巴结转移可在侧颈中上部触及无痛性质硬肿块，肿瘤侵出喉外可导致喉的横径增宽、喉摩擦音消失和颈前肿块等。

间接喉镜检查是重要的筛查手段，可以观察喉内的状况，包括病变的外观、范围、喉内结构及声带运动情况等。良性病变多呈黏膜增厚、表面黏膜光滑的结节等，声带运动多正常；恶性肿瘤多表现为溃疡型或菜花样肿物，可见声带运动受限或固定。

颈部的查体应作为喉癌查体常规。声门上喉癌的同侧侧颈部淋巴结转移率在 60% 以上，对侧淋巴结转移率在 20% 左右。转移部位以颈内静脉链的中上部为主。表现为圆形或椭圆形质硬肿块，外侵时活动度受影响，伴有坏死感染时会有疼痛。

六、诊断

（一）内镜检查

电子纤维喉镜检查是喉癌诊治过程中不可缺少的检查方法，可以近距离清楚地观察喉内的病变范围和喉运动的变化，对小病灶和因肿瘤遮挡不能全面观察的病变更有意义。

（二）影像学检查

1. X 线检查　常规 X 线片对观察喉癌在喉内侵犯情况有一定价值。有两个位相：①颈侧位相：可以看见会厌软骨、会厌前间隙与舌根、甲状软骨及环状软骨，观察气道及椎前软组织情况；②喉后前位体层：通常有 4 张相，包括平静呼吸及发声相，可以看到喉前庭、会厌前间隙、杓会皱襞、室带、声带、声门下、上段气管及梨状窝的状况。通过声带发声不同时态的体层相，可以动态地观察声带活动情况，有无肿胀或麻痹。X 线检查由于总体成像质量不如计算机断层扫描（CT）或磁共振成像（magnetic resonance image，MRI），目前已很少使用。

2. CT 和 MRI　CT 及 MRI 均可以清晰显示肿瘤的深部浸润和周围组织的侵犯。尽管 MRI 对软组织的分辨率更高，但如果扫描时间长，会因患者的吞咽、咳嗽等运动而产生伪影，从而导致图像质量差，影响诊断。CT 的骨窗技术扫描可以更好地观察软骨及骨的改变。T_2 以上的病变均应行 CT 或 MRI 检查，T_1 病变，特别是表浅的声门型喉癌 T_1，CT 或 MRI 可能不能明确显示病灶，但也有重要参考价值。增强 CT 和 MRI 对颈部淋巴结转移的判断和转移范围及侵犯程度有重要意义。薄层 CT 对喉内病变范围的显示更为详细。扫描范围应包括颈部和上纵隔。

常见肿瘤侵犯的 CT 和 MRI 表现：

（1）会厌前间隙受侵：直接征象为会厌前间隙脂肪消失，CT 扫描示软组织密度，MRI 表现为高信号的脂肪为中等信号的肿瘤所取代。

（2）声门旁间隙受侵：直接征象为局部脂肪消失，有时候脂肪含量较少，CT 可以呈假阴性，需仔细对比两侧解剖结构才能发现，MRI 的 T_1 加权像脂肪呈高信号，被中等信号的肿瘤所替代。

（3）软骨受侵：CT 表现为骨破坏，溶解消失，膨胀性改变或被肿瘤推压移位。MRI 观察软骨不如 CT 敏感。

3. 下咽造影　肿瘤侵犯环后区、下咽、颈段食管时，下咽造影可以观察咽部黏膜的柔软度及扩张度，梨状窝有无充盈缺损，食管入口是否正常。

（三）活检

喉癌治疗前需要有明确的病理诊断，通常采用术前活检。间接喉镜下活检钳咬取的组织量一般较大，在明确诊断的同时还可以进行病理分级。在肿瘤较小的情况下，活检钳往往不易操作，需要在电子纤维喉镜下活检，所取组织量一般较小，可以用于定性，但有时难以分级。另外，对上述方法均不能获取可靠组织进行病理诊断者，可以在全麻下手术探查获取病理组织。对于已有呼吸困难患者，可在气管切开同时或术后进行活检。

七、类型及分期

（一）喉癌的类型

喉癌按其原发部位的解剖分为声门上、声门和声门下三种类型（图 2-17）。另外有一种特别类型，肿瘤生长贯穿声门，侵及声门上下，不易看出原发部位，有学者将其列为贯声门型，但大多学者认为这一类型肿瘤原发自喉室，早期不易发现，应归为声门上型。

在我国，声门上型喉癌以北方地区居多，以高 - 中分化鳞状细胞癌为主，淋巴结转移率高，预后相对较差。声门型喉癌是目前最常见的类型，以高分化鳞癌为主，早期较少发生淋巴结转移，预后较好。声门下型喉癌的发病率低，一般分期晚，预后差。

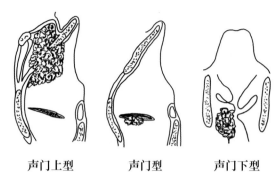

声门上型　　　声门型　　　声门下型
◆图 2-17　喉癌的临床分型

（二）喉癌的分期

采用最广泛的是美国癌症分期联合委员会（American Joint Committee on Cancer Staging，AJCC）制定的 TNM 分期系统，本书介绍的是 2016 年第 8 版。

1. 解剖部位和亚区

（1）声门上区：①舌骨上会厌（包括会厌尖、会厌舌面和喉面）；②杓会皱襞、喉面；③杓状软骨；④舌骨下会厌；⑤室带。

（2）声门区：①声带；②前联合；③后联合。

（3）声门下区。

2. TNM 临床分类

T——原发肿瘤

（1）声门上型

T_x：原发肿瘤不能确定；

Tis：原位癌；

T_1：肿瘤限于声门上一个亚区，声带活动正常；

T_2：肿瘤侵犯声门上一个亚区以上、侵犯声门或侵犯声门上区以外（如舌根、会厌谷、梨状窝内壁黏膜），无声带固定；

T_3：肿瘤限于喉内，声带固定，和（或）下列部位受侵：环后区、会厌前间隙、声门旁间隙和（或）甲状软骨内侧；

T_4：病变中度进展期或病变重度进展期

T_{4a}：病变中度进展期：肿瘤侵透甲状软骨和（或）侵及喉外组织（气管，颈部软组织如舌外肌、带状肌，甲状腺，食管）；

　　T_{4b}：病变重度进展期：肿瘤侵及椎前间隙，包裹颈总动脉或侵及纵隔结构。

（2）声门型

T_x：原发肿瘤不能确定；

Tis：原位癌；

T_1：肿瘤侵犯声带（可以侵及前联合或后联合），声带活动正常；

　　T_{1a}：肿瘤限于一侧声带；

　　T_{1b}：肿瘤侵犯两侧声带；

T_2：肿瘤侵犯声门上或声门下，和（或）声带活动受限；

T_3：肿瘤限于喉内，声带固定和（或）侵犯声门旁间隙，和（或）侵犯甲状软骨内侧；

T_4：病变中度进展期或病变重度进展期；

　　T_{4a}：病变中度进展期：肿瘤侵透甲状软骨和（或）侵及喉外组织（气管，颈部软组织如舌外肌、带状肌、甲状腺、食管）；

　　T_{4b}：病变重度进展期：肿瘤侵及椎前间隙，包裹颈总动脉，或侵及纵隔结构。

（3）声门下型

T_x：原发肿瘤不能确定；

Tis：原位癌；

T_1：肿瘤限于声门下；

T_2：肿瘤侵及声带，声带活动正常或受限；

T_3：肿瘤限于喉内，声带固定，和（或）侵及声门旁间隙，和（或）侵犯甲状软骨内侧；

T_4：病变中度进展期或病变重度进展期；

　　T_{4a}：病变中度进展期：肿瘤侵透环状软骨或甲状软骨，和（或）侵及喉外组织（气管，颈部软组织如舌外肌、带状肌，甲状腺，食管）；

　　T_{4b}：病变重度进展期：肿瘤侵及椎前间隙，包裹颈总动脉，或侵及纵隔结构。

N——区域淋巴结（颈淋巴结）

临床 N 分期（cN）

N_x：区域淋巴结无法评估；

N_0：无区域淋巴结；

N_1：同侧单个淋巴结转移，最大直径 3 cm，ENE（-）；

N_2：同侧单个淋巴结转移，3～6 cm，ENE（-）；同侧多个淋巴结转移，最大直径 6 cm 以下，ENE（-）；或对侧或双侧淋巴结转移，最大直径 6cm 以下，ENE（-）；

　　N_{2a}：同侧单个淋巴结转移，3～6 cm，ENE（-）；

　　N_{2b}：同侧多个淋巴结转移，最大直径 6 cm 以下，ENE（-）；

　　N_{2c}：对侧或双侧淋巴结转移，最大直径 6cm 以下，ENE（-）；

N_3：转移淋巴结＞6 cm，ENE（-）；或任何淋巴结临床上有明显的 ENE（+）；

N_{3a}：转移淋巴结＞6 cm，ENE（-）；

N_{3b}：任何淋巴结临床上有明显的 ENE（＋）。

注：ENE，extranodalextention：淋巴结结外侵犯。

病理 N 分期（pN）

N_x：区域淋巴结无法评估；

N_0：无区域淋巴结；

N_1：同侧单个淋巴结转移，最大直径 3 cm，ENE（-）；

N_2：同侧单个淋巴结转移，3～6 cm，ENE（-）；或直径小于 3cm，ENE（＋）；或同侧多个淋巴结转移，最大直径 6 cm 以下，ENE（-）；或对侧或双侧淋巴结转移，最大直径 6cm 以下，ENE（-）；

N_{2a}：同侧单个淋巴结转移，直径小于 3cm，ENE（＋）；或同侧单个淋巴结转移，3～6 cm，ENE（-）；

N_{2b}：同侧多个淋巴结转移，最大直径 6 cm 以下，ENE（-）；

N_{2c}：对侧或双侧淋巴结转移，最大直径 6cm 以下，ENE（-）；

N_3：转移淋巴结＞6 cm，ENE（-）；或单侧淋巴结转移，直径大于 3cm，ENE（＋）；或单侧多发转移，对侧或双侧转移，ENE（＋）；

N_{3a}：转移淋巴结＞6 cm，ENE（-）；

N_{3b}：单侧淋巴结转移，直径大于 3cm，ENE（＋）；或单侧多发转移，对侧或双侧转移，ENE（＋）。

M——远处转移

M_0：无远处转移；

M_1：有远处转移。

3．TNM 分期标准

0 期：$TisN_0M_0$；

Ⅰ期：$T_1N_0M_0$；

Ⅱ期：$T_2N_0M_0$；

Ⅲ期：$T_3N_0M_0$；

　　　$T_{1～3}N_1M_0$；

Ⅳ A 期：$T_{4a}N_0M_0$；

　　　　$T_{4a}N_1M_0$；

　　　　$T_{1～4a}N_2M_0$；

Ⅳ B 期：T_{4b}，任何 N，M_0；

　　　　　任何 T，N_3，M_0；

Ⅳ C 期：任何 T，任何 N，M_1。

八、治疗

喉是人体重要的器官之一，喉癌的治疗应关注两个方面：①提高肿瘤的治愈率；②提高喉功能的保留率。喉功能包括三个方面：①呼吸功能；②语言功能；③吞咽保护功能。

喉癌的治疗主要有开放性外科手术治疗、内镜下手术治疗和放射治疗。放射治疗不破坏喉结构，对喉功能保护好，但肿瘤的治愈率低，远期放疗副反应也会影响患者的生活质量。对于部分早期病变，放疗的疗效与手术治疗相当，可以作为首选治疗方法之一。手术治疗对喉结构均有不同程度的破坏，影响喉功能。如声带切除和喉垂直部分切除术，破坏了声门结构，会导致声音嘶哑、声门狭窄、呼吸不畅等；喉声门上水平部分切除术因切除了会厌，吞咽保护功能受到影响，出现吞咽误吸等。因此，外科手术治疗在切除肿瘤的同时，还应考虑喉功能的保护（表2-6）。

声门上型喉癌和晚期声门癌的颈淋巴结转移率高，因此需同期行颈部治疗。

（一）喉癌的外科治疗

1. 声门型喉癌的治疗　早期声门型喉癌的治疗方案有多种，各有优势。原位癌（Tis）虽然肿瘤表浅，但放疗效果不好，可首选内镜下手术。

声门癌 T_1 病变可以选择单纯根治性放疗、内镜下激光手术切除或开放性喉裂开声带切除术。根治性放疗的优势在于可保护喉发音质量，发音质量可恢复至患病前，但前联合受侵的病变疗效会受影响，同时远期放疗不良反应会影响患者生活质量，如咽喉干痛、咽部不适、咽喉溃疡不愈等；内镜下激光手术的创伤小，通常无需气管切开，患者恢复快，但由于手术视野的限制，前联合不易显露，对于需要切除室带才能切除声带肿瘤的，喉内的创伤大于开放性手术。对于前联合受侵、肿瘤呈浸润生长的患者，开放性手术的治愈率更好，恢复期一般为1周。一侧声带病变累及对侧声带或双侧声带病变者（ T_{1b} ），可行环状软骨上部分喉切除 – 环舌骨会厌吻合术（supracricoid partial laryngectomy–cricohyoidoepiglottopexy，SCPL-CHEP）。

声门癌 T_2 病变的单纯放疗效果较手术治疗差，有显著性差异，应以手术治疗为主。外科手术通常采取喉垂直部分切除术，内镜下激光手术在视野显露充分的情况下，可以达到与开放性手术相当的切除范围，有术后恢复快的优势，但不能进行同期喉缺损的修复。前联合受侵的病变存在内镜不能充分暴露手术视野的问题，应慎重选择。

声门癌 T_3 病变以开放性手术为主，放疗作为术前、术后辅助治疗或姑息性治疗手段。手术方式以喉扩大垂直部分切除术、喉近全切除术和喉全切除术为主。喉扩大垂直部分切除术后，一般需要同期行喉缺损修复。

声门癌 T_4 病变通常需行喉全切除，必要时扩大切除喉外组织，一般均可达到肿瘤根治的目标。少数患者通过术前放疗后再行喉部分切除，可以保留喉功能。对喉外组织侵犯较重者，术后可以给予辅助放疗。

声门癌累及声门上区者，同期应行侧颈部探查或清扫术。

（1）内镜下手术 – 激光治疗（endoscopic laser surgery）：主要采用 CO_2 激光，由于组织能够完全迅速地吸收 CO_2 激光能量，并于数毫秒内产生蒸发，所以可以快速达到气化、切割、凝固的作用。CO_2 激光对 < 0.5mm 血管的止血作用好。术后水肿轻，避免了气管切开，符合现代"微创"外科原则，越来越受到重视，但适应证仍需明确。

手术切除组织包括：声带黏膜、声韧带和部分声带肌肉。

（2）喉裂开声带切除术（laryngofissure，cordectomy）：喉裂开声带切除术，顾名思义为喉裂开切除一侧声带及癌灶，是一种治疗早期喉癌的经典手术方法。肿瘤至前联合时，需切除前联合和相对应的甲状软骨，累及前联合时，需切除至对侧声带前端（约 2mm）；累及声带突者，需切除声带突至后联合；病灶较大者，需切除喉室、部分声门下和相应的深部肌肉。

手术适应证：声门型喉癌 T_{1a}。

（3）喉环状软骨上部分切除－环舌骨会厌吻合术（supracricoid partial laryngectomy- cricohyoidoepiglottopexy，SCPL-CHEP）：SCPL-CHEP 手术切除范围包括甲状软骨、环状软骨上的声门下、会厌根和双侧声带、喉室及室带，可切除一侧的杓状软骨，但必须保留至少一侧运动功能正常的环杓结构（即杓状软骨、环杓关节、环杓侧肌、环杓后肌、喉上神经和喉返神经），保留环状软骨的结构完整性。

手术适应证：声门癌侵及双侧声带（T_{1b}）；声门癌侵及对侧声带、室带、声门下等（T_2）；原发室带、喉室的声门上型喉癌，侵及对侧室带、喉室，可向声门区生长，但会厌未受侵犯（T_2）；病变范围同上，伴有一侧声带固定（T_3）。

（4）喉垂直部分切除术（vertical partial laryngectomy）：切除范围为一侧声带、喉室、室带及部分声门下区。如肿瘤接近或侵及前联合，需扩大切除前联合及相应的甲状软骨。如肿瘤侵及声门旁间隙至甲状软骨骨膜，需扩大切除甲状软骨板的前 2/3。

手术适应证：①肿瘤位于一侧的声门型 T_2 病变，侵及范围在声带、喉室、室带，声门下侵犯不超过 1.0cm；②声门上室带或喉室肿瘤，包括 T_1 病变及向下侵及声门区的 T_2 病变；③肿瘤侵及声门旁间隙导致声带固定的 T_3 病变。

喉垂直部分切除术后，一侧半喉结构的缺损影响术后的发音质量，放疗后手术创面的外露，特别是软骨面的外露，易发生组织坏死，通常需要修复。修复的方法有：单蒂带状肌瓣、双蒂带状肌瓣、舌骨带状肌瓣等。

2. 声门上型喉癌的治疗 早期声门上型喉癌同早期声门癌一样，可以选择单纯根治性放疗、内镜下激光或开放性手术切除。由于手术不破坏声门区，一般不影响发声质量，在吞咽保护功能恢复后，对患者生活质量的影响小于根治性放疗，因此，倾向外科手术。声门上型喉癌的手术需进行颈部清扫，因此，开放性手术和内镜下手术各有利弊。T_1 病变可行声门上水平部分切除术，手术切缘应在 5mm 以上。T_2 病变以声门上水平部分切除术为主，如肿瘤累及单侧声门区，应行声门上水平垂直部分切除术，如肿瘤累及双侧声门区，可行环状软骨上部分喉切除－环舌骨（舌根）吻合术（supracricoid partial laryngectomy- cricohyoidopexy，SCPL-CHP）。老年患者在会厌切除后，吞咽保护功能的恢复差，由此导致长期误吸，并会引起严重肺炎及心脑血管意外的发生，因此可选择单纯放疗。

声门上型喉癌 T_3 病变以开放性手术为主，放疗作为术前、术后辅助治疗或姑息性治疗手段。会厌前间隙受侵者，仍可行声门上水平部分切除术，需切除舌骨，必要时可以切除部分舌根组织；声门旁间隙受侵致声带固定者，部分患者可行声门上水平垂直部分切除术，累及环后区者，需行喉全切除术。老年患者（≥70 岁）的喉功能恢复差，不易克服术后呛咳，可选择喉近全切除术或全切除术。

声门上型喉癌 T_4 病变以喉全切除术为主，对声门上甲状软骨部分受侵者，如能保证足够安全界，可行喉部分切除，术后放疗。也可行术前放疗，如肿瘤显著缩小，选择喉部分切除术。放疗后的组织愈合能力降低，应注意避免手术并发症。

声门上型喉癌的颈部淋巴结转移率高，可发生于原发灶早期病变，因此需同期行侧颈部淋巴结清扫，必要时行双颈清扫，后面将详细阐述。

（1）喉声门上水平部分切除术（supraglottic horizontal partial laryngectomy）：常规声门上水平部分切除术要求切除会厌（包括会厌舌面黏膜）、会厌前间隙、杓会皱襞（杓状软骨及其黏膜保留）及室带。为手术进入方便及保证会厌前间隙的完整切除，需要切除舌骨及甲状软骨板上半部。当肿瘤侵及会厌谷及少许舌根，可以扩大切除部分舌根；当肿瘤累及梨状窝内侧壁，可切除部分梨状窝；当肿瘤侵及会厌前间隙，手术必须切除舌骨（图 2-18a，图 2-18b）。

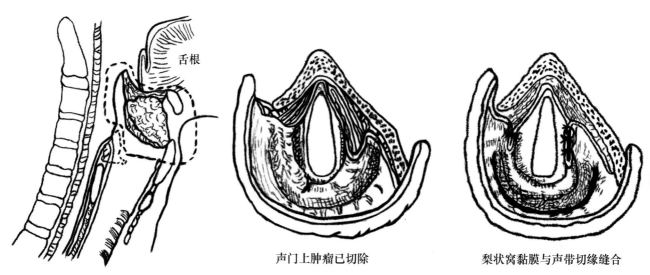

◆图 2-18a　喉声门上水平部分切除术　　　　　　　　◆图 2-18b　喉声门上水平部分切除术

声门上肿瘤已切除　　　　　　　　　　　梨状窝黏膜与声带切缘缝合

手术适应证：① T_1：会厌、室带病变，包括会厌舌面；② T_2：原发于会厌、室带的病变，肿瘤可以累及会厌谷、舌根黏膜、梨状窝内侧壁和一侧杓会皱襞而杓状软骨活动正常，但肿瘤未侵及喉室、声门区；③ T_3：侵及会厌前间隙和（或）甲状软骨上半部分局灶破坏。

（2）喉声门上水平垂直部分切除术（supraglottic horizonto-vertical partial laryngectomy）：喉声门上水平垂直部分切除是在水平切除声门上喉组织的基础上再垂直切除患侧声带和杓状软骨。手术切除范围为 3/4 的喉结构，主要包括会厌、会厌前间隙、杓会皱襞、室带及患侧声带和杓状软骨。因杓状软骨切除后声门区开放，需要对缺损区进行修复，以保证吞咽保护功能的恢复和改善发声质量。舌骨带状肌瓣简便易行，修复效果好，为最常使用的修复方法，该修复方法为中国医学科学院肿瘤医院首创（图 2-19）。

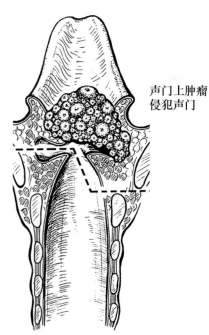

声门上肿瘤侵犯声门

手术适应证：声门上型喉癌向下侵及一侧声门区，杓状软骨运动正常（ T_2 ），或杓状软骨固定（ T_3 ）。同时有梨状窝或会厌前间隙侵犯，仍可用这一手术方式。

（3）喉环状软骨上部分切除 - 环舌骨（舌根）吻合术（supracricoid partial laryngectomy-cricohyoidopexy，SCPL-CHP）：手术切除范围包括甲状软骨、会厌、会厌前间隙及双侧室带、喉室、声带和环状软骨

◆图 2-19　喉水平垂直部分切除术

上的声门下区。一侧的杓状软骨受侵，需切除患侧的杓状软骨及相应的环杓侧肌和环甲肌；会厌前间隙受侵者，需切除舌骨做环状软骨舌根吻合术；会厌谷受侵，则需切除舌骨及部分舌根，做环状软骨舌根吻合术。

手术适应证：①声门上型喉癌 T_2 病变侵及声门区或（和）声门下区，包括前联合及对侧声带、室带，未侵及舌根和环状软骨；②上述病变侵及会厌前间隙（T_3）；③上述病变有单侧声带固定（T_3）；④上述病变侵犯甲状软骨（无甲状软骨外组织侵犯）（T_4）。

（4）全喉切除术（total laryngectomy）：无上述喉部分切除适应证者，均需全喉切除。全喉切除后，咽腔开放，需缝合咽腔，恢复食管，多采用 Y 字缝合。气管残端与胸骨上窝皮肤缝合造瘘恢复气道（图 2-20）。

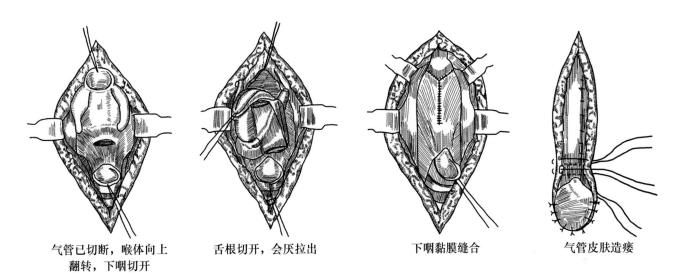

气管已切断，喉体向上 舌根切开，会厌拉出 下咽黏膜缝合 气管皮肤造瘘
翻转，下咽切开

◆图 2-20　全喉切除术

3. 声门下型喉癌的治疗　早期声门下型喉癌可选择喉垂直部分切除术、CHEP 或 THEP（tracheo hyoido epiglottopexy），但声门下型喉癌早期不易被发现，发现时多数为晚期，一般需喉全切除术。

4. 颈部治疗　颈部淋巴结复发是导致喉癌治疗失败的主要原因之一，因此喉癌的颈部治疗非常重要。声门上型喉癌因颈部淋巴结转移率高，N+ 者常规行同侧颈淋巴结清扫术，对侧颈部 N+ 者，需行双侧颈清扫；对侧颈部 N_0 者，如原发灶过中线，可直接行侧颈清扫术，如未过中线，可选择分区清扫，行 Ⅱ、Ⅲ 区清扫，或术中取 Ⅱ、Ⅲ 区可疑转移淋巴结做冰冻病理检查，如有转移，行侧颈清扫术。声门型喉癌未累及声门上区者（T_1），侧颈部淋巴结转移率低，不需对 N_0 患者常规做颈清扫术，但应常规行喉前淋巴结清扫；对累及声门上区者（T_2 以上），可参照声门上癌的处理原则。声门下型喉癌的颈淋巴结清扫要包括 Ⅵ 区。

喉癌颈部淋巴结转移的部位主要在 Ⅱ 和 Ⅲ 区，其次 Ⅳ 区，Ⅰ 和 Ⅴ 区转移很少。因此，N_1 以下者，清扫范围包括 Ⅱ、Ⅲ、Ⅳ 区，即侧颈清扫术。N_2、N_3 患者的清扫范围需包括 Ⅴ 区。传统颈淋巴结清扫术需切除胸锁乳突肌、颈内静脉、副神经等组织，近 20 年的观察证实，手术需扩大切除粘连及受侵的组织，正常神经、血管、肌肉等组织均可以保留，但要彻底清除清扫范围内的淋巴结和脂肪组织。

表 2-6　喉癌原发灶手术治疗方案

部位	T	肿瘤侵犯范围	治疗方案
声门上型	T_1	肿瘤侵犯舌骨上会厌或舌骨下会厌或室带	喉声门上水平部分切除；激光治疗
	T_1	室带或杓状软骨	喉垂直部分切除
	T_2	会厌及室带	喉声门上水平部分切除
	T_2	室带肿瘤侵及声门区，声带活动	喉垂直（扩大垂直）部分切除
	T_2	肿瘤侵及声门上一个亚区以上，已侵及声门区或声门上区以外，如舌根、会厌谷、梨状窝内壁黏膜，声带活动	喉声门上水平垂直部分切除；以上手术＋口咽或下咽局部切除；喉环上部分切除（肿瘤尚在喉内）
	T_3	声门上肿瘤侵及声门区，声带固定	喉声门上水平垂直部分切除；喉环上部分切除；喉次全切除术；喉全切除术
	T_3	肿瘤侵及会厌前间隙及声门区	喉声门上水平部分切除
	T_3	声门上肿瘤侵及舌根及声门区，声带固定	喉声门上水平垂直部分切除＋舌根部分切除；喉次全切除术；喉全切除术
	T_3	肿瘤侵及环后区	喉全切除术＋下咽部分切除术
	T_4	肿瘤侵及甲状软骨，甲状腺，颈部软组织或食管	喉全切除术＋相应器官扩大手术
声门型	T_{1a}	一侧声带表浅肿瘤	激光治疗；喉裂开；声带切除
	T_{1b}	双侧声带肿瘤，前联合受侵，声带活动正常	激光治疗；喉额侧部分切除；喉声门水平部分切除术；喉环上部分切除
	T_2	声带肿瘤，侵及声门上或声门下	喉垂直部分切除；声门水平喉部分切除术；喉环上部分切除
	T_3	一侧声带肿瘤，杓状软骨固定	喉扩大垂直部分切除；喉声门水平部分切除术；喉环上部分切除
	T_4	肿瘤侵犯甲状软骨、颈部软组织、咽部、气管或甲状腺	喉全切除术＋相应器官扩大手术；喉次全切除术
声门下型	$T_{1\sim2}$	声门下肿瘤，声带活动或受限	喉部分切除术
	$T_{3\sim4}$	声带固定或已有喉外侵犯	喉全切除术＋相应器官扩大手术

5. 术后并发症

（1）创口感染：喉手术为Ⅱ类伤口，需应用抗生素，同时伤口需充分引流。先期气管切开和大剂量放疗的患者更需加以重视，因为创口感染会导致咽瘘。

（2）咽瘘和喉瘘：主要见于喉全切除术者，大多发生在术后1周左右。咽瘘的发生原因有很多讨论，主要在于手术缝合和伤口内死腔，放疗可降低组织愈合能力，可能增加咽瘘的发生。

（3）误吸：表现为进食呛咳。在喉结构破坏后，特别是会厌和杓状软骨的缺失，喉的吞咽保护功能受影响，吞咽时出现食物进入呼吸道，引发呛咳。主要见于喉声门上水平部分切除术、声门上水平垂直部分切除术、环状软骨上部分切除术的患者。但绝大多数可以经过进食训练，恢复经口进食。以中国医学科学院肿瘤医院头颈部外科治疗的患者为观察研究对象，我们发现只有少数患者会因呛咳不能耐受，需要做喉全切除术。

（4）喉狭窄：多见于声门区受侵的患者。手术后喉的前后径缩短、瘢痕粘连、修复的组织过大、双侧构状软骨固定等，均可造成喉狭窄，发生喉狭窄的患者通气量不足，不能撤除气管套管。

（5）肺部感染：较少见，多由误吸造成，主要为年老体弱者，应加强气道护理。

（6）气管造瘘口狭窄：喉全切除术后造瘘口应切除一块 2～2.5 cm 的圆形皮肤，将气管拉开缝合，可以避免狭窄。

（二）放射治疗

1. 单纯放射治疗原则

（1）$T_1N_0/T_2N_0M_0$ 可首选根治性放射治疗。

（2）低分化癌或未分化癌可首选放射治疗。

2. 计划性术前放射治疗或放、化疗综合治疗的指征

（1）病变广泛，无根治性手术适应证，通过术前放疗或放、化疗综合治疗，可能达到根治性手术指征者（主要为 T_4N_0 或 N+）。

（2）符合术前放射治疗或放、化疗综合治疗临床研究计划入组条件者。

3. 术后放射治疗的指征

（1）手术后切缘不净、残存或外科安全界不够。

（2）T_4 患者。

（3）有周围神经或血管或淋巴管受侵。

（4）广泛性的淋巴结转移或淋巴结包膜外受侵。

（5）治疗前行气管切开者。

4. 放射治疗的相对禁忌证

（1）肿瘤组织或周围组织明显水肿。

（2）肿瘤或周围组织有广泛坏死或严重感染者。

（3）肿瘤阻塞气道，有明显的吸气性呼吸困难者。

九、预后

喉癌患者的 5 年生存率总体约在 75%。一般认为影响预后的不良因素包括：老年患者、肿瘤分化不良、肿瘤分期晚、手术安全切缘不够、治疗方案选择不当等。喉癌的预后与肿瘤分期和治疗方法密切相关，分期越早预后越好，外科手术治疗患者的预后优于其他治疗方法。美国的统计数据显示，20 世纪 70～90 年代，在美国全身肿瘤治疗后 5 年相对生存率上升的同时，喉癌的生存率却呈下降趋势。对比喉癌的治疗方法，研究者发现在这一时期中，喉癌的外科治疗病例数下降，而放化疗的病例数急剧上升，这一现象提示喉癌生存率下降可能与以放化疗为主要治疗手段相关。另外，内镜下激光手术治疗喉癌不仅要掌握好手术适应证，还要求有较高的技术操作水平。临床接诊患者资料统计数据表明，激光手术后复发

患者的比例较高。喉癌不同分期及类型的患者采用放射治疗或外科手术治疗后 5 年生存率的统计数据见表 2-7。

表 2-7　喉癌治疗后 5 年生存率

分期	声门上型		声门型	
	放射治疗	外科	放射治疗	外科
Ⅰ 期	70% ~ 85%	85% ~ 90%	70% ~ 90%	90% ~ 95%
Ⅱ 期	50% ~ 60%	70%	60% ~ 70%	70% ~ 80%
Ⅲ 期	30% ~ 40%	60%	40%	60% ~ 70%
Ⅳ 期	10% ~ 25%	40%	20% ~ 30%	40% ~ 50%

（倪　松　刘文胜　徐震纲）

第三章

胸 部 肿 瘤

第一节 食 管 癌

一、概述

食管癌是人类最为常见的恶性肿瘤之一。不同地区、种族、性别和不同时期食管癌发病率和死亡率不同。自伊朗北部经中亚延伸至我国华北地区的食管癌高发区形成食管癌高发带，其病理类型以鳞癌为主，而欧美等低发区以腺癌为主。男性食管癌较女性更为多见，男女发病比例为（3~4）:1。

2015 年美国《癌症》杂志在线发布 WHO 国际癌症研究所的预测数据：估计 2012 年全世界新发食管癌病例 455 800 例，死亡 400 200 例。同年《中国肿瘤》杂志发表国家癌症中心肿瘤登记数据，估计 2011 年中国食管癌发病人数 291 238 例，死亡 218 957 例。发病率与死亡率分别为 21.62/10 万和 16.25/10 万，发病与死亡分别位居恶性肿瘤的第 6 位和第 4 位。按性别统计，我国男性食管癌发病人数 205 560 例，女性发病 85 678 例，男女发病率分别为 29.76/10 万和 13.05/10 万；男女死亡人数分别为 154 587 例和 64 370 例，死亡率分别为 22.38/10 万和 9.8/10 万。男女食管癌发病率分别居于恶性肿瘤的第 4 位和第 6 位，而死亡率均为第 4 位。我国食管癌不同于西方国家，病理组织学类型一直以鳞癌为主，而西方国家自 20 世纪 70 年代始，食管腺癌的发病率显著上升并超过食管鳞癌。

二、危险因素

到目前为止，食管癌的确切病因尚未阐明。普遍认为，食管癌的发生发展是多因素（环境、物理、化学、生物因素等）与宿主遗传因素（基因变异、遗传易感等）长期相互作用的结果。已发现的食管癌危险因素包括：

1. 环境因素 我国的华北太行山区，包括河南林州、河北磁县、山西阳城等十几个县市，以及陕豫鄂秦岭和鄂豫皖大别山（以陕西、河南、湖北三省交界的秦岭东部山区形成一个不规则的同心圆）为食管癌的高发地区，而我国云南省食管癌发病最低。不同地域食管癌发病率差异显著可能与一定地域内地表所含物质、饮水、食物等环境因素相关。

2. 造成食管慢性炎症的因素 反流性食管炎、食管憩室、食管贲门失弛缓症、食管腐蚀性损伤、食管狭窄等均可造成食管慢性炎症。另外，饮酒、吸烟、食用酸菜、腌制食品、不按时就餐、生活条件差、进食过快、喜食酸、辣、烫等刺激性强的食物，也可导致食管慢性炎症的发生，使罹患食管癌风险增大。增加蔬菜水果摄入似可降低食管癌的发病，但这种有利作用仍无法抵消烟酒等不利因素所造成的负性影响。研究发现，欧美国家食管腺癌发病率高与西方人种反流性食管炎发病率高相关。

3. 亚硝胺及多环芳烃 N-亚硝基化合物对动物有较强致癌作用，其前体物质为硝酸盐、亚硝酸盐和胺类。多环芳香烃（polycyclic aromatic hydrocarbons，PAH）也是一类具有诱癌作用的化合物。调查发现我国食管癌高发区的饮用水、霉变食物中硝酸盐与亚硝酸盐含量显著增高。同时在高发区的腌菜中还发现致癌化合物苯并芘和其他多环芳香烃化合物。

4. 遗传因素 食管癌的发生有家族聚集现象。我国林县的队列研究也发现，一级亲属中患有食管癌，可增加 32% 发生食管鳞癌的风险。这就表明如果亲代患有食管癌，其子代罹患食管癌的风险增高。但在高发区食管癌的遗传度差别很大（18%～93%），提示在共同环境暴露的情况下，易感基因对食管癌的发生发挥重要作用。

5. 其他 某些生物因素如人乳头状瘤病毒（human papillomavirus，HPV）、幽门螺杆菌与食管癌的关系有待更多探讨。

三、病理学

（一）食管癌的组织学分型

1. 鳞状细胞癌 最多见。我国食管癌 95% 以上为鳞癌。

2. 腺癌 欧美西方国家以此类型为主。好发于远端食管及食管胃连接处，多继发于 Barret 食管。

3. 未分化癌 较少见，但恶性程度高。

（二）大体分型

大体分型指对原发瘤大体标本外观形态学的肉眼分型。在食管癌发展过程中，形态学有明显改变，分为早期及晚期两型。

1. 早期 我国定义的早期食管癌指原位癌及无淋巴结转移的早期浸润（T_1），共分四型：①隐伏型：食管黏膜轻度充血、粗糙，依靠组织细胞学检查确诊，此型均为原位癌，是食管癌最早期的大体表现；②糜烂型：食管黏膜表面浅表糜烂，边界清楚，大小、形状不等，呈地图状。肿瘤发展较第一型发展晚；③斑块型：食管黏膜轻度隆起，高低不平，黏膜皱襞消失，边界清楚，肿瘤发展较前两型晚；④乳头型：如乳头状向腔内突起，癌细胞分化程度较好，是早期食管癌的晚期类型。以糜烂型和斑块型最为常见。

2. 中晚期 分为髓质型、蕈伞型、溃疡型、缩窄型及腔内型：①髓质型：最常见的类型，食管明显增厚，灰白如同脑髓质，同时向食管内外部生长，常累及食管全周，形成管腔内缩窄、梗阻；②蕈伞型：瘤体多仅累及部分食管壁，呈椭圆形，向腔内凸出，扁平状生长，边缘突起外翻，表面有溃疡；③溃疡型：食管壁上深、大溃疡，以外侵为主，管腔阻塞不明显；④缩窄型：纤维组织增生，导致食管环形或短管形狭窄；⑤腔内型：瘤体呈管腔内巨大包块，可有蒂，息肉状，食管壁浸润不明显。

四、临床表现

（一）早期食管癌症状

早期食管癌症状轻微，较少引起患者重视，多为诊断食管癌后回顾病情时提到。一些有特征性的症状有：①吞咽时胸骨后不适、烧灼感或针刺样轻微疼痛，尤以进食粗硬、过热或刺激性食物为著，症状时轻时重，经药物治疗后可暂时缓解，但易反复，可达数月至数年；②食物通过时缓慢或有滞留感，或有异物贴附在食管壁上的感觉，或咽喉部异物感，有时有轻微梗噎感。3%～8% 的早期食管癌患者无任何感觉。

（二）中晚期食管癌症状

进展期食管癌因肿瘤生长浸润造成管腔狭窄而出现食管癌的典型症状，可表现为：①进行性吞咽困难；②胸骨后疼痛；③呕吐；④贫血、体重下降。晚期食管癌症状与肿瘤压迫、浸润周围组织器官或远处转移有关，表现为：①压迫气管可以引起刺激性咳嗽和呼吸困难，发生食管气管瘘时可出现进食呛咳、发热、脓臭痰等，产生肺炎或肺脓肿；②侵犯喉返神经可引起声音嘶哑；③侵犯膈神经可致膈神经麻痹，产生呼吸困难和膈肌反常运动；④肿瘤溃破或侵犯大血管可引起纵隔感染和致命性的大呕血；⑤肿瘤远处转移可引起肝肿大、黄疸、腹部包块、腹腔积液、骨骼疼痛、皮下结节等；⑥恶病质，表现为极度消瘦和衰竭。

五、诊断

（一）实验室检查

1. 血、尿、粪常规等　食管癌患者病变处可有出血，通过血常规可了解患者有无贫血，粪潜血检查还能发现有无出血情况存在。

2. 血液生化检查　尚无特异性血液生化检查。食管癌患者若出现血液碱性磷酸酶（ALP）、门冬氨酸氨基转移酶（AST）、乳酸脱氢酶（LDH）或胆红素升高需考虑肝转移；血液 ALP 或血钙升高需考虑骨转移。

3. 血清肿瘤标志物检查　尚无食管癌特异的肿瘤标志物。血清癌胚抗原（CEA）、鳞癌相关抗原（SCC）、组织多肽抗原（TPA）、细胞角质素片段 19（cyfra21-1）等，可用于食管癌的辅助诊断、疗效监测，尚不能用于食管癌的早期诊断。

（二）影像学检查

影像学检查是食管癌诊断与分期的主要手段，包括 X 线钡餐造影、纤维胃镜（包括超声内镜）、CT、B 超、全身骨扫描、脑部磁共振成像（MRI）、全身 PET-CT 等。胸部 / 腹部 CT+ 超声内镜（EUS）主要用于 T 分期，B 超与增强 CT 或 E-BUS 用于 N 分期，而脑 MRI、骨扫描或全身 PET-CT 用于 M 分期。

1. X 线钡餐造影　食管钡餐造影目前仍是诊断食管病变的一个既简便又实用的检查方法。通过该检查可明确病变在食管腔内的部位、长度、范围、性质及与周围器官的关系，有助于临床分期及治疗方法的选择。

（1）早期食管癌的食管钡餐造影表现：①黏膜皱褶线中断、迂曲、增粗或排列混乱；②小溃疡龛影；③小充盈缺损；④局限性管壁发僵或有钡剂滞留。由于病变轻微，X 线钡餐检查在早期病例中的阳性率仅为 70% 左右。因此，如果钡餐检查阴性，并不能排除早期食管癌的可能。通常需做食管镜检查以进一步明确。

（2）中晚期病变在钡餐造影时的表现明显：①管腔不规则改变伴充盈缺损；黏膜皱襞消失、中断、排列混乱与破坏；②管壁僵硬与狭窄；③溃疡龛影；④病变段食管周围软组织影；⑤巨大充盈缺损和管腔增宽（腔内型食管癌）；⑥病变段以上食管扩张。中晚期食管癌依据造影的表现可以分为五种类型：①髓质型：以黏膜破坏和充盈缺损及软组织影为主要表现；②蕈伞型：造影显示为突入管腔内的充盈缺损，常只侵犯部分管壁，伴有黏膜破坏，但管腔不狭窄；③溃疡型：表现为较大的不规则龛影和黏膜破坏，通常管腔狭窄不明显，溃疡型患者易合并食管穿孔，造影检查可见造影剂溢出食管腔外，通常可见气液平；④缩窄型：病变常侵及食管壁全周，管壁僵硬，呈现中心型狭窄，狭窄上方食管明显扩张；⑤腔内型：表现为突入腔内的较大的息肉状充盈缺损伴有黏膜破坏和小龛影，局部管腔扩张增宽。

2. CT 检查　由于食管周围有一层脂肪包绕，所以以 CT 扫描能够清楚地显示食管壁的厚度和外形，以及食管与邻近纵隔器官的关系。CT 作为食管癌的术前常规检查，主要用于食管癌临床分期、可切除性评估、手术入路的选择和术后随访。CT 在评价肿瘤局部生长情况、显示肿瘤外侵范围及其与邻近结构的关系、有无纵隔或有无腹腔淋巴结转移方面具有优越性，但对于早期食管癌诊断价值不高。食管癌 CT 检查的主要目的为：

（1）判定肿瘤局部生长情况：食管病变可腔内或腔外、全周或偏心生长，造成管腔狭窄，出现部分或完全闭塞。根据肿瘤与周围纵隔组织、器官的脂肪间隙是否清晰可判定肿瘤有无外侵。

（2）判定有无气管支气管受侵：若气管或支气管明显受压、脂肪间隙消失，甚至出现气管支气管形态异常，管腔狭窄，提示气管或支气管受侵。

（3）判定有无主动脉受侵：肿瘤与主动脉相邻处脂肪间隙消失，食管病变包绕主动脉圆周角度≥90°提示主动脉受侵。而若相邻处脂肪间隙存在，接触面所占圆周角≤45°，则提示主动脉未受侵。

（4）判定有无心包受侵：若肿瘤与心脏相邻部位正常脂肪间隙消失，出现心包积液则提示心包受侵。

（5）判定有无纵隔或腹腔淋巴结转移：若肿大淋巴结直径≥1 cm或短径/长径≥0.5提示转移可能。

（6）判定有无其他脏器转移：如肺内出现多发结节影或肝内出现边缘强化的低密度区则分别提示肺转移或肝转移。

3. 超声检查　食管癌患者常规做颈部、腹部超声检查，主要用于观察有无颈部淋巴结转移，有无腹腔脏器及淋巴结转移。

4. MRI检查　MRI有较好分辨各种组织结构，易于冠状面、矢状面及横断面扫描的特点，因而有时用于显示食管肿瘤大小、侵犯范围，判定与邻近脏器关系、有无淋巴结转移等。MRI显示食管周围脂肪间隙较CT更为清楚。肿瘤在T_1加权像呈中等信号，T_2加权像呈中高信号。但MRI通常用于检查食管癌患者有无脑转移，而不作为食管本身病变的首选或常规检查。

5. 全身骨扫描　主要用于判断有无骨转移。

6. PET-CT检查　在评价远处转移、发现早期食管癌和评估化放疗效果方面优于CT。对N分期准确率达90%，M分期准确率达84%。

（三）细胞、组织病理学检查

1. 纤维胃镜检查　是食管癌诊断必不可少的检测项目。纤维胃镜与CT结合是诊断食管癌的最佳组合，尤其是超声内镜的应用。早期食管癌尤其是癌前病变与正常黏膜差异轻微，常规内镜下表现不明显，极易漏诊，通过不断改进、完善内镜设备及检查技术，如通过碘染色等手段使内镜诊断早期食管癌的能力显著提高。中晚期食管癌已形成明显肿块、深在性溃疡或管腔狭窄，内镜诊断一般无困难。

2. 食管超声内镜检查（EUS）　普通纤维光学食管镜只能看到食管腔内的病变，无法判断病变浸润食管壁的深度以及外侵程度；而食管EUS不仅能够观察食管腔内病变，而且还可以判断食管壁浸润深度和外侵程度。食管EUS在早期食管癌的诊断和T、N分期方面有无可替代的优势，具体表现为：①可以精确测定病变浸润食管管壁内的深度，准确率达90%；②判定食管外淋巴结转移，敏感性为85%~95%，特异性为50%~60%；③区别病变位于食管壁内还是壁外，判断肿瘤外侵程度方面的准确性为71%~98%。不过EUS也存在不足：①探测范围仅限于食管或胃邻近区域；②探头与食管壁之间不能存在干扰超声的结构如气体；③病变段食管狭窄严重时探头无法通过。

3. 脱落细胞学检查　常见的方法有食管拉网法、海绵球法、灌洗液检查法等，目前已被内镜检查取代。

（四）鉴别诊断

1. 食管其他恶性肿瘤　食管其他恶性肿瘤罕见，包括食管癌肉瘤、食管肉瘤样癌、原发性食管黑色素瘤、原发性食管恶性淋巴瘤、食管平滑肌肉瘤、食管恶性胃肠道间质瘤及食管转移瘤等。

（1）食管癌肉瘤：为两种或两种以上的组织所构成。癌肉瘤基本有两种肉眼类型，即息肉型和浸润型，息肉型占绝大多数。息肉样肿物大小不一，多数有蒂，蒂长短不一，多数在1 cm以下。肿瘤表面多覆以萎缩的鳞状上皮。

（2）食管肉瘤样癌：为一种上皮细胞来源的肿瘤成分的变异，细胞呈梭形。有观点认为梭形细胞是由癌细胞分化而来，也有观点认为梭形细胞的形成是瘤床间质对癌组织的一种反应。

（3）原发性食管黑色素瘤：原发性食管黑色素瘤很少见。肉眼可见食管黏膜面呈息肉状、结节状或分叶状肿物。多数有蒂与食管相连，向管腔内生长。肿瘤常较局限，累及肌层以内，很少穿透食管壁。

（4）原发性食管恶性淋巴瘤：原发于食管的恶性淋巴瘤非常少见，食管除可发生一般霍奇金及非霍奇金淋巴瘤外，也可发生粒细胞肉瘤或白血病浸润以及良性淋巴组织增生等。食管壁肿物常呈弥漫性增厚，病变常累及食管全周，管壁明显增厚。

（5）食管平滑肌肉瘤或恶性间质瘤：食管平滑肌肉瘤较胃肠道肉瘤少见，肉眼有两种类型，即息肉型和浸润型，以息肉型为多。

（6）食管壁的转移瘤：肉瘤及癌都可以转移到食管，但前者极罕见。肺、胃、前列腺、子宫以及乳腺等肿瘤可通过淋巴道或血行发生单一或多结节性食管转移。食管周围器官癌可以直接侵及食管，如喉、肺以及胃等癌可以直接浸润扩展或发生食管周围淋巴结转移后再扩展到食管。

2. 食管良性肿瘤和瘤样病变　食管良性肿瘤和瘤样病变主要有食管平滑肌瘤或良性间质瘤，还有食管鳞状上皮乳头状瘤、食管腺瘤、食管息肉、食管囊肿、食管脂肪瘤、食管血管瘤和食管颗粒细胞瘤等。

（1）食管平滑肌瘤或良性间质瘤：平滑肌瘤是食管良性肿瘤中最多见者，主要为壁在性病变，也可向腔外生长。食管钡餐造影呈圆形、卵圆形的壁在性肿物，大小不一，管腔偏心性狭窄，边缘光滑锐利。

（2）其他壁在性肿物：如血管瘤、脂肪瘤等的食管造影所见与平滑肌瘤相仿。

（3）食管囊肿：食管囊肿大小不一，常位于食管中下段的食管壁内，有时可以向内或向外突出，一般潴留性囊肿多见，可为圆形、豌豆形、表面光滑。其他的食管囊肿为先天性的，如畸胎瘤、上皮样囊肿、食管腮腺性囊肿或体腔囊肿，均少见。

（4）食管息肉：食管息肉常发生于食管下段，可能与反流性食管炎相关。是一种腔内的息肉状带蒂的病变，由纤维、血管或脂肪组织构成，表面被覆正常的食管黏膜。

3. 食管良性病变

（1）消化性食管炎：食管钡餐造影示食管下段痉挛性收缩，黏膜增粗或模糊，有糜烂或小溃疡时可有小的存钡区或龛影。炎症病变后期纤维化可出现管腔狭窄，边缘光整或呈锯齿状，但食管仍有一定的舒张度，病变的形态在不同时相有一定变化，病变与正常食管间的移行带不清楚，常伴有食管裂孔疝和胃-食管反流现象。

（2）贲门失弛缓症：需与少数食管下段的浸润癌相鉴别。贲门失迟缓症的狭窄段通常呈对称性狭窄，管壁光滑，呈漏斗状或鸟嘴状，症状时轻时重，用解痉挛药可缓解梗阻症状，其近端食管扩张明显，常有大量食物潴留、食管黏膜无破坏。

（3）食管良性狭窄：有误服强酸或强碱的病史，病变部位多在食管的生理狭窄区的近端，以食管下段最多见，食管管腔长段狭窄，边缘光整或呈锯齿状，管壁僵硬略可收缩，移行带不明显。

（4）食管静脉曲张：患者多有肝硬化病史，无吞咽困难症状。造影表现为息肉样充盈缺损，重度病变黏膜增粗呈蚯蚓状或串珠状，但食管壁柔软，有一定的收缩或扩张功能，无梗阻的征象，曲张静脉所造成的充盈缺损在不同的观察时相有一定的变化。

（5）外压性改变：纵隔肿大淋巴结、大血管病变或变异及其他纵隔内病变均可造成食管受压狭窄，一般其边缘光整，局部黏膜平整，无破坏征象。

六、食管癌的 TNM 分期

食管癌的最新分期系统采用美国癌症分期联合委员会（American Joint Committee on Cancer Staging，AJCC）制定的 TNM 分期系统（第 8 版）。

（一）T、N、M、G 分期的定义

1. T——原发肿瘤

T_x：原发肿瘤不能确定。

T_0：无原发肿瘤证据。

Tis：重度不典型增生。

T_1：肿瘤侵犯黏膜固有层、黏膜肌层或黏膜下层。

T_{1a}：肿瘤侵犯黏膜固有层或黏膜肌层。

T_{1b}：肿瘤侵犯黏膜下层。

T_2：肿瘤侵犯食管肌层。

T_3：肿瘤侵犯食管纤维膜。

T_4：肿瘤侵犯食管周围结构。

T_{4a}：肿瘤侵犯胸膜、腹膜、心包或膈肌，可手术切除。

T_{4b}：肿瘤侵犯其他邻近结构，如主动脉、椎体、气管等，不能手术切除。

2. N——区域淋巴结

N_x：区域淋巴结转移不能确定。

N_0：无区域淋巴结转移。

N_1：1～2 枚区域淋巴结转移。

N_2：3～6 枚区域淋巴结转移；淋巴结转移。

N_3：≥7 枚区域淋巴结转移。

注：必须将转移淋巴结数目与清扫淋巴结总数一并记录。

3. M——远处转移

M_0：无远处转移。

M_1：有远处转移。

4. G——肿瘤分化程度

G_x：分化程度不能确定（按 G_1 分期）。

G_1：高分化癌。

G_2：中分化癌。

G_3：低分化癌。

（二）食管癌的分段

第 8 版分期系统以肿瘤中心在食管的位置对食管癌的部位进行解剖界定，具体指标为内镜下测量的肿瘤上缘至上颌中切牙的距离（cm）（图 3-1）。

1. 颈段食管　上接下咽（食管上括约肌）至食管胸廓入口（胸骨切迹），内镜下测量距上颌中切牙

15～20cm。

2. 胸上段食管 胸廓入口至奇静脉弓下缘水平，内镜下测量距上颌中切牙 20～25cm。

3. 胸中段食管 奇静脉弓下缘水平至下肺静脉水平，内镜下测量距上颌中切牙 25～30cm。

4. 胸下段食管 下肺静脉水平至食管下括约肌，内镜下测量距上颌中切牙 30～40cm。

5. 食管胃交界部（esophagogastric junction，EGJ） 对于有争议的 EGJ 肿瘤，第 8 版分期系统也做了进一步的修订与简化，即 EGJ 肿瘤的 2cm 原则：肿瘤中心位于食管胃解剖交界以下 2cm 内（含 2cm），均按食管癌进行分期；肿瘤中心位于食管胃解剖交界以下 2cm 以远，则按胃癌进行分期。

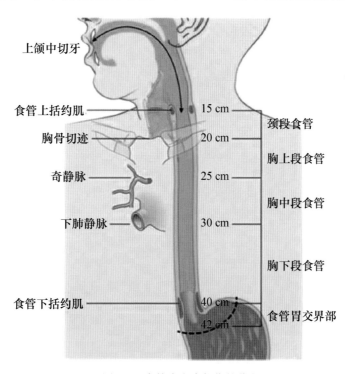

◆图 3-1 食管癌发病部位的分段

（三）区域淋巴结的定义

第 8 版分期系统关于区域淋巴结定义的修定体现了简单化、具体化和分组化的特点：将第 7 版的 1 组（锁骨上淋巴结）细分为 1L（左锁骨上淋巴结）与 1R（右锁骨上淋巴结）；取消了原 3P（后纵隔淋巴结），代之为 8U（上段食管旁淋巴结）；为避免混淆，将下段食管旁淋巴结编码由 8L 修订为 8Lo（Lower）；将第 7 版的 9 组（下肺韧带淋巴结）也细分为 9L（左下肺韧带淋巴结）与 9R（右下肺韧带淋巴结）；腹腔区域淋巴结较第 7 版定义无变化。见表 3-1。

表 3-1 AJCC 第 8 版食管癌分期系统区域淋巴结编码与名称

编码	名称	区域
1L	左锁骨上淋巴结	颈区
1R	右锁骨上淋巴结	颈区
2L	左上气管旁淋巴结	上纵隔区

续表

编码	名称	区域
2R	右上气管旁淋巴结	上纵隔区
8U	上段食管旁淋巴结	上纵隔区
4L	左下气管旁淋巴结	上纵隔区
4R	右下气管旁淋巴结	上纵隔区
5	主肺动脉窗淋巴结	上纵隔区
6	前纵隔淋巴结	上纵隔区
7	隆突下淋巴结	下纵隔区
8M	中段食管旁淋巴结	下纵隔区
8Lo	下段食管旁淋巴结	下纵隔区
9L	左下肺韧带淋巴结	下纵隔区
9R	右下肺韧带淋巴结	下纵隔区
10L	左气管支气管淋巴结	下纵隔区
10R	右气管支气管淋巴结	下纵隔区
15	膈肌淋巴结	下纵隔区
16	贲门旁淋巴结	腹区
17	胃左动脉淋巴结	腹区
18	肝总动脉淋巴结	腹区
19	脾动脉淋巴结	腹区
20	腹腔干淋巴结	腹区

（四）TNM 分期的定义

TNM 分期定义一直是 AJCC 食管癌分期系统的重要内容，对判断食管癌患者的病期与预后、指导治疗方式的选择、促进国际食管癌防治研究的交流发挥着关键作用。与第 7 版相比，第 8 版分期系统的一个重要修订便是增加了临床分期（cTNM 分期）与新辅助治疗后病理分期（ypTNM 分期）。因此，第 8 版食管癌分期系统就包括了病理分期（pTNM 分期）、ypTNM 和 cTNM。

1. 食管鳞状细胞癌 pTNM 分期主要修订内容

0 期：无改变（Tis）。

Ⅰ期：根据 T 分期及 G 分期分为 ⅠA 及 ⅠB 期。

ⅠB、ⅡA、ⅡB 期：对于 $T_2N_0M_0$ 肿瘤，若肿瘤为 G_1 归为 ⅠB 期，$G_{2\sim3}$ 则归为 ⅡA 期；$T_3N_0M_0$ 根据肿瘤位置和分化程度归入 ⅡA ~ ⅢA 期。

Ⅲ期：对Ⅲ期进行了重新定义与分组，取消了第 7 版的ⅢC 期，仅分为ⅢA 期和ⅢB 期。

Ⅳ期：新分为ⅣA 期和ⅣB 期，第 7 版部分ⅢC 期归为ⅣA 期，第 7 版Ⅳ期定义为ⅣB 期。

具体见表 3-2。

表 3-2 食管鳞癌的 TNM 分期

T	G	N0 (L)	N0 (U/M)	N1	N2	N3	M1
Tis		O					
T1a	G1	IA	IA	IIB	IIIA	IVA	IVB
T1a	G2-3	IB	IB	IIB	IIIA	IVA	IVB
T1b		IB	IB	IIB	IIIA	IVA	IVB
T2	G1	IB	IB	IIIA	IIIB	IVA	IVB
T2	G2-3	IIA	IIA	IIIA	IIIB	IVA	IVB
T3	G1	IIA	IIA	IIIB	IIIB	IVA	IVB
T3	G2-3	IIA	IIB	IIIB	IIIB	IVA	IVB
T4a		IIIB	IIIB	IIIB	IVA	IVA	IVB
T4b		IVA	IVA	IVA	IVA	IVA	IVB

2. 食管腺癌 pTNM 分期主要修订内容

0 期：无改变（Tis）。

Ⅰ期：根据 T 分期及 G 分期细分为ⅠA、ⅠB 和ⅠC 期。

Ⅱ期：$pG_3T_2N_0M_0$ 仍为ⅡA 期，$pT_1N_1M_0$ 与 $T_3N_0M_0$ 均定义为ⅡB 期。

Ⅲ期：对Ⅲ期进行了重新定义与分组，取消了第 7 版的ⅢC 期，仅分为ⅢA 期和ⅢB 期；第 7 版部分ⅡB 期归为ⅢA 期。

Ⅳ期：新分为ⅣA 期和ⅣB 期，第 7 版部分ⅢC 期归为ⅣA 期，第 7 版Ⅳ期定义为ⅣB 期。

具体见表 3-3。

表 3-3 食管腺癌的 TNM 分期

T	G	N0	N1	N2	N3	M1
Tis		O				
T1a	G1	IA	IIB	IIIA	IVA	IVB
T1a	G2	IB	IIB	IIIA	IVA	IVB
T1a	G3	IC	IIB	IIIA	IVA	IVB
T1b	G1	IB	IIB	IIIA	IVA	IVB
T1b	G2	IB	IIB	IIIA	IVA	IVB
T1b	G3	IC	IIB	IIIA	IVA	IVB
T2	G1	IC	IIIA	IIIB	IVA	IVB
T2	G2	IC	IIIA	IIIB	IVA	IVB
T2	G3	IIA	IIIA	IIIB	IVA	IVB
T3		IIB	IIIB	IIIB	IVA	IVB
T4a		IIIB	IIIB	IVA	IVA	IVB
T4b		IVA	IVA	IVA	IVA	IVB

3. 食管癌 ypTNM 分期主要新增内容　第 7 版分期系统中，新辅助治疗后食管癌患者的术后 pTNM 分期标准与单纯手术患者的 pTNM 分期标准相同。WECC 通过分析全球 33 家医疗中心的 7 773 例接受新辅助治疗食管癌患者的资料，发现相同 pTNM 分期的两类患者其预后可能完全不一致。鉴于综合治疗（特别是新辅助治疗）在食管癌治疗模式中的重要地位，第 8 版分期系统新增了 ypTNM 分期。与 pTNM 分期比较，ypTNM 分期体现出以下几个特点：①食管腺癌与食管鳞状细胞癌共用同一标准；②有其独有的类别，如 $ypTisN_{1\sim3}M_0$ 与 $ypT_0N_{0\sim3}M_0$；③与 pTNM 分期相比各期由不同的亚类组成；④各期生存时间明显不同。

4. 食管癌 cTNM 分期主要新增内容　治疗前 cTNM 分期对患者最初治疗方式的选择具有决定性作用，而既往 cTNM 分期使用的标准与 pTNM 分期相同，尚无单独的 cTNM 分期标准。第 8 版分期系统的修订过程中，WECC 分析了 22 123 例具有详细 cTNM 分期资料的食管癌患者，结果表明，使用 pTNM 分期标准进行的 cTNM 分期可能导致对患者预后及治疗决策的错误判断，尤其是临床早期肿瘤预后不如估计的那么乐观，而临床晚期肿瘤因多学科治疗的开展预后好于预期。因此，第 8 版食管癌分期系统单独增加了 cTNM 分期标准。

食管鳞状细胞癌 cTNM 分期与 pTNM 分期相比具有以下特点：①分期较为简单，亚期更少；仅与 T、N 与 M 分期相关，不涉及 G 分期与肿瘤部位；②cT_1 或 cT_2 肿瘤，cN_0 与 cN_1 的分期一致（为 Ⅰ 期或 Ⅱ 期）；而 cT_3 肿瘤，cN_0 与 cN_1 的分期不一致（为 Ⅱ 期或 Ⅲ 期）；③大多数晚期肿瘤归为 ⅣA 期，cM_1 归为 ⅣB 期。

食管腺癌 cTNM 分期与 pTNM 分期相比具有以下特点：①分期较为简单，亚期更少；仅与 T、N 与 M 分期相关，不涉及 G 与肿瘤部位；②cT_1 或 cT_2 肿瘤，cN_0 与 cN_1 的分期不一致；而 cT_3 或 cT_4 肿瘤，cN_0 与 cN_1 的分期一致；③大多数晚期肿瘤归为 ⅣA 期，cM_1 归为 ⅣB 期。

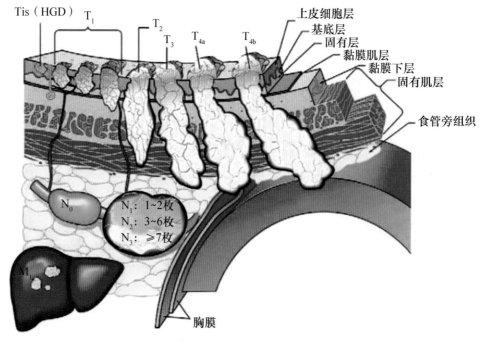

◆图 3-2　食管 TNM 分期示意图

七、治疗

1940 年，吴英恺教授成功开展了我国第 1 例食管癌切除与胸内食管胃吻合术。历经半个多世纪的努力，我国食管癌治疗水平不断提高。但由于我国食管癌患者就诊时多数为中晚期，因而总体治疗效果难有大幅度提高，5 年生存率一直徘徊在 30% 左右，但近年部分单位提高至 40% 左右。

（一）早期食管癌的内镜治疗

早期食管癌的内镜下微创治疗技术大致可分为两大类：一类为癌组织黏膜切除术，即食管镜下食管黏膜切除术（endoscopic esophageal mucosectomy），具有诊断和治疗的双重作用，通过对切除标本的病理检查，确认癌灶浸润深度和判断切除是否完全，是内镜治疗的首选方法；第二类为癌组织烧灼破坏技术，包括氩离子束凝固术、光动力学治疗（photodynamic therapy，PDT）、内镜激光治疗、局部药物注射等。这类技术不能回收病灶标本，无法判断病变清除的彻底性。近年来，应用内镜技术治疗早期食管癌在我国食管癌高发区域已取得了良好的治疗效果。据报道在日本内镜下早期食管癌黏膜切除已占全部早期食管癌手术的 60% 以上。但是，并非所有的早期食管癌都能用内镜下黏膜切除来解决。多数学者认为内镜下食管黏膜切除术的适应证为：①病灶长度 < 3cm，宽度 < 1/2 食管周径；②食管黏膜上皮内癌（m1 癌），黏膜内癌（mm 癌）未侵及黏膜下层，不伴有淋巴结转移者；③食管上皮重度不典型增生及 Barrett's 食管黏膜高度腺上皮不典型增生。

食管内镜黏膜切除术的主要并发症包括：食管黏膜出血、食管壁穿孔、食管狭窄等。并发症发生率 5.5% ~ 14.9%，严重的并发症一般少于 2%。尚无因黏膜切除导致手术死亡的报道。

（二）食管癌的外科治疗

食管癌外科治疗适应证：①病变未侵及重要脏器（$T_{0~4a}$），淋巴结无转移或转移不多（$N_{0~2}$），身体其他器官无转移者（M_0）。即 AJCC 食管癌分期第 7 版中的 0、Ⅰ、Ⅱ、Ⅲ期（除 T_{4b} 及 N_3）；②经放射治疗未得到控制或复发病例，无局部明显外侵或远处转移征象；③少数高龄（> 80 岁）但身体强健无伴随疾病者也可谨慎考虑；④无严重心、脑、肝、肺、肾等脏器功能衰竭，无严重伴随疾病、身体可耐受手术者。

食管癌手术禁忌证包括：①一般状况和营养状况很差，呈恶病质样；②病变严重外侵（T_{4b}），多野和多个淋巴结转移（N_3），全身其他器官转移（M_1）；③心、肺、肝、脑、肾等重要脏器有严重功能不全者，如合并低肺功能、心力衰竭、半年以内的心肌梗死、严重肝硬化、严重肾功能不全等。相对手术禁忌证包括食管癌伴有穿孔至肺内形成肺脓肿，胸段食管癌出现颈部淋巴结转移或颈段食管癌出现腹腔动脉旁淋巴结转移等。

食管癌外科治疗的手术入路有左侧开胸、右侧开胸和不开胸三种入路。左侧开胸途径包括：左后外侧开胸一切口、左后外侧切口开胸 + 左颈（左侧两切口）、左侧胸腹联合切口、左后外侧开胸 + 开腹等路径。右侧开胸途径包括：右后外开胸一切口（经食管裂孔游离胃）、右后外侧开胸 + 腹正中切口开腹（右侧两切口，Ivor-Lewis）、右后外侧切口开胸 + 腹正中切口开腹 + 左颈（右侧三切口）。不开胸途径包括：食管镜下食管黏膜切除（早期未侵及黏膜下）、不开胸颈腹二切口食管拔脱术（食管翻转拔脱）、纵隔镜辅助不开胸颈腹二切口食管剥脱术、经膈肌裂孔不开胸颈腹二切口食管剥脱术。近年来，胸腹腔镜技术在食管癌外科治疗中越来越成熟。腔镜食管癌手术包括胸腔镜辅助、腹腔镜辅助或全腔镜食管癌切除与重建。因此，食管癌外科治疗途径繁多。选择的依据包括：患者一般状况、心肺功能状况、病变部位，病期早晚（TNM 分期）、既往伴随疾病或手术史情况、外科医生的习惯等，具体诊治流程见图 3-3。

　　食管癌手术中最常用的替代器官是胃，其次是空肠及结肠。近年来研究者发现将全胃改为管状胃替代食管后，对减轻患者反酸症状、减少胸胃对胸腔邻近器官的压迫有优势。空肠多作为食管胃交界癌行全胃切除术后的替代器官。结肠代食管常用于：①由于胃部疾病曾行远端胃大部切除而无法用胃代食管者；②贲门癌或胸中下段食管癌术后复发或残胃癌；③晚期贲门癌侵及胃及食管下段，需做全胃及食管下段切除，空肠间置长度不够；④食管、胃双原发癌等。由于此类手术繁杂、吻合口多易出现吻合口瘘，手术并发症及死亡率相对较高。

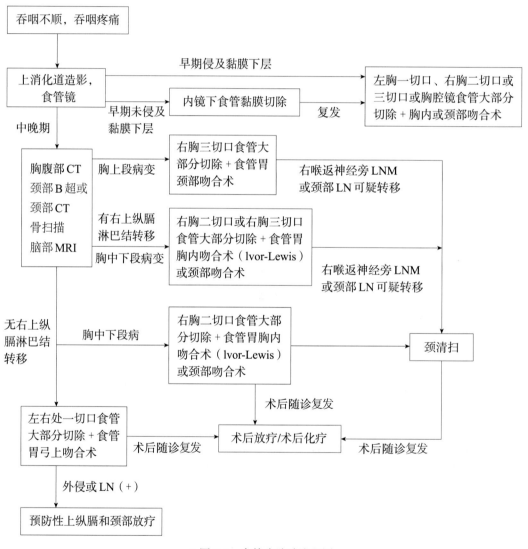

◆图 3-3　食管癌诊治流程图

（三）食管癌的放射治疗

　　放射治疗是食管癌的重要治疗手段，主要用于：①不愿手术或是因严重的心、肺等内科疾病不能耐受手术的患者；②不适合手术的局部晚期食管癌及局限于区域淋巴结转移的转移性病变；③对于广泛远处转移的晚期食管癌，姑息性放疗能够减轻患者症状，缓解进食困难，提高生活质量，一定程度上可提高患者生存期。常见的食管癌放射治疗方法包括同步放化疗、术前和术后放（化）疗等。

（四）食管癌的化学治疗

化学治疗是全身性治疗方法，对食管鳞癌相对敏感，对食管腺癌也有效。近期缓解率高，但缓解期较短，长期生存率较低。食管癌的化疗主要包括术前新辅助化（放）疗、术后辅助化（放）疗等。目前多数联合化疗方案是由单药治疗食管癌有效的药物所组成，虽然尚无公认的标准化疗方案，但是含铂的DDP/5-FU、DDP/CF/5-FU、PTX/DDP、CPT11/DDP等方案被认为是食管癌基本治疗方案。

（五）以外科手术治疗为主的综合治疗

手术是食管癌治疗的首选方案，但治疗对象多为中晚期的食管癌患者，单一手术疗效难以令人满意。开展以手术为主的综合治疗，合理地联合应用手术、放疗、化疗、生物治疗等有效手段，对提高局部中晚期患者疗效、改善预后有显著意义。

1. 术前新辅助治疗　目的是提高手术切除率和提高术后长期生存率，除 $T_{1\sim2}N_0$ 期患者可给予单纯的手术治疗外，凡超过 T_2 期及有任何淋巴结阳性的局部晚期食管癌患者应为术前治疗的适应证。术前新辅助治疗包括术前放疗、术前化疗、术前放化疗。术前放疗是最早应用于食管癌综合治疗的方法，可降低癌细胞增殖活力，缩小肿瘤原发灶以提高手术切除率，同时还可使周围小淋巴管和小血管闭塞，减少转移概率。主要用于局部外侵较为严重的食管癌患者，目前采用的放射剂量多为40Gy，4周20次，放疗后手术时间选择应在放疗结束后6周以上较合适。术前化疗能降低肿瘤活性，消除微小转移灶，降低肿瘤分期。目前国际上食管癌术前化疗的研究很多，但尚无统一结论，结果也多不一致，还处于临床研究阶段。术前放化疗近年来在局部中晚期食管癌的综合治疗中越来越多地被采用，主要针对治疗前临床分期为 $T_3N_0M_0$、$T_{1\sim2}$ 伴淋巴结转移、$T_{3\sim4}$ 伴或不伴淋巴结转移的可切除胸段食管癌患者。2003年，Urschel等选择了9个随机临床对照试验进行荟萃（meta）分析，利用其中有全文发表的6个临床试验分析术前放化疗对食管癌生存率的影响，结果显示1、2年的生存率无统计学差异，但术前联合放化疗提高了食管癌患者3年的生存率。目前使用的化疗方案多为DDP+5-FU、PTX+DDP等，2~3个周期，放疗剂量多为40Gy/4周。同步放化疗的效果优于序贯放化疗。

2. 术后辅助治疗　目的主要是杀灭手术残留的肿瘤细胞及减瘤术后因副作用而大量进入增殖周期的肿瘤细胞；消灭微小转移灶及主灶外的遗留病灶和切缘阳性病灶，防止局部复发和远处转移，提高术后生存率。其适应证包括：①肿瘤组织侵及食管肌层的 T_2N_0 患者，伴有淋巴管、血管及神经浸润或切缘阳性者；②肿瘤组织侵及食管周围或邻近器官的 $T_{3\sim4}N_{0\sim1}$ 患者；③发现有可疑远处转移的任何T、任何N、M_{1a} 或 M_{1b} 患者。术后辅助治疗包括术后放疗、术后化疗、术后放化疗、术后生物治疗等。术后放疗对于肿瘤外侵明显、有癌残留及局部淋巴结转移者能加强局部控制，减少局部复发率。全世界近30年的研究尚无确切证据表明术后放疗能提高患者长期生存，但有研究结果提示对部分局部晚期患者尤其是姑息手术患者术后放疗有益。术后化疗主要用于预防术后全身转移，目前大多数观点认为对于局部晚期食管鳞癌术后存在高危因素者应给予辅助化疗。术后联合放化疗毒性较大，相关文献报道不多，还需进一步的临床试验研究。食管癌术后患者机体免疫力低下，手术后短期内给予生物反应调节剂（如胸腺素类制剂、细胞因子等）进行生物治疗，可促进机体免疫功能尽快提高。

3. 其他治疗　如肿瘤免疫治疗、分子靶向治疗、基因治疗等尚处探索阶段，效果有待证实。

（六）并发症的诊断、治疗和预防

食管癌手术时间长、创伤大，对患者的呼吸、循环及消化功能影响较大。加之多数患者年龄偏大、营养状况欠佳，部分患者还伴有冠状动脉粥样硬化性心脏病、肺气肿、高血压和糖尿病等慢性疾病，因此，食管癌患者术后容易出现并发症。有些较重的并发症甚至可危及生命。国内外文献报道术后并发症发生率在 10.3%~38.0%。常见的并发症有术后出血、肺部感染、呼吸衰竭、吻合口瘘、脓胸、消化道创面出血、乳糜胸、伤口感染等。其中以呼吸道并发症最为常见。

1. 肺部并发症

（1）发生原因：①食管癌患者一般年龄较大，肺功能较差，特别是有长期重度吸烟史者；②食管切除术创伤大、单肺通气时间长；③伤口疼痛，咳嗽排痰功能减弱，呼吸道分泌物潴留和感染；④术中、术后输液过量导致急性肺水肿。

（2）临床表现：一般有气促或呼吸困难、咳脓痰、心率加快、发热、烦躁不安，严重时出现发绀、昏迷等。

（3）治疗原则：加强呼吸道护理，鼓励、协助患者进行有效咳嗽、咳痰，选用有效抗生素，增强机体免疫力和抵抗力。如经积极处理仍无效果，氧饱和度持续 < 90%，呼吸频率 > 40 次 / 分，则提示需行动脉血气分析和呼吸机支持治疗。

（4）预防：术前积极进行肺部功能锻炼、预防性应用抗生素。术中避免强力挤压或撕扯肺脏，防止输液过量。术后常规雾化吸入并鼓励咳嗽排痰，痰液过稠或患者无力咳出时应及时行鼻导管或纤维支气管镜吸痰，必要时行气管切开，保证呼吸通畅。

2. 吻合口并发症　吻合口并发症包括早期和晚期两类：早期主要包括吻合口瘘、吻合口出血等；晚期主要有吻合口狭窄、溃疡形成等。

（1）吻合口瘘：吻合口瘘是食管癌术后最严重的并发症之一，包括胸内吻合口瘘和颈部吻合口瘘，前者发生率不到 5%，但死亡率高；后者发生率高于前者，为 10%~20%，但预后明显好于胸内吻合。

1）原因：①吻合口血运受损：包括动脉及静脉的损伤、血肿等；②张力过大；③吻合操作技术不当：吻合缘对合不佳（特别是黏膜层和黏膜下层）、两端口径不一、缝合失误等；④吻合局部条件差：如吻合口周围有积液、感染、术前放疗、断端癌残留，吻合处组织水肿、损伤严重；⑤全身条件差：术前未纠正的严重营养不良、低蛋白血症、贫血等；⑥术后处理不当：如胃肠减压无效，胃过度膨胀，进硬食过早等；⑦合并其他并发症：如糖尿病、低氧血症等。

2）临床症状：多发生在术后 4~10 天，极少数发生在 3 周后。瘘发生早，引流量大，提示瘘口大，死亡率高。

颈部吻合口瘘：多表现为颈部皮肤红肿、压痛、皮下气肿，并有腐臭脓液流出，切开引流后可见脓液，并可有食物残渣、胆汁等，患者伴有或不伴有发热。颈部吻合口瘘因位置表浅，易及时发现诊断。

胸内吻合口瘘：一旦发生，患者多有明显的中毒症状。早期多有高热、剧烈胸痛、呼吸困难、术侧液气胸、中毒性休克，不及时处理甚至可引起死亡。发生于术后 1 周以上的胸内吻合口瘘，因肺已复张并有胸膜腔粘连，瘘相对局限，患者全身中毒症状可不明显，但仍有发热、胸闷等症状，需注意观察，及时发现及时处理。

3）诊断：食管癌切除术后，若患者出现高热、胸痛、气促等明显中毒症状者，要高度怀疑吻合口瘘的发生。

胸部 X 线平片可表现为包裹性积液或液气胸，特别是出现液气胸的病例，结合临床症状，基本可以诊断为吻合口瘘。但对于比较小的瘘口，比较局限的瘘口，或瘘入纵隔的病例，则胸部 X 线平片可无明显异常表现。

食管造影对诊断吻合口瘘有重大意义，需在立位和卧位多方观察，可以看到造影剂从瘘口溢入胸腔或纵隔，并可观察瘘口的大小和位置特别是对于小的瘘口，有时需反复多次造影，严密细致观察才能发现，不要轻易排除吻合口瘘的可能。对于容易误咽入气管的患者，则推荐使用碘油或泛影葡胺造影，因钡剂易沉积于细小支气管深部而难以经咳嗽排出。食管造影未能证实者，可考虑行胸部 CT 扫描，有时可发现瘘入纵隔的病例。

胃镜不是常规检查，但对高度怀疑吻合口瘘，经无创检查未能证实者，则可考虑行胃镜检查，不仅可以直接看到瘘口位置、大小，并能鉴别是吻合口瘘还是胸胃坏死穿孔。确诊后还可在胃镜引导下于放置胃管及十二指肠鼻饲管。

一旦发现有胸腔包裹性积液或液气胸，应及早进行胸腔穿刺，必要时在 B 超引导下穿刺，若能抽得脓液，特别是口服亚甲蓝后抽出蓝色胸腔积液者，可确诊为吻合口瘘。

4）治疗原则：颈部吻合口瘘容易早期发现，一旦明确诊断，经积极引流、禁食、营养支持，很快便能愈合。胸内吻合口瘘应根据具体情况选择手术治疗或保守治疗，大部分患者以保守治疗为主。

保守治疗：主要包括禁食、持续胃肠减压、持续有效的胸腔闭式引流、营养支持、预防并治疗心肺并发症。在吻合口瘘发生的早期，患者有持续高热、全身中毒症状明显，或合并有肺部感染时，应使用有效的广谱抗生素。一旦诊断明确并行有效引流后，应考虑及时停用抗生素，以防出现耐药菌或二重感染。营养支持以肠内营养为主，早期患者肠道功能未恢复，或患者不能耐受肠内营养时，需适当进行肠外营养支持。

手术治疗：少数患者需要二次手术治疗。①早期吻合口瘘，患者全身症状较好，胸腔感染不重，可积极行二次剖胸瘘口修补，或行吻合口切除重新吻合；②瘘口较大且水肿、坏死、感染严重，行食管外置，二期行结肠代食管手术，重建消化道；③胸腔引流不畅，再次进胸冲洗，清除包裹性脓胸间隔，重新置管引流。

5）预防：因食管缺乏浆膜层，抗张力差，术中注意保护食管及胃血运，游离足够长的食管替代物以减小吻合口张力，精细吻合是防止术后吻合口瘘的关键措施。

（2）复杂瘘：包括食管气管（或支气管）瘘、吻合口主动脉瘘。此类瘘一旦发生，病情危重，因而预防更为关键。

（3）吻合口狭窄：食管癌术后吻合口狭窄发生率 0.5%～9.5%。按其狭窄程度分为：轻度（0.5～0.8 cm，进半流食）、中度（0.3～0.5 cm，进流食）、重度（＜0.3 cm，难以进流食）。发生时间多在术后 2 周～2 年，超过 40% 的狭窄为吻合口复发或纵隔转移。发生原因与吻合口过小、黏膜对合不佳、黏膜下组织嵌入、吻合口包套形成狭窄环、吻合口瘘、术后结缔组织增生等有关。治疗方法包括：①食管扩张术：操作简单安全、并发症少，患者易于接受。一般每周 1 次，连续 2～3 次，有时需反复治疗；②支架置入术：适用于反复扩张无效的顽固性吻合口狭窄、癌复发等，近期疗效满意；③微波、激光治疗：破坏吻合口瘢痕狭窄环，有一定近期疗效，但反复治疗可使瘢痕组织增厚；④再次手术治疗：很少采用，可用于扩张无效的重度吻合口狭窄。

（4）吻合口出血：可分为即刻出血和迟发性出血。即刻出血多为黏膜下层或肌层血管出血，表现为胃肠引流管内有大量新鲜血性引流液，量大时可呕出血凝块，甚至出现失血性休克。迟发性出血多发生在术后1周左右，可表现为进食后呕血、黑粪等上消化道出血症状。吻合口出血若症状轻微，通过保持胃肠减压通畅，补充血容量，应用止血药等处理即可；也可经胃管注入含去甲肾上腺素的低温生理盐水。如保守治疗效果不明显，应立即手术止血。

3. 胃排空障碍

（1）原因：①手术切断双侧迷走神经，胃张力和正常生理功能改变；②术后胃由原来的正压腹腔环境变为负压胸腔环境，不利于胃排空；③严重的胃扭转、胃牵拉过紧、幽门周围粘连松解不足均可导致幽门开启不畅；④术中损伤胃壁，引起胃组织黏膜充血水肿，胃蠕动无力。

（2）临床表现：食管癌术后拔除胃管后，患者表现为胸闷、憋气、上腹部饱胀不适，继而出现恶心、呕吐，呕吐物为胃内容物。胃肠减压后症状减轻，夹闭胃管后症状加重。上消化道造影见胃扩张明显，胃内有大量潴留液体或液体通过幽门缓慢，可提示胃排空障碍。

（3）治疗方案：早期发现及症状轻微者可行保守治疗：禁食；持续有效的胃肠减压；营养支持；使用促胃动力药、抑胃酸药等；若症状严重，保守治疗无效，则需胃镜检查，了解胃瘫发生原因。部分病例需手术治疗。

4. 乳糜胸

（1）原因：食管癌手术时由于肿瘤外侵或因既往放疗导致解剖结构层次不清而误伤胸导管，术时未能及时发现所致。乳糜胸发生率为0.4%～2.6%。主要临床表现为：术后3～5天内从胸管引出大量乳汁状液体，每日可达500～2000 ml，甚至在2000 ml以上。患者有心慌、气促症状，心率快，血压偏低，患侧呼吸音降低，叩诊呈浊音，胸腔穿刺可抽出大量淡黄色液体或乳白色液体。如果乳糜渗漏严重或持续时间较长，患者会出现营养不良的表现，如消瘦、神志淡漠、水和电解质失衡。

（2）辅助检查：①胸腔积液中含有微小游离脂肪滴，脂肪含量高于血浆；②苏丹三染色后显微镜下观察，胸腔积液中含有脂肪滴；③胸腔积液中三酰甘油含量＞100mg/100ml，胆固醇/三酰甘油比值＜1。

（3）治疗方法：①保守治疗：每日胸腔引流量在500 ml左右时，可采用禁食、保持通畅胸腔引流、肠外高营养等保守治疗措施；②手术治疗：每日胸腔引流量超过1000ml或经充分保守治疗引流量未见明显减少，需手术结扎胸导管；一般在术后10天内，经原切口进胸，如超过2周，则经乳糜液较多的一侧或右侧进胸；术中尽量寻找瘘口进行缝扎，若未找到瘘口，则于膈肌上方第8～10胸椎水平结扎胸导管。

5. 胸胃坏死穿孔

（1）原因：①术中对胃壁过度牵拉、揉捏或钳夹，造成胃壁损伤或血肿；②胸胃腔内压力过高或有病变，如术后胃管引流不畅，胃排空障碍、应激性溃疡等；③术中误扎胃网膜右血管，影响胸胃血液供应；④高位吻合后因胃游离松解不充分，使胸胃血管弓牵拉，血液供应不畅等。

（2）临床表现：与胸内吻合口瘘的临床表现相同，但因胸胃坏死穿孔较大，胃酸性内容物溢入胸腔量多，胸内感染症状更为严重。

（3）治疗方法：及时诊断和尽早手术是降低死亡率的关键，术中对残胃充分松解，坏死范围小者，可剪除坏死组织后单纯缝合修补，并以带蒂组织缝盖；范围大者，切除坏死组织后行更高位吻合。术后保证引流通畅，使用有效抗生素及营养支持。

（4）预防：术中游离充分，保证胃血运、避免胃壁损伤、制作管状胃，术后常规应用抑酸药物等。

6. 术后出血

（1）原因：术后出血原因很多，多为术后结扎线脱落或电凝、超声刀等形成的结痂脱落引起，或因胸腔粘连带撕裂、肋间血管、残胃切缘闭合不牢等引起出血，个别患者系因凝血功能障碍所致。最常见的出血部位有肋间血管、食管床、隆凸下淋巴结清扫创面、代食管脏器血管弓等。

（2）临床表现：主要表现为胸腔或腹腔引流管引出较多血性液体，甚或有血块引出；在未留置腹腔引流管的患者若有腹腔出血，可出现腹部膨隆。患者可表现为心率加快、血压下降、尿量减少等休克前期症状，严重时出现失血性休克。血常规检查可发现血红蛋白降低；床旁胸部 X 线片示胸部大片密度增高影。

（3）治疗方法：一般情况下如果出血量不大，生命体征平稳，胸腔内无明显积存血块时可以考虑应用止血药物、输液输血补充血容量和严密观察病情变化等保守治疗。经积极补液、输血、止血等措施处理后仍不能好转或出现以下情况需紧急开胸止血：术后胸管引流血性胸水超过 200 ml/h，持续 3～5 小时以上；术后短时间内引流量达 800ml 以上，患者出现心率加快、血压下降等生命体征不稳定迹象；出现失血性休克症状如心率快、血压低、意识模糊等，应立即再次开胸止血治疗。

7. 喉返神经损伤

（1）原因：①双侧喉返神经走行于气管食管沟内，其周围区域淋巴结转移率高，食管癌手术需清扫此区域淋巴结，易损伤喉返神经；②胸上中段食管癌可直接侵犯喉返神经，或周围转移淋巴结侵犯喉返神经，为行根治而切除喉返神经。

（2）临床表现：术后即出现声音嘶哑，饮水呛咳，吸入性肺炎，排痰障碍甚至肺不张。一侧喉返神经损伤，因声带麻痹，患者出现声音嘶哑，进流食时易呛咳。又因声门关闭不全，难以进行有效咳嗽、排痰，易出现肺部并发症。双侧喉返神经损伤，易发生窒息等致命情况，需行气管切开，甚至可能需要行气管造口术。喉镜检查可确诊。

（3）治疗方法：单侧喉返神经损伤无需特殊处理。若为电刀引起的喉返神经热损伤，或周围组织水肿压迫喉返神经，因神经未切断，则症状可在术后一定时间内恢复。若喉返神经已被切断，则在半年至1年后通过健侧声带代偿，症状有所改善。

8. 膈疝

（1）原因：①膈肌食管裂孔重建不牢固，膈肌与胃间缝线间距过大、撕脱、断线；②胃体后方膈肌脚处及胃膈三角未缝合或缝线针距过大；③术后剧烈咳嗽、呕吐、便秘致胸腹压力增高，膈肌缝合处撕裂，腹腔脏器疝入胸腔；④脓胸、膈肌切口感染等。

（2）临床表现：可发生在术后早期，亦可能发生于术后 1 年或更长时间以后。早期膈疝表现为不同程度的胸腹部症状，可伴有肠梗阻症状，如腹腔脏器大量进入胸腔压迫心肺，可出现胸闷、呼吸困难。出现嵌顿或绞窄时，出现剧烈腹痛或胸腹痛，部分患者出现恶心呕吐，停止排气、排便，严重时出现休克。

（3）诊断：典型的胸、腹联合症状，如食管癌术后出现不明原因的胸部阴影、胸腔积液，伴腹痛及消化道症状，应首先考虑膈疝。X 线检查表现为胸腔出现肠祥影或多个气液平面，甚至可出现一个较大的液平面。胸部 CT 可清晰地显示胸腔内除胸胃以外的肠道空腔脏器影，排除了其他影像学上的干扰。

（4）治疗方法：一旦确诊，应急诊手术治疗。还纳疝内容物到腹腔，仔细修补膈肌裂孔；因嵌顿或绞窄疝而发生肠坏死者，应切除坏死的肠管。

9. 单纯性脓胸　指非吻合口瘘引起的脓胸，主要原因为胸腔感染，及术后发生的继发性感染。患者出现发热、胸痛、咳嗽、气促等，严重者可出现感染性休克。胸腔穿刺抽出脓性液或胸腔积液涂片及培养发现细菌即可确诊。局部充分引流及胸腔冲洗、营养支持、使用敏感抗生素为主要治疗手段。

10. 心血管系统并发症　食管癌患者多为老年高龄，常合并高血压、冠状动脉粥样硬化性心脏病、糖尿病等，加之手术麻醉时间长、术后疼痛、缺氧、电解质失衡等原因，因而术后心血管系统并发症发生率高。最常见为心律失常，发生率约 40%，包括窦性心动过速（过缓）、阵发性室上性心动过速、心房颤动、室性早搏等。治疗上应积极去除诱因，纠正缺氧，预防肺部并发症，保持电解质平衡等。针对不同类型选用相应有效的药物纠正心律失常。

八、预后及随访

食管癌外科治疗随着手术技术、手术器械、术后监护等水平的不断提高，手术切除率从 20 世纪 50 年代的 60%～70% 上升到如今的 90% 以上，手术死亡率则由 20 世纪 50 年代的 14.6%～25% 下降到如今的 1%～5%。食管癌患者的术后随访非常重要，一般术后 2 年内每 3 个月复查 1 次，术后 3～5 年内每半年复查 1 次，之后每年 1 次。

近年来，全腔镜食管癌手术开展越来越多，我国食管癌外科治疗技术已达世界先进水平。食管癌放射治疗方面，模拟机定位及治疗计划系统的临床应用使食管癌的放射治疗效果进一步提高。食管癌手术和化疗联合治疗的研究也正在开展，相信会对中晚期食管癌的治疗效果带来改观。

目前，早期食管癌的治疗已有较好的治疗效果，但对中晚期患者的治疗效果仍难令人满意。未来的方向仍是综合治疗，不同治疗手段取长补短，以达到延长远期生存、提高生活质量的双重目标。

（邵　康　高树庚　赫　捷）

第二节　肺　　癌

一、概述

近几十年来，肺癌已成为世界范围内最常见的恶性肿瘤。2012 年，全球新发肺癌病例约 180 万，因肺癌死亡病例近 160 万。肺癌也是我国 30 年来发病率增长最快的恶性肿瘤，20 世纪 70 年代中期开展的我国第 1 次死因回顾调查资料表明，当时我国肺癌死亡率为 5.47/10 万，在癌症死因中，排在胃癌、食管癌、肝癌和子宫颈癌之后，居第 5 位，占全部癌症死亡的 7.43%。我国第 2 次死因抽样调查结果显示，20 世纪 90

年代肺癌死亡率已居癌症死因第 3 位，仅次于胃癌和食管癌。在 21 世纪开展的第 3 次死因回顾调查则显示肺癌已居癌症死亡原因首位。根据全国肿瘤登记中心的最新统计数据提示：我国 2011 年新增肺癌病例约 65 万例，有 52 万患者死于肺癌。两者均排名恶性肿瘤的第 1 位。从分布来看，我国城市肺癌死亡率均高于农村地区。东、中部城市和农村肺癌死亡率明显高于西部。发病年龄以 40 岁组后快速升高。

肺癌从分期和治疗角度大致可以分为非小细胞肺癌（non-small cell lung cancer，NSCLC）和小细胞肺癌（small cell lung cancer，SCLC）两大类，其中非小细胞肺癌约占 80%～85%，其余为小细胞肺癌。由于小细胞肺癌独特的生物学行为，治疗上除了少数早期病例外，主要采用化疗和放疗结合的综合治疗。本书主要讨论肿瘤的外科治疗，所以本章在讨论分期、预后和治疗中，如果没有特别说明，肺癌特指非小细胞肺癌。

二、危险因素

由于我国工业化不断发展导致空气污染日益加重、烟草流行率全球最高以及老龄化等因素的影响，肺癌的发病率和死亡率将会愈来愈高。在未来几十年中，肺癌将一直是我国癌症防治的重中之重。大量的流行病学研究表明，肺癌发生的主要危险因素包括：

1. 吸烟和被动吸烟 吸烟是目前公认的肺癌最重要的危险因素。香烟在点燃过程中会形成 50 余种致癌物。烟草中的亚硝胺在燃烧时产生尼古丁，它是对呼吸系统致癌性最强的物质。1985 年，WHO 国际癌症研究机构（IARC）确定吸烟为肺癌病因。吸烟与肺癌危险度的关系与烟草的种类、开始吸烟的年龄、吸烟的年限、吸烟量有关。欧美国家吸烟者肺癌死亡率约为不吸烟者的 10 倍以上，亚洲则较低。

被动吸烟也是肺癌发生的危险因素，主要见于女性。Stayner 等对 22 个关于工作场所烟草暴露与肺癌危险相关性的研究进行了荟萃（meta）分析，结果表明，非吸烟者因工作环境被动吸烟的肺癌发病危险增加 24%（RR=1.24，95%CI：1.18～1.29），而高度暴露于烟草烟雾环境的工作者的肺癌发病危险则达 2.01（95%CI：1.33～2.60），且环境烟草烟雾的暴露时间与肺癌有非常强的关联。

2. 室内污染 室内污染主要包括室内燃料和烹调油烟所致污染。室内煤燃料的不完全燃烧和烹调油烟均可产生苯并芘、甲醛、多环芳烃等多种致癌物。在我国云南宣威进行的研究首先发现了室内燃煤与肺癌的关联性。两项病例对照研究证明，燃煤量与肺癌呈阳性关联。进一步的队列干预研究显示，改炉、改灶干预措施可显著降低当地肺癌发病率。我国上海、甘肃、香港的研究也表明烹调油烟（炒、炸）为肺癌发病的危险因素。

3. 室内氡暴露 氡是一种无色、无嗅、无味惰性气体，具有放射性。当人吸入体内后，氡发生衰变的放射性粒子可在人的呼吸系统造成辐射损伤，引发肺癌。含铀矿区周围氡含量高，而建筑材料是室内氡的最主要来源，如花岗岩、砖砂、水泥及石膏之类，特别是含放射性元素的天然石材。欧洲、北美和中国的三项汇总分析结果表明，氡浓度每增加 100 Bq/m^3，肺癌的危险分别增加 8%（95%CI：3%～16%）、11%（95%CI：0%～8%）和 13%（95%CI：1%～36%）。此外，氡与吸烟之间还存在交互作用。

4. 室外空气污染 室外空气污染物中的致癌物主要包括：苯并芘、苯、一些金属、颗粒物质、臭氧等。Chen 等系统评价自 1950～2007 年期间的 17 项队列研究和 20 项病例对照研究时发现，空气中细颗粒物（PM2.5）每增加 10 μg/m^3，肺癌死亡危险增加 15%～21%。

5. 职业因素　多种特殊职业接触可增加肺癌的发病危险，包括石棉、石英粉尘、镍、砷、铬、二氯乙醚、矿物油、二氯甲醚等。孙统达等对中国石棉接触人员癌症死亡队列研究的荟萃（meta）分析结果表明，石棉与肺癌的发生密切相关。Driscoll 等估计全球范围内肺癌的职业因素归因比例在男性和女性分别为 10% 和 5%，我国男性和女性职业因素归因比例为 10.6% 和 7%。

6. 肺癌家族史和遗传易感性　肺癌患者中存在家族聚集现象。这就说明遗传因素可能在对环境致癌物易感的人群和（或）个体中起重要作用。Matakidou 等的系统评价结果显示肺癌家族史与肺癌的 RR 为 1.84（95%CI：1.64 ~ 2.05），在非吸烟者中则为 1.51（95%CI：1.11 ~ 2.06）。目前认为涉及机体对致癌物代谢、基因组不稳定、DNA 修复及细胞增殖和凋亡调控的基因多态性均可能是肺癌的遗传易感因素，其中代谢酶基因和 DNA 损伤修复基因多态性是其中研究较多的两个方面。

7. 其他　与肺癌发生相关的其他因素还包括营养及膳食、社会心理因素、免疫状态、雌激素水平、感染（HIV、HPV）、肺部慢性炎症、经济文化水平等，但这些因素与肺癌的关联尚存在争议，需要进一步研究评价。

三、病理学

肺癌是原发于各级支气管和肺泡上皮的恶性肿瘤，过去也曾称为支气管肺癌。肺癌主要组织学类型为鳞状细胞癌和腺癌，约占全部原发性肺癌的 80% 左右。其他少见类型包括：腺鳞癌、大细胞癌、神经内分泌肿瘤（类癌、不典型类癌、小细胞癌和大细胞神经内分泌癌）、小涎腺来源的癌（腺样囊性癌、黏液表皮样癌以及上皮-肌上皮癌）等。

1. 鳞状细胞癌　肺鳞状细胞癌的发病率近年来呈下降趋势，约占肺癌的 30% ~ 50%，其中 2/3 表现为中心型，1/3 为周边型，可伴空洞形成，位于中心时可呈息肉状突向支气管腔。此种类型的癌一般认为起源于吸烟刺激后的支气管黏膜上皮鳞状化生，根据癌细胞分化程度，将其分为高、中、低分化。鳞癌多见淋巴道和血行转移，也可直接侵犯纵隔淋巴结及支气管旁和纵隔软组织。术后局部复发比其他类型肺癌常见。吸烟者和肺癌患者的支气管和肺呼吸性上皮中存在广泛、多灶性的分子病理异常，区域致癌效应可造成由于吸烟导致的肺内多中心肿瘤。

2. 腺癌　腺癌占肺癌的 40% ~ 55%，在许多国家已经超过鳞状细胞癌成为最常见的肺癌类型。腺癌临床上以周边型多见，罕见空洞形成。近年来肺腺癌的病理学最主要的变化是提出"原位腺癌"的概念，建议不再使用细支气管肺泡癌一词；浸润性腺癌主张以优势成分命名的同时要标明其他成分的比例，并建议不再使用"混合型腺癌"这一类型。简述如下：①非典型腺瘤样增生（atypical adenomatous hyperplasia，AAH）：AAH 至少为一种肺腺癌的癌前病变，常在 0.5 cm 以内，CT 扫描以磨玻璃样改变为特点。镜下组织学表现在肺泡结构完好，肺泡上皮增生呈一致的立方形或矮柱状，有轻度非典型性，核仁缺乏或模糊。②原位腺癌（adenocarcinoma in situ，AIS）：AIS 是 2011 年提出的新概念。定义为 ≤ 3 cm 的单发腺癌，癌细胞局限于正常肺泡结构内（贴壁式生长），由 II 型肺泡上皮和（或）Clara 细胞组成。AIS 细胞核异型性不明显，常见肺泡间隔增宽伴纤维化。AIS 手术切除无病生存率为 100%。③微小浸润性腺癌（micro-invasive adenocarcinoma，MIA）：MIA 定义为 ≤ 3 cm 的单发腺癌，界限清楚，以贴壁式生长为主，间质浸润灶最大径 ≤ 5 mm。肺内多灶发生的腺癌也可适用于 MIA 的诊断，但需先排除肺内播散的可能。MIA 如果完整切除，总体 5 年生存率为 100%。④浸润性腺癌：腺癌可单发、多发或表现为弥漫性，主要形态包括贴壁式、腺泡状（腺型）、乳头状、微乳头状和实体伴黏液分泌型。

3. 神经内分泌肿瘤　神经内分泌肿瘤分为类癌、不典型类癌和小细胞癌以及部分大细胞神经内分泌癌。小细胞癌占所有肺癌的 15% ～ 18%，属分化差的神经内分泌癌，坏死常见并且核分裂指数较高。至少 2/3 的小细胞癌病例电镜下可见神经内分泌颗粒。少部分小细胞癌病例（＜ 10%）为复合性小细胞癌，即为小细胞癌合并其他非小细胞癌类型。大细胞神经内分泌癌是形态及免疫组织化学具有神经内分泌癌特征的非小细胞肺癌。通常为外周结节伴有坏死，预后与小细胞癌相似。复合性大细胞神经内分泌癌是指合并其他非小细胞癌成分，包括腺癌、鳞状细胞癌、梭形细胞癌等的大细胞神经内分泌癌。根据临床行为和病理特征，类癌分为典型类癌和不典型类癌，前者为低度恶性而后者恶性度稍高。两者之间的区别在于每 10 个高倍视野 2 个核分裂象为界，另外，小灶坏死的有无也是其区别之一。与典型类癌相比，不典型类癌常发生于外周，转移率增加，预后相对较差。和其他肺癌不同，类癌与吸烟无关，但在分子病理方面与其他类型的肺癌有许多相似之处。

大细胞癌是一种在细胞形态、组织结构及免疫表型方面均缺乏腺、鳞及神经内分泌分化特征的肺癌，约占肺癌的 2.3%，属于排除性诊断。大细胞癌通常体积较大，位于外周，常侵犯脏层胸膜、胸壁或临近器官。肿瘤转移特征与其他类型的非小细胞癌相一致。

4. 其他类型的肺癌　其他类型的肺癌包括：①腺鳞癌：只占所有肺癌的 0.6% ～ 2.3%，根据 WHO 新分类标准，肿瘤必须含有至少 10% 的腺癌或鳞癌时才能诊断为腺鳞癌，常位于外周并伴有中央瘢痕形成。转移特征和分子生物学特征与其他非小细胞癌无差别。②肉瘤样癌：为一类含有肉瘤或肉瘤样成分 [梭形或（和）巨细胞样] 且分化差的非小细胞癌，分为 5 个亚型，即多形性癌、梭形细胞癌、巨细胞癌、癌肉瘤和肺母细胞瘤。③小涎腺来源的癌：包括腺样囊性癌、黏液表皮样癌以及上皮 - 肌上皮癌等。临床有时需要鉴别黏液表皮样癌与实体型伴黏液分泌的肺腺癌，鉴别的关键在于后者属分化差的腺癌范畴、异型性明显。

四、临床表现

肺癌的临床表现具有多样性但缺乏特异性，因此常常导致肺癌诊断的延误。周围型肺癌通常不表现出任何症状，常常是在健康查体或因其他疾病行胸部影像学检查时发现的。肺癌的临床表现可以归纳为：原发肿瘤本身局部生长引起的症状，原发肿瘤侵犯邻近器官、结构引起的症状，肿瘤远处转移引起的症状以及肺癌的肺外表现（瘤旁综合征，副癌综合征）等。

1. 原发肿瘤本身局部生长引起的症状　这类症状和体征包括：①咳嗽：咳嗽是肺癌患者就诊时最常见的症状，50% 以上的肺癌患者在诊断时有咳嗽症状。②咯血：肺癌患者有 25% ～ 40% 会出现咯血症状，通常表现为痰中带血丝，大咯血少见。咯血是最具有提示性的肺癌症状。③呼吸困难：引起呼吸困难的机制可能包括以下诸多方面，原发肿瘤扩展引起肺泡面积减少、中心型肺癌阻塞或转移淋巴结压迫大气道、肺不张与阻塞性肺炎、肺内淋巴管播散、胸腔积液与心包积液、肺炎等。④发热：肿瘤组织坏死可以引起发热，肿瘤引起的继发性肺炎也可引起发热。⑤喘鸣：如果肿瘤位于大气道，特别是位于主支气管时，常可引起局限性喘鸣症状。

2．原发肿瘤侵犯邻近器官、结构引起的症状　　原发肿瘤直接侵犯邻近结构如胸壁、膈肌、心包、膈神经、喉返神经、上腔静脉、食管或转移性肿大淋巴结机械压迫上述结构，可以出现特异的症状和体征，包括胸腔积液、声音嘶哑、膈神经麻痹、吞咽困难、上腔静脉压迫综合征、心包积液、Pancoast 综合征等。

3．肿瘤远处转移引起的症状　　最常见的是中枢神经系统转移而出现的头痛、恶心、呕吐等症状。骨转移则通常出现较为剧烈而且不断进展的疼痛症状等。

4．肺癌的肺外表现　　除了肿瘤局部区域进展引起的症状和胸外转移引起症状以外，肺癌患者还可以出现瘤旁综合征。肺癌相关的瘤旁综合征可见于 10% ~ 20% 的肺癌患者，更常见于小细胞肺癌。临床上常见的是异位内分泌、骨关节代谢异常，部分可以有神经肌肉传导障碍等。瘤旁综合征的发生不一定与肿瘤的病变程度正相关，有时可能会先于肺癌的临床诊断。对于合并瘤旁综合征但可手术切除的肺癌而言，症状复发对肿瘤复发有重要提示作用。

五、诊断

肺癌的诊断主要根据临床表现和各种辅助检查。肺癌尤其是周围型肺癌在影像上与部分肺结核病灶，以及部分慢性炎症性病变很难鉴别，所以肺癌的确诊需要通过各种活检或穿刺术以获得病理学或细胞学的证据。

1．胸部 X 线检查　　胸部 X 线检查，包括胸部透视和正侧位胸片，是最早用于肺癌筛查的手段。通过胸部 X 线检查，可以发现肺部肿块、结节或肺癌的一些间接征象，提示需要进一步行胸部 CT 检查等。但是由于胸部 X 线检查重叠较多，对于较小的病灶，或位于肺门、肋膈角、心影后、脊柱旁沟等隐蔽部位的病灶常会发生漏诊。目前肺癌筛查的推荐检查是低剂量螺旋 CT。

2．胸部 CT 扫描及 CT 引导下肺穿刺活检　　胸部 CT 扫描是目前肺癌诊断、分期、治疗评估必不可少的检查方法。与胸部 X 线检查相比，胸部 CT 扫描尤其是高分辨螺旋 CT 提高了影像的空间分辨率，能识别直径 3 mm 以上的肺部病变，而且可以清晰地显示病变的内部结构，有助于对病变的定性诊断；此外，胸部 CT 扫描还能较准确地反映肿瘤的直接侵犯范围、区域淋巴结受累情况、胸膜和肺转移等。CT 诊断周围型肺癌的准确率为 50% ~ 75%，但是仍可以进一步通过 CT 引导下的穿刺活检来获得周围型肺癌的病理学或细胞学诊断依据。

3．PET-CT 检查　　PET-CT 检查是过去十年肺癌影像学诊断最重要的进展。根据恶性肿瘤对氟脱氧葡萄糖（fluorodeoxyglucose，FDG）的高摄取，在常规影像的基础上能显示肿瘤的代谢特点，有助于肺部病变的定性诊断。PET-CT 在肺癌的分期诊断中有重要价值，尤其是对于区域淋巴结转移和远处转移的发现和判断。但是肺部慢性炎症尤其是结核病灶也有 FDG 摄取增高，而分化好的腺癌也可以无明显摄取。所以 PET-CT 检查仍无法取代组织学或细胞学诊断依据。

4．超声检查　　超声检查可用于判断锁骨上淋巴结、颈部淋巴结、肝脏、肾上腺、腹腔淋巴结有无转移，在肺癌的分期诊断中有重要价值。此外，超声检查还可以用于发现胸腔积液和心包积液以及定位引导穿刺。对于靠近胸壁的肺肿物，可以通过超声引导肺穿刺活检，相较 CT 引导下穿刺更简便和经济。

5．磁共振成像（MRI）　　MRI 主要用于肺癌脑转移的判断，尤其是早期脑转移的诊断，对于骨转移的诊断也有重要价值。MRI 还用于判定纵隔、肺门大血管和胸壁的侵犯情况，显示肺上沟瘤与臂丛神经及血管的关系等。

6. 痰脱落细胞学检查　痰脱落细胞学检查简单、无创，易于为患者接受，是肺癌定性诊断简便易行有效的方法之一，也可以作为肺癌高危人群的筛查手段。痰脱落细胞学检查的阳性率与痰液标本的收集方法、细胞学涂片的制备方法、细胞学家的诊断水平、肿瘤的部位和病理类型有关。

7. 支气管镜检查和超声支气管穿刺活检术　支气管镜检查对于肿瘤的定位诊断和获取组织学诊断具有重要价值。对于中心型肺癌，支气管镜检查可以直接窥及病变，95% 以上可以通过细胞学刷检和组织学活检获得明确病理诊断。通过超声支气管镜还可以对邻近支气管的肺门和纵隔淋巴结进行穿刺活检，用于肺癌的定性诊断和纵隔淋巴结分期诊断。目前已经有多种导航技术可用于周围型肺癌的穿刺活检术。

8. 纵隔镜检查　通过标准的和扩大的纵隔镜检查术，可以获取 2R、2L、4R、4L、5、6、7、10 区淋巴结，用于肺癌的定性诊断和区域淋巴结分期诊断。纵隔镜检查曾为评鉴纵隔淋巴结转移的金标准，但是由于纵隔镜检查术需要全身麻醉，加之经超声支气管镜和食管镜穿刺活检技术的成熟，纵隔镜检查在肺癌诊断和分期中的应用有减少的趋势。

9. 胸腔镜或开胸肺活检　对于影像学发现的肺部病变，如经痰细胞学检查、支气管镜检查和各种方法穿刺、活检检查仍未能获取组织学和细胞学证据明确诊断者，而临床上又仍高度怀疑肺癌或经短期观察后不能除外肺癌可能者，胸腔镜甚至开胸肺活检是获得肺癌定性诊断的方法之一。

10. 肿瘤标志物和其他检查　常用的肺癌血清肿瘤标志物包括癌胚抗原（CEA）、鳞状细胞癌相关抗原（SCC-Ag）、细胞角蛋白 21-1 片段（Cyfra21-1）、糖类抗原 125（CA125）、糖类抗原 15-3（CA15-3）、糖类抗原 19-9（CA19-9）、神经元特异性烯醇化酶（NSE）、组织多肽抗原（TPA）等，这些标志物对于肺癌的发现、诊断、疗效观察、预后评判、预报复发有一定的参考价值，但敏感性较低且缺乏特异性。

六、分期

肺癌目前临床上采用的肺癌分期系统是国际肺癌研究联盟于 2017 年制定的第 8 版分期标准，现介绍如下：

1. T——原发肿瘤

T_x：未发现原发肿瘤，或通过痰细胞学或支气管灌洗发现癌细胞，但影像学及支气管镜无法发现。

T_0：无原发肿瘤证据。

Tis：原位癌（鳞状细胞癌或腺癌）。

T_1：肿瘤最大径 ≤ 3cm，由肺组织或脏层胸膜包绕，支气管镜检查肿瘤侵犯未超出肺叶支气管（即没有侵犯主支气管）。

T_{1a}（mi）：微浸润性腺癌[b]。

T_{1a}：肿瘤最大径 ≤ 1cm[a]。

T_{1b}：肿瘤最大径 > 1 cm，且 ≤ 2 cm。

T_{1c}：肿瘤最大径 > 2 cm，且 ≤ 3 cm。

T_2：肿瘤最大径 > 3 cm，且 ≤ 5 cm，或符合以下任意一点[c]：

（1）侵犯主支气管，但尚未累及隆突。

（2）侵犯脏层胸膜。

（3）部分或全肺有阻塞性肺炎或肺不张。

T_{2a}：肿瘤最大径＞3 cm，且≤4 cm。

T_{2b}：肿瘤最大径＞4 cm，且≤5 cm。

T_3：肿瘤最大径＞5 cm，且≤7 cm；或肿瘤直接侵犯下列任一结构：胸壁（包括肺上沟瘤）、膈神经、纵隔胸膜、壁层心包；或原发肿瘤同一肺叶内另有孤立肿瘤结节。

T_4：肿瘤最大径＞7 cm；或肿瘤直接侵犯下列任一结构：纵隔、膈肌、心脏、大血管、气管、喉返神经、食管、脊柱、隆突；原发肿瘤同侧不同肺叶内出现单个或多个肿瘤结节。

2．N——区域淋巴结

N_x：区域淋巴结不能评估。

N_0：无区域淋巴结转移。

N_1：转移至同侧支气管周围和（或）同侧肺门淋巴结和肺内淋巴结，包括原发肿瘤直接侵犯淋巴结。

N_2：转移至同侧纵隔和（或）隆突下淋巴结。

N_3：转移至对侧纵隔、对侧肺门、同侧或对侧斜角肌或锁骨上淋巴结。

3．M——远处转移

M_0：无远处转移。

M_1：有远处转移。

M_{1a}：原发肿瘤对侧肺叶内孤立肿瘤结节；胸膜转移结节或恶性胸腔（或心包）积液[d]。

M_{1b}：单发胸外转移[e]。

M_{1b}：多发胸外转移（≥1个器官）。

注：a. 任何大小的不常见的表浅肿瘤，如其侵犯范围限于支气管壁，即使其近端已延伸至主支气管，仍归类为T_{1a}；b. 单发结节，肿瘤最大径≤3cm，贴壁型生长为主，病灶中任一浸润病灶的最大径≤5mm；c. 具有这些特点的T_2肿瘤，如果≤4cm或者大小不能确定的归位T_{2a}，如＞4cm，≤5cm归位于T_{2b}；d. 大部分肺癌的胸腔积液或心包积液是由肿瘤引起的，但如果胸腔（心包）积液多次细胞病理学检查为阴性，且积液既非血性也非渗出性，临床判断该积液与肿瘤无关，这种类型的积液不影响分期，患者应归类为M_0；e. 包括累及单个远处淋巴结（非区域N）。

4．TNM分期标准　依据T、N、M的情况，可以将肺癌进行分期，具体标准见表3-4。

表3-4　国际肺癌研究联盟的第8版肺癌分期标准

分期	TNM 情况		
隐匿癌	Tis	N_0	M_0
IA1 期	T_{1a}（mis）	N_0	M_0
	T_{1a}	N_0	M_0
IA2 期	T_{1b}	N_0	M_0
IA3 期	T_{1c}	N_0	M_0

续表

分期	TNM 情况		
IB 期	T_{2a}	N_0	M_0
IIA 期	T_{2b}	N_0	M_0
IIB 期	$T_{1a \sim c}$	N_1	M_0
	T_{2a}	N_1	M_0
	T_{2b}	N_1	M_0
IIIA 期	T_3	N_0	M_0
	$T_{1a \sim c}$	N_2	M_0
	$T_{2a \sim b}$	N_2	M_0
IIIB 期	T_3	N_1	M_0
	T_4	N_0	M_0
	T_4	N_1	M_0
IIIC 期	$T_{1a \sim c}$	N_3	M_0
	$T_{2a \sim b}$	N_3	M_0
IVA 期	T_3	N_2	M_0
	T_4	N_2	M_0
	T_3	N_3	M_0
	T_4	N_3	M_0
IVB 期	任何 T	任何 N	M_{1a}
	任何 T	任何 N	M_{1b}
	任何 T	任何 N	M_{1c}

七、外科治疗

外科手术切除仍然是早期和中期肺癌的主要治疗方法，但是除了极早期肺癌（IA 期），大多数早、中期肺癌的治疗策略是以外科手术为主导的综合治疗，根据病期在手术治疗的同时选择术后辅助化疗、术后辅助放疗、新辅助化疗或术前同期放化疗等方法。

1. 支气管和肺系统的外科解剖　气管是连接咽喉与支气管肺系统的通气管道。气管长度为 10～13cm。起自环状软骨下缘（约平第 6 颈椎下缘）至隆突（约第 4 胸椎水平），通常 18～22 个软骨环。气管的血供是分段性的，上半部分主要来自甲状腺下动脉的分支，下半部分主要来自支气管动脉的分支。因此，手术中，如过多游离气管会影响保留气管的血供和愈合。

气管在隆突水平分为左、右主支气管。主支气管与气管的夹角，右侧较左侧平直，气管异物误吸较易进入右主支气管。右主支气管又分为右上叶支气管和中间段支气管。中间段支气管又向下分为中叶和下叶支气管。右上叶支气管又分为尖、后、前共 3 个段支气管。中叶支气管又分为内侧和外侧 2 个段支气管。下叶支气管发出背段支气管和内、前、外、后共 4 个基底段支气管。左主支气管的长度大约是 4.5～5 cm，向下分为上叶和下叶支气管。左上叶支气管再分为固有上叶支气管和舌状部支气管。前者通常分为前段支气管和尖后段支气管，后者则分为上舌段、下舌段支气管。下叶支气管发出背段和前内、外、后基底段支气管。右肺包括水平裂和斜裂，两肺裂将右肺分成 3 个肺叶和 10 个肺段，占 55% 呼吸功能；左肺由斜裂分为 2 个肺叶和 8 段，占 45% 呼吸功能。

　　肺的血运包括肺动静脉的肺循环系统和支气管血管的体循环系统。支气管动脉主要由降主动脉或肋间动脉发出，与支气管伴行，最终在支气管外膜和黏膜下形成供应支气管的毛细血管网。静脉血主要汇入肺静脉，少部分汇入支气管静脉，再汇入奇静脉和半奇静脉。肺动脉总干源于右心室，向左上行，至主动脉弓下分为左、右肺动脉干。右侧肺动脉干长于左侧肺动脉干，但其开始分支较左侧早。肺动脉通常与相应的支气管伴行。左右两侧肺静脉均包括上肺和下肺静脉，分别汇入左心房，右肺中叶静脉通常与右肺上叶静脉共干汇成上肺静脉。

　　2. 肺癌手术适应证　单从肺癌角度考虑，肺癌外科手术的绝对适应证是 $T_{1\sim3}N_{0\sim1}M_0$ 期的病变，这是目前公认的手术指征；肺癌的相对适应证是部分 $T_4N_{0\sim1}M_0$ 期的病变，这是目前多数人可接受的手术指征；肺癌争议比较大的手术适应证是 $T_{1\sim3}N_2M_0$ 期的病变；另外，肺癌外科手术还有部分为探索性手术，其适应证包括部分孤立性转移的 $T_{1\sim3}N_{0\sim1}M_1$ 期病变。

　　3. 肺癌手术禁忌证　肺癌公认的手术禁忌证有：①肺癌病期超出手术适应证范围；②全身状况差，卡氏评分 < 60% 者；③6 周之内发生急性心肌梗死；④严重的室性心律失常或不能控制的心力衰竭者；⑤心肺功能不能满足预定手术方式者；⑥75 岁以上颈动脉狭窄 > 50%、75 岁以下颈动脉狭窄 > 70% 以上者；⑦80 岁以上病变需要行全肺切除者；⑧因严重且无法控制的伴随疾病而造成生理和心理功能持续性损害的患者；⑨患者拒绝手术者。

　　4. 肺癌的完全切除概念　目前临床上肺癌的外科完全切除手术应该包括解剖性的肺叶切除术（包括复合肺叶切除）、全肺切除术或支气管或（和）肺血管成形肺叶切除术（包括复合肺叶切除）、全肺切除术和系统性纵隔淋巴结清扫。NCCN 指南对肺癌完全性切除做了专门的定义。完全性切除（completely resection）：①所有切缘包括支气管、动脉、静脉、支气管周围组织和肿瘤附近的组织为阴性；②行系统性淋巴结清扫，必须包括 6 组淋巴结，其中 3 组来自肺内（叶、叶间或段）和肺门淋巴结，另外 3 组来自包括隆突下淋巴结在内的纵隔淋巴结；③分别切除的纵隔淋巴结或切除肺叶的边缘淋巴结不能有结外侵犯；④最高淋巴结必须切除而且是镜下阴性。只有同时满足上述这 4 个条件才能归为完全性切除，否则为不完全性切除（incompletely resection）。

　　5. 肺癌的淋巴结清扫　纵隔和肺门淋巴结清扫是肺癌完全性切除不可或缺的部分，肺叶切除或全肺切除并系统性纵隔淋巴结解剖被认为是肺癌手术的标准术式。

　　目前国际上通用的肺癌引流淋巴结图谱是国际肺癌研究联盟的 2009 淋巴结图谱。纵隔淋巴结包括 1～9 站共 9 组，肺门淋巴结包括第 10 站以下的各组淋巴结。标准的纵隔淋巴结清扫要求整块切除纵隔淋巴结及其周围脂肪组织，也称为完全性纵隔淋巴结解剖。

　　6. 肺癌外科手术概述　肺癌手术从肿瘤切除的完全程度可以分为：完全切除手术（根治性切除术）、不完全切除手术（姑息性切除术）、活检手术（主要以诊断为目的）；从切除肺组织的多少分为：楔形切除术（局部切除术），肺叶切除术，复合肺叶切除术（切除包含肿瘤的一个以上的肺叶），全肺切除，气管、支气管和（或）肺血管成形的肺切除术以及合并切除肿瘤受侵器官组织的肺癌扩大切除手术；从切口和创伤的大小又可以分为：常规开胸手术、小切口开胸手术和胸腔镜微创手术等。一般所说的肺癌切除术主要指完全切除手术。肺叶切除和系统性淋巴结清扫是肺癌完全切除的标准手术（图 3-4 ~ 图 3-5）。

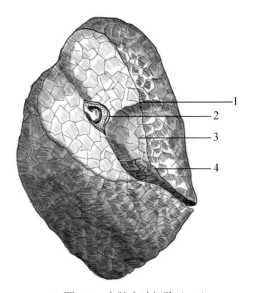

◆图 3-4　右肺中叶切除（一）
注：1. 水平裂　2. 裂间肺动脉干　3. 中叶
肺组织　4. 斜裂前半部分

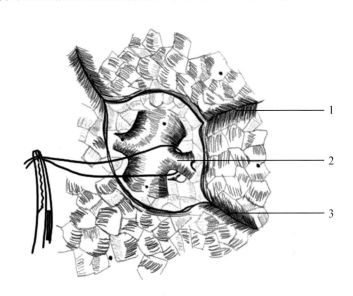

◆图 3-4　右肺中叶切除（二）
注：1. 水平裂　2. 中叶肺动脉　3. 斜裂前半部分

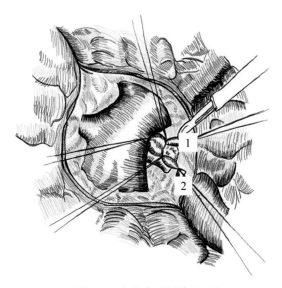

◆图 3-4　右肺中叶切除（三）
注：1. 即将切断的中叶动脉　2. 中叶支气管

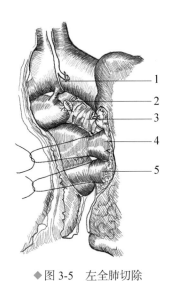

◆图 3-5　左全肺切除
注：1. 左侧喉返神经　2. 切断的左肺动脉干
3. 左主支气管　4. 左上肺静脉　5. 左下肺静脉

　　肺癌切除术的标准麻醉方法为双腔气管插管麻醉，手术侧肺不通气。患者取健侧卧位。手术切口通常采用后外侧切口经 5 或 6 肋间入胸腔。肺叶切除的手术关键是结扎和离断肺叶的动脉分支和肺静脉，离断和闭合肺叶支气管，解剖肺叶之间的肺裂。对于肺叶切除，手术从解剖肺裂开始是通常的选择。中心型肺癌如果肿瘤侵犯叶支气管开口，或者肺叶切除支气管切缘会有肿瘤残存或距离肿瘤过近时可以考虑袖状肺叶切除（图 3-6）。如果袖状肺叶切除支气管切缘仍不充分则需要考虑全肺切除。全肺切除最常见的原因并不是支气管切缘，而是肺动脉受侵。临床上通常会做左侧全肺切除，而右侧全肺切除很少采用，这是因为右侧全肺切除造成的肺功能损伤较多，并会导致患者生活质量低，而且术后接受辅助治疗的耐受性较差。复合肺叶切除主要为右肺的中、下叶联合切除术和上、中叶联合切除术。右肺中、下叶联合切除术常见的原因是右肺中叶癌侵及中叶支气管开口和右肺下叶背段癌侵犯段支气管开口，为了保证支气管切缘通常需要中、下叶联合切除。由于右肺中叶肺静脉通常汇入右上肺，和上叶肺静脉组成上肺静脉，所以无论是右肺上叶癌还是中叶癌，如果侵及上肺静脉的上叶静脉和中叶静脉汇合处，就可能需要上、中叶联合切除。

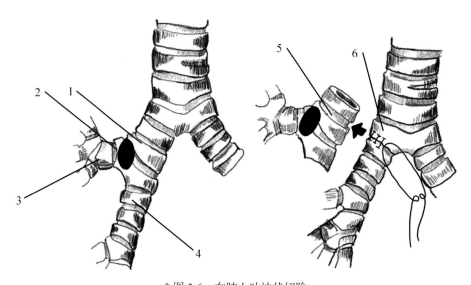

◆图 3-6　右肺上叶袖状切除

注：1. 右主支气管　2. 肿瘤部位　3. 右肺上叶支气管　4. 右中间支气管　5. 切除的连同部分右主支气管和中间支气管　6. 支气管断端吻合口重建

7. 肺癌外科并发症　肺癌手术后的并发症发生率为 8% ~ 35%。肺癌手术并发症包括所有外科手术的并发症，最常见是呼吸系统并发症和心血管系统并发症；而肺切除手术较独特的并发症包括术后肺断面漏气、支气管胸膜瘘等。

（1）呼吸系统并发症：多见于术前合并慢性支气管炎的患者。常见的是手术侧肺复张不良，包括肺不张和阻塞性肺气肿。主要原因是痰栓堵塞支气管。部分患者由于手术早期麻醉插管，手术中揉搓伤以及肺反复萎陷复张等原因，患侧肺分泌物增加，同时由于疼痛、迷走神经支气管损伤以及通气量不足等原因，患者咳痰不力，所以形成痰栓。临床表现为患侧肺呼吸音减低，患者可以出现气短、血氧饱和度下降，同时如发生感染可以出现发热等症状。治疗上需帮助患者咳痰，严重者需要支气管镜吸痰，极少数患者需要气管切开。

（2）肺断面漏气：多见于术前合并肺气肿、肺大疱患者，主要由于解剖肺裂时肺裂断面漏气。临床表现胸腔引流管较长时间持续有气泡逸出。诊断上要除外支气管胸膜瘘，治疗的关键是充分引流，保证余肺复张良好，预防感染。多数患者随着术后的粘连，断面漏气会逐渐减少。

（3）支气管胸膜瘘：支气管胸膜瘘是指支气管断端愈合不良，支气管残端与胸膜腔相通而引起的一系列临床症状和体征。Vest 等 1991 年总结 2243 例肺部手术资料，发现支气管胸膜瘘的发生率为 1.6%。我国大规模病例研究报告的支气管胸膜瘘发生率约 1%，多见于术后 1 周左右。临床表现包括咳嗽、咳痰、气短、发热。体征和胸部 X 线片主要表现为包裹性液气胸、脓胸改变，部分患者有吸入性肺炎改变。咳痰对支气管胸膜瘘的诊断有一定的提示性。初期表现为痰量明显增多，较稀薄，淡红色胸水样，进一步可以出现脓痰，尤其是有明显脓胸时。但是诊断上最直接的是气管镜检查。治疗上以胸腔引流为主，引流管尽量置于瘘口周围。对于术后早期发生支气管胸膜瘘的患者，可尝试手术修补；非早期发生者手术修补非常困难，多数只能是引流。有报道可通过放置气管支架来暂时封闭瘘口。对于炎症局限后的病例也有报道用医用生物蛋白胶封闭瘘口。

8．肺癌外科治疗的进展

（1）电视胸腔镜手术（VATS）在肺癌外科治疗中的作用：电视胸腔镜手术是近 20 年来胸外科技术的最大进步和发展之一。电视胸腔镜在肺癌外科治疗中的作用已经获得了越来越多的重视，是肺癌外科治疗今后发展的方向之一。目前有关电视胸腔镜肺癌手术治疗的适应证尚未统一，不同医生所使用的适应证与其所在单位开展电视胸腔镜手术的早晚、手术医生的喜好和熟练程度有关。但是正如 NCCN 指南所指出的，胸腔镜手术作为肺癌外科备选术式的前提是符合肺癌外科的原则，也即不能影响手术切除的完全性，同时须保证手术的安全性。

（2）早期周围型肺癌手术方式选择：长期以来，肺叶切除术被大多数胸外科医生认为是 I 期非小细胞肺癌手术切除的标准术式，而最近的临床证据支持对于直径不超过 2cm 的周围型 I 期非小细胞肺癌，尤其是纯磨玻璃样结节，肺段切除或楔形切除可能是最佳的手术切除方式。但是目前的相关文献报道多数为回顾性分析，病例数量尚偏少。国内和国外的多项随机临床对比研究正在进行中，期待其研究结果能够阐明周围型 I 期非小细胞肺癌的手术方式和切除范围。

八、预后

肺癌（包括非小细胞肺癌与小细胞肺癌）患者的预后是由患者综合的临床病理特征决定的，根据现有的研究结果，肿瘤临床病理分期、患者身体健康状况、年龄及性别都是重要的预后预测因素；此外某些血常规和生化学指标（如外周血白细胞计数、血钙水平等）及血液肿瘤标志物水平（如 CEA）也被证明与肺癌患者预后有重要的相关性。目前，临床病理分期，即 TNM 分期仍是预测肺癌患者生存时间的最主要、最稳定的指标。肺癌患者的预后很大程度上取决于疾病发现时肿瘤的 TNM 分期。不同临床分期的患者预后具有显著差异。根据 2010 年 AJCC（American Joint Committee on Cancer）第 7 版肿瘤分期手册报道的对 26 859 例非小细胞肺癌及 2 664 例小细胞肺癌患者荟萃分析的结果。对于非小细胞肺癌，I 期患者 5 年生存率约为 70%，其中，I A 期患者 5 年生存率超过 80%，中位生存期接近 10 年；II 期患者 5 年生存率约 40%；对于 III 期患者，5 年生存率降至 15% 左右；而 IV 期患者的 5 年生存率仅为不到 5%，中位生存期只有 7 个月。小细胞肺癌恶性程度高于非小细胞肺癌，更易发生复发与转移，故小细胞肺癌患者生存期显著短于非小细胞肺癌。I 期小细胞肺癌患者 5 年生存率约为 50%；II 期约为 25%；III 期降至 10% 左右；而 IV 期不足 3%。我国统计报道的各 TNM 分期肺癌患者预后的数据与 AJCC 的统计类似，综合分析 2000 ~ 2009 年几项较大规模的统计结果显示，我国非小细胞肺癌患者中，I 期 5 年生存率约为 70%，II 期约 50%，III

期约 15%，Ⅳ 为 5% 左右；我国的小细胞肺癌患者，Ⅰ~Ⅳ 的 5 年生存率分别为 45%、25%、8%、3%。

九、随访

肺癌治疗后都需要定期复查。复查目的在于监测疗效，以早期发现肿瘤的复发和转移。复查以影像学检查手段为主。对于早、中期肺癌经包括外科手术的综合治疗后，一般主张治疗后 2 年内每 3 个月复查 1 次，2~5 年内每半年复查 1 次，5 年后每 1 年复查 1 次。

（赵 峻 赫 捷）

第三节 纵隔肿瘤

一、概述

纵隔结构复杂，肿瘤发生种类较多，临床表现各异，但诊断及鉴别诊断并不困难。

原发性纵隔肿瘤较为少见，任何年龄均可发生纵隔肿瘤与囊肿，但发病年龄多在 30~60 岁。胸腺肿瘤、神经源性肿瘤、畸胎瘤、各种囊肿及甲状腺肿瘤是最为常见的纵隔肿瘤，其发病大约占纵隔肿瘤的 80%~90%。其中前三者可占纵隔肿瘤的 2/3。纵隔肿瘤多数为良性，成人恶性的仅占 10%~25%，儿童则 50% 以上为恶性。

在成人中，54% 的纵隔肿瘤发生在前上纵隔，20% 在中纵隔，26% 发生在后纵隔；在儿童约 43% 发生在前上纵隔，18% 在中纵隔，约 40% 在后纵隔。部分学者认为，随影像学检查的进一步发展及疾病发病率的自然增长，目前国内成人胸腺瘤和淋巴瘤的发病率有所增长，儿童神经源性肿瘤和淋巴瘤也呈增长趋势。国外研究数据则提示目前淋巴瘤在纵隔肿瘤中比例有所提高。

良性纵隔肿瘤基本上可通过手术完整切除，绝大部分恶性纵隔肿瘤仍以手术切除为主，对不能完整切除的肿瘤亦应尽可能切除，术后辅以放化疗。目前单纯放化疗效果仍不令人满意，但对淋巴瘤等放化疗效果极佳。

二、解剖结构

纵隔位于左右胸腔之间，其前界为胸骨后缘，后界为胸椎前缘，上界为胸廓入口，下界为膈肌，左右分别为双侧纵隔胸膜包绕。纵隔的区分法有多种，依照 X 线解剖结构，常被分为"五区法"或"九区法"。

五区法：沿胸骨角至第 4 胸椎下缘为连接线，其上为上纵隔，其下为下纵隔。上纵隔以气管为界，分为前上纵隔和后上纵隔。下纵隔以心包为界，前方为前下纵隔，其后为主要由心包组成的中下纵隔，最后为后下纵隔。

九区法：纵隔分区（九分法）借上水平线（自胸骨角至第 4 胸椎体下缘的连线）、下水平线（自胸骨体下部及第4肋前部水平，经肺门下缘至第8胸椎下缘的连线）、前纵线（经主动脉弓及其三大分支、心包的前面的连线）、后纵线（经气管、气管杈、心包的后面的连线）分为前（上、中、下）纵隔、中（上、中、下）纵隔、后（上、中、下）纵隔。

前上纵隔：内有胸腺、左右头臂静脉、上腔静脉上段、胸廓内血管、淋巴结等。

前中、下纵隔：内有胸廓内血管、疏松结缔组织、淋巴结等。

中上纵隔：内有主动脉弓及其分支、气管、迷走神经、膈神经和淋巴结等。

中中纵隔和中下纵隔：内有升主动脉、肺动脉干及其分支、左右肺静脉、上腔静脉下段、心及心包、气管杈及左右支气管、淋巴结等。

后纵隔：内有食管、胸主动脉、胸导管、迷走神经、奇静脉、半奇静脉、副半奇静脉、交感干和淋巴结等。

三、纵隔肿瘤分类

纵隔可发生多种肿瘤，其主要分为原发性肿瘤及继发性肿瘤。本文仅讨论原发性纵隔肿瘤。常见分类见表3-5。

表3-5　常见纵隔肿瘤

	良性	恶性
神经源性	神经鞘瘤	恶性神经鞘瘤
	神经节瘤	成神经节细胞瘤
	神经纤维瘤	成神经细胞瘤
		神经纤维肉瘤
畸胎瘤类	畸胎瘤	恶性畸胎瘤
胸腺肿瘤	胸腺瘤	胸腺癌
		胸腺肉瘤
		胸腺类癌
囊肿	胸腺囊肿	
	支气管囊肿	
	胃肠囊肿	
	心包囊肿	
	食管囊肿	
脉管性	血管瘤	血管肉瘤
	囊性淋巴管瘤	
淋巴组织	淋巴结增生	淋巴瘤

续表

	良性	恶性
其他	纤维瘤	纤维肉瘤
	纤维组织细胞瘤	恶性纤维组织细胞瘤
	平滑肌瘤	
	脂肪瘤	脂肪肉瘤
	横纹肌瘤	横纹肌肉瘤
		精原细胞瘤
		绒癌
		卵黄囊瘤

四、临床表现

原发纵隔肿瘤常缺乏明显特异的临床表现，同时以良性肿瘤为主，因此常于体检时被发现。但是如果纵隔肿瘤出现恶变、感染、破溃或合并其他严重并发症（如重症肌无力）时，则可以出现相应的临床表现。另外，随着肿瘤生长，压迫症状也较为常见，例如肿瘤压迫气管、支气管常会引起咳嗽、肺炎等，压迫食管还常常引起吞咽困难，而压迫神经常引起相应神经麻痹（如膈神经麻痹或交感神经麻痹），如压迫上腔静脉则可引起上腔静脉综合征。

五、诊断

（一）胸部 X 线片与透视

作为常规体检的手段，胸部正侧位 X 线片及透视是发现纵隔肿瘤的常用手段。透视尤其可能发现某些隐蔽部位的肿瘤。

（二）CT 检查

CT 检查是目前诊断纵隔病变最主要的方法。胸部 CT 不仅能对病变的位置进行明确定位，而且能对肿物密度进行分析，同时能对肿物与周围组织的关系是否紧密进行判断。增强 CT 尤其可以显示纵隔肿物与周围大血管的关系，这对于手术方式的选择具有非常重要的指导意义。

（三）上消化道造影

上消化道造影对于出现上消化道压迫症状的患者尤为重要，可以明确是否为食管本身的病变并了解食管移位情况。

（四）心血管造影

心血管造影可以用于诊断疑似血管性病变的肿瘤，或者用于明确肿瘤与血管是否存在相关性。

（五）针吸活检

针吸活检对于前纵隔肿瘤的诊断意义较大，尤其在 CT 引导下的针吸活检，非常利于肿瘤性质的判断，而且安全性较高。

（六）鉴别诊断

纵隔肿瘤常需鉴别的疾病有：

1. 胸内甲状腺肿　胸内甲状腺肿较为常见，主要有三种病理类型，即甲状腺肿、甲状腺囊肿或甲状腺腺瘤。而根据病变的来源，胸内甲状腺肿又可分为先天性迷走型甲状腺肿及后天性胸骨后甲状腺肿。先天性迷走型甲状腺肿与颈部甲状腺肿无关，为胚胎时期在纵隔内遗存的甲状腺组织所引起的甲状腺肿；后天性胸骨后甲状腺肿则是由颈部甲状腺向下沿胸骨后延伸坠落，直至上纵隔而形成。胸内甲状腺肿多无明显症状，肿瘤较大时压迫气管，由此引起的胸骨后不适、呼吸困难、吸气和呼气时的喘鸣。另可偶伴甲状腺功能亢进症状。

CT是胸内甲状腺肿最为重要的诊断手段，可明确胸内甲状腺与颈部甲状腺的关系，便于手术入路的选择。

2. 胸主动脉瘤　胸主动脉瘤可分为无症状及有症状两种，有症状者除有疼痛等自发症状外，还常会出现胸腔内压迫症状。

X线平片上主动脉瘤可呈囊形或纺锤形。升主动脉瘤常出现于血管的凸部，在X线片上表现为向前突出，偶可出现纵隔投影。广泛的主动脉瘤可压迫心脏和大血管而使其向左移位。降主动脉瘤一般向左或向前方突出，在X线斜位片上常可显示。

在目前医疗条件下，CT或血管造影是诊断胸主动脉瘤的金标准。

3. 肺动脉高压　少数肺动脉高压可出现明显肺动脉扩张，需与纵隔肿瘤鉴别。临床常表现出心脏病的症状和体征。X线片可表现为主动脉弓下方明显膨隆。CT可见肺动脉明显增粗。

4. 纵隔淋巴结炎或肉芽肿　纵隔淋巴结肉芽肿原因众多，国内最常见的是结核。此外结节病、矽肺、组织胞浆菌病等也有发生。患者多数无明显症状，也可出现咳嗽、咯血、食欲不振、寒战、低热、胸痛、体重下降等症状。CT可见中上纵隔肿物，表现为边缘光滑整齐的高密度影，常见钙化。

5. 纵隔淋巴结转移癌　较为多见，常见于肺癌、肾癌、胃肠道恶性肿瘤、乳腺癌等。大部分患者可无明显症状，常由体检发现，部分患者可出现肿瘤压迫症状。CT表现为纵隔块状影，边界较为清晰，边缘锐利，成圆形或椭圆形。详细询问病史有助于诊断。

六、常见的纵隔肿瘤

（一）胸腺肿瘤

胸腺是重要的免疫器官，也是具有内分泌功能的淋巴上皮器官。其位于上纵隔前方，上至甲状腺下缘，下界位于第四肋软骨水平，前方为胸骨后缘，后方自上而下贴附于气管、无名静脉、主动脉弓和心包。胸腺分为左右两叶以及中间峡叶。每一腺叶被结缔组织分割为若干小叶。胸腺切面可见髓质和皮质，儿童期最为明显。髓质以上皮网状细胞为主，其间散在小胸腺淋巴细胞。皮质内密集胸腺淋巴细胞，可见大淋巴细胞。皮质富含血管。胸腺在出生后及幼儿期非常发达，至青春期后随年龄增长而渐萎缩。

WHO推荐的胸腺肿瘤组织病理学分型见表3-6。

表 3-6　WHO 胸腺上皮肿瘤的病理类型

分型	病理特点
A	梭形或卵圆形髓质型良性胸腺瘤
AB	混合型良性胸腺瘤
B	上皮或树枝状 I 类恶性皮质性胸腺瘤
B1	淋巴细胞为主，皮质细胞为主
B2	皮质型
B3	分化好的胸腺癌
C	II 类恶性胸腺瘤（非器官样），胸腺癌，角化或未角化型上皮癌，淋巴上皮细胞样癌，肉瘤样癌，透明细胞癌，基底细胞样癌，黏液上皮癌，未分化癌

1. 症状　胸腺瘤患者常无自觉症状，最常出现如胸闷、气短、咳嗽等症状，也因为缺乏特异性常被忽视。大部分患者均为查体发现。病情危重时可能出现贫血、体重下降、低热等症状。部分患者因重症肌无力为首发症状就诊。

重症肌无力是一种由神经 - 肌肉接头处传递功能障碍所引起的自身免疫性疾病，临床主要表现为部分或全身骨骼肌无力和易疲劳，活动后症状加重，经休息后症状减轻。患病率为（77 ~ 150）/100 万，年发病率为（4 ~ 11）/100 万。女性患病率大于男性，约 3 : 2，各年龄段均有发病，儿童 1 ~ 5 岁居多。重症肌无力患者约有半数以上可见胸腺增生和胸腺瘤，仅少数胸腺正常。

重症肌无力发病初期患者往往感到眼或肢体酸胀不适，或视物模糊，容易疲劳，天气炎热或月经来潮时疲乏加重。随着病情发展，骨骼肌明显疲乏无力，显著特点是肌无力于下午或傍晚劳累后加重，晨起或休息后减轻，此种现象称之为"晨轻暮重"。

重症肌无力患者全身骨骼肌均可受累，可有如下症状：①眼皮下垂、视物模糊、复视、斜视、眼球转动不灵活；②表情淡漠、苦笑面容、讲话大舌头、构音困难，常伴鼻音；③咀嚼无力、饮水呛咳、吞咽困难；④颈软、抬头困难，转颈、耸肩无力；⑤抬臂、梳头、上楼梯、下蹲、上车困难。

重症肌无力临床分型（改良的 Osseman 分型法）如下：

I 型：眼肌型；II A 型：轻度全身型，四肢肌群常伴眼肌受累，无假性球麻痹的表现，即无咀嚼和吞咽困难构音不清；II B 型：四肢肌群常伴眼肌受累，有假性球麻痹的表现，多在半年内出现呼吸困难；III型（重度激进型）：发病迅速，多在数周或数月内发展到呼吸困难；IV型（迟发重症型）：多在 2 年左右由 I 型、II A 型、II B 型演变；V 型：肌萎缩型，少见。

肌无力危象：是指重症肌无力患者在病程中由于某种原因突然发生的病情急剧恶化，呼吸困难，危及生命的危重现象。根据不同的原因，肌无力危象通常分三种类型：①肌无力危象：大多是由于疾病本身的发展所致，也可因感染、过度疲劳、精神刺激、月经、分娩、手术、外伤而诱发；临床表现为患者的肌无力症状突然加重，出现吞咽和咳痰无力，呼吸困难，常伴烦躁不安，大汗淋漓等症状。②胆碱能危象：见于长期服用较大剂量溴吡斯的明或单次服用药物过多的患者，发生危象之前常先表现出恶心、呕吐、腹痛、腹泻、多汗、流泪、皮肤湿冷、口腔分泌物增多、肌束震颤以及情绪激动、焦虑等精神症状。③反拗危象：

溴吡斯的明的剂量未变，但突然对该药失效而出现了严重的呼吸困难，也可因感染、电解质紊乱或其他不明原因所致。

2. 诊断　胸腺瘤的主要诊断手段为 CT 检查。胸腺瘤主要出现在前纵隔中部，其次为前纵隔上部，其他位置较少出现。CT 往往提示该区域肿物，边界往往清晰锐利，偶可见钙化。

3. 治疗　外科治疗是可切除胸腺瘤的重要治疗手段。不能切除可行放疗或化疗。切除不完整或生物学行为达到一定恶性表现者术后还需辅助治疗。

切除胸腺对于伴发重症肌无力的胸腺瘤患者仍有较大意义。胸腺切除后，有少数肌无力患者病情能够完全缓解，绝大部分可以逐渐缓解。目前随着胸腔镜技术的发展，胸腔镜下切除胸腺已成为首选治疗手段。

（二）胸腺类癌

胸腺内的 Kulehitsky 细胞可产生类癌。细胞有中度或者轻度的异形性。一般胸腺类癌不出现类癌综合征。

原发胸腺类癌较为少见，其肿瘤标本在肉眼下皆可见侵犯。此外类癌常伴肿瘤出血、钙化等。

胸腺类癌多无明确症状，常因体检发现。部分有症状者多出现胸闷、气短、咳嗽、胸部压迫感等，由于其不具备特异性，常被忽略。其 CT 表现为前纵隔肿物，常可见局部侵犯性。

胸腺类癌的治疗手段仍首选手术切除。其预后取决于类癌的病理分型。典型类癌患者常能获得长期生存，不典型类癌患者即使接受手术完整切除肿瘤，预后仍较差。

（三）胸腺囊肿

胸腺囊肿分为三类：先天性、瘤性和退行性。胸腺囊肿少见，约占纵隔肿瘤的 1%～2%。胸腺囊肿主要以单房为主，囊肿内覆盖立方、扁平或复层柱状上皮。其内容物为水样液体，偶成淡黄色、淡红色，极少见囊内钙化。囊壁厚度不一，囊内偶可见出血。

胸腺囊肿患者多数无明显症状，于体检时发现。CT 检查可判定肿物位置、大小，测定囊性或实性成分多少，了解肿物与周围组织的关系。

胸腺囊肿属良性肿瘤，首选手术切除。此病预后良好。

（四）畸胎瘤

畸胎瘤绝大部分出现在前纵隔，偶可见于后纵隔，其绝大部分为单发。肿瘤大体为圆形或椭圆形肿物，大部分包膜较为完整，少数包膜不完整。其良恶性主要根据瘤体内所包含的组织成分判断。

良性畸胎瘤通常为囊性，常有多个囊壁，其内容物包括皮肤、毛发、牙齿、骨、软骨及脂肪等。恶性畸胎瘤因其组织生长活跃，组织分化不完全。此类肿瘤多有细小的多囊。由于畸胎瘤组织结构复杂，必要时可进行全部肿瘤的连续切片，进行病理诊断。畸胎瘤分为成熟性畸胎瘤和不成熟性畸胎瘤。

良性畸胎瘤的组织是完全成熟的组织，容易辨认。恶性畸胎瘤的组织为各种分化程度的胚胎组织，必须有良好的组织学基础才可以明确诊断。

良性畸胎瘤男女发病率相似，最常见的发病位置为前纵隔，少数出现于上纵隔。良性畸胎瘤一般无明显症状，随体积增大可出现压迫症状。恶性畸胎瘤或良性恶变者，生长快，发展迅速，自然病程较短。两者均以压迫症状为主，易出现咳嗽、咳痰、胸痛等非典型症状。如肿瘤压迫气管或支气管，并合并肺部感染等，常会出现患者气短及喘憋。如果肿瘤破溃，部分患者其肿瘤内容物可通过与肿瘤相通的支气管，经嘴咳出，常为豆腐渣样物质，也可能咳出毛发等。恶性畸胎瘤出现症状的概率较高，但也有完全无症状者。

CT 是目前畸胎瘤最好的诊断手段，可明确肿瘤位置、大小、肿瘤的内容物性质、有无囊内出血等。

畸胎瘤首选手术治疗。临床诊断明确者均应手术治疗。良性畸胎瘤大都有完整包膜，一般均可完整切除。如术中探查肿瘤包膜不完整，瘤体侵犯周围器官，必要时可切除肿瘤及部分受侵犯组织。如确实无法进行完整手术切除肿瘤，术后可进行放疗和化疗进行补救治疗。

（五）神经源性肿瘤

神经源性肿瘤是最常见的后纵隔肿瘤，主要为良性，约10%为恶性。儿童中恶性常见。

1. 神经鞘瘤　来源于神经鞘细胞，好发于肋间神经和脊神经后根。其肿物均有包膜，少数包膜不完整，肿物常较为局限，表面光滑，质地较韧，弹性一般较好。镜下以神经鞘细胞为主，根据瘤细胞形态及排列可分为束状型和网状型。恶性神经鞘瘤可开始即为恶性，也可自良性神经鞘瘤恶变而来。其镜下表现类似纤维肉瘤。恶性神经鞘瘤往往存在包膜，但是由于其生长较快，瘤体往往破坏包膜，侵犯周围组织。

2. 神经纤维瘤　多数为神经纤维瘤病的一部分，很多人认为其来源于神经的结缔组织和成纤维细胞。部分学者认为神经纤维瘤与神经鞘瘤不能完全分开。多发神经纤维瘤病常好发于颅或脊神经根及其神经节，四肢的主要神经以及内脏的交感神经节等。在胸腔，神经纤维瘤常见于肋间神经和交感神经节。镜下此瘤与神经节瘤的区别在于细胞数量较少和疏松的结构。

3. 神经节瘤　好发于交感神经节、副交感神经节，也可见于中枢神经系统。胸腔的神经节瘤常好发于交感神经链，一般位于脊椎旁沟中，通常无侵袭性。分化好者往往有包膜，部分肿瘤瘤体较大，质地较硬，呈球形或椭球形。镜下主要为髓神经纤维和胶原纤维，其中有散在或群聚的异常节细胞。分化区可见神经元细胞。

神经源性肿瘤无论其良恶性，均首选手术治疗。良性神经源性肿瘤，如能完整切除者，一般都可以治愈。个别术后可能出现复发，但仍可进行二次手术。恶性神经源性肿瘤生长往往较快，恶性程度高，完整切除的机会较少，预后较差。由于放疗对部分神经源细胞肿瘤较为敏感，如无法行根治性手术，则术后补充放疗，可能提高患者的长期生存。

（六）其他纵隔肿物

1. 心包囊肿　心包腔胚胎发育异常会导致心包周围囊肿的形成。心包囊肿为一层薄纤维壁包裹的组织，其内可见少量血管及脂肪组织。一般心包囊肿内容物为清凉的液体，可含有微量的蛋白质，仅在少数情况下呈血性或者浑浊的乳白色。此类囊肿一般位于前纵隔，右侧较多，有时囊肿可以突入胸腔，有蒂与心包相连。其大小不一，绝大多数为单房且与心包腔无交通。

心包囊肿可发生于任何年龄，发生率与性别无关，往往于查体时发现。

多数患者无明显自觉症状，偶有胸骨后或心前区的压迫症状，以及相应的呼吸症状。

CT是目前最好的术前诊断方法，提示纵隔圆形或者类圆形肿物，密度均匀，边缘光滑，其内容物密度往往均一。

目前心包囊肿的治疗以手术治疗为主，如术前诊断较为明确，无明显手术禁忌，可开胸或胸腔镜下切除，预后良好。

2. 支气管囊肿　胚胎期前肠支气管胚芽或前肠本身多能干细胞脱落，随支气管和肺的发育进入胸腔，则会发育成支气管囊肿。此类囊肿大多位于纵隔内，也有部分可能出现在肺内。绝大部分支气管囊肿位于纵隔右侧，较大者一般位于胸膜下，较小者可位于肺实质内。此类囊肿一般位置均较高，大部分高于双侧肺门。纵隔支气管囊肿一般单发，偶见多发。

支气管囊肿是否与支气管相通，目前仍存在一定争议。目前我国绝大部分学者认为支气管囊肿与支气管均不相通。

支气管囊肿一般为圆形或者椭圆形，可见完整的胞膜，一般较薄。其表面一般较为光滑，其内往往可见较为清亮的囊液，部分可能成乳白色或棕色。

支气管囊肿可发生于任何年龄，其发生概率与性别无关，往往因查体无意中发现。

大部分纵隔支气管囊肿无明显自觉症状。约 1/3 的患者可出现轻微的咳嗽、胸部不适及胸闷、气短等非特异性症状。如囊内容物出现感染或出血，则可能引起相应症状，如发热等。部分支气管囊肿可因压迫周围肺组织造成感染，此为部分患者就医的首因。

CT 可提示患者气管、支气管周围或隆突下向下延伸的肿物影，密度一般较均匀。肿物边缘往往较为光滑，可见较为明显的胞膜。部分支气管囊肿可能与主支气管或叶支气管关系密切。部分支气管囊肿可能与患者食管关系密切。部分较大的支气管囊肿甚至可能造成患者食管压迫或食管移位。

手术切除是治疗支气管囊肿首选手段，如情况允许，可在胸腔镜完整切除。术后极少复发，预后好。

3. 原发纵隔卵黄囊瘤（内胚窦瘤） 原发纵隔卵黄囊瘤（内胚窦瘤）临床较为罕见，国际上首次报道于 1967 年，其后逐渐增加。其病因目前不明，但目前公认其来源自最早位于胚胎卵黄囊壁的生殖细胞。

一般纵隔卵黄囊瘤为实性，部分有假包膜者表面可较为光滑。一般呈浸润性生长，与周围组织粘连常较为紧密。瘤体通常较大。其质地往往较为脆弱，部分巨大瘤体可能出现蜂窝状囊性区，其内可出现血性液体。部分生长较快的卵黄囊瘤可能出现瘤体内出血及坏死。

根据国内外目前资料，纵隔卵黄囊瘤男性发病率高于女性，青少年更为多见。绝大多数患者无症状，仅在查体时发现。肿瘤较大者出现压迫症状，如咳嗽、呼吸或吞咽不畅。可有胸闷、胸痛、全身无力、发热等非特异性表现。该病发展较快，可能在就诊过程中出现症状明显加重等情况。少数患者在初诊时即可发现存在转移，常见转移位置为肺脏、脑及肝脏等。

部分患者 X 线就能发现纵隔肿物，多位于前上纵隔，少部分可能出现于后纵隔。CT 对于此病的术前判断意义较大，是重要的检查手段。此病可向胸腔一侧或两侧扩展，并可压迫患者气管，造成气管推移。部分患者肿瘤可能压迫上腔静脉，造成上腔静脉综合征。

由于人卵黄囊可以合成血清蛋白、前白蛋白、甲胎蛋白（AFP）、α_1- 抗胰蛋白酶（α_1-AT）及转铁蛋白，故术前进行全面的生化检查可以对患者疾病情况有提示作用。绝大部分患者 AFP 在接受肿瘤切除术后 2 周可降为正常。由于 AFP 在人体内半衰期较短，故术后可常规检测患者血清 AFP 水平，以判断患者是否出现肿瘤复发。

对于肿瘤较为局限的纵隔卵黄囊瘤，手术切除是首选。越早完整切除预后越好。无法切除者可通过新辅助治疗缩小肿瘤后再手术，手术切除不完整者术后进行辅助治疗。部分学者认为博来霉素、长春碱、足叶乙苷和顺铂的化疗方案可能使部分患者病情得到缓解。

总体而言本病的治疗效果较差，绝大部分患者在初次就诊时已经失去完整切除肿瘤的机会。对于可能完整切除的患者，术后的辅助化疗是治疗的关键。另外 AFP 的检测也有重要意义。如 AFP 在术后出现升高，则应考虑肿瘤复发，并进行化疗。

4. 纵隔恶性淋巴瘤 纵隔恶性淋巴瘤在临床并不罕见，可分为非霍奇金淋巴瘤（non-Hodgkin lymphoma，NHL）和霍奇金病（Hodgkin disease，HD）两种。

纵隔恶性淋巴瘤男女发病比例基本相当，有两个发病高峰。其一为青少年，另一个为 50 岁以后的成年人。

其症状往往并不明显。可因查体发现纵隔肿物首次就诊。部分患者可能出现胸痛、胸闷、气短、喘鸣、乏力、上腔静脉综合征等症状。部分患者可能出现发热、盗汗、消瘦等症状。部分患者可能出现锁骨上淋巴结肿大。

胸部 CT 往往提示患者纵隔圆形软组织影，或巨块形软组织影。可合并纵隔侵犯、移位。肿瘤可直接侵犯患者血管、心包、气管、胸膜、肺等组织。肿物一般密度较为均匀，但如肿物中有出血或液化，CT 上也可出现明显的低密度区。

外科手术主要用于明确诊断。大部分患者可由 CT 引导下穿刺，进行肿瘤病理检查，并进行免疫组化检测，明确肿瘤类型，并根据相应结果选择后续化疗方案。但因穿刺获取组织较少，对明确病理性质或分型常有困难，此时可通过外科手术进行肿瘤的切取活检。术中应注意彻底止血，并警惕由于纵隔恶性淋巴瘤瘤体较大而压迫气管造成急性呼吸困难情况的发生。

术后可根据患者病理检查结果决定后续化疗方案，必要时可加做放疗。辅助化疗的效果，决定了纵隔恶性淋巴瘤的预后。由于利妥昔单抗在治疗 NHL 中的使用，目前纵隔原发 NHL 的预后已经较好。

（张默言　王大力　赫　捷）

第四节　乳　腺　癌

一、概述

乳腺癌是威胁全球女性健康的第一大恶性肿瘤。据 WHO 国际癌症研究所的预测数据，2012 年全世界新发乳腺癌病例 1 676 600 例，死亡 521 900 例。中国国家癌症中心于 2015 年 1 月发布的 2011 年肿瘤登记数据的评估结果显示，2011 年中国女性乳腺癌发病人数 248 620 例，发病率为 37.86/10 万，位列女性恶性肿瘤发病率第 1 位，男女性全部恶性肿瘤发病率的第 2 位，占所有肿瘤发病率的构成比为 7.49%；同期，乳腺癌死亡 60 473 例，死亡率为 9.21%，位列男女性全部恶性肿瘤死亡率的第 6 位，构成比为 2.91%。

古埃及人早在 3500 年前就描述过乳腺癌。到 19 世纪末美国的外科医生 Halsted 提出了乳腺癌根治性切除术。20 世纪 80 年代，Fisher 提出了乳腺癌保乳手术和综合治疗。目前，乳腺癌已成为疗效最佳的实体肿瘤之一。

二、危险因素

为了更好地进行疾病筛查、基因检测和癌症预防，需要正确认识乳腺癌的危险因素和危险分级。

1. 性别和年龄　女性和男性乳腺癌的患病率比为 100 : 1。年龄是主要的危险因素之一。根据 2001～2005 年的观察数据，20～49 岁女性患病率为 1/1130，50～64 岁为 1/392，65～74 岁为 1/250，75 岁以上为 1/238，诊断乳腺癌患者的中位年龄为 61 岁。

2. 家族史　有乳腺癌家族史的女性，尤其是一级亲属患乳腺癌的女性，罹患乳腺癌的风险增高。临床医生需要鉴别患者为散发的绝经后乳腺癌还是基因易感乳腺癌，这一点对于判断其一级亲属患病风险非常重要。前一种情况下家族中大多数女性都不会患上乳腺癌，相反有遗传性乳腺癌综合征家族史的患者则有更高的患病风险。5%~10%的乳腺癌是由遗传性的基因突变引起，其中约2/3的遗传性乳腺癌源于未被发现的基因突变，25%源于 *BRCA1* 和 *BRCA2* 突变。少于10%源于其他已知的基因突变。具有以下特征及家族史的女性，临床医生需要考虑其基因遗传病的可能：乳腺癌患病年龄<40岁；患者本人、多代一级亲属或近亲中有多个乳腺癌和（或）卵巢癌病例；男性乳腺癌有一位家族成员有已知的基因突变；德系犹太血统的患者。家族史的评估需要同时考虑父母双方的家系，因为基因易感性可以遗传自任意一方。

3. 雌激素暴露　内源性和外源性的雌激素暴露可以增加乳腺癌的患病风险。内源性暴露因素包括长时间的月经史，如月经初潮年龄<11岁、绝经晚，以及未生育和首次生育年龄>35岁。长期使用雌孕激素替代疗法（hormonal replacement therapy，HRT）的女性较非使用者有更高的罹患乳腺癌的风险，治疗停止5年后患病风险可以恢复到基线水平。绝经后女性拟使用激素替代治疗绝经后综合征时，必须先权衡与乳腺癌患病风险升高的利弊。目前，已经不再建议仅仅为治疗围绝经期综合征而给患者使用激素替代治疗。

4. 乳腺癌或乳腺增生疾病史　初次单侧乳腺癌诊断后，对侧乳腺癌的发病率每年增加0.5%~1%。活检证实的乳腺增生疾病史亦可增加乳腺癌的患病风险，其中乳头状瘤使患病危险较正常人增加了1.5~2倍，导管内或小叶内不典型增生（atypical hyperplasia，AH）增加4~5倍，小叶内原位癌（lobular carcinoma in situ，LCIS）增加8~10倍。这些组织学相关的患病风险增高对双侧乳腺的影响是相同的。

5. 放疗　接受过胸部区域放疗（如霍奇金病）的女性中，20%~30%在治疗后10~30年内有罹患乳腺癌的风险。这种风险随放疗剂量的增加而增加；另外，放疗时年龄较小，尤其是30岁以下，也会增加患此病风险。

6. 生活方式　越来越多的证据表明一些可以改变的生活方式会增加乳腺癌的患病风险，包括绝经后肥胖、缺乏体力活动和中度饮酒等。

基于以上乳腺癌的风险因素，研究者已经建立了乳腺癌的风险评估模型，包括 Gail 模型和 Claus 模型等。医生可以利用这些模型获得量化的患病风险，方便向咨询者解释，帮助消除咨询者对患病风险的过度担忧。目前，普遍使用修正后的 Gail 模型进行风险评估，美国国家肿瘤协会网站上的在线版本（http://www.cancer.gov/bcrisktool）可以评估35岁以上女性罹患乳腺癌的五年风险和终身风险。Gail 模型综合考虑了患者的年龄、月经初潮年龄、首次生育年龄、是否有一级亲属患有乳腺癌、乳腺活检史以及病理是否提示不典型增生等因素。该模型的不足之处在于没有考虑到强阳性乳腺癌家族史或基因突变的因素对患病风险的影响；另外模型建立的数据基于白色人种女性，因此没有考虑种族差异。Claus 模型则考虑了乳腺癌和卵巢癌的阳性家族史。

综合风险模型评估的结果和不同的风险因素，目前，公认罹患乳腺癌高危因素有胸部放疗史、根据风险模型评估罹患浸润性乳腺癌的五年风险>1.7的35岁以上女性或终身风险>20%的女性、家族史强阳性或有基因易感性以及活检证实的小叶内原位癌或不典型增生。

三、病理学

1. 组织活检　手术前的组织学诊断非常重要，是提供患者咨询、制定个体治疗计划的必要条件。获取组织的方法主要有空芯针穿刺活检（core needle biopsy，CNB）、针吸活检（fine-needle aspiration，FNA）或金属丝定位下的切除活检。

CNB 能提供足够的进行组织学和免疫组化受体检查的样本，因而是组织活检的首选方法。可以在钼靶立体定位、超声或 MRI 引导下使用 14、11 或 9 号针进行活检，并可用金属夹在活检部位做好标记。

FNA 需要细胞病理学方面的专业技能，在一定条件下才能实现。同时，FNA 获取的组织少，不足够确定癌有无向周围组织浸润。

金属丝定位下的切除活检是最原始的进行组织学诊断的方法，目前仅用于不适合经皮针刺活检的情况，如立体定位下边界不清的钙化，与胸壁或乳头距离过近，以及挤压后过薄无法定位的病变。经皮活检后，若放射学与病理学结果不符，或检查结果提示高危病变（如乳头状瘤、不典型增生、放射性瘢痕和小叶内原位癌），有时也需要再进行金属丝定位下的切除活检。

2. 组织与病理　根据乳腺实质有无侵犯可以区分原位癌和浸润癌。浸润癌有区域淋巴结转移和远处转移（最常见于骨、肺、肝和脑）的潜能。

标准的乳腺癌组织病理报告需要说明组织病理学亚型和分级、肿瘤大小、手术切缘、淋巴血管间隙浸润、雌激素受体（estrogen receptor，ER）和孕激素受体（progesterone receptor，PR）、HER2/neu 和淋巴结的情况，有时也常规报告增殖指数 Ki-67。这些因素都是影响预后、指导治疗的重要信息。

Nottingham 分级系统描述了乳腺癌的组织学级别，综合了乳腺管形成、核异型性、分裂计数等指标。评分范围为 3~9，其中 3~5 分为低级别，6~7 分中级，8~9 分为高级别。

淋巴结的病理报告需要说明切下的淋巴结数目、转移的淋巴结数目、淋巴结内转移癌的大小以及淋巴结包膜外的转移情况。

70%~85% 的乳腺癌在发现时已经是浸润性乳腺癌，其余为非浸润性乳腺癌。其中，非特殊型（nothing-otherwise-specified，NOS）浸润性导管癌占浸润性乳腺癌的 75%，浸润性小叶癌占 10%，其余为化生癌和浸润性导管癌起源的特殊癌，如小管癌、黏液癌、髓样癌和乳头状癌。尽管组织学分级并非影响局部治疗和辅助治疗的主要因素，但浸润癌的不同组织学型别的确具有不同的转移潜能。

乳头 Paget 病通常表现为乳晕湿疹伴出血、溃疡和（或）乳头瘙痒。这种表现常与皮肤病相混淆而延误诊治。组织学特征为乳头乳晕复合体（nipple-areolar complex，NAC）表皮层的肿瘤细胞。由于 80%~90% 的患者不仅仅在 NAC 附近存在浸润性和非浸润性的乳腺癌，因此 NAC 皮肤活检后需要进行完整的影像学检查以寻找残余的癌肿。如果找到癌肿，切除 NAC 的保乳手术是一种选择，但要求切除后对乳腺的外形美观影响不大；如果乳腺中没有病变，NAC 的切除也是必要的。

四、临床表现

在乳腺钼靶摄影广泛用于筛查之前，50% 以上的患者为由本人发现可触及的乳腺肿物而就诊。自乳腺钼靶摄影成为筛查手段以来，大多数患者在筛查中便可发现不太容易触摸清楚的肿物。临床表现包括可触及的散在的乳腺肿物，不均匀的实质增厚，皮肤改变如增厚、红斑和橘皮样改变，乳头改变如内陷、分泌物、湿疹、变硬，以及腋窝淋巴结病变。所有临床发现必须与完整的病史采集、体格检查和随后的乳腺影像学检查相结合，共同用于评估病情。仅有不足 10% 的患者为因远处转移而就诊。

五、诊断

（一）辅助检查

1. 钼靶摄影　钼靶筛查包括标准的头-尾位（cranial-caudal，CC）和中间-外侧斜位（medial-lateral oblique，MLO）图像，用于无症状者进行每年1次的筛查。若在筛查中发现异常，需要对患者进行诊断性的钼靶摄影。

诊断性钼靶摄影必须包括一些附加的拍摄位，包括严格的侧位和切线位图像、异常部位点挤压及放大后的图像，也适用于对具有乳腺疾病症状和体征的患者进行评估。

阅读钼靶片时，对比目前和既往的相片非常重要。需要注意组织密度、钙化、不对称性、结节和形态改变。

美国放射学会影像网络（the American College of Radiology Imaging Network，ACRIN）和数字乳腺钼靶成像筛查试验（Digital Mammographic Imaging Screening Trial，DMIST）调查结果显示，乳腺数字钼靶摄影的准确性和针对普通人群的筛查性钼靶摄影相同。对于50岁以下、绝经前和围绝经期、乳腺密度较大的女性，乳腺数字钼靶摄影较筛查性钼靶摄影能发现更多的乳腺癌。

2. 超声检查　超声检查是进一步确定各种乳腺肿物大小、位置的补充检查，尤其适用于乳房内密度较大的、触诊阳性但钼靶检查阴性的肿物。超声显示肿物具有以下特征，如长度大于宽度、后方声影、形态不规则或边界不清时，需要怀疑恶性可能。超声亦适用于手术前评估腋窝淋巴结（axillary lymph nodes，ALNs）。腋窝淋巴结转移表现为异常增厚的皮质和正常脂肪门的缺失。超声引导下的异常淋巴结细针穿刺或针芯活组织检查有助于确定腋窝分期。

3. MRI检查　乳腺动态增强MRI越来越多地被用于确定局部原发乳腺癌的分期，以协助制订手术计划。静脉注射钆前后分别拍摄乳腺图像，恶性病变由于新血管的形成及血管通透性的改变，表现为快速增强。而良性病变也可以表现出增强，且增强的特征与恶性病变有很多重叠。因此，在手术决策前对MRI检测到的异常病变进行活检是十分必要的。

对于已经诊断乳腺癌的患者，MRI可用于明确癌症范围，同侧乳腺是否存在多病灶或多中心的癌症，以及在初次诊断时筛查对侧乳腺是否存在癌症，从而帮助确定分期。一个系统性综述和荟萃分析显示，MRI检测到乳腺癌患者中16%有其他病变，其中3%为对侧乳腺的潜在病变。MRI检查使8.1%的患者手术方式由广泛局部切除改变为乳房切除；11.3%的患者由广泛局部切除改变为更大范围的手术。一些数据提示，MRI的使用影响了局部治疗方式的选择，使局部复发率和生存期得以改善。

对于使用新辅助化疗的患者，治疗前后行MRI检查有助于明确化疗前的病变范围、化疗反应和保乳手术的可能性。MRI同样适用于临床表现为乳头Paget's病的原发性乳腺癌，以分辨其模糊的轮廓；或用于乳腺钼靶、超声和体格检查均为阴性而经活检证实的腋窝腺癌患者。

乳腺癌筛查时，特定的高危女性人群可以将MRI作为乳腺钼靶摄片的辅助检查。

（二）影像学结果分析

美国放射学会为了统一乳腺钼靶影像评估标准，建立了乳腺影像报告和数据系统（Breast Imaging Reporting and Data System，BI-RADS）。BI-RADS的分级见表3-7。

表 3-7 BI-RADS 分级

级别	描述	处理
0	检查不完整	进一步行影像学检查和（或）与之前的检查结果对比
1	未见异常	常规每年筛查
2	考虑良性病变	每年筛查
3	良性病变可能	1～2 年内每 6 个月随访 1 次，记录病变是否稳定
4	恶性病变可能	考虑活检
5	高度怀疑恶性	必须活检
6	活检已证实恶性	进行合适的治疗

BI-RADS 分级为 4 和 5 的病变需行活组织检查。经皮针刺活检后，有必要对放射学和病理学结果进行综合考虑。两者结果不一致的情况下（如分级为 5 的病变，病理结果为良性）需要进一步评估，可以选择重复进行影像学检查，同时再次行经皮组织活检或手术切除活检。

（三）鉴别诊断

1. 乳腺纤维腺瘤　好发于 20～30 岁女性，直径通常在 3cm 以内。单发或多发，质坚韧，表面光滑或结节状，分界清楚，无粘连，触之有滑动感。肿块多无痛，生长缓慢，在妊娠时可能快速增大。有恶变发生的可能性。

2. 导管内乳头状瘤　可单发，也可多发。老年妇女 50% 伴有血性溢液。多发者呈弥漫性结节，无明显肿块。有恶变潜能。

3. 乳腺增生　由于内分泌的功能性紊乱引起，是正常乳腺结构的错乱。主要表现为在乳腺上可触及多数不平滑的小结节，且多有轻微自发性痛。尤其月经来潮前乳腺胀痛明显。其中，硬化性腺病常在乳腺内有界限不清的硬结，体积较小，临床上常难以与乳腺癌相区别，应通过多种物理检查来鉴别。

4. 乳房囊肿　可分为积乳和积血。积乳多见于哺乳期或妊娠期妇女，根据病史和体征不难诊断。积血多见于外伤，因积血堵塞乳管，未被吸收而形成炎性肿块。

5. 乳腺结核　比较少见，多为胸壁结核蔓延而来，可溃破，并流出干酪样脓液。注意检查时常发现有其他部位的结核病灶同时存在。临床表现为炎症性病变，可形成肿块，有时大时小的变化，患者不一定有肺结核，也常伴有腋下淋巴结肿大，临床有 1/3 的患者难以与癌相区别。

6. 浆细胞性乳腺炎　也称非哺乳期乳腺炎。常由于各种原因引起乳腺导管阻塞，导致乳管内脂性物质溢出，进入管周组织而造成无菌性炎症。急性期突然乳痛、红肿、乳头内陷，腋淋巴结可肿大，易被误诊为炎性乳腺癌。当病变局限急性炎症消退，乳内有肿块，且可与皮粘连，也易误诊为乳腺癌。

7. 叶状肿瘤　多见于 35～40 岁，发展较慢，肿瘤呈分叶状，部分坚硬如石，部分区域呈囊性感。瘤体常巨大，有时溃破，很少与胸壁固定。转移相对少见，一般以血行为主，偶有淋巴道转移。

8. 乳腺恶性淋巴瘤　较罕见，约占乳腺恶性肿瘤的 0.04%～0.52%。好发年龄为 50～60 岁，女性多见，常为单发。临床表现常为迅速增大的肿块，有时可占据整个乳房，肿块呈巨块或结节状、分叶状，边界清楚，质韧，有弹性，与皮肤及乳房等无粘连。肿块巨大时表面皮肤菲薄，血管扩张，并引起破溃。腋淋巴结亦可同时受累。临床诊断常较困难。X 线片常与其他恶性肿瘤不易区分，需经病理活检才能明确。

六、分期

采用最广泛的是美国癌症联合委员会（American Joint Committee on Cancer，AJCC）的 TNM 分期系统，包括原发肿瘤的特点（T），区域淋巴结的情况（N）和远处转移的情况（M）。2016 年 10 月 6 日，AJCC 第 8 版癌症分期系统更新出版，并确定于 2018 年 1 月 1 日在全球启动执行。第 8 版在既往基于解剖学的 TNM 分期系统基础上，首次新增了基于结合 TNM 分期、肿瘤分级和生物学标志物表达情况在内的预后分期，同时增加了多基因检测的临床意义。该分期系统推动了临床肿瘤学综合预后性评价体系从量变到质变的升华（表 3-8，表 3-9）。

解剖学分期内容更新方面，首次将小叶原位癌（LCIS）归类为良性病变并从分期系统删除；最大径 1.0～1.9mm 的浸润癌应记录为 2.0mm，避免被归为微浸润癌导致肿瘤分期低估；肉眼可见与原发肿瘤不相连的皮肤卫星结节定义为 T_{4b}，而无表皮溃疡及皮肤水肿（临床表现为橘皮征），仅在镜检发现皮肤或真皮肿瘤卫星结节，不能定义为 T_{4b}。针对新辅助治疗前患者前哨淋巴结微转移灶增加了 cN_1（mi）标准，并删除原 pN_0 目录下 pN_0（i-）及 pN_0（mol-）。

表 3-8　AJCC 第 8 版乳腺癌 TNM 分期

分期	肿瘤情况
T 分期：临床（cT）与病理（pT）均采用相同的 T 分类标准，测量应准确至毫米	
T_x	原发肿瘤无法评价
T_0	无原发肿瘤证据
Tis	原位癌
Tis（DCIS）	导管原位癌
Tis（Paget）	不伴有肿瘤的乳头 Paget 病（伴有肿瘤的 Paget 病按肿瘤大小分期）
T_1	肿瘤最大直径 ≤ 20mm
T_1mic	微小浸润癌，最大直径 ≤ 1mm
T_{1a}	肿瘤最大直径 > 1mm，但 ≤ 5mm（1.0～1.9mm 记为 2mm）
T_{1b}	肿瘤最大直径 > 5mm，但 ≤ 10mm
T_{1c}	肿瘤最大直径 > 10mm，但 ≤ 20mm
T_2	肿瘤最大直径 > 20mm，但 ≤ 50mm
T_3	肿瘤最大直径 > 50 mm
T_4	不论肿瘤大小，直接侵犯胸壁（a）或皮肤（b）
T_{4a}	侵犯胸壁，不包括胸肌
T_{4b}	同侧乳腺皮肤水肿（包括橘皮样变），溃疡或卫星结节
T_{4c}	T_{4a} 与 T_{4b} 并存

续表

分期	肿瘤情况
T_{4d}	炎性乳腺癌

临床 N 分期

分期	肿瘤情况
cN_x	区域淋巴结无法评估（如已切除）
cN_0	无区域淋巴结转移
cN_1 cN_1（mi）	同侧Ⅰ、Ⅱ级腋窝淋巴结转移，可活动 微转移（近 200 个细胞，> 0.2mm，但 ≤ 2.0mm）
cN_2	同侧Ⅰ、Ⅱ级腋窝淋巴结转移，固定或融合；或临床上有同侧内乳淋巴结转移征象，但缺乏同侧Ⅰ、Ⅱ级腋窝淋巴结转移的临床证据
cN_{2a}	同侧Ⅰ、Ⅱ级腋窝淋巴结转移，彼此融合或与其他组织固定
cN_{2b}	临床上有同侧内乳淋巴结转移征象，但缺乏同侧Ⅰ、Ⅱ级腋窝淋巴结转移的临床证据
cN_3	同侧锁骨下淋巴结（Ⅲ级腋窝淋巴结）转移，或临床上有同侧内乳淋巴结转移征象，伴同侧Ⅰ、Ⅱ级腋窝淋巴结转移；或同侧锁骨上淋巴结转移，伴或不伴腋窝或内乳淋巴结转移
cN_{3a}	同侧锁骨下淋巴结转移
cN_{3b}	同侧内乳淋巴结和腋窝淋巴结转移
cN_{3c}	同侧锁骨上淋巴结转移

病理学 N 分期

分期	肿瘤情况
pN_x	区域淋巴结无法评估（前已切除，或未进行病理学检查）
pN_0	无组织学证实的区域淋巴结转移，未对孤立肿瘤细胞行进一步检查
pN_0（i+）	仅发现孤立肿瘤细胞，但细胞或细胞簇直径不超过 0.2mm
pN_0（mol+）	无组织学上的区域淋巴结转移，分子生物学测定阳性（RT-PCR）
pN_1	微转移，或 1～-3 个腋窝淋巴结转移，和（或）通过前哨淋巴结切除发现内乳淋巴结镜下转移灶，但临床上未发现
pN_1（mi）	微转移（近 200 个细胞，> 0.2mm，但 ≤ 2.0mm）
pN_{1a}	1～-3 个腋窝淋巴结转移，至少 1 处转移灶 > 2.0mm
pN_{1b}	通过前哨淋巴结切除发现内乳淋巴结镜下微小转移灶，但临床上未发现
pN_{1c}	1～-3 个腋窝淋巴结转移，并且通过前哨淋巴结切除发现内乳淋巴结镜下微小转移灶，但临床上未发现
pN_2	4～-9 个腋窝淋巴结转移，临床上发现内乳淋巴结转移，但腋窝淋巴结无转移
pN_{2a}	4～-9 个腋窝淋巴结转移（至少一个转移病灶 > 2mm）
pN_{2b}	临床上发现内乳淋巴结转移，但腋窝淋巴结无转移
pN_3	≥ 10 个腋窝淋巴结转移，或锁骨下淋巴结转移，或临床上发现同侧内乳淋巴结转移，同时有 1 个或更多腋窝淋巴结阳性；或多于 3 个腋窝淋巴结转移，同时临床上未发现内乳淋巴结转移但镜下转移；或同侧锁骨上淋巴结转移

分期	肿瘤情况
pN_{3a}	≥10个腋窝淋巴结转移（至少一个转移病灶＞2mm），或锁骨下淋巴结转移
pN_{3b}	临床上发现同侧内乳淋巴结转移，同时有1个或更多腋窝淋巴结阳性；或多于3个腋窝淋巴结转移，同时前哨淋巴结切除发现内乳淋巴结有临床上未发现镜下转移
pN_{3c}	同侧锁骨上淋巴结转移

远处转移（M）

M_0	临床及影像学检查未见远处转移
cM_0（i+）	临床及影像学检查未见远处转移证据及征象，而组织学或分子技术检测到骨髓、血液或其他器官中≤0.2mm的转移灶
M_1	临床及影像学检查发现远处转移，或组织学发现＞0.2mm的转移灶

表 3-9　乳腺癌 TNM 分期标准

分期	T	N	M
0	Tis	N_0	M_0
ⅠA	T_1	N_0	M_0
ⅠB	T_0	N_1（mi）	M_0
	T_1	N_1（mi）	M_0
ⅡA	T_0	N_1	M_0
	T_1	N_1	M_0
	T_2	N_0	M_0
ⅡB	T_2	N_1	M_0
	T_3	N_0	M_0
ⅢA	T_0	N_2	M_0
	T_1	N_2	M_0
	T_2	N_2	M_0
	T_3	N_1	M_0
	T_3	N_2	M_0
ⅢB	T_4	N_0	M_0
	T_4	N_1	M_0
	T_4	N_2	M_0
ⅢC	任意 T	N_3	M_0
Ⅳ	任意 T	任意 N	M_1

七、治疗

（一）术前评估

乳腺癌患者的初诊评估需要包括现病史和系统回顾等信息，以评价是否存在乳腺癌的高危因素及远处转移的可能。此外，还需要获得详细的妇科病史、用药史、既往的乳腺手术史、家族史及治疗用药情况。若怀疑患者有遗传性乳腺癌，则需要进行基因咨询。

仔细回顾每个患者的乳腺诊断性影像学检查。病变的范围决定了患者是否有保乳机会，特别需要注意对侧乳腺是否同时存在病变。有些情况下需要额外增加检查。病理结果需包括 ER/PR 和 HER2 的状态，这些指标可能影响新辅助化疗方案的选择，也需要特别注意。

进行乳腺的全面检查，首先让患者直立、双臂放在肢体一侧，之后双臂举过头顶。仔细观察双乳的对称性，皮肤改变（如凹陷、增厚、水肿、橘皮样变）和乳头改变（如内陷、湿疹、异常分泌物）。皮肤凹陷由 Cooper 韧带牵拉引起；皮肤增厚、水肿和橘皮样变由肿瘤导致的淋巴回流受阻引起。接下来触诊乳腺，分别在患者直立、仰卧位，同时双臂举过头顶的体位下进行。系统的触诊包括每个象限、乳晕下组织和乳腺位于腋下的尾部。触诊肿物时需要注意肿物的位置、大小、形态、质地和活动度。淋巴结触诊包括锁骨上、锁骨下和腋窝的淋巴结区，注意淋巴结的数目、大小、活动度以及是否融合。

综上所述，临床表现为 I 期和 II 期的乳腺癌在进行转移癌的分期时，需要根据症状、体格检查是否提示转移癌而定。III 期患者常规进行胸腹盆部 CT 和骨扫描检查。

（二）新辅助治疗

新辅助化疗（neoadjuvant chemotherapy，NACT）的指征为无法手术的局部晚期乳腺癌（locally advanced breast cancer，LABC）和炎性乳腺癌。目前 NACT 也越来越广泛地用于能够手术但肿瘤与乳房体积比不理想的患者，以在新辅助化疗后为应该行乳房切除术的患者赢得保乳手术（breast-conserving surgery，BCS）的机会。术前化疗的另一优点在于可以提前了解所使用化疗药物在体内的效果，并在不延误病情的情况下治疗潜在的全身病灶。

美国国家乳腺与肠外科辅助治疗研究计划（national surgical adjuvant breast and bowel project，NSABP）B-18 将有手术指征的乳腺癌患者随机分成两组，分别在术前和术后使用四个周期的阿霉素/环磷酰胺（adriamycin/cyclophosphamide，AC）化疗，对比两组的无病生存期和总生存期，结果表明新辅助化疗和辅助化疗在疾病特异生存期和总生存期方面效果等同。NSABP B-27 结果表明，术前 AC 化疗后使用多烯紫杉醇比仅使用 AC 化疗的病理完全缓解率更高。高级别、ER 阴性、增殖指数高的癌症比低级别、ER 阳性的癌症更可能达到病理完全缓解。尽管 ER 阴性的肿瘤对新辅助化疗的反应较好，但 ER 阳性肿瘤患者的无病生存期明显长于 ER 阴性的肿瘤患者。

辅助化疗的方案都可以用于新辅助化疗。HER2 过表达的肿瘤还应该使用曲妥珠单抗。但考虑到曲妥珠单抗和蒽环类药物的心脏毒性，常将曲妥珠单抗与多烯紫杉醇、顺铂合用。

在开始新辅助化疗之前，需要进行临床检查和乳腺影像学检查如钼靶、MRI 以记录肿瘤大小和范围。注意在病变内固定好金属夹，以免临床完全缓解后无法对病变进行定位。肿瘤内科医生和外科医生在治疗期间的密切随访都十分重要。在几个疗程的新辅助化疗之后，若病变缓解程度小或肿瘤仍有进展，需要考虑在局部治疗后选择其他化疗方案。

外科医生在新辅助化疗中的随访十分重要，主要是为了评估临床缓解情况和商讨手术计划。在化疗完成后，再次进行影像学检查，以评估放射学上的缓解程度并最后确定手术治疗方案。最后一程化疗结束3~4周后，若患者中性粒细胞绝对值 > 1.5×10^9/L 且血小板计数 > 100×10^9/L，手术可以安全进行。对新辅助化疗反应较好的肿瘤在手术指征许可且没有禁忌的情况下可以行保乳手术。

初次诊断时应通过临床检查和超声评估淋巴结。在开始新辅助化疗前，若临床上未提示腋窝转移，可以有以下几种腋窝分期的方法：一种方法是在新辅助化疗前进行前哨淋巴结切除活检（sentinel lymph node dissection，SLND），在有明确分期诊断下进行治疗。第二种方法是在新辅助化疗后进行前哨淋巴结切除活检，以提供治疗后的预后信息，并省去了镜下淋巴结受累的患者清扫腋窝淋巴结（axillary lymph node dissection，ALND）的必要。对于接诊时已有腋窝淋巴结转移的患者，最好化疗后进行腋窝淋巴结清扫以进行腋窝分期。尽管如此，腋窝淋巴结阳性的患者中近30%在完成新辅助化疗后会降级为淋巴结阴性。目前对于新辅助化疗后，淋巴结阳性的患者达到临床完全缓解并转为临床上的淋巴结阴性的治疗并未达成共识。只有部分病例适合在化疗后进行淋巴结分期。一项单机构的回顾性研究报道，新辅助化疗后前哨淋巴结的假阴性率为11%。目前缺乏前瞻性临床研究的数据，因此在进行新辅助化疗后的前哨淋巴结分期时，需要综合考虑肿瘤的化疗反应和患者意愿。

ER阳性的绝经后乳腺癌患者，也可以采用内分泌新辅助治疗。两项随机试验结果表明，使用阿那曲唑和来曲唑比他莫昔芬有更高的保乳手术率。

（三）手术治疗

1. 保乳手术　一项长达20年随访期的随机临床试验表明，早期乳腺癌患者进行乳房全切除术（total mastectomy，TM）和保乳治疗（breast-conserving therapy，BCT）的总生存期相等。其中BCT包括了广泛局部切除（wide local excision，WLE）和全乳放疗（whole breast radiotherapy，WBRT）。NSABP B-06 是一项具有里程碑意义的前瞻性随机临床试验，对比了WLE+ALND伴或不伴WBRT和TM+ALND。试验从1976年开始，肿瘤体积达到4cm的患者具备入组资格。未接受WBRT的患者的肿瘤20年同侧复发率为39%，而接受WBRT者为14%。远处转移率和总生存期未观察到显著差异。NSABP B-21 在 NSABP B-06 结果的基础上进行，1009 例浸润性乳腺癌≤1cm并且淋巴结阴性的患者进行了WLE+ALND，之后随机进行他莫昔芬治疗、放疗或他莫昔芬联合放疗，三组的8年同侧肿瘤累计复发率分别为16.5%、9.3%和2.8%。这项结果已经被另外一项欧洲试验证实，该项欧洲试验主要是为了确证早期乳腺癌BCT的安全性和有效性。相对TM而言，BCT有更高的同侧乳腺癌复发率，但两种方法处理后的患者总生存期相同。因此Ⅰ期或Ⅱ期的乳腺癌患者如果非常期望保留乳房，在切缘阴性、保证乳腺外形美观的情况下，BCT是一种合适的局部治疗方法。

保乳手术也称广泛局部扩大切除术、乳腺区段切除术或部分乳房切除术。对于手术的阴性切缘尚无标准定义。总体而言，在用墨水标记的标本边缘2mm内发现的浸润癌为接近边缘的浸润癌。接近边缘的浸润癌或外科切缘阳性的患者建议进一步手术切除残留的病变。大多数患者可以通过再次切除获得阴性边缘，但如果再次切除后切缘仍然为阳性，有多个阳性切缘，或再次切除不能获得可以接受的美观外形，则建议行乳房切除术。对于切除肿物较大、影响外形的保乳患者，也可行乳房成形术。

保乳手术后必须进行WBRT以减少局部复发的风险。对于钼靶发现钙化或存在广泛导管原位癌的患者，需要在手术切除后再次进行钼靶检查，确定完全切除所有钙化。不建议对以下情况的患者进行保乳手术：有放疗禁忌证、多中心乳腺癌、肿瘤与乳腺的体积比大而在切除病灶后无法获得美观的乳房外形、肿瘤≥5cm、炎性乳腺癌、无法手术的局部晚期乳腺癌和既往保乳治疗后单侧复发的患者。

2. 乳房切除术　乳腺癌的早期发现和新辅助化疗的应用为更多患者争取了保乳机会。TM 主要用于肿瘤体积大并对系统治疗反应欠佳、炎性乳腺癌、新辅助化疗后无法手术的Ⅲ期乳腺癌，肿瘤中存在广泛提示恶性的微钙化点而无法在切除后获得理想的乳腺外形、拟行保乳手术但无法获得阴性切缘以及有放疗禁忌证的患者。医生在对患者建议进行 TM 时，必须告知她们有乳房重建这一选择，并决定即刻重建还是延迟重建。乳腺癌改良根治术（modified radical mastectomy，MRM）切除全部乳房组织、乳头乳晕复合体和全部的同侧腋窝内容物，适用于病理学上有腋窝淋巴结转移的患者。

保留乳头的乳房切除术越来越受欢迎。目前研究者正在开展保留乳头的乳房切除术中患者筛选标准和长期预后方面的研究。

3. 腋窝分期　1971 年，NSABP B-04 临床试验启动，该项研究是一项大规模的前瞻性随机临床试验。1700 余例临床检查腋窝淋巴结阴性乳腺癌患者被纳入研究，随机分为乳腺癌根治术、全乳房切除术及全乳房切除＋区域淋巴结照射治疗组。结果显示腋窝淋巴结清扫后的患者腋窝复发率为 1%，而未行腋窝淋巴结清扫的患者为 18%。在预防复发方面腋窝淋巴结清扫较腋窝放疗更有效，但两者在对生存期的影响方面并无不同。腋窝淋巴结清扫的患者中，有 40% 为临床上腋窝阴性但实际淋巴结阳性的患者。尽管腋窝清扫并未带来生存期获益，但是否有腋窝淋巴结转移仍然是乳腺癌最重要的预后预测因素，也是控制局部复发的重要因素。

在 20 世纪末前哨淋巴结示踪活检技术出现之前，腋窝淋巴结清扫一直是腋窝分期的标准程序。随机临床试验显示，前哨淋巴结示踪活检术并发症更少，同时也是腋窝淋巴结有无转移的准确反映。目前对于临床上腋窝阴性的患者，更常使用前哨淋巴结示踪活检术作为腋窝分期的方法。

前哨淋巴结为接受乳腺淋巴引流的第一站淋巴结，能准确地反映腋窝是否存在转移，假阴性率＜10%。前哨淋巴结阴性的患者可以不进行腋窝淋巴结完全性切除，因而避免了更多并发症。

对于临床上腋窝淋巴结阴性的乳腺癌患者，前哨淋巴结切除是进行腋窝分期的合适选择。前哨淋巴结切除也适用于导管原位癌需要行全乳房切除术的患者，或乳腺外上象限需要广泛局部切除的患者。前哨淋巴结切除的禁忌证为临床上淋巴结阳性的患者，以及既往曾行腋窝淋巴结清扫的患者和炎性乳腺癌的患者。前哨淋巴结切除的适应证有：多病灶、多中心的乳腺癌，既往乳腺癌手术史，既往腋窝小手术史和新辅助化疗后的患者。

前哨淋巴结的病理学检查可以通过术中冰冻切片或印片细胞学的方法完成。许多医院只有在根据肿瘤特点高度怀疑转移时，或前哨淋巴结增大变硬的情况下，才在术中进行检查。最终的病理结果根据多层的淋巴结切片和 HE 染色而定，而前哨淋巴结常规免疫组化分析的意义尚未明确。

前哨淋巴结转移的患者建议行Ⅰ/Ⅱ级腋窝淋巴结清扫。腋窝淋巴结清扫后，近 50% 患者残余的淋巴结（非前哨淋巴结）中不存在转移。目前有许多对非前哨淋巴结转移的预测因素进行的研究。总体而言，非前哨淋巴结的转移风险与原发肿瘤的大小、转移的前哨淋巴结的大小、阳性前哨淋巴结的数目有关。Sloan Kettering 癌症中心制作了基于网络的列线算图，在网站（www.mskcc.org/mskcc/html/15938.cfm）上提供非前哨淋巴结转移概率的评估系统。淋巴结转移概率的预测对未来的治疗方案选择，如进一步行腋窝手术还是放疗或继续观察，有一定的指导意义。

前哨淋巴结切除术的操作需要学习过程，因此美国乳腺外科医生协会制定的指南建议：外科医生在熟练腋窝淋巴结清扫术的情况下（或在有经验的同事指导下），需要进行20次前哨淋巴结切除术后才能独立进行该手术操作。

腋窝淋巴结分为Ⅰ级、Ⅱ级和Ⅲ级，分别位于胸小肌外侧、胸小肌后和胸小肌间。Ⅰ级和Ⅱ级腋窝淋巴结清扫的指征是患者有病理学上的阳性淋巴结，前哨淋巴结示踪失败和前哨淋巴结阳性。Ⅰ级、Ⅱ级淋巴结阴性的情况下，只有1%~3%的临床Ⅰ期和Ⅱ期患者有Ⅲ级腋窝淋巴结受累，因此Ⅲ级腋窝淋巴结清扫对患者获益有限（图3-7）。

4. 乳房重建　乳房切除术对患者造成的心理影响很大，影响患者的自信、处理现有人际关系及形成新的人际关系。因此，医生在对患者建议进行TM的同时，需要告知她们有乳房重建这一选择。乳房重建可以使用自体组织、人工假体或两者结合。乳房重建的时机和形式

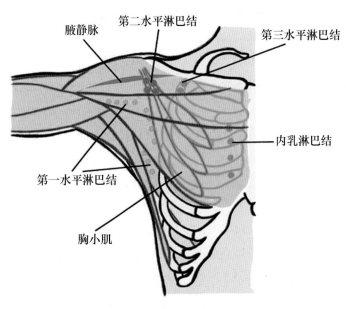

◆图3-7　胸壁和腋下的淋巴结

受到患者意愿、所患疾病、既往手术史、吸烟史和乳房切除术后的放疗（postmastectomy radiation therapy，PMRT）需要等因素的影响。除了重建的形式，还需要告知患者进行二期手术的必要性，二期手术主要包括外形修整、乳头重建和乳头乳晕复合体的刺色。

人工假体重建手术在胸大肌下方置入一个组织扩张器，随时间的延长扩张器逐渐扩大到理想的大小，再使用一个永久性假体替代。既往有乳腺放疗史的患者在单纯人工假体重建手术后出现并发症的概率很高，因此乳腺放疗史为手术禁忌。在这种情况下，可以使用人工假体和自体组织（常为背阔肌皮瓣）结合的重建方法。假体重建手术相对自体组织重建手术的优点在于，不会有供体部位的并发症，因而恢复更快。假体重建手术的并发症主要有包膜挛缩、假体位置不佳、破裂、感染和膨出。

自体组织重建手术有多种可以同时提供皮肤、肌肉和脂肪的供体部位。腹横肌（transverse abdominal muscle，TRAM）皮瓣是最常用的皮瓣之一，可以为带血管蒂的或游离的皮瓣。腹壁下动脉穿支（deep inferior epigastric perforator，DIEP）皮瓣是一种保留肌肉的改良腹直肌皮瓣，减少了腹壁强度减弱后的并发症。背阔肌皮瓣常与人工假体联合使用，对于腹部脂肪组织不足的患者是一种较好的选择。倾向于自体组织移植但腹部脂肪组织不足的患者也可以选择臀动脉。

如果患者有乳房切除术后放疗的指征，一般不建议行即刻重建。乳腺重建并放疗的患者，乳腺的长期外观和功能通常低于未行放疗的患者。虽然自体组织的皮瓣比人工假体对放疗的耐受程度更强，但仍然容易引起双乳的不对称和大量组织纤维化。延迟-即刻重建手术越来越受欢迎，在乳房切除的同时置入临时的组织扩张器。获得最后的病理结果后，需要立即评判患者有无乳房切除术后的放疗指征。如果患者不需要放疗，可以继续接受人工假体或自体组织重建；如果建议放疗，可以取出组织扩张器或在治疗期间将其留在原位，当放疗结束后再决定最合适的重建方法。

5. 不同分期乳腺癌的治疗方案

（1）早期（临床分期Ⅰ期或Ⅱ期：$T_{1/2}+N_{0/1}$）：75% 左右的乳腺癌在诊断时为早期，即肿瘤 < 5cm 并且临床上未发现相互融合的淋巴结。在乳腺癌的总生存期方面，切除局部病灶的 BCT 和 TM 的效果相当。倘若患者临床上腋窝淋巴结阴性，可以采用前哨淋巴结切除活检的方法来评估腋窝淋巴结是否有转移。腋窝淋巴结清扫适用于临床上发现淋巴结阳性，前哨淋巴结有转移，或前哨淋巴结鉴定失败的患者。

（2）局部晚期（临床分期Ⅲ期：$T_3+N_{1/2/3}$；T_4+N 任一分期；T 任一分期 $+N_{2/3}$）：10% 左右的乳腺癌在发现时已为局部晚期乳腺癌（locally advanced breast cancer，LABC），此时肿瘤 ≥ 5cm 且侵犯胸壁或已存在表现为腋窝淋巴结固定的淋巴结病。诊断时无法手术的患者需要在术前进行新辅助化疗。尽管化疗可以使部分患者达到临床上和放射学上的完全缓解，但 BCT 往往无法成功。大多数局部晚期乳腺癌患者最终需要乳房切除术才能达到较好的外科治疗效果。在乳房切除术后是否需要放疗取决于患者初诊时的临床分期。因此，建议行乳房切除术的局部晚期乳腺癌患者推迟乳房重建。

（3）炎性乳腺癌：炎性乳腺癌占所有乳腺癌的 1%～5%，主要根据临床表现进行诊断，主要的临床特点为红斑、乳腺红肿发热、皮肤增厚以及橘皮样变。通常不伴有散在的可触及的肿块。炎性乳腺癌通常起病急，因此容易被误诊为炎性疾病而延误诊治。产生上述临床症状的主要原因为皮肤淋巴系统内存在肿物，或伴有因肿物而引起的严重淋巴回流阻塞，或腋窝淋巴结受累。皮肤活检可以发现皮下淋巴管内的小瘤栓。尽管如此，皮肤活检阴性仍不能排除炎性乳腺癌的诊断。

由于炎性乳腺癌使广泛的皮肤受到肿瘤侵犯，通常在诊断时无法进行手术切除，因而最好的选择是使用新辅助化疗。若患者在化疗期间仍有肿瘤进展，则需要在手术前接受放疗。对于化疗反应不佳的患者，需要考虑更换化疗方案。

由于初诊时存在广泛的皮肤受累，乳腺癌改良根治术是推荐的手术方式。建议患者放弃即刻乳腺再造，因为需要进行乳房切除术后的放疗以减少局部复发率。

（4）隐匿性乳腺癌：以腋窝淋巴结肿大和隐匿乳腺癌起病的患者占所有乳腺癌的 3%～5%，这些患者必须进行标准的乳腺影像学检查，包括诊断性的乳腺钼靶摄影和乳腺超声。MRI 可以鉴别出其中约 70% 患者的乳腺原发肿瘤。若原发肿瘤无法找到，治疗必须包括腋窝淋巴结清扫；推荐行全乳放疗，但也可以选择乳房切除。

（5）妊娠期的浸润性乳腺癌：妊娠期妇女乳腺癌的患病率为 1.2/10 000，占所有乳腺癌的 2.8%。由于妊娠期腺体的生理改变以及年轻人对乳腺癌的警惕度低，妊娠期乳腺癌的诊断通常被延误。

疑诊乳腺癌时，需要在遮盖怀孕子宫的条件下安全地进行乳腺钼靶检查，并行乳腺超声检查。在乳腺癌确诊后，应该向患者就母婴用药问题进行会诊，并记录胎龄和胎儿生长发育情况。

早期妊娠时发现的乳腺癌最好行 TM，因为在整个妊娠期，放疗都是禁忌的。妊娠晚期诊断的乳腺癌可以考虑保乳治疗，因为放疗可以在胎儿娩出后进行。妊娠中晚期化疗可以使手术推迟到妊娠晚期或胎儿娩出后进行，并使保乳手术成为可能。

腋窝分期可以通过注射 ^{99m}Tc-硫胶体的前哨淋巴结示踪活检术获得。估计胎儿获得的放射性物质剂量 ≤ 0.014mGy，远远低于美国辐射防护与度量委员会对孕妇的剂量限制。异硫蓝染料示踪法在妊娠期禁止使用，因为该染料可能引起胎儿过敏或超敏反应。

妊娠期妇女进行全身性化疗的标准与非妊娠妇女相同。妊娠早期进行化疗不安全，因为胎儿畸变的风险很高。在妊娠中晚期进行化疗是安全的，但在孕 35 周后或距离计划产期 3 周内应该停止化疗。首选蒽环类药物为主的化疗方案。紫杉醇和曲妥珠单抗在妊娠期使用安全性的数据十分有限。妊娠期禁止使用内分泌治疗和放疗。

TM 的患者若期望乳房重建，最好把重建推迟到妊娠相关的乳腺增生消退之后，以获得较好的双乳对称性。

（6）男性乳腺癌：男性乳腺癌的发病率占所有乳腺癌的 1%，在 *BRCA2* 突变携带者中发病率更高。因为男性不常规进行乳腺癌筛查，因而最常见的临床特点为可触及的乳腺肿物。病情评估包括钼靶摄片和超声检查，诊断标准和分期与女性患者相同。此外应该进行基因检查。标准的手术治疗方式是 TM，若临床上淋巴结阴性，还需行前哨淋巴结切除活检。放化疗的指征与女性患者相同。男性乳腺癌每一分期的预后也与相应的女性患者相同。

（四）辅助化疗

辅助化疗的目的在于治疗隐秘的微转移灶，预防未来可能引发的临床症状。全身治疗的决策取决于预后预测因子，包括年龄、淋巴结情况、肿瘤大小与分级、ER/PR 及 HER2 的情况等。若患者全身复发的危险 ≥ 10%，推荐接受辅助治疗。因此，辅助化疗适用于大多数浸润性乳腺癌的患者，除了其中病情最轻的情况（如淋巴结阴性，并且肿瘤 < 1cm）。此外，年龄超过 70 岁和患有其他疾病的患者也可能不适合进行化疗。对于这类患者应该采取个体化的化疗方案。现在有一些风险评估工具可以帮助临床医生制定化疗决策。

基因表达研究已经证明，某些特定基因的表达情况较一些传统因素如肿瘤大小和淋巴结情况能更好地预测预后。目前美国 FDA 已经批准了两种可用于患者复发风险分层的基因测定方法。其中一种为肿瘤型别诊断（Oncotype DX，Genomic Health 公司），该方法是一种使用逆转录聚合酶链反应（reverse transcription polymerase chain reaction，RT-PCR）的 21 基因测定法，它以乳腺组织石蜡切片中分离的 RNA 为研究对象。已经确定这种方法可以准确预测复发风险，以及 ER/PR 阳性、淋巴结阴性浸润性乳腺癌患者的化疗反应和内分泌治疗反应。报告采用连续的评分表示，称为复发评分。评分 < 18 为低危，18～30 为中危，> 30 为高危。已有数据提示这种方法能够可靠地用于绝经后的淋巴结阳性患者。另一种获批的方法为 MammaPrint 检测法，这是一种基因微阵列检测方法，可以分析从新鲜冰冻乳腺癌肿瘤组织提取的 DNA 中约 70 个基因，也用于淋巴结阴性的早期乳腺癌患者。但检测需要新鲜的冰冻肿瘤组织，限制了这种检测法的应用。

Adjuvant Online（www.adjuvantonline.com）是一个基于计算机的运算系统，该系统综合了临床和病理的预后预测因子，如患者年龄、所患疾病、肿瘤大小、肿瘤分级、受累的腋窝淋巴结数量等，目前已经证明可以准确评估化疗或不化疗患者绝对和相对的 10 年无病生存率和总生存率。但该系统未将 HER2 的情况考虑在内。

在治疗乳腺癌时，联合化疗方案比单药化疗方案更加有效。2005 年，早期乳腺癌临床试验者协作组（The Early Breast Cancer Trialists' Collaborative Group）在一篇综述中报道：以蒽环类化疗药物为基础的多药联合方案使 50 岁以下患者的死亡率减少了 38%，使 50～69 岁患者的死亡率减少了 20%。死亡率的减低与内分泌治疗（他莫昔芬）、ER 状态、淋巴结状态和肿瘤的其他特性无关。

（五）内分泌治疗

多年以来，他莫昔芬一直是 ER 阳性的浸润性乳腺癌的内分泌治疗方案。它可以减少同侧复发、对侧乳腺癌的发生以及远处转移。

近年来，芳香化酶抑制剂（aromatase inhibitor，AI）单用或联合他莫昔芬使用已经被证明在无病生存时间和减少绝经后女性对侧乳腺癌发生事件上要优于他莫昔芬单药治疗。AI 可以阻断由肾上腺产生的外周雌激素前体转化为雌激素，但是对卵巢雌激素的产生没有影响。因此，该药仅对绝经后女性有效。三种最常用的 AI 为非甾体类的阿那曲唑、来曲唑和甾体类的依西美坦。这三种药物的作用效能和副作用相似。

他莫昔芬是一种选择性的 ER 调节剂。连续五年使用他莫昔芬可以使乳腺癌复发率减少 47%，并且在不考虑年龄和月经的情况下使死亡风险减少 26%。早期乳腺癌临床试验者协作组的概述分析提示，对于 ER 阳性的患者，连续五年使用他莫昔芬可以使年复发率减少 39%，年乳腺癌死亡率减少 31%。这项结果也没有考虑年龄、月经情况、化疗、孕激素受体和腋窝淋巴结等因素。连续 5 年使用他莫昔芬优于两年，并且生存获益一直持续到停用他莫昔芬之后。这篇综述强调了全身内分泌治疗在乳腺癌多样化治疗中的重要性。

所有雌激素或孕激素受体阳性的乳腺癌患者都应该考虑辅助的内分泌治疗。绝经前女性需要使用他莫昔芬，而在确定绝经以后，患者需要更换为 AI 治疗。对于绝经后女性，一线治疗应该是单药使用 AI，或与他莫昔芬序贯使用。他莫昔芬也可以用于 AI 撤退治疗中或对 AI 有无法耐受的副作用的患者。治疗应该持续 5 年，期间要对药物的耐受性和适应性进行定期评估。

与他莫昔芬比较，AI 治疗相关的子宫内膜癌、血栓栓塞事件、阴道分泌物异常和潮热等副作用的发生率都更低，但 AI 引起的骨骼肌肉症状、骨质疏松、骨折的发生率则更高。

（六）靶向治疗——曲妥珠单抗

乳腺癌靶向治疗的时代正在到来。曲妥珠单抗的出现是乳腺癌全身治疗的重大进展。它是一种人源化的鼠单克隆抗体，靶点为在 25%～30% 的乳腺癌患者中高表达的 HER2 蛋白。曲妥珠单抗最早用于治疗转移性乳腺癌，最近的研究证实曲妥珠单抗用于乳腺癌的辅助治疗和新辅助治疗均可获益。对曲妥珠单抗联合其他传统化疗药物治疗 HER2 阳性乳腺癌患者 1 年后的短期随访结果显示，患者的局部、区域或全身复发率减少 50%。目前曲妥珠单抗已成为高危 HER2 阳性乳腺癌患者的标准治疗选择。

（七）放射治疗

在保乳手术后推荐常规进行辅助性的全乳放疗，以减少局部复发率。放疗也用于某些特定情况下的乳房切除术。隐匿性乳腺癌伴有腋窝淋巴结受累的患者，如果只进行了腋窝淋巴结切除而未行乳房切除，也需要进行放疗。

放疗降低浸润性乳腺癌患者的复发率，但并非所有患者都需要辅助放疗。需要评估患者局部复发风险。对于年龄＞ 70 岁、肿瘤体积较小、组织学型别好、淋巴结阴性的 ER 阳性的乳腺癌患者，局部复发风险非常小，可以不考虑辅助放疗。对于年龄较大的乳腺癌患者，评价其所患疾病和预计生存期非常重要，需要对其乳腺癌复发风险与其他可能的死亡原因进行权衡。

基于 CT 检查的适形放疗可以协助勾画出靶区的轮廓，减少心肺在放射线下的暴露。

八、预后

乳腺癌的预后判断是术后辅助治疗的主要决定因素。从组织学上讲，在没有远处转移的情况下，最重要的预后因素是淋巴结的转移情况，其次是肿瘤的大小。其他的预后因素包括：ER/PR、HER2 的表达，诊断年龄，组织病理学分型和分级，增殖分数等。

70%～80% 的乳腺癌中表达 ER，绝经后乳腺癌中更加常见。激素受体表达阳性常常提示预后较好，并且预示对内分泌治疗反应较好。而 HER2 基因在约 25% 的乳腺癌中过表达，提示预后较差。HER2 基因是由免疫组化法或荧光原位杂交法（fluorescence in situ hybridization，FISH）测定。免疫组化法测定蛋白产物，

0 或 1+ 为基因不表达，2+ 为不确定，3+ 为过表达，当免疫组化结果为不确定时，需要进行 FISH 法测定。

虽然乳腺癌的发病率一直保持相对稳定，但是由于乳腺癌综合治疗措施的进步，其死亡率已经下降。曲妥珠单抗用于治疗乳腺癌延长了 *HER2* 过表达的乳腺癌患者的生存期，是乳腺癌治疗中的最大进展。目前，乳腺癌患者死于乳腺癌的单因死亡率已低至 20%。不同分期患者的 5 年生存率见表 3-10。

表 3-10　不同分期乳腺癌的 5 年生存率

分期	生存率（%）
0 期	100
Ⅰ 期	100
ⅡA 期	92
ⅡB 期	81
ⅢA 期	67
ⅢB 期	54
Ⅳ期	20

九、随访和监测

大多数复发都发生在开始治疗后 5 年内。然而，也有治疗后 20 年复发的病例报道。因此，对乳腺癌治疗后的患者常规进行随访监测十分关键。

前 2 年内，每 4 个月应进行全面的问诊和查体。接下来的 3 年内每 6 个月随访 1 次，之后每年 1 次。保乳术后 6 个月，应行乳腺钼靶检查，作为新的记录手术和放疗后变化的基线检查。之后钼靶检查应每年进行 1 次。如果患者接受化疗，每年还应检查生化学指标并拍摄胸部 X 线片。若患者无相应症状，常规骨扫描或胸腹头部 CT 不作为必须检查。

保留有子宫的患者在服用他莫昔芬时应每年进行妇科检查，而有视力问题的患者还应每年进行白内障相关的眼科检查。使用 AI 治疗的患者应定期行骨密度检测。随访时，评估内分泌治疗的耐受性对于保证患者对内分泌治疗的依从性必不可少。已产生副作用的患者，应积极采取措施减轻症状。

（杨　雪　王　靖　王　翔）

第五节　胸外科术后并发症

一、胸外科术后肺漏气

肺漏气是胸外科常见的并发症之一，一般情况下随着肺的膨胀，残腔的消失，肺漏气处会自然愈合。但严重的肺漏气可导致术后胸腔引流管放置时间延长，严重者可引起胸腔感染，甚至呼吸衰竭等。

（一）原因

患者肺叶或多或少存在肺裂发育不全，如行肺叶切除，不可避免的产生肺实质损伤，导致肺漏气，一般来说，上叶切除出现肺漏气的发生率较高。

（二）诊断

胸管内持续漏气最常见，但当部分残腔形成并包裹胸管可表现无漏气现象，患者可表现为胸闷、气短、皮下气肿等。伴发感染者可出现发热、脓胸等。

（三）治疗处理

肺叶切除术后余肺漏气临床上十分常见，绝大多数通过保守治疗可达到治愈的目的，通常在 24～48 小时后可自行愈合。对于一些保守治疗效果欠佳的患者，可以采取以下几种的治疗方法。

1. 呼吸功能锻炼鼓励患者适当咳嗽及床边活动，对于漏气不明显的患者可以鼓励吹气球以促进肺膨胀，术后还可以使用呼吸锻炼器，达到同样效果。

2. 胸腔穿刺引流或胸腔闭式引流对于已拔除胸腔引流管、引流不畅的患者，可以给予胸腔穿刺引流或必要时重新放置引流管。

3. 50% 葡萄糖液的使用需要引流通畅，并且无感染或感染已经控制，余肺可以膨胀。

4. 二期手术行胸廓成形术适用于术后积极治疗 3～4 周后，一般情况不能改善，反复出现发热，血白细胞持续增多，胸腔内感染不能控制，胸片提示有厚壁残腔形成等。

（四）预防

1. 预防漏气需要术中仔细操作，血管、组织解剖层次清楚，分离缝合可靠。

2. 对于行肺上叶切除者，术中应放置上、下两根引流管，上管要放置胸腔顶部以利于引流气体；下管不能放置影响膈肌升高的位置。

3. 术后严密观察引流液颜色和引流量，定时有效挤压引流管，避免引流不畅。

4. 合理使用抗生素等。

二、外科术后肺不张

胸外科术后肺部并发症以肺不张最常见，原因是多方面的。绝大多数发生于肺叶或肺段切除术后，同侧余肺不张。

（一）原因

长期吸烟者常伴有慢性气管炎，呼吸道内分泌物较多。而术中及术后应用各种镇痛药和镇静剂，可抑制咳嗽反射使呼吸道排痰功能下降。过于黏稠的分泌物无力咳出时，可阻塞小支气管，所属肺泡内的空气被完全吸收后，肺组织萎陷。轻者仅限于肺底部，严重者有大块肺组织萎陷，使纵隔拉向患侧，引起呼吸功能障碍。切口疼痛、术后胃肠胀气使肺的膨胀受到影响。肺不张常常伴有肺部的感染，使病情更加严重。

（二）诊断

少数患者仅在胸片上显示有肺不张，可无任何自觉症状。多数患者表现为术后 2～3 天开始烦躁不安，呼吸急促，心率增快。严重者伴有发绀、缺氧，甚至血压下降。患者常有咳嗽，但黏稠痰液不易咳出。合并感染时，出现体温升高，白细胞总数增加等。患侧肺叩诊发实，呼吸音消失，有时呈管状呼吸音。胸部透视或拍片，即可确诊。

肺不张 X 线征象：不张的肺组织透亮度降低，均匀性密度增高，恢复期或伴有支气管扩张时可密度不均（囊状透亮区）。不同程度的体积缩小，亚段及以下的肺不张可因有其他侧支的通气而体积缩小不明显。叶段性肺不张一般呈钝三角形，宽而钝面朝向肋膈胸膜面，尖端指向肺门，有扇形、三角形、带状、圆形等。

（三）治疗处理

必要时经纤维支气管镜直视下吸出黏稠痰。重危或昏迷患者，因无法咳嗽，可考虑气管切开术。合并肺部感染时，可适当应用抗生素。

（四）预防

术前严格禁烟，并积极治疗呼吸道感染；术后强调早期活动，协助患者咳嗽，促进痰液排除；口服祛痰剂，定时做雾化吸入可使黏痰变稀，容易咳出。

三、胸外科术后咯血

肺癌术后短期出现咯血是正常现象，主要由于麻醉气管插管、术中肺切除气管闭合或袖式支气管肺叶切除中的支气管、气管吻合所造成的创伤所致，术后气管镜吸痰对气管造成的气管损伤也可以引起咯血，无需特殊处理。但如果持续咯血且量大，或血水样痰，多为手术并发症的相关症状，需要特殊处理。

（一）原因

术后咯血可由多种原因引起，主要因为肺动脉、支气管动脉损伤、肺循环淤血而造成。临床上常见肺切除术后肺扭转或肺静脉损伤导致急性肺静脉栓塞引起的肺循环淤血；肺切除术后支气管胸膜瘘或术后感染导致支气管动脉损伤破裂出血；肺动脉栓塞造成肺梗死肺泡内出血等。

（二）诊断

患者病因不同，所伴随的症状也不相同。支气管残端瘘早期可有稀薄血水样痰，胸腔引流可见持续大量漏气，皮下气肿，胸部 X 线显示支气管残端附近有明显的液气腔，侵犯大的支气管动脉可造成大咯血。支气管胸膜瘘常伴有发热，多为高热。肺动脉栓塞咯血伴有胸痛、顽固低氧血症，X 线显示肺纹理稀疏，中心肺动脉突出，肺动脉段膨隆及右心室扩大征。肺静脉损伤或肺扭转咯血常伴有发热，X 线显示肺实变表现。

术后咯血诊断的关键是明确产生咯血的病因，咯血出现后首先要检查胸片及胸部 CT，并结合临床表现。支气管胸膜瘘采用胸部 X 线、胸部 CT、纤维支气管镜、支气管造影可确诊，放射性核素肺通气扫描可诊断肺动脉栓塞。急性肺静脉栓塞诊断较为困难，胸部增强 CT 有助诊断，对于肺扭转导致的急性肺静脉栓塞可采用。

（三）治疗处理

对于术后短期出现的咯血，无需特殊处理，也可给予少量止血剂。对于肺切除术后残端瘘首要采取胸腔闭式引流，根据情况行纤维支气管镜下粘堵术。术后早期肺动脉栓塞一般不采取溶栓治疗，予以纠正低氧血症的同时抗凝治疗，必要时应考虑开胸取栓术。

（四）预防

对于术后短期咯血无需特殊预防，短期即可好转。其他原因导致的咯血针对各种不同并发症进行相应的预防。患者的转归依术后咯血的原因不同有较大差异。

四、胸外科手术神经损伤

胸外科手术约 1% 的患者会出现神经损伤，神经损伤通常与特定的手术区域有关，特别是由于病变复杂，手术过程中解剖、暴露邻近组织结构时操作不当所造成。常见的神经损伤有喉返神经损伤、膈神经损伤。

（一）喉返神经损伤

1. 原因　大多数喉返神经损伤是单侧和短暂的。其发生与以下因素有关。

（1）手术操作不当：食管癌、肺癌切除及纵隔淋巴结清扫手术过程中均可能造成喉返神经的损伤。由于对左、右喉返神经走行分布缺乏了解，术中解剖不清及不规范操作，致使术中牵拉、钳夹、电灼、结扎甚至切断喉返神经。

（2）肿瘤浸润：肿瘤直接浸润或纵隔淋巴结侵及迷走神经主干或喉返神经时，按照肿瘤根治的原则，将不可避免损伤喉返神经。

此外，还有因术中发生意外情况，在处理过程中损伤了喉返神经，如中上段食管癌术中损伤血管致大出血，忙乱中钳夹误损伤喉返神经。

2. 诊断　喉返神经损伤的诊断并不困难，患者的典型表现为声音嘶哑、饮水呛咳。喉镜或支气管镜下可见患侧声带麻痹，固定于旁正中位。

术后早期咳嗽吞咽时气道保护能力减弱，因此易发生肺不张、吸入性肺炎等术后肺部并发症。

3. 治疗处理　针对临床症状对症处理。

4. 预防　避免喉返神经损伤的关键在于熟练掌握双侧喉返神经的走行，并对病变可能导致喉返神经解剖移位等情况有充分的估计，术中解剖清晰，避免不必要的钳夹和大块结扎。谨慎在喉返神经走行区域使用电刀等能量平台。

（二）膈神经损伤

1. 原因　肺癌、食管癌根治切除及纵隔淋巴结清扫术过程中操作不当，直接损伤或电灼均可导致膈神经的损伤。另外，肿瘤直接侵及膈神经，手术则不可避免损伤膈神经。膈神经损伤引起膈肌功能障碍，导致呼吸幅度减弱，严重时出现呼吸急促、肺不张、肺炎、持续性呼吸窘迫和二氧化碳潴留等。双侧膈肌麻痹可能导致术后患者不能脱离机械性通气。

2. 诊断　单侧膈肌麻痹患者，休息时往往没有症状，但在劳累时会出现呼吸困难，运动能力下降。如果患者本身有潜在的肺部疾病，在休息时也会出现呼吸困难。叩诊患者时发现患侧下胸部呼吸音消失。X线透视或胸片表现为单侧膈肌抬高，运动减弱、消失或者矛盾运动。

3. 治疗处理　大多数单侧膈肌麻痹的患者不需要治疗；但有呼吸困难，不能进行体力活动以及有严重肺部疾病的患者可以考虑施行膈肌折叠术。

4. 预防　术中注意保护膈神经，做到解剖层次清晰及避免不规范操作，避免过分牵拉、钳夹、电灼膈神经。

五、胸外科手术主动脉损伤

主动脉损伤是食管癌手术中最危急的并发症，可能引起大出血，甚至危及患者的生命。由于食管在解剖位置上紧邻主动脉及其分支，所以食管手术在颈部、胸部和腹部都有潜在损伤的风险。

1. 原因

（1）肿瘤侵犯主动脉壁，在分离食管组织过程中不慎造成主动脉壁损伤、撕裂；或者在游离的食管过主动脉弓的过程中，撕裂主动脉弓。

（2）处理食管固有动脉时，结扎线松脱或在其根部撕脱。

（3）脓胸胸膜纤维板剥脱术，解剖层次不清损伤主动脉致大出血。

（4）食管癌手术，用吻合器吻合胃与食管吻合口及胃残端时，安放位置不当，吻合钉偶可刺破主动脉造成大出血。当胃与食管吻合口及胃残端瘘时吻合钉刺破主动脉的风险急剧增加。

2. 治疗处理　术中出现主动脉损伤时，切记不能慌乱，首先按压控制出血，盲目的钳夹可能会加重损伤。裂口较小时，局部压迫后出血多能自行停止。裂口稍大时，单纯压迫，出血多不能自行停止，直接缝合修复损伤通常是一个选择。必要时可考虑采用胸膜、心包，或垫片修补。若上述方法无效时，最好请有经验的心血管外科医师协助修补主动脉破裂口。

预防主动脉损伤的关键在于术前准确的评估。术中如果发现肿瘤侵及主动脉难以分离时，切忌盲目钝性操作，宁可残留部分肿瘤组织也不可冒撕破主动脉壁的风险。

食管癌手术，食管与主动脉之间的动脉分支需妥善处理。用吻合器吻合的胃与食管吻合口及胃残端，应安放在远离主动脉壁的位置或妥善包埋为宜。

六、胸外科手术上腔静脉损伤

1. 原因　上腔静脉损伤多发生于纵隔肿瘤切除过程中，但肺癌直接侵入上腔静脉（T_4）或转移性淋巴结侵犯（N_2），手术中也有造成上腔静脉的损伤的可能。

2. 治疗处理　首先控制出血，多数情况下可直接缝合修补损伤。如果肿瘤侵及上腔静脉，需行血管壁部分切除，则需根据缺损的范围选择直接缝合，补片修补，或选择人工血管置换。

七、胸外科术后急性肺动脉栓塞

急性肺动脉栓塞是内源性或外源性栓子阻塞肺动脉引起肺循环障碍的临床和病理生理综合征，肺栓塞（pulmonary embolism，PE）是引起胸部手术后患者死亡的一个重要原因，目前在预防和治疗上比以往有了较深的认识。

1. 原因　主要来自体循环深静脉血栓形成，对合并有心脑血管疾病、糖尿病、肥胖及其他疾病，而且高黏滞血症在这些患者中也较常见，术后卧床，下肢活动受限，使静脉内的血液流变学发生异常，极易导致血栓形成，此时，下肢活动后血栓易脱落，随静脉血流向心性回流，继而导致肺动脉栓塞。另外术后止血药物的使用对于凝血机制的影响是很重要的，极易打破凝血和抗凝之间的平衡，诱发或促进血栓的形成。

2. **诊断** 大多数在术后 1 周之内发病。不明原因的低氧血症、胸痛、咯血、烦躁不安、晕厥、咳嗽、心悸，严重者可发生猝死。

体征：呼吸急促、心动过速、发热、面色苍白。

辅助检查：

（1）D- 二聚体敏感性 95%，特异性 40%。肿瘤、炎症、感染、组织坏死和主动脉夹层均可引起 D- 二聚体升高，因此，阳性预测值不高。对于临床低中可疑的 PE 患者，D- 二聚体阴性（＜ 500ng/L）可排除诊断，不需进一步影像学检查。对于临床高可疑的 PE 患者，D- 二聚体正常也不能排除诊断肺栓塞诊断。

（2）静脉加压超声（CUS）对诊断 DVT 的敏感性达 90%，特异性达 95%。单层螺旋 CT 阴性或对造影剂过敏或肾功能不全的可疑 PE 患者，建议行下肢 CUS，进一步排除肺栓塞的诊断。

（3）肺通气 / 灌注核素扫描（V/Q scan）具有重要的 PE 诊断或排除诊断意义。其特异性高，检测结果正常或接近正常时可基本排除 PE；V/Q 扫描高度可疑时 PE 可能性也高，但应进一步检查明确诊断。

（4）CT 扫描 /（SDCT 和 MDCT）可做出段以上肺栓塞的诊断。多层螺旋 CT（MDCT）：特异性 96%，敏感性达 90%，可作为 PE 的一线确诊手段。直接征象有：肺动脉内低密度充盈缺损、完全梗阻等。间接征象有：肺野楔形带状影、盘状肺不张等。

（5）肺动脉造影（PA）是诊断 PE 的"金标准"，但是其为有创检查，易发生致命性的并发症，应该严格掌握适应证，目前 PA 可以被 CT 肺血管造影（CTPA）所取代。

3. **治疗处理**

（1）一般处理重症监护，监测呼吸、心率、血压、心电图及血气的变化；防止栓子再次脱落，绝对卧床，保持大便通畅，避免用力；适当使用镇静药物缓解焦虑和惊恐症状；胸痛者予以镇痛。

（2）呼吸循环支持治疗

1）呼吸支持：经鼻导管或面罩吸氧；严重呼衰者，可经面罩无创机械通气或经气管插管机械通气（注：呼吸末正压会降低静脉回心血量，加重右心衰竭）；避免做气管切开以免溶栓或抗凝过程中局部大出血。

2）循环支持：右心功能不全，心排血量降低血压正常者，可给予具有肺血管扩张和正性肌力作用的多巴酚丁胺和多巴胺；血压下降者，可使用其他血管加压药物，如间羟胺或肾上腺素。

3）溶栓治疗：术后 1 周之内急性肺动脉栓塞应考虑溶栓。

4）抗凝治疗：目前，大量的荟萃医学分析和循证医学已证实，戊聚糖钠、肝素类药物和维生素 K 拮抗剂等是预防深静脉血栓形成的有效药物，初始抗凝治疗急性肺栓塞的目的是减少死亡及再发栓塞事件。急性肺栓塞患者长期抗凝治疗的目的是预防致死性及非致死性静脉血栓栓塞事件。

4. **预防**

（1）加强对高危患者的认识临床医生对于高危患者，一定要提高警惕，及时采取应对措施。

（2）下腔静脉滤器植入下腔静脉滤器植入可预防下肢静脉血栓通过下腔静脉进入心房。

（3）术后减少止血药物的使用和适当应用抗凝药物。

总之，随着临床对于肺栓塞的重视及预防措施，肺动脉栓塞的发生率及死亡率逐渐下降。

八、胸外科术后急性呼吸衰竭

胸部手术后出现呼吸功能严重障碍，以致不能进行有效的气体交换，导致缺氧伴或不伴二氧化碳潴留而引起的一系列生理机制和代谢功能障碍的临床综合征。

1. 原因

（1）导致低氧血症为主的情况：术后的误吸，肺感染、肺不张，复张性肺水肿，支气管胸膜瘘、肺梗死、肺栓塞等。

（2）导致高碳酸血症为主的情况：手术胸廓成形、术前 COPD 加重，支气管扩张、哮喘、充血性心力衰竭等。

2. 诊断

（1）呼吸困难表现：在频率、节律和幅度的改变。呼吸急促，点头呼吸，张口呼吸，鼻翼扇动及吸气性三凹征等。

（2）发绀是缺氧的典型症状。当动脉血氧饱和度低于 85% 时，可出现口唇、指甲的发绀。

（3）精神神经症状：急性呼衰的精神症状较慢性为明显，急性缺氧可出现精神错乱、狂躁、昏迷、抽搐等症状。急性 CO_2 潴留，pH $<$ 7.3 时，会出现精神症状。严重 CO_2 潴留可出现腱反射减弱或消失，锥体束征阳性等。

（4）辅助检查

1）动脉血气分析：Ⅰ型呼吸衰竭时 $PaO_2 \leqslant$ 6.67kPa（换气障碍）；Ⅱ型呼吸衰竭时 $PaO_2 \leqslant$ 8kPa，$PaCO_2 \geqslant$ 6.67kPa。

2）动脉血氧饱和度（SaO_2）：在重症呼吸衰竭抢救时，用脉搏血氧饱和度测定仪帮助评价缺氧的程度。

3. 治疗处理

（1）病因治疗针对肺感染、肺不张、COPD、哮喘、充血性心力衰竭等进行相应的处理。

（2）氧疗迅速纠正低氧血症比高碳酸血症优先，维持血氧饱和度在 85%～90% 以上是急性呼吸衰竭处理的首要目标。选用方法有鼻塞、鼻导管、面罩给氧、机械通气等。

（3）减少氧耗：处理发热、焦虑、疼痛、感染等。

（4）增加肺泡通气量：支气管扩张剂；控制感染；去除分泌物；稳定胸壁；控制氧疗；避免抑制呼吸的药物；呼吸兴奋剂；无创通气（NIPPV）。机械通气：机械通气是暂时代替肺的气体交换功能，为原发疾病的恢复争取时间。

4. 预防

（1）保持呼吸道通畅，改善通气功能。呼吸道梗阻主要因黏膜肿胀、积痰和支气管痉挛所致，在治疗中湿化气道及雾化治疗是十分重要。术后积痰引起的梗阻常为造成或加重呼吸衰竭的重要原因，对呼吸道黏稠分泌物引起的阻塞，可行支气管镜吸痰。

（2）氧疗输氧的目的在于提高 PaO_2 和 SaO_2，以缓解缺氧。其原则为缺氧缓解，以颈动脉窦和主动脉体对低氧分压的敏感性不受抑制为准。

（3）呼吸兴奋剂的应用：主要作用是兴奋呼吸中枢或刺激颈动脉窦和主动脉体的化学感受器，反射性地兴奋呼吸中枢。

（4）维持水及电解质平衡，给予维持基础代谢所需的热量。病程中常并发低钠血症或低钾、低氯性代谢性碱中毒，应及时补钾、氯、钠离子。

（5）防治感染，肺部及中枢神经系统的感染是引起呼吸衰竭的常见原因之一，应及早诊断和处理。如病因不明，可先给予广谱抗生素治疗。

患者的转归：由于造成术后急性呼吸衰竭的原因多样，手术的转归差别较大。近年由于重症监护的进展，死亡率已明显降低。

九、胸外科术后急性胸腔内出血

胸外科术后发生的胸内活动性出血是术后严重并发症之一，也是术后再次剖胸的最常见原因，如不能及时发现并有效处理，可造成严重后果。

1. 原因　活动性出血的原因多为胸腔粘连、胸腔感染性疾病以及肺血管结扎不牢，还有其他导致活动性出血的原因。

（1）胸腔粘连导致剥离面广泛渗血、粘连带出血，一般在支气管扩张以及肺脓肿比较常见。

（2）肺血管结扎不牢，或肺血管结扎线出现了脱落容易引起肺血管出血，这类出血可导致患者出现失血性休克，如不及时治疗，极易死亡。

（3）吻合口出血或脾脏出血，主要是因为贲门癌手术或食管癌手术时过度牵拉、撕裂所致。

（4）肋间血管出血：在很大程度上是因为在关闭胸腔时钢丝或缝针或引流管的顶端划伤所导致。

（5）进行肺癌手术时，经常会出现支气管残端或支气管动脉出血，这主要是因为支气管动脉的压力高，电凝止血不够牢靠，从而导致出血。

（6）因为大量的输入库存血液，使患者的凝血机制受到影响，从而导致渗血的发生。

2. 诊断　普通胸部术后胸腔内活动性出血的诊断并不难，术后胸腔引流量超过正常范围及出现不同程度的失血性休克的表现即可确定。仔细体检可发现患者气管偏向对侧，胸部叩诊较浊，听诊呼吸音较低，结合胸片发现有致密阴影，即可诊断胸内活动性出血。

3. 治疗处理　针对普胸外科术后，出现胸内活动性出血的情况，除了需要了解其原因，应采用再剖胸止血的方式进行治疗。

4. 预防　在手术过程中应当采用相应的预防措施，才能够在最大程度上降低患者病死率以及再剖胸止血的发生率。

（1）针对在肺门、膈肌或是食管附近的血管，就应当采取可靠的结扎与缝扎的方式。

（2）针对胸壁粘连面出现的大面积渗血，可采用电凝的方式进行止血。

（3）为了避免因为电凝所导致的焦痂再出血，应当选择合适的地方进行电凝，关胸后焦痂的脱落和胸腔负压形成，容易引起活动性出血，可采用缝扎的方法。在侧支循环范围比较大的部位，其缝扎止血的方法不适用，可以采用生物胶喷涂的方式予以止血。

十、胸外科术后脓胸

胸外科术后胸腔感染或形成脓胸，无论是肺部术后还是食管术后，都是严重的并发症之一，一旦发生胸腔感染或脓胸，不仅延长病程，给患者造成极大的经济负担，而且治疗困难，较多病例甚至需要再次手术才能治愈，一般肺叶切除术后并发脓胸占 1%～1.5%，全肺切除术后 2%～10%，食管及贲门术后总的脓胸发生率为 1% ~ 4%。

1．病因

（1）手术中无菌意识差、无菌操作不严格。

（2）术后胸腔内积液，积血或积气，这些胸腔内的积液或积血会成为细菌生长的良好培养基，形成感染。

（3）术后由于胸腔内积液，积血或积气，需要反复进行胸腔穿刺，而这种反复的胸腔穿刺是引起脓胸的又一直接原因。

（4）某种原因造成胸腔引流管放置时间过长，而且胸腔引流管的护理不当导致引流管因素的逆行性胸腔感染。

（5）无论是胸外科的何种手术，均可能由于手术时间长，或本身为污染手术，均是术后脓胸的因素之一。

2．诊断　主要为急性化脓性感染的症状和呼吸功能障碍的表现，多发生在术后 3 ~ 7 天，初期可为发热，食欲减退，全身不适等感染中毒症状，而后表现为高热，胸痛，呼吸困难，脉搏增快等，体格检查可见患者因呼吸困难不能平卧，听诊呼吸音明显减弱或消失。胸部平片显示：可见胸腔积液致浓密阴影。胸腔穿刺抽出的胸液为浑浊或者脓性，则术后脓胸的诊断便可明确。

3．治疗处理

（1）一旦脓胸诊断明确，应立即给予脓胸最低位放置胸腔闭式引流，尽快引流脓液，促进肺膨胀，以消灭脓腔。

（2）根据脓液细菌培养和药物敏感结果选择一到两种有效抗生素。

（3）支持治疗，适当输新鲜血液及营养支持，以提高患者的抗感染能力，并对高热，疼痛等症状进行对症治疗。

4．预防

（1）手术前注意患者的营养状态，纠正水电解质平衡紊乱，提高抵抗力，对于肺部化脓性感染病变患者选择有效的抗生素治疗。

（2）严格术中无菌操作；术中操作轻柔，减少组织损伤。

（3）肺手术注意仔细止血及缝合肺断面，使余肺完全膨胀，减少残腔。

十一、胸外科术后乳糜胸

外科手术伤及胸导管或其分支，造成乳糜液外漏至胸腔，即形成乳糜胸。乳糜胸是胸外科术后严重并发症之一，食管癌切除手术发生率较高，可达 0.4% ~ 2.6%，其次是肺癌切除术。单纯肺叶切除很少并发乳糜胸。

1．病因

（1）食管癌手术多为胸导管主干损伤，或为变异的主要分支损伤。最易损伤的部位是肿瘤床和主动脉弓上下水平。肿瘤位于主动脉弓后向脊柱方向浸润时，很难辨清和分离出胸导管，容易造成损伤。弓上吻合乳糜胸的发生率高于弓下吻合，左侧开胸乳糜胸发生率高于右侧开胸。

（2）肺癌手术乳糜胸的发生多与清扫淋巴结有关，以损伤胸导管的属支更为多见。

2．诊断　乳糜胸的早期表现主要为胸腔引流量异常增多。无明确原因胸腔引流量每日大于 500ml，甚至超过 2000ml；或胸腔引流量在逐渐减少后又复增多，尤其是发生于开始进食以后，应高度怀疑乳糜胸。

引流液的外观早期因混有血液多呈淡红色；以后由于渗血停止，即变为橙黄色，透明微混；若患者进食，特别是进食含脂肪和蛋白的食物，引流液即呈现典型的乳白色。乳糜液的实验室检查：苏丹Ⅲ染色即乳糜试验，有半数患者呈阳性。

3. 治疗处理　保守治疗是乳糜胸的基本治疗方法，包括禁食、持续胸腔闭式引流、全胃肠外营养支持、胸腔内注射粘连剂等，这些措施应贯穿于治疗的全过程。对于引流量不大，考虑为胸导管分支损伤的病例，如肺癌淋巴结清扫术后的乳糜胸，单纯保守治疗多数即可起效。手术治疗的指征有：胸腔引流量每日在 1500 ml 以上，若连续 3 日无减少趋势；胸腔引流量每日在 1000 ml 以上，超过 1 周；超过 2 周引流量每日仍在 500 ml 以上；手术方法：无论术中是否找到瘘口，均应行胸导管膈上低位结扎术。

4. 预防　预防性胸导管结扎术可有效地预防术后乳糜胸发生或明显减少术后乳糜胸发生。

十二、胸外科术后支气管胸膜瘘

胸外科术后支气管胸膜瘘（BPF）指肺泡，各级支气管与胸膜腔之间形成瘘道，是肺癌肺切除术后支气管残端未能愈合引起。尽管 BPF 的发生率较低，但治疗效果差，致残率、病死率较高。因此，如何预防和治疗 BPF 一直是临床医师关注的重点。

1. 病因　BPF 可由多种原因引起，肺部手术是引起 BPF 的首要原因，BPF 发生率仍维持在 0%～12% 间。肺癌术后 BPF 发生率分别为：全肺切除术后 4.5%～20%，肺叶切除术后 0.5%。右全肺切除和右肺下叶切除术后 BPF 发生率较高。一些围术期的因素也与 BPF 发生率升高有关，如未切除干净的肿瘤、类固醇的使用、贫血、红细胞沉降率升高、白细胞增多、术后机械通气等。

2. 诊断　术后发生支气管胸膜瘘距肺切除术的时间间隔可以从几天到数周，其主要临床表现为频发性咳嗽、咳出胸水样痰、不同程度发热、呼吸困难等症状，其程度除了与瘘口的大小和胸膜腔脓液量的多寡有关外，体位改变常影响症状的轻重。尤以健侧卧位时明显。其他常见的症状有气短、发热等，有些患者可见皮下气肿。

BPF 的辅助检查包括胸部 X 线平片、CT、纤维支气管镜、支气管造影等。胸部 CT 和纤维支气管镜检查是简单有效的诊断方法。

3. 治疗处理

（1）及时于胸内残腔最低点行闭式引流术，有些瘘口小的病例，可以治愈。

（2）纤维支气管镜治疗：主要以纤维支气管镜下注射生物蛋白胶为主，取得了一定的治疗效果，产生止血、封闭组织创面的作用，促进新生的毛细血管形成，肉芽组织生成，促进创面愈合。瘘口较小者治疗效果良好。

（3）手术治疗：手术是一种有效的治疗 BPF 的方法。通常使用肌瓣或者大网膜修补瘘口。肌瓣是一种可植于感染伤口的理想组织，转移肌瓣加固封闭的支气管残端，是防止再瘘的有效策略。肋间肌瓣具有丰富的血运，足够的长度和良好的旋转性。

4. 预防　肺切除术后 BPF 的治疗有时非常棘手，其预防显得尤为重要。支气管胸膜瘘的发生主要与支气管残端血供、残端闭合技术、支气管残端的长度和残端感染及影响残端愈合诸因素有关。

支气管残端的闭合方法较多，选用的原则是操作方便，缝合严密不易感染和不影响血运。修剪残端要仔细，勿使病灶残留，以免残端不愈合或愈合不良，残端不宜留得过长，以确保血运和引流；肺切除术后使用机械通气一定要慎重，因其气道呈高压状态易致支气管残端分泌物蓄积等不利因素，影响支气管残端愈合。

十三、胸外科术后膈疝

食管癌、贲门癌术后并发膈疝多由于食管裂孔重建后缝合空隙过大，或由于各种原因使缝合处裂开而导致腹腔内容物从膈肌切口疝入胸腔，主要发生于经左胸切口切开膈肌的病例。文献报道发生率为0.1% ~ 1.3%。

1. 原因　膈疝的发生多数是由于关闭膈肌重建食管裂孔时手术操作不当所造成。

2. 诊断　临床上应提高对术后膈疝的警惕性，当患者出现以下情况应考虑膈疝的可能。

（1）食管癌与贲门癌术后突然出现胸腹疼痛伴频繁呕吐，肠鸣音亢进，疼痛以左上腹为主，对症治疗无效。

（2）腹部听诊可闻及气过水声或金属音而腹部透视无明显液气平和肠袢，胸部闻及肠鸣音或气过水声。

（3）疝孔大者较早出现呼吸、循环系统症状，如发绀、呼吸困难，患侧胸廓肋间饱满，呼吸运动减弱，如胃肠道脏器疝入胸腔，可有振水声。

（4）X线、CT检查左侧膈肌抬高，膈面显示不清，左下肺大片密度增高影，胸腔积液，纵隔移位；疝入脾、肾以及受挤压不张的肺组织可表现为块状影及实变影；疝入空腔脏器，如大肠、小肠可见典型的囊状、蜂窝状充气肠袢影；伴发梗阻可见气液平面影，充满液体的小肠可表现为羽毛状改变。钡灌肠检查可可清楚显示胸腔内结肠影像，对明确诊断具有重要价值。

3. 治疗处理　由于胸腔内负压的影响，疝入物很少能自行回复，并且容易引起梗阻、嵌顿甚至绞窄。膈疝诊断成立后，应立即进行开胸手术治疗。

4. 预防　重建食管裂孔大小适当、松紧适度。胃与周围膈肌缝合的密度均匀一致，针间距1.2 ~ 1.5cm，且要将膈肌全层缝合，胃壁为浆肌层缝合。

十四、食管术后幽门梗阻

术后早期出现幽门梗阻是贲门癌、食管癌术后一种少见却非常严重的并发症，表现为严重的胃排空障碍，甚至危及生命，发生率为0.1% ~ 1.31%。

1. 原因

（1）功能性幽门梗阻：术中完全切断支配胃的迷走神经，致幽门痉挛，出现排空障碍。胃血供的改变：胃游离植入胸腔后因胃壁的血供发生改变，导致胃供血减少，影响胃蠕动，致使胃张力下降，出现排空障碍。

（2）机械性幽门梗阻

1）胃扭转：由于吻合时胃大小弯位置变换，致胃体或胃窦部扭转，胃内容物通过障碍。临床上少见，一旦发生后果严重，术中解剖清楚、仔细操作可以避免。

2）幽门牵拉变形：部分患者胃后壁与胰腺被膜粘连，如果术中胃游离不充分，粘连松解不彻底，胃上提后可引起幽门悬吊扭曲，形成幽门梗阻。

3）外压因素：粘连带、假性胰腺囊肿及幽门下转移淋巴结等均可推挤、压迫幽门，造成幽门梗阻。机械性幽门梗阻的病例需再次手术治疗。

2．诊断　食管癌术后出现以下变化，应警惕发生幽门梗阻：

（1）术后早期胃肠减压引流量偏多，达到 1000ml/d 以上，颜色澄清或为咖啡色，胃液呈酸性、无胆盐成分。

（2）停止胃肠减压后患者明显感到上腹部饱胀、恶心伴有嗳气、反酸、呕吐。应用药物治疗无效，再次胃肠减压后缓解，停止减压后症状又再出现。

（3）钡餐造影检查见钡剂于幽门处受阻，不能进入十二指肠。

（4）胃镜见胃体扭转、幽门部位受压、幽门痉挛等情况。

3．治疗处理

幽门梗阻的鉴别诊断：功能性幽门梗阻和机械性幽门梗阻在临床上鉴别较困难，而二者在治疗原则上又存在根本差别。

功能性幽门梗阻的治疗：功能性幽门梗阻采用非手术治疗，绝大多数患者都能痊愈。持续有效的胃肠减压：其目的在于减小胃壁张力，改善胃壁血供。静脉营养支持：补充营养及纠正电解质紊乱有利于术后胃肠功能的恢复。对于功能性幽门梗阻估计在较长时间内不能缓解的患者，可胃镜置入空肠营养管，管饲营养支持。

机械性幽门梗阻的治疗：不全性机械性幽门梗阻的病例，可采用电视胃镜扩张幽门的方法治疗，也可采用球囊扩张法，多能取得较好疗效。对于完全梗阻患者，则应尽早行手术治疗。通过幽门成形术、幽门周围粘连带松解以及解除外压因素等方法解除梗阻，必要时可行胃空肠吻合术。

对于幽门梗阻伴有胃穿孔或吻合口瘘的患者，控制感染、充分引流是其治疗原则，解除幽门梗阻对胃穿孔或吻合口瘘的治疗有帮助作用，幽门梗阻缓解后，胃内容物不再潴留，胃壁张力减轻，血供改善，经过充分引流后，瘘口可自行愈合。

4．预防

（1）手术中对胃游离尽可能操作轻柔，尽量游离松解胃周围粘连，减少胃壁张力。

（2）防止胃扭转，准确区分大小弯侧，防止扭转的发生。

（3）为防止幽门成角，胃上提入胸腔时应尽可能经食管床途径，并要避免食管、胃吻合口张力过大，避免术后胃张力过高。

（4）注意再建的膈肌食管裂孔要大小适中，其孔径以能宽松地容纳术者两横指为度。

（5）在肿瘤未侵及迷走神经的情况下，术中尽可能保留迷走神经，可以减少术后幽门痉挛的发生。

十五、食管术后胸胃排空障碍

食管癌切除移植胃行消化道重建术后，患者胃排空功能多数较术前有不同程度的下降，但大部分不表现出明显的临床症状。如出现严重的胃动力障碍或机械性梗阻，使胃内容物不能排空或排空延迟，导致大量胃内容物潴留，出现恶心、呕吐、不能进食等一系列临床表现，统称为胸胃排空障碍。

1. 原因　功能性排空障碍可能与术中切断迷走神经、术后胃由腹腔正压环境变为胸腔负压环境、术后电解质紊乱等因素有关。机械性排空障碍多与手术操作有密切关系。

2. 诊断　胸胃排空障碍通常发生于术后早期，最初几日由于胃肠减压的作用，症状往往不明显。当停止胃肠减压后会出现恶心、频繁呕吐，伴有胸闷、气短、呼吸困难，呕吐后症状可暂时缓解。随着胃内容物的增加，症状会再次出现，再次行胃肠减压后可缓解。如为机械性排空障碍患者可能会伴有腹痛。最常用也最简单的辅助检查方法是胸部 X 线检查，患者症状发作时行胸部 X 线检查可见胃明显扩张，并可见较大胸胃液平面。口服泛影葡胺造影可进一步确定为胃内容物潴留。如为功能性排空障碍胃无蠕动或蠕动减弱，如为机械性排空障碍可见蠕动。

3. 治理处理　胃排空障碍需及时治疗，延误治疗会造成患者胸腔胃穿孔或全身衰竭而引起死亡。功能性胃排空障碍一般采取保守治疗；机械性胃排空障碍在保守治疗基础上，应积极手术治疗。

（1）保守治疗

1）持续胃肠减压：一旦确诊应立即行胃肠减压，使胃处于松弛状态，减轻胃黏膜水肿，促进胃蠕动。

2）维持水电解质平衡和营养支持，早期可静脉营养支持，但应尽快给予肠内营养，置十二指肠营养管或空肠造瘘。

3）胃动力药物适用于功能性胃排空障碍，可经胃管注入胃动力药，如多潘立酮或莫沙必利等。

（2）手术治疗：确诊为机械性胃排空障碍后，在患者身体条件允许情况下，应尽早行手术治疗，解除梗阻。

4. 预防　术前积极纠正患者营养状态及水电解质酸碱紊乱，术后充分胃肠减压，保持电解质及营养平衡等。重视术中操作是预防术后胸胃排空障碍的关键，包括胃的充分游离、避免胃扭转、胸胃的妥善固定、减少迷走神经的损伤等。

十六、食管术后食管、胃吻合口狭窄

根据统计资料显示，食管术后食管、胃吻合口狭窄率手工吻合法为 0.8%～4.0%；采用管型吻合器吻合法为 4.2%～16%。

1. 原因

（1）手工吻合后吻合口狭窄的原因：手术技术因素，如吻合口张力过大、缝针过紧过密或漏针、黏膜对合不齐、局部组织挫压、胃包绕吻合口过紧或切口严重污染等。个体因素，诸如免疫力低下、低蛋白血症、组织愈合力或瘢痕体质等也是吻合口狭窄的原因。

（2）机械吻合致吻合口狭窄的原因：吻合器口径较小；双排环形钉订合阻断了浆肌层和黏膜下层吻合口内血供，处于相对缺血低氧状态，较手法间断垂直缝合的血供差，易演化至瘢痕狭窄；吻合嵌闭过程中难免对组织造成不同程度的挫压，继之成纤维细胞增生修复是导致吻合口狭窄的潜在因素。

2. 诊断　吻合口狭窄发生的时间早晚不一，从术后 4 周至 1～2 年以上。狭窄初期患者可感到进食不顺，以后逐渐加重。吻合口重度狭窄者食管造影可见吻合口直径在 0.3cm 以下，钡剂呈细线状，上端食管明显扩张。吻合口中度狭窄，可见狭窄上方有逆蠕动及轻度扩张。轻度狭窄则食管上方管腔少有扩张。纤维食管镜可发现吻合口不同程度狭窄，吻合口近端食管黏膜充血水肿，镜端不能进入。

吻合口狭窄的程度，根据进食困难，X 线造影及内镜下表现分为四级。Ⅰ级：吻合口直径 0.8 ~ 1.0cm，可进半流食及软食；Ⅱ级：吻合口直径 0.6 ~ 0.8cm，可进流食及半流食；Ⅲ级：吻合口直径 0.3 ~ 0.5cm，只能进流食；Ⅳ级：吻合口直径 0.3cm 以下，进流食困难。

3. 治疗处理

（1）非手术疗法：包括扩张治疗、食管支架、食管镜下高频电凝、激光、微波治疗等。

（2）手术疗法：适用于反复扩张失败且不能维持营养者。

4. 预防　关键在于手术操作轻柔细致，黏膜对合整齐，尽量减少黏膜的损伤，吻合器选择合适。

十七、食管术后吻合口瘘

食管术后吻合口瘘严格意义上是指食管断端与胃（肠）吻合后愈合不良形成瘘口。吻合口瘘是食管外科术后常见、严重的并发症，胸内吻合口瘘一旦发生，可引起胸腔内严重感染，导致败血症、急性呼吸衰竭，甚至导致患者死亡。

1. 原因

（1）吻合技术不当：吻合缘对合不佳尤其是黏膜层及黏膜下层；缝合不当缝扎过紧、针距过密或过疏，缝扎过紧造成组织切割和撕裂。胃下部游离不够以及术中胃右动脉或胃网膜右动脉受到损伤。

（2）全身因素：术前存在营养不良、高龄、全身情况差、糖尿病以及长期应用肾上腺皮质激素等全身性因素，都会对吻合口愈合产生不利影响。

2. 诊断　持续性发热、胸闷、气短、呼吸困难、胸痛等症状；患侧胸部呼吸幅度减弱，上胸部叩诊鼓音、下胸部叩诊浊音、呼吸音减弱或消失。少数情况感染向下蔓延可引起纵隔感染及气肿。

胸片或胸部 CT 常见多个液气平面或单个较大的液气平面，肺被压迫萎陷致肺膨胀不全、肺不张，纵隔向健侧移位；晚期瘘有时仅见局部液体增高密度影；查胸部 CT 示吻合口周围无积液、积气可除外吻合口瘘；上消化道造影口服碘油后在吻合口附近溢出；胸穿或行胸腔闭式引流抽出或排出带有臭味的浑浊液体及气体；有时可见消化液，甚至食物残渣。口服亚甲蓝，4 ml 亚甲蓝加入 200 ml 温开水中口服，经胸腔引流或胸穿发现胸腔积液蓝染即可确诊。

3. 治疗处理　总的原则是充分引流、抗感染和营养支持。发现吻合口瘘后应立即放置胸腔闭式引流并保持引流通畅。营养支持可采用胃肠内和胃肠外两种方式。吻合口瘘发生后 2 周内，营养支持应以胃肠外营养为主，病情相对稳定后，应尽早过渡为胃肠内营养。

外科手术通常仅适用于以下两种情况，一是早期瘘、感染中毒症状较轻、胸腔引流量较少，估计瘘口小，局部尚未形成明显感染的病例；另一种情况是估计瘘口较大，或怀疑有胃壁坏死，经胸腔引流后感染中毒症状仍不能控制，预计保守治疗难以成功的病例。

4. 预防　术前根据病情纠正贫血及低蛋白血症，同时行降压、降糖处理，待一般状况改善后进行手术，有助于增加安全性，减少吻合口瘘的发生。良好的吻合技术是保证吻合口愈合的关键。

参考文献

[1] Krasna MJ，Forti G．Nerve injury：injury to the recurrent laryngeal，phrenic，vagus，long thoracic，and sympathetic nerves during thoracic surgery．Thorac SurgClin，2006，16（3）：267-275.

[2] 张为迪，李道堂，于金明，等．普胸外科手术并发症．济南：山东科学技术出版社．

[3] VillaM，SarkariaIS.Great Vessel Injury in Thoracic Surgery．ThoracSurgClin，2015，25（3）：261-278.

[4] 杨名添，戎铁华．食管癌贲门癌手术的意外及处理（附15例报告）．中国实用外科杂志，1996，（8）：477-478.

[5] 邵令方，张毓德主编．食管外科学．石家庄：河北科学技术出版社，1989：637.

[6] 黄国俊，吴英恺．食管癌和贲门癌．上海：上海科学技术出版社，1990，236-237.

[7] 何金涛，李强，彭林，陈利华．食管癌术后幽门梗阻的病因探讨及防治对策．泸州医学院学报，2002，（6）：518-519.

[8] 于修义，王武军，曲家骐，等．食管癌及贲门癌术后幽门梗阻的病因分析及治疗．广东医学，2002（4）.

[9] 刘吉勇，杨宗美。消化系统疾病介入治疗学．济南：山东科学技术出版社．

[10] 李辉．现代食管外科学．北京：人民军医出版社，2004.

[11] 魏小栋，夏军，罗彬．食管胃器械吻合术后吻合口狭窄的原因及预防．临床外科杂志，2012，（2）：118-119.

[12] Behzad A，Nichols FC，et al．Esophagogastrectomy：the influence of stapled versus hand-sewn anastomosis on outcome.Gastrointest Surg，2005，9（8）：1031-1104.

第四章

腹部肿瘤

第一节 胃 癌

一、概述

胃癌是最常见的消化系统恶性肿瘤。2015 年 WHO 国际癌症研究所发布的数据显示，2012 年全世界新发胃癌病例 951 600 例，发病率 13.5/10 万，位列男性恶性肿瘤发病率第 4 位，女性第 5 位；死亡 723 100 例，死亡率位列男性恶性肿瘤第 3 位，女性第 5 位。

2011 年中国胃癌新发患者数 420 489 例，发病率为 31.21/10 万，位列全国恶性肿瘤发病率第 3 位，占全部恶性肿瘤的 12.47%；死亡 297 497 例，死亡率为 22.08%，位列全部恶性肿瘤死亡率的第 3 位，构成比为 14.08%。按性别统计，男性发病率为 42.92/10 万，位列男性恶性肿瘤发病率第 2 位，死亡率 29.93/10 万，位列男性恶性肿瘤死亡率的第 3 位；女性发病率为 18.89/10 万，位列女性恶性肿瘤发病率第 4 位，死亡率为 13.83/10 万，位列女性恶性肿瘤死亡率的第 2 位。

胃癌发病率和死亡率具有明显的地区、种族、性别和时期的差异。朝鲜、韩国、哈萨克斯坦、蒙古和白俄罗斯死亡率最高，而非洲和欧洲胃癌死亡率较低。我国男性和女性胃癌发病率和死亡率均属世界较高水平。

二、危险因素

胃癌的病因目前尚未完全阐明。化学致癌物暴露与饮食因素、遗传因素、地理环境因素和感染因素等可能是发生胃癌的相关危险因素。

1. **化学致癌物暴露与饮食因素** 在胃癌高发地区的萎缩性胃炎、浅表性胃炎、胃癌患者甚至正常人群的空腹胃液中检出了致癌物亚硝胺，而且亚硝胺检出总量与胃部病变程度呈剂量反应关系。也有研究表明胃癌与营养素不平衡有关。经常食用盐渍、烟熏、焙烤方法保存或制作的食品，如腌肉、熏肉、咸鱼、咸菜等摄入量过多可增加患胃癌的风险。这可能与此类食品中亚硝胺、杂环芳胺和多环芳胺等致癌物或前致癌物检出率和检出量较高有关；也可能与高盐食品对胃黏膜长期刺激有关。此外，饮水中硝酸盐和亚硝酸盐含量与胃癌发病也呈正相关，可能是因为硝酸盐和亚硝酸盐是亚硝胺类致癌物的前体物，在体内和体外环境下可与二己胺等亚硝胺前体物合成具有强致癌性的亚硝胺类化合物。食用新鲜蔬菜、水果、橘科类果品和富含食物纤维的食品可降低胃癌发病的风险。这些食品富含抗氧化营养素，如维生素 C、维生素 E、类胡萝卜素等，在体内抵抗致癌物攻击时能帮助降解致癌物代谢产物和修复机体损伤，从而减少胃癌的发病概率。

2. **胃幽门螺杆菌感染** WHO 国际癌症研究所认为幽门螺杆菌是人类胃癌的危险因素。我国胃癌高发区成人幽门螺杆菌感染率在 60% 以上，显著高于胃癌低发区成人感染率（13%～30%）。相关研究显示，人群胃幽门螺杆菌感染率与胃癌死亡率呈正相关。胃幽门螺杆菌感染可使患者胃液维生素 C 含量显著降低，可引起萎缩性胃炎等胃癌前疾病。

3. 吸烟 研究报告提示，吸烟可增加男性发生胃癌的风险。大规模的调查也提示吸烟也可以使女性死于胃癌的风险增加。

4. 遗传和环境因素 胃癌遗传因素的相关研究提示，胃癌患者的亲属、特别是一级亲属中胃癌的发病危险度是无家族史者的 4 倍。有报道提示 A 型血者的胃癌发病率比其他血型的人高 30%。

不同地区和种族的胃癌发病率存在明显差异，这些差异可能与遗传和环境因素相关。流行病学资料提示胃癌好发于高纬度地区，距离赤道越远的国家，胃癌的发病率越高。也有资料认为胃癌发病与临海因素有关，原因可能是临海地区有特殊的饮食习惯。除此之外，环境化学因素及其中存在着致癌物质也应予以考虑。

5. 经济因素 流行病学调查发现发展中国家胃癌发病率高于发达国家。随着社会经济的发展，不少发达国家的胃癌发病率出现快速下降的趋势。这可能是经济条件差的环境使人群暴露于胃癌的致病因素更为严重，也可能是较差的生活条件导致机体缺乏保护因素而使发病风险增高。

三、病理学

胃癌约占胃恶性肿瘤的 95%，本节只介绍胃癌。

（一）胃癌大体分型

1. 早期胃癌（early gastric cancer，EGC） EGC 指癌组织浸润深度仅限于黏膜层或黏膜下层，不论有无淋巴结转移和癌灶面积大小。

根据病灶与正常黏膜表面的凹陷程度，EGC 分为三型：①Ⅰ型（隆起型）：病灶呈息肉状，高出黏膜厚度两倍以上，约超过 5 mm，表面凹凸不平呈颗粒状或结节状；②Ⅱ型（浅表型）：又分为三个亚型，包括ⅡA 型（浅表隆起型）：隆起高度 < 5mm，表面不规则，凹凸不平，伴有出血、糜烂；ⅡB 型（浅表平坦型）：病灶隆起或凹陷不明显，黏膜粗糙，易出血，与周围黏膜分界不清；ⅡC 型（浅表凹陷型）：是 EGC 最常见的类型，黏膜凹陷糜烂，底部有细小颗粒，边缘不规则，周围黏膜皱襞向中心集聚，呈突然中断或变细，或变钝如鼓锤状；③Ⅲ型（凹陷型）：病灶呈明显的凹陷或溃疡，底部为坏死组织，周围黏膜隆起，边缘黏膜改变如ⅡC 型；混合型：凹陷和溃疡共存。

早期胃癌又可分为以下几种特殊类型的胃癌：①浅表广泛型早期胃癌：此类胃癌是指最大径 > 4 cm 的黏膜癌和直径 > 5 cm 的黏膜下层癌；②小胃癌（small gastric carcinoma，SGC）：是指病灶最大径在 5 ~ 10mm 的早期胃癌，约占早期胃癌的 15%；③微小胃癌（micro gastric carcinoma，MGC）：是指病灶最大径在 5mm 以下的早期胃癌，约占早期胃癌的 10%；④一点癌：是指胃黏膜活检证实为癌，而手术切除胃标本未能发现癌的病例；⑤多发早期胃癌：是指癌灶 ≥ 2 个，多时达 10 余个癌灶，可分布于胃的各区。据国内外报道，多发性 EGC 的发生率为 6% ~ 22%。多发性 EGC 由于肉眼不易辨认而导致手术时遗漏和残留，从而引起淋巴结转移和肝内血行播散。

2. 进展期胃癌（advanced gastric carcinoma，AGC） 胃癌从黏膜浸润至胃壁固有肌层及以下者称为 AGC。根据肿瘤的外生性和内生性部分的相对比例，进行 Borrmann 分型，此分型阐明了胃癌的生物学行为，并与胃癌患者的预后较为一致。一般分化较好的乳头状腺癌和管状腺癌多属于 Borrmann Ⅰ型或Ⅱ型，而分化较差的印戒细胞癌、黏液腺癌或未分化癌则多属于 Borrmann Ⅲ型或Ⅳ型。

（1）Borrmann Ⅰ型（息肉样癌）：肿瘤主要向胃腔内生长，隆起明显，呈息肉状，基底较宽，境界较清楚，溃疡少见，但有小的糜烂。

（2）Borrmann Ⅱ型（局限溃疡型）：肿瘤呈凹陷型，溃疡大而深，境界清楚，向周围浸润不明显。

（3）Borrmann Ⅲ型（浸润溃疡型）：肿瘤溃疡大而深，其边缘部分隆起，与周围的境界不清，浸润范围较广。

（4）Borrmann Ⅳ型（弥漫浸润型）：呈弥漫性浸润生长，境界不清楚，胃壁僵硬、增厚，呈"革袋胃"改变，预后最差。

（二）组织学分型

1. WHO 胃癌组织学分类（表4-1）。

表4-1 2000年WHO胃癌组织学分类

类型	编码
上皮性肿瘤	8140/0
上皮内肿瘤 - 腺瘤	
癌	8140/3
腺癌	8144/3
肠型	8144/3
弥漫型	8145/3
乳头状腺癌	8260/3
管状腺癌	8211/3
黏液腺癌	8480/3
印戒细胞癌	8490/3
腺鳞癌	8569/3
鳞状细胞癌	8070/3
小细胞癌	8041/3
未分化癌	8020/3
其他	
类癌（高分化神经内分泌肿瘤）	8240/3

2. Lauren 分型　根据组织起源，将胃癌分为肠型和弥漫型两种主要类型，对于两种成分兼有的，称为混合型。对于分化极差的肿瘤，归为未分类肿瘤。肠型胃癌常发生于肠上皮化生的背景上，一般具有明显的腺管结构。弥漫型胃癌，癌细胞呈弥漫性生长，缺乏细胞连接，癌细胞分化较差，一般不形成腺管，许多低分化腺癌和印戒细胞癌属于此型。Lauren 分型（1965）简明，但其无法反映肿瘤分化程度，临床病理诊断已经较少应用。

（三）转移扩散途径

1. 直接蔓延　直接蔓延是胃癌主要扩散方式之一，当癌肿向胃壁各层浸润，突破浆膜后，可直接侵犯相邻器官和组织，如大网膜、肝、胰、横结肠等。

2. 淋巴结转移　淋巴结转移是胃癌主要转移途径（约占 70%），发生较早。值得注意的是，早期胃癌很少发生远处转移，但肿瘤的局部浸润及淋巴结转移并不少见，目前认为与患者的预后有很大相关性。理论上局限于黏膜上皮层的早期胃癌细胞由于癌细胞未侵及淋巴管，因此发生淋巴结转移的危险度几乎为零，但有资料显示黏膜内癌淋巴结转移率为 3%，而黏膜下癌约为 20%。由于早期胃癌的发生仅限于黏膜和黏膜下，胃壁的淋巴管网仍未受到破坏，因此淋巴结转移仍按照正常的淋巴引流通道，第一站淋巴结为转移的第一站淋巴结，但不排除淋巴结的跳跃式转移。

3. 血行转移　血行转移多发生在胃癌晚期，常经门静脉转移至肝脏，也可转移至肺脏、骨骼、肾脏、脾脏、脑等。

4. 种植转移　当癌肿突破胃壁浆膜后可脱落到腹腔，种植于腹腔及盆腔器官的浆膜上。如种植于直肠前凹或卵巢，后者称为 Krukenberg 瘤。

5. 微转移　胃癌治疗时已存在的转移，但目前病理学诊断技术还不能确定。

四、分期

胃癌的分期仍有多种体系，包括美国癌症分期联合委员会（American Joint Committee on Cancer Staging，AJCC）提出的 TNM 分期系统、日本胃癌分期系统和国际抗癌联盟（Union for International Cancer Control，UICC）分期系统三种。胃癌分期最常用的是 AJCC 的 TNM 分期系统（2010 年第 7 版）（表 4-2a）及 AJCC 胃癌 TNM 分期标准（2017 年第 8 版）（表 4-2b）。

表 4-2a　AJCC 胃癌 TNM 分期（2010 年第 7 版）

分期	标准
原发肿瘤（primary tumor，T）	
T_x	原发肿瘤无法评估
T_0	未发现原发肿瘤
Tis	原位癌，上皮内肿瘤，未侵及固有层
T_1	肿瘤侵及黏膜固有层、黏膜肌层或黏膜下层
T_{1a}	肿瘤侵及黏膜固有层或黏膜肌层
T_{1b}	肿瘤侵及黏膜下层
T_2	肿瘤侵及固有肌层 *
T_3	肿瘤侵及黏膜下结缔组织，未侵及脏腹膜或邻近结构 **，***
T_4	肿瘤侵及浆膜（脏腹膜）或邻近结构 **，***

续表

分期	标准
T_{4a}	肿瘤侵透浆膜
T_{4b}	肿瘤侵及邻近器官

区域淋巴结（regional lymph nodes，N）

分期	标准
N_x	区域淋巴结转移无法评估
N_0	无区域淋巴结转移*
N_1	1~2 个淋巴结转移
N_2	3~6 个淋巴结转移
N_3	≥7 个区域淋巴结转移
N_{3a}	7~15 个区域淋巴结转移
N_{3b}	≥16 个区域淋巴结转移

远处转移（distant metastasis，M）

分期	标准
M_0	无远处转移
M_1	有远处转移

注：* 肿瘤穿透固有肌层，进入胃结肠或肝胃韧带，或进入大小网膜，但没有穿透覆盖这些结构的脏层腹膜，这种情况原发肿瘤的分期应为 T_3；如果穿透覆盖这些结构的脏层腹膜就应当被分为 T_4 期；

** 胃的邻近结构包括脾脏、横结肠、肝脏、横膈、胰腺、腹壁、肾上腺、肾脏、小肠、后腹膜；

*** 沿胃壁向十二指肠或食管扩散的肿瘤，其分期需依据所有侵犯部位（包括胃）的最大浸润深度来确定

表 4-2b AJCC 胃癌 TNM 分期标准（2017 年第 8 版）

分期	T	N	M
0 期	Tis	N_0	M_0
ⅠA 期	T_1	N_0	M_0
ⅠB 期	T_2	N_0	M_0
	T_1	N_1	M_0
ⅡA 期	T_3	N_0	M_0
	T_2	N_1	M_0
	T_1	N_2	M_0
ⅡB 期	T_{4a}	N_0	M_0
	T_3	N_1	M_0
	T_2	N_2	M_0
	T_1	N_{3a}	M_0

续表

分期	T	N	M
ⅢA 期	T_{4b}	N_0	M_0
	T_{4a}	N_2	M_0
	T_{4a}	N_1	M_0
	T_3	N_2	M_0
	T_2	N_{3a}	M_0
ⅢB 期	T_{4b}	N_1	M_0
	T_{4b}	N_2	M_0
	T_{4a}	N_{3a}	M_0
	T_3	N_{3a}	M_0
	T_2	N_{3b}	M_0
	T_1	N_{3b}	M_0
ⅢC 期	T_{4b}	N_{3a}	M_0
	T_{4b}	N_{3b}	M_0
	T_{4a}	N_{3b}	M_0
	T_3	N_{3b}	M_0
Ⅳ 期	任何 T	任何 N	M_1

第 8 版 AJCC 指南新加入胃癌 TNM 临床分期（cTNM），见表 4-3 及新辅助治疗后 TNM（ypTNM）分期标准，见表 4-4。

表 4-3　AJCC 胃癌临床 TNM（cTNM）分期标准

分期	T	N	M
0 期	Tis	N_0	M_0
Ⅰ 期	T_1	N_0	M_0
	T_2	N_0	M_0
ⅡA 期	T_1	N_1，N_2 或 N_3	M_0
	T_2	N_1，N_2 或 N_3	M_0
ⅡB 期	T_3	N_0	M_0
	T_{4a}	N_0	M_0
Ⅲ 期	T_3	N_1，N_2 或 N_3	M_0
	T_{4a}	N_1，N_2 或 N_3	M_0
ⅣA 期	T_{4b}	任何 N	M_0
ⅣB 期	任何 T	任何 N	M_1

表 4-4 AJCC 胃癌新辅助治疗后 TNM（ypTNM）分期标准

分期	T	N	M
I 期	T_1	N_0	M_0
	T_2	N_0	M_0
	T_1	N_1	M_0
II 期	T_3	N_0	M_0
	T_2	N_1	M_0
	T_1	N_2	M_0
	T_{4a}	N_0	M_0
	T_3	N_1	M_0
	T_2	N_2	M_0
	T_1	N_3	M_0
III 期	T_{4a}	N_1	M_0
	T_3	N_2	M_0
	T_2	N_3	M_0
	T_{4b}	N_0	M_0
	T_{4b}	N_1	M_0
	T_{4a}	N_2	M_0
	T_3	N_3	M_0
	T_{4b}	N_2	M_0
	T_{4b}	N_3	M_0
	T_{4a}	N_3	M_0
IV 期	任何 T	任何 N	M_1

五、临床表现

（一）早期胃癌

起病隐匿，70% 以上无明显症状。随着病情的发展，可逐渐出现非特异性的消化不良症状，可时隐时现、持续存在。包括上腹部饱胀不适或隐痛、反酸、饱胀、嗳气、恶心，偶有呕吐、食欲缺乏、黑便、疲倦等。局部可无体征，常误诊为慢性胃炎或胃溃疡。

（二）进展期胃癌

1. 上腹痛　最早出现也是最常见的症状，初为上腹部饱胀感、隐痛、钝痛，无间歇期，逐渐加重且持续，偶呈节律性溃疡样疼痛，与进食无明显关系或于饭后加重，进食、服制酸剂不能缓解或仅有一定程度的缓解。老年人痛觉迟钝，常以腹胀为主诉。

2. 食欲不振、消瘦、乏力　胃癌患者常有食欲不振、厌食、易饱感、疲乏无力，尤其既往食欲良好者，近期内出现食量锐减、进行性消瘦、精神萎靡，均应疑为本病。不少患者在饭后出现饱胀、嗳气而自动限制饮食，体重逐渐减轻。

3. 上消化道出血　上消化道出血发生率约为30%，多为小量呕血或黑便，出血量少时仅有粪便潜血阳性，少数以急性上消化道大出血为首发症状。大出血的发生率为7%～9%，但有大出血者并不意味着肿瘤一定是晚期。

4. 进行性贫血　少数胃癌患者以贫血为首要症状就诊，多为癌肿破溃出血导致慢性失血。

5. 各区胃癌的症状特点　贲门癌主要表现为剑突下不适，疼痛或胸骨后疼痛，伴吞咽不适感，可较早出现吞咽困难。胃底及贲门下区癌常无明显症状，直至肿瘤长大而发生坏死溃破引起上消化道出血时才引起注意，或因肿瘤浸润延伸到贲门口引起吞咽困难后始予重视。胃体部癌以膨胀型较多见，疼痛不适出现较晚；胃窦小弯侧以溃疡型癌最多见，故上腹部疼痛症状出现较早，当肿瘤延及幽门口时，则可引起恶心、呕吐等幽门梗阻症状。

6. 其他症状与体征　部分胃癌患者有腹泻或便秘、沉重感、下腹部不适等症状。锁骨上淋巴结肿大、卵巢肿块、腹部肿块以及水肿、发热等也可见于胃癌患者。

7. 胃癌并发症或转移表现　①消化道出血：可出现头晕、心悸、排柏油样粪便、呕吐咖啡色物。②转移：腹腔转移使胆总管受压时，可出现黄疸，粪便呈陶土色；骨转移出现骨痛，如胃癌转移到肺脏或胸膜时可出现胸腔积液，可有咳嗽和呼吸困难；转移至肝脏和腹膜时，可产生肝区痛、黄疸、腹水；当剧烈而持续性上腹痛并放射到腰背部时，常表示肿瘤已侵及胰腺。③合并幽门梗阻：可出现呕吐，上腹部可见扩张胃型、可闻及振水音。④癌肿穿孔可导致弥漫性腹膜炎：可出现板样腹、腹部压痛、反跳痛等腹膜刺激征。⑤形成胃肠道瘘：可见排出不消化食物。

（三）主要体征

绝大多数胃癌患者无明显体征。上腹部可扪及肿块，多在上腹偏右胃窦区，常伴有压痛。贲门癌时不易摸到肿块，幽门部肿块可出现胃蠕动波、振水音。肝脏可因转移癌而扪及肿大、质硬、表面不平，末期可出现黄疸、肝衰竭等。淋巴结转移常发生在左锁骨上淋巴结（Virchow's node），查体见淋巴结肿大、质硬而不活动，胸腹壁皮肤可出现转移性结节（多为质硬的多发结节）。胃癌转移至卵巢时，下腹部可触及质硬的包块，常伴有血性腹水。

六、诊断

（一）实验室检查

1. 血液检查　贫血最为常见，约50%胃癌患者伴有缺铁性贫血，常因长时间失血所致；也可由营养缺乏造成；如合并有恶性贫血，则可见巨幼细胞贫血；红细胞沉降率增快。

2. 粪潜血检查　粪潜血检查是胃癌患者的常规检查项目，早期胃癌患者约有20%粪潜血阳性。老年患者有长期溃疡病史且近期体重减少，应做粪潜血检查。

3. 胃细胞病理学检查　胃镜是目前最常用的胃癌细胞检查方法，通过胃镜刷片、咬取或穿刺针在胃镜的引导下在病变部位进行细胞的采集，并制成图片后进行固定和染色。

4. 其他检查方法　晚期胃癌患者常有腹水，可在 B 超引导下定位进行穿刺抽吸腹水，对抽取物进行细胞学检查。

5. 血清肿瘤标志物检查　与胃癌相关的肿瘤标志物检测可以用于人群的筛选、胃癌患者的诊断、良性和恶性肿瘤的鉴别诊断、病情程度和预后的评估，以及肿瘤治疗效果及复发的评估。常用的血液学标志物有癌胚抗原（carcinoembryonic antigen，CEA）、CA19-9、CA72-4 等。

（1）CEA：CEA 首先在 1965 年从胎儿及结肠癌组织中被发现，是一种分子量为 180～200 kD 的多糖复合物，45% 为蛋白质。CEA 主要存在于消化道上皮组织、胰腺和肝脏，胎儿和成人消化道也产生少量的 CEA，通过分泌到胃肠道排出体外。癌细胞分泌的 CEA 可以进入淋巴液和血液。CEA 属于非器官特异性肿瘤相关抗原，不能作为肿瘤诊断、鉴别诊断和定位诊断的特异性指标，但对肿瘤的诊断起辅助作用。对病情和预后的判断、治疗效果监测和预测复发、肿瘤分期和病变程度的判断都具有一定的参考意义。胃癌患者血液中 CEA 的阳性率为 60%～90%，胃液中 CEA 的含量常高于血液中的含量，胃液 CEA 为血液 CEA 的 1.5～15 倍，且先于血液中存在。对胃癌患者血液及胃液 CEA 浓度进行监测，可以为疗效观察及判断预后提供重要的依据。参考值范围：< 5 kU/L。

（2）CA19-9：1978 年 Kaprowski 等首次用人大肠癌培养细胞 sw16 免疫小鼠制备出能与消化道肿瘤细胞反应的单克隆抗体 116-NS-19-9。其后又在大肠癌患者的血清中发现了这种抗体相对应的抗原，并将之命名为 CA19-9。CA19-9 的结构为唾液酸化的 I 型乳糖系岩藻五糖，共有 6 个糖基组成，唾液酸化的 Lewis a 血型阳性者，CA19-9 也可阳性。

CA19-9 在消化道上皮内含量最高，是一种与胰腺癌、胆囊癌、胃癌和肠癌相关的肿瘤标志物，故又称胃肠癌相关抗原（gastrointestinal cancer-assotiated antigen，GIAC）。胃癌 CA19-9 的阳性率为 25%～60%，血清 CA19-9 的检测对消化系统恶性肿瘤的辅助诊断具有一定意义，治疗前后的比较可用于评价治疗效果和预后判断，而随访检测可以预测复发。参考值范围：< 39 kU/L。

（3）多种肿瘤标志物的联合检测：由于肿瘤标志物普遍存在着敏感度和特异性方面的问题，因此单一肿瘤标志物在评估肿瘤存在时往往缺乏足够的依据。采用几种肿瘤标志物联合检测的方式，有助于提高肿瘤的检测水平。研究表明：胃癌中单项 CEA、CA19-9、CA50 的阳性率分别为 70.0%、60.0% 和 45.2%。而三者联合检测的阳性率可以高达 95%。此外，利用组织多肽抗原（tissue polypeptide antigen，TPA）、纤维蛋白降解产物（fibrin degradation products，FDP）、CEA、甲胎蛋白（alpha fetoprotein，AFP）的检测，可了解胃癌的扩散程度。

（二）影像学检查

原则：各种检查诊断报告均应体现 TNM 分期理念。

胃癌影像学检查方法包括：X 线钡餐造影、CT、超声扫描、MRI 等。X 线钡餐造影检查，特别是气钡双重对比造影，是诊断胃癌首选和最常用的影像学检查方法。CT 影像学诊断对于进展期胃癌以及腹腔淋巴结和肝脏等实性器官的转移有较好的显示。MRI 有助于肝脏、腹膜等转移的诊断，特别是对 CT 造影剂过敏者推荐。内镜超声成像在胃癌浸润深度评估方面的优势已得到认同。

1．X线钡餐造影

（1）早期胃癌的X线钡餐造影：早期胃癌X线造影表现是与其病理形态相对应的。

1）隆起型（Ⅰ型）：X线钡餐造影表现为息肉状、圆形或椭圆形充盈缺损，肿瘤伴有糜烂或溃疡时，可伴有浅的龛影，一般局部胃壁柔软，肿瘤基底部窄，无蒂。隆起型早期胃癌有时可发生在腺瘤样息肉病变的基础之上。

2）表浅型（Ⅱ型）：可分为三个亚型。

a．表浅隆起型（Ⅱa型）：造影多表现为花坛状、平盘状或表面平坦的息肉状隆起，造影检查时采用压迫法能够较好地显示病变的形态。

b．平坦型（Ⅱb型）：造影表现多不典型，一般诊断较为困难。主要表现为胃小区粗大、紊乱及不规则。如为Ⅱa型、Ⅱb型、Ⅱc型并存，诊断相对容易。

c．表浅凹陷型（Ⅱc型）：早期胃癌中最常见的类型。造影检查表现为斑片状密度增高影，浅淡的存钡区或周围白边、中间透亮的环形影，压迫充盈像可表现为较致密的钡斑，呈圆形、椭圆形、条形或不规则形，可见黏膜辐凑。Ⅱ型病变有时范围很大，可侵犯相当大部分的胃壁。

3）凹陷型（Ⅲ型）：造影表现有时类似于进展期胃癌的溃疡型，或者类似于良性溃疡。病变处胃壁边缘毛糙、僵直、不规则龛影等。龛影位于胃轮廓内，偶见较深的龛影突出于胃轮廓外，龛影周围黏膜尖端变细、增粗、中断，黏膜纠集。早期胃癌的黏膜糜烂或溃疡的凹陷内存积钡剂，使得凹陷病变轮廓表现为不规则、锯齿状改变。局限性胃小区结构不清、破坏，其中散在大小不等的钡斑是诊断Ⅲ型早期胃癌的重要征象。邻近胃壁柔软或僵硬，有时可见环堤。有时仅凭X线造影所见很难明确区分早期或进展期胃癌。因此，胃低张双重对比造影结合胃镜检查，是发现和诊断早期胃癌的重要方法。

早期胃癌示意图见图4-1。

（2）进展期胃癌的X线钡餐造影表现：进展期胃癌的X线钡餐造影、CT征象与大体病理分型（Borrmann分型）关系密切。

1）隆起型（Borrmann Ⅰ型）：X线钡餐造影表现以充盈缺损为主，边缘不规则，肿块表面可有小龛影。

2）局限溃疡型（Borrmann Ⅱ型）：造影表现为大小不等的不规则龛影，主要位于胃腔内，病变区黏膜破坏、中断，周围可见不规则环堤，常伴有指压迹和裂隙征等。

3）浸润溃疡型（Borrmann Ⅲ型）：造影表现为较局限溃疡型更大而深的龛影，病变与正常胃壁界线不清。

4）浸润型（Borrmann Ⅳ型）：可分为局限浸润型和弥漫浸润型，造影表现为局限性或弥漫性胃壁僵硬，胃腔缩窄变形，扩张受限，病变边界不清，胃黏膜平坦似水洗样，弥漫浸润型可呈典型的皮革样胃。胃壁无蠕动，造影剂不能存留在胃内而迅速排空。

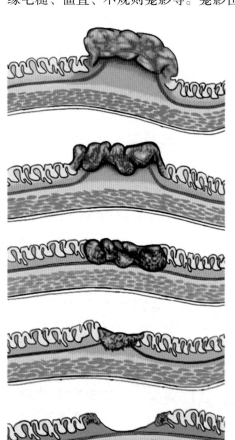

◆图4-1　早期胃癌示意图

进展期胃癌示意图见图4-2。

2．CT影像学诊断

（1）早期胃癌的CT表现：早期胃癌的CT表现主要是胃壁局限性增厚，表面不光滑，增强早期（动脉期）和增强晚期（静脉期或实质期）均可有强化，动脉期强化程度多高于静脉期或实质期，如果没有胃壁的局限性增厚，则与正常胃黏膜难以鉴别。因此，CT对早期胃癌的表浅平坦型和表浅凹陷型检出率低。

（2）进展期胃癌的CT表现：①隆起型（Borrmann Ⅰ型）：CT表现为胃壁局限性增厚，部分可形成较大的隆起型肿物，向胃腔内或胃腔外突出，表面可伴有小溃疡；②局限溃疡型（Borrmann Ⅱ型）：CT表现胃壁局限性增厚，表面可见溃疡，溃疡边缘呈蕈状隆起；③浸润溃疡型（Borrmann Ⅲ型）：CT表现与局限溃疡型相似，溃疡更深而大，病变与正常胃壁无明显分界；④浸润型（Borrmann Ⅳ型）：CT表现为胃壁广泛增厚，范围大小不等，胃腔缩窄变形，病变边界不清。

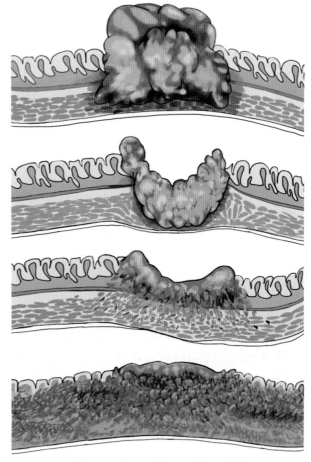

◆图4-2 进展期胃癌示意图

（3）MRI影像诊断：传统观点认为由于呼吸伪影、缺乏合适的口服对比剂、扫描时间较长及相对较高的费用，限制了MRI在胃癌诊断与分期中的应用。但是，随着MRI快速成像序列的技术发展，图像质量较前有了很大提高，加之MRI本身具有良好的软组织分辨率，其在胃癌中的应用逐渐开展。典型胃癌在T_1WI表现为低信号，T_2WI表现为高信号，增强扫描呈中等至明显强化。T_2WI可较清晰地显示胃壁的解剖结构，因此可用来观察肿瘤对胃壁的浸润深度，同时还可以观察区域淋巴结的情况，对肿瘤的诊断与分期有一定的帮助。

（4）淋巴结转移和远处转移的诊断：CT增强扫描提高了血管与淋巴结的密度对比，并且配合多平面重建有利于胃周转移淋巴结的检出。MRI的DWI序列也显示出对胃周淋巴结检出的优势。

肝脏是胃癌最常见的远处转移部位，为了提高CT对肝脏转移瘤的检出率和诊断准确率，必须在增强扫描肝静脉期完成整个肝脏扫描。MRI是重要补充，特别是对CT造影剂过敏者。

胃癌也可以以种植转移的方式转移到腹膜、网膜、肠系膜和盆腔，表现为腹膜、网膜、肠系膜的增厚，以及腹水、腹盆腔结节和肿块，在女性胃癌患者可合并有卵巢转移。因此，建议对进展期胃癌患者行腹盆腔联合扫描以全面评价病变。

（5）胸部X线检查：必须同时拍胸部X线正位和侧位片，目的是排除有无肺转移，对于胸部X线片发现病灶而难以定性的可选用胸部增强CT检查。

（6）超声检查：简单易行、价格便宜，可用于发现腹盆腔重要器官及淋巴结有无转移，也可用于锁骨上、颈部淋巴结检查。对于有条件的医院还可开展超声导引下行肝脏、淋巴结穿刺活检，有利于肿瘤诊断及分期。

（三）内镜检查

内镜检查+活检是胃癌诊断最重要、最可靠的方法。

1. 电子胃镜 电子胃镜是胃癌诊断中最重要的手段之一，尤其对于胃癌的定性定位诊断和手术方案的选择具有重要作用。内镜检查前必须做充分准备，仔细观察胃的各个部位，采集图片，对可疑部位应用染色和放大技术进一步观察，进行指示性活检，这是提高早期胃癌检出率的关键。

患者出现以下症状，应警惕胃癌，并进行胃镜检查：①40岁以上，尤其是男性，短期出现的不明原因消瘦、腹痛、贫血、食欲减退等；②原因不明的呕血、黑便或粪便潜血阳性者；③有长期慢性胃病史，近期症状明显加重者；④消化性溃疡经正规治疗8～12周无效者；⑤胃息肉＞2 cm；⑥慢性萎缩性胃炎伴肠化生或中、重度不典型增生者；⑦胃切除术后10年以上者；⑧X线钡餐或腹部CT等发现的进展期胃癌，需要内镜下活检加以确诊。

2. 色素内镜 常规内镜检查后，建议对临床高度怀疑早癌、高危人群、年龄＞40岁的受检者常规予以冲洗后靛胭脂染色或电子染色（NBI或FICE），以提高对早期胃癌的检出率。

3. 放大内镜 放大内镜可直接观察黏膜表面形态，根据胃小凹形状以及表面血管形态鉴别良恶性病变；另一方面，结合色素内镜技术，有助于提高为微小癌灶及异型增生的检出。

4. 超声内镜（endoscopic ultrasonography，EUS） EUS可直接观察病变本身，还可通过超声探头探测肿瘤浸润深度及胃周肿大淋巴结，是一种较为可靠的胃癌术前分期方法，有助于胃癌的诊断、临床分期及制订手术方案。对黏膜下肿物的性质、来源以及病灶本身浸润胃壁的深度进行判断，准确率高，有助于早癌的术式选择，例如可选择行内镜下黏膜切除术（endoscopic mucosal resection，EMR）、内镜下分片黏膜切除术（endoscopy piecemeal mucosal resection，EPMR）、内镜黏膜下剥离术（endoscopic submucosal dissection，ESD）或外科行胃部分切除术。

（四）诊断

1. 诊断标准 临床诊断主要依据症状、体征、实验室和影像学检查：①早期可无症状和体征，或出现上腹部疼痛、饱胀不适、食欲减退；或原有胃溃疡症状加剧，腹痛为持续性或失去节律性，按溃疡病治疗症状不缓解；可出现呕血，黑便；②晚期体重下降，进行性贫血，低热，上腹部可触及包块并有压痛，可有左锁骨上淋巴结肿大，腹水及恶病质；③贲门部癌侵犯食管，可引起咽下困难。幽门部癌可出现幽门梗阻症状和体征；④实验室检查：早期可疑胃癌，游离胃酸低度或缺乏，红细胞比容、血红蛋白、红细胞下降，粪便潜血（+），肿瘤标志物异常增高；⑤影像学检查提示胃癌（胃气钡双重对比造影、CT）。

病理诊断主要依赖胃镜活检组织病理学检查，免疫组化检查可以鉴别肿瘤的组织学分型或确定肿瘤的神经内分泌状况。胃癌的术前分期有助于制订合理的治疗方案。

2. 鉴别诊断

（1）胃溃疡：胃溃疡患者青中年居多，表现为慢性周期性上腹部饱胀、隐痛，常在餐后1小时内出现，可伴恶心、呕吐、柏油样粪便；病程较长，临床表现轻，药物治疗可缓解；体检剑突下或剑突下偏左处可有压痛，多较局限，且浅表。胃癌患者多为中老年，进行性持续性中上腹痛、出血或贫血；病程较短，全身表现明显，消瘦显著，药物缓解不明显。胃溃疡造影征象是龛影，圆或椭圆形，边缘光滑整齐，周围的炎性水肿而形成环形透亮区。胃癌龛影不规则，边缘不整齐，周围黏膜变厚而不规则，僵硬，皱襞中断，无透亮区。内镜下胃溃疡通常呈圆形、椭圆形或线形，边缘锐利，基底光滑，为灰白色或灰黄色苔膜所覆盖，周围黏膜充血、水肿，略隆起。癌性溃疡不规则，凹凸不平，硬而脆，糜烂易出血。典型的胃溃疡病理呈圆形或椭圆形，深而壁硬，边缘充血水肿，基底光滑、清洁，表面覆以纤维素苔膜。进展期胃癌溃疡深而大，底不平，边缘隆起，向深层浸润，常伴出血、穿孔。胃溃疡癌变的发生部位以胃溃疡最好发的胃角为中心的小弯侧最多见。发病高峰在 40～50 岁，平均年龄为 50.5 岁；而胃癌发生部位多见于肠上皮化生的幽门区，其发病高峰＞ 60 岁，平均发病年龄为 59.5 岁。据报道胃溃疡的癌变率为 1%～5%。

（2）胃息肉：常见的是炎性或增生性息肉。腺瘤型或绒毛型息肉癌变率高。对胃息肉癌变率的报道悬殊很大（0～50%），据 Huppler 对 200 多例病例的分析，多发性息肉的癌变率高于单发性息肉，腺瘤型息肉高于增生性息肉，可高达 15%～40%。

（3）胃平滑肌瘤：为常见的胃良性肿瘤，发生在胃肌层。多见于中年以上，男女无明显差别。常为单发，胃体部最常见。一般为圆形或椭圆形，质硬，表面光滑。可突入胃腔或浆膜下。肿瘤组织由分化好的平滑肌束构成，瘤细胞呈梭形，核分裂象极少。X 线及胃镜可见基底宽的半球形隆起。CT 可显示肿瘤位置、大小、与周围组织关系。

（4）胃巨大皱襞症：可见于全胃，胃大弯和胃底常更明显。胃镜表现为胃黏膜皱襞特别粗大，肥厚，扭曲，走行紊乱，严重的酷似多发息肉，蠕动和柔软度基本正常。X 线检查可见胃黏膜呈环状或弯曲改变，胃腔扩张性好。而浸润型胃癌黏膜多为直线形增粗，胃腔常狭窄变形。

（5）肥厚性胃窦炎：多有幽门螺旋杆菌感染病史。胃镜或 X 线表现为胃窦狭窄，蠕动消失。但黏膜正常多有环形皱襞，胃壁仍保持一定伸展性，而浸润型胃癌黏膜平坦或呈颗粒变形，胃壁僵硬狭窄。

（6）疣状胃炎：慢性糜烂性胃炎又称疣状胃炎，大多无症状和体征，可有餐后饱胀、泛酸、嗳气、无规律性腹痛等症状。胃镜可发现胃黏膜出现多个疣状、膨大皱襞，顶端可见黏膜缺损或脐样凹陷，中心有糜烂，以胃窦部多见。病理特点为多发性糜烂和浅表性溃疡。

（7）胃黏膜脱垂：胃黏膜脱垂症是指异常松弛的胃窦黏膜向前通过幽门管脱入十二指肠球部。症状轻，可无症状，或仅有腹胀、嗳气等症状。常与患者体位有关，右侧卧位容易发生。胃镜可见胃窦部黏膜充血、水肿。胃窦收缩时，胃黏膜皱襞进入十二指肠，舒张时回复。X 线造影：患者取右侧卧位时，可见十二指肠球底部中心性充盈缺损。

（8）原发性恶性淋巴瘤：原发于胃而起源于黏膜下淋巴组织的恶性肿瘤，可发生于任何年龄，好发于中青年。平均发病年龄较胃癌年轻，男性多于女性。病程长而全身情况较好，可有发热、消瘦等全身症状。梗阻症状较少见。可发生于胃的任何部位，以胃窦及幽门前区多见。淋巴结累及较同等大小的胃癌少。肿瘤质地较软，切面偏红。胃镜可见黏膜隆起、溃疡、粗大肥厚的皱襞、黏膜下多发结节，肿瘤表面的黏膜可未破坏。CT 可见胃壁增厚，范围常较胃癌弥漫。可有浅表淋巴结、肝脏、脾脏、纵隔累及。

（9）胃间质瘤：胃间质瘤是消化道最常见的间叶源性肿瘤，具有 *c-kit* 基因突变和 KIT 蛋白（CD117）表达的生物学特征。症状轻，可无任何症状。也可有上腹部不适、消化道出血。体检可发现腹部肿块。多位于胃体上部，呈膨胀性生长，可向黏膜下或浆膜下浸润形成球形或分叶状的肿块。肿瘤可单发或多发，质地坚韧，境界清楚。造影可见边缘整齐的充盈缺损。胃镜可见黏膜下肿块。CT、MRI 可见胃腔外生长的结节状肿块。很少发生淋巴结转移，可有血行转移。

（10）胃类癌：胃类癌主要来源于肠嗜铬样细胞。胃类癌可分为 Ⅰ、Ⅱ、Ⅲ 型，其中 Ⅲ 型与胃癌不易鉴别。可有类癌综合征表现，如皮肤潮红和水肿、流泪、头痛、支气管痉挛。实验室检查可有血清胃泌素升高。诊断主要依靠组织病理及免疫组化，可有 CgA、Syn、NSE 阳性。胃类癌合并第二原发肿瘤的比例高。生长抑素类药物可缓解类癌综合征及改善生活质量。Ⅰ 型胃类癌的 5 年生存率为 90%，Ⅱ 型为 70%，Ⅲ 型预后差，5 年生存率低于 50%，但较同期胃癌好。

七、治疗

（一）治疗原则

临床上应采取综合治疗的原则。即根据患者的机体状况，肿瘤的病理类型、侵犯范围（病期）和发展趋向，有计划地、合理地应用现有的治疗手段，以期最大幅度地根治、控制肿瘤和提高治愈率，改善患者的生活质量。对拟行放、化疗的患者，应做 Karnofsky 或 ECOG 评分（附录 1）。

胃癌的治疗主要分为手术治疗、放射治疗和化学治疗及其他相关治疗。

（二）手术治疗

1. **胃解剖学**　胃大部分位于腹腔的左上方。胃的入口称贲门，上接食管，位于第 10 或 11 胸椎左侧。出口称幽门，通十二指肠，位于第 1 腰椎下缘右侧。胃小弯，自贲门延伸到幽门，其最低点弯度明显的折转处称角切迹。胃前壁朝前上方，与肝脏、膈肌和前腹壁相邻。胃后壁朝向后下方，构成网膜囊前壁的一部分，与脾脏、胰腺、横结肠及系膜和膈肌脚等相邻，共同构成胃床。胃以贲门平面以上及胃角切迹向右为界，可将胃分为胃底部、胃体部和胃窦部。

胃癌的局部解剖图见图 4-3。

（1）胃的血供：胃的血供丰富，其动脉血来源于腹腔干及其分支，其沿胃大、小弯形成两个动脉弓，再由弓上发出小分支至胃壁。胃大弯动脉弓由胃网膜左动脉（源于脾动脉）和胃网膜右动脉（源于胃十二指肠动脉）构成。胃小弯动脉弓由胃左动脉（源于腹腔干）和胃右动脉（源于肝固有动脉）构成，此外还有胃短动脉、胃后动脉、左膈下动脉、胰十二指肠前上动脉、胰十二指肠后上动脉、十二指肠上动

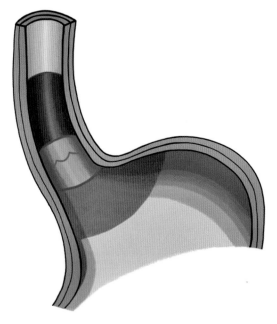

◆图 4-3　胃癌的局部解剖图

脉等动脉也参与胃的血液供应。胃的静脉与同名动脉伴行，最后汇入门静脉。

（2）胃的神经：胃由交感神经和副交感神经支配。交感神经来自脊髓第6～9胸节，经内脏大神经至腹腔神经节，最终分支到胃壁，其作用抑制胃的分泌和蠕动，增加幽门括约肌张力和传出痛觉。副交感神经纤维来自左、右迷走神经，作用为促进胃的运动、增加胃液分泌。迷走神经前、后干在下行过程中分支至胃前、后壁，且在胃角切迹附近以鸦爪形分支分布于幽门窦和幽门管的后壁，负责调节幽门的排空功能。

（3）胃的淋巴：胃黏膜下淋巴管丰富，其淋巴液经引流后分区回流至胃大小弯侧血管周围淋巴结群，最后汇入腹腔淋巴结，经乳糜池和胸导管入左颈静脉。胃的淋巴非常丰富，胃壁内的淋巴管网有丰富的吻合，因此发生在任何一处的胃癌都可能侵及胃其他部位相应的淋巴结。胃的输出淋巴管，大多沿胃左动脉、肝总动脉、脾动脉及其分支走行，并且逆动脉血流方向，向其根部集聚。胃引流淋巴结分组如下：

胃淋巴结分布图见图4-4。

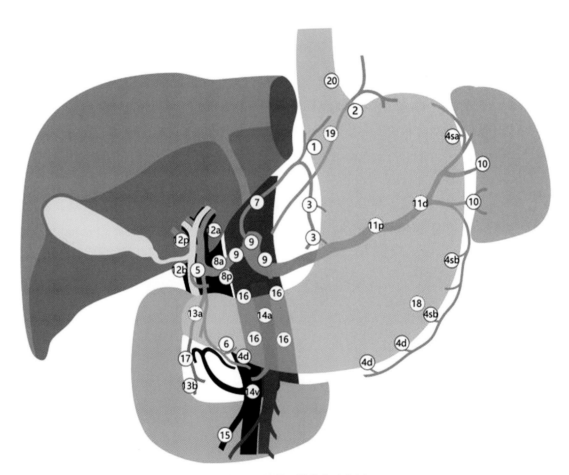

◆图4-4　胃淋巴结分布示意图

注：①贲门右淋巴结；②贲门左淋巴结；③胃小弯淋巴结；④胃大弯淋巴结；⑤幽门上淋巴结；⑥幽门下淋巴结；⑦胃左动脉周围淋巴结；⑧肝总动脉周围淋巴结；⑨腹腔动脉周围淋巴结；⑩脾门淋巴结；⑪脾动脉干淋巴结；⑫肝十二指肠韧带内淋巴结

不同部位胃癌各站淋巴结划分情况见表4-5。

表4-5 不同部位胃癌各站淋巴结划分

胃癌部位	AMC, MAC, MCA, CMA	A, AM, AD	MA, M, MC	C, CM
第1站（N1）	1, 2, 3, 4, 5, 6	3, 4, 5, 6	1, 3, 4, 5, 6	1, 2, 3, 4s
第2站（N2）	7, 8a, 9, 10, 11	1, 7, 8a, 9	2, 7, 8a, 9, 10, 11	4d, 5, 6, 7, 8a, 9, 10, 11, 20
第3站（N3）	8p, 12, 13, 14v, 17, 18, 20, 110, 111	2, 8p, 10, 11, 12, 13, 14v, 17, 18	8p, 12, 13, 14v, 17, 18	8p, 12, 13, 14v, 17, 18, 19, 110, 111
第4站（N4）	14a, 15, 16, 19	14a, 15, 16, 19, 20	14a, 15, 16, 19, 20	14a, 15, 16

注：A：胃窦；M：胃体；C：贲门；D：十二指肠

2. **手术治疗** 原则手术切除是胃癌的主要治疗手段，也是治愈胃癌的首选方法。外科手术旨在完整切除病灶及胃断端5cm切缘。胃远侧部癌应切除十二指肠第一段3～4cm，近侧部癌应切除食管下端3～4cm。目前以D表示淋巴结清除范围，如D1手术指清除至第1站淋巴结，如果达不到第1站淋巴结清除要求的则为D0手术，D2手术指第2站淋巴结完全清除。

对于远端胃癌，胃次全切除较全胃切除并发症少；对于近端胃癌，肿瘤较早期的可考虑行近端胃大部切除术；多数进展期近端胃癌宜施行全胃切除。

减状手术和姑息性切除的主要目的：①减状，如解决肿瘤引起的梗阻、出血、穿孔等；②减瘤，如将肉眼可见肿瘤尽可能切除，减少肿瘤负荷，便于术后进一步治疗（如放疗、化疗等）。晚期胃癌患者治疗的目的是改善生活质量。

3. **手术适应证与禁忌证**

（1）适应证：可切除的肿瘤：① T_{1a}～T_3：应切除足够的胃，并保证显微镜下切缘阴性（一般距肿瘤边缘≥5cm）；② T_4 肿瘤需将累及组织整块切除；③胃切除术需包括区域淋巴结清扫术（D），推荐D2手术，切除至少15个或以上淋巴结；④常规或预防性脾切除并无必要，当脾脏或脾门受累时可考虑行脾切除术；⑤部分患者可考虑放置空肠营养管（尤其是推荐术后进行放化疗者）。

无法切除的肿瘤（姑息治疗）：①若无症状则不进行姑息性胃切除术；②不需要淋巴结清扫；③短路手术有助于缓解梗阻症状；④胃造口术和（或）放置空肠营养管。

无法手术治愈的标准：①影像学证实或高度怀疑或活检证实 N_3 以上淋巴结转移；②肿瘤侵犯或包绕大血管；③远处转移或腹膜种植；④腹水细胞学检查阳性。

（2）禁忌证：①全身状况恶化无法耐受手术；②局部浸润过于广泛而无法切除；③有远处转移的确切证据，包括多发淋巴结转移、腹膜广泛播散和肝脏多灶性转移等；④心脏、肺脏、肝脏、肾脏等重要脏器衰竭，严重的低蛋白血症和贫血、营养不良不能耐受手术者。

4．手术方式

（1）根治性远端胃切除术（D2）：胃癌根治术旨在充分切除病变器官的同时，清除相应的转移淋巴结及浸润之相邻器官。

远端胃癌根治术（D2）的适应证：凡属胃下部（L）或中下部（LM）的早期和进展期胃癌，仅有第一、第二站淋巴结受累，无第三站淋巴结转移和广泛侵及胃周围组织和器官者。

D2手术切除范围示意图见图4-5。

1）术前准备：术前需通过上消化道造影、腹盆腔CT，以及超声内镜等检查进行临床分期，了解肿瘤浸润深度、部位、范围及淋巴结转移情况。通过胃镜活检明确病理诊断。

2）麻醉与体位：采用气管内插管静脉复合麻醉或持续硬膜外麻醉。患者取仰卧位。

3）切口：选上腹正中切口，自剑突向下绕脐右侧至脐下3~5 cm，必要时可切除剑突。沿腹白线切开，由肝圆韧带左侧进腹，保护切口，以防肿瘤细胞种植。

4）腹腔内探查：自下而上、由远而近检查腹腔内各脏器（包括盆腔），最后检查胃的原发病灶，需查明下列各项：a．肿瘤部位、大小、活动度、浆膜面浸润情况（Borrmann大体分型）及估计肿瘤浸润深度（T）；b．肿瘤与胰腺、横结肠系膜、肝脏等邻近脏器有无粘连侵犯；c．有无腹膜播散（壁层腹膜、肠系膜、直肠膀胱凹陷、肠壁浆膜等）；d．女性患者须探查有无卵巢转移；e．肉眼下探明各组淋巴结转移情况。

5）分离大网膜：显露右侧大网膜起始部，即由十二指肠第二、第三段角及结肠肝曲开始，自右向左分离大网膜。继而沿胰腺头部下缘间隙分离至横结肠边缘，然后沿结肠缘之疏松层向左分离，剥离横结肠系膜前叶。显露大网膜左侧起始部，即脾结肠韧带。切开该韧带，自左向右继续分离横结肠系膜前叶之左半，直达胰尾下缘。沿横结肠边缘由浅入深离断大网膜附着处。将大网膜、横结肠系膜前叶一并分下，向上掀起。

6）清扫No6淋巴结：将已分离之大网膜和横结肠系膜前叶向上掀起，于胰腺钩突部显露肠系膜上静脉，清除其周围淋巴结缔组织。在胰头前显露胃结肠共同干，分离其胃支（胃网膜右静脉），结扎切断，清除其周围脂肪、淋巴组织。于胃网膜右静脉的深部解剖出胃网膜右动脉，根部结扎切断，一并清除No6淋巴结。

7）清除No12、No5淋巴结：显露肝十二指肠韧带，从肝缘向下清除肝十二指肠韧带内之脂肪、淋巴

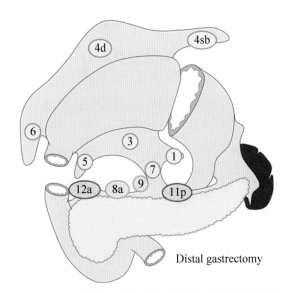

◆图4-5 远端胃D2淋巴结切除清扫术范围示意图[1]

注：D2：1、3、4sb、4d、5、6、7、8a、9、11p、12a

1，贲门右淋巴结；3，胃小弯淋巴结；4sb，沿胃网膜左动脉分布的胃大弯淋巴结；4d，沿胃网膜右动脉分布的胃大弯淋巴结；5，幽门上淋巴结；6，幽门下淋巴结；7，胃左动脉周围淋巴结；8a，位于肝总动脉干前面与上缘的淋巴结（肝总动脉周围淋巴结）；9，腹腔动脉周围淋巴结；11p，脾动脉干淋巴结；12a，肝十二指肠韧带内淋巴结

---

1 Japanese gastric cancer treatment guidelines 2014 (ver. 4). Gastric Cancer. 2017, 20: 1-19.

结及 No12 淋巴结并显露肝动脉、胃右动脉及静脉。近肝动脉起始部结扎、切断胃右动脉及静脉,清除 No5 淋巴结。

8)切断胃网膜左血管和胃短血管:向右下推移胃大弯,暴露脾胃韧带,于脾脏下极内侧,胰尾前方,仔细分离出胃网膜左血管,近脾侧将其切断结扎。离断胃网膜左血管后,自下而上逐支分离切断、结扎胃短血管,保留最上两支,使胃底、体交界部充分游离。此操作时,术者左手宜始终向右下方牵拉胃大弯以保持张力,便于解剖和离断血管。此时显露脾门,探查 No10、No11 组淋巴结。

9)清除 No7、No8、No9 淋巴结:沿肝脏下缘切断肝胃韧带,以牵拉器拉开左肝,沿肝总动脉上缘,自右向左分离解剖肝总动脉至腹腔动脉干,分清腹腔动脉三分支,显露胃左动脉起始部,结扎切断。沿途清除 No7、No8、No9 淋巴结。该操作应注意仔细结扎淋巴管,避免淋巴漏。

10)清除 No1、No3 淋巴结:近贲门旁起紧贴食管、胃壁小弯侧,自上而下将此处的血管分别结扎切断直至贲门血管下 3cm。同时合并清除该区域的脂肪组织及 No1、No3 淋巴结。注意避免损伤食管壁及胃壁。

11)切除标本:提起胃窦部,离幽门 2～3 cm 处横断十二指肠,向上翻起胃体,切除胰腺被膜并清除胰腺上缘淋巴结。在贲门下小弯侧 3～5 cm 处与相对应的大弯侧之连线处以闭合器闭合并离断胃体(保留近端胃约 1/3)。将远端胃大部、十二指肠第一部近端、大小网膜、横结肠系膜前叶及相关脂肪淋巴组织切除。

12)消化道重建:应用吻合器于残胃大弯侧后壁与十二指肠(Billroth Ⅰ式)或空肠(Billroth Ⅱ式)行吻合。消化道重建时,吻合口应无张力,必要时可间断加固缝合,以止血或减少张力。如肿瘤切缘十分接近幽门、十二指肠球部,或行 Billroth Ⅰ式有困难者,宜选用 Billroth Ⅱ式或 Roux-en-Y 术式重建消化道。

(2)全胃切除术:全胃切除术的适应证为:全胃癌、多发性胃癌、胃体癌浸润型、胃窦癌侵及胃体、残胃癌和残胃复发癌;胃上部癌除局限型的进展期胃癌直径 2～3 cm 以内、无淋巴结转移或仅有胃上中部淋巴结转移者可行近端胃切除术外,其余均应行全胃切除。全胃切除术后可以选择各种不同的消化道重建术,例如 Roux-en-Y 重建、食管-空肠吻合加 Braun 吻合重建、间置空肠代胃重建等。Roux-en-Y 重建术见图 4-6。

(3)腹腔镜手术:腹腔镜胃癌手术并发症少、住院时间以及费用都少于开腹组。因此,目前认为腹腔镜手术是治疗早期胃癌的首选。

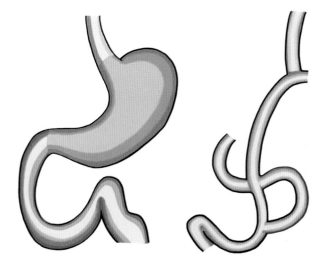

◆图 4-6 胃切除 Roux-en-Y 重建术

进展期胃癌可以选用腹腔镜 D2 手术。2012 年,日本的一项单中心回顾性研究结果显示:167 例 $T_{1\sim2}$ 期胃癌患者行腹腔镜或开腹 D2 手术,腹腔镜和开腹 D2 手术患者的 5 年无复发生存率分别为 89.6% 和 75.8%,5 年总生存率分别为 94.4% 和 78.5%,均无统计学差异。韩国 KLASS 研究组在 2012 年的一项大样本回顾性研究中发现：进展期胃癌行腹腔镜手术，其中 D2 根治手术比例超过 2/3，其 5 年生存率，按 TNM 分期分别为 90.5%（Ⅰb 期，$n=86$）、86.4%（Ⅱa 期，$n=53$）、78.3%（Ⅱb 期，$n=44$）、52.8%（Ⅲa 期，$n=24$）、52.9%（Ⅲb 期，$n=24$）和 37.5%（Ⅲc 期，$n=8$），与以往报道的开腹手术效果类似。上述两项研究进一步证实了腹腔镜治疗进展期胃癌的效果。

5. 胃癌内镜切除术

（1）内镜下黏膜切除术（endoscopic mucosal resection，EMR）：日本国立癌症中心及癌症研究会附属医院推荐：①黏膜内癌中所有的无溃疡糜烂的分化型癌；②直径 3 cm 以下的有溃疡糜烂的分化型癌；③ 2cm 以下的无溃疡糜烂的未分化型癌，若这些病例均无淋巴结转移，可以采用 EMR 治疗。日本胃癌学会编纂的胃癌治疗指南中，EMR 的适应证为直径 < 2cm 的分化型黏膜内癌，凹陷型必须无溃疡糜烂。EMR 术中提倡一次性切除，当切缘有肿瘤残留时可再次施行 EMR 或追加胃切除术。术后病理证实肿瘤侵犯达黏膜下层 < 0.5mm 且无血管、淋巴管侵犯时，可追加胃切除术或严密随访；若侵犯达黏膜下层伴血管、淋巴管侵犯的或侵犯黏膜下层 > 0.5 mm，则加行胃癌 D2 根治术。

EMR 后应当对所切除的标本进行严格的病理组织学检查，判断病变是否完全切除。将标本连续切片，符合以下标准者说明标本边缘无癌细胞：①每个切片边缘均未见癌细胞；②任一切片的长度应大于相邻近切片中癌的长度；③癌灶边缘距切除标本断端，高分化型腺癌应为 1.5 mm，中分化型腺癌应为 2.0 mm。符合以上标准提示早期胃癌达到完全切除，不符合上述标准视为未完全切除。目前 EMR 所面临的最大问题是术前诊断如何避免病灶的侵犯深度和区域淋巴结转移状况的评估不足。Korenaga 等报道 11 例 EGC 患者接受 EMR 治疗，术后病理显示有 5 例（45%）为黏膜下癌，1 例（9%）术前漏诊淋巴结转移。内镜下超声的诊断准确率只有 80% 左右，而近年来研究趋热的前哨淋巴结检测结论尚待进一步论证，因此如何提高诊断准确率将是 EMR 发展的关键。

（2）内镜下黏膜下层切除（endoscopic submucosal dissection，ESD）：ESD 技术是 2000 年以后出现的，由 EMR 发展而来，扩大了内镜治疗 EGC 的适应证，可以完整切除较大肿瘤，甚至是溃疡病灶。ESD 的优点在于能够完全切除直径 > 2 cm、甚至约 10 cm 的病变。

6. 胃癌术后并发症及处理　胃癌的外科治疗可能引起一些并发症，甚至危及患者生命。

（1）腹腔内出血：国内文献报道，胃切除术后近期出血的发生率为 1% 左右。其主要原因为：①胃网膜血管结扎不牢或结扎线脱落引起出血；②术中牵拉不当造成脾、肝撕裂；③食管旁及胃小弯上端的断端血管结扎后回缩出血；④膈下血管的损伤或结扎线脱落造成术后出血。

一旦发生动脉性大出血，输血、补液多难奏效。腹腔内出血较多，有活动性出血，或休克表现者，需及时手术探查。开腹后首先探查最可能出血的部位或血块最集中处，有效止血，彻底清理腹腔。

（2）消化道出血

1）术后消化道出血的原因：①吻合口或残胃切缘出血；②应激性溃疡出血；③遗漏出血病灶。胃癌术后发生上消化道出血可以立即行血管造影显示出血位置，首先采用动脉栓塞技术止血。栓塞无效时应采用手术止血。

需迅速查明出血的部位和原因，并对出血量做出大致的判断，在诊断的过程中同时要采取止血、补液、输血及抗休克等治疗措施，在最短的时间内选择下一步治疗方案。

2）诊断方法有：①胃镜检查：最好在出血时进行检查，可提高诊断阳性率，但要在休克已经改善、生命体征稳定的情况下进行；②血管造影：如果胃镜不能确定出血部位，可采用介入技术行选择性腹腔动脉造影；有时可以同时采用腹腔动脉及肠系膜上动脉双管造影，以发现十二指肠以下部位的出血；③手术探查：胃癌术后大出血虽然非常紧急，但不能轻率盲目行手术探查，因为部分出血灶在麻醉或血压下降后可能停止出血，术中寻找病灶难度很大。当出血迅猛，生命体征不稳定，无法耐受进一步检查时，要果断及时进行手术。

3）治疗方法：①保守治疗：首先予以镇静，同时静脉输入止血药物；生长抑素对上消化道出血有明显的止血作用；必要时输血；②手术治疗：再手术力求简单有效，最好能在术前行内镜检查，以明确出血部位并指导治疗；如果术中发现的病灶不能解释出血原因，或术中已自行止血，则最可能的出血灶仍在吻合口或首次手术涉及的部位，应再进行缝合加固；止血完成后，可使患者的血压适当上升，再进行彻底探查，并观察胃管内的引流情况。

（3）吻合口瘘

1）原因：多发生于胃癌合并幽门梗阻、全身营养状态欠佳、局部胃壁水肿、缝合不够完善及术后胃肠胀气的情况下。如果在术前就存在胃壁水肿及胃周围严重的粘连、瘢痕组织增生等病理变化，那么在此基础上行胃肠吻合或胃食管吻合就容易发生吻合口瘘。

2）治疗：首先要保证漏出物及时、充分引流到体外，禁食、持续胃肠减压和保持腹腔引流通畅，同时给予充分的营养支持和针对性的抗生素治疗以控制感染，维持水、电解质、酸碱平衡也是不可缺少的措施。保持腹腔引流管通畅；如已拔除引流管，可在超声或 CT 引导下穿刺置管，如引流不畅要考虑开腹引流。

（4）十二指肠残端漏

1）原因：除了贫血等全身因素外，局部因素主要有术前合并幽门梗阻，水肿严重；十二指肠残端游离过长，断端缺血；吻合口张力较大，缝合欠佳；术后空肠输入袢梗阻，十二指肠压力增高等。术后如果合并其他并发症，如急性胰腺炎、残端周围局部积液或感染、输入袢梗阻等，也是造成残端瘘的原因。而远期十二指肠残端漏的发生大多是输入袢梗阻造成的，主要是胆汁、胰液、十二指肠液积聚在十二指肠内，肠腔内压力不断升高，最终导致残端破裂。

2）治疗：对于早期发现的十二指肠残端漏，如果漏出量少且无明显腹膜炎体征，可经右上腹引流，也可在 CT 或超声引导下放置腹腔引流管进行引流。对于引流不畅且存在严重的腹膜炎或全身并发症者，应尽早手术治疗。手术时应彻底清除腹腔内感染灶，同时在十二指肠残端周围放置有效的引流管。数周后，待周围形成瘘管，再逐步拔除引流管，瘘管多可自行愈合。

（5）残胃排空迟缓：残胃排空迟缓又称胃瘫。是指胃大部切除术后早期出现的一种以残胃流出道非机械性梗阻为主要临床征象的功能性并发症，经保守治疗可以治愈。

1）原因：①精神心理刺激，引起胃肠自主神经功能失调；②基础疾病：存在影响胃动力的全身性因素，如糖尿病、低蛋白血症、电解质紊乱、营养不良、贫血等；③吻合口炎症、水肿；④胃酸引起输出袢肠管痉挛；⑤手术创伤：手术时间较长，损伤了迷走神经等；⑥手术方式：胃大部切除术后 Billroth Ⅱ式吻合较 Billroth Ⅰ式吻合有较高的残胃排空障碍发生率；⑦术前存在胃流出道梗阻。

2）治疗：①心理治疗：医生要向患者做解释工作，消除患者顾虑；②禁水、禁食、胃肠减压：使残胃处于空虚状态，有利于残胃蠕动恢复；③给予足够的液体、热量及电解质；④高渗盐水冲洗残胃，消除胃壁水肿；⑤药物治疗：主要有胃动力药、红霉素、拟胆碱类药及肠管蠕动剂。

（6）吻合口狭窄

1）原因：①手术技术相关因素：吻合口开口过小，或内翻过多、两端黏膜对合不整齐，缝线过紧、过密或吻合器口径选择不当，使吻合口愈合形成的瘢痕较大；②机械性因素：吻合口周围形成瘢痕组织造成压迫；结肠后胃空肠吻合，横结肠系膜固定不牢，滑脱压迫吻合口；③吻合口癌：胃大部切除术后肠液、胆汁、胰液等反流，使吻合口发生炎症、萎缩和肠化生以致癌变。

2）治疗：由吻合口水肿等引起的轻度狭窄，常可经禁食水、胃肠减压治疗后，待水肿消失后可缓解。吻合口瘢痕或压迫等引起的中、重度狭窄，经保守治疗无效后，可行内镜下扩张术，多可缓解，必要时再次手术处理。

（7）吻合口梗阻

1）原因：①器质性因素：a. 吻合口狭窄，端端吻合比侧侧吻合易引起吻合口狭窄；由吻合口漏引起的局部肿胀及肉芽组织形成，最终出现瘢痕性愈合，造成吻合口狭窄，有时呈完全性梗阻；b. 术后吻合口微小渗漏、局部淤血及急性胰腺炎可产生炎性团块压迫吻合口；c. 结肠后胃空肠吻合，横结肠系膜固定不牢、滑脱压迫吻合口；d. 吻合口位置和角度不当：胃和空肠吻合时，吻合口位置高过大弯侧上方，就可能发生梗阻；e. 吻合时浆肌层组织内翻过多、肠管粘连、内疝及扭曲；f. 吻合口肿瘤复发。②功能性因素：a. 吻合口水肿或血肿：为暂时性，多见于 Billroth Ⅱ式吻合后或者术前合并严重幽门梗阻；Billroth Ⅱ术后由于胆汁反流入胃引起反流性食管炎，胃黏膜充血、水肿、渗出、糜烂等改变，以及切断支配胃的神经支，使胃的蠕动功能减弱；水肿一般在术后 3～4 天最严重，7～14 天逐渐消退；b. 残胃弛缓、蠕动不良；c. 全胃切除术采用逆蠕动吻合时就有引起梗阻的可能；d. 体弱高龄的患者，有慢性疾患或有抑郁状态的患者容易发生梗阻。

2）诊断：胃切除术后常在第 3 天可开始进少量流质饮食。若患者进流质饮食后出现上腹饱胀，伴恶心、呕吐，并以呕吐胃内容物为主，应怀疑吻合口排空障碍。此时重新插入胃管，可吸出较多胃液。术后 7 天仍未缓解，可用水溶性造影剂观察残胃有无潴留，有无排空延缓，吻合口是否狭窄以及输出空肠袢状况，术后 2～3 周后尚未解除，可行胃镜检查。胃肠造影或胃镜检查有助于判断吻合口水肿的功能性梗阻，还是吻合口狭窄的机械性梗阻。

3）治疗：先采用非手术治疗，包括禁食、持续胃管吸引，也可用 3% 温热高渗盐水或 0.5% 碳酸氢钠洗胃，促进水肿消退。补液维持水和电解质平衡，特别要注意补钾。给予 H_2 受体阻滞剂。同时采用胃肠外营养，适当给予白蛋白或血浆。糖皮质激素有利于水肿消退，可用地塞米松。水肿和炎症反应一般可望在 2～3 周消退，症状随之缓解。有极少数患者需长时间治疗，此时可进行胃镜检查明确是否吻合口水肿，可试行在胃镜下用带气囊导管的扩张器行球囊反复扩张，并通过吻合口向输出袢肠段腔内注气，扩张注气 1～2 天后梗阻可解除。对吻合口水肿要耐心等待，不可贸然手术，如经过 5～6 周治疗，梗阻症状仍未解除，可进行 X 线或胃镜检查，检查吻合口有无水肿征象，胃镜下可切开吻合口处的狭窄环或瘢痕，明确机械性梗阻时，可考虑手术治疗。若原为 Billroth Ⅰ吻合，一般不宜拆除原吻合口，以行残胃空肠端侧吻合短路较为安全。原 Billroth Ⅱ式吻合口器质性狭窄需扩大吻合口或切除原吻合口重建新口，或改为 Roux-en-Y 吻合。吻合口或输出袢周围粘连应予以分离。术中可加做空肠造瘘，以维持营养，促进康复。

（8）急性输入袢梗阻

1）原因：输入袢过长自身扭曲、粘连折叠；过长的输入段可通过肠段系膜与横结肠系膜间的间隙形成内疝；Billroth Ⅱ式吻合输入袢过短或胃小弯侧切除过多，在吻合口处形成锐角；结肠前吻合受到横结肠的压迫；结肠后吻合横结肠系膜固定不确切，滑脱压迫或缝合有遗漏固定不确切，游离系膜可能压迫输入肠段；结肠前吻合且输入袢过长，输入袢进入输出袢后间隙形成内疝；输入肠段胃吻合时肠黏膜翻入过多形成狭窄；还有空肠胃套叠等。

2）诊断：属于急腹症，多发生在术后早期，但也可在术后多年发生。表现为上腹部持续性剧痛，阵发性加重，可向肩背部放射，一般药物不能缓解疼痛，伴有恶心呕吐。随即出现发热、脉搏增快及休克。体检初始腹部体征不明显，与剧痛不相符。当肠管趋于坏死后出现腹肌紧张、压痛及反跳痛。有时右上腹可触及包块。白细胞计数和血清淀粉酶增高。X 线平片及 CT 检查可见右上腹极度扩张的肠袢，有助于与急性胰腺炎的鉴别。

3）治疗：凡 Billroth Ⅱ式胃大部切除术后，突发上腹剧烈疼痛，应考虑到此并发症的可能，须急诊手术。术中如果肠管尚未坏死，可单纯行空肠输入袢和输出袢侧侧吻合。如果输入袢过长且扭曲粘连，或为内疝及套叠，以及输入袢部分坏死，应切除部分相关肠段，远切端（胃侧）关闭，近切端与空肠输出袢做端‐侧吻合（即改为 Roux-en-Y 吻合）。如果输入空肠袢和十二指肠已经广泛坏死，将被迫行十二指肠切除术。临床所见病例常因病情发展迅速，诊断困难，因而手术偏晚，死亡率很高。

4）预防：行 Billroth Ⅱ式吻合时，空肠输入袢既不能过长也不能太短。一般空肠后吻合输入袢长 5 ~ 8 cm，结肠前吻合长约 10 ~ 15 cm。要特别注意吻合口不能成角，输入袢和输出袢排列平顺，不能扭转。结肠后吻合时横结肠系膜裂孔需牢靠地固定于残胃前后壁，不留间隙。

（9）倾倒综合征

早期倾倒综合征：饭后 30 分钟以内出现倾倒综合征症状者，称为早期倾倒综合征。胃切除术后早期倾倒综合征发病率，文献报告为 10% ~ 40%。Billroth Ⅱ式吻合后，发生率约为 20%；Billroth Ⅰ式吻合后约为 15%。残胃越小，越易发病，程度越重。上西纪夫等报告，胃大部切除术后早期倾倒综合征发病率约为 10%，全胃切除术后约为 32%，二者有明显差异。发病率与性别无关，但随年龄增加而减少。

1）原因：a. 胃内容物迅速排空；b. 肠管扩张伸展；c. 肠运动亢进；d. 循环血液量减少；e. 体液性因素，包括 5-羟色胺、缓激肽、组胺、苯二酚胺等；f. 血液生物学变化；g. 神经精神因素。近年来，有研究认为全胃切除术后倾倒综合征可能与肠道肽类激素相关。

现在认为是诸多因素综合作用的结果。由于幽门功能丧失或改道手术，未消化的高渗性食物迅速进入小肠内，引起血管内细胞外液向肠管内移动，致使上段小肠扩张伸展。小肠黏膜内的嗜铬细胞向血内释放 5-羟色胺和其他体液因素和消化道激素，引起了各种各样的症状。另外，血管内水分释出，循环血浆量减少，刺激压力感受器，表现为末梢血管扩张、血压降低、脉快、出汗等。进而由于食物的吸收和苯二酚胺升高，血糖迅速升高，胰岛素过量分泌，产生了低钾血症、低糖血症；腹部血流量增加，脑血量减少，产生了乏力、头晕，甚至神志不清。

2）诊断：临床症状主要包括全身的血管舒缩症状和消化系统症状。全身症状中主要有乏力、疲倦感、颜面潮红或苍白、全身发热、冷汗、头痛、麻木及神志不清等。消化系统症状有嗳气、肠鸣、腹痛、腹胀、腹泻等。

只要饭后 30 分钟内出现上述全身性症状，首先诊断为早期倾倒综合征。当然，全胃切除术后患者餐后出现的上腹部不适、腹胀及恶心等症状不能诊断为倾倒综合征。此外，诊断倾倒综合征时还应通过胃镜、X 线或相关检查排除全胃术后的其他并发症。

3）治疗：一般采取非手术治疗。a. 饮食疗法：为首选，摄取高蛋白、高脂肪、低糖食物；减少液体成分，以干、固体食物为主，夜间多饮水。最近提出同时摄取高纤维素食物和水溶性纤维，可延迟糖类食物吸取，抑制各种消化道激素分泌，多可减轻症状。b. 药物疗法：主要应用体液因素拮抗剂，如抗 5- 羟色胺剂、抗组胺剂、抗缓激肽剂、黏膜麻醉剂、自主神经阻断剂等，但疗效不确切。多数病例术后经过 1~2 年，症状逐渐减轻或消失，坚持上述疗法甚为重要。c. 外科疗法：上述保守治疗完全无效者，考虑行外科治疗，包括缩小吻合口和改变消化道重建方式。

晚期倾倒综合征：饭后 2~3 小时出现倾倒综合征症状者，称为晚期倾倒综合征。发生率比早期倾倒综合征少，一般在 5% 以下。

1）原因：胃切除后，食物迅速进入空肠内，特别是高糖食物，迅速吸收，形成短时间的高血糖。胰岛素反应性的过量分泌。紧接着又形成低血糖，血糖值在 50g/L，便出现一系列症状。此外，胰岛素过量分泌，则消化道激素抑胃肽（GIP）分泌异常，可能参与作用。

2）诊断：饭后 2~3 小时，出现周身乏力、困倦感、无欲感、冷汗、肌无力、头晕、神志不清、手足震颤及有空腹感，持续 30~40 分钟，安静休息后缓解。症状发作时，口服或静脉注射葡萄糖，症状迅速好转。为了确定诊断，症状发作时可抽取静脉血测定血糖值。

3）治疗：轻症患者，经过一段时间后渐好转。重症患者，采用食物疗法亦有良效，均可减轻症状。采取外科疗法者甚少。

7. 放射治疗　放射治疗主要用于胃癌手术后的辅助治疗，不可手术局部晚期胃癌的同步化放疗，以及晚期转移性胃癌的姑息减症治疗。

（1）放射治疗原则

1）胃癌无论术前或术后放疗均建议采用顺铂 ± 氟尿嘧啶及其类似物为基础的同步化放疗；胃癌 D0~D1 根治性切除术后病理分期为 T_3、T_4 或 N+ 但无远处转移的病例应给予术后同步化放疗；标准 D2 根治术后病理分期为 T_3、T_4 或区域淋巴结转移较多者建议行术后同步化放疗。

2）非根治性切除局部有肿瘤残存病例（R1 或 R2），只要没有远处转移均应考虑给予术后局部区域同步化放疗。

3）无远处转移的局部晚期不可手术切除胃癌，如果患者一般情况允许，可以考虑给予同步化放疗，期望取得可手术切除的机会或长期控制的机会。

4）术后局部复发病例如果无法再次手术，之前未曾行放疗，身体状况允许，可考虑同步化放疗，化放疗后 4~6 周评价疗效，期望争取再次手术切除，如无法手术建议局部提高剂量放疗并配合辅助化疗。

5）不可手术的晚期胃癌出现呕血、便血、吞咽不顺、腹痛、骨或其他部位转移灶引起疼痛，严重影响患者生活质量时，如果患者身体状况允许，通过同步化放疗或单纯放疗可起到很好的姑息减症作用。

6）放疗使用常规或转入具备条件的上级医院采用适形调强放疗技术。

7）需要术后辅助放疗的病例在放疗前要求肝肾功能和血常规基本恢复正常。

（2）治疗疗效评价：放射治疗的疗效评价参照 WHO 实体瘤疗效评价标准或 RECIST 疗效评价标准（附录 2）。

（3）重要器官保护：采用常规放疗技术或调强适形放疗技术时，应注意对胃周围脏器特别是肠道、肾脏和脊髓的保护，以避免对它们产生严重的放射性损伤。

（4）放射治疗技术：三维适形放疗技术（3DCRT）和调强放疗技术（IMRT）是目前较先进的放疗技术，如上级医院具备此条件，可用于胃癌治疗，并用 CT 或 PET-CT 来进行放疗。

8. 化学治疗　胃癌化疗分为新辅助化疗、术后辅助化疗和姑息性化疗。对于根治术后病理分期为Ⅱ期和Ⅲ期的患者，建议术后采用顺铂和 5-氟尿嘧啶（5-FU）为主的方案行辅助化疗。对于术后复发、局部晚期不可切除或转移性胃癌患者，采用以全身姑息性化疗为主的综合治疗。

（1）化学治疗原则：①必须掌握临床适应证；②必须强调治疗方案的规范化和个体化；③所选择方案及使用药物可参照规范根据当地医院具体医疗条件实施。

（2）疗效评价：化学治疗的疗效评价参照 WHO 实体瘤疗效评价标准或 RECIST 疗效评价标准（附录 2）。

（3）常用药物和方案

1）胃癌常用的化疗药物：5-FU、卡培他滨、替吉奥、顺铂、依托泊苷、阿霉素、表阿霉素、紫杉醇、多西他赛、奥沙利铂、伊立替康等。

2）常用化疗方案：① CF 方案（顺铂/5-FU）；② ECF 方案（表柔比星/顺铂/5-FU）及其改良方案（表阿霉素/顺铂/卡培他滨）；③ XP 方案（卡培他滨/顺铂）；④ SP 方案（替吉奥/顺铂）。

9. 其他治疗

（1）靶向治疗：近 20 年来，肿瘤的靶向治疗成为研究的热点方向。肿瘤的靶向治疗是借助高度特异性的亲肿瘤物质作为载体，将有细胞毒作用的物质，如放射性核素、化疗药物、毒素，与载体结合，利用载体的特异性和亲肿瘤性，将治疗药物尽量限制在肿瘤部位发挥作用，而较少影响正常细胞，从而提高疗效，减少毒副作用。经过 20 余年的发展，靶向治疗肿瘤的研究取得了突破性进展，显示出广阔的发展前景，其高效、低毒的特点越来越引起临床工作者的重视。

1）HER-2：ToGA 研究是首个在 HER-2 阳性胃癌患者中评价曲妥珠单抗联合顺铂及一种氟尿嘧啶类药物的前瞻性多中心随机Ⅲ期临床研究。这项研究证实，对 HER-2 阳性的晚期胃癌患者，曲妥珠单抗联合标准化疗的疗效优于单纯化疗。NCCN 指南建议，对不能手术的局部进展期胃癌、复发或转移的胃癌（包括胃食管交界部癌），治疗前应进行免疫组化（immunological histological chemistry，IHC）或荧光原位杂交（fluorescence in situ hybridization，FISH）检测人表皮生长因子受体（HER-2）过表达情况。HER-2 强阳性患者可应用曲妥珠单抗联合化学治疗。2012 年 8 月，赫赛汀（曲妥珠单抗）联合化疗正式被中国国家食品药品监督管理局（SFDA）批准用于 HER-2 阳性转移性胃癌的一线治疗，标志着我国胃癌治疗也进入了分子靶向时代，更多 HER-2 阳性胃癌患者将从中获益。其用法：首次 8 mg/kg 静脉给药，以后每 3 周按

6 mg/kg 给药。

2）表皮生长因子受体（epidermal growth factor receptor，EGFR）抑制剂：EGFR 属于酪氨酸激酶受体，在进展期胃癌高度表达。EGFR 抑制剂包括胞外单克隆抗体（mAbs），如西妥昔单抗；胞内抑制剂（TKIs），如吉非替尼、拉帕替尼等。上述药物与标准化疗方案联合的多项Ⅲ期临床研究正在进行中。

3）血管生成抑制剂：肿瘤血管生成与肿瘤生长、转移相关。血管内皮生长因子（vascular endothelial growth factor，VEGF）在胃癌组织中的表达与胃癌复发、预后相关。贝伐单抗（阿瓦斯汀）是重组人源化抗 VEGF 单克隆抗，其与顺铂、伊立替康联合治疗晚期胃癌的Ⅰ期临床研究已完成。

（2）术中腹腔温热灌注化疗（intraoperative peritoneal hyperthermic chemotherapy，IPHC）

1）适应证：腹膜受侵、腹腔淋巴结阳性患者，特别是浸润深度 $\geqslant T_3$，受侵面积 $\geqslant 20 \text{ cm}^2$，肿瘤组织类型分化程度差，呈浸润型生长者，腹腔冲洗细胞学阳性者。

2）方法：IPHC 系利用温热与区域性化疗的协同作用，达到直接杀灭腹腔内游离癌细胞和微小腹膜转移灶的目的。由于存在腹膜－血液屏障，大分子水溶性化疗药物可以在腹腔内达到数十倍于血液的浓度，同时减少了全身性毒副作用；42～43℃的物理温热效应更能造成肿瘤组织缺氧，改变肿瘤细胞膜通透性，从而促进其摄取化疗药物，且能干扰肿瘤细胞 DNA 合成。动物实验和临床研究均显示，IPHC 可行，安全可靠，麻醉监控方便，对生理干扰小。

3）药物：可选择 5-Fu、顺铂、奥沙利铂等。

（3）胃癌肝转移的处理：治疗上根据患者全身状况，可在全身静脉化疗疗效不明显时或化疗期间肝转移进展时应用肝动脉灌注化疗术及化疗栓塞术（transhepatic arterial chemotherapy and embolization，TACE）。对孤立的转移灶亦可手术摘除、射频消融、局部注射无水乙醇等方法。

八、预后

胃癌在根治手术后 5 年生存率取决于胃壁受侵深度、淋巴结受累范围和肿瘤生长方式。胃癌 5 年生存率约为 20%。早期胃癌只累及黏膜层者预后佳，术后 5 年生存率可达 95% 以上，如已累及黏膜下层，因常有局部淋巴结转移，预后稍差，5 年生存率约 80%。肿瘤以肿块形式出现者，切除率高，较弥散型有早期出现转移者的预后为佳。皮革状胃预后很差。如肿瘤已侵及肌层但手术时未发现有淋巴结转移者，5 年生存率仍可达 60%～70%；如已深达浆膜层而局部淋巴结转移者，则预后不佳，术后 5 年生存率平均只有 20%；已有远处播散的病例，5 年生存率为 0。

九、随访

胃癌术后辅助治疗结束后，2 年内每隔 3～6 个月应全面复查 1 次，包括体检，肿瘤相关标志物（CEA，CA19-9 等）检测，胸部 X 线片、CT 以及 B 超扫描等。5 年内每半年应全面复查 1 次。

（郑朝旭　袁兴华　赵　平）

附 录 1

（规范性附录）

病人状况评分

C.1 Karnofsky 评分（KPS，百分法）

评分见表 A.1。

表 A.1 Karnofsky 评分

100	正常，无症状和体征，无疾病证据
90	能正常活动，有轻微症状和体征
80	勉强可进行正常活动，有一些症状或体征
70	生活可自理，但不能维持正常生活或工作
60	生活能大部分自理，但偶尔需要别人帮助，不能从事正常工作
50	需要一定帮助和护理，以及给予药物治疗
40	生活不能自理，需要特别照顾和治疗
30	生活严重不能自理，有住院指征，尚不到病重
20	病重，完全失去自理能力，需要住院和积极的支持治疗
10	重危，临近死亡
0	死亡

C.2 Zubrod-ECOG-WHO 评分（ZPS，5 分法）

评分见表 A.2。

表 A.2 Zubrod-ECOG-WHO

0	正常活动
1	症轻状，生活自理，能从事轻体力活动
2	能耐受肿瘤的症状，生活自理，但白天卧床时间不超过 50%
3	肿瘤症状严重，白天卧床时间超过 50%，但还能起床站立，部分生活自理
4	病重卧床不起
5	死亡

附　录　2

（规范性附录）

放射及化学治疗疗效判定标准

B.1　WHO 实体瘤疗效评价标准（1981）：

——完全缓解 (CR)，肿瘤完全消失超过 1 个月。

——部分缓解 (PR)，肿瘤最大直径及最大垂直直径的乘积缩小达 50%，其他病变无增大，持续超过 1 个月。

——病变稳定 (SD)，病变两径乘积缩小不超过 50%，增大不超过 25%，持续超过 1 个月。

——病变进展 (PD)，病变两径乘积增大超过 25%。

B.2　RECIST 疗效评价标准 (2000)：

B.2.1　靶病灶的评价

——完全缓解（CR），所有靶病灶消失。

——部分缓解（PR），靶病灶最长径之和与基线状态比较，至少减少 30%。

——病变进展（PD），靶病灶最长径之和与治疗开始之后所记录到的最小的靶病灶最长径之和比较，增加 20%，或者出现一个或多个新病灶。

——病变稳定（SD），介于部分缓解和疾病进展之间。

B.2.2　非靶病灶的评价

——完全缓解（CR），所有非靶病灶消失和肿瘤标志物恢复正常。

——未完全缓解 / 稳定（IR/SD），存在一个或多个非靶病灶和（或）肿瘤标志物持续高于正常值。

——病变进展（PD），出现一个或多个新病灶和（或）已有的非靶病灶明确进展。

B.2.3　最佳总疗效的评价

最佳总疗效的评价是指从治疗开始到疾病进展或复发之间所测量到的最小值。通常，病人最好疗效的分类由病灶测量和确认组成。

第二节　小肠肿瘤

一、概述

小肠肿瘤的发病率低，但近年呈现不断上升趋势。小肠恶性肿瘤少见，占胃肠道恶性肿瘤的 2%。恶性肿瘤患者的自然病程和预后取决于不同的组织学亚型，总体生存率约为 50%。小肠良性肿瘤多无症状，发病率很难确定，通常在行影像学检查、内镜检查、手术或活检时偶然发现。小肠肿瘤有 40 余种不同的组织学类型，95% 以上是腺癌、神经内分泌肿瘤、间质瘤（GIST）或淋巴瘤。因小肠肿瘤的罕见性和多样性，以及症状和体征的非特异性使其诊断非常困难（图 4-7）。

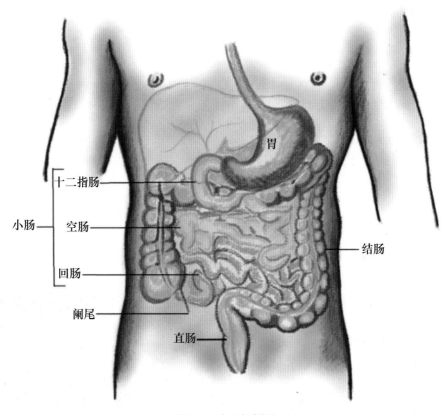

◆图 4-7　小肠解剖图

二、危险因素

病因仍未明确，但已经发现一些易感因素和基因：

1. 遗传性非息肉病性结直肠癌（hereditary non-polyposis colorectal cancer，HNPCC）　一生中患有小肠癌（通常是十二指肠癌和空肠癌）的风险是 1%。

2. 家族性腺瘤样息肉病（familial adenomatous polyposis，FAP）　FAP 也可在小肠发生腺瘤样息肉，特别是十二指肠。FAP 患者行全结肠切除术后第一大死因是壶腹周围癌，比例为 2%～5%，是一般人群壶腹周围癌发病风险的 330 倍。

3. Peutz-Jeghers 综合征　发生小肠癌和大肠癌的风险比一般人群高 15 倍。

4. 乳糜泻　难治性乳糜泻多合并淋巴瘤，其中 39% 是肠病相关 T 细胞淋巴瘤（enteropathyassociated T cell lymphoma，EATL）。主要发生于空肠。

5. 慢性炎症性肠病（特别是克罗恩病）的患者罹患小肠腺癌的风险较一般人群高出 10%～66.7%。在长期患克罗恩病的患者（＞10 年）中，克罗恩病相关性腺癌的发生率约为 2%，并且通常好发于回肠。药物和手术治疗都可以降低罹患克罗恩病相关性腺癌的风险。

6. 应用免疫抑制剂移植后，医源性及获得性免疫抑制都与淋巴瘤和肉瘤的高发病率相关。

三、临床表现

小肠恶性肿瘤临床表现多为非特异性，如消化道出血、腹痛、恶心、呕吐、消瘦、贫血等。良性肿瘤多在影像学检查或手术探查时偶然发现。大约 50% 的小肠肿瘤患者表现为肠梗阻或肠穿孔等症状，且随肿瘤增大而发生率增高。

由于每种组织学亚型的病例罕见，因此目前仍难以总结出每种亚型的特异性症状和体征。与其他恶性类型相比，腺癌更易出现疼痛和梗阻。肉瘤经常表现为急性消化道出血，而淋巴瘤则更常见肠穿孔。此外，不同亚型易发生于小肠的不同区域。腺癌主要发生于十二指肠，神经内分泌肿瘤多见于回肠，肉瘤和淋巴瘤可发生于小肠各个部位。

四、诊断

目前尚无标准的小肠肿瘤的诊断流程。下列检查项目可用于小肠肿瘤的诊断：

1. 腹部 X 线平片　腹部 X 线平片不作为诊断小肠肿瘤的常规检查项目，仅用于出现梗阻症状的患者。

2. 全消化道造影　全消化道造影适用于检查腔内和黏膜的异常形态。

3. CT 扫描　CT 扫描诊断腺癌、淋巴瘤和类癌的特异性分别为 70%~80%、58% 和 33%。除了用于检查原发肿瘤以外，CT 还可以评价病变肠外累及状况及远处转移情况，为肿瘤分期提供依据（图 4-8）。

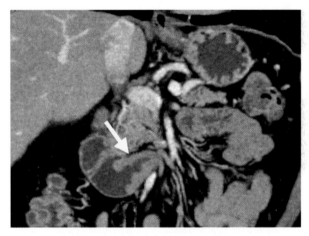

◆图 4-8　十二指肠水平部腺癌的 CT 表现
（箭头所示为冠状位重建十二指肠肠壁增厚，肠腔环周狭窄）

4. 小肠灌肠　小肠灌肠是将造影剂经鼻十二指肠管直接灌入空肠，通过 X 线透视检查来观察造影剂的移动情况来诊断小肠肿瘤，其灵敏度可接近 90%。对于 Treitz 韧带以上的小肠肿瘤，小肠灌肠可提示组织学亚型。小肠灌肠可与 CT 和 MRI 相结合使用。CT 与小肠灌肠技术结合应用对于腔外病变的诊断更有价值。

5. 小肠内镜　食管胃十二指肠镜（esophagogastroduodenoscopy，EGD）和结肠镜也是小肠肿瘤诊断流程中的一部分，可以直接对十二指肠和远端回肠进行观察，还可以进行活检来明确诊断。视频胶囊内镜（video capsule endoscopy，VCE）明显提高了小肠疾病的诊断和治疗，例如胃肠道出血、克罗恩病、息肉和小肠的恶性肿瘤。虽然 VCE 不能进行组织活检或病变的精确定位，但是其诊断灵敏度及特异性高于传统的消化道造影检查。2001 年以来，推进式双气囊小肠镜得到长足发展，可进行整个小肠的检查并对可疑病变进行活检（图 4-9）。

6. 核医学扫描 ^{68}Ga-DOTA- 奥曲肽是一种放射性生长抑素类似物，对于神经内分泌肿瘤的诊断非常有效，对于原发或转移性神经内分泌肿瘤的定位高度敏感，其灵敏度高达 90% 以上。对于小肠肿瘤合并活动性出血的患者，使用血管造影或锝（^{99m}Tc）核素扫描可能对于诊断和定位会有帮助。

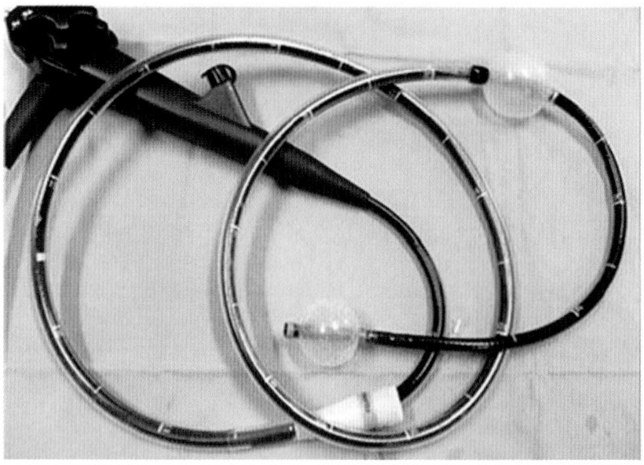

◆图 4-9　双气囊小肠镜

五、常见小肠肿瘤

（一）小肠腺癌

1. 概述　腺癌是小肠恶性肿瘤中最常见的组织学类型，常见于 60 ~ 80 岁的男性。多见于十二指肠（65%），其次是空肠（16%）和回肠（13%）。总体 5 年无病生存率约为 30%，平均生存期 20 个月。生存率与原发肿瘤部位相关，十二指肠癌的 5 年生存率为 28%，回肠癌的 5 年生存率为 38%。

2. 分期　小肠腺癌最常用的分期系统是美国癌症研究联合委员会（AJCC）的 TNM 分期系统，见表 4-6 和表 4-7。

表 4-6　AJCC 小肠腺癌的 TNM 分期

原发肿瘤（T）

T_x 原发肿瘤无法评估

T_0 无原发肿瘤证据

Tis 高度不典型增生 / 原位癌

T_1 肿瘤侵及固有层或黏膜下层

　T_{1a} 肿瘤侵及固有层

　T_{1b} 肿瘤侵及黏膜下层

T_2 肿瘤侵及肌层

T_3 肿瘤浸透肌层达浆膜下层或无腹膜覆盖的组织（肠系膜或腹膜后）没有浆膜侵犯 *

T_4 肿瘤穿透脏腹膜或直接侵及其他器官和结构（包括其他小肠、肠系膜，或壁腹膜，包括十二指肠侵犯胰腺或胆管）

* 对于 T_3 肿瘤，无腹膜覆盖的组织在空肠和回肠指部分肠系膜区，在十二指肠指无浆膜的区域及与胰腺接触部分

区域淋巴结（N）

N_x 区域淋巴结转移无法评估

N_0 无区域淋巴结转移

N_1 有 1 ~ 2 枚区域淋巴结转移

N_2 有 3 枚或以上区域淋巴结转移

远处转移（M）

M_0 无远处转移

M_1 有远处转移

表 4-7　小肠腺癌的 TNM 分期标准

分期 TNM			
0 期	Tis	N_0	M_0
I 期	$T_{1 \sim 2}$	N_0	M_0
II A 期	T_3	N_0	M_0
II B 期	T_4	N_0	M_0
III A 期	任何 T	N_1	M_0
III B 期	任何 T	N_2	M_0
IV 期	任何 T	任何 N	M_1

壶腹部的十二指肠腺癌有不同的分期系统。

3. 治疗　完整的手术切除是唯一可以治愈小肠腺癌的方法。切除受累的肠段和系膜、清扫区域淋巴结可以降低转移的风险，改善长期生存。对于十二指肠肿瘤，胰十二指肠切除术较肠段切除的生存率高。对于远端十二指肠或小肠系膜上的肿瘤，可选择肠段切除和淋巴结清扫。对于 FAP 患者，行孤立息肉病变的切除复发风险很大，应行更彻底的手术，如保留胰腺的十二指肠切除术或肠段切除术。

（二）神经内分泌肿瘤

1. 概述　神经内分泌肿瘤是起源于肠道的肽能神经元和神经内分泌细胞的异质性肿瘤，该类肿瘤罕见且生长缓慢，最常累及直肠、阑尾、回肠（通常在距回盲瓣 60cm 以内）。神经内分泌肿瘤的发病年龄为 60 ~ 65 岁，男性（52.4%）略高于女性。神经内分泌肿瘤大部分属于"惰性"肿瘤，5 年生存率可达 52%（G_3）~ 93.8%（G_1）。超过 2/3 的神经内分泌肿瘤诊断时已有区域转移。肿瘤大小和浸润深度与肿瘤扩散的风险有直接关系。超过 10mm 的肿瘤转移风险最高（73.6%），介于 6 ~ 10mm 之间的肿瘤转移率为 31.5%。小的神经内分泌肿瘤（< 6mm）的转移率也达到了 15.8%。病变穿透肠壁的神经内分泌肿瘤的转移率达到 68.4%，而局限于黏膜下层以内的神经内分泌肿瘤的转移率则为 30.8%。

类癌综合征是一系列症状的症候群，包括皮肤潮红、腹泻、喘息等，这些症状是由肿瘤分泌进入体循环中的激素所引起的。这些物质包括 30 多种多肽、生物胺和前列腺素。肝脏可以代谢其中某些物质来阻止其进入肝静脉和体循环。因此，肝转移通常被认为是类癌综合征发生发展的主要原因。大多数（80%）类癌综合征患者有小类癌。但是小类癌患者中只有 10% 存在类癌综合征。类癌综合征的症状可在饮酒、应激和某些体力活动而使右上腹压力增高时诱发。减轻类癌综合征症状的最有效治疗方式是使用长效生长抑素类似物奥曲肽。奥曲肽除了减轻和预防症状外，还可以控制肿瘤的生长。

2. 治疗　对于局限期小肠原发性神经内分泌肿瘤的治疗，需切除肠段及区域的系膜淋巴结，因为即使肿瘤较小（< 6mm）也有转移的可能性。区域期病变切除后的 5 年生存率大约为 71%，而有远处

转移病例只有 50%。对阑尾神经内分泌肿瘤，肿瘤超过 2cm 以上的患者大约有 30% 在诊断时已有远处转移，而较小的肿瘤几乎很少转移。因此，< 2cm 的阑尾神经内分泌肿瘤可行单纯阑尾切除术，而较大的肿瘤需行右半结肠切除术。麻醉诱导或术中探查肿瘤可能引起类癌危象，因此推荐术前预先使用奥曲肽。

因为神经内分泌肿瘤诊断时多数已发生转移，因此手术只在进展期治疗中起到非常有限的作用。肝脏是最常见的转移部位。如果没有左右肝多发转移、肝衰竭和广泛远处转移，应采取治愈性手术切除原发瘤和肝转移瘤。肝动脉化疗栓塞术作为一种姑息性治疗手段可用于有肝转移又无法手术切除的患者。奥曲肽可延缓转移神经内分泌肿瘤的进展。α 干扰素（IFN-α）可在 40%～50% 的病例中起作用，并使 20%～40% 的肿瘤稳定。

（三）胃肠道间质瘤

1. 概述　胃肠道间质瘤（gastrointestinal stromal tumors，GISTs）是最常见的小肠间叶肿瘤，占所有胃肠道肿瘤的 0.5%～1%。发病的高峰年龄为 50～60 岁。最常见的发病部位为空肠，其次是回肠，十二指肠最少。临床表现以腹痛、肠套叠或出血多见。

2. 恶性潜能与临床病理特点的关系　虽然只约 30%～50% 的肿瘤临床表现为恶性，但所有的 GISTs 都具有恶性潜能，并且不再分类为良性或者恶性。已切除的 GISTs 有一半在 5 年内复发。可以用一些标准来预测 GISTs 的生物学行为，并按照复发和转移的风险将其分层。

（1）肿瘤大小：肿瘤大小是 GISTs 风险分层最主要的指标。几项回顾性研究都证明所有的 GISTs 都具有恶性潜能。最大径 > 2cm 的肿瘤恶性潜能比较明显，> 5cm 的肿瘤的恶性潜能则显著增加。

（2）有丝分裂率（核分裂象）：除肿瘤大小以外，有丝分裂率在 GISTs 风险分层中的作用排第 2 位。每 50 高倍视野（high power field，HPF）有 5 个以上分裂象表明预后较差。无论肿瘤大小和位置，每 50 高倍视野有丝分裂率高于 10 则预示很高的复发和转移风险，5 年生存率约为 25%。

（3）肿瘤部位：解剖学位置是另一个影响预后的指标。小肠，特别是空/回肠的 GISTs 较之十二指肠的肿瘤恶性程度更高，其次是直肠和胃。这是独立预后因素，不依赖于肿瘤大小和分裂率。

（4）其他：其他恶性行为的组织学标准包括细胞和细胞核的异型性、黏膜侵犯、多基因突变和溃疡，但这些因素与预后无关。

3. 治疗　小肠局限期可切除的 GISTs 的主要治疗手段是完整的手术切除。整块切除肿瘤所在的肠段，切缘阴性是手术目标。因为 GISTs 组织易破碎，手术操作需轻柔，以防止肿瘤破裂、液体溢出造成播散。无需行常规淋巴结清扫术。本病常见肝脏和腹膜转移，因此手术中需仔细探查。完整切除后无需行辅助化疗和放疗。酪氨酸激酶抑制剂已用于转移性和已切除的 GISTs 的治疗。研究显示伊马替尼治疗 GISTs 患者，可以显著提高患者的无复发生存率和总体生存率；3 年总体生存率可达 97%，3 年无复发生存率为 61%。

（裴 炜 汪 毅 赵 平）

第三节 结 肠 癌

一、概述

结肠癌是胃肠道中常见的恶性肿瘤，我国以 41 ~ 65 岁人群发病率高。近 20 年来尤其是大城市，结肠癌的发病率明显上升，且有高于直肠癌的趋势。超过 50% 的患者的病因为腺瘤癌变，形态学上可见增生、腺瘤及癌变各个阶段以及相应的染色体变。随着分子生物学技术的进展，同时存在的不同的基因表达逐渐被认识，由此明确癌的发展是一个多步骤、多阶段及多基因参与的细胞遗传性疾病。

二、危险因素

结肠癌的发病原因尚未阐明。大量资料提示，导致结肠发生癌肿的因素可以归纳为两大类。

（一）环境因素

1．饮食习惯　据统计资料表明，在结肠癌高发国家或地区中，人们以高蛋白、高脂肪、低纤维素的精制食品为主。同时，结肠癌高发地区人均每日粪便重量比低发地区轻。这是因为饮食纤维中的戊糖具有很强的吸水能力，所以高纤维饮食的摄入可增加粪便的体积重量。这就使得粪便通过肠道速度加快，减少肠道中有害成分的形成及活性，缩短致癌物质与肠黏膜的接触时间。

2．慢性炎症　溃疡性结肠炎、血吸虫病使肠黏膜反复破坏和修复，从而导致癌变。

3．化学致癌物质　肠癌的发生与某些化学致癌物质有着密切的关系。除胆汁酸和胆固醇的代谢产物外，亚硝胺是导致肠癌发生的最强烈的致癌物质。咸肉、火腿、香肠、咸鱼以及熏制食品中，亚硝胺盐含量高。此外，油煎和烘焙食品也具有致癌作用。动物试验结果显示：蛋白质经过高温热解后形成的甲基芳香胺可诱发结肠癌。

（二）内在因素

1．基因突变　目前认为在结肠癌发生中甲基化过低是最早期的基因改变。结肠癌发生和进展过程中，有一些基因或特殊的基因结构发生突变。这些突变的基因包括原癌基因和抑癌基因，原癌基因的激活和抑癌基因的失活都与结肠癌的发生相关。与结肠癌发生有关的抑癌基因有 *APC*、*MCC*、*DCC*、*P53* 基因等。但确切的作用机制以及它们在肿瘤发生中的地位尚有待进一步阐明（图 4-9）。

APC基因突变　　　　　K-ras突变　　　　　DCC缺失　　　　　P53突变/缺失 nm23

正常上皮——异常上皮——腺瘤Ⅰ级——腺瘤Ⅱ级——腺瘤Ⅲ级——癌变——浸润转移

甲基化改变　　　　　　　　　　　　　　　　H-ras突变

◆图 4-9　结肠癌不同阶段基因突变机制

2. 癌前病变　癌前病变如结肠腺瘤，尤其是绒毛管状腺瘤，是结肠癌发生的重要因素。人们已经逐渐接受了结肠癌并非在结肠黏膜上突然发生病变的观点，而是经历了"正常黏膜－腺瘤－癌变"这样一种顺序发展的规律（图4-10）。

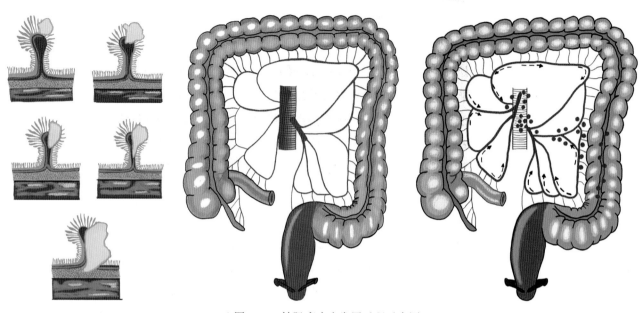

◆图4-10　结肠癌病变发展过程示意图

三、病理学

（一）好发部位

结肠癌以乙状结肠发病率最高，盲肠次之，以下依次为升结肠、肝曲、降结肠、横结肠和脾曲。

（二）病理类型

1. 早期结直肠癌　癌细胞穿透结直肠黏膜肌层浸润至黏膜下层，但未累及固有肌层，无论有无淋巴结转移，称为早期结直肠癌（pT_1）。上皮重度异型增生及不能判断浸润深度的病变称为高级别上皮内瘤变，如癌组织浸润固有膜则称黏膜内癌。建议对早期结直肠癌的黏膜下层浸润深度进行测量并分级，即SM1(黏膜下层浸润深度≤1mm)和SM_2（黏膜下层浸润深度>1mm）。

2. 进展期结直肠癌的大体类型

（1）隆起型：凡肿瘤的主体向肠腔内突出者均属本型。

（2）溃疡型：肿瘤形成深达或贯穿肌层之溃疡者均属此型。

（3）浸润型：肿瘤向肠壁各层弥漫浸润，使局部肠壁增厚，但表面常无明显溃疡或隆起。

3. 组织学类型

（1）腺癌。

（2）黏液腺癌。

（3）印戒细胞癌。

（4）鳞癌。

（5）腺鳞癌。

（6）髓样癌。

（7）未分化癌。

（8）其他。

（9）癌，不能确定类型。

4．恶性程度（Broders 分级）

Ⅰ级：2/3 以上癌细胞分化良好，属高分化，低恶性。

Ⅱ级：1/2～2/3 的癌细胞分化良好，属中分化，一般恶性。

Ⅲ级：癌细胞分化良好者不足 1/4，属低分化，高恶性。

Ⅳ级：未分化癌。

5．播散途径直接浸润、淋巴转移、血行播散、种植播散。

四、临床表现

结肠癌是一种生长缓慢的恶性肿瘤，原发肿瘤的倍增时间平均约 620 天，提示在产生临床症状前肿瘤已经经历了长时间的生长和发展。

（一）升结肠癌

隆起型病变为多见，易导致肿瘤尖端或表面缺血、坏死、破溃，出血和继发感染。临床上常表现为腹痛（70%～80% 患者出现，多为隐痛）、原因不明的贫血（Hb < 100g/L，50%～60% 患者出现）、乏力、疲劳、食欲减退、消瘦、消化不良、发热等全身症状。60%～70% 患者右侧腹部可以扪及质硬肿块。

（二）降结肠癌

浸润型病变多见，易导致肠狭窄和梗阻。临床上可表现为排便习惯改变，可出现便血、黏液血便、腹泻、便秘或腹泻与便秘交替。在癌肿浸润浆膜层时，患者会出现肠腔狭窄症状，常表现为左侧腹部或下腹部隐痛，随着肠腔狭窄的进一步发展会出现进行性便秘、排便困难、腹胀，甚至梗阻。一旦癌肿破溃感染后出血，粪便表面会带血及黏液，甚至为脓血便。

五、诊断

从出现症状至明确诊断，平均 60% 的患者需历时 6 个月以上。因为早期患者常无症状或症状极其轻微，所以易被患者和初诊医生忽视。在最初诊断结肠癌时，Ⅰ期患者仅占 15%，Ⅱ期患者占 20%～30%，Ⅲ期占 30%～40%，Ⅳ期占 20%～25%。

（一）识别并警觉早期症状

1．不明原因的贫血、乏力、消瘦、食欲减退或发热。

2．出现便血或黏液脓血便。

3．排便习惯改变，便频或排便不尽感。

4．沿结肠部位腹部隐痛不适。

5. 发现沿结肠部位有肿块。

（二）对可疑症状患者按步骤检查

1. 电子结肠镜检查　电子结肠镜检查是诊断结肠癌最主要、最有效的工具。行至回盲部的全程肠镜可以直接发现病灶，了解病灶大小、范围、形态、单发或多发，最后还可以活检明确病变性质。

2. 钡剂灌肠　钡剂灌肠是诊断结肠癌常用而有效的方法。X线上显示肠壁黏膜紊乱，黏膜纹中断，肠壁僵硬，边缘不规则，结肠袋消失。隆起型癌肿常表现为充盈缺损；溃疡型癌肿常表现为龛影。肠腔变细、狭窄，甚至钡剂通过肠腔受阻可以判断癌肿位置。但疑有肠梗阻的患者应当谨慎选择钡剂灌肠。

3. B超检查　B超检查不是结肠癌常规检查项目，仅在腹部扪及包块时，对判断包块实质性或非实质性有帮助，另外可了解患者有无复发转移，具有方便快捷的优势。

4. CT 和 MRI 检查

（1）有助于判断转移病变的大小、数目、部位、是否可以手术切除。

（2）了解癌肿对周围结构或器官有无浸润。

5. 肿瘤标志物　常用的肿瘤标志物包括癌胚抗原（CEA）和 CA19-9，当两者联合检测时灵敏度可达86.36%，特异性达 88.79%，尤其适用于术后监测，有助于早期发现复发和转移。

（三）鉴别诊断

1. 炎症性肠病　本病可以出现腹泻、黏液便、脓血便、排便次数增多、腹胀、腹痛、消瘦、贫血等症状，伴有感染者可有发热等中毒症状，与结肠癌的症状相似，结肠镜检查及活检是有效的鉴别方法。

2. 阑尾炎　回盲部癌可因局部疼痛和压痛而误诊为阑尾炎。特别是晚期回盲部癌，局部常发生坏死溃烂和感染，临床表现有体温升高，白细胞计数增多，局部压痛或触及肿块，常诊断为阑尾脓肿，需注意鉴别。

3. 肠结核　在我国较常见，好发部位在回肠末端、盲肠及升结肠。常见症状有腹痛、腹泻、便秘交替出现，部分患者可有低热、贫血、消瘦、乏力、腹部肿块，与结肠癌症状相似。但肠结核患者全身症状更加明显，如午后低热或不规则发热、盗汗、消瘦乏力，需注意鉴别。

4. 结肠息肉　主要症状为便血，有些患者还可有脓血样便，与结肠癌相似，钡剂灌肠检查可表现为充盈缺损，行结肠镜检查并取活组织送病理检查是有效的鉴别方法。

5. 血吸虫性肉芽肿　少数病例可癌变。结合血吸虫感染病史，粪便中虫卵检查，以及钡剂灌肠和纤维结肠镜检查及活检可以帮助鉴别。

6. 阿米巴肉芽肿　可有肠梗阻症状或查体扪及腹部肿块与结肠癌相似。本病患者行粪便检查时可找到阿米巴滋养体及包囊，钡剂灌肠检查常可见巨大的单边缺损或圆形切迹。

7. 淋巴瘤　好发于回肠末端和盲肠及升结肠，也可发生于降结肠及直肠。淋巴瘤与结肠癌的病史及临床表现方面相似，但由于黏膜相对比较完整，出血较少见。鉴别诊断主要依靠结肠镜下的活组织检查以明确诊断。

六、分期

根据肿瘤局部浸润扩散范围、有无区域淋巴结转移以及有无远处脏器播散三项指标来划分。

AJCC（美国癌症联合会）/UICC（国际抗癌联盟）第 8 版恶性肿瘤的 TNM 分期。

表 4-8 结肠癌 TNM 分期

分期	肿瘤情况
原发肿瘤（T）	
T_x	原发肿瘤无法评价
T_0	无原发肿瘤证据
Tis	原位癌：局限于上皮内或侵犯黏膜固有层
T_1	肿瘤侵犯黏膜下层
T_2	肿瘤侵犯固有肌层
T_3	肿瘤穿透固有肌层到达浆膜下层，或侵犯无腹膜覆盖的结直肠旁组织
T_{4a}	肿瘤穿透腹膜脏层
T_{4b}	肿瘤直接侵犯或粘连于其他器官或结构
区域淋巴结（N）	
N_x	区域淋巴结无法评价
N_0	无区域淋巴结转移
N_1	有 1～3 枚区域淋巴结转移
N_{1a}	有 1 枚区域淋巴结转移
N_{1b}	有 2～3 枚区域淋巴结转移
N_{1c}	浆膜下、肠系膜、无腹膜覆盖结肠/直肠周围组织内有肿瘤种植（TD，tumor deposit），无区域淋巴结转移
N_2	有 4 枚以上区域淋巴结转移
N_{2a}	4～6 枚区域淋巴结转移
N_{2b}	7 枚及更多区域淋巴结转移
M（远处转移）	
M_0	无远处转移
M_1	有远处转移
M_{1a}	远处转移局限于单个器官（如肝、肺、卵巢、非区域淋巴结），但没有腹膜转移
M_{1b}	远处转移分布于一个以上的器官
M_{1c}	腹膜转移有或没有其他器官转移

表 4-9 解剖分期／预后组别

期别	T	N	M
0	Tis	N_0	M_0
I	T_1	N_0	M_0
	T_2	N_0	M_0
II A	T_3	N_0	M_0

续表

期别	T	N	M
ⅡB	T_{4a}	N_0	M_0
ⅡC	T_{4b}	N_0	M_0
ⅢA	$T_{1 \sim 2}$	N_1/N_{1c}	M_0
	T_1	N_{2a}	M_0
ⅢB	$T_{3 \sim 4a}$	N_1	M_0
	$T_{2 \sim 3}$	N_{2a}	M_0
	$T_{1 \sim 2}$	N_{2b}	M_0
ⅢC	T_{4a}	N_{2a}	M_0
	$T_{3 \sim 4a}$	N_{2b}	M_0
	T_{4b}	$N_{1 \sim 2}$	M_0
ⅣA	任何 T	任何 N	M_{1a}
ⅣB	任何 T	任何 N	M_{1b}
ⅣC	任何 T	任何 N	M_{1c}

七、治疗

（一）外科治疗

1. 结肠癌手术治疗原则

（1）全面探查，由远及近。必须探查肝脏、胆囊、胃肠道、女性患者的子宫及其双附件、盆底腹膜以及相关肠系膜和主要血管淋巴结和肿瘤邻近脏器的情况。

（2）建议切除足够的肠管，清扫区域淋巴结，肿瘤整块切除（符合 CME 原则）。

（3）推荐直视下锐性分离技术。

（4）推荐由远及近的手术区域淋巴结清扫。建议先处理肿瘤滋养血管。

（5）推荐手术遵循无瘤原则。

（6）推荐切除肿瘤后更换手套并冲洗腹腔。

（7）如果开腹探查后发现失去了根治性手术切除的机会，仍应切除原发灶。

2. 早期结肠癌手术治疗

（1）息肉：如果能够完整切除息肉，内镜的治疗效果是明确的。越大的息肉，癌变的风险越高。直径＜ 1cm 的腺瘤样息肉癌变率约 1.3%；直径在 1～2cm 的息肉癌变率约 9.5%；直径＞ 2cm 的息肉，癌变率显著升高到 46%。如果肿瘤未侵及黏膜下层，仅行息肉切除术可视为治愈。

（2）$T_1N_0M_0$ 结肠癌：建议局部切除。术前内镜超声检查属 T_1 或局部切除术后病理提示 T_1，如果切除完整而且具有预后良好的组织学特征（如分化程度良好、无脉管浸润），则无论是广基还是带蒂，不推荐再行手术切除。如果具有预后不良的组织学特征，或者非完整切除，标本破碎切缘无法评价，推荐行结肠切除术加区域淋巴结清扫。直径超过 2.5cm 的绒毛状腺瘤癌变率高，推荐行结肠切除加区域淋巴结清扫。注：局部切除标本必须由手术医生展平、固定，标记方位后送病理检查。

所有患者术后均须定期行全结肠镜检查以排除存在多发腺瘤或多发肠癌。推荐术后 2 年以内，每 3 个月复查 1 次；术后 2～5 年，每半年复查 1 次；5 年以后每 1 年复查 1 次。

（3）$T_{2～4}$，$N_{0～2}$，M_0 结肠癌

1）首选的手术方式是标准的根治术：相应结肠切除 + 区域淋巴结清扫。区域淋巴结清扫必须包括肠旁，中间以及系膜根部淋巴结三站。建议标记系膜根部淋巴结并送病理学检查；如果怀疑清扫范围以外的淋巴结有转移，必须完整切除，无法切除者视为姑息切除。肿瘤侵犯周围组织器官建议联合脏器整块切除。

表 4-10　结肠癌手术范围归纳

	范围	肠管	系膜	血管	淋巴结
右半结肠癌	盲肠，升结肠，肝曲	末端回肠 10～20cm 至横结肠右半	大网膜	回结肠，右结肠，中结肠右支根部及胃结肠共干的结肠根部	区域相应血管根部淋巴结，系膜区淋巴结
横结肠癌	横结肠中部	横结肠（包括肝曲，脾曲）	横结肠系膜，大网膜，胰十二指肠前被膜	中结肠动脉，左右肠动脉升支	区域血管根部，必要时清扫胃网膜血管，幽门下淋巴结
左半结肠癌	脾曲，降结肠，乙状结肠降结肠交界	横结肠左半，降结肠，乙状结肠上 2/3	相应系膜及大网膜，左 toldt 韧带	中结肠左支，左结肠，肠系膜下动脉	区域血管根部
乙状结肠癌		10cm 上下	完整切除乙状结肠系膜	肠系膜下动脉	乙状结肠，直肠上，左结肠降支

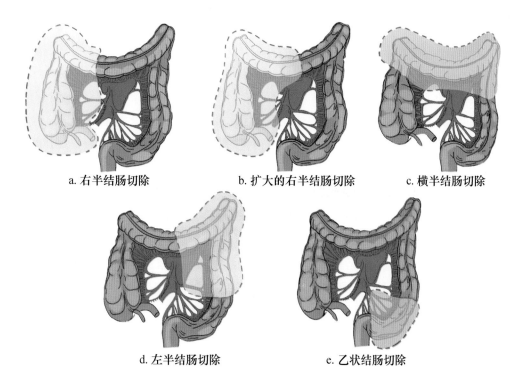

a. 右半结肠切除　　　　b. 扩大的右半结肠切除　　　　c. 横半结肠切除

d. 左半结肠切除　　　　e. 乙状结肠切除

◆图 4-11　结肠切除术的类型

2）对遗传性非息肉病性结肠癌（HNPCC）的患者，有明确的结肠癌家族史，或年轻患者（＜50岁），应考虑更广泛的结肠切除术（次全结肠切除术或全结直肠切除术）。

3）行腹腔镜辅助结肠癌根治术的条件：①有经验的外科医生实施手术；②无直肠疾病；③腹腔粘连不严重，层次结构清楚；④无局部晚期病变；⑤无急性肠梗阻或穿孔表现。

4）对于已经引起梗阻的可切除结肠癌，推荐行Ⅰ期切除后吻合，或Ⅰ期肿瘤切除近端造口远端闭合，或造瘘术后Ⅱ期切除，或支架植入术后Ⅱ期切除。如果肿瘤局部晚期不能切除或者患者不能耐受手术，建议行姑息性治疗。

（4）结肠癌（$T_xN_xM_1$）

1）肝转移：对于结肠癌肝转移的患者，患者全身情况允许的条件下，手术完全切除肝转移灶仍是目前能治愈结肠癌肝转移的最佳选择。故符合条件的患者均应在适当的时候接受手术治疗。对部分最初肝转移灶无法切除的患者应当组织多学科综合治疗协作团队（multidisciplinary team，MDT），慎重决定新辅助治疗和手术治疗，创造一切机会使之转化为可切除病灶。

肝转移外科治疗原则：①结肠癌原发灶能够或已经根治性切除，无肝外不可切除病灶；②根据肝脏解剖学基础和病灶范围肝转移灶可完全切除（R_0切除），且要求保留足够的肝脏功能，肝脏残留容积≥50%（原发灶和肝转移灶同期切除）或≥30%（原发病灶和肝转移灶分期切除）；③患者全身状况允许，无不可切除的肝外转移灶；④可切除的原发病灶和转移病灶均应根治性切除，两者可分期或同期切除；⑤切除肝转移灶是肝转移瘤的首选治疗方法，射频消融可单独应用或与手术结合，部分患者满足一定条件时可采用动脉栓塞疗法或适形放射性治疗。

可切除的结肠癌肝转移手术治疗原则：①结肠癌确诊时合并肝转移：肝转移灶小，且多位于周边或局限于半肝，肝切除量＜50%，肝门淋巴结、腹腔或其他远处转移均可手术切除时，建议结肠癌原发灶和肝转移灶同期切除；合并出血、穿孔或梗阻等急症需急诊手术，建议原发病灶和肝转移灶分期切除；②结肠癌根治术后发生肝转移：根治性手术不伴有原发病灶复发的患者，肝转移灶能完全切除且肝切除量＜70%（无肝硬化），应手术切除肝转移灶，可先行辅助治疗；③肝转移灶切除术后复发：全身状况和肝脏条件允许下，可进行二次、三次甚至多次的肝转移灶切除。

不可切除的结肠癌肝转移其他治疗原则：①射频消融：肝转移灶的最大直径＜3cm，且一次消融最多3枚；预期术后残余肝脏体积过小，建议先切除部分较大的肝转移灶，对剩余直径＜3cm的转移灶进行射频消融；②其他治疗方法：放射治疗、肝动脉灌注化疗、无水酒精瘤内注射、冷冻治疗和中医中药治疗等。

2）肺转移：外科治疗原则：①原发灶能根治性切除（R_0切除）；②有肺外可切除的病灶并不妨碍肺转移瘤的切除；③完整切除必须考虑到肿瘤范围和解剖位置，肺切除后必须能维持足够功能；④某些患者可以考虑分期切除；⑤无论肺转移瘤能否切除，均应当考虑化疗（术前化疗和／或术后辅助化疗）；⑥不可手术切除的病灶，可以消融处理（如能完全消融病灶）；⑦必要时，手术联合消融处理；⑧肺外可切除转移病灶，可同期或分期处理；⑨肺外有不可切除病灶不建议行肺转移病灶切除；⑩推荐多学科讨论后的综合治疗。

（二）结肠癌辅助治疗

1. 术前新辅助治疗　结肠癌患者合并肝转移和（或）肺转移，可切除或者潜在可切除，推荐术前化疗或化疗联合靶向药物治疗：西妥昔单抗（推荐用于携带野生型 *K-ras* 基因的患者），或联合贝伐珠单抗。

化疗方案推荐 XELOX（卡培他滨 + 奥沙利铂），或 FOLFOX（奥沙利铂 +5- 氟尿嘧啶 + 亚叶酸钙），或 FOLFIRI（伊立替康 +5- 氟尿嘧啶 + 亚叶酸钙）。建议治疗时限 2 ~ 3 个月。

2. 术后辅助治疗

（1）Ⅰ期（$T_{1-2}N_0M_0$）或者有放化疗禁忌的患者不推荐辅助治疗。

（2）Ⅱ期结肠癌的辅助治疗：首先确认有无以下高危因素：组织学分化差（Ⅲ级或Ⅳ级），T_4，血管淋巴管浸润，术前肠梗阻 / 肠穿孔，标本检出淋巴结不足（< 12 枚）。

（3）Ⅲ期结肠癌辅助治疗：Ⅲ期结肠癌患者推荐辅助化疗。化疗方案推荐 XELOX，或 FOLFOX，或 FOLFORI。建议治疗时限≤ 6 个月。

3. 晚期 / 转移性结肠癌化疗　治疗晚期或转移性结肠癌使用药物：5- 氟尿嘧啶、伊立替康、奥沙利铂、卡培他滨和靶向药物治疗，包括西妥昔单抗（推荐用于携带野生型 K-ras 基因的患者）和贝伐珠单抗。

4. 局部 / 区域化疗　术中或术后区域性缓释化疗与腹腔热灌注化疗目前不常规应用。

5. 其他治疗　晚期患者在上述常规治疗不适用的前提下，可以选择局部治疗如介入治疗、瘤体内注射、物理治疗或者中医中药治疗。

6. 最佳支持治疗　最佳支持治疗应该贯穿于患者的治疗全过程，建议多学科综合治疗。最佳支持治疗推荐涵盖以下几方面：

（1）疼痛管理：准确完善疼痛评估，综合合理治疗疼痛，推荐按照疼痛三阶梯治疗原则进行，积极预防处理镇痛药物不良反应。同时关注病因治疗。重视患者及家属疼痛教育和社会精神心理支持。加强沟通随访。

（2）营养支持：建议常规评估营养状态，给予适当的营养支持，倡导肠内营养支持。

（3）精神心理干预：建议有条件的地区由癌症心理专业医生进行心理干预和必要的精神药物干预。

7. 临床试验　临床试验有可能在现有标准治疗基础上为患者带来更多获益。鉴于目前药物治疗疗效仍存在不少局限，建议鼓励患者在自愿的前提下参加与其病情相符的临床试验。

八、预后

结肠癌的治疗效果主要与病期相关，也与病理类型、病灶部位、手术水平、辅助治疗等相关。与 20 世纪 70 年代中期相比，结肠癌的 5 年生存率有了很大的提高，5 年生存率从 51% 提高到了 65%。主要原因有两个方面：①近 40 年来结肠癌诊断水平的提高，早、晚期构成比发生了明显的变化；②从 20 世纪 80 年代末以 5- 氟尿嘧啶为基础的辅助化疗开始应用于可切除的Ⅲ期结肠癌患者，使得Ⅲ期患者死亡率降低了 30%。

1994 年 Steele 等报道美国癌症资料库的统计结果，Ⅰ、Ⅱ、Ⅲ期结肠癌患者 5 年生存率分别为 70%、63%、46%，全部Ⅰ ~ Ⅳ期结肠癌患者 5 年生存率为 50% ~ 55%。根据 2008 年美国癌症协会发布的最新数据，1996 ~ 2004 年，美国结肠癌的Ⅰ、Ⅱ期约占 40%，5 年生存率为 90%，Ⅲ期和Ⅳ期患者 5 年生存率分别为 68% 和 11%。

与发达国家相比，我国结肠癌患者早、晚期之比有相当差距。根据上海市疾病预防控制中心 2006 年发布的报告，上海市Ⅰ期结肠癌所占比例< 10%，Ⅰ期和Ⅱ期结肠癌仅占 20.88%。Ⅰ ~ Ⅳ期结肠癌患者术后

总的 5 年生存率 54.6%。TNM 分期 Ⅰ、Ⅱ、Ⅲ期患者术后 5 年生存率分别为 93.3%、82.7%、73.6%。由此可见，虽然我国一些医院Ⅰ、Ⅱ、Ⅲ期患者的治疗效果已达到国际水平，但Ⅰ~Ⅳ期全部患者的 5 年生存率由于Ⅲ期和Ⅳ期患者比例太高，因而与国际先进水平仍有一定差距。

九、随访

恶性肿瘤治疗后的随访是结肠癌治疗的重要部分，是一个具有显著延续性的过程，包括预防、诊断、治疗、随访以及之后的相应处理，各环节环环相扣、缺一不可。

目前国内主要参考 NCCN 指南进行随访，NCCN 结肠癌随访方案如下：①病史和体检：术后 2 年以内，每 3 个月复查 1 次；术后 2~5 年，每 6 个月复查 1 次；5 年以后，每 12 个月复查 1 次。②对于 T_2 或者更大的肿瘤，检测 CEA 水平，术后 2 年以内，每 3 个月复查 1 次；术后 2~5 年，每 6 个月复查 1 次；5 年以后，每 12 个月复查 1 次。③对于有复发高危因素的患者，行胸部、腹部和盆腔 CT 检查，术后 2 年以内，每 3 个月复查 1 次；术后 2~5 年，每 6 个月复查 1 次；5 年以后，每 12 个月复查 1 次。④术后 1 年内进行电子结肠镜检查，如果术前由于梗阻未行电子结肠镜检查，术后 3~6 个月内进行；若发现异常，需 1 年内复查；若发现腺瘤，则 3 年内复查 1 次，然后 5 年 1 次。⑤ PET 扫描不作为常规推荐。

具体随访手段需要因人而异，做到个体化随访监测。对于不同肿瘤类型、浸润范围、脏器侵犯、病理分期给予不同的随访重点。对于特殊患者，例如 HNPCC 和 FAP 等遗传性结直肠肿瘤，不但要随访患者本人，而且需要对直系亲属进行筛查，争取发现早期病例，给予相应的医疗干预和治疗。

同时，对于一些容易合并肠道外肿瘤的结肠癌患者，还应该接受高危部位的检查。例如，FAP 患者进行 CT 或者 MRI 检查，检测腹腔韧带样瘤的发生；进行胃镜检查或者 ERCP 等检查，探寻十二指肠肿瘤和壶腹肿瘤。HNPCC 和 Peutz-Jeghers 综合征的患者进行阴道超声和宫腔镜的检查，早期发现子宫内膜癌。

（冯 强 刘 骞 赵东兵）

第四节　直肠肛管癌

一、直肠癌

（一）概述

直肠癌是乙状结肠直肠交界处至齿状线之间的癌，是消化道常见的恶性肿瘤。结肠癌和直肠癌在肿瘤生物学行为方面非常类似，因此在讨论流行病学、病因学、筛查、病理和分期时这两种疾病常被放在一起阐述（见结肠癌章节）。

（二）临床表现

大多数直肠癌患者发病初期没有症状，但其症状发生率较结肠癌高。约 40% 患者有便血、黑粪或者大便习惯改变，直肠肿瘤大出血罕见，不明原因的小细胞性贫血在结肠癌较直肠癌更为常见。典型大便习惯改变表现为大便变细和（或）便秘，如肿瘤侵犯肛门括约肌，则可能出现大便失禁。疼痛出现的原因有里急后重、肠梗阻或者肿瘤侵犯坐骨神经、闭孔神经引起的神经性疼痛及肿瘤累及齿状线以下皮肤等。其他症状如恶心、呕吐、体重减轻和疲乏无力也可出现。

体格检查：评价一般状况、全身浅表淋巴结有无肿大。腹部视诊和触诊，检查有无肠型、肠蠕动波、腹部肿块。直肠指检：凡疑似结直肠癌者必须常规行肛门直肠指诊，了解肿瘤大小、质地、占肠壁周径的范围、基底部活动度、距肛缘的距离、肿瘤向肠外浸润状况、与周围脏器的关系等。指检时必须仔细触摸，避免漏诊；触摸轻柔，切忌挤压，观察指套是否血染。

（三）诊断

直肠癌根据病史、体检、影像学检查和内镜检查不难做出临床诊断，准确率可达95%以上。但多数病例常有不同程度的延误诊断，其中有患者对便血、大便习惯改变等症状不够重视，亦有医生警惕性不高的原因。主要辅助检查方法如下：

1. 实验室检查　新诊断为直肠癌的患者进行术前评估的目的是确定是否存在可能影响围手术期并发症和死亡率的合并症。标准的实验室评价包括血常规检测、凝血功能检测、肝脏和肾脏功能检测、空腹血糖、电解质、尿常规检测。其他实验室检查项目则依据既往史和全面系统评估。直肠癌患者在初始诊断、治疗前、评价疗效、随访时必须检测癌胚抗原（carcinoembryonic antigen，CEA）、CA19-9；建议同时检测CA242、CA72-4；有肝转移患者建议检测甲胎蛋白（alpha-fetal protein，AFP）；有卵巢转移患者建议检测CA125。

2. 影像学检查

（1）内镜检查：纤维结肠镜检查是结直肠癌最准确的诊断方法，因为它提供了一个直接可视、定位相对准确、并可获得肿瘤组织学结果的检查。第二隐匿性原发癌的发生率（同时结直肠癌）为5%～10%，多发息肉出现的概率为20%～40%，两者均可在纤维结肠镜检查中发现，息肉可以内镜下切除或术前内镜染色定位，通过手术处理。

（2）结肠钡剂灌肠检查：特别是气钡双重造影检查是诊断结直肠癌的重要手段，但疑有肠梗阻的患者应当谨慎选择。

（3）腹部B型超声：超声检查可了解患者有无复发转移，具有方便快捷的优越性。

（4）计算机断层扫描（computed tomography，CT）检查：胸/腹部/盆腔的对比增强螺旋CT扫描是直肠癌患者术前影像学检查的主要选择。盆腔CT检查的作用在于明确病变侵犯肠壁的深度，向壁外蔓延的范围，有无侵犯膀胱、前列腺或阴道后壁、子宫及盆壁等；腹部CT扫描可检查有无肝转移和腹主动脉旁淋巴结转移；胸片或胸部CT扫描除外肺转移瘤，胸部CT扫描对肺转移的检出具有较高的灵敏度。

（5）磁共振成像（magnetic resonance imaging，MRI）检查：直肠MRI可以更好地判断肿瘤向肠壁外侵犯的情况、血管侵犯、淋巴结转移、肠旁浸润和更好地预测环周切缘。推荐以下情况首选MRI检查：①直肠癌的术前分期；②结直肠癌肝转移病灶的评价；③怀疑腹膜以及肝被膜下病灶。

（6）经直肠腔内超声（endorectal ultrasonography，ERUS）：推荐直肠腔内超声或内镜超声检查为中低位直肠癌诊断及分期的常规检查。ERUS能够对直肠壁的5层结构进行360°扫描，能够准确地判断肿瘤侵犯深度（T）和肠周附近淋巴结受累（N）的情况。肿瘤侵犯至黏膜下层（第一条低回声线）为uT_1，肿瘤侵入但未超过固有肌层（第二条低回声线）为uT_2，肿瘤穿透进入邻近周围脂肪（第三条高回声线）为uT_3，侵入邻近器官为uT_4。总体来说，超声对T分期判断的准确率为67%～95%，对于N分期判断的准确率为 67% ~ 88%。在早期直肠癌（T_1 或 T_2）分期中其准确率高达 94%，为早期直肠癌术前分期的不二之选。ERUS 的不足之处包括：准确率与超声医生水平有关（分期过高占 5%，分期不足占 10%）；需要行肠道准备；对患者体位要求苛刻及患者的耐受性差；肿瘤较大可能会限制探头通过，从而不能对肿瘤进行准确评价。

（7）正电子发射计算机断层扫描（positron emission computed tomography，PET-CT）：不推荐 PET-CT 为常规检查，但对于常规检查无法明确的转移复发病灶可作为有效的辅助检查。

（8）排泄性尿路造影：不推荐术前常规检查，仅适用于肿瘤较大可能侵及尿路的患者。

（9）术中超声检查：术中超声被认为是检测结肠癌肝转移最敏感和特异的影像学方法。术中超声发现肝转移灶的敏感性远高于外科医生视诊和触诊，特别是对于深部的肿瘤。腹腔镜超声与开腹术中超声的用途一致，由于无法到达肝脏的某些区域，腹腔镜超声的敏感性略低于开腹术中超声，但腹腔镜超声检查具有微创的优势。术中超声特别适用于那些高度怀疑肝或腹膜转移灶无法切除的患者，或者是将要接受其他微创治疗的患者，例如对已知的肝转移灶行肿瘤消融治疗。

（四）分期

直肠癌的解剖学发展程度（分期）是预测直肠癌患者预后生存的最主要手段，也是合理处理患者的依据。美国癌症联合委员会（American Joint Committee on Cancer，AJCC）和国际抗癌联盟（Union for International Cancer Control，UICC）采用肿瘤、淋巴结、转移分期体系（TNM）作为结直肠癌分期的国际标准（表 4-11，表 4-12）。

表 4-11　AJCC/UICC 直肠癌 TNM 分期系统（2016 年第 8 版）

原发肿瘤（primary tumor，T）	
T_x	原发肿瘤无法评价
T_0	无原发肿瘤证据
Tis	原位癌，黏膜内癌（累及固有层或黏膜肌层）
T_1	肿瘤侵犯黏膜下层
T_2	肿瘤侵犯固有肌层
T_3	肿瘤穿透固有肌层到达浆膜下层，或侵犯无腹膜覆盖的结直肠旁组织
T_{4a}	肿瘤穿透腹膜脏层
T_{4b}	肿瘤直接侵犯或粘连于其他器官或结构
区域淋巴结（regional lymph nodes，N）	
N_x	区域淋巴结无法评价
N_0	无区域淋巴结转移
N_1	有 1 ~ 3 枚区域淋巴结转移
N_{1a}	有 1 枚区域淋巴结转移
N_{1b}	有 2 ~ 3 枚区域淋巴结转移

区域淋巴结（regional lymph nodes，N）

N_{1c}	浆膜下、肠系膜、无腹膜覆盖结肠 / 直肠周围组织内有肿瘤种植（tumor deposit，TD），无区域淋巴结转移
N_2	有 4 枚以上区域淋巴结转移
N_{2a}	4~6 枚区域淋巴结转移
N_{2b}	7 枚及更多区域淋巴结转移

远处转移（distant metastasis，M）

M_0	无远处转移。
M_1	有远处转移
M_{1a}	远处转移局限于单个器官或部位（如肝、肺、卵巢、非区域淋巴结），但不伴腹膜转移
M_{1b}	远处转移分布于一个以上的器官 / 部位，但不伴腹膜转移
M_{1c}	腹膜转移伴或不伴其他器官 / 部位转移

表 4-12　直肠癌 TNM 分期标准及预后

期别	T	N	M	Dukes	MAC	5 年生存率
0	Tis	N_0	M_0	—	—	
I	T_1	N_0	M_0	A	A	93.2
	T_2	N_0	M_0	A	B1	
II A	T_3	N_0	M_0	B	B2	84.7
II B	T_{4a}	N_0	M_0	B	B2	72.2
II C	T_{4b}	N_0	M_0	B	B3	
III A	$T_{1~2}$	N_1/N_{1c}	M_0	C	C1	83.4
	T_1	N_{2a}	M_0	C	C1	
III B	$T_{3~4a}$	N_1/N_{1c}	M_0	C	C2	64.1
	$T_{2~3}$	N_{2a}	M_0	C	C1/C2	
	$T_{1~2}$	N_{2b}	M_0	C	C1	
III C	T_{4a}	N_{2a}	M_0	C	C2	44.3
	$T_{3~4a}$	N_{2b}	M_0	C	C2	
	T_{4b}	$N_{1~2}$	M_0	C	C3	
IV A	任何 T	任何 N	M_{1a}	–	–	8.1
IV B	任何 T	任何 N	M_{1b}	–	–	
IV C	任何 T	任何 N	M_{1c}	–	–	

需要特别说明的是：

（1）cTNM 是临床分期，pTNM 是病理分期；前缀 y 用于接受新辅助（术前）治疗后的肿瘤分期（如 ypTNM），病理学完全缓解的患者分期为 $ypT_0N_0cM_0$，可能类似于 0 期或 1 期。前缀 r 用于经治疗获得一段无瘤间期后复发的患者（rTNM）。

Dukes B 期包括预后较好（$T_3N_0M_0$）和预后较差（$T_4N_0M_0$）两类患者，Dukes C 期也同样（任何 TN_1M_0 和任何 TN_2M_0）。MAC 是改良 Astler-Coller 分期。

（2）Tis 包括肿瘤细胞局限于腺体基底膜（上皮内）或黏膜固有层（黏膜内），未穿过黏膜肌层到达黏膜下层。

（3）T_4 的直接侵犯包括穿透浆膜侵犯其他肠段，并得到镜下诊断的证实（如盲肠癌侵犯乙状结肠），或者位于腹膜后或腹膜下肠管的肿瘤，穿破肠壁固有基层后直接侵犯其他脏器或结构，例如降结肠后壁的肿瘤侵犯左肾或侧腹壁，或者中下段直肠癌侵犯前列腺、精囊腺、宫颈或阴道。

（4）肿瘤肉眼上与其他器官或结构粘连则分期为 cT_{4b}。但是若显微镜下该粘连处未见肿瘤存在则分期为 pT_3。V 和 L 亚分期用于表明是否存在血管和淋巴管浸润，而 PN 则用以表示神经浸润（可以是部位特异性的）。

（5）肿瘤种植（卫星播撒）是宏观或微观不连续的散落在远离原发肿瘤部位、结直肠周围淋巴引流区域脂肪组织内的癌症结节，且组织学证据不支持残余淋巴结或可辨认的血管或神经结构。如果苏木精－伊红、弹力或其他染色可辨认出血管壁，应归类为静脉侵犯（$V_{1/2}$）或淋巴管侵犯（L_1）。同样，如果可辨认出神经结构，病变应列为神经周围侵犯（Pn1）。肿瘤种植的存在不会改变的原发肿瘤 T 分层，但改变了淋巴结（N）的分层，如果有肿瘤种植，所有区域淋巴结病理检查是阴性的则认为 N_{1c}。

（五）治疗

1. 外科治疗

（1）外科解剖：直肠位于盆腔的后部，平骶岬处上接乙状结肠，沿骶、尾骨前面下行，穿过盆膈转向后下，至尾骨平面与肛管相连，形成约 90° 的弯曲。直肠长度为 12~15cm，解剖学上分为上段直肠和下段直肠，以腹膜返折为界。上段直肠的前面和两侧有腹膜覆盖，前面的腹膜返折形成直肠膀胱凹陷或直肠子宫凹陷。下段直肠全部位于腹膜外，男性直肠下段的前方借 Denonvilliers 筋膜与膀胱底、前列腺、精囊及输精管壶腹相邻；女性直肠下段借 Denonvilliers 筋膜与阴道后壁相邻。腹膜返折至肛缘距离在男性为 7~9cm，女性为 5~7cm。从外科治疗的角度，临床上将直肠癌分为低位直肠癌（距离齿状线 5cm 以内）；中位直肠癌（距离齿状线 5~10cm）；高位直肠癌（距齿状线 10cm 以上）。这种分类对直肠癌根治手术方式和多学科综合治疗的选择有重要的参考价值。

直肠系膜：直肠系膜指的是在中下段直肠的后方和两侧包裹直肠、厚 1.5~2.0cm 的半圈结缔组织，内含动脉、静脉、淋巴组织及大量脂肪组织，上自第 3 骶椎前方，下达盆膈。

（2）直肠癌外科治疗原则：手术切除仍然是直肠癌的主要治疗方法，术前同步放化疗可在一定程度上提高手术疗效，降低局部复发率。同结肠癌相比，直肠癌的治疗有着很多特殊之处。由于直肠所处的盆腔范围狭小，缺少浆膜，距骨盆其他结构很近，还有环周切缘，因此直肠癌很容易发生局部区域侵犯。鉴于这个原因，临床上提出了各种外科技术和放化疗方案，用以应对不同分期、位置、大小和侵犯周围脏器的直肠癌。直肠癌的治愈性治疗需要多学科综合治疗，包括新辅助或辅助放化疗和肿瘤的根治性切除术。

2. 外科手术原则

（1）肿瘤切除边界：大部分的直肠及其系膜位于腹膜外，并被包绕于盆腔的骨性结构中。由于范围狭窄，因此直肠与很多重要的结构相邻，导致肿瘤可以向多方向生长，因此，直肠癌根治术不仅要保障近端切缘＞5cm，远端切缘＞2cm，还要保障完全切除环周和直肠系膜切缘。环周切缘（circumferentialresection margin，CRM）是腹膜后或腹膜外直肠切除肠管外软组织的边缘。对结直肠癌没有完全腹膜覆盖的肠段（升结肠、降结肠、直肠上段）或没有腹膜覆盖的肠段（直肠），CRM指手术时分别在腹膜后或腹膜下方切缘。直肠癌环周切缘是预测局部复发风险和预后最重要的指标，常规上环周切缘（CRM）阳性现在被定义为切缘距离肿瘤＜2 mm。有数据表明，当切缘距离肿瘤小于1~2 mm时局部复发的风险也随之增加。与此相反，切缘距离肿瘤超过2mm时复发风险非常低，可以被定义为切缘阴性。

（2）全直肠系膜切除（total mesorectal excision，TME）：原则是保证系膜完整性，在直视下与骶前脏层和壁层间隙内锐性分离直肠及系膜组织至肿瘤下缘下5cm或肛提肌水平，将直肠、直肠固有筋膜内的系膜组织及直肠前方Denonvilliers筋膜完整切除（图4-12）。TME手术在直视下锐性分离，有助于辨认和保护盆腔自主神经，有效地减少了术后排尿功能和性功能障碍的发生率。TME手术现已被公认为直肠癌手术必须遵守的原则，成为中、下段直肠癌根治术的金标准。对于上段直肠癌，远处系膜切除长度应达到5cm。

（3）保留盆腔自主神经：合理保留盆腔自主神经是现代直肠癌根治术的一个重要原则。直肠癌术后排尿功能障碍发生率为8%~54%，男性患者勃起障碍发

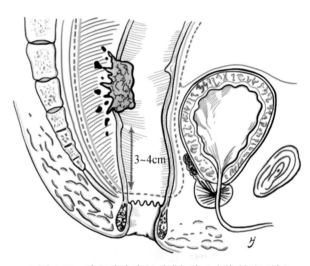

◆图4-12 直肠癌全直肠系膜切除（虚线所示区域）

生率为25%~47%，射精障碍发生率为25%~88%，其原因是盆腔自主神经术中受到损伤。盆腔内脏神经（副交感）损伤引起排尿困难与勃起障碍，骶前神经丛、腹下神经（交感）损伤则是主要引起射精障碍。在排尿和性功能方面，副交感神经的作用更为重要。

术中容易损伤相关神经的步骤包括：①清扫肠系膜下动脉根部淋巴结时，易损伤腹主动脉丛；②分离直肠后壁时，易损伤骶前神经丛、腹下神经；③分离直肠侧韧带或行侧方淋巴结清扫时，易损伤盆神经丛、盆内脏神经；④分离直肠前外侧壁时，易损伤泌尿生殖神经束。

3. 直肠癌手术的腹腔探查处理原则

（1）全面探查，由远及近。必须探查记录肝脏、胃肠道、子宫及附件、盆底腹膜及相关肠系膜和主要血管淋巴结和肿瘤邻近脏器的情况。

（2）建议切除足够的肠管，清扫区域淋巴结，整块切除。

（3）推荐锐性分离技术。

（4）推荐由远及近的手术清扫。建议先处理肿瘤滋养血管。

（5）推荐手术遵循无瘤原则。

（6）推荐切除肿瘤后更换手套并冲洗腹腔。

（7）如果患者无出血、梗阻、穿孔症状，且已失去根治性手术机会，则无需行原发灶姑息性切除术。

4. 分期治疗

（1）早期直肠癌（$T_1N_0M_0$）的治疗：早期直肠癌（$T_1N_0M_0$）的治疗处理原则同早期结肠癌。早期直肠癌（$T_1N_0M_0$）如经肛门切除必须满足如下要求：①侵犯肠周径＜30%；②肿瘤大小＜3cm；③切缘阴性（距离肿瘤＞3mm）；④活动，不固定；⑤距肛缘8cm以内；⑥仅适用于T_1肿瘤；⑦内镜下切除的息肉，伴癌浸润，或病理学不确定；⑧无血管淋巴管浸润（LVI）或神经浸润；⑨高－中分化；⑩治疗前影像学检查无淋巴结肿大的证据；⑪不符合上述标准应行直肠癌根治术。注意：局部切除标本必须由手术医生展平、固定，标记方位后送病理检查。

（2）进展期直肠癌（$T_{2\sim4}$，$N_{0\sim2}$，M_0）的治疗：必须争取根治性手术治疗。中上段直肠癌推荐行低位前切除术；低位直肠癌推荐行腹会阴联合切除术或慎重选择保肛手术。中下段直肠癌必须遵循直肠癌全系膜切除术原则，尽可能锐性游离直肠系膜，连同肿瘤远侧系膜整块切除。肠壁远切缘距离肿瘤≥2cm，直肠系膜远切缘距离肿瘤≥5cm或切除全直肠系膜。在根治肿瘤的前提下，尽可能保持肛门括约肌功能、排尿和性功能。

治疗原则如下：

1）切除原发肿瘤，保证足够切缘，远切缘至少距肿瘤远端2~5cm。下段直肠癌（距离肛门＜5cm）远切缘距肿瘤1~2cm者，建议术中冰冻病理检查证实切缘阴性。

2）切除引流区域淋巴脂肪组织。

3）尽可能保留盆腔自主神经。

4）新辅助放化疗后5~12周可以考虑手术。

5）肿瘤侵犯周围组织器官者争取联合脏器切除。

6）合并肠梗阻的直肠新生物，临床高度怀疑恶性，而无病理诊断，不涉及保肛问题，并可耐受手术的患者，建议剖腹探查。

7）对于已经引起肠梗阻的可切除直肠癌，推荐行Ⅰ期切除吻合，或Hartmann手术，或造瘘术后Ⅱ期切除，或支架植入解除梗阻后Ⅱ期切除。Ⅰ期切除吻合前推荐行术中肠道灌洗。如估计吻合口瘘的风险较高，建议行Hartmann手术或Ⅰ期切除吻合及预防性肠造口。

8）如果肿瘤局部晚期不能切除或临床上不能耐受手术，推荐给予姑息性治疗，包括选用放射治疗来处理不可控制的出血、支架植入来处理肠梗阻以及支持治疗。

5. 手术方式

（1）前切除术（anterior resection，AR）：曾称为Dixon手术。切除范围包括乙状结肠下部、近侧直肠、癌灶及远侧5cm肠管和系膜组织（低位全直肠癌远侧至少2cm肠管及全部系膜），清扫肠系膜下动脉根部和周围淋巴结。上段直肠癌切除后，吻合口位于腹膜返折以上，称为高位吻合，而对于中下段直肠癌行低位前切除术（low anterior resection，LAR），吻合口位于腹膜返折以下，称为低位吻合；吻合口位于肛管直肠环以上不足2cm者称为超低位吻合。若吻合口在肛管直肠环以下，则可称为经腹结肠肛管吻合。J形结肠贮袋或结肠成形适用于距肛缘 4cm 以下的吻合口或结肠肛管吻合，近期内可以改善排便功能，减少排便次数（图 4-13）。

适应证和禁忌证：一般来讲，AR 或 LAR 适用于距肛缘 6cm 以上的直肠癌。通过盆底游离技巧的改进，也可对距肛缘 4～6cm 的直肠癌行经腹结肠肛管吻合术，但必须保证切缘干净。外括约肌、肛提肌受侵，或肛门功能不良为禁忌证。

（2）经腹会阴联合切除术（abdominoperineal resection，APR）：曾称为 Miles 术。切除范围包括乙状结肠下部及其系膜、直肠及全部系膜、肛提肌、坐骨直肠窝内脂肪组织、肛管和肛门周围 3cm 范围以上皮肤，清扫肠系膜下动脉根部和周围淋巴结，于左下腹壁做永久结肠造口。

适应证：适用于距肛缘 4cm 以下或者外括约肌受侵或已有肛门功能障碍的低位直肠癌。

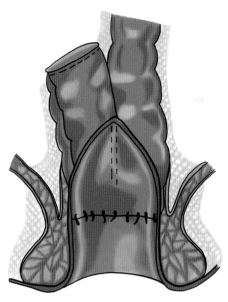

◆图 4-13　J 形结肠贮袋与直肠肛管吻合

6. 处理结直肠癌肝转移的国际通用分类：①同时性肝转移：指结直肠癌确诊时发现的或结直肠癌原发灶根治性切除术后 6 个月内发生的肝转移；②异时性肝转移：指结直肠癌根治术 6 个月后发生的肝转移。

结直肠癌肝转移的诊断：

（1）结直肠癌确诊时肝转移的诊断：对已确诊结直肠癌的患者，应当进行肝脏超声和（或）增强 CT 影像检查，对于怀疑肝转移的患者加行血清 AFP 和肝脏 MRI 检查，PET-CT 检查不作为常规推荐，可在病情需要时酌情应用。肝转移灶的经皮针刺活检仅限于病情需要时应用。结直肠癌手术中必须常规探查肝脏以进一步排除肝转移的可能，对可疑的肝脏结节可行术中活检。

（2）结直肠癌原发灶根治术后肝转移的诊断：结直肠癌根治术后的患者应当定期随访肝脏超声或（和）增强 CT 扫描，怀疑肝转移的患者应当加行肝脏 MRI 检查，PET-CT 扫描不作为常规推荐。

（3）直肠癌肝转移的治疗同结肠癌章节所述。

7. 结直肠癌手术并发症

（1）结直肠癌切除术后肠梗阻：是最常见的并发症之一。大多数情况下，一定程度的肠梗阻是正常的生理反应，但是临床表现存在差异，大部分呈良性自限性过程。无证据证实常规使用鼻胃管（nasogastric tube，NGT）能防止长期性肠梗阻，早期进食和不使用 NGT 是外科快速康复计划的重要组成部分，同时避免阿片类镇痛药物和补液过量等方法可缩短术后排气和住院时间。对于患者持续性呕吐、术后数天仍然不能耐受经口进食的长期肠梗阻，应当积极处理，首先要排除粘连性或机械性肠梗阻，腹盆 CT 扫描为最好的检查方法，口服或者静脉注射对比剂；其次，要禁食并放置 NGT，全肠外营养支持治疗。

（2）吻合口瘘：为严重并发症，报道死亡率 6%～18%。临床上有症状的吻合口瘘发生率为 4%～5%。中位诊断时间为术后 7 天。吻合口瘘的患者远期肛门功能差，并且增加永久性造口的风险。吻合口瘘的临床表现多种多样，从严重的败血症和弥漫性腹膜炎到严重的肠梗阻或心律失常，例如心房颤动等。早期诊断吻合口瘘至关重要，多数患者经保守治疗能够治愈，但一些患者需要行造口术。

（3）伤口感染：是结肠切除术后常见的并发症，切口感染发生率为5%~10%。伤口感染的危险因素可能是患者方面的，或者与手术技巧和范围有关。患者因素包括肥胖、吸烟、糖尿病和免疫抑制。手术操作困难和粪便污染同样增加感染风险。在麻醉诱导时常规使用单剂量广谱抗生素可降低感染发生率。通常术后5天左右切口感染症状明显，切口红肿，伴或不伴全身败血症症状。如果有蜂窝织炎的证据，必须静脉给予抗生素。在某些情况，可能需要拆除数根缝线，从而引流皮下积液。这类切口通常可以采取每天换药，二期愈合。如果有更广泛的切口裂开、大量分泌物，可能采用负压真空吸引更合适，这样能更加有效地引流切口分泌物，促进愈合。如果考虑肌肉腱鞘不完整，需要避免使用真空负压装置，因为有可能形成肠外瘘。

8. 新辅助治疗　术前放疗或术前同步放化疗比术后辅助治疗更有优势，包括肿瘤增敏、降低全身毒性反应、可能降低肿瘤分期、缩小肿瘤体积和避免吻合口照射等。术前短程放疗在欧洲应用比较广泛，但在美国仅选择性地应用于部分患者。欧洲短程放疗方案是：总剂量25Gy，分5次进行，1周内完成，最后1次放疗结束后1周内手术。

在美国，直肠癌新辅助治疗的标准方案为长疗程的放化疗方案，包括化疗（5-氟尿嘧啶、四氢叶酸、卡培他滨）联合放疗（总剂量45~50.4Gy，每次1.8~2.0Gy，共25或28次），然后在5~12周进行手术。

9. 辅助治疗　无论最后病理分期如何，所有接受新辅助治疗的Ⅱ、Ⅲ期患者术后均应接受6个月的辅助化疗。方案包括XELOX、FOLFOX方案或卡培他滨单药化疗。

根据肿瘤位置和分期的不同确定治疗方案，见表4-13和表4-14。

表4-13　Ⅰ期直肠癌的治疗【肿瘤仅限于肠壁内（$T_{1/2}$）不伴淋巴结转移（N_0）】

位置	分期	治疗方案
高位直肠	T_1 或 T_2	低位前切除（LAR）
		经肛门内镜显微手术（TEM）
中位直肠	T_1	低位前切除（LAR）
		经肛门内镜显微手术（TEM）
		局部切除
	T_2	低位前切除（LAR）
		局部切除/TEM+辅助放化疗
		术前新辅助放化疗+局部切除/TEM
低位直肠	T_1	腹会阴联合切除术（APR）
		经肛门内镜显微手术（TEM）
		局部切除
	T_2	腹会阴联合切除术（APR）
		局部切除+辅助放化疗
		术前新辅助放化疗+局部切除

表 4-14 Ⅱ期直肠癌的治疗【侵犯系膜脂肪（T₃）不伴淋巴结转移（N₀）】
和Ⅲ期直肠癌的治疗【任何 T，有淋巴结转移（N₁）】

位置	治疗方案
高位直肠	先辅助放化疗联合 LAR，随后进行辅助化疗
	LAR 联合辅助放化疗
中位直肠	新辅助放化疗联合 LAR，随后进行辅助化疗
	LAR 联合辅助放化疗
低位直肠	新辅助放化疗联合超低位前切除联合低位结直肠吻合或肛管吻合，然后进行辅助化疗
	新辅助放化疗联合腹会阴联合切除术，然后进行辅助化疗
	腹会阴联合切除术联合辅助放化疗

（六）随访

1. 所有结直肠癌患者在术前或者围手术期应该行肠镜检查，记录肿瘤和腺瘤。术后 1 年应当行肠镜检查，3 年后再次行肠镜检查，随后每 3 年检查 1 次，除非发现新的腺瘤性息肉，或者从遗传学角度来讲患者为快速发展浸润性癌的高危患者。如果在诊断时没有行全结肠检查，肠镜应在术后 6 个月进行，检查有无同时性肿瘤，切除所有的息肉。

2. 术后前 2 年，每 3~6 个月访问结直肠肿瘤医生，以后每 6 个月 1 次，直到第 5 年。

3. 对于 T₂ 或以上的患者，术后前 2 年，每 3~6 个月检测 CEA，以后每 6 个月 1 次，直到第 5 年。

4. 术后 3~5 年内，应当每年行胸 / 腹 / 盆腔 CT 扫描。

5. 常规 PET 扫描在结肠癌监测中的作用尚未得到证实。但是当 CT 有疑问时，PET-CT 是有益的辅助手段。

二、肛管鳞癌

（一）概述

绝大多数肛管癌和肛门边缘癌都是鳞状细胞起源，肛门癌、肛管癌及肛门直肠部癌少见，在美国，仅占每年胃肠道肿瘤确诊病例数的 1.9%，在国内尚无准确发病率。

（二）危险因素

发生肛门癌最严重的危险因素是人乳头瘤状病毒（human papillomavirus，HPV）持续感染。HPV 是肛门生殖器疣、子宫颈癌的病因，在超过 80% 的肛门鳞癌标本中可检测到 HPV-16 亚型。其他肛门癌的危险因素包括宫颈癌、外阴癌及阴道癌、器官移植后的免疫抑制状态、人免疫缺陷病毒、肛交、性传播疾病、局部慢性炎症（长期存在的肛瘘）、既往骨盆放疗史、高龄、吸烟等。

（三）临床表现

肛门癌的典型表现为出血（> 50%）、疼痛（30%）、肿块（30%）、大便变细或排便困难、肛门黏液性分泌物、肛门瘙痒、少数表现为腹股沟淋巴结肿大。大便失禁或者经久不愈的肛瘘很少出现，初诊时发生率约 5%。10%~20% 的患者可发生盆腔外转移，主要有肝、肺以及盆腔外淋巴结转移。

（四）治疗

1. **外科解剖**　美国结肠和直肠外科医生协会界定的肛门部解剖标准为：肛管上界位于肛门外括约肌和耻骨直肠肌上缘（肛门直肠环），下缘至肛缘水平（肛门或者肛门口）。肛管长度约为4cm，包括齿状线位，即使臀部回缩，也不能看见其中的肿瘤、肛门边缘或者肛门周围区域，是指肛门口半径5cm的区域，肿瘤发生后很容易发现或进行检查。

在组织学上，肛管有一个重要的黏膜过渡，从腺上皮过渡到肛门鳞状上皮，位于距肛门口约2cm的肛管内，即齿状线位置。肛门口为远端肛管的鳞状上皮和长有毛发的肛门周围皮肤腺上皮的黏膜皮肤连接。

齿状线以上肛门向上的淋巴引流经由直肠上淋巴系统汇入肠系膜下淋巴结，向两侧引流入髂内淋巴结。齿状线下方的肿瘤主要引流至腹股沟淋巴结，有时引流至直肠上及直肠下淋巴系统。

2. **治疗原则**　对于怀疑肛管或肛门边缘癌的患者，应进行全面的阴道及肛门检查，包括直肠指检、肛门镜检查、腹股沟淋巴结触诊以及病变活检。肛门癌及肛门边缘癌只能通过组织学活检证实。肛管癌及大的肛门边缘癌应行切取活检，病变较小的肛门边缘癌可以整块切除，切缘至少5mm。肛管癌或肛门边缘癌均应行放化疗，除分化好的 I 期（$T_1N_0M_0$）肛门边缘癌的首选治疗为行距肿瘤5mm局部切除。如果切缘阳性，再次手术切除直到切缘阴性。

（五）预后

肿瘤 < 2cm 的5年生存率为80%，而 > 5cm 的5年生存率约50%，出现淋巴结转移的患者5年生存率为 10%～40%。

（六）随访

随诊于治疗结束后8～12周进行直肠指检，随后5年内每3～6个月进行1次直肠指检检查、肛门镜检查和腹股沟淋巴结触诊。放疗后6个月之内活组织检查阳性定义为肿瘤残留，而6个月之后诊断的定义为复发。如果癌灶残留无进展，需每4周随访1次，以明确是否出现缓解。放化疗后，约40%的肛门癌患者会出现局部病灶残留或者复发，主要同初期的 T 分期和 N 分期直接相关。活检证实局部癌灶残留的肛门癌和肛门边缘癌患者应行补救性经腹会阴联合切除术或 APR 后行 5- 氟尿嘧啶 / 顺铂化疗。补救性 APR 后5年生存率为 39%～64%。

（梁建伟　毕建军　周志祥）

第五节　胰　腺　癌

一、概述

胰腺癌是一种较常见的消化系统的恶性肿瘤，近年来发病率有增高的趋势。根据2016年中国肿瘤年报统计，2013年全国肿瘤登记地区胰腺癌发病率6.95/10万，在中国肿瘤发病率排行榜上位居第11位。但胰腺癌的死亡率却排在第7位，同期死亡率为6.28/10万。死亡率 / 发病率高达90%。在我国，不同地区、不同性别、不同年龄胰腺癌的发病率存在明显差异。我国60岁以上人群胰腺癌发病约占全部发病人群的

70%。我国东北和华东地区的标化死亡率高于华北、华中、西南和华南地区，城市发病率 8.41/10 万，农村发病率仅 5.54/10 万，男性发病率高于女性，男女之比为 1.18∶1。

胰腺癌按解剖部位分为胰头癌、胰体癌、胰尾癌以及全胰癌。按照病理分型，80%～90% 的胰腺癌为导管腺癌，少见黏液性囊腺癌和腺泡细胞癌。由于胰腺特殊的解剖部位及本身生物学特性，80% 以上胰腺癌被发现时即为晚期，失去了根治性手术切除的机会，预后较差。胰腺癌 5 年生存率仅为 5%～15%。

二、危险因素

胰腺癌的发病与环境因素和遗传因素相关。吸烟是胰腺癌的危险因素之一。研究显示，吸烟者发病率是非吸烟者的两倍，而且胰腺癌发病率随着吸烟的时间和强度而递增。另外，慢性胰腺炎也是胰腺癌重要的危险因素。研究表明，慢性胰腺炎患者比普通人患胰腺癌的概率高 20 倍，这可能是慢性炎症与致肿瘤发生的基因突变间存在着相关性。此外，也有研究提出糖尿病和胰腺癌也有正相关性。值得一提的是，高脂肪低纤维素饮食一度被认为是罹患胰腺癌的风险因素。但是近期一项多达 125 000 人的大样板研究中未能获得证实。

胰腺癌有较强的遗传背景，10% 的胰腺癌患者有家族遗传史。研究提示，有一级亲属患胰腺癌的人相对危险度是普通人群的 32 倍。有胰腺癌家族遗传背景的人群需要在正规医学中心定期进行筛查。

胰腺癌其他可能的危险因素还包括胃手术史、胆囊切除史和原发性硬化性胆管炎等。

三、病理学

1. 导管腺癌 导管腺癌占胰腺癌的 80%～90%。主要由不同分化程度的导管样结构的腺体构成，伴有丰富的纤维间质。高分化导管腺癌主要由分化较好的导管样结构构成，内衬高柱状上皮细胞，有的为黏液样上皮，有的具有丰富的嗜酸性胞质。此癌性腺管有时与慢性胰腺炎残留和增生的导管很难鉴别。中分化者由不同分化程度的导管样结构组成，有的与高分化腺癌相似，有的可出现实性癌巢。低分化者则仅见少许不规则腺腔样结构，大部分为实性癌巢，细胞异型性很大，可从未分化小细胞到瘤巨细胞，甚至多核瘤巨细胞，有时可见到梭形细胞；在有腺腔样分化的区域，可有少量黏液，肿瘤的间质含有丰富的 I 和 IV 型胶原。

2. 特殊类型的导管起源的癌

（1）多形性癌：亦称巨细胞癌，可能为导管癌的一种亚型，由形状各异的单核或多核瘤巨细胞，甚至梭形细胞构成，有时可类似于破骨细胞的巨细胞或绒癌样细胞。瘤细胞排列成实性巢状或呈肉瘤样排列。

（2）腺鳞癌：偶见于胰腺，可能为胰管上皮鳞化恶变的结果。肿瘤含有腺癌和鳞癌两种成分，纯粹的鳞癌在胰腺相当罕见。

（3）黏液癌：切面可呈胶冻状，与结肠的胶样癌非常相似。光镜下，肿瘤含有大量黏液，可形成黏液池，细胞可悬浮其中或散在于黏液池的边缘。

（4）黏液表皮样癌和印戒细胞癌：在胰腺中偶可见到。

（5）纤毛细胞癌：形态与一般导管癌相同，其特点是部分细胞有纤毛。

3. 腺泡细胞癌　腺泡细胞癌仅占胰腺癌的 1%，肿瘤细胞呈多角形、圆形或矮柱形。核圆，常位于基底部。瘤细胞排列成腺泡状或条索状，胞质呈强嗜酸性的颗粒状。电镜和免疫组织化学均显示瘤细胞的腺泡细胞特征，如丰富的粗面内质网和酶原颗粒。

4. 小腺体癌　小腺体癌为少见类型的胰腺癌，较多见于胰头部。光镜下，肿瘤由很多小腺体结构及实性癌巢组成，其间有纤细的纤维间隔。细胞可呈立方形或柱状，核较为一致，常见小灶性坏死，在小腺体的腔缘可见少量黏液。近来研究提示，此型胰腺癌可能为腺泡细胞和内分泌细胞复合性肿瘤。

5. 大嗜酸性颗粒细胞性癌　大嗜酸性颗粒细胞性癌为一种罕见的胰腺癌，其肿瘤细胞具有丰富的嗜酸性颗粒性胞质，核圆形或卵圆形，排列成小巢状，其间有纤维间隔分隔。电镜下可见瘤细胞胞质内充满肥大的线粒体。

6. 小细胞癌　胰腺的小细胞癌形态上与肺小细胞癌相似，约占胰腺癌的 1%～3%，由均质的小圆细胞或燕麦样细胞构成，胞质很少，核分裂很多，常有出血坏死，神经元特异性烯醇化酶（NSE）免疫组化染色阳性，胰腺小细胞癌预后很差。

四、临床表现

胰腺癌的最常见症状是梗阻性黄疸，通常是由胰头部肿物压迫胆管引起的。其他重要的症状包括：皮肤瘙痒、陶土样粪便和尿色加深。体征主要有皮肤巩膜黄染、肝大、可触及的胆囊（Courvoisier 征）和由瘙痒导致的皮肤剥脱。患者也可表现为上腹部隐痛，而由于肿瘤侵犯腹膜后神经丛导致的背部疼痛是疾病进展的典型体征。其他体征还有：体重下降、厌食、乏力和身体不适。20% 的胰腺癌患者为 1～2 年内新发的糖尿病患者。另外，有 5% 的急性胰腺炎是胰腺癌阻塞胰管所引发，因此对于原因不明的老年急性胰腺炎要警惕胰腺肿物阻塞胰管所致。

由胃流出道梗阻引起的恶心呕吐常提示疾病为局部晚期。疾病晚期的其他一些体征包括：恶病质、可触及转移结节，如左锁骨上淋巴结肿大、肝脏结节、脐周结节以及直肠指诊探及的盆腔结节。

五、诊断

1. 症状和体征　胰腺癌的诊断，尤其是早期诊断十分困难。下列首发症状及体征应该予以重视：

（1）老年、有吸烟史、体重指数超标可视为胰腺癌的高危因素。

（2）多数胰腺癌患者缺乏特异性症状，最初表现仅为上腹部不适、隐痛。上述症状常较模糊，易于与其他消化系统疾病混淆。患者出现腰背部疼痛可归因为肿瘤侵犯腹膜后神经丛，此症状提示胰腺癌已经进入晚期。

（3）80%～90% 的患者早期常伴有乏力和进行性消瘦。

（4）1～2 年内的新发糖尿病。

（5）黄疸为胰头癌患者的常见体征，表现为全身皮肤巩膜黄染；尿色加深；粪便呈陶土色；全身皮肤瘙痒。

（6）晚期患者腹部触诊可扪及肿物。

2．辅助检查

（1）生化学指标及血清肿瘤学标志物：胰腺癌伴有胆道梗阻者常用的生化学指标异常是直接胆红素和碱性磷酸酶升高。另外，由于维生素 K 吸收减少可导致凝血酶原时间延长。大约 75% 的胰腺癌患者可检测到 CA19-9 升高；大约 5% 患者由于 Lewis 抗原阴性血型结构不表达 CA19-9，因此，检测不出来 CA19-9 水平的异常。CA19-9 升高的人群中大约 10% 为良性的胰腺或肝胆疾病。

（2）影像学检查：上腹部疼痛或黄疸的患者应行腹部 B 超声检查。胰腺癌典型的超声表现为低回声肿物。同时 B 超还可以显示胰腺周围淋巴结肿大、肝脏转移灶和肝内外胆管的扩张。腹部 B 超声检查的准确度受一些因素的影响，包括操作人员的技术和经验、患者身体状态的变化和肠内气体伪影。大约 60%～70% 的胰腺癌患者可经 B 超声检查发现肿物。

多排螺旋 CT 使用口服水及静脉注射造影剂做对比呈现的动静脉相在胰腺癌的诊断及有无远处转移中起重要作用。肿物包绕门静脉或肠系膜上静脉以及肿物侵及肠系膜上动脉、腹腔干或肝动脉可以提示肿物难以切除。另外，肿物侵犯大血管半周以上的多为不可切除。

其他的 CT 征象包括：瘤体侵犯腹腔干前外侧的腹腔神经丛、主胰管或胆管扩张或二者均扩张（双管征）、淋巴结受侵时表现为淋巴结肿大。此外，CT 检查可以发现肝脏转移灶。腹腔转移可以间接通过腹水或大网膜肿块予以提示。

（3）超声内镜检查：超声内镜主要用于以下几个方面：胰腺癌的分期、为手术决策提供细胞学诊断的证据以及指导放化疗。超声内镜诊断胰腺癌的敏感性为 88.8%，特异性为 100%，阳性预测值 100%、阴性预测值 99%，准确率达 99.1%。超声内镜检查准确性也受操作者技术和经验的影响，超声内镜检查常常会过高估计血管受侵的程度。超声内镜在发现 2～3mm 的微小病灶及辨别肿物和邻近血管（门静脉、肠系膜动静脉）的关系方面具有优势。对于 CT 或 MRI 没有特异性发现的患者，如胰管扩张或胰头增大，超声内镜可以提供一些有价值的诊断信息。通过超声内镜还可以向腹腔神经丛注射乙醇达到镇痛的目的。

（4）腹腔镜技术：腹腔镜技术可用于胰腺癌的诊断、分期和治疗。10%～40% 的患者通过腹腔镜探查可以发现腹腔的转移灶。腹腔镜超声不仅可以提高胰腺癌分期的准确性，还有助于降低患者的病死率。目前腹腔镜技术不仅可以施行胰腺的切除手术，还可以完成姑息性的治疗，如施行胆囊空肠吻合手术、胃空肠吻合手术以及腹腔神经丛松解术等。

（5）病理细胞学检查

1）胰液脱落细胞学检查：由于 90% 以上的胰腺癌来源于胰腺导管上皮，癌细胞脱落可随胰液排出，所以可以通过检测胰液中脱落细胞进行诊断。传统的胰液细胞学检查是通过十二指肠镜获取胰液，此方法假阳性率较高。在内镜下逆行插管至胰管内，通过内镜下逆行胰胆管造影术（endoscopic retrograde cholangiopancreatography，ERCP）收集胰液进行脱落细胞检查，阳性率为 33%～75%。采用细胞刷刷取胰管可提高检查的阳性率与诊断的准确率，对于胰头癌和胰体癌的诊断尤为显著。另外，通过静脉注射胰泌素刺激胰液分泌，术中置管收集胰液可以发现隐匿性胰腺癌，甚至可以发现胰腺原位癌。

2）活检组织学检查：穿刺细胞学（FNA）在临床的应用始于 20 世纪 70 年代初，用于胰腺癌术前及术中诊断，在开腹前或肿块切除前获得明确的病理诊断。FNA 可在手术前经皮穿刺或手术中直接穿刺，也可在内镜辅助下吸取胰液检查。目前经皮穿刺大部分在超声或 CT 引导下进行。总体诊断准确率为 80%，特异性为 100%。

六、分期

美国癌症联合委员会（AJCC）的胰腺癌分期可参见表 4-15。尽管在术前可以通过分期来决定治疗方式，但是真正的分期常常要依据手术切除后的病理检查。为得出准确的分期结果，手术标本至少要包含 10 个区域淋巴结。除了肿瘤大小、淋巴结情况和远处转移情况，其他影响生存率的因素还有：侵犯周围神经、侵犯血管或淋巴管、组织学分型、DNA 表达和基因修饰。

表 4-15　AJCC 胰腺癌 TNM 分期系统（第 8 版）

分期肿瘤情况

原发肿瘤（T）

T_x：原发肿瘤无法评估

T_0：无原发肿瘤

Tis：原位癌

T_1：肿瘤最大直径 ≤ 2cm

　T_{1a}：肿瘤最大直径 ≤ 0.5cm

　T_{1b}：肿瘤最大直径 > 0.5cm 且 < 1.0cm

　T_{1c}：肿瘤最大直径 ≥ 1cm 且 ≤ 2cm

T_2：肿瘤最大直径 > 2cm 且 ≤ 4cm

T_3：肿瘤最大直径 > 4cm

T_4：肿瘤不论大小，侵犯腹腔干、肠系膜上动脉，和（或）肝总动脉

区域淋巴结（N）

N_x：淋巴结转移无法评估

N_0：无区域淋巴结转移

N_1：1~3 枚区域淋巴结转移

N_2：4 枚及以上区域淋巴结转移

远处转移（M）

M_0：无远处转移

M_1：有远处转移

　Ⅰ A：$T_1 N_0 M_0$

　Ⅰ B：$T_2 N_0 M_0$

　Ⅱ A：$T_3 N_0 M_0$

　Ⅱ B：$T_1 \sim T_3 N_1 M_0$

　Ⅲ：任何 $T N_2 M_0$

　　T_4 任何 $N M_0$

　Ⅳ：任何 T 任何 N

$M_1 T_0$：无原发肿瘤证据

七、治疗

1. 外科解剖学　胰腺属于腹膜后器官，位于胃大弯后部的小网膜囊内。解剖学上通常将其分为头、颈、体、尾四部分。

胰头位于十二指肠内侧，它的前面是横结肠，后面是下腔静脉、右肾动脉及双侧肾静脉。胰颈直接位于肝门静脉前方，肠系膜上静脉在其后方与脾静脉汇成肝门静脉。胰体位于脾动静脉前方。胰尾位于左肾前方脾门内的一小段结构。胰腺的后部缺乏腹膜包裹，使胰腺的淋巴管暴露于后腹膜。

胰腺的血供来自腹腔干和肠系膜上动脉的分支，胰头血供来自由胃十二指肠动脉和肠系膜上动脉组成的动脉：胃十二指肠动脉是肝总动脉的第一分支，发出胰十二指肠上动脉，后者分出前后分支。胰十二指肠下动脉是肠系膜上动脉的首个分支，同样分出前后分支。这四支动脉形成动脉弓供应胰头及十二指肠降部和水平部。胰体尾的血供来自脾动脉的分支。肠系膜上动脉分出胰下动脉沿胰体尾的下缘分布。脾动脉和胰下动脉相伴行，并由胰外、胰背、胰横动脉连接。胰腺的各静脉在同名动脉前方与其伴行。

胰的淋巴引流十分丰富并且广泛分布于整个器官。胰腺淋巴管主要引流到五组淋巴结：上组沿胰腺上缘和腹腔干分布，引流胰头上半部分淋巴管。前组汇入幽门前后淋巴结。下组沿胰头体的下缘分布，汇入肠系膜上和主动脉旁淋巴结。胰腺十二指肠后淋巴结引流远端胆总管和壶腹部淋巴汇入右侧主动脉旁淋巴结。脾组沿脾血管引流胰尾部淋巴汇入腹腔干肠系膜间淋巴结。见图4-14。

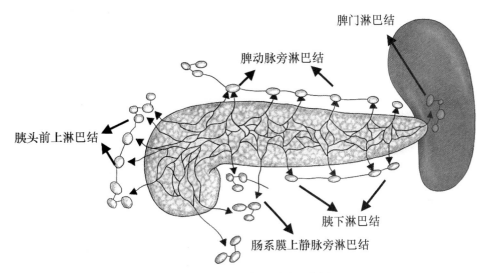

◆图4-14　胰腺淋巴引流示意图

2. 外科治疗

（1）术式选择：手术切除仍是目前胰腺癌治疗的首选方案。

手术方法：切除方式的选择主要依赖于肿瘤的解剖位置以及与周围血管的关系。

大多数胰腺癌发生在胰头部，需要行胰十二指肠切除术（Whipple手术）。胰体尾的病变常行远端胰腺切除术，有时行中部胰腺切除术。

手术的第一步是探查有无远处转移，需要检查肝脏、腹膜表面和大网膜有无种植性转移。可疑的病变需要送冰冻切片。腹腔干的主动脉旁淋巴结若发现转移则提示为远处转移，不适宜手术切除。

门静脉或肠系膜上静脉受侵曾被认为是手术的禁忌证，然而，在一些手术量较大的临床中心为达到R0切除而行门静脉或肠系膜上静脉切除术可以降低病死率。

（2）胰十二指肠切除术：胰十二指肠切除术是指包括胃窦部、十二指肠、胆总管下段、胆囊、近端空肠与胰头部的整块切除，并行消化道重建手术。适用于胰头部恶性肿瘤及壶腹部肿瘤，亦适用于无法局部切除的胰头部良性肿瘤及神经内分泌肿瘤。

因大多数胰头癌患者伴有黄疸、贫血、营养障碍，而且肝功能多有异常。故术前准备非常重要，必须尽快予以纠正，以降低术后感染、休克、出血以及多脏器功能衰竭的发生。

手术切口可选择腹部正中切口、右侧经腹直肌切口及屋顶样切口。开腹后仔细探查腹膜有无种植转移，盆腔、肝脏、大网膜及腹膜后有无转移灶，探查肠系膜血管根部判断肿瘤能否行根治性切除。只有能做到 R_0 切除，才可继续行切除手术。

1）手术步骤：打开胃结肠韧带进入小网膜囊。向右分离胃结肠韧带，将结肠肝曲向左下方牵拉。在结肠肝曲与十二指肠之间的无血管区内仔细分离，继续使用 Kocher 手法分离十二指肠降部及水平段，直至下腔静脉左侧，分离过程需注意防止损伤右肾静脉。分离后可见胃结肠干，顺其可找到肠系膜上静脉。沿静脉前壁使用手指或大止血钳探查分离其与胰头后方间隙，直接探至胰腺上缘。

在胃体中部切断胃，进一步显露胰体部。

顺行切除胆囊，在胆囊管汇入胆总管上方横断胆总管，注意勿损伤右肝动脉及门静脉。以无损伤钳暂时夹闭近端胆管。沿肝总动脉表面清扫淋巴结，显露胃十二指肠动脉，将其自起始部切断，继续向上显露并切断胃右动脉。

在胰颈部肠系膜上血管左侧切断胰腺。切断前应在胰腺上下两端各缝合 1 针以止血。切断胰腺，注意尽量解剖出胰管。

距离 Treiz 韧带 10cm 处切断空肠，然后切开 Treiz 韧带并游离十二指肠横部后，将十二指肠横部连同空肠近端一并在肠系膜上动静脉桥下拉至血管右侧。

随即进行胰腺钩突部的分离，将自肠系膜上血管分出的细小分支一一予以结扎切断，将切下的标本移出手术野。

重建吻合：按胰肠、胆肠、胃肠吻合顺序的 Child 法或胆肠、胰肠、胃肠的 Whipple 法重建消化道。胰肠吻合可选用套入吻合法、黏膜吻合法等，视术者的熟练程度酌情选择。见图 4-15。

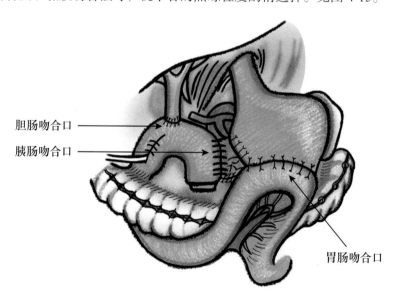

胆肠吻合口

胰肠吻合口

胃肠吻合口

◆图 4-15　胰十二指肠切除术后胆道及胃肠重建示意图

2）未解决的临床问题：胰十二指肠切除术是提高Ⅰ、Ⅱ期胰头癌治疗效果的最可靠方法。但是扩大的胰头癌根治术的切除范围，以及根治范围的扩大是否能提高远期生存率的问题尚未达成共识。

（3）远端胰腺切除术：远端胰腺切除术是治疗胰腺体尾部肿瘤的手术方法，适用于胰腺体尾部肿瘤。通常在肠系膜上静脉-门静脉干的左侧切断胰腺，也可根据肿瘤位置酌情而定。

通常选择左上腹经腹直肌切口或正中切口，首先对腹腔进行探查，确定有无腹水及肝脏、盆腔等远处转移，检查有无横结肠系膜浸润。胰腺癌患者应一并行脾脏切除。切开胃结肠韧带及胃脾韧带，切断全部胃短血管，向上牵开胃后壁，向下牵开横结肠，显露胰腺体尾部。找到脾动脉，清扫周围淋巴结并于根部予以结扎。可采用逆行或顺行切除胰体尾及脾脏。逆行切除时首先切断脾肾韧带，向内下牵拉脾脏。在左肾静脉和左肾上腺水平将标本从侧腹膜剥离。如果切断位置靠近中线，则可能需要切断肠系膜下静脉。使用闭合器闭合胰腺及脾静脉。如果采用顺行切除法，则首先在胰腺上下缘切开胰腺背膜。分离胰腺背侧，于脾静脉后方分离一个间隙。将闭合器插入胰腺及脾静脉后方，一并切断。将胰尾侧提起，继续向左分离直至将标本完整切除。

胰体尾癌应常规行淋巴结清扫，清扫范围包括肝总动脉、胃左动脉、腹腔干、肠系膜上静脉旁淋巴结。

（4）术前胆道减压：胰头癌所致的阻塞性黄疸并不需要常规减黄。对出现黄疸时间较短、全身情况尚好、凝血功能和肾功能等基本正常者，可不减黄而行一期胰十二指肠切除术。但若全身状态差、胆红素高于 342μmol/L、粪胆原阴性、黄疸出现时间超过 2 周且越来越重，并有先兆肾功用不全者应考虑减黄。减黄方法有胆囊造瘘术、经皮经肝穿刺胆管引流术（PTCD）、经十二指肠镜安置鼻-胆引流管或胆肠引流管。

（5）胰腺癌的内科治疗和综合治疗：胰腺癌的内科治疗以及包括内科在内的多学科综合治疗正在努力提高胰腺癌的疗效。最近二三十年，治疗胰腺癌的新型药物不断用于临床，从氟尿嘧啶（FU）到吉西他滨；以及靶向药物埃罗替尼（erlotinib）和贝伐珠单抗（bevacizumab）等药物的出现增加了胰腺癌治疗的选择和多种方案应用的机会。

新型药物用于早期胰腺癌患者的术前化疗和晚期患者的同步放化疗，已经取得了令人鼓舞的结果。目前胰腺癌内科治疗达成的共识包括：①辅助化疗：应当成为胰腺癌的基本治疗方案；②靶向治疗：已显现出其临床获益，术后较长期地应用，可能有助于病情的巩固，从而提高治愈的概率；③不可切除的局部胰腺癌患者在接受放化疗后，有一部分患者可以行根治性手术，从而提高手术切除率，可以延长患者的生存时间。

（6）姑息性治疗：多数胰腺癌患者在发现时已经进入晚期。因此姑息性治疗常常是治疗的主要选择。姑息性治疗的目的包括：减轻症状、改善机体功能状态、提高生存质量、延长生命时限。

手术治疗（开腹或腹腔镜）和内镜治疗可以缓解由胰腺癌压迫导致的梗阻性黄疸、胃流出道梗阻引起的症状。70% 的胰腺癌患者伴有梗阻性黄疸，如果不治疗，则会导致进行性肝功能障碍、厌食及皮下胆盐沉积造成的严重皮肤瘙痒。

对于已有远处转移的胰腺癌患者，内镜下胆道减压同手术引流相比可以降低病死率和缩短住院时间。对于预期生存时间超过 6 个月的患者应予以金属支架，而对于预期生存期不足 6 个月的患者使用塑料支架为宜。内镜下支架置入的主要并发症有胆囊炎、十二指肠穿孔、括约肌切开术后出血和 ERCP 术后引起的胰腺炎。

20% 的胰腺癌患者伴有胃流出道梗阻。预防性胃肠吻合的效果仍有争议，施行预防性旁路可以降低病死率，改善姑息性治疗的预后。解除十二指肠梗阻的主要方式包括腹腔镜下胃空肠吻合和内镜下金属肠道支架置入。

疼痛的最佳治疗方案为长效麻醉剂加对乙酰氨基酚，但如果止痛剂量过高导致功能性损伤或昏睡时，就应该选择 CT 或超声内镜引导下腹腔干神经丛注射乙醇。

八、特殊类型胰腺肿瘤的诊断与治疗

近年来随着影像学技术的进步，越来越多的胰腺囊性肿瘤被发现。这些囊性病变包括肿瘤性和非肿瘤性，而肿瘤性病变包括良性、恶性前期和恶性的。

临床最常见的是浆液性囊腺瘤（SCA）、黏液性囊性肿瘤（MCN）和导管内乳头状黏液性肿瘤（IPMN），其他少见的有孤立性假乳头状瘤、囊性内分泌瘤、导管腺瘤伴囊性变、淋巴上皮囊肿和腺泡细胞囊腺瘤，均没有占到所有囊肿的 10%。表 4-16 列出了四类最常见的囊肿和导管内乳头状黏液性肿瘤的主要特征进行鉴别。

表 4-16　常见的囊肿和管内乳头状黏液性肿瘤的特征

	SCA	MCN	IPMN	实性假乳头状瘤
发生率	33% ~ 39%	10% ~ 45%	21% ~ 33%	＜ 10%
好发年龄	61 ~ 70 岁	41 ~ 50 岁	51 ~ 70 岁	21 ~ 40 岁
性别	女＞男	女＞男	相等	以女性为主
位置	不确定	体/尾	头	体/尾
胰腺炎病史	无	无	有	无
与胰管交通	无	无	有	无
胰管的 CT 表现	正常	正常	扩张	正常
病灶的 CT 表现	微囊（＜2cm）纤维化的中心瘢痕	大囊（＞2cm）周围蛋壳样钙化	微囊或大囊	实性成分伴囊性化
恶性潜能	极少恶变	10% ~ 15% 原位病变 8% ~ 30% 侵袭性病变	5% ~ 20% 原位病变 10% ~ 40% 侵袭性病变	10% ~ 15%
治疗	观察	切除	观察/切除	切除

SCA：浆液性囊腺瘤；MCN：黏液性囊性肿瘤；IPMN：管内乳头状黏液瘤

1. 浆液性囊腺瘤（SCA）　SCA 是一类病因不清、体积较小、伴微小囊性腺瘤的胰腺肿瘤，极少为恶性。影像学上常表现为蜂窝样多发囊肿，尽管 CT 有时候也可以表现为实体瘤或单发囊肿。大约 20% 的 SCA 在 CT 检查时可见有中心性、卫星瘢痕的典型表现，因此这类肿瘤常容易与黏液性囊腺瘤相混淆。超声内镜在诊断 SCA 上有重要作用，细针穿刺引流物具有较高的诊断特异性。由于 SCA 极少为恶性病变，因此以保守治疗为主。有症状的囊肿可以选择手术切除，无症状病变应选择每 1 ~ 2 年 CT 随诊。有学者认为体积较大的病变（如＞4cm）由于其生长较快应手术切除，但缺乏随机对照研究的数据支持。如果影像学或细胞学都无法同其他囊性病变加以辨别的肿物应予以手术切除。

2. 黏液性囊性肿瘤（MCN）　MCN 是一类体积较大、多为多腔（极少单腔）的囊性肿瘤，组织学上由细长的黏液分泌细胞构成乳头状结构，病变常位于胰腺体尾部。它好发于青年女性，组织学上特征性表现为卵巢样间质，同其他肿瘤相比多无特殊症状，但是当明确诊断后，往往表现为腹痛、饥饿感、恶心、呕吐等。MCN 分为囊腺瘤、交界性肿瘤和囊腺癌，囊腺癌中大约 20% 为原位癌。MCN 的诊断基于观察到肿物对囊壁的侵犯，疾病早期在影像学上常容易与 IPMN 混淆，磁共振胰胆管成像（magnetic resonance cholangiopancreatography，MRCP）或 ERCP 上表现为同胰管缺乏交通，如果出现腔壁小结节则常提示恶性病变。超声内镜不仅在区分此类肿瘤上有一定价值，吸取液较 SCA 更为稀释，癌胚抗原（carcino-embryonic antigen，CEA）水平较高。由于 MCN 有恶变可能，应该积极手术切除。切缘阴性（R_0）的囊腺瘤预后极佳，5 年生存率在 50% ~ 75% 之间。

3. 导管内乳头状黏液性肿瘤（IPMN） IPMN 依据病理学特征如发育异常和核异质性分为良性、交界性和恶性。胰管扩张是 IPMN 的典型表现。这类肿物来源于胰管，可以同时或分别发生在主胰管、分支胰管中，依据胰管的扩张情况分为以下四类：①弥漫性主胰管扩张；②节段性主胰管扩张；③侧支胰管扩张；④多发局灶囊肿伴胰管交通支。主胰管 IPMN 发生恶性变的概率最高。对于无手术禁忌证的患者目前推荐手术切除所有 > 6mm 的主胰管 IPMN。弥漫性主胰管扩张常发生在胰头部，需要行胰十二指肠切除术，而节段性主胰管扩张则常发生于胰腺体尾部。弥漫性主胰管扩张和多发局灶囊肿均可涉及整个胰腺，需要行全胰腺切除。肿物大小也是预测良恶性的重要指标，> 3cm 的囊肿恶性度较高。恶性表现或者囊液提示恶性变，手术切除是最好的办法。IPMN 中的恶性病变预后比导管腺癌好，术中冰冻切片常用来帮助决定切缘，并且可以作为复发的预测指标。

4. 实性假乳头状瘤 实性假乳头状瘤是一种少见的胰腺肿瘤，又名 Frantz 肿瘤。多发于青年女性，好发于胰腺体尾部。这类肿瘤常由于其体积较大而出现临床症状，往往恶性度不高，即使是恶性或者转移性疾病也有较好的预后。主要采取手术切除治疗。

5. 假性囊肿 所有胰腺囊性肿瘤在影像学上必须与胰腺假性囊肿鉴别。大多数炎性假性囊肿患者都有胰腺炎病史、酗酒或复杂性胆道病史。胰腺炎导致的胰管梗阻虽然也能引起胰腺囊性肿瘤，但其发生概率远远低于假性囊肿。假性囊肿的囊液淀粉酶持续升高，血液肿瘤标志物如 CEA 降低。此外，假性囊肿多表现为体积较大、没有分隔的单个囊腔，这些特征可与 MCN 和 SCN 相鉴别。可以通过 MRCP 和超声内镜检查判断囊壁厚度及引流物来予以鉴别。

（白晓枫　赵东兵　赵　平）

第六节　肝　　癌

一、原发性肝癌

（一）概述

肝癌分为原发性肝癌和转移性肝癌。原发性肝癌为起源于肝脏组织的恶性肿瘤，转移性肝癌为全身多个器官起源的恶性肿瘤侵犯至肝脏。原发性肝癌包括肝细胞肝癌（hepatocellular carcinoma，HCC）、肝内胆管细胞癌（intrahepatic cholangiocarcinoma，ICC）和 HCC-ICC 混合型等不同类型，其中 HCC 最常见，占到了原发性肝癌的 90% 以上。本节以下内容中肝癌特指 HCC。肝癌的全球发病率呈逐年上升趋势，每年新发病例超过 70 万例，居恶性肿瘤第五位。世界范围内肝癌高发于东亚、东南亚、东非、中非和南非等，英国、美国（阿拉斯加除外）、加拿大、澳大利亚、北欧地区等则为肝癌低发区。我国是肝癌高发国，发病率和死亡率均居世界首位。我国肝癌发病率在所有恶性肿瘤中列第三位；死亡率在所有肿瘤相关死亡率中列第二位，每年有近 40 万人死于肝癌，约占全世界肝癌死亡人数的 55%。

近 20 年来肝癌的治疗效果无明显进步。但是早期肝癌的疗效优于中晚期肝癌。除了手术、放疗、介入等常规治疗外，肝癌的治疗还包括射频消融、瘤内无水酒精注射、聚焦超声热疗等局部治疗手段，这些新的治疗方法使部分患者获益。另外，分子靶向治疗也已经应用于晚期肝癌，为改善肝癌的预后带来一线曙光，但是目前其疗效仍有待进一步提高，方案也尚需优化。

（二）危险因素

肝癌的主要病因有以下几方面：病毒性肝炎、化学致癌物、饮用水污染、烟酒，以及遗传因素等。其中慢性乙型肝炎病毒（hepatitis Bvirus，HBV）感染是亚洲（除日本）和非洲肝癌发生的主要危险因素；慢性丙型肝炎病毒（hepatitis C virus，HCV）感染以及烟酒是西方国家和日本肝癌发生的主要危险因素。

预防肝炎病毒感染和经有效抗病毒治疗阻断或延缓疾病进展是肝癌最有效的预防措施。乙肝疫苗的接种能够有效预防 HBV 感染。对于已知的 HBV 感染者，应根据其 HBV DNA 水平、ALT 水平、是否已进展为肝硬化等指标给予抗病毒治疗。经母婴垂直传播的 HBV 感染者在 40 岁左右会达到 HCC 高发期，对于这部分患者，更应加强监测和抗病毒治疗。目前，尚无有效的丙肝疫苗，但是 HCV 感染已有有效的抗病毒治疗，治愈率接近 100%，因此所有 HCV 感染者均应接受抗病毒治疗，以预防疾病进展至肝硬化和肝癌。戒酒则是预防酒精性肝硬化、肝癌发生最有效的手段。避免食用霉变食品和改善饮食饮水卫生在肝癌预防中也能起到积极作用。

（三）病理学

原发性肝癌按病理组织学类型可分为 HCC、ICC 和混合型肝癌。HCC 最为常见，占原发性肝癌 90%。我国 HCC 患者中 85%~90% 合并肝硬化背景，其中多数为乙型肝炎相关肝硬化。日本及西方国家 HCC 患者则多合并有 HCV 感染后肝硬化和酒精性肝硬化。HCC 又再可分为：梁索型、腺样型、实体型、硬化型、纤维板层型。纤维板层型肝癌好发于青年，多无肝硬化背景，预后较好。ICC 占原发性肝癌 5%，多无肝硬化或病毒性肝炎背景。

我国肝癌病理协作组将 HCC 大体分型分为四类：①块状型；②结节型；③小癌型；④弥漫型。组织学分型根据分化程度从高到低将 HCC 分为 Ⅰ、Ⅱ、Ⅲ级和Ⅳ级。

早期肝癌或小肝癌（≤3cm）的病理特点：常为单个结节，多无血管侵犯，常有包膜，细胞分化较好，癌栓发生率较低，二倍体较多。

（四）临床表现

肝癌起病隐匿，早期多无症状和体征；有症状的早期患者临床表现主要来自于肝炎和其肝硬化背景。因此出现临床表现时，肝癌已多处在中、晚期。

1. 症状　早期肝癌多无症状，中、晚期肝癌症状多但无特异性。右上腹疼痛或不适多为肝癌的首发症状，多位于剑突下或右肋部，呈间歇性或持续性钝痛或刺痛，若肿瘤位于肝右叶近膈顶部，疼痛常可放射至右肩或右背部。其他症状还有纳差、腹胀、乏力、消瘦、腹部肿块、发热、黄疸、下肢水肿等，但这些多属中、晚期症状；有时还可出现腹泻，出血倾向等，少部分左肝外叶肿瘤压迫贲门引起进食梗噎症状。有时远处转移为首发症状。

2. 体征　最常见的体征为进行性肝脾肿大。其他还有上腹肿块、黄疸、腹水、下肢水肿、肝掌、蜘蛛痣、腹壁静脉曲张等常见肝硬化表现。若肝癌破裂，可引起急腹症、失血性休克体征。门静脉瘤栓、肝癌浸润可以引起顽固性或癌性腹水。

3. 副肿瘤综合征　副肿瘤综合征是指由于癌组织本身产生或分泌影响机体代谢的异位激素或生理活性物质而引起的一组特殊症候群。最常见为红细胞增多症、低血糖症。发生率较低，机制尚不明确。可能原因是肿瘤细胞分泌促红细胞生成素和胰岛素样活性物质，以及肝脏对其代谢、灭活减低等有关。其他副肿瘤综合征还表现为高钙血症、男性乳房发育、高纤维蛋白原血症、高胆固醇血症、血小板增多症、高血压、高血糖症等。

4. 转移的表现　HCC多通过血道转移，其次为淋巴道，亦有直接蔓延、浸润或种植。血道转移中以肝内转移最为常见，肝外转移常见部位依次为：肺、骨、肾上腺、横膈、腹膜、胃、肾、脑、脾以及纵隔。淋巴转移首先见于肝门淋巴结，有时可见左锁骨上淋巴结。ICC常以淋巴道转移居多。肝癌还可直接侵犯邻近脏器如膈、肾上腺、结肠、胃、网膜等。

5. 并发症　由肿瘤本身因素或肝硬化原因所引起。上消化道出血为肝癌最常见并发症，可由门静脉或肝静脉瘤栓加重门静脉高压致食管胃底静脉曲张破裂出血，也可由应激下胃黏膜糜烂溃疡所导致。肝癌破裂出血常因肿瘤生长迅速，肿瘤坏死或挤压外伤所致；常引起休克，大部分无手术机会，短期内死亡。肝性脑病为终末期表现，多由肿瘤或瘤栓及其他诱发因素引起肝功能衰竭所致，常反复发作，预后极差。

（五）分期

1. 美国癌症联合委员会（AJCC）肝癌TNM分期第8版　肝癌的临床分期存在多种不同标准，目前国际上获得广泛认同并应用的是第7版AJCC肿瘤TNM分期标准。该分期系统仅适用于原发性肝癌，包括肝细胞肝癌、肝内胆管癌及混合型肝癌，肝脏的原发性肉瘤及转移性肝癌不包含在内。

肝癌的TNM分期包括三部分：原发肿瘤、区域淋巴结和转移部位。

原发肿瘤：肝癌的原发肿瘤分类是基于肝癌切除术后对影像因素的多因素分析的结果，该分类考虑了有无血管侵犯（影像学或病理证实）、肿瘤数目（单发或多发）以及最大肿瘤的直径（≤5cm与>5cm）。对于病理分类而言，血管侵犯包括肉眼能看到的以及镜下发现的。大血管的侵犯（T_4）定义为侵犯了门静脉主干的分支（门静脉右或左支），不包括扇支或段支的侵犯或侵犯了3支肝静脉（右支、中支、左支）中的1支或以上。多发肿瘤包括卫星灶、多灶肿瘤和肝内转移瘤。T_4包括胆囊以外邻近器官的侵犯或穿透脏层腹膜者，肿瘤可穿破肝包膜侵犯邻近器官（肾上腺、膈肌、结肠）或发生破裂，引起急性出血和腹膜肿瘤种植转移。

区域淋巴结：肝癌转移的区域淋巴结包括有：肝门淋巴结、肝十二指肠韧带淋巴结、腔静脉淋巴结，其中最突出的是肝动脉和门静脉淋巴结。

转移部位：肝癌主要通过肝内门静脉系统和肝静脉系统播散。肝内静脉播散不能与肝内卫星病灶或多灶性肿瘤相区别，因此被归入多发肿瘤。最常见的肝外播散部位是肺和骨（表4-17）。

表 4-17　肝癌 TNM 分期

原发肿瘤（T）

T_x 原发肿瘤无法评估。

T_0 没有原发肿瘤的证据

T_1 孤立肿瘤 $\leqslant$ 2cm，或 $>$ 2cm 不合并血管侵犯

　　T_{1a} 孤立肿瘤 $\leqslant$ 2cm

　　T_{1b} 孤立肿瘤 $>$ 2cm 不合并血管侵犯

T_2 孤立肿瘤 $>$ 2cm 合并血管侵犯或多发肿瘤最大径 $\leqslant$ 5cm

T_3 多发肿瘤，至少 1 枚最大径 $>$ 5cm

T_4 肿瘤侵犯门静脉或肝静脉分支，或肿瘤直接侵犯邻近器官（除外胆囊）或者穿透脏层腹膜

区域淋巴结（N）

N_x 淋巴结转移无法评估

N_0 无区域淋巴结转移

N_1 有区域淋巴结转移

远处转移（M）

M_x 远处转移无法评估

M_0 无远处转移

M_1 有远处转移

分期

Ⅰ A 期	T_{1a}	N_0	M_0
Ⅰ B 期	T_{1b}	N_0	M_0
Ⅱ 期	T_2	N_0	M_0
Ⅲ A 期	T_3	N_0	M_0
Ⅲ B 期	T_4	N_0	M_0
Ⅳ A 期	任何 T	N_1	M_0
Ⅳ B 期	任何 T	任何 N	M_1

2. 巴塞罗那临床肝癌分期系统（BCLC）　BCLC 分期系统是由巴塞罗那肝癌小组于 1999 年提出的，是目前唯一将肿瘤分期治疗方案与预期生存结合起来的临床分期方法。由于其对治疗的指导作用以及对早期患者的鉴别作用，临床实用性很强，得到了越来越多学者的认可（表 4-18）。

表 4-18　肝癌 BCLC 分期

分期	一般状况（ECOG）	肿瘤分期	肝功能
0 期：极早期肝癌	0	单个病灶，$<$ 2cm	
A 期：早期肝癌			
A1	0	单个病灶，$<$ 5cm	无门静脉高压，胆红素正常
A2	0	单个病灶，$<$ 5cm	门静脉高压，但胆红素正常
A3	0	单个病灶，$<$ 5cm	门静脉高压，胆红素升高

续表

分期	一般状况（ECOG）	肿瘤分期	肝功能
A4	0	3 个病灶，< 3cm	Child-Pugh A-B
B 期：中期肝癌	0	多发性大病灶	Child-Pugh A-B
C 期：晚期肝癌	1 ~ 2	累及血管或肝外播散	Child-Pugh A-B
D 期：终末期肝癌	3 ~ 4	任何	Child-Pugh C

3. Okuda 分期　根据以下几点判断肿瘤分期：①肿瘤占肝脏体积：> 50% 为阳性，< 50% 为阴性；②腹水：有腹水为阳性，无腹水为阴性；③白蛋白：< 30g/L 为阳性，> 30g/L 为阴性；④胆红素：> 51.3μmol/L 为阳性，< 51.3μmol/L 为阴性。

Ⅰ期：均为阴性；Ⅱ期：1 项或 2 项阳性；Ⅲ期：3 项或 4 项阳性。

（六）诊断

1. 肝癌的早期诊断　从 20 世纪 70 ~ 80 年代起，甲胎蛋白（alpha fetoprotein，AFP）开始应用于临床以及实时超声和 CT 的逐步普及，极大地促进了肝癌的早期诊断。随着早期诊断率的提高，手术切除率也随之提高，预后亦获得明显改善。故肝癌的诊断，尤其是早期诊断，是肝癌临床诊疗的关键。

就早期诊断而言，患者的肝病背景应予充分重视。我国的肝癌患者中，90% 有 HBV 感染背景，10% 有 HCV 感染背景。因此，HBV 或 HCV 感染者应定期筛查 HCC，当出现 AFP 升高或肝区占位性病变时，不可掉以轻心。此外，还应特别关注下列高危人群：中老年男性中 HBV DNA 水平高者、HCV 感染者、HBV 和 HCV 重叠感染者、嗜酒者、合并糖尿病或肥胖者以及有直系亲属肝癌家族史者。35 ~ 40 岁以上的 HBV、HCV 感染者，应每 6 个月做 1 次 AFP 检查和肝脏超声检查。

2. 肝癌的肿瘤标志物

（1）AFP：AFP 是胎儿蛋白，也是一种糖蛋白。分子量为 70 000 道尔顿。其主要合成于卵黄囊、胚胎肝和胎儿胃肠道。妊娠 4 周后的胎儿血清中就可检测到 AFP，并在 12 ~ 16 周时血清 AFP 水平达到高峰；以后逐渐下降，胎儿出生数月至 1 年后体内的 AFP 水平接近成人。多年来的临床应用已证实，AFP 是诊断原发性肝癌的最好指标，也是目前用于早期癌诊断的较好指标。据有关文献报道，应用这项指标可在临床症状出现前 6 ~ 12 个月做出诊断。

正常成人 AFP 实验室参考范围是 < 20 ng/ml（ELISA 法）。在肝癌诊断方面：临床一般以 ≥ 400ng/ml 作为原发性肝癌的诊断临界值，但一部分原发性肝癌患者的 AFP 也在正常范围内。一般认为 AFP 的含量与肿瘤的分化程度有关。中等分化程度的肝癌多合成 AFP，而高分化和低分化肝癌很少或不合成 AFP。因此临床检测 AFP 的数值对于病情的评估和治疗效果的评价有一定意义。

AFP 虽然是较好的肝癌早期诊断指标，但在临床应用上还存在一定的局限性。据报道 AFP 对 ICC 和纤维板层型 HCC 没有诊断价值。另外有部分 HCC 患者的血清 AFP 浓度持续在 20 ~ 200ng/ml，难以依据 AFP 水平对其做出早期诊断。但是以下两种情况时可以考虑肝癌诊断：①血清 AFP ≥ 500ng/ml 持续 1 个月，排除其他相关疾病，尤其要与肝硬化鉴别；② AFP ≥ 200ng/ml 持续 2 个月不下降，再参考血清生化肝功能指标异常。

肝癌患者中有 30% ~ 40% 血清 AFP 检测为阴性，其他的标志物对 AFP 阴性的肝癌患者有一定参考价值。如：血清生化肝功能指标 γ- 谷氨酰转移酶（r-glutamyltransferase，γ-GT）在活动性肝癌患者血清中显著升高。

近晚期的肝癌患者的血清 AFP 的升高并不一定同肿瘤的生长相关。相反，由于肝脏代谢紊乱、肝功能衰竭、肝细胞的坏死会致 AFP 的浓度下降。

除了用于肝癌的诊断，AFP 的水平也可以用于肿瘤治疗期间的疗效评价。但值得注意的问题是在治疗（手术、放疗、化疗）的初期常会有患者出现血清 AFP 水平的短暂升高，这是因手术的创伤、药物及放射线的作用会使肿瘤细胞急性坏死甚至导致肿瘤溶解综合征而引起 AFP 释放。这种情况的半衰期 < 5 天。如AFP 水平能够迅速降至正常或比治疗前水平低，则表明治疗的有效性。

（2）血清铁蛋白（Ferritin, Fer）：血清铁蛋白是人体内一种水溶性的铁储存蛋白，也是重要的铁储存形式。其结构是由脱铁蛋白组成的具有大分子结构的糖蛋白，分子量为 450 kD。铁蛋白存在于各组织体液中，在 1965 年 Richter 等从恶性肿瘤细胞株中将其分离出来。自此，铁蛋白的多种作用获得了更加深入的认识，例如参与细胞内代谢、细胞增殖和免疫调控。

在临床上，血清铁蛋白的检测一方面用于评估患者体内铁储存情况，这对诊断缺铁性贫血、铁负荷过度等有重要的意义；另一方面作为恶性肿瘤的标志物，血清铁蛋白对于临床诊断某些恶性肿瘤具有一定的价值，例如原发性肝癌、肺癌、胰腺癌、卵巢癌、白血病等恶性肿瘤时血清铁蛋白都可见升高。在肝癌患者血清 AFP 测定值低时血清铁蛋白的检测可作为补充参考。在某些良性疾病（肝炎、心肌梗死、肝硬化、输血后含铁黄素沉积、继发性血红蛋白沉着症等）时循环血中血清铁蛋白的水平也增高。由于血清铁蛋白临床诊断特异性不高，因此，单纯血清铁蛋白的增高不能作为恶性肿瘤的诊断依据。

（3）α-L- 岩藻糖苷酶（α-L-fucoxidase，AFU）：AFU 是与含有岩藻糖的糖脂、糖蛋白等的分解代谢有关的一种溶酶体酸性水解酶，广泛存在于哺乳动物各组织细胞和体液中。AFU 是近几年来应用于临床的一项标志物，主要用于辅助诊断原发性肝癌，尤其对 AFP 阴性或浓度较低的原发性肝癌的诊断更有意义。有研究显示诊断原发性肝癌时 AFU 的特异性仅次于 AFP。其敏感性为 79.5% ~ 81.2%。假阳性率相对较高。恶性肿瘤除原发性肝癌外，转移性肝癌、子宫癌、胃癌、胰腺癌、白血病等，血清中 AFU 都可见升高。一些良性疾病血清中 AFU 也有不同程度的升高，常见于肝硬化、慢性肝炎、糖尿病等。一般临床应用时常将 AFU、AFP、γ-GT 等联合检测，以提高其诊断的敏感性和特异性。

（4）γ-GT：γ-GT 是参与 γ- 谷氨酰循环的一种酶，其天然底物是谷胱甘肽，具有氨基转移酶的作用。在人体各器官中主要存在于肾、前列腺、胰腺、肝脏、盲肠和脑组织细胞中。尤其以肾脏组织中含量高。因经尿液排出，所以检测尿中的 γ-GT 可监测肾脏疾病。血清（血浆）中的 γ-GT 主要来源于肝胆系统。临床常见肝胆良恶性疾病时血清 γ-GT 水平均升高。肝胆恶性疾病的患者血清 γ-GT 升高更加明显，如肝癌、胰头癌、阻塞性黄疸、胆汁淤积性肝硬化、胆管炎时 γ-GT 明显升高，病毒性肝炎、肝硬化、胰腺炎时 γ-GT 轻度升高。因此 γ-GT 具有肝胆系统疾病的临床诊断价值。

在肝脏中 γ-GT 主要位于胆小管内上皮细胞及肝细胞的滑面内质网中。当胆汁淤积时导致 γ-GT 合成增加，胆汁促使 γ-GT 从膜结合部位溶解释放出来。有文献报道高浓度的胆汁反流入血，以及细胞破坏和通透性改变导致血清中 γ-GT 活性增高，这是各种肝胆系统疾病血清中 γ-GT 升高的原因。肝癌患者癌细胞的浸润使正常的肝组织细胞受到损伤致使 γ-GT 释放，循环血中 γ-GT 水平增高。

3．肝癌的影像学诊断方法

（1）B 型超声：B 型超声扫描是目前最常用的肝癌定位诊断方法，也是肝癌普查的首选方法。其应用价值包括：①确定肝内有无病灶（可检出 0.7～1cm 的小肝癌）；②鉴别占位性质；③肿瘤定位（包括穿刺或局部治疗定位）；④明确肝内肿瘤与血管和邻近脏器的关系。术中超声扫描在肝脏外科有重要地位，其作用包括：①有助于深部肿瘤的术中定位；②可能发现微小转移灶；③明确与周围血管关系进行可切除性判断；④有助于引导术中局部治疗或估计手术切除范围。实时超声造影灰阶成像技术（简称超声造影）可显著增强超声对肝脏病变诊断的准确性，可提高小肝癌和微小转移灶的检出率。超声扫描的应用既有优点也有缺点。其优点为：①无创性检查，可多次重复；②价格低廉；③无放射性损害；④敏感度高。缺点为：①存在难以测到的盲区；②检查效果受操作者解剖知识、经验等影响较大。

（2）CT：CT 为肝癌定位的常规检查方法，可检出 1～2cm 的小肝癌。原发性肝癌 CT 平扫多为低密度占位，部分有晕圈征，大肝癌中央常有坏死或液化。典型的 HCC 螺旋 CT 扫描征象为：双期增强扫描显示为快进快出的表现，即平扫呈低密度灶；动脉期呈全瘤范围强化，强化密度高于肝脏而低于同层主动脉；门静脉期肿瘤密度迅速降至低于肝脏。CT 检查有助于了解肿瘤的位置、大小、数目、与血管的关系；其与超声相比，互为补充。CT+ 门静脉造影有助于微小肝癌（＜1cm）的检出。

（3）磁共振成像（magnetic resonance imaging，MRI）：MRI 是一种非侵入性、无放射性损害的检查方法。与 CT 等相比较，在观察肿瘤内部结构和血管关系方面 MRI 有独特优点，在鉴别肝内良性病变方面可能优于 CT，对血管瘤的鉴别具有特异性。高场强 MRI 有助于肝癌和癌前病变的早期检出和诊断。通常肝癌结节在 T_1 加权像呈低信号强度，在 T_2 加权像呈中－高信号强度。

（4）放射性核素显像：近年来由于超声、CT、MRI 等检查的日趋完善，放射性核素应用于肝癌检查相对减少。肝血池显像有助于鉴别肝血管瘤。骨扫描有助于发现肝外骨转移。正电子发射型计算机断层显像（positron emission computed tomography，PET）可早期探测 HCC 在远处脏器的转移灶，对肝癌的临床分期的判断、治疗方案的选择具有重要参考价值；其缺点为价格昂贵，因此临床应用受限。

（5）肝动脉造影：肝动脉造影属侵入性检查，随着非侵入性检查的发展，目前应用亦减少，仅在上述检查仍未能定位时用，常用于介入治疗前的定位诊断，也有一定的定性诊断价值。肝动脉造影的指征：①肝内占位病变的良恶性用常规方法难以鉴别者；②病灶较大，边界不清者；③怀疑有肝内卫星转移或多个原发灶者；④拟行肝动脉化疗栓塞者，栓塞前常规行肝动脉造影检查。

4．鉴别诊断

（1）AFP 阳性患者的鉴别诊断：除 HCC 外，下列情况也可引起 AFP 升高，需注意与 HCC 鉴别：

1）慢性肝病：如病毒性肝炎、肝硬化等。对患者血清 AFP 水平进行动态观察，肝病活动时 AFP 多与 ALT 同向活动，多为一过性升高或呈反复波动性，一般不超过 400 ng/ml，时间也较短暂；如 AFP 与 ALT 异向活动和（或）AFP 持续高浓度，则应警惕 HCC 可能。

2）妊娠：大约妊娠 12 周时以胎肝合成为主。在妊娠 13 周，AFP 即占血浆蛋白总量的 1/3。在妊娠 30 周达最高峰，以后逐渐下降，出生时血浆中浓度为高峰期的 1% 左右，出生后急剧下降，5 周内降至正常。母体血中 AFP 升高还可见于异常妊娠，如：胎儿有脊柱裂、无脑儿、脑积水、十二指肠和食管闭锁、肾变性、胎儿宫内窒息、先兆流产和双胎等。

3）生殖腺或胚胎型肿瘤：血清 AFP 升高，还可出现于畸胎瘤、睾丸和卵巢肿瘤等。鉴别主要通过病史、体检以及腹盆腔 B 超、CT 检查。

4）某些消化系统肿瘤：某些发生于胃、胰腺、肠道的肿瘤也会引起血清 AFP 升高。由于胃、胰腺等器官和肝组织均是由胚胎期的原始前肠演化而来，在起源上有密切的关系。上述部位原发性肿瘤的发生过程中细胞分化发生差错，某些基因被抑制，导致部分出现肝样分化。被抑制的基因在细胞癌变时被激活，其产生 AFP 的潜在能力得到充分表达，导致大量 AFP 产生。

鉴别诊断除详细的病史、体检和影像学检查外，测定血清 AFP 异质体则有助于鉴别肿瘤的来源。如产 AFP 胃癌中 AFP 以扁豆凝集素非结合型为主。与胚胎细胞合成相似；而原发性肝癌血清 AFP 升高，AFP 异质体以结合型为主。

（2）AFP 阴性的 HCC 患者鉴别诊断：尽管 AFP 是目前特异性和敏感性最好的肿瘤标志物之一，但在 HCC 中其阳性率也仅为 70%。有些 HCC 患者 AFP 检测呈阴性，如肝癌中特殊类型纤维板层型肝癌，AFP 检测基本为阴性。这类患者 AFP 呈阴性的机制尚不十分清楚，可能是由于肝癌细胞遗传基因活化程度过低，表达 AFP 的基因失活，导致肝癌细胞不产生 AFP，因此血清中检测不到 AFP。对这类患者可依据其慢性肝病病史和肝区疼痛、食欲减退、消瘦、乏力、肝肿大等典型肝癌临床表现作出肝癌的诊断。对那些没有明显症状和体征的肝癌，可以借助 B 超、CT、肝动脉造影以及导引下穿刺活检等检查手段确诊。对于 AFP 阴性的其他肝占位病变主要和以下病变相鉴别：

1）转移性肝癌：多见于消化道肿瘤肝转移，多无肝病背景，病史可能有便血、饱胀不适、贫血、体重下降等消化道肿瘤症状，肿瘤标志物检查 AFP 阴性，而 CEA、CA19-9、CA242 等消化道肿瘤标志物可能升高。影像学检查有一定特点：①常为多发占位，而肝细胞肝癌多为单发；②典型转移瘤影像可见牛眼征（肿物周边有晕环，中央因乏血供而呈低回声或低密度）；③CT 增强或肝动脉造影可见肿瘤血管较少，血供较 HCC 少；④消化道内镜或造影可能发现胃肠道的原发病变。

2）ICC：ICC 也属于原发性肝癌，起源于胆管细胞，基本为腺癌，多无肝病背景，病史中伴有或不伴有黄疸病史，AFP 多为阴性，但 CEA、CA19-9 等肿瘤标志物可能升高。影像学检查最有意义的是 CT 增强扫描，肿物血供不如 HCC 丰富，且纤维成分较多，呈快进慢出状，周边有时可见扩张的末梢胆管，肝十二指肠韧带淋巴结转移也较 HCC 多见。

3）肝肉瘤：常无肝病背景，AFP 阴性，影像学检查显示为血供丰富的均质实性占位，不易与 AFP 阴性的 HCC 相鉴别。

（3）肝良性肿瘤

1）肝腺瘤：常无肝病背景，女性多，常有口服避孕药史，与高分化的 HCC 不易鉴别，对鉴别较有意义的检查是 ^{99m}Tc 核素扫描，肝腺瘤细胞接近正常细胞，能摄取核素，但无正常排出通道，故延迟相呈强阳性显像。

2）肝血管瘤：常无肝病背景，女性多，病程长，发展慢，CT 增强扫描可见自占位周边开始强充填，与 HCC 的快进快出征象不同，呈快进慢出，MRI 可见典型的灯泡征。

3）肝脓肿：常有痢疾或化脓性疾病病史而无肝病史，有或曾经有感染表现，超声在未液化或脓稠时常与肝癌混淆，在液化后则呈液平面，应与肝癌中央坏死鉴别。肝动脉造影无肿瘤血管与染色。

4）肝包虫：常具有多年病史、病程呈渐进性发展，有牧区生活以及狗、羊接触史，肿物较大时体检可及，叩诊有震颤，此包虫囊震颤为特征性表现，包虫皮内试验（Casoni 试验）为特异性试验，阳性率达

90%～95%，B超检查在囊性占位腔内可发现漂浮子囊的强回声，CT有时可见囊壁钙化的头结。由于诱发严重的过敏反应，不宜行穿刺活检。

近年来针对早期HCC的一些新型肿瘤标志物的研究有一定进展，如AFP异质体、高尔基体蛋白73、异常凝血酶原、肝细胞生长因子、血管内皮生长因子，以及传统的血清铁蛋白等肿瘤标志物可帮助提高HCC诊断的特异性和敏感性。

综上所述，不能凭单纯的AFP阳性，就诊断为肝癌，也不能因AFP检测阴性而排除肝癌的可能，临床上应紧密结合肝癌的典型临床表现、其他实验室检查以及影像学检查，才能正确地诊断肝癌。

（七）治疗

肝癌治疗的主要目标是根治，其次为延长生存期，第三为减轻痛苦、提高生活质量。治疗原则为早期诊断、早期治疗。手术切除仍是肝癌最主要、最有效的治疗方法，目前的肝癌治疗模式为以外科为主的多种方法的综合与序贯治疗。

1. 肝脏的外科解剖 精确掌握肝脏和胆道的解剖知识是安全实施肝脏手术必不可少的。由Couinaud在1957年对肝脏解剖结构的描述是完整、准确的，是指导外科医生实践最有用的解剖体系（图4-16）。该解剖体系依据门静脉走行将肝脏分为8段，这样每段均可手术切除，同时可保证残肝的入肝血流，静脉流出道和胆管引流。以尾状叶为1段开始，从前面观以顺时针方向排列。这些段组合成扇区，由包含三条肝静脉主干的肝裂作为分界，三条肝静脉主干在肝脏后上方直接汇入下腔静脉。

肝脏从形态上被镰状韧带分为两个叶。然而，从实用的观点看，这样的外形分叶并没有真正体现肝脏内部结构和更细的分区。从功能上讲，以3条主要肝

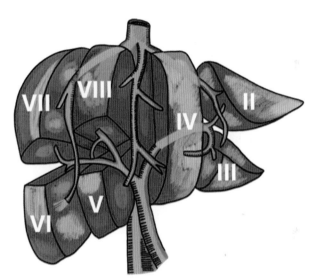

◆图4-16 肝脏的八段分法

静脉为基础将肝分为段和半肝。这些静脉包裹在鞘内，将肝脏分为四段，每段均有门静脉蒂，组成每个蒂的门静脉、肝动脉和胆管都被由Glisson鞘形成的外膜包裹在内。Glisson鞘是一种薄的纤维，覆盖包裹住了大部分肝脏。右门静脉在肝门外的行程较短，进入肝脏实质后分为右前和右后支；左门静脉在肝门处行程较长，然后分为前支和尾支进入脐裂。虽然门静脉蒂分支的解剖变异超出了本章的范围，但是作为外科医生应该对这些变异有透彻的认识，因为这是安全实施肝脏手术的关键。

肝中裂包含肝中静脉，对应Cantlie线，解剖学上为左右半肝的分界线。这些功能性的左、右半肝有完全独立的门静脉和动脉血管和胆管引流。此外，左右半肝是不对称的，右肝约占肝脏总体积的2/3，而左肝占1/3，尾状叶（Ⅰ段）是一个独立的解剖单位，约占肝脏体积的1%。

右叶间裂连同肝右静脉将右肝分为两部分，即右前叶（第Ⅴ和Ⅷ段）和右后叶（第Ⅵ和Ⅶ段）。左叶间裂连同左肝静脉将左肝分为两部分，即前叶（第Ⅳ和Ⅲ段）和后叶（第Ⅱ段），另外，在2000年国际肝胆胰协会（International Hepato-Pancreato-Biliary Association，IHPBA）在澳大利亚布里斯班（Brisbane）提出了国际统一的肝脏解剖及外科手术命名方法。IHPBA解剖命名中，左门静脉将左肝分为左内叶（Ⅳ段）和

左外叶（Ⅱ、Ⅲ段），值得注意的是，从胚胎和功能上看，Ⅰ段（尾状叶）是独立的，它的血管和胆管引流是独立于门静脉和肝静脉。尾状叶是由门静脉左右支的小分支提供营养，动脉供血，胆管引流为右后支及左侧主干。静脉直接回流入腔静脉。

尽管上述简要地介绍了常见的肝脏的功能解剖，但是肝脏在解剖学上尚存在很多变异。所有的肝脏手术时，外科医生不仅要对功能性外科解剖学有透彻了解，而且也要明确地了解常见和不常见的功能变异，这对肝脏手术切除后最终的疗效具有重大的影响。术前和术中获得高质量的影像学资料是外科医生的一盏指路明灯，可以帮助获得解剖信息，并帮助制定决策。外科医生依据术前的横截面影像，无论是 CT 或 MRI 检查，并结合术中超声，几乎可以鉴别所有有意义的变异，保证术中在横断肝实质时不会有更多的意外，从而可以获得最佳的手术效果。

2．外科治疗

（1）肝部分切除

基本原则：最大限度地完整切除肿瘤，最大限度地保留正常肝组织。

适应证：患者全身情况良好，无严重的心、肺、肾等重要脏器功能障碍，肝功能分级 Child-Pugh A 级或 B 级，影像学上提示肿瘤局限，有切除或姑息性外科治疗可能，且预计残肝体积充足（无肝硬化者至少 20%，有肝硬化但肝功能 Child-Pugh A 级者至少 30% ~ 40%）。

禁忌证：仅限于有严重的心、肺、肾等重要脏器功能障碍；肝功能失代偿，有明显的黄疸和腹水（Child-Pugh C 级）；有广泛远处转移者。

切除术式的选择：根据切除是否彻底分为根治性切除与姑息性切除；根据切除是否按解剖结构进行可分为规则性切除（也称解剖性切除）与非规则性切除，规则性切除又根据解剖范围分为左外叶切除、左半肝切除、右半肝切除、右前叶切除、尾状叶切除等；多数医疗机构常规采用开腹肝切除术，对于腹腔镜经验丰富、技术条件好者，可选择性采取腹腔镜肝切除术。

无肝硬化或轻度肝硬化的病例首选解剖性肝切除术。合并肝硬化但肝功能代偿良好而不适合肝移植的患者可行不规则肝切除或亚段肝切除。对于不能手术的巨大或多灶性肝癌，可降期治疗后行二期切除。对于肿瘤较大且与周围脏器组织致密粘连或侵犯周围脏器者，可采用逆行法肝切除术。即先将肿瘤与肝脏分离再连同周围脏器一并切除的方法。该方法可降低术中出血以及感染的机会。

（2）肝癌的二期切除：HCC 患者就诊时大多数已处于中晚期，约 80% 左右的患者就诊时已无法行根治性手术切除。巨大的无法切除的肝癌经综合治疗后肿瘤缩小或残肝体积代偿增大，从而获得重新手术的机会，称为肝癌的二期切除。

经皮穿刺肝动脉化疗栓塞术（transhepatic arterial chemotherapy and embolization，TACE）及经手术肝动脉结扎、置管化疗栓塞（HALCE）是目前肝癌二期手术前最常采用的治疗方法，经治疗后如肿瘤坏死、缩小或形成包膜或远离重要血管，则可能获得二期手术机会。通过治疗可使 8% ~ 18% 的肝癌患者获得手术切除机会，而手术时机多选择于末次治疗后 2 个月左右，此时肿瘤周围的炎性反应及纤维化均已减轻，也避免了间隔时间太久导致存活癌细胞继续增长、扩散。如考虑术后残肝体积不足，可于术前采用门静脉栓塞（portal vein embolization，PVE）以使对侧肝脏体积增生，一般认为二期手术间隔 2 ~ 3 周为宜。

无法行根治性手术的患者 5 年生存率不到 10%，行根治性切除肝癌患者的 5 年生存率可达 50% 以上，不能切除肝癌缩小后部分可转化为可切除，5 年生存率取决于手术切除时肿瘤的大小而并不取决于行肿瘤缩小治疗前肿瘤的大小，因此其 5 年生存率可与小肝癌相媲美。肝癌的二期切除，可使部分不治肝癌变为可治，对提高肝癌的总体生存率具有重要意义。

（3）肝癌术后复发的治疗：手术切除是治疗 HCC 的首选方法，但目前患者术后复发率仍较高，大肝癌术后 5 年复发率高达 80% 左右，小肝癌术后 5 年复发率为 40%~60%。因此，肝癌复发后的治疗也是肝癌治疗的难点之一，严重影响肝癌的总体疗效和预后。

手术切除仍是肝癌术后局部复发和（或）肺局部转移的首选治疗，可使患者再次获得根治的机会，能够获得较长期生存。目前认为，与肝癌首次手术切除相比，肝癌局部复发再次手术切除后的生存率并无显著差异，疗效优于其他非手术治疗。但应当注意到，虽然肝癌局部复发后的再手术治疗适应证与首次手术相同，由于首次手术及术后 TACE 等一系列治疗后肝功能进一步受损，再次手术的风险较大，故而应更加严格掌握手术指征。

除手术外，复发性肝癌也可选择行 TACE、射频消融、微波消融、无水酒精注射、冷冻治疗、放射治疗、靶向治疗等多种治疗方法。

任何单一的治疗方法均有一定的局限性，综合、序贯利用各种治疗方式则可相互弥补不足、发挥协同治疗作用，从而更大程度地提高疗效，改善肝癌术后复发患者的预后。

（4）肝移植：肝移植可以彻底消除肝内微转移的隐患以及具有恶变潜能的硬化肝脏，是可能永久治愈肝癌的方法。肝移植治疗小肝癌疗效良好，对于处于肝硬化失代偿期、不能耐受肝切除的患者，首选肝移植在国内外已成为共识。

肝癌肝移植适应证：1996 年，Mazzaferro 等提出米兰标准（CMC）：①单个肿瘤结节≤5cm；②如多发，总数≤3 个，每个最大直径≤3cm；③无肝内大血管浸润，无肝外转移。2002 年旧金山大学 Francis 以影像学分期为依据对米兰标准进行了改良，即 UCSF 标准：①单个肿瘤结节≤6.5cm；②如多发，总数≤3 个，每个直径≤5cm，且直径合计＜8cm；③无肝内大血管浸润，无肝外转移。匹兹堡标准只将出现大血管浸润、淋巴结受累或远处转移这三项中任一项作为肝移植禁忌证，而不将肿瘤的大小、数量及分布作为排除标准，由此扩大了肝癌肝移植的适用范围。

3. 局部消融治疗　目前肝癌的手术切除率仅有 20% 左右，很大一部分无法手术或复发患者需要进行非切除性的方法进行治疗。肝癌的局部治疗作为综合治疗的一部分，目前得以广泛使用。射频消融、无水酒精瘤内注射、超声聚焦刀、微波固化、冷冻等多适用于直径＜3 cm 的肿瘤病灶，治疗小肝癌疗效与手术相当。

（1）射频消融：射频消融是通过高频电流在组织内传导时离子发生摩擦产热杀灭肿瘤。可经皮、术中或腹腔镜进行。优点：操作简单，损伤小，需要治疗的次数少，肿瘤坏死完全。该方法是目前除手术和肝移植外唯一可能使患者获得根治的治疗手段。适应证：适用于不宜手术切除的肝癌，肿瘤的直径应在 5cm 以内；最佳治疗大小在 3cm 以内；更大的病灶也可治疗，但多针穿刺易存留肿瘤，效果不佳。

（2）无水酒精瘤内注射：无水酒精瘤内注射是通过注射酒精使细胞脱水、蛋白变性、细胞凝固坏死，同时使血管内皮细胞坏死，血栓形成，使肿瘤组织缺血坏死。优点：简便，安全，肿瘤完全坏死率高。适应证：适用于不宜手术切除的肝癌，肿瘤的直径应在 5cm 内，病灶数目不超过 3 个。

4. 介入治疗　由于原发性肝癌的血供几乎全部来自肝动脉（95% 以上），且化疗药物的疗效与肿瘤局部药物浓度呈正相关。因此选择性阻断供应肿瘤的动脉，并同时经动脉导管灌注化疗药物，即 TACE，可以使肿瘤坏死缩小，并减少对正常肝组织和全身其他脏器的损伤。

TACE 的适应证：①原发性肝癌不愿接受手术切除或无法手术切除的进展期肝癌（无肝肾衰竭，无门静脉阻塞，肿瘤体积小于肝脏体积的 70%）；②原发性肝癌肿瘤体积较大，先行栓塞缩小肿瘤，便于手术切除；③根治性和非根治性肝肿瘤切除术后的辅助治疗预防复发；④ HCC 破裂出血和肝动静脉瘘的治疗。

TACE 的禁忌证：①肝衰竭和肝硬化：Child-Pugh C 级（重度黄疸和腹水）；②门静脉主干完全阻塞，无充足的侧支循环；③肿瘤体积大于肝脏体积的 70% ④白细胞总数＜ 1000×10^6/L，血小板计数＜ 100000×10^6/L；⑤肿瘤广泛转移或恶病质。

TACE 常用的药物与技术：常用的栓塞剂包括：碘化油、明胶海绵、微球、中药材料等。肝癌 TACE 常用的化疗药物包括：顺铂（DDP）、表柔比星（EPI）、吡柔比星（THP）、丝裂霉素（MMC）、5- 氟尿嘧啶（5-FU）等。碘化油可作为化疗药物的载体，使得化疗药物在肿瘤内缓慢释放。主要的栓塞技术包括：①超选择 TACE；②肝动脉及门静脉双栓塞技术；③肝静脉暂时阻断后肝动脉灌注化疗栓塞术。

TACE 的不良反应及并发症：化疗药物的不良反应包括：轻度的消化道反应、白细胞下降、脱发、乏力和短暂的肝功能改变。其他常见的不良反应有发热、腹痛、黄疸、腹水。并发症包括：肝脓肿、胆管损伤、非靶器官栓塞、肿瘤破裂、肝动脉损伤、麻痹性肠梗阻等。

5. 放射治疗　既往由于认识的局限性以及放疗技术的原因，HCC 一度被认为仅能行姑息放射治疗。现代放射生物学研究证实，HCC 的放射敏感性相当于低分化鳞癌。同时，近年来随着放疗技术的快速发展，如三维适形或调强放疗技术的出现，国内外广泛开展了有关肝癌放疗的研究，结果显示放疗对肝癌的作用已从早年的姑息性转向根治性治疗。对于晚期肝癌患者，TACE 基础上进一步放疗，可以弥补单纯介入治疗的不足，从而可以进一步提高 HCC 患者的疗效。对于更晚期的 HCC 患者，如同时出现门静脉和下腔静脉瘤栓的患者，放疗也可以延长其生存率。HCC 同时出现腹腔和腹膜后淋巴结转移时放疗同样有效，也有临床研究报告，HCC 有远处转移，如肾上腺、骨转移时，放疗仍然可以达到缓解症状的姑息性治疗目的。

放疗的适应证：结合目前的研究证据，原发性肝细胞性肝癌放疗的适应证包括：①肿瘤局限，但由于肿瘤邻近或侵及周围大血管，或由于肝功能差，或患者有严重合并症，如心肺功能差而无法接受手术切除，或者患者拒绝手术治疗；②手术切除不彻底的患者；③介入治疗后，尤其是介入治疗后仍有病变残留和复发的肝癌患者；④有门静脉、肝静脉或下腔静脉瘤栓的肝癌患者，有腹腔或腹膜后淋巴结转移的患者；⑤有远处转移的肝癌患者，如肾上腺、骨转移的肝癌患者。

放疗的技术：采用三维适形或调强放疗技术，以便在给予肿瘤局部高剂量的同时尽量保护周围正常组织。也建议使用呼吸控制技术，以减少放疗过程中靶区的移动。

靶区定义：大体肿瘤要在增强 CT 定位，也可以参照 MRI 和介入治疗后碘油沉积的范围。大体肿瘤基础上还要考虑到亚临床病变外侵距离的大小、靶区的移动和摆位误差，最终确定出计划靶体积，一般要在大体肿瘤外放 1～1.5cm 形成计划靶体积。

放疗剂量和分割方式：放疗剂量多在 5000～6000cGy，但可以根据肝功能的情况（Child-PughA 或 B 级时才能给予放疗，而 Child-PughC 级患者不能接受放疗）、肿瘤的大小和位置等适当增减。多采用常规分割放疗，即每天 1 次，200cGy/ 次，每周 5 次。而大分割放疗的优劣有待进一步研究。

放疗并发症：急性毒副作用主要是肝功能损伤，恶心、呕吐，严重者有上消化道出血等。放疗结束后还可能会有后期损伤，即放射诱发的肝病，一旦发生死亡率很高，因此在制定放疗计划时要充分评估患者的身体状况，制定合理的放疗方案，以尽量预防和避免放射诱发的肝病的发生。

6. 内科治疗

（1）系统化疗：系统化疗（全身化疗）是指通过口服、肌内或静脉途径给药进行化疗的方式。自从20世纪50年代起系统化疗开始用于治疗肝癌（主要是HCC）。在晚期HCC既往的系统化疗中，铂类、氟尿嘧啶类和蒽环类药物最重要，其中DDP、5-FU和多柔比星（DOX）是最为常用的三种传统药物；这三种药物可以单独应用，也常相互组合，或与其他药物组成不同方案联合使用。

文献报告系统化疗的单药或联合化疗的客观有效率（RR）均较低，且波动性大，RR的范围为0～25%；不能延长总生存期，5年生存率的改善均未超过5%。影响肝癌系统化疗效果的因素主要有：①肝癌细胞存在天然的原发性耐药，如 *MDR* 基因 /P- 糖蛋白过度表达；②绝大多数的肝癌常常合并肝炎、肝硬化等基础肝脏疾病，肝功能已有损害，肝细胞对药物的解毒作用差，限制了最佳给药剂量；也使得药物的代谢存在障碍，常导致腹水、胆红素升高以及门静脉高压等并发症；③传统化疗药物（包括 DDP，DOX 和 5-Fu）对晚期肝癌，尤其是合并肝硬化或肝纤维化的患者，毒性过大。上述因素相互夹杂，往往影响药物的吸收、代谢和效果，明显限制最佳给药剂量，因此系统化疗的效果很差，也常常陷于无药可用的困境。对于晚期HCC的系统化疗，多年来临床研究比较少，水平低，进步缓慢。无论在欧美国家、中国或是世界其他国家地区，都没有公认标准的化疗药物和方案，也没有高级别的循证医学证据表明具有生存获益。

近10多年来，奥沙利铂、吉西他滨、卡培他滨以及替吉奥等为代表的新一代细胞毒药物相继问世和用于临床，它们的作用机制独特、高效低毒，使得晚期胃肠癌的系统化疗有了长足的进步。这一进步启发和推动了人们去探索试用新一代药物系统化疗治疗HCC。可喜的是以奥沙利铂为主的FOLFOX4方案治疗晚期HCC，已经取得了明显的进展，成为继索拉非尼之后另一个新的突破，使得系统化疗在晚期肝癌内科治疗中占据了重要的一席之地。

（2）靶向治疗：肝癌的形成、进展及其转移与多种基因突变和细胞信号传导通路密切相关，包括：异常的生长因子激活、细胞分裂信号途径持续活化（如 *Raf/MEK/ERK*、*PI3K/AKT/mTOR* 和 *Wnt/β-catenin* 通路）、抗细胞凋亡信号途径失调（如 *p53* 和 *PTEN* 基因）和新生血管异常增生等。上述分子发病机制的研究提示，其中存在着多个潜在的治疗靶点。

索拉非尼是一种口服的多靶点、多激酶抑制剂，靶点包括了RAF激酶、血管内皮生长因子受体（VEGFR）-2、VEGFR-3、血小板源性生长因子受体 β（PDGFR-β）、干细胞因子受体（KIT）、Fms 样酪氨酸激酶3（FLT3）和神经胶质细胞系来源的亲神经因子受体（RET）；具有抑制肿瘤细胞增生和抑制肿瘤新生血管形成的双重作用，它的出现对HCC的治疗具有划时代的意义。2007年美国临床肿瘤协会（ASCO）年会的报告索拉非尼治疗晚期HCC的Ⅲ期临床研究（SHARP研究）显示：使用索拉非尼的患者中位总生存时间10.7个月，较对照组延长了2.8个月；肿瘤进展时间（TTP）中位值为5.5个月，较对照组延长了2.7个月。不良反应为腹泻（11%）、手足皮肤反应（8%）、疲乏（10%）、出血（6%）。目前索拉非尼已成为晚期HCC的标准治疗药物，但仍有明显不足之处，例如客观有效率较低，肿瘤相关症状进展时间（TTSP）没有改善以及总生存延长有限等。因此，为了提高疗效，进一步改善生存状况，已有不少学者尝试了索拉非尼与其他各种药物或者治疗方法的联合应用。

（3）生物治疗：生物治疗药物效果有限，多与化疗药物联合使用。干扰素是近年来使用最多的细胞因子之一，可抑制病毒复制、抑制肿瘤细胞分裂、抑制癌基因的表达、诱导肿瘤细胞分化，常与其他方法联合应用有一定的疗效。其他较多使用的是 IL-2 经肝动脉局部灌注治疗和淋巴因子活化的杀伤细胞（LAK 细胞）、肿瘤浸润性淋巴细胞（TIL 细胞）过继免疫治疗。

（八）预后

肝癌曾经被认为是不治之症，随着近 30 年来肝癌临床研究的进展，肝癌的生存率获得了明显的提高，总的 5 年生存率已经提高到 10% 左右，而对于行根治性切除的肝癌患者，5 年生存率已达 50% 以上。

影响肝癌预后的因素较多，肿瘤的生物学特性、机体的免疫功能、治疗方式、患者的合并症等均对预后起着一定作用。目前认为，分化程度高、巨块型、具有完整包膜的肿瘤有较好的预后，而分化程度低、弥漫型、无包膜、有血管侵犯、门静脉瘤栓、卫星灶则往往提示预后不良。近年来，有关肿瘤与免疫关系的研究发展迅速，越来越多的研究表明机体的免疫功能影响着肿瘤的发生、发展及预后。不同的治疗方式是影响肝癌患者预后的最主要因素，多年的研究表明，手术治疗仍是肝癌治疗的最佳方法，其远期疗效优于其他手段，目前已有大量临床资料表明，手术根治性切除肿瘤是治疗肝癌获得长期存活的重要手段。此外，患者如合并慢性肝炎、肝硬化，不同肝功能的分级也有着不同的预后，肝功能越差预后较差；男性、酗酒也往往和预后不佳相关，而年轻、女性、肝功能良好、无肝炎活动、不伴有肝硬化者预后相对较好。

总之，肝癌目前仍为威胁人类健康的常见恶性肿瘤之一，手术仍为最好的治疗方法，多种不同治疗方法的联合序贯应用，以及以生物、靶向治疗为代表的新综合治疗技术的发展，将进一步提高治疗疗效，改善患者预后。

二、转移性肝癌

转移性肝癌在临床上极为常见，在西方国家，转移性肝癌和原发性肝癌的比例约为 20∶1，在我国，两者发生概率相近。

（一）病理生理学

转移途径主要有三种：①经门静脉：为肝内转移的最主要途径，是其他途径引起肝转移的 7 倍，以来源于胃肠道原发癌最为多见；②经肝动脉：肺癌和肺内形成的癌栓可进入体循环，经肝动脉血流于肝内形成转移；③经淋巴道：此路径少见，胆囊癌可沿胆囊窝淋巴管扩展至肝内。

肝转移结节通常位于肝表面，大小不等。结节中央因坏死可出现脐样凹陷。除结节型外，肝转移瘤偶尔也可表现为弥漫浸润型。多数转移瘤为少血供肿瘤，仅 4%～7% 为富血供，多见于绒毛膜上皮癌、肉瘤、恶性胰岛细胞瘤、肾癌、乳腺癌、类癌等。钙化可见于结直肠癌、卵巢、乳腺、肺等，尤其以结直肠黏液腺癌为著。

消化道恶性肿瘤是转移性肝癌最常见的原发病灶，而其中又以结直肠癌最为多见。结直肠癌肝转移最常发生于原发灶切除后的两年内，通常没有症状；少数患者可有上腹隐痛。尽管有淋巴结转移的患者更易出现肝转移，但各个期别的结直肠癌均可发生肝转移，在经手术切除的结直肠癌病例中 40%～50% 最终出现肝转移。在新发的结直肠癌病例中约 20%～25% 存在肝转移。

（二）诊断

诊断转移性肝癌涉及许多辅助检查，包括实验室检查、影像学检查甚至腹腔镜。实验室检查主要用于随访监测以及与原发性肝癌进行鉴别，同时评估患者的肝功能水平以及储备情况。在许多结直肠癌患者的随访中连续检测癌胚抗原（CEA）水平有助于检测肿瘤复发。

转移性肝癌的确认主要依赖于影像学检查，超声、CT 及 MRI 都能提供较为可靠的信息。典型病例病灶常多发，CT 表现为平扫低密度，MR 表现为长 T_1 长 T_2 信号，增强扫描时动脉期出现环形强化，门静脉期强化范围无扩大。部分病灶可出现牛眼征，即病灶中央低密度坏死区周围伴环状强化，环外另见一圈低密度。病理上，环状强化为肿瘤组织，外为受压的肝细胞和肝窦。

拟诊为转移性肝癌后，还需要其他的相关检查如消化道内镜、胸部 CT 或者正电子发射型计算机断层显像（positron emission computed tomography，PET）来寻找原发病灶以及确认其他部位有无出现转移，为下一步治疗提供依据。

（三）治疗

一般认为当发生肝转移时病情已属晚期，多采用以化疗为主的综合治疗方式。但对于结直肠癌肝转移（colorectal cancer liver metastases，CLM），手术是目前唯一可能的治愈手段。国外大宗病例报道 CLM 的治愈性肝切除术的术后 5 年生存率为 34%～38%，手术死亡率为 1%～2.8%，但仅有 10%～25% CLM 患者确诊时适于手术切除。

CLM 的治疗应坚持规范化治疗基础上的个体化治疗。首先应明确 CLM 的分类。欧洲学者将 CLM 分为：M_{1a} 期即肝转移灶可切除；M_{1b} 期即肝转移灶潜在可切除，指转移灶较大、多发或与大血管关系密切，直接切除困难，经过有效的化疗可能缩小肿瘤，转化为可手术切除；M_{1c} 期即转移灶不可切除，指转移灶巨大、多发或侵及 2 个以上肝叶。2009 版的美国国家综合癌症网络（National Comprehensive Cancer Network，NCCN）指南也将不可切除肝转移分为潜在可切除和不可切除。针对可切除肝转移，治疗的目标是通过综合治疗延长疾病进展时间（TTP）和总生存期（OS）；潜在可切除的关键是转化治疗，将其中一部分转为可切除。

手术切除的适应证：在中国《结直肠癌肝转移诊断和综合治疗指南（V2016）》中概括为三方面：①结直肠癌原发灶能够或已经根治性切除；②根据肝脏解剖学基础和病灶范围，肝转移灶可完全（R_0）切除，且要求保留足够的肝脏功能（肝脏残留容积≥30%～50%）；③患者全身状况允许，没有不可切除的肝外转移病变，或仅为肺部结节性病灶，但不影响肝转移灶决策的患者。而禁忌证包括：①结直肠癌原发灶不能取得根治性切除；②出现不能切除的肝外转移；③预计术后残余肝脏容积不够；④患者全身状况不能耐受手术。

手术切除的几个常见重要问题：①切缘问题：目前认为，只要保证切缘阴性即可，不需距离肿瘤 1 cm；②肿瘤的个数和部位是否影响可切除性：只要能保留足够的肝脏功能，肿瘤的个数及部位不影响可切除性；③可切除肝转移是否行新辅助化疗：EORTC 40983 试验证明新辅助化疗可降低术后复发，延长无病生存，因此对可切除的 CLM 患者可考虑给予新辅助治疗；④同时性肝转移同期和分期切除：目前尚无定论，NCCN 指南认为两者均为可选择的方式。同期切除的优点是一期完成手术，避免二次手术心理和生理上的负担；其缺点为手术风险明显加大。同期切除应先切除肝转移灶，再切除原发灶较符合无菌和无瘤原则。分期切除则适用于原发灶与转移灶不在同一手术区者、高龄且有合并症者。

化疗在 CLM 治疗中的作用主要体现在几个方面，可切除 CLM 的新辅助治疗和术后辅助治疗，潜在可切除 CLM 的转化治疗，不可切除 CLM 的姑息治疗。与化疗相关的几个重要问题：①潜在可切除 CLM 的转化治疗方案：对于 *K-ras* 野生型的患者尽可能采取 FOLFOX 或 FOLFIRI 或 FOLFOXIRI 联合靶向治疗，通过转化治疗，有可能将 10% 不可切除 CLM 转为可切除；②新辅助治疗后手术的时机：肝转移灶缩小至可切除时即可手术，化疗期间至少每 2 个月评估 1 次可切除性，不要过分化疗，以避免造成严重不良反应致无法手术，或肿瘤过分缩小致无法确定肿瘤边界；③新辅助化疗后影像学上完全缓解患者是否仍需手术：影像学完全缓解并不能代表病理完全缓解，对于这部分患者进行手术切除仍然是有必要的。

对于不可切除的患者则宜采用包括全身静脉化疗、介入治疗以及肝转移灶的局部治疗（射频消融、激光消融、无水酒精注射和冷冻切除术）在内的多种方式进行姑息治疗。

（毕新宇　赵　宏　蔡建强）

第七节　胆　囊　癌

一、概述

胆囊癌是一种少见的恶性肿瘤，起病隐匿，局部侵袭能力强，进展迅速，是胆道系统最为常见的恶性肿瘤，胆囊癌患者的总体预后不良。在所有人群中，女性胆囊癌的发病率均高于男性，某些地区可达男性发病率的 3 倍。近年来，在不同人群中胆囊癌发病率均呈上升趋势，胆囊癌占胆囊手术的 2%，占全部尸解病例的 0.5%。在我国，胆囊癌的发病高峰年龄段为 50～70 岁，尤以 60 岁左右居多。地理位置以西北和东北地区发病比长江以南地区高，农村比城市发病率高。

二、危险因素

尽管胆囊癌确切的病因尚未明确，但是胆囊结石和胆囊炎与胆囊癌的关系最为密切，是最为常见的危险因素。

1. 胆石症　胆囊癌合并胆囊结石的频率可达 25%～95%，多数在 50%～70% 之间，但是在胆石症患者中仅有 1.5%～6.3% 合并胆囊癌，回归分析显示胆结石患者的胆囊癌发病率较无结石患者高 7 倍。胆结石与胆囊癌的关系相当明显，与胆囊癌并存的结石中 82%～92% 为胆固醇结石，胆色素结石仅占 7%～15%。有研究显示：单发巨大胆囊结石引起胆囊癌的风险比多发小结石要高，结石直径＞3cm 者发生胆囊癌的危险性要比直径＜1cm 者高 10 倍。

2. 慢性炎症　人们在研究胆囊结石、炎症与胆囊癌的过程中普遍发现，胆囊癌合并胆囊结石的患者有长期、反复的胆囊炎发作病史，病理组织学也常见癌旁组织呈慢性炎症改变，部分呈不典型增生或肠上皮化生等癌前病变。因此认为结石的机械性刺激和胆囊慢性炎症使黏膜上皮发生反复损伤－再生修复－上皮异型化－癌变的过程。

3. 瓷化胆囊　瓷化胆囊是对胆囊壁因钙化而形成质硬、易碎并呈淡蓝色特殊形状的胆囊的一种指称。易伴发胆囊癌，瓷化胆囊癌多发生于胆囊体部，偶见于底部和颈部。瓷化胆囊的特征是负责血液供应的黏膜肌层发生钙化，从而导致钙化层以上的黏膜层脱落。瓷化胆囊引起癌变的实际风险与钙化层的分布有关：黏膜肌层广泛钙化的癌变风险相当于局部钙化风险的 7%（既往曾有报道为 25%～42%）。

4. 胆囊息肉　胆囊息肉实际上是指胆囊息肉样病变，是影像学对所发现突出胆囊腔内的隆起型病变的统称。包括了多种胆囊良性和早期恶性的病变。其中肿瘤性息肉（主要为腺瘤）是胆囊癌重要的危险因素，当胆囊腺瘤直径 > 1cm 时，癌变发生率明显增加，而 > 2cm 时，几乎可以直接认为就是恶性肿瘤。非肿瘤性息肉中，胆囊腺肌症被视为癌前病变，其癌变率为 3%～10%。

5. 其他因素　除上述四种常见的胆囊癌危险因素外，还有多种其他的因素，包括：遗传性胆总管囊肿，肥胖，吸烟，饮食因素如红辣椒和酒精，多胎生育，慢性胆道感染（沙门菌、胆汁螺杆菌和幽门螺杆菌），胰胆管汇合异常，药物因素如甲基多巴、口服避孕药、异烟肼，其他致癌因素如炼油、造纸、化工、制鞋、纺织、醋酸纤维制造等工业过程中的有毒物质等。

三、病理学

大体上，胆囊癌更倾向于形成硬而弥漫的外观，而非单独的肿块。部分病例会出现管腔息肉状结构，一旦出现这种情况，通常表现为囊内的乳头状肿瘤。胆囊癌患者经常能发现合并有胆结石，因此两者关系密切。瓷化胆囊的病例胆囊壁会钙化变硬，胆囊癌最好发部位是胆囊底（60%），其次是胆囊体（30%），再次是胆囊颈（10%）。

组织学上，大多数胆囊癌为腺癌，也可见到鳞状细胞癌、神经内分泌癌（包括小细胞和大细胞神经内分泌癌），以及未分化癌。由腺癌及神经内分泌癌混合形成的混合性癌亦见报道。

胆囊癌的镜下表现因组织学类型不同而有差异。腺癌来源于胆囊上皮，存在不同的组织学形态：包括胃小凹型腺癌、肠型腺癌、透明细胞腺癌、黏液腺癌、印戒细胞癌。其中大部分表现为典型的胰胆管腺癌。癌变的腺体被纤维基质分隔而呈现杂乱无章的形态。肿瘤细胞通常为立方形。无论是单独还是呈束，胆囊癌细胞均具有明显的异形性。

与胆囊癌相关的基因突变目前报道较多的包括 *p53*、*K-ras* 和 *CDKN2*（9p21）。

由于胆囊没有黏膜及黏膜下组织，因此癌细胞容易局部侵犯肝脏或累及其他器官，同时可以通过淋巴回流转移到邻近淋巴结。多项研究显示胆囊管淋巴结可被作为前哨淋巴结，癌细胞往往通过该淋巴结扩散到其他区域。胆囊癌最容易出现肝脏的直接侵犯，手术时约有 70% 的患者存在这种情况。

四、临床表现

大多数的胆囊癌是在因胆石症行胆囊切除时意外发现的。早期胆囊癌往往没有典型症状，常见表现为右上腹隐痛。晚期病例的典型表现包括上腹部不适、右上腹疼痛、全身乏力、黄疸、恶心、呕吐以及体重减轻等。因为半数以上的胆囊癌伴有胆囊结石，有时因为结石梗阻引发急性胆囊炎而掩盖了胆囊癌的临床表现。由于腹腔镜胆囊切除术的广泛开展，胆囊切除后才发现胆囊癌的报道增多，我们称之为意外胆囊癌。这种现象要引起临床医生的足够重视。对胆囊息肉、胆囊腺肌症、瓷化胆囊、反复胆囊炎合并胆囊结石等病例在术中行快速冰冻病理检测来降低胆囊癌的漏诊。

体格检查时发现胆囊癌的体征几乎均提示预后不良：右上腹触及包块伴有无痛性黄疸（Courvoisier 征）、癌播散导致的可触及的脐周结节（Sister Mary Joseph 结节）和右侧锁骨上淋巴结（Virchow 淋巴结）转移等。胆囊癌的高危人群包括：胆囊颈部结石嵌顿、胆囊结石直径＞3cm、胆囊息肉样病变＞1.0cm、胆囊局限性增厚＞0.5cm、胆囊腺瘤、胆囊腺肌症、瓷化胆囊等。

五、诊断

1. 需要警惕的症状和表现　胆囊癌经常是在初诊为良性疾病而行胆囊切除术中或者术后病理偶然发现的。高达47%的胆囊癌病例为常规胆囊切除术后病理检查发现。因此外科医生应注意在临床工作中排除胆囊癌的可能性，加强鉴别诊断。需要警惕的症状和表现包括：

（1）右上腹不适，非典型的胆石症。

（2）伴有消瘦、厌食和恶病质的胆石症样症候群。

（3）胆囊底部的息肉样病变。

（4）胆囊区固定包块。

（5）单发巨大胆囊结石。

（6）黄疸和胆道梗阻表现。

（7）超声检查发现的胆囊壁增厚和胆管扩张。

2. 诊断方法

（1）实验室检查：实验室指标通常会在肿瘤病期较晚的时候检出异常，例如肝酶增高、贫血、低蛋白血症、白细胞增多等。肿瘤标志物在胆囊癌筛查中意义不明确，但也有一些研究提示其与预后相关，如癌胚抗原（carcino-embryonic antigen，CEA）和CA19-9，这些标志物可用于治疗期间的随访监测指标。

（2）影像学检查：超声检查是评价胆囊占位的有效手段。胆囊癌常见的表现为无症状的胆囊壁增厚或者累及局部或全部胆囊壁的肿块。胆囊结石所致慢性炎症可引起胆囊壁弥漫性增厚，在诊断中应与胆囊癌加以鉴别。超声检查在评价肝脏局部受侵的效果也很好，但在诊断淋巴结情况或远处转移方面则效果有限。超声造影等新技术亦可提高超声检查在胆囊癌诊治中的作用。

动态增强CT或MRI是可用于评价局部病灶、淋巴结转移和远处转移的情况。磁共振胰胆管造影（magnetic resonance cholangiopancreatography，MRCP）是一种无创的检查方式，能够显示胆道解剖结构和受累情况，通常可替代直接的胆道造影。合并黄疸且肿瘤无法切除的患者可以用经皮肝穿刺胆道引流（percutaneous transhepaticcholangial drainage，PTCD）来缓解胆道梗阻。术中探查是诊断胆囊癌的重要手段，手术医生应该常规检查切除胆囊的外观轮廓、胆囊壁是否有局限性增厚区域、是否有硬结或者肿块等，术中要将胆囊标本送快速冰冻病理检测，可降低意外胆囊癌的发生。为提高胆囊癌的早期诊断率，对临床医生加强专业知识宣教，以期提高对胆囊癌的警惕性。对胆囊结石患者应该半年做超声检查1次，观察胆囊壁有无增厚征象，必要时行CT或者MRI检查，对充满型胆囊结石、胆囊萎缩等患者，建议手术治疗。

3. 鉴别诊断

（1）胆囊息肉样病变：早期的胆囊癌需要与胆囊息肉相鉴别，胆囊癌一般直径＞1.2cm，宽基底，表现为胆囊壁不规则增厚。尤其胆囊腺瘤与胆囊癌鉴别困难，但考虑胆囊腺瘤为癌前病变，一旦确诊也需行手术治疗，可在术中行病理检查。

（2）胆囊结石：大多数胆囊癌患者均合并胆囊结石，患者常有反复发作的胆道疾病症状，因此易用胆囊结石来解释而忽略诊断。所以对于老年、女性、长期患有胆囊结石、胆囊萎缩、瓷化胆囊、腹痛症状加重或持续者，均应考虑胆囊癌可能，并需进一步明确诊断。

（3）原发性肝癌侵犯胆囊：原发性肝癌侵犯至胆囊，可于胆囊部位形成肿块，并于肝门部和肝十二指肠韧带出现肿大淋巴结。其鉴别主要在于胆囊癌更常见伴有胆囊结石，出现胆管扩张，在 CT 增强扫描中强化时间更长；另外通过肝炎肝硬化病史、血清甲胎蛋白（alpha fetal protein，AFP）检测等也有助于明确。

（4）胆囊腺肌症：节段型胆囊腺肌症超声表现为一段胆囊壁明显增厚，胆囊中部呈环形狭窄；局限型胆囊腺肌症常位于胆囊底部，表面中间常见一凹陷，这两种类型需与早中期胆囊癌鉴别。而胆囊癌晚期整个胆囊壁受侵，不规则增厚，常需与弥漫型腺肌症鉴别，后者囊壁明显增厚，超声回声不均，内有针头大小无回声区。

（5）萎缩性胆囊炎：胆囊癌和萎缩性胆囊炎均可表现为胆囊壁的弥漫性增厚，而胆囊癌的胆囊壁表现为不均匀增厚，特别是结节型增厚。其胆囊壁在 CT 增强现象中更为明显，也更易出现胆道梗阻、直接侵犯肝脏和肝内转移等情况。

六、分期

目前临床较常采用美国癌症联合委员会（American Joint Committee on Cancer，AJCC）和国际抗癌联盟（Union for International Cancer Control，UICC）TNM 分期。

AJCC 的 TNM 分期包括了肿瘤深度、区域淋巴结转移和远处转移等情况，在预后判断中具有重要作用（表 4-19，表 4-20）。越早期的肿瘤手术根治的可能性越大，比如 T_1（Ⅰ期）和 T_2（Ⅱ期）无淋巴结转移的患者。总体而言，T_1 期肿瘤极少有淋巴结转移，T_{1b} 的患者有 10%～15% 的淋巴结转移。几乎 1/3 T_2 期的患者合并淋巴结转移，而 $T_{3/4}$ 期的患者淋巴结转移比率高达 75%～80%。

T_3 和 T_4 属于局部晚期，T_4 期的病灶往往无法切除。T_3 期肿瘤指侵透浆膜或侵犯单个器官（通常是侵犯肝脏）。淋巴结转移情况分为：N_1，1～3 个区域淋巴结转移；N_2，4 个或以上区域淋巴结转移。具有淋巴结转移的患者均在Ⅲb 以上。总体而言，Ⅲ期患者主要为局部晚期或者合并区域淋巴结转移，但仍有希望完整切除。Ⅳ期患者主要为病灶局部不可切除（T_4，Ⅳa）或合并远处转移（N_2 或 M_1，Ⅳb），常见部位为肝脏和腹膜，也可转移至肺和胸膜。

表 4-19　AJCC 胆囊癌 TNM 分期

原发肿瘤（primarytomor，T）		
T_x	原发肿瘤无法评估	
T_0	无原发肿瘤证据	
Tis	原位癌	
T_1	肿瘤侵及胆囊固有层或肌层	

续表

原发肿瘤（primarytomor，T）

T_{1a}	肿瘤侵及固有层
T_{1b}	肿瘤侵及肌层
T_2	肿瘤侵及周围结缔组织，尚未侵透浆膜或进入肝脏
T_{2a}	肿瘤侵犯腹膜侧结缔组织，尚未侵犯浆膜
T_{2b}	肿瘤侵犯肝脏侧结缔组织，尚未进入肝脏
T_3	肿瘤侵透浆膜（脏腹膜）和（或）直接侵及肝脏和（或）一个其他邻近器官或组织，如胃、十二指肠、结肠、胰腺、网膜、肝外胆管
T_4	肿瘤侵犯门静脉或肝动脉，或侵犯两个或更多肝外器官或组织

区域淋巴结（regional lymph nodes，N）

N_x	区域淋巴结无法评估
N_0	区域淋巴结转移阴性
N_1	1~3个区域淋巴结转移
N_2	4个或以上区域淋巴结转移

远处转移（distant metastasis，M）

M_0	无远隔器官转移
M_1	存在远隔其他器官转移

表 4-20 胆囊癌 TNM 分期标准

分期	T	N	M
0 期	Tis	N_0	M_0
Ⅰ期	T_1	N_0	M_0
ⅡA 期	T_{2a}	N_0	M_0
ⅡB 期	T_{2b}	N_0	M_0
ⅢA 期	T_3	N_0	M_0
ⅢB 期	$T_{1~3}$	N_1	M_0
ⅣA 期	T_4	$N_{0~1}$	M_0
ⅣB 期	任何 T	N_2	M_0
	任何 T	任何 N	M_1

七、治疗

胆囊癌治疗方法有手术、化疗、放疗、介入治疗等，其中外科手术切除是主要治疗手段。

1. 外科治疗

（1）胆道系统解剖：可切除的肿瘤经过合理的外科治疗后往往可以获得良好的预后。胆道系统解剖结构示意图可见图 4-17。

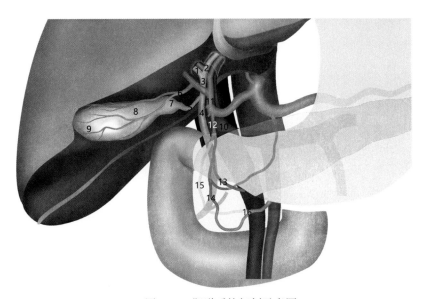

◆图 4-17　胆道系统解剖示意图

注：1. 右肝管；2. 左肝管；3. 肝总管；4. 胆总管；5. 胆囊管；6. 胆囊动脉；7. 胆囊颈；8. 胆囊体；9. 胆囊底；10. 门静脉；11. 肝固有动脉；12. 胃十二指肠动脉；13. 胃网膜右动脉；14. 胰十二指肠上前动脉；15. 胰十二指肠上后动脉；16. 胰十二指肠下动脉（前支 / 后支）

（2）单纯胆囊切除术

适应证：T_1 期胆囊癌。

手术步骤：①分离、结扎、离断胆囊管；②结扎、离断胆囊动脉；③将胆囊从肝面剥离；④腹腔镜手术时用取物袋将胆囊从腹壁穿刺口取出（图 4-18）。

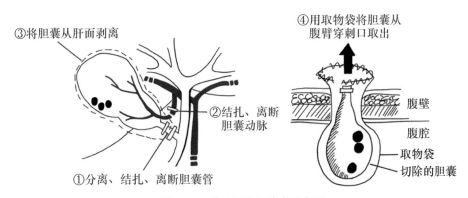

◆图 4-18　单纯胆囊切除术示意图

注意事项：很多胆囊癌患者在就诊时已经接受了非根治性的胆囊切除术，这时往往需要补充行淋巴结清扫术和肝部分切除术。有研究显示这样分期手术患者的预后要差于直接行根治性切除的患者。对于胆囊肿物难以明确良恶性的时候，通常需要进行术中冰冻病理，其确诊的准确率可达95%，但判断侵犯深度的正确率仅为70%。因此在术前对胆囊癌进行准确诊断，将大大有益于胆囊癌的治疗和预后。然而总体而言，目前仅有25%的胆囊癌患者能够手术切除。

（3）腹腔镜手术

手术适应证

1）根治性手术：主要针对Ⅰ期且无明显转移证据的胆囊癌患者，考虑行腹腔镜手术能够取得治愈效果。

2）诊断性手术：主要用于已经诊断胆囊癌，但影像学发现可疑转移灶或淋巴结，而无法进行穿刺活检确认时，可采用腹腔镜手术进行探查及疾病分期。也有人认为在进行开腹根治性手术前也可进行腹腔镜探查术。

手术禁忌证：肿瘤已出现远处转移或评估手术无法取得治愈效果的；同时伴有腹腔急性炎症（包括急性化脓性胆囊炎、急性胰腺炎、严重腹腔感染等）；患有严重心、肺、肝、肾疾病以及其他全身性疾病不能耐受手术者；孕妇；麻醉禁忌者等。

手术范围：包括根治性胆囊切除+肝ⅣB和Ⅴ段部分切除+肝门淋巴结清扫术。为了获得阴性切缘，必要时还需进行肝脏扩大切除或胆管切除术。

注意事项：对于大多数胆囊癌并不推荐行腹腔镜手术，但是在腹腔镜胆囊切除术中，有0.3%~1%的概率会意外发现胆囊癌。而胆囊癌患者中约有10%是在腔镜下胆囊切除术中意外发现的。对于原位癌和T_{1a}的病灶，腹腔镜手术能够获得良好的预后，5年生存率可接近100%。当评估病灶穿破肌层，则不应进行腹腔镜手术。对于后续进行了肝切除和淋巴结清扫的患者，初次为腹腔镜手术或开腹手术对于预后无明显差异。

术中意外发现疑似胆囊癌，可考虑转为开腹手术，或者继续行腹腔镜胆囊切除术，送冰冻病理检查，并根据结果决定进一步的治疗方案。此种情况下，腹腔镜手术及取标本过程应格外小心，避免胆汁外漏引起肿瘤腹腔或Trocar孔处种植播散。

很多患者检查时，影像学已经提示局部晚期。如果不伴有转移病灶，这些患者可能需要进行开腹胆囊癌根治性手术。对于这类中晚期的胆囊癌患者，可采用腹腔镜探查进行准确的分期，并筛选出无转移病灶、适合行扩大胆囊切除术的病例。

（4）扩大切除术

手术适应证：主要针对Ⅱ期或以上的胆囊癌，已有明确的淋巴结转移或邻近脏器侵犯，估计扩大切除后仍能达到治愈性切除标准。

手术禁忌证：肿瘤已出现远处转移或评估考虑手术无法取得治愈效果的；同时伴有腹腔急性炎症（包括急性化脓性胆囊炎、急性胰腺炎、严重腹腔感染等）；患有严重心、肺、肝、肾疾病以及其他全身性疾病不能耐受手术者；孕妇；麻醉禁忌者等。

手术范围：对于T_{1a}期肿瘤，仅行根治性胆囊切除术即可。对于T_2期及以上的肿瘤，手术应包括根治性胆囊切除+肝ⅣB和Ⅴ段部分切除+肝门淋巴结清扫术（图4-19）。为了获得阴性切缘，必要时还需进行肝脏扩大切除（图4-20）或胆管切除术。

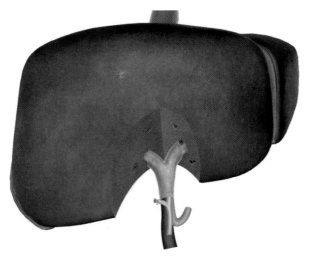

◆图 4-19　胆囊癌根治性切除术

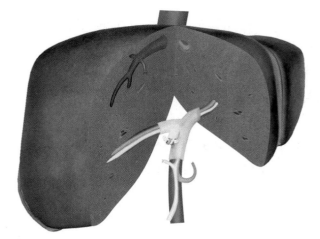

◆图 4-20　胆囊癌扩大根治性切除术

注意事项：在肝脏胆囊床中，胆囊的"肝面"仅以一层组织附着于肝脏，因此，胆囊癌极易侵犯肝脏实质，胆囊切除术仅适用于原位癌及 T_{1a} 期的患者，而大多数胆囊癌患者需要切除部分肝组织。胆囊的淋巴回流首先汇入胆囊管旁和肝门淋巴结，而这些区域淋巴结能够进一步汇入腹腔干及下腔动静脉周围淋巴结。因此在胆囊癌根治术中应彻底探查腹膜、肝脏和相关区域的淋巴结，明确是否存在淋巴结转移和远处转移。特别要注意腹腔干及腹膜后和下腔动静脉间隙的探查，这些部位一旦发现转移病灶就应放弃手术。

对于胆囊癌肝脏的切除范围，目前认为只要确保切缘阴性，切除肝脏Ⅳ B 段和 V 段即可。如果肿瘤侵犯肝脏的脉管系统，则需进行更大范围的切除。为达到准确分期和局部控制的目的，需要行肝门部淋巴结清扫，清扫范围包括胆囊管周围淋巴结、肝固有动脉和门腔静脉间隙。由于胆管切除并不能明显改善预后，因此通常胆囊癌根治术不包括其他胆管的切除，但有时为了达到阴性切缘也需进行胆管切除，具体需根据肿瘤位置和侵犯情况来决定。

肿瘤位置对胆囊癌手术方式影响较大。胆囊底部的肿瘤不需要联合切除胆总管。但是当肿瘤位于胆囊漏斗部时，病灶常常通过直接侵犯或经肝十二指肠韧带生长而会累及胆总管。这种情况下，为了获得阴性切缘则必须切除胆总管，并进行胆道重建，主要方式常采用肝管空肠的 Roux-en-Y 吻合。合并黄疸的胆囊癌预后很差，而胆囊漏斗部肿瘤侵犯胆总管导致的黄疸是个例外，只要肿瘤局限依然应该积极治疗。

（5）胆囊癌淋巴结清扫：在胆囊癌的外科治疗中，淋巴结清扫具有重要的意义。目前除了 T_{1a} 以外，所有接受手术治疗的患者均推荐进行淋巴结清扫术。淋巴结清扫范围（图 4-21）目前尚有争议，T_{1b} 的患者建议加行肝十二指肠韧带（即 N1-UICC 标准，包括胆囊管、胆总管周围、肝动脉、门静脉旁淋巴结）清扫。T_2 及以上患者除 N_1 淋巴结以外，也有研究建议行扩大淋巴结清扫术，即应包括肝十二指肠韧带、腹腔干周围淋巴结、胰十二指肠后上方淋巴结、肠系膜上动脉周围淋巴结等。

（6）术后并发症及处理

1）胆囊动脉出血：主要由于对胆囊动脉结扎不牢或结扎线脱落引起的胆囊动脉出血。术中要轻柔细致操作，同时做到良好的暴露，在与靠近胆囊壁处先行结扎胆囊动脉后再行切断，则能够预防出血的发生；如果术后发生出血，则可先行压迫腹腔动脉，暂时控制出血后，直视下钳夹止血。

2）胆囊床渗血：一般出血量不多，主要由于肝功能异常凝血障碍或对肝脏过度损伤引起，注意检测肝功能及凝血功能，及时补充凝血因子，使用止血药物有助于处理渗血。

3）胆道损伤及狭窄：大部分为手术损伤所致，可表现为胆汁性腹膜炎、胆瘘、阻塞性黄疸、胆管炎等，行胆管造影、MRCP等均有助于诊断。诊断明确后，可根据具体情况进行手术治疗，包括胆道修补术、胆道端－端吻合术、胆道空肠吻合术等。

4）胆总管周围静脉出血：在肝硬化、门静脉高压的患者，胆总管周围常有扩张的静脉，当分离胆囊管时可造成静脉的损伤而出血。预防的方法是术中操作应细心，谨慎处理出血，避免损伤肝总静脉及门静脉，确切止血后才可关闭腹腔。

2. 姑息性治疗　目前除了临床研究外，尚缺乏证据证明辅助治疗的有效性，最常用的姑息化疗方案也是来自于胰腺癌的治疗。研究证明，辅助化疗对胆囊癌有效。吉西他滨的有效率可达到30%，而顺铂、卡培他滨和吉西他滨三药联合可能效果更好。为保证药物治疗效果，可在术中取小块癌组织进行化疗药物敏感性测定，可指导化疗药物的选择。多数研究结果表明，放疗对胆囊癌无效。当胆囊癌失去手术机会时，可采用介入性胆管引流术或介入性肝动脉插管灌注化疗等。

八、预后

胆囊癌最重要的预后因素包括：胆囊壁受侵犯的深度、淋巴结转移、血管侵犯。TNM 分期对预测预后具有重要指导意义。

T_1 期肿瘤极少合并淋巴结转移，85%～100% 的患者在 R_0 切除术后可达到治愈。对于 T_2 期肿瘤，有报道称完整切除（包括肝切除和区域淋巴结清扫）后患者 5 年生存率可达

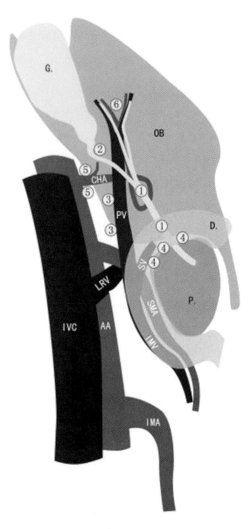

◆图 4-21　胆囊癌淋巴结清扫范围

注：①胆总管旁淋巴结；②胆囊颈淋巴结；③门静脉后淋巴结；④胰十二指肠后上淋巴结；⑤肝总动脉旁淋巴结；⑥肝门淋巴结。N1 即为①、②、③、⑤，为标准手术范围，扩大手术包括其他多组淋巴结

60%～100%。局部晚期的 T_3 和 T_4 病变 R_0 切除后也可实现长期生存，但比例只占 15%～20%。局部晚期患者的预后主要取决于淋巴结转移情况，淋巴结转移是预后不良的危险因素。肝门部淋巴结转移即便完整切除其预后也不佳，5 年生存率仅为 15%～20%。合并黄疸的患者 5 年生存率接近 0。

九、随访

胆囊癌术后常规随访时间为每 3 个月 1 次，内容包括体格检查、实验室检查和影像学检查。胆囊癌患者术后复发可能会伴随出现 CA19-9 升高，因此 CA19-9 是可用于随诊的肿瘤指标，但其敏感度和特异性均较差。另外腹部超声、CT 及 MRI 检查均可用于术后的复查随诊，具体随诊方式应个体化制订。

（张业繁　赵建军　赵平）

第八节　肝外胆管癌

一、概述

胆管癌（cholangiocarcinoma，CCA）是起源于胆道系统的恶性肿瘤，发病率低，约占全部胃肠道肿瘤的3%。在美国，胆管癌的年发病率为2.1~3.3/100000，男性发病率略高于女性，约为1.5:1。

按照解剖部位，胆管癌可分为肝内胆管癌和肝外胆管癌。肝内胆管癌起源于肝内小胆管，又称为肝内胆管细胞癌，属于肝癌的亚型。依据肿瘤在肝外胆管系统中的位置，肝外胆管癌可分为上段癌、中段癌及下段癌。上段癌是指发生在胆囊管汇合口以上的肝外胆管，又称为肝门部胆管癌或Klatskin瘤，发生总数占肝外胆管癌的40%~60%；中段癌是指发生于胆囊管汇合口至胆管胰腺上缘的肝外胆管癌，约占17%~20%；发生于胰腺上缘至Vater壶腹的肝外胆管癌为下段胆管癌，也称为远端胆管癌，约占18%~27%。

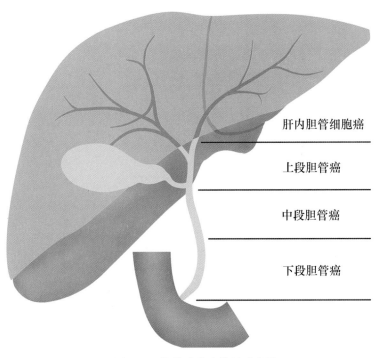

肝内胆管细胞癌

上段胆管癌

中段胆管癌

下段胆管癌

◆图4-22　胆管癌发生位置示意图

二、危险因素

与胆管癌发生相关的危险因素较多，包括胆管结石、原发性硬化性胆管炎（primary sclerosing cholangitis，PSC）、肝吸虫病、胆总管囊肿、肝炎相关肝硬化以及化学药物因素等。

1. 胆管结石　约1/3的胆管癌患者合并有胆管结石，而10%的胆管结石患者会发展为胆管癌，结石中胆汁酸有持续的致癌作用，并引起反复的胆道细菌感染，另外结石对胆管壁机械损伤刺激，可能使正常的胆管上皮细胞逐步癌变。

2. 原发性硬化性胆管炎　PSC导致的胆管慢性免疫性炎症刺激使细胞调控发生异常，进而形成肿瘤。PSC患者中有30%~40%会发展为胆管癌，相比起普通人群中胆管癌的发病率明显增高。不同人群及多中心研究报告有50%胆管癌患者是在确诊PSC后第1年诊断出来的，多数在首次诊断后2.5年内发展为胆管癌。因此，被确诊为PSC的患者应该接受仔细的筛查，并在确诊后的2年中需常规随诊，防止进展成胆管癌。

3. 肝吸虫病　肝吸虫病导致胆道感染、胆汁淤滞、胆管周围纤维化和胆管增生，是导致胆管癌发生的因素之一。有研究报道，在泰国肝吸虫高发地区，粪便中发现肝吸虫卵是胆管癌发病的独立因素。

4. 胆道畸形　先天性胆管囊肿病（Caroli 病）可能增加胆管癌的发病风险，具体机制尚不明确，可能与胰胆管汇合异常相关。日本一项研究发现，10.6% 的伴有胆管扩张的胰胆管汇合异常患者并发胆道恶性肿瘤，其中有 33.6% 的患者并发胆管癌。异常的胰胆管汇合容易导致胰液反流到胆管树，造成胆管慢性炎症。

三、病理学

肝外胆管癌的大体类型可分为硬化型、结节型、息肉型。硬化型胆管癌多见于肝门部胆管癌，也称为浸润型，肿瘤质地坚硬，可造成胆管壁的环形增厚，肿瘤沿胆管壁纵向生长，同时向壁外浸润，侵犯周围组织器官，预后较差。结节型胆管癌形成单发或多发肿块，质地坚硬，向胆管腔内生长，基底部也可向管壁外浸润，但侵袭性较小，较大的病变可以充满整个管腔。乳头型多见于远端胆管癌，形成质软的息肉样肿块，可分泌黏液堵塞管腔，基底部极少侵透胆管壁全层，肿瘤导致胆管扩张而不是缩窄是此类型的特点，预后相对较好。

胆管癌质地较硬，切面灰白色。镜下胆管癌细胞呈矮柱状，和正常的胆管细胞相似。有不同程度的细胞多态性、不典型增生、细胞分裂、核深染和突出的核小体。腺癌的分化程度由高分化到未分化不等，可出现腺导管、腺泡等结构；如果肿瘤分化较差，可出现没有腔隙的细胞索。腺癌是肝外胆管癌最常见的组织类型，约占95%以上。其他少见类型还有鳞状细胞癌、透明细胞癌、印戒细胞癌、腺鳞癌和未分化癌等。胆管癌细胞主要沿胆管壁向近端或远端纵向生长，同时还直接侵犯周围壁外组织，如肝脏、胆囊、门静脉、肝动脉、胰腺、十二指肠等。肝外胆管癌常发生周围神经组织浸润，并沿神经周围间隙扩散，导致手术彻底切除困难。

四、临床表现

肝外胆管癌早期缺乏特征性临床表现，临床表现取决于肿瘤所在位置，没有特异性。部分患者可伴有上腹疼痛不适、腹胀、厌食、食欲下降和消化不良等非特异症状。此时就诊率低，同时常规检查难以发现早期病变，直到出现黄疸或肝功能异常才引起重视。

90% 以上的肝外胆管癌患者因无痛性进行性加深的黄疸就诊，需要和其他引起胆道梗阻的良恶性疾病鉴别。胆管癌导致的胆道梗阻，血浆胆红素水平常＞ 171μmol/L（10mg/dl），平均约 308μmol/L（18mg/dl），而胆总管结石导致梗阻时的胆红素水平通常在 34 ~ 68μmol/L（2 ~ 4mg/dl），很少超过 256μmol/L（15mg/dl）。肝门部胆管癌梗阻位置高，肝内胆管扩张明显，常无胆囊肿大，胆总管无扩张。胆管中段癌、下段癌常导致胆囊内胆汁淤积、压力升高，梗阻部位以上胆总管扩张明显。同时患者可伴有皮肤瘙痒、消瘦、乏力、陶土样便及尿色加深等临床表现。

五、诊断

肝外胆管癌的诊断应根据临床表现，结合辅助检查，首先鉴别黄疸是否为恶性梗阻引起，即肝外胆管癌的定性诊断。其次，明确梗阻的部位，即肝外胆管癌的定位诊断。最后，明确肿瘤的局部侵犯范围和远处转移情况，判断是否具备手术治疗条件。

1. **血液学检查** 实验室检查提示血清胆红素升高以直接胆红素（DBIL）升高为主时可判断为梗阻性黄疸。伴有丙氨酸氨基转移酶（ALT）和（或）门冬氨酸氨基转氨酶（AST）异常时，提示胆管压力持续升高对肝脏造成损伤。胆道梗阻时还可出现碱性磷酸酶（ALP）、γ-谷氨酰转移酶（γ-GT）的升高。

2. **血清肿瘤标志物检查** 肝外胆管癌尚无特异性肿瘤标志物，临床上主要参考糖类抗原CA19-9和癌胚抗原（CEA）。中国医学科学院肿瘤医院腹部外科回顾126例肝外胆管癌患者肿瘤标志物情况，术前血清CA19-9平均值为595.3U/ml，诊断敏感性为72.2%；术前血清CEA平均值为12.6U/ml，诊断敏感性为20.6%；两者联合的诊断敏感性为77.0%。通常认为肿瘤标志物对胆管癌的诊断价值有限，多用于术后观察和随访，术后已下降或正常的标志物重新升高可提示肿瘤的复发和转移。

3. **影像学检查** 肝外胆管癌的无创影像学检查主要有超声检查（US）、电子计算机断层扫描（CT）、磁共振胰胆管成像（magnetic resonance cholangiopancreatography，MRCP），有创检查主要指经内镜逆行胰胆管造影（endoscopic retrograde cholangiopancreatography，ERCP）、经皮经肝胆管造影（percutaneoustranshepatic cholangiography，PTC）。研究显示，上述检查方法对于肝外胆管癌定性诊断准确率分别为：US 73.3%、CT 82.7%、ERCP 75.0%、PTC 88.9%、MRCP 95.0%；定位诊断准确率分别为：US 81.7%、CT 84.6%、ERCP 75.0%、PTC 88.9%、MRCP 100%。各种检查方法对胆道病变的诊断均存在局限性，综合应用才能提高诊断准确率。通过影像学检查我们需要明确几个关键问题，以决定能否进行手术治疗，包括肿瘤在胆道系统内的蔓延范围、血管侵犯情况、肝叶萎缩情况和远处转移情况。

肝外胆管癌的影像学表现取决于其发病部位和大体病理类型，包括直接征象和间接征象。直接征象是指胆管肿瘤本身可被显影，间接征象包括胆管扩张、胆囊增大、血管受侵、肝叶或肝段萎缩、淋巴结转移和肝转移等。

（1）B型超声：上段胆管位置高，不受胃肠道气体影响，比较容易观察到扩张胆管处的肿块回声。中下段胆管易受胃肠气体及肥胖等原因的干扰，因此超声对上段胆管癌的诊断符合率较中下段胆管高。

肝门部胆管癌超声图像特点为肝内胆管显著扩张并向肝门部聚集，可以观察到低回声或略高回声的软组织团块影，但肿块不明显，边界不清楚，左右肝管在该处不能汇合或突然中断。占位效应和肝内胆管扩张提示肿瘤的存在。同时可伴有胆囊缩小、肝外胆管塌陷或不扩张。中下段胆管癌超声可探及结节状、厚壁状肿块，胆管壁正常回声线不清晰、病变部位胆管突然截断，间接征象显示肝内外胆管均明显扩张，常伴有胆囊肿大。

（2）CT：胆管癌属于低血供性肿瘤，肝外胆管癌在CT平扫上呈低密度，增强扫描可以强化或不强化，延迟扫描3~8分钟后常有延迟强化。肝外胆管癌肿瘤组织中纤维成分含量丰富，对比剂在纤维组织内与血管之间弥散缓慢，造成增强扫描时肿瘤组织延迟强化的特征性改变。

肝门部胆管癌肿块位于肝总管，肝内胆管明显扩张，但左右叶可以不对称，位于左或右主肝管者，则相应区域的胆管扩张。原发肿瘤平扫时仅表现为肝门部结构不清、肝内胆管明显扩张或左、右肝管中断不能汇合。增强后可见胆管壁增厚，腔内肿块中等强化，可表现为密度高于肝实质的树枝状或不规则肿物。中下段胆管癌主要表现为低位胆道梗阻和胆管中断，肿瘤近端的胆管扩张，伴有胆囊明显增大。一部分病例在中断部位可见腔内软组织肿块，或显示胆总管壁增厚、管内充盈缺损，以及大小不等的软组织影。增强早期呈中度强化，晚期明显强化（图4-23）。

（3）MRI、MRCP：MRI在评价胆管癌的可切除性上有很多优势，可以发现CT不能发现的隐性病灶。肿瘤的MRI表现与CT相似，为不同程度和范围的胆管扩张，胆管壁的增厚和（或）肿块。在MRI T_1WI 上多表现为低或等信号，在 T₂WI 上表现为稍高信号。动态增强扫描多数病例在门静脉期和延迟期强化。对转移淋巴结的评价上，动态增强 MRI 较多层螺旋 CT 准确性更高，因此在肝外胆管癌原发肿瘤病灶检出及 TNM 分期准确性上，MRI 更优于 CT。MRCP 为磁共振水成像在胆道系统的应用，可以显示胆道全貌，能获得肿瘤位置、大小和形态等信息，但分辨率有限，细节显示不清。与直接的胆道造影相比，MRCP 不但可以观察梗阻以上部位的胆道，也可以观察梗阻以下部位的胆道，因此可以用来判断梗阻部位的长度和宽度。MRCP 成像结果接近于 ERCP，且成功率高，故已广泛应用于手术前评估，而一些侵入性检查已很少使用（图 4-24）。

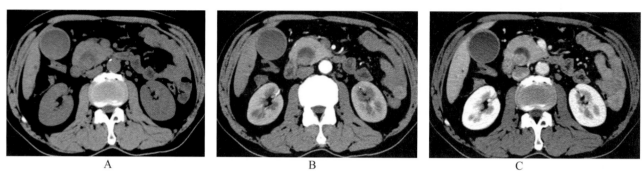

◆图 4-23　胆总管下段癌 CT 表现

注：患者男性，54 岁，皮肤巩膜黄染 1 个月。A：CT 平扫横断面，示胆总管内下段近壶腹处低密度结节，约 2.1 cm × 1.8cm，管腔狭窄；B：CT 增强扫描动脉期横断面，示病变呈轻度强化；C：CT 增强扫描静脉期横断面，示病变强化程度较动脉期明显

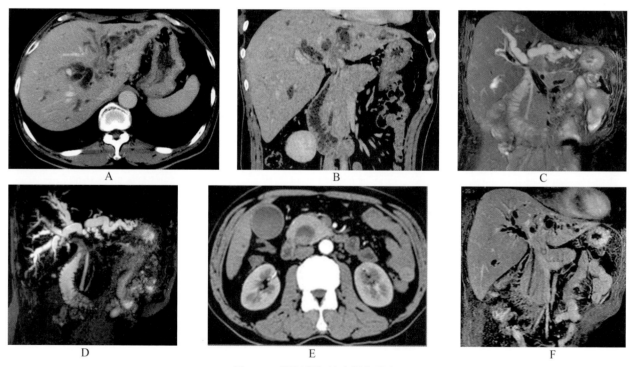

◆图 4-24　肝门部胆管癌影像学表现

注：患者男性，55 岁，皮肤、巩膜黄染 20 余天。术后病理提示肝门部胆管中分化腺癌。A、B：CT 增强扫描横断面、冠状面，肝门区见不规则软组织影，呈相对低密度，大约 2.3cm × 2.0cm，边缘不清，累及左右肝管、肝总管及门静脉左支，肝内胆管扩张；C：MRI 平扫冠状面 T₂WI 脂肪抑制，肝门区病变，边缘不清，呈中低信号，肝内胆管扩张；D：MRCP，左右肝管及胆总管分离不联系，肝内胆管扩张，胆总管未见扩张；E、F：MRI 增强扫描横断面、冠状面，肝门区不规则肿物，边缘不清，内可见不均匀强化，略低于周围肝实质，累及双侧肝管、门静脉左支，肝内胆管扩张

（4）ERCP：ERCP 为经内镜逆行胰胆管造影，在内镜下将造影剂通过十二指肠乳头向胆胰管内注射，利用放射方法使胆管成像。ERCP 属于有创性检查，术后可能出现胰腺炎、胆道感染等并发症，因此部分患者无法耐受。ERCP 的优势在于能清晰显示胆道系统，包括末端的细小胆道，是诊断胰胆系统疾病的金标准。同时在 ERCP 的基础上，可进行内镜下超声、肿瘤细胞学采样、细针穿刺组织活检的检查，还可以进行内镜下治疗，如鼻胆汁引流术、内镜下胆道支架置入胆汁内引流术，近年来对于不能手术的晚期肝外胆管癌患者甚至开展了 ERCP 引导下的胆管内射频消融治疗，文献报道 58 例患者中位生存期可达到 17.9 个月。

（5）PTC：PTC 能清晰显示梗阻部位、胆管受累范围以及梗阻部位上游胆管的形态。对于高位胆管梗阻所导致的肝内胆管相互隔离，常需要通过多支胆管 PTC 才能对癌肿在胆管树的浸润范围做出全面的评估。ERCP 仅能显示出肝门部胆管癌造成不完全性胆管阻塞者的整个胆道受累状况，若为胆管完全阻塞则仅能显示梗阻部位以下胆管的状况，故 ERCP 对肝门部胆管癌的诊断及可切除性判断价值有限。由于 PTC 有导致出血和（或）诱发胆道感染的风险，不推荐作为常规检查手段，而对 MRCP 显示不清、不宜行 MRCP 检查者，或拟行术前经皮经肝胆道引流（PTBD）、内镜鼻胆管引流（ENBD）的肝门部胆管癌病例，可实施同步胆道造影或二期经引流管胆道造影。

（6）超声内镜：超声内镜检查可以更好地观察原发病变范围、浸润深度及区域淋巴结转移情况，有助于对胆管癌的诊断和分期，对治疗方案的选择和预后判断有一定指导意义。超声内镜还可引导细针对病灶和淋巴结穿刺行活组织检查，为诊疗提供组织病理学依据。

六、分期

2016 年 10 月，UICC/AJCC 推出了 TNM 分期第 8 版，对第 7 版中肝门部胆管癌及远端胆管癌的分期均做了不同程度的更新；体现了外科技术的提高和综合诊疗模式的发展。

1. 肝门部胆管癌 在第 8 版分期系统中，肝门部胆管癌的 T 分期及 N 分期均有不同程度的改动。在新版的分期系统中，将高级别上皮内瘤变包含在 Tis 内，并将 Bismuth Ⅳ 型从 T_4 分期中剔除；根据区域淋巴结的数目对 N 进行分期；在系统分期中下调 T 分期，上调 N 分期（表 4-21，表 4-22）。

表 4-21 肝门部胆管癌 TNM 分期（AJCC 第 8 版）

分期	肿瘤情况
原发肿瘤（primary tumor，T）	
T_x	原发肿瘤无法评价
T_0	无原发肿瘤证据
Tis	原位癌 / 重度不典型增生
T_1	局限于胆管，可到达肌层或纤维组织
T_{2a}	超出胆管壁到达周围脂肪组织
T_{2b}	浸润邻近的肝脏实质
T_3	侵及门静脉或肝动脉的一侧分支

续表

分期	肿瘤情况
T_4	侵及门静脉主干或门静脉的两侧属支,或肝总动脉,或一侧的二级胆管和对侧的门静脉或肝动脉

区域淋巴结（regional lymph nodes，N）

分期	肿瘤情况
N_x	区域淋巴结不能评估
N_0	没有区域淋巴结转移
N_1	1～3枚区域淋巴结（区域淋巴结定义为沿肝门、胆囊管、胆总管、肝动脉、门静脉及胰头十二指肠后方分布的淋巴结）转移
N_2	≥4枚区域淋巴结转移

远处转移（distant metastasis，M）

分期	肿瘤情况
M_x	远处转移不能评估
M_0	没有远处转移
M_1	远处转移

表 4-22　肝门部胆管癌 TNM 分期标准（AJCC 第 7 版）

分期	T	N	M
0 期	Tis	N_0	M_0
Ⅰ 期	T_1	N_0	M_0
Ⅱ 期	$T_{2a \sim b}$	N_0	M_0
Ⅲ A 期	T_3	N_0	M_0
Ⅲ B 期	T_4	N_0	M_0
Ⅲ C 期	任何 T	N_1	M_0
Ⅳ A 期	任何 T	N_2	M_0
Ⅳ B 期	任何 T	任何 N	M_1

2. 远端胆管癌（distal bile duct carcinoma）　与肝门部胆管癌类似，UICC/AJCC TNM 分期第 8 版将高级别上皮内瘤变纳入 Tis；同时根据肿瘤侵犯深度界定 T_1，T_2 和 T_3；根据淋巴结转移数目对 N 分期进一步细化（表 4-23，表 4-24）。

表 4-23　远端胆管癌 TNM 分期（AJCC 第 7 版）

分期	肿瘤情况

原发肿瘤（primary tumor，T）

分期	肿瘤情况
T_x	原发肿瘤无法评价
T_0	无原发肿瘤证据

分期	肿瘤情况
Tis	原位癌
T_1	侵及胆管壁深度＜ 5mm
T_2	侵及胆管壁深度 5 ~ 12mm
T_3	侵及胆管壁深度＞ 12mm
T_4	侵及腹腔动脉干、肠系膜上动脉和（或）肝总动脉
区域淋巴结（regional lymph nodes，N）	
N_x	区域淋巴结不能评估
N_0	没有区域淋巴结转移
N_1	1 ~ 3 区域淋巴结转移
N_2	≥ 4 枚区域淋巴结转移
远处转移（distant metastasis，M）	
M_x	远处转移不能评估
M_0	没有远处转移
M_1	远处转移

表 4-24　远端胆管癌 TNM 分期标准（AJCC 第 8 版）

分期	T	N	M
0 期	Tis	N_0	M_0
Ⅰ 期	T_1	N_0	M_0
Ⅱ A 期	T_1	N_1	M_0
	T_2	N_0	M_0
Ⅱ B 期	T_2	N_1	M_0
	T_3	$N_{0 ~ 1}$	M_0
Ⅲ A 期	$T_{1 ~ 3}$	N_2	M_0
Ⅳ 期	任何 T	任何 N	M_1

七、治疗

1. 外科治疗

（1）肝门部胆管癌

手术适应证：根治性切除是肝门部胆管癌唯一有可能治愈的手段，只要患者全身情况能够耐受手术、无明确手术禁忌证，均应积极行手术探查，尝试根治性切除。

手术禁忌证：下列情况不建议行肝门部胆管癌根治术：①患者情况危重、心肺肾等重要器官衰竭、恶病质，无法耐受重大手术；②合并严重肝硬化、门静脉高压症等，无法耐受大范围肝切除；③肝十二指肠韧带以外的淋巴结转移，如腹膜后、腹主动脉旁淋巴结转移；④发生肝、肺、腹膜、大网膜等远处转移；⑤双侧二级以上肝内胆管受累、双侧肝动脉或其主干受累、双侧门静脉或其主干受累；⑥一侧肝叶萎缩，伴有对侧门静脉或肝动脉分支被肿瘤包绕或闭塞，或对侧肿瘤侵犯至二级胆管根部以上。

术前准备：除常规腹部手术应有的注意事项外，根据患者的不同情况，术前可先行胆道引流术、肝功能储备试验以及门静脉栓塞术等。胆道引流术适用于严重的梗阻性黄疸，但术前减黄一直存在争议，国内指南建议指征如下：梗阻性黄疸患者血清胆红素＞200μmol/L 且同时需要大范围肝切除（切除肝叶＞全肝体积 60%），或合并胆管炎，或营养风险大，或需做选择性门静脉栓塞的胆管癌患者应考虑给予术前胆道引流。肝功能储备试验是肝切除术前安全评估的一种方法，对肝脏储备功能不足、肝切除术后预计残余肝功能体积不足的患者，可先行门静脉栓塞治疗，将手术预计切除部分的肝脏门静脉分支栓塞，未被栓塞门静脉血流增加，该部分肝脏会逐渐增生。

Bismuth-Corlette 分型：肝门部胆管癌手术方式主要取决于 Bismuth-Corlette 分型（图 4-25）。该分型于 1975 年提出，1988 年进行了补充修改。分型以肿瘤发生的解剖部位及胆管受累范围为依据，主要应用于术前辅助制订手术方案，由于该分型方法无法了解肿瘤是否侵犯周围血管及肝组织，故与患者的预后无相关性。Ⅰ型：肿瘤位于肝总管，左右肝管汇合处未侵犯；Ⅱ型：肿瘤侵犯左右肝管汇合处；Ⅲa 型：肿瘤位于左右肝管汇合处，并侵犯右肝管；Ⅲb 型：肿瘤位于左右肝管汇合处，并侵犯左肝管；Ⅳa 型：肿瘤位于左右肝管汇合处，并侵犯双侧肝管；Ⅳb 型：肿瘤侵犯肝管汇合处，并呈多灶分布。

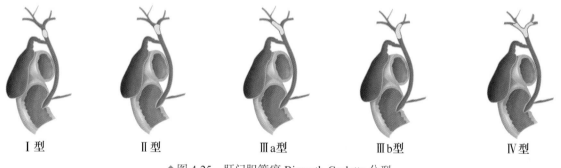

Ⅰ型　　　　　　Ⅱ型　　　　　　Ⅲa型　　　　　　Ⅲb型　　　　　　Ⅳ型

◆图 4-25　肝门胆管癌 Bismuth-Corlette 分型

手术要点及操作：肝门部胆管癌根治性切除包括肝叶切除及肝外胆管切除、区域淋巴结及神经丛廓清及肝管－空肠 Roux-en-Y 吻合术。肝门部胆管癌由于其特殊的解剖部位及生物学特性，可突破胆管树向侧方浸润邻近重要结构，如门静脉、肝动脉和肝实质，还可形成区域性淋巴结和神经性转移等多极化浸润转移的特性。因此，癌肿累及胆管树的部位和范围、门静脉和肝动脉受累状况、肝实质损害严重程度、预留肝脏功能性体积、局部淋巴结和神经转移以及远处转移等因素均能影响肝门部胆管癌的可切除性及手术方式的选择。

手术范围包括胆囊、胆管分叉部、肝外胆管、肝十二指肠韧带上的淋巴脂肪以及连带的肝组织。具体步骤包括：①解剖肝门部，充分显露肝门部胆管及肿瘤；②将胆囊从胆囊床游离但不予以切除，可作为牵引；③在十二指肠上缘低位切断胆总管，封闭远端胆管；④切除肝十二指肠韧带神经、纤维脂肪、淋巴组织，将肝动脉、肝固有动脉、门静脉、胆管骨骼化；⑤切断左右肝管，处理肝动脉及门静脉；⑥需要时连同肝叶切除，少数情况下需附加肝动脉切除、门静脉切除重建、胰十二指肠切除术。

对于 Bismuth Ⅰ 型患者，可采取胆囊切除＋肝十二指肠韧带骨骼化＋肝管及胆总管大部分切除＋肝管－空肠吻合术。对于 Bismuth Ⅱ 型患者，可在对 Bismuth Ⅰ 型手术的基础上联合肝尾状叶切除。由于尾状叶胆管开口于左右肝管汇合部，而此型肿瘤常贴近尾状叶，故尾状叶成为肿瘤残留及复发的常见部位。对于 Bismuth Ⅲ 型患者，可在对 Bismuth Ⅱ 型手术的基础上联合肝叶切除。其中，Bismuth Ⅲ a 型联合右肝叶切除或包括左内叶的右三叶切除；而 Bismuth Ⅲ b 型则联合左肝叶切除。对于 Bismuth Ⅳ 型患者，可行中肝（左内＋右前）切除联合胆管成形术。若无淋巴或血管侵犯，也可考虑行肝移植治疗。

术后并发症：

1）胆漏：术后常见的并发症，腹腔引流管出现胆汁样液体时即应该考虑胆漏的可能。原因可能为肝断面的胆漏或胆肠吻合口漏。处理原则为充分引流、控制感染、营养支持，通常可自愈。长期不愈合者应考虑再次手术治疗。

2）出血：原因包括肝创面出血、胆管出血、吻合口出血、应激性溃疡、长期感染腐蚀血管。治疗原则以保守治疗为主，如治疗无效，伴随循环不稳定时应果断行开腹探查止血术。

3）肝衰竭：肝门部胆管癌术前常伴有不同程度的黄疸，手术中切除肝中叶或半肝切除后可能出现急性肝衰竭。术前酌情进行减黄及门静脉栓塞治疗，术后严密监测生化学指标、凝血功能，严格控制感染，给予保肝、肠内外营养支持。

（2）中段及下段胆管癌：中段胆管癌在能够获得阴性切缘情况下可行节段性胆管切除术，将肿瘤组织在内的部分胆管切除，同时"骨骼化"肝十二指肠韧带并行胆肠吻合术，如果向上侵犯到肝门部按照肝门胆管癌处理原则，必要时切除部分肝脏组织，如果向下侵犯到十二指肠或胰腺则按照下段胆管癌处理方法。

下段胆管癌手术切除率约 60%，远远超过肝门部胆管癌。起源于胆总管下段的肿瘤需要接受胰十二指肠切除术。手术步骤：①全面评价腹腔内有无转移，包括肝脏、腹膜、腹腔干和门静脉旁及主动脉和腔静脉之间的淋巴结；②通过 Kocher 切口游离十二指肠和胰头部，判断肿物同肠系膜上动脉的关系；③暴露肠系膜上静脉并解剖至其汇入门静脉处；④游离胃和近端十二指肠后，切断胃或者十二指肠（保留幽门时，应保留幽门远端 2cm 的十二指肠）；⑤解剖肝十二指肠韧带，清扫淋巴结；⑥切除胆囊并在肝总管进入胰头位置的上大约 2cm 处切断肝总管；⑦距离 Treitz 韧带 10～15cm 处切断空肠；⑧切断胰颈部，从肠系膜血管和门静脉表面分离标本，完整去除标本。消化道重建包括：远端空肠结肠后行胰空肠吻合；肝总管空肠吻合；胃肠吻合及空肠侧侧吻合（Braun 吻合）。

2. 化疗与放疗　胆管癌化疗敏感性低、效果差，相关研究较少且结果各异。目前没有标准的化疗方案。2010 年，英国国家癌症研究所根据 ABC-01 和 ABC-02 临床试验的结果制订了新的治疗标准，建议用吉西他滨与顺铂联合治疗局部晚期或转移性不可切除胆管癌。

肝外胆管癌放疗方式可以分为外放疗、术中放疗和腔内放疗。放疗对肝外胆管癌患者具有重要的姑息治疗价值。没有远处转移的晚期不能手术患者、姑息性切除的患者、内引流术后患者都适合放疗。文献报道，与单纯手术切除＋引流相比较，放疗结合手术＋内外引流明显延长了中位生存期，而单纯放疗没有显示出患者有生存期或生活质量的获益。

3. 姑息性治疗　姑息性治疗以减轻、缓解症状为主要目的，用于肿瘤晚期无法切除、广泛转移或机体耐受力差不适合根治性手术的患者，除了放射治疗、化学疗法，还包括姑息性肿瘤切除术、胆道内及胆道外引流术、肝动脉栓塞化疗术（transcatheter arterial chemoembolization，TACE）和光动力疗法（photodynamic therapy，PDT）等，能够缓解症状、减轻患者心理负担，对生存质量的提高和生存时间的延长也有帮助。

八、预后

肝门部胆管癌手术难度大，近年来随着手术技巧及观念的进步切除率逐步提高，目前我国肝门部胆管癌根治性切除术后 5 年生存率为 29.4% ~ 33.3%。

中下段胆管癌切除术后的 5 年生存率为 20% ~ 40%。中国医学科学院肿瘤医院腹部外科 79 例远端胆管癌患者，中段胆管癌 34 例，下段胆管癌 45 例，总的 5 年生存率为 30.7%，中位生存期为 36 个月。

（吴　凡　毕新宇　赵东兵）

第九节　胃肠间质瘤

一、概述

胃肠间质瘤（gastrointestinal stromal tumors，GIST）是胃肠道最常见的间叶源性肿瘤，年发病率仅为 5 ~ 15/100 万，患病率 129/100 万。高发年龄为 40 ~ 60 岁，男女发病率相当。GIST 可发生于全消化道，占所有胃肠道肿瘤的 0.2%，发病率从高到低依次为胃、小肠、结直肠、食管。

二、危险因素

GIST 无明确的危险因素，青年型 GIST 可能具有遗传背景。

三、病理学

1. 概念与定义　胃肠间质瘤是具有独立临床和组织病理学特征的肿瘤，以往曾误诊为平滑肌肉瘤或其他梭形细胞癌。早在 20 世纪中，医学界就已经认识到了这类特殊肿瘤的存在，1983 年 Mazur 和 Clark 提出了胃肠间质瘤（GIST）的概念——生物学行为与起源不明的全部胃肠道梭形细胞肿瘤。中国临床肿瘤协作组（CSCO）胃肠间质瘤专家委员会制定的《中国胃肠间质瘤诊断治疗共识（2013 年版）》对 GIST 的定义为：间叶源性肿瘤，在生物学行为和临床表现上可以从良性至恶性，免疫组化检测通常表达 CD117，显示卡哈尔细胞（Cajal cell）分化，大多数病例具有 c-kit 或 PDGFRA 活化突变。

极少数间质瘤可起源于胃肠道外，但临床病理表现、免疫组化表型及分子生物学特征与胃肠间质瘤相似，统称为胃肠外胃肠间质瘤（extra-gastrointestinal stromal tumor，EGIST），占所有胃肠间质瘤的 5% ~ 10% 左右，主要发生于腹腔或腹膜后腔的软组织如网膜、肠系膜及腹膜后等。

2．**组织学与免疫组化特点**　GIST 组织学形态大多数为梭形细胞型（70%），少部分表现为上皮样细胞型（20%）或梭形细胞／上皮样细胞混合型（10%）。免疫组化检测 CD117 阳性率为 94%～98%，DOG1阳性率为 94%～96%，其中 CD117 和 DOG1 具有高度一致性，两者联合检测对诊断具有重要意义，但其表达强度对于治疗和预后判断的意义不明。多数 GIST 还可以表达 CD34，但一般不用其单独作为诊断依据。此外，免疫组化检测琥珀酸脱氢酶 B（SDHB）有助于识别琥珀酸脱氢酶缺陷型 GIST（SDH-deficient GIST）。

3．**基因突变特点**　1998 年，Hirotal 等研究发现，GIST 存在 c-kit 基因突变，CD117、CD34 表达阳性。进一步研究发现，除了 c-kit 基因突变外，GIST 还存在 PDGFRA 基因突变。c-kit 或 PDGFRA 表达蛋白同属跨膜酪氨酸激酶受体，在一般情况下，与配体结合形成二聚体，从而激活酪氨酸激酶体系，参与机体的生理活动。突变的 c-kit 或 PDGFRA 基因可导致无配体作用下酪氨酸激酶受体自身磷酸化，引发细胞异常生长。引起上述基因突变的原因或高危因素尚不明确。此外，尚有较为罕见的野生型 GIST，即无上述基因突变，具体发病原因不明。有学者认为野生型 GIST 并非真正无基因突变，而是现有检测方式还不能完全覆盖所有位点。

四、临床表现

GIST 起病隐匿，多数发展缓慢，往往无特异性表现，临床特点不典型。患者初次就诊的症状主要是肿瘤压迫带来的非特异性症状，或触及腹腔盆腔包块。按照发生部位的不同症状各异：发生于食管的 GIST可导致吞咽困难；发生于胃的 GIST 体积较大时可有进食障碍、食欲下降等表现，若肿瘤侵犯黏膜、破裂出血与胃腔形成窦道，可出现上消化道出血的表现，如大便潜血阳性、黑便、贫血等；位于十二指肠的GIST 若压迫壶腹部或肝门部，可引起梗阻性黄疸表现；位于直肠的 GIST 严重者可引起大便变细、里急后重、便血、脓血便等表现，甚至可引起排尿困难、肠梗阻等。另外，有相当一部分患者并无明确临床症状，而是在常规体检时通过触诊、胃镜、肠镜等检查发现的。甚至有的患者是在因其他原因行手术治疗的标本病理检查中发现的。由于常规体检的普及和就医意识的增强，以巨大肿瘤腹腔内破裂而急诊就诊的情况已较为罕见。

五、诊断

1．**检查方法**　对于临床发现的可疑 GIST 病变，可以采用超声、增强 CT、MRI 等常规影像学检查方式进行诊断。内镜下腔内超声能够很好地判断肿瘤的位置、来源和与其他脏器的关系，同时超声引导下穿刺活检在 GIST 诊断中具有重要地位。CT 对于判断肿瘤位置以及是否存在转移具有重要意义，因消化道肿瘤位置经常不固定，且 GIST 存在种植转移的风险，应行腹腔和盆腔 CT 检查。MRI 对于肿瘤性质的判断及肝转移灶的诊断具有重要价值。在术前及治疗过程中应定期检查胸片，确定是否存在肺部转移。在有症状的情况下也应行骨扫描以明确是否存在骨转移。

2．**鉴别诊断**　GIST，尤其是体积相对较大的 GIST 缺乏特异性影像学表现，需要与平滑肌瘤、平滑肌肉瘤、腹腔脂肪肉瘤和神经内分泌肿瘤（neuroendocrine tumor，NET）等腹腔内软组织肿瘤相鉴别。病理学活检是鉴别诊断的金标准，首选内镜超声引导下穿刺活检以避免播散肿瘤转移，一般不推荐经皮穿刺活检。如考虑肿瘤 R_0 切除，可以不必活检直接手术治疗。

六、分期

用于指导 GIST 术后治疗的常用病理评价系统是美国国立卫生署（NIH）的危险度分级，包括肿瘤大小和每 50 个高倍镜视野（/50HPF）下的核分裂象数。2008 年，Joensuu 等对 NIH 危险度分级系统进行了修订，在新的危险度分级中，将原发肿瘤部位和肿瘤破裂也作为预后的基本评估指标（表 4-25）。

表 4-25 胃肠间质瘤危险度分级

危险度分级	肿瘤大小（cm）	核分裂象数（/50HPF）	肿瘤原发部位
极低	＜2	≤5	任何部位
低	＞2 且≤5	≤5	任何部位
中等	≤2	＞5	非胃原发
	＞2 且≤5	＞5	胃
	＞5 且≤10	≤5	胃
高	任何	任何	肿瘤破裂
	＞10	任何	任何部位
	任何	＞10	任何部位
	＞5	＞5	任何部位
	＞2 且≤5	＞5	非胃原发
	＞5 且≤10	≤5	非胃原发

七、治疗

（一）手术治疗

手术切除是 GIST 最主要的治疗方式。

对于无远处转移和（或）重要器官侵犯、考虑可以行根治性切除的局限性 GIST，原则上可直接手术切除。

对于不能切除的局限性 GIST，或虽然可切除但切除风险较大，或可能影响重要器官功能者，应先行分子靶向药物治疗，待肿瘤缩小后再手术。

对于复发或转移性 GIST，CSCO 胃肠间质瘤专家委员会制定的《中国胃肠间质瘤诊断治疗共识（2013年版）》建议分为以下几种情况，分别采取不同的治疗原则：①未经分子靶向药物治疗，但估计能够完全切除且手术风险不大，采取手术切除并联合药物治疗；②分子靶向药物治疗有效，且肿瘤维持稳定、估计所有复发转移病灶均可切除，采取手术切除全部病灶；③局限性进展的复发转移性 GIST，分子靶向药物治疗后总体控制满意，只有部分病灶进展，可以谨慎考虑行减瘤手术；④在分子靶向药物治疗过程中仍然广泛性进展的复发转移性 GIST，原则上不考虑手术治疗；⑤姑息手术只限于患者能够耐受手术并预计手术能改善患者生活质量的情况。在 GIST 合并完全性肠梗阻、消化道穿孔、保守治疗无效的消化道大出血以及肿瘤自发破裂引起腹腔大出血时，无论是否可以根治，均应该考虑行急诊手术。

对于无症状的体积较小的 GIST，应根据位置和特征分别处理。胃的无症状小 GIST（≤2cm），若超声内镜存在不良因素：边界不规整、溃疡、强回声和异质性，应考虑切除；否则可以定期复查。位于直肠的小 GIST 恶性程度较高，且肿瘤一旦增大，保留肛门功能的手术难度相应增大，倾向于尽快手术切除。

影响预后的最主要因素之一是切缘是否干净，手术应尽可能达到 R_0 切除。同时应避免肿瘤术中破裂导致播散种植转移。GIST 很少发生淋巴结转移，除非有明确淋巴结转移迹象或可疑淋巴结肿大，一般情况下不必行区域淋巴结清扫。

以往认为，腹腔镜手术容易引起肿瘤破裂和导致腹腔种植，不推荐常规开展内镜下切除；现在，随着手术技术的进步，建议有经验的医疗中心有选择地对合适病例开展腹腔镜手术。腹腔镜手术术中必须使用"取物袋"，避免肿瘤破裂播散，同样应避免消化道穿孔、出血等严重并发症。

（二）分子靶向治疗

1. 靶向药物　目前，应用于 GIST 术后辅助治疗和进展期 GIST 治疗的一线分子靶向治疗药物是甲磺酸伊马替尼。它是一种 2- 苯胺嘧啶衍生物，能够选择性地结合于某些相应的酪氨酸激酶受体，包括 c-kit 受体、PDGFRA 受体、Bcr-Abl 受体及干细胞因子受体 scFR 等的三磷酸腺苷结合位点，阻止磷酸基团从三磷酸腺苷向蛋白底物转移，使之不能催化底物酪氨酸残基磷酸化进而激活下游效应分子信号转导，不能抑制细胞增殖、诱导细胞凋亡。甲磺酸伊马替尼是第一个上市并用于临床的酪氨酸激酶抑制剂（tyrosine kinase inhibitor，TKI），也是临床上第一个用于治疗恶性肿瘤的细胞信号转导抑制剂。2001 年 5 月该药被美国 FDA 批准用于治疗慢性粒细胞白血病，并取得较好疗效。2001 年芬兰 HeikkiJoensuu 教授采用伊马替尼治疗第 1 例 GIST 患者，取得了非常好的效果。2002 年，FDA 批准增加了 GIST 为其适应证，其疗效也被大规模临床试验所证实。随后，各国各地区药品监督管理部门陆续将其列为 GIST 治疗的一线药物。甲磺酸伊马替尼主要的不良反应为间质水肿、胃肠道反应、白细胞减少和皮疹等。对于甲磺酸伊马替尼治疗失败或初始耐药的患者，可以采用舒尼替尼二线治疗。瑞格非尼作为三线治疗已经在欧洲获得批准。术后辅助治疗。

依据改良的 NIH 危险度分级，目前推荐 GIST 根治性切除术后中高危复发风险患者接受甲磺酸伊马替尼辅助治疗。治疗剂量推荐 400mg/d。对于中危患者，至少应给予伊马替尼辅助治疗 1 年；高危患者至少 3 年；肿瘤破裂患者应适当考虑延长辅助治疗时间。

不同基因突变类型患者对甲磺酸伊马替尼的治疗反应存在差异，在治疗上应作相应调整：c-kit 基因外显子 11 突变与 PDGFRA 基因非 D842V 突变患者辅助治疗获益最大；c-kit 基因外显子 9 突变与野生型 GIST 患者辅助治疗获益率有待进一步研究；而 PDGFRA 基因 D842V 突变患者无法从辅助治疗中获益。

2. 术前治疗　虽然手术治疗与分子靶向治疗配合已经大大改善 GIST 患者的预后，但因为 GIST 无特异性症状，相当一部分患者在就诊的时候已无法手术切除或者需行联合脏器切除，10%～15% 的患者需行术前分子靶向治疗以降低肿瘤分期。

具体术前分子靶向治疗的指征为：①术前估计难以达到 R_0 切除；②肿瘤体积巨大（>10cm），术中易出血、破裂，可能造成医源性播散；③特殊部位的肿瘤（如胃食管结合部、十二指肠、低位直肠等），手术易损害重要器官能；④虽然肿瘤可以切除，但是估计手术风险较大，术后复发率、死亡率均较高；⑤估计需要实施多脏器联合切除手术。

甲磺酸伊马替尼的治疗效果与肿瘤基因突变类型密切相关，NCCN 和 ESMO 指南均建议根据基因突变类型制定不同的术前治疗方案。因此，在手术治疗前必须行穿刺活检明确基因突变类型，以腔内超声引导下穿刺活检为首选。

关于术前治疗的时限，目前尚无统一标准。有学者认为，应当在达到最大反应（即两次复查肿瘤不再缩小时）进行手术，也有学者认为，只要达到 R_0 切除标准就应及时手术。由于存在耐药性的问题，一般建议术前治疗时间在 6~12 个月，期间应密切监测肿瘤大小变化，每 2~3 个月进行影像学评估。

（三）其他治疗

传统的放疗、化疗对改善 GIST 预后无明显作用。放疗很少应用于 GIST 的治疗，仅在个别情况下应用于缓解疼痛或不适症状。在残留、复发以及转移的 GIST 中尝试过各种化疗药物，但客观有效率均 < 7%。目前未发现单药有效率超过 10% 的化疗药物，因此不主张对 GIST 患者进行化疗。

八、随访

GIST 手术后最常见的进展是复发、种植转移及肝脏转移，故推荐腹部超声、腹盆腔增强 CT 或 MRI 扫描作为常规随访项目，必要时行 PET-CT 扫描。CSCO 胃肠间质瘤专家委员会制订的《中国胃肠间质瘤诊断治疗共识（2013 年版）》建议：对于中、高危患者，应该每 3 个月进行 CT 或 MRI 检查，持续 3 年，然后每 6 个月 1 次，直至 5 年；5 年后每年随访 1 次。对于低危患者，应该每 6 个月进行 CT 或 MRI 检查，持续 5 年。由于肺部和骨骼转移发生率相对较低，建议每年进行 1 次胸部 X 线检查，在出现相关症状的情况下才推荐进行 ECT 骨扫描。对于转移、复发或不可切除的 GIST，建议在治疗期间每 3 个月进行 1 次影像学评估。

（黄　振　车　旭　蔡建强）

第十节　腹膜后肿瘤

一、概述

腹膜后肿瘤包括原发性腹膜后肿瘤（primary retroperitoneal tumors）和转移性腹膜后肿瘤两类。原发性腹膜后肿瘤是指来源于腹膜后间隙和大血管的非器官性肿瘤，主要来源于脂肪、疏松结缔组织、筋膜、肌肉、血管、神经、淋巴组织以及胚胎残留组织，而不包括肝脏、十二指肠、胰腺、脾脏、肾脏、肾上腺、输尿管、骨骼等器官来源肿瘤。转移性腹膜后肿瘤则为腹腔内或腹膜后恶性肿瘤通过淋巴系统向腹膜后淋巴结转移或直接扩散所致。一般意义所说的腹膜后肿瘤指原发性腹膜后肿瘤。腹膜后肿瘤发病率较低，仅占全身肿瘤的 0.07%~0.2%，可发生于任何年龄，但多发于 50~60 岁，男性略多于女性。

二、病理学

腹膜后间隙的上界为横膈；下界为肛提肌群组成的盆膈；外侧界为腰方肌的外侧缘，相当于第12肋尖与髂嵴的垂直线；前方为后腹膜、肠系膜根部以及肝右叶后方裸面、十二指肠、升结肠、降结肠和直肠；后方为腰大肌、腰小肌、腰方肌和腹横肌的肌腱，在盆腔则为髂腰肌的连续部、闭孔内肌和梨状肌。在以上这些结构之间便形成了一条面积广阔、组织疏松、非常有利于感染扩散和肿瘤生长的潜在间隙。

这一间隙内有肾脏、肾上腺、大部分十二指肠、输尿管、腹主动脉、下腔静脉、神经、淋巴系统等结构，同时，胚胎性残留组织和泌尿生殖系统的未退化组织也多沉积于这一间隙中。

鉴于腹膜后间隙中的组织非常繁杂，因此可以发生多种不同类型的肿瘤，腹膜后肿瘤除淋巴瘤之外大部分为软组织肿瘤，即来源于间叶组织或神经系统，另有少部分来源于胚胎残留组织。

1. 来源于间叶组织 主要来自腹膜后间隙的脂肪、肌肉、结缔组织、筋膜、血管、淋巴组织，绝大多数为恶性肿瘤，良性肿瘤的比例很低。该部位最常见的恶性肿瘤为脂肪肉瘤、平滑肌肉瘤和纤维肉瘤，少见的还有恶性纤维组织细胞瘤、血管平滑肌肉瘤、淋巴结肉瘤、滑膜肉瘤、横纹肌肉瘤等。良性肿瘤常见的为脂肪瘤、淋巴管瘤和纤维瘤。

2. 来源于神经组织 来源于腹膜后脊神经组织、神经鞘、神经束及自主神经系统。最常见的为良性的神经鞘瘤和恶性的神经纤维肉瘤，其中后者少见。此外，还有少量来源于自主神经系统的肿瘤，常见的为嗜铬细胞瘤和副神经节瘤。

3. 来源于胚胎及泌尿生殖嵴残留组织 最常见的为畸胎瘤，它也是腹膜后肿瘤中发生率最高的良性肿瘤，恶性畸胎瘤少见。其他的肿瘤较罕见，如良性的中肾管囊肿、苗勒管囊肿，恶性的精原细胞瘤、脊索瘤、内胚窦瘤、生殖细胞瘤等。

4. 来源不明的肿瘤及肿瘤样病变 腹膜后无上皮组织，但偶有原发性癌发生，可能与迷走上皮组织和腹膜后肠源性囊肿有关。此外，也有不能分类的肿瘤样病变，如腹膜后纤维性变和Castleman病。

三、TNM分期

腹膜后肿瘤的准确分期是指导治疗、判断预后的重要指标之一，AJCC和UICC的TNM分期经多次更新，已经获得了广泛应用。2016年更新为第8版，较前更为全面及详实。

1. TNM分期系统（第8版）T、N、M、G的定义（表4-26）

表4-26 TNM分期系统（第8版）T、N、M、G的定义

原发肿瘤（T）
T_x 原发肿瘤无法评估
T_0 无原发肿瘤肿瘤证据
T_1 肿瘤长径≤5cm
T_2 肿瘤长径＞5cm，≤10cm
T_3 肿瘤长径＞10cm，≤15cm
T_4 肿瘤长径＞15cm

续表

区域淋巴结（N）

N_0 无区域淋巴结转移或区域淋巴结无法评估

N_1 区域淋巴结转移

远处转移（M）

M_0 无远处转移

M_1 远处转移

组织学分级（G）

G_x 分化程度无法被评估

G_1 肿瘤分化、核分裂计数和肿瘤性坏死总分为 2 分或 3 分

G_2 肿瘤分化、核分裂计数和肿瘤性坏死总分为 4 分或 5 分

G_3 肿瘤分化、核分裂计数和肿瘤性坏死总分为 6 分，7 分或 8 分

2. TNM 分期系统（第 8 版）具体期别（表 4-27）

表 4-27　腹膜后肿瘤 TNM 分期（第 8 版）

期别	T	N	M	G
Ⅰ A	T_1	N_0	M_0	G_1, G_x
Ⅰ B	T_2, T_3, T_4	N_0	M_0	G_1, G_x
Ⅱ	T_1	N_0	M_0	G_2, G_3
Ⅲ A	T_2	N_0	M_0	G_2, G_3
Ⅲ B	T_3, T_4	N_0	M_0	G_2, G_3
Ⅲ B	任何 T	N_1	M_0	任何 G
Ⅳ	任何 T	任何 N	M_1	任何 G

四、临床表现

腹膜后间隙为一广阔的潜在空间，位置深在。除少数具有内分泌功能的肿瘤可在早期出现临床症状外，大多数腹膜后肿瘤起病隐匿，早期缺乏特异性症状和体征，往往随着时间的推移、肿瘤的增大，方可出现不同的症状和体征，而有少数腹膜后肿瘤则为体检或因其他病因检查时无意中发现，并无临床表现。

1. 肿块占位性表现　发现腹部或盆腔逐渐增大的肿块则为肿瘤的占位性表现，肿块可为单发，也可为分叶状，常常较固定。盆腔腹膜后肿瘤还可穿出坐骨大孔、闭孔、腹股沟韧带或坐骨直肠窝向外生长膨出。囊性畸胎瘤还可穿破骶尾骨或在骶尾骨附近向外膨隆破溃，形成溃疡或窦道。

2. 压迫性表现　随着肿瘤的增大，逐渐会出现器官、血管、神经等组织受压，从而出现胀、酸、麻、痛等症状。上腹部腹膜后肿瘤可压迫胃、十二指肠，从而出现进食后不适感，严重时可出现恶心、呕吐症状。盆腔腹膜后肿瘤可压迫直肠、膀胱，出现排便或排气不畅、排便困难、里急后重感，还可出现尿频、尿急、尿潴留等。巨大的腹膜后肿瘤可压迫腹腔静脉，从而出现下肢及会阴部肿胀；若肿瘤压迫门静脉，

还可出现腹水。若肿瘤压迫输尿管，可出现肾盂积水。当肿瘤压迫刺激腰椎神经时，或者本身为神经来源肿瘤时，可出现腰部酸胀、麻木甚至疼痛感，这些感觉可延伸到臀部、会阴和下肢。

3. 内分泌功能紊乱表现　具有神经内分泌功能的肿瘤，如嗜铬细胞瘤，可分泌肾上腺素和去甲肾上腺素，从而出现高血压症状。某些巨大纤维组织肿瘤可分泌类胰岛素样物质，引起低血糖表现。

4. 肿瘤消耗及全身毒性反应　在生长快、体积大的肿瘤患者中，肿瘤的代谢产物及中央坏死组织产生的毒素会直接危害机体，从而出现发热、消瘦、乏力、纳差、贫血等表现，最终发生恶病质。

五、诊断

1. 临床检查　在详细询问病史和症状的基础上，进行全面的体格检查和辅助检查是诊断疾病的基本手段。大多数腹膜后肿瘤可于腹部扪及包块，在鉴别肿物来自腹腔还是腹膜后时可采用前后双合诊或膝胸位检查：双合诊时一手托于肿物的后方，另一手放在肿物的前方，两手相互轻压肿块，前后推动。可以后方的手略施加压力将肿块托起，另一手放松，或者后方的手放松，另一手向后轻压肿块。若放松的手有肿块冲击感，或加压的手有饱满感，则可诊断为腹膜后肿瘤。若后方的手感到空虚，仅前方的手可触及肿块，则应为腹腔内肿瘤。采用膝胸位检查时，腹腔内肿瘤或肠系膜肿瘤常较活动，而腹膜后肿瘤则相对固定。

2. 辅助检查　超声检查由于简单易行，价格便宜，并且为无创性检查，可作为腹膜后肿瘤初筛的首选检查方法。虽然有部分患者因肠袢影响而无法清晰显示肿瘤，但多数腹膜后肿瘤可通过超声检查明确位置、大小、数目、囊实性以及与邻近器官的关系，为进一步诊治提供参考。

CT 是目前腹膜后肿瘤最常用的影像学检查方法。CT 不仅可以发现小至 1cm 的腹膜后肿瘤，还能够清晰显示肿瘤的部位、形态、数量、密度、边界等，同时还可以显示肿瘤与周围血管、器官的关系以及区域淋巴结及远处器官有无转移。现代计算机断层重建技术的发展不仅使得 CT 能够从任意平面上观察肿瘤，还能够进一步三维构建肿瘤与重要结构如大血管或输尿管的关系，对于术前判断肿瘤的可切除性及术后随访均有重要意义。

鉴于腹膜后器官很少受到生理运动的影响，同时又有着更好的软组织显像优势，因此，MRI 也同 CT 一样，成为腹膜后肿瘤重要的检查手段。对于那些 CT 不易区分的肿瘤与正常组织，不同的 MRI 序列成像甚至能够显示出肿瘤内的血肿、积液、积脓、组织水肿、周围组织侵犯情况等。

鉴于细胞学检查和病理学检查均为有创手段，且理论上有引起肿瘤播散的可能，因此，对于 CT 或 MRI 判断可切除的腹膜后肿瘤，通常不建议行细胞学或病理学检查。如果术前检查考虑为淋巴瘤或转移性癌等无需外科处理，或相关检查判断肿瘤无法切除时，则可行超声或 CT 引导下细胞学或病理学检查以明确诊断，为后续治疗奠定基础。

随着影像检查技术的发展，传统的腹部平片、胃肠道钡剂造影、泌尿系统造影、血管造影等检查的作用已逐步被取代，仅在一些特殊情况下采用。

3. 鉴别诊断　腹膜后肿瘤需要与腹膜间位器官肿瘤、腹膜后或腹腔内炎性或传染性疾病相鉴别：

（1）腹膜间位器官肿瘤如肾上腺、肾脏和胰腺的肿瘤容易被误诊为腹膜后肿瘤，在影像学检查时仔细辨别肿瘤与上述器官的关系可有助于鉴别。

（2）腹主动脉或髂动脉的动脉瘤可表现为腹部肿块，较固定。但触之有搏动感，行影像学检查可确诊。

（3）盆腹腔炎性肿块后腹膜寒性脓肿（结核）可表现为边界不清的肿块，伴有肌肉、骨骼的破坏，并沿腹膜后间隙蔓延，同时可伴有低热、盗汗等全身症状；与盆壁关系密切的妇科炎性包块可有发热等病史，有时难以鉴别，必要时需手术或病理活检方可确诊。

（4）盆腹腔包虫囊肿对于牧区患者的腹膜后囊性病变需考虑包虫囊肿可能，穿刺检查应避免，以防包囊虫播散。详细询问有无牧区动物接触史、补体结合试验有助于鉴别。

六、治疗

手术切除是腹膜后肿瘤治疗主要的治疗方法，淋巴瘤和部分原发性癌及转移性肿瘤除外，化疗、放疗等治疗的效果不太满意。

1. 外科治疗

（1）手术适应证和禁忌证：鉴于除淋巴瘤、精原细胞瘤等少数无需外科治疗的肿瘤之外，手术切除仍为腹膜后肿瘤治愈的唯一手段，因此手术适应证应相对放宽。

1）适应证：①术前诊断为腹膜后肿瘤，排除淋巴瘤等少数肿瘤之后，影像学评估有望完整切除者，无论良恶性、无论体积大小，能够耐受手术者均可考虑手术探查；②初次手术未能切除者，经放疗、化疗后，肿瘤明显缩小，影像学检查评估可能切除者，可再次手术探查；③术后复发肿瘤，若无手术禁忌，有望切除者可再次手术甚至多次手术；④肿瘤侵犯广泛，影像学评估无法切除者，若通过其他手段无法明确病理类型者，也可考虑手术探查切除肿瘤行病理检查；⑤发生肝脏、肺部等孤立性或局限于某一区域转移者，可同期或分期切除原发肿瘤和转移灶。

2）禁忌证：心肺肝肾等重要器官存在严重疾患或全身衰竭不能耐受手术。

术前准备：由于腹膜后肿瘤往往体积较大，侵及多个器官，并累及重要血管神经，只有充分准备，才能够提高手术切除率，减少术中、术后意外情况发生。①根据患者的不同情况安排相关检查，如消化道、肾脏检查，当怀疑嗜铬细胞瘤时，更需有针对性地进行相关检查并严格控制血压波动；②若行联合脏器切除，则需提前与相关科室联系并准备特殊器材，如人工血管等；③当术前难以估计手术中出血量时，宁可多准备，以防术中血液短缺，并应于术前留置多道静脉通路；④术前积极纠正患者一般状况，控制基础疾病。

（2）手术切口：腹膜后肿瘤无固定手术切口，一般依照肿瘤的大小、生长部分而定，要求能够达到充分暴露肿瘤、便于操作、减少肿瘤播散和创面污染可能的目的。

最常采用腹部正中切口，便于上下延长切口，必要时还可以附加横切口、斜切口，适用于大多数腹膜后肿瘤，如果肿瘤偏于一侧，还可以选择旁正中切口或经腹直肌切口。

对于某些部位的肿瘤，还可以选择其他手术切口：胸腹联合切口尤其适用于左上腹巨大腹膜后肿瘤，便于同时切除脾脏和胰腺；右侧肋缘下切口适用于右上腹巨大肿瘤，由于肝脏的关系，此时若选择胸腹联合切口则显露欠佳；腰腹部斜切口适用于下腹部外侧且未超过中线的肿瘤，切口从第12肋尖或第12肋下缘开始，经髂前上棘上方达耻骨联合上方，不进入腹腔，避免了开腹手术的并发症，减少了术中肿瘤细胞种植于腹腔、腹膜的机会，该切口的缺点是不能清楚显露肿瘤与腹膜后血管及器官的关系；对于盆腔腹膜后肿瘤，可行骶尾部切口，患者取折刀位，取骶部正中切口、横切口或人字形切口，必要时取出部分骶骨和尾骨；对于巨大盆腔腹膜后肿瘤，可选择经腹经骶联合切口，先取中下腹正中切口游离肿瘤上半部，然后变换体位，经骶尾部切口游离肿瘤下半部。

（3）手术方式：与其他部位肿瘤手术相似，行腹膜后肿瘤手术切除要遵循肿瘤外科的基本原则——"零接触"原则和"整块切除"原则，手术中尽量减少对肿瘤的直接接触和挤压、尽量于肿瘤的包膜外或周围正常组织外将肿瘤完整切除。

1）肿瘤完整切除（en-bloc resection）：通常认为，软组织恶性肿瘤的完整切除应保证足够的安全切缘，做到于肿瘤外1cm切除并达到镜下切缘阴性。但由于腹膜后肿瘤位置特殊，且患者病程较长、肿瘤巨大，往往手术时肿瘤已与重要器官、血管关系密切，难以保证1cm的安全切缘，因此，腹膜后肿瘤的完整切除的概念较其他肿瘤有所放宽。目前认为，将肉眼所见的腹膜后肿瘤完全切除即可（即肉眼切缘阴性），而无论镜下切缘是否阳性。近年来，镜下切缘阴性越来越受到重视，故在行完整切除时，应尽量遵循整块切除的原则，必要时需将肿瘤相邻的组织或器官一并切除，以获得阴性的镜下切缘。腹膜后肿瘤极少发生淋巴结转移，因此常规无需行区域淋巴结清扫术。

2）肿瘤部分切除（partial resection）：是指全部切除肿瘤不可能时，将大部分肿瘤切除，而将黏附于重要器官、血管上的肿瘤残留。腹膜后肿瘤部分切除术可减少肿瘤对正常器官或组织的挤压，改善患者症状，提高生活质量，残留的瘤体可行银夹标记，留待术后放疗、化疗进一步控制，因此具有一定临床意义。但肿瘤部分切除术后可出现残存肿瘤渗血不止的严重并发症，能否提高患者生存率也存在争议，因此该术式应当谨慎选择。

3）剖腹探查活检术：若腹膜后肿瘤侵犯范围广泛，或侵犯重要器官或血管而无法行手术切除，通过超声或CT引导下的穿刺活检无法明确病理诊断时，可考虑行剖腹探查活检术，切除肿瘤做病理检查，为后续的放疗、化疗提供条件。

4）复发肿瘤的再次手术切除：腹膜后软组织肿瘤术后复发率高，死亡原因常为局部复发而非远处转移，因此，对于复发肿瘤进行再次切除或多次切除具有重要的临床意义。复发肿瘤切除时，往往与相邻器官、组织粘连紧密，界限不清，应争取行联合器官切除，以获得安全切缘，减少术后复发可能。

（4）手术并发症的预防及处理

1）出血：出血是腹膜后肿瘤术中和术后最常见、最严重的并发症，也是患者围术期死亡的主要原因。腹膜后肿瘤患者在就诊时往往肿瘤体积较大、血运丰富，表面布满扩张的滋养血管，并可与腹腔内主要的动静脉粘连、包绕。因此，术中分离解剖肿瘤时可发生难以控制的大出血。出血主要见于以下几种情况：①误伤腹膜后大血管致破裂出血，如腹主动脉、下腔静脉、髂血管、肠系膜血管等；②肿瘤周围粗大滋养血管在分离过程中破裂出血；③肿瘤切除后瘤床或部分切除后的残留肿瘤广泛渗血；④盆腔肿瘤游离过程中导致骶前血管丛破裂出血。

一旦术中发生严重大出血，可能会导致严重的并发症，因此，预防术中大出血至关重要：①术前通过CT等影像学检查明确肿瘤与腹腔内重要血管的关系，了解肿瘤的血管情况，估计术中出血量，做到心中有数，并备足血液；②术中使用维生素K、巴曲亭、凝血酶等止血药物以及速即纱等止血材料，及时控制瘤床处渗血；③术中充分暴露手术野，直视下按照解剖层次分离肿瘤，避免视野不清所致血管破损撕裂加重，导致无法挽救的大出血，危及患者生命。

如果术中发生出血，应根据出血情况及时选择恰当的处理方法：对于发生的大血管损伤，可视具体情况作血管结扎、修补甚至血管移植；对于肿瘤周围粗大滋养血管破裂出血，可结扎或缝扎止血；若瘤体破裂出血，则应迅速切除肿瘤方可彻底止血；若视野不清，或瘤床、残留肿瘤广泛渗血时，可以纱垫填压止血 10~30 分钟，然后逐步取出纱垫逐一止血；对于骶前静脉丛、瘤床或残存肿瘤出血等，若通过常规方法无法止血时，可以凡士林纱布或碘仿纱布填塞止血，待术后 3~5 天后再逐步取出。

2）邻近器官损伤：腹膜后肿瘤往往生长巨大，与周围器官组织界限不清，尤其在行复发肿瘤切除时，更是如此。因此，术中需仔细解剖，及时发现受损部位，并根据损伤情况选择缝合、修补或吻合，必要时根据情况选择联合器官切除。

3）术后乳糜腹水：在分离上腹部的巨大腹膜后肿瘤时，如果不慎损伤腹膜后主要的淋巴管或乳糜池时，术后可出现乳白色腹水。一旦发生，处理往往比较棘手，患者愈合时间明显延迟，并可能出现腹膜后脓肿、死亡等严重并发症。因此，在处理该区域时，如果见到流出乳白色液体或者无血流的管道结构时，应结扎或缝扎相应部位，而不能置之不理。如果术后发生乳糜腹水，可先采取保守治疗，禁食、全静脉营养支持，保持引流通畅。如果保守治疗 4~6 周不缓解，可考虑手术探查，彻底缝扎腹膜后乳糜池附近破裂的淋巴管，同时仔细探查肠系膜根部及肠系膜上血管起始处有无淋巴管受损。如果腹膜后已形成脓肿，可切开引流。

2. 化疗　对于淋巴瘤、某些胚胎来源肿瘤或泌尿生殖系统肿瘤，化疗是主要的治疗方式，并且能够达到治愈的效果。但对于绝大多数的腹膜后软组织肉瘤来说，既往研究多认为化疗并不能显著提高其生存率。随着近年来新型化疗药物的出现，这一观念逐步有所改变。有人认为，化疗可轻度提高 2~5 年生存率，并提倡用于某些少见的腹膜后软组织肉瘤，比如低分化脂肪肉瘤、恶性纤维组织细胞瘤，但这一观点仍有待于大样本随机对照临床研究的证实。

3. 放疗　腹膜后肿瘤手术后复发率较高，放疗的目的是减少复发，提高肿瘤的局部控制率，以达到提高生存率及生活质量的目的。术后放疗可降低体表或肢体软组织肉瘤的术后复发率，这一观点已获得广泛认同，但其对于腹膜后软组织肉瘤的治疗效果仍有待进一步研究。有文献报道，术后放疗可降低腹膜后肉瘤术后的局部复发率，但由于腹腔不同器官的放射性耐受剂量不同，并且放疗靶区范围常不明确，因此限制了放疗的应用。

4. 综合治疗　虽然手术治疗占据了腹膜后肿瘤治疗的主导地位，但只有综合运用已有的治疗手段，方可获得更好的疗效。尽管腹膜后软组织肿瘤接受新辅助化疗的效果不如骨肉瘤、乳腺癌、肺癌、结直肠癌，但对于某些术前评估可能无法获得完整切除，或无法获得阴性切缘的低分化脂肪肉瘤、恶性纤维组织细胞瘤等，可以先行新辅助化疗，待肿瘤缩小后再行手术切除，有可能获得更高的肿瘤切除率、更好地保留邻近器官功能，获得更好的局部控制率和生存率。对于某些特殊部位的软组织肉瘤，也可以先行放疗，待肿瘤缩小后再行手术切除。而对于巨大的腹膜后肿瘤，如果术中无法保证安全的切缘或有肉眼肿瘤残存，可行术中放疗或于相应部位留置银夹标记，指导术后放疗，从而获得更好的肿瘤局部控制。但总体来说，鉴于腹膜后肿瘤有着特殊的解剖位置和生物学行为，探索最佳的综合治疗模式任重道远。

七、预后

原发性腹膜后良性肿瘤如果能够完整切除，5 年生存率可达 100%。而腹膜后恶性肿瘤术后的复发率可高达 50%~80%，且多在术后 2 年内复发。初诊时，腹膜后恶性肿瘤如果能够完整切除，5 年生存率可达 50%~70%，部分切除或单纯活检病例的 5 年生存率则不到 10%。复发肿瘤若能再次行完整切除，仍可获得较好的预后，5 年生存率也可达到 42%~67%。

八、随访

术后定期随访及时发现肿瘤复发并积极采取适当的治疗至关重要。目前推荐，对于低级别的腹膜后软组织肿瘤，术后 2~3 年内每 3~6 个月复查 1 次，除常规查体之外还需进行影像学检查，之后可每年复查 1 次；对于高级别肿瘤的复查间隔应缩短，推荐术后 2 年内每 3 个月复查 1 次，3~5 年内每 6 个月复查 1 次，5 年后可每年复查 1 次。

（周海涛　钟宇新　蔡建强）

第十一节　神经内分泌肿瘤

一、概述

神经内分泌肿瘤（neuroendocrine neoplasms，NENs）是一种起源于肽能神经元和神经内分泌细胞具有高度异质性、相对罕见却分布极广的肿瘤。NENs 是所有神经内分泌肿瘤，包含高、中、低分化的病理类型；神经内分泌瘤（NETs：neuroendocrine tumors）为高、中分化肿瘤；神经内分泌癌（NEC：neuroendocrine carcinoma）为低分化癌；其中，以胃肠胰神经内分泌肿瘤（gastro-entero-pancreatic neuroendocrine neoplasms，GEP-NETs）最为常见。主要发生在胃肠道或胰腺，能产生 5- 羟色胺代谢产物或多肽激素，如胰高血糖素、胰岛素、胃泌素或促肾上腺皮质激素等。多年来，描述发生于不同器官性质类似 NENs 这一疾病的术语有十几种之多，且对其认识多有混淆。随着 CT、内镜等检查技术的进步，NENs 的检出率不断提高，对其研究和认识也不断加深。

1. 术语的演变　1869 年，胰腺的内分泌结构第一次被描述。1907 年，Oberndorfer 提出"类癌"的概念，意指其与"癌"不同，具有良性特征。1914 年，Gosset 和 Masson 证明了类癌的神经内分泌特性。1929 年，Oherndorfer 撰文修改了原先的观点，认为这类肿瘤为恶性并可发生转移。1938 年，Fevrter 确定弥漫性神经内分泌系统（diffuse neuroendocrine system，DNES）的概念，肠嗜铬细胞和胰岛是其中的重要部分，并提出类癌起源于 DNES。1968 年，Pearse 创造了生化分类系统，对分布广泛的各种神经内分泌细胞统一归类，并提出胺前体摄取和脱羧（amine precursor uptake and decarboxylation，APUD）的术语，指出 40 多个类型的细胞都能够对胺进行处理，此时便有了 APUD 瘤的名称。当时认为这类肿瘤来源于神经嵴，还被称作神经外胚层肿瘤和神经嵴肿瘤，但来源于胰腺内分泌组织的肿瘤，包括功能性肿瘤和无功能性肿瘤还一直被称为胰岛细胞瘤。

当前，类癌等各类名称已逐渐被神经内分泌肿瘤（NEN）这一术语取代。类癌未强调肿瘤的恶性倾向及程度，在病理学诊断中几乎被摒弃，而仅在呼吸系统神经内分泌肿瘤诊断中使用。DNES 并非全部起源于神经嵴，而是起源于局部的多能干细胞。APUD 瘤仅反映了肿瘤代谢生物活性胺的特点，未揭示其可产生多肽激素的代谢本质。

2. 流行情况　纵观 NENs 的发生，其最常见于消化道（60%~70%），其次为呼吸道（约 30%）。就消化道 NENs 的发生部位而言，欧美以小肠和直肠多见，其余依次为胰腺、胃、结肠、十二指肠、阑尾、肝脏和胆囊；而中东及亚太地区以胰腺和结肠多见。NENs 是最常见的小肠原发肿瘤。

NENs 一度被认为较罕见，但过去 30 年间，NENs 的患病率提高了近 5 倍，尤以肺、小肠和直肠部位的发病率增长明显，这可能与内镜的广泛开展及 NENs 患者存活期相对较长有关。据美国监测、流行病学与最终结果数据库（SEER）统计，NENs 患病率已占所有恶性肿瘤的 1% 以上，在 2004 年达到 5.25/100 000，在消化道恶性肿瘤中位居第 2，仅次于结直肠癌，是胰腺癌的 2 倍多。我国 GEP-NENs 在局部地区年发病率 1.86/10 万，稍低于欧美发达国家（3.30/10 万～5.25/10 万）。中国 GEP-NENs 好发于胰腺、直肠和胃，约 10% 为功能性，主要位于胰腺，类癌综合征罕见。国外功能性 NENs 中类癌综合征相对多见。国内约 50% 的 GEP-NENs 在诊断时已有远处转移。

3. 分类　2009 年欧洲神经内分泌肿瘤学会（European Neuroendo-crine Tumor Society，ENETS）提出 GEP-NENs 的诊断标准，2010 年北美神经内分泌肿瘤学会（North American Neuroendocrine Tumor Society，NANETS）提出 NENs 的病理报告要求，2010 年 WHO 对 NENs 的命名和分类做出新修订，2010 年我国病理学专家也提出《中国胃肠胰神经内分泌肿瘤病理学共识》。这些指南或共识都提出在 NENs 的诊断中应注重分类、分级和分期。分类能更完整地为肿瘤命名。按照不同的标准，可将 NENs 分为功能性或无功能性、散发型或遗传性。按照胚胎起源，还可将其分为前肠肿瘤（胸腺、食管、肺、胃、胰腺和十二指肠）、中肠肿瘤（回肠、阑尾、盲肠和升结肠）和后肠肿瘤（从横结肠到直肠）。现在更强调的是根据肿瘤的原发部位分类，因为这是最主要的预后因素之一。在转移性 NENs 中，原发于小肠的预后较好，而原发于结肠的预后最差。

二、危险因素

MEN 1 基因位于第 11 号染色体，11q13 带，编码一含 610 个氨基酸的蛋白质，称为多发性内分泌腺瘤蛋白（menin）。根据 MEN 1 中 menin 基因缺陷的状况，可推测其为一抑癌基因。除了存在于全身细胞中的这一胚系突变全身细胞外，在 MEN 1 肿瘤组织中常发现 menin 另一等位基因也发生缺失，从而在肿瘤组织中两个等位基因都发生突变，menin 两个等位基因功能皆丧失，导致细胞增殖，发生肿瘤，这一现象符合两次打击致肿瘤抑制基因功能丧失致瘤的模型。

约 20% 散发性甲状旁腺腺瘤及一部分散发性胰腺内分泌癌、肺类癌亦可出现 menin 基因突变，但此种突变只发生于肿瘤组织而不见于患者的正常细胞，故不形成疾病家族性集聚现象。

MEN 2 的发病机制系 ret 原癌基因（RET）发生突变所致。RET 为一单链穿膜含酪氨酸激酶的蛋白，在许多起源于神经嵴的细胞（如甲状腺、肾上腺、肠内部神经系等）中表达，对机体的发育发挥重要作用。MEN 2A 患者 RET 基因有突变存在，主要位于细胞外近膜处半胱氨酸，可为错义性突变，或小的 DNA 片段的缺失或插入，皆累及前述的半胱氨酸。家族性甲状腺髓样癌者往往可检出 MEN 2A 中半胱氨酸突变，此外还有其他一些氨基酸突变。MEN 2B 患者的 RET 基因突变不涉及 MEN 2A 中的半胱氨酸及家族性甲状腺髓样癌中的氨基酸，其突变的 95% 以上为甲硫氨酸 Met 918 变为苏氨酸（Thr 918）。

其他还有一些遗传性综合征和 NETs 相关，包括 VonHippel-Lindua 综合征，神经纤维瘤病 I 型以及结节性硬化，这些综合征均与 mTOR 通路相关，并且近期在散发性 NETs 患者中也发现了 mTOR 通路基因的体细胞突变，进一步证明了这一通路的重要性，并在此基础上开发出了 mTOR 通路的抑制剂作为重要的治疗方法之一。

三、病理学

与其他类型肿瘤相比，NENs 的形态学变异相对小，肿瘤细胞常呈器官样、梁状、岛状、栅栏状、带状或菊形团样排列。瘤细胞的形态较一致、异型性小，血窦丰富、间质少。总而言之，多数该类肿瘤的形态学表现比较"良性"。该类肿瘤的诊断性免疫表型标记有嗜铬粒蛋白 A（CgA）和突触素（Syn）。但是，部分 NENs 常不表达 CgA，如发生在十二指肠的生长抑素阳性 NET、直肠 NET 和副神经节瘤等。而某些非 NENs 可能会表达 Syn，如肾上腺皮质肿瘤、胰腺实性假乳头状肿瘤等。其他可选用的标记还有神经特异性烯醇化酶（NSE）和神经黏附因子 CD56 等。需要说明的是，尽管这些标记的敏感性较高，但其特异性均较差。对于形态学表现似 NENs、而 CgA 和 Syn 均阴性的肿瘤，CD56 和（或）NSE 的表达对其诊断有一定（或有限）的参考价值。

一直以来，NENs 的性质判定主要是根据是否存在肿瘤远处转移。而在形态学方面，除了核分裂象的数量以外，瘤细胞的异型性、瘤细胞是否浸润包膜和（或）血管、瘤栓形成、肿瘤坏死等均在不同器官组织的 NENs 的综合评价中有不同程度的作用。

2010 年，由来自美国、加拿大、欧洲（瑞典、德国、意大利和爱尔兰）的 12 位病理学家和 8 位临床专家（2 位外科专家、2 位胃肠专家和 4 位肿瘤学家）组成的专家组对涉及该类肿瘤病理诊断的 108 个问题进行了评估，对其中 91 个问题（84%）的共识率达到 80%。在该工作的基础上，专家组提出 NENs 病理报告的基本要求，并分别针对原发肿瘤切除和活检样本以及转移性肿瘤切除和活检样本进行了阐述。对于原发肿瘤的切除样本，病理诊断应包含的信息有：肿瘤的解剖部位、诊断、体积、是否存在不寻常的组织学表现（嗜酸性细胞、透明细胞、腺样结构等）、多中心性病变、选择性的一般神经内分泌标记的免疫组织化学染色检测（CgA、Syn、肽类激素等）、组织学分级、非缺血性肿瘤坏死、其他形态学表现、肿瘤浸润的范围（血管浸润、神经周浸润、切缘浸润）、淋巴结转移、TNM 分期以及非肿瘤性神经内分泌细胞的增生或其他异常表现等。

而对于原发肿瘤的活检样本，病理诊断报告中则应包括肿瘤的解剖部位、诊断、是否存在不寻常的组织学表现、选择性一般神经内分泌标记的免疫组织化学染色检测、组织学分级、非缺血性肿瘤坏死以及非肿瘤性神经内分泌细胞的增生或其他异常表现等。

对于转移性肿瘤的手术切除样本，还应报告转移的部位、所切除样本中病变的数量、累及范围、最大转移病灶的最大直径，并应注意对其原发部位的识别检查等。

另外，功能性 NENs 的诊断主要根据患者的临床表现，如特殊的临床综合征和相应激素水平的检测结果来确定。在病理诊断中，对于经免疫组织化学染色证实的一些激素的表达，只报告染色结果，而不再直接给出功能性肿瘤的诊断。

我国学者基于 2010 年 WHO 消化系统肿瘤蓝皮书中提出的 GEP-NENs 的分类，以及 Klimstra 等提出的关于 NENs 的病理报告要求，对 NENs 的病理诊断进行了讨论和修改，并达成共识。该共识强调了以下几点：①基本采纳 WHO 消化系统肿瘤蓝皮书中提出的 GEP-NENs 的分类和分级标准，即四个组织类型（神经内分泌肿瘤、神经内分泌癌、混合型腺神经内分泌癌以及部位特异性和功能特异性神经内分泌肿瘤）和三级分类（G1、G2 和 G3）；②明确了国内 NENs 病理报告的基本要求，包括标本类型、肿瘤部位、肿瘤大小和数目、肿瘤浸润深度和范围、脉管瘤栓和神经累及情况、核分裂象计数（个 / 10HPF）和（或）

Ki-67 阳性指数、神经内分泌标志物（Syn 和 CgA）、切缘情况、淋巴结转移情况以及其他有关的改变和诊断等共 11 项内容；③不再凭免疫组织化学染色结果来诊断功能性的 NENs，而只在病理诊断报告中告知各种激素抗体的检测结果。

四、临床表现

1. 无功能性 NENs　90% 的胃肠 NENs 和 40% 的胰腺 NENs 无功能，无功能性 NENs 常缺乏典型的临床表现，就诊时已有一半患者已经出现肝转移。无功能性 NENs 的临床表现与相关激素的分泌无关，因而通常确诊时已是疾病晚期。从肿瘤发生出现症状、明确诊断，一般需要 5~7 年。胰腺无功能性 NENs 常见的临床症状、体征主要与肿瘤的大小、生长部位、局部浸润以及远处转移情况有关。消化系统 NENs 腹痛是最常见的症状（35%~78%），其次是体重减轻（20%~35%）、食欲减退和恶心（45%）。部分患者会出现腹腔内出血（4%~20%）、黄疸（17%~50%）或可触及的包块（7%~40%）。

2. 功能性 NENs　功能性 NENs 常表现为过量分泌肿瘤相关物质引起的相应症状。

类癌综合征　突发性或持续性头面部，躯干部皮肤潮红，可因酒精，剧烈活动，精神压力或进食含 3- 对羟基苯胺的食物如巧克力、香蕉等诱发；轻度或中度腹泻，腹泻并不一定和皮肤潮红同时存在，可能与肠蠕动增加有关，可伴有腹痛；类癌相关心脏疾病，如肺动脉狭窄，三尖瓣关闭不全等；其他症状如皮肤毛细血管扩张症、糙皮病等，偶见皮炎、痴呆和腹泻三联征。

表 4-28　类癌综合征的临床特征及相关激素

临床病理参数	发生率（%）	特　征	相关激素
面部潮红	90	前肠肿瘤：延迟发作，紫红色，局限于面部及躯干部 中肠肿瘤：迅速发作，粉红色	5- 羟色胺、组胺、P 物质、前列腺素
腹泻	70	分泌性	5- 羟色胺、组胺、VIP、前列腺素、胃泌素
腹痛	40	长时间、持续的	梗阻、肝大、肠缺血、纤维化
大汗	15		5- 羟色胺、组胺
毛细血管扩张	25	面部	诱因不详
心脏病	30（右心） 10（左心）	瓣膜病（三尖瓣和肺动脉瓣）、右心衰竭、呼吸困难	P 物质、5- 羟色胺
糙皮病	5	皮炎	烟酸缺乏

3. 胃泌素瘤　常表现为 Zollinger-Ellison 综合征，腹痛、腹泻常见，呈间歇性腹泻，常为脂肪泻，也可有反复发作的消化性溃疡。

4. 胰岛素瘤　临床症状与肿瘤细胞分泌过量的胰岛素相关，特征性表现是为 whipple 三联征，自发性周期发作性低血糖症状、神经症状甚至晕厥，常见于空腹或运动后；症状出现时确定为低血糖；补充糖后症状缓解。

5. 胰高血糖素瘤　常伴有过量的胰高血糖素分泌，典型表现是坏死性游走性红斑伴有贫血以及血小板减少，大约半数患者可有中度糖尿病表现，还可能有痛性红舌、口唇干裂、静脉血栓、肠梗阻及便秘等表现。

6. 血管活性肠肽（vasoactive intestinal peptide，VIP）瘤　典型症状是 Verner-Mrison 综合征，即胰性霍乱综合征，表现为水样腹泻、低钾血症、胃酸缺乏症和代谢性酸中毒。

7. 副神经节瘤　是起源于副交感神经节的一类特殊的神经内分泌肿瘤，根据其主细胞对铬盐的反应分为嗜铬性和非嗜铬性，嗜铬性副神经节瘤最常见于肾上腺髓质，习惯称为嗜铬细胞瘤，而肾上腺外的嗜铬性肿瘤则称为异位嗜铬细胞。嗜铬细胞瘤分泌大量儿茶酚胺，因此最重要的临床表现为高血压以及相关代谢症状。

五、诊断

1. 实验室检查　血嗜铬蛋白 A（CgA）是诊断 NENs 最敏感的标志物，几乎所有的 NENs 都分泌这种蛋白质，但少数部位的病变如直肠 NENs 很少分泌 CgA，因此，CgA 水平正常不能完全排除 NENs 的可能。诊断 NENs 的敏感性达到 67%～93%，但特异性不高。CgA 水平与是否发生肝转移相关。监测患者血清 CgA 水平可及时发现肿瘤进展或复发，血清 CgA 不断升高预示肿瘤的进展，生存期较短。此外，CgA 还能反映治疗效果，注射生长抑素前后其水平下降达到 30% 可认为治疗有效，而下降达到 50% 可认为同时使用生长抑素和依维莫司治疗有效。

特定来源的肿瘤常分泌特异性较强的激素，检测这些成分对明确诊断有一定帮助。GI-NETs 多分泌 5-HT，5-羟吲哚乙酸（5-hydroxyindoleacetic acid，5-HIAA）是其分解产物，检测患者血清 5-TH 水平和 24 小时尿 5-HIAA 的含量有助于 GI-NET 的诊断。

其他标志物如神经元特异性烯醇化酶（NSE）、甲胎蛋白（AFP）、血胃泌素、胰岛素、胰高血糖素、儿茶酚胺对相应的功能性肿瘤都有一定诊断价值。

2. 影像学检查　影像学检查在 NENs 的诊断中起到重要作用，包括筛查高危人群、明确原发灶位置、明确肿瘤分期、监测及评价疗效等。

（1）传统的影像学检查：传统影像学检查包括超声、CT 及 MRI。腹部超声由于受到肠道气体的干扰，在诊断胃 NEN 方面价值不高，主要用于胰腺、肝脏等实质性器官的肿瘤诊断。内镜超声（EUS）结合了腔镜和超声，主要用于胃肠道及呼吸道来源的 NENs，对于肿瘤的定位，浸润深度的评估最为准确，可以有效的发现胃肠道中直径小于 1 cm 的肿瘤，且在探查中可同时行黏膜病变内镜下活检，对于胃肠 NETs 术前分期有重大意义，并能指导 NETs 患者的内镜下治疗。CT 检查空腔脏器的作用劣于内镜，但对于评价网膜、淋巴结、肝脏等部位是否转移效果较好。CT 和 MRI 对直径在 1～3cm 的肿瘤检出率较高，诊断 NETs 的有效率分别为 64%～82% 和 74%～100%。对于胰腺等实质性脏器，联合使用 CT、磁共振、超声等检查方法，对于早期发现肿瘤，明确肿瘤位置，评估手术都有重要作用。

（2）功能性显影：生长抑素受体（somatostatin receptor，SSTR）是一种跨膜糖蛋白，广泛存在于中枢神经系统、下丘脑及胃肠胰腺等消化器官，目前已证实有五个亚型（SSTR1，2，3，4，5）。80%～90% 的细胞表面表达 SSTR，特别是 SSTR2 和 SSTR5。全身生长抑素受体显像（SSRS）利用 NENs 过度表达生长抑素受体的特点，将放射性元素同奥曲肽等生长抑素类似物结合，在 SPECT 下通过观察放射性元素的分布判断全身各处肿瘤情况。目前用于标记的放射性核素主要有三种：^{111}In、^{99m}Tc、^{68}Ga。

近几年在 PET 基础上发展的 SRS 对 NENs 的诊断已显示出较高的敏感性和特异性，因此对于治疗前明确肿瘤分期有很大帮助。常用的 ^{18}F- 氟代脱氧葡萄糖（^{18}F-FDG）PET/CT 是反映组织葡萄糖代谢的显影技术，对于低分化 Ki67 增殖指数高的病人更为适用。而对于 Ki67 指数较低的神经内分泌肿瘤 ^{68}Ga-PETCT 的检出率明显优于传统 SSRS 和 ^{18}F-PETCT，^{68}Ga DOTATOC 和 ^{68}Ga DOTATATE 对 NETs 的敏感度分别达到了 93% 和 96%，特异性达到了 85% 和 100%。

六、分级和分期

在以往的命名中，神经内分泌肿瘤的英文名称为 neuroendocrine tumor（NET），WHO（2010 分类）则采用 neuroendocrine neoplasm（NEN），泛指所有起源于神经内分泌细胞的肿瘤。根据组织学分化程度，将高分化神经内分泌肿瘤命名为神经内分泌瘤（neuroen-docrine tumor，NET），而低分化神经内分泌肿瘤命名为神经内分泌癌（neuroendocrine carcinoma，NEC）。然后根据核分裂象和 Ki67 指数等指标对 NENs 再进行更为具体的分级；根据部位和神经内分泌功能的有无进行分类，根据肿瘤是否存在区域和远处转移进行分期。虽然这些肿瘤临床表现差异很大，从惰性、到侵袭性甚至高度侵袭性，从功能性到无功能，但它们具有许多共同的特征，包括有确定的病理学模式，能够分泌生物活性肽，如 5-HT 或多肽类，表达神经内分泌标志物等。

新分类将 GEP-NEN 分为：

1. 神经内分泌瘤（NEN） NEN1 级（类癌，carcinoid）；NEN2 级。

2. 神经内分泌癌（NEC） 大细胞 NEC，小细胞 NEC。

3. 混合性腺神经内分泌癌（mixed adenoendocrine carcinoma，MANEC）。

4. 部位特异性和功能性 NENs 包括产生 5- 羟色胺 NET、产生胃泌素 NET、节细胞副神经节瘤、产生胰高血糖素样肽和产生 PP/PYY 的 NET、产生生长抑素 NET、杯状细胞类癌、小管状类癌、胃泌素瘤、胰高血糖素瘤、胰岛素瘤、生长抑素瘤和血管活性肠肽瘤等。

GEP-NENs 必须按增殖活性分级，增殖活性分级推荐采用核分裂象和（或）Ki67 指数两项指标。分级标准见表 4-29。

表 4-29　胃肠胰神经内分泌肿瘤的分级标准

分级	核分裂象（/10HPF）	Ki67 指数（%）
G1，低级别	1	≤ 2
G2，中级别	2 ~ 20	3 ~ 20
G3，高级别	> 20	> 20

新分类将 NET 定义为高分化神经内分泌肿瘤，可按上述分级标准分为 1 级（G1）和 2 级（G2），但不宜采用 NET 3 级，而应使用术语 NEC。2013 年中国专家共识提出，对于组织形态学分化良好，分级达到 G3（一般 Ki67 指数不超过 60%）的 NEN 命名为高增殖活性 NET，以区别于 NEC G3。由于这部分肿瘤生物学行为更接近于 NET，上述共识越来越得到国际学术界的认可。

发生在不同部位的 GEP-NEN 在生物学行为方面有所不同。因此，要求对不同部位肿瘤采取不同的分期标准。2010 年 WHO 分类的 TNM 分期系统能更好地指导临床做出最佳治疗的选择和预后判断。胃、小肠、阑尾和结直肠的 NEN 分期不同于相同部位癌的 TNM 分期，而壶腹部、胆囊和肝外胆管、胆管以及胰腺的 NEN 分期与相应部位癌的 TNM 分期相同。

七、治疗

对于局限期 NENs 患者，应争取彻底根治；对于无法根治的患者，仍应尽可能延长生存时间及缓解症状，提高生活质量。

（一）手术治疗

手术治疗是唯一可能根治肿瘤的手段，分化较好的患者单纯手术即可获得很好的疗效。手术方式根据肿瘤生长的不同部位、不同侵犯范围而有所区别。围术期应注意控制患者的症状，尤其是伴有类癌综合征的患者需警惕类癌危象的发生，可预防性使用短效生长抑素。已出现肝转移的患者中约 10% 仍可获得肝转移灶根治性切除的机会。对于失去根治性切除机会的患者，如肿瘤相关症状明显，减瘤手术可以缓解症状并延长生存期，但应严格把握适应证。

1. 胰腺神经内分泌肿瘤 p-NET　根据我国《胰腺神经内分泌肿瘤专家共识》，手术方式包括肿瘤剜除术、局部切除术、节段性切除术、胰体尾切除术、胰十二指肠切除术以及联合脏器切除术等。直径 < 6cm、良性、功能性 p-NET 可经腹腔镜手术；有恶性可能者选择开放性手术。直径 < 2cm 的类癌、功能性胰岛细胞瘤无需淋巴结清扫；其余建议行淋巴结清扫。

（1）无功能性 p-NET：局限、无功能性 p-NET 除禁忌证外，应采取手术治疗。对直径 > 2cm 或有恶性可能者，行 R0 切除和淋巴结清扫，如胰十二指肠切除、胰体尾切除等；对直径 ≤ 2cm 者，可开腹或在腹腔镜下剜除或局部切除。其中肿瘤 1~2cm 者应考虑淋巴结清扫，因为肿瘤虽小，但存在淋巴结转移的风险；直径 < 1cm 的肿瘤常规手术切除尚未达成共识，可选择非手术治疗。

直径 1~2cm、非手术治疗者，3 年内应严密随访；直径 > 1cm 者也要进行随访。

1）胰岛素瘤：多为良性、单发，家族性多发者居多。手术方式：胰腺体尾部局灶孤立性肿瘤可行摘除术；肿瘤在胰腺实质内或侵犯周围脏器者、肿瘤位于胰头者行胰十二指肠切除术，位于胰体尾者行中央段切除、保留或不保留脾脏的胰体尾切除术。

2）胃泌素瘤：手术方式依据术前定位和剖腹探查所见而定。隐匿性胃泌素瘤可严密随访或行十二指肠切开探查，发现肿瘤行术中超声引导下摘除或局部切除，并切除十二指肠周围淋巴结。胰头部胃泌素瘤、外生性且不邻近胰管者，行摘除术 + 淋巴结清扫；位于深部或具侵袭性、或紧靠主胰管，行胰十二指肠切除术；位于胰体尾时行伴或不伴脾切除的胰体尾切除术。

3）胰高血糖素瘤：多为恶性。位于胰头者行胰十二指肠切除 + 淋巴结清扫；位于胰体尾并累及区域淋巴结伴钙化者，行远端胰腺切除 + 淋巴结清扫 + 脾切除术；直径 < 2cm 的外周型胰高血糖素瘤少见，考虑摘除或行局灶切除 + 淋巴结清扫。

4）VIP 瘤：肿瘤位于胰体尾者行胰体尾及脾切除和淋巴结清扫术；肿瘤位于胰头者行胰十二指肠切除、淋巴结清扫术；直径 < 2cm 的外周型 VIP 瘤少见，行摘除或局部切术、淋巴结清扫术。

5）罕见肿瘤：生长抑素瘤、CCK 瘤、ACTH 瘤、甲状旁腺激素相关蛋白瘤和 PP 瘤的治疗方法类似于无功能性肿瘤。直径 > 2cm 或侵袭性肿瘤，位于胰头者行胰十二指肠切除术；位于胰体尾者行胰体尾 + 脾切除术。直径 > 2cm 或有恶性表现者，应整块切除（R_0 切除）和区域淋巴结清扫。

（2）功能性 p-NET：伴代谢性症状（如低血糖等）的 p-NET、无论肿瘤大小都应切除。直径＞2cm者，应行 R_0 切除（包括邻近器官）和区域淋巴结清扫术，位于胰头者行胰十二指肠切除术，位于胰体尾者行胰体尾加脾或保留脾脏的手术。

（3）肝转移瘤：对于原发胰腺肿瘤为 G1 或 G2 级、可切除的局限性肝转移瘤，最佳方案是 Ⅰ 期或 Ⅱ 期根治性切除原发和转移肿瘤；需行胰十二指肠切除和肝切除时，应考虑先行肝切除来降低由于胆道系统可能污染而导致的肝周败血症的风险。切除术可使临床受益，但大部分转移者均会复发，进一步切除或行消融术是可行的，部分患者复发后仍可获得长期生存，10 年总生存率为 59.4%。

姑息性手术的疗效不理想，但切除 90% 的肿瘤有助于减轻局部症状并改善系统性治疗的疗效。肝移植仅作为研究性治疗而非常规治疗手段，对于原发灶已切除、不伴肝外转移、其他手段难以控制症状的年轻患者，肝移植可作为一种治疗选择。

2. 胃神经内分泌肿瘤 g-NENs　胃神经内分泌肿瘤需要根据临床分型进行相应治疗。ENETS 的指南目前将胃神经内分泌肿瘤分为三型，即萎缩性胃炎相关的 Ⅰ 型、胃泌素瘤 /MEN-1 相关的 Ⅱ 型和非胃泌素依赖的 Ⅲ 型。然而，就如同高增殖活性 NET 越来越被大家接受一样，有越来越多的证据表明四型分类的临床分型可能更好的指导治疗和判断预后，即将目前 Ⅲ 型中低分化的神经内分泌癌及混合性腺神经内分泌癌独立出来归入 Ⅳ 型。

Ⅰ 型胃神经内分泌肿瘤预后良好，有数据表明，其生存率与同年龄别正常人群相关并无统计学差异。然而，由于其病灶常为多发散在的小息肉，以往治疗常常采用根治性近端胃大部切除甚至全胃切除的方式，从现在的观点来说，绝大多数采用上述方法治疗的病人均为过度治疗。由于 Ⅰ 型胃神经内分泌肿瘤极少出现淋巴结转移和远处转移，病灶直径也较少大于 1cm。因此，外科切除对于绝大部分病人并不适用。ENETS 指南建议对于直径大于 1cm 的病灶应在内镜下行 EMR 或 ESD 切除，认为切除全部肉眼可见病灶并无可靠依据。国内专家共识建议尽可能切除直径大于 0.5cm 的全部病灶。外科切除仅限于处理病灶侵犯肌层或有淋巴结转移的极少数情况。对于内镜下切除后反复复发的患者，如病灶未侵犯肌层，仍不建议行全胃切除，可考虑 SSA 药物治疗。胃窦切除术由于去除了诱发 Ⅰ 型胃神经内分泌肿瘤的病因 -G 细胞过度分泌胃泌素，在一些临床研究中获得了良好的效果。然而，目前 ENETS 指南对于胃窦切除的建议仍然非常慎重，认为尚缺乏足够的循证医学证据。在国内，这种治疗方式罕见报道，建议仅在具有丰富胃神经内分泌肿瘤诊治经验的中心，在 MDT 指导下有针对性地开展。

Ⅱ 型胃神经内分泌肿瘤的特点是合并有胃泌素瘤或 MEN-1 综合征。因此，诊断的要点在于寻找和定位胃泌素瘤及 MEN-1 的发病部位。外科治疗的关键在于切除可切除的胃泌素瘤及合并的其他神经内分泌肿瘤，而胃局部病灶的处理则遵循 Ⅰ 型胃神经内分泌肿瘤的治疗原则，往往在胃泌素瘤切除后胃原发病灶会出现退缩甚至消失。有不可切除远处转移的 Ⅱ 型胃神经内分泌肿瘤则以药物控制为主，包括 SSA 及 PPI 的使用。

Ⅲ 型胃神经内分泌肿瘤多为单发病灶，内镜下形态与胃腺癌鉴别困难，主要通过病理诊断。其预后较 Ⅰ / Ⅱ 型明显较差，较易出现淋巴结转移及远处转移。对于可切除的 Ⅲ 型胃神经内分泌肿瘤，遵循胃腺癌的外科治疗原则，其手术适应证及淋巴清扫范围均与胃腺癌手术一致。肝脏是 Ⅲ 型胃神经内分泌肿瘤最容易出现远处转移的部位，对于无肝外转移的胃 NEN，如肝转移灶可切除，应首选外科 R0 切除。需要着重指出的是判断可切除性建议采用肝脏增强磁共振成像而不是肝脏增强 CT。

Ⅳ 型胃神经内分泌肿瘤是神经内分泌癌或混合性腺神经内分泌癌，预后最差，往往发现时即已出现远处转移，丧失手术机会，治疗以内科化疗为主。若内科治疗有效，病灶可切除，可参考胃腺癌手术原则进行治疗。Ⅳ型胃神经内分泌肿瘤出现肝转移，选择手术应慎重，建议在有丰富经验的中心在 MDT 指导下开展。

3. 十二指肠神经内分泌肿瘤 d-NENs d-NENs 对于 ≤ 1cm 的肿瘤可行内镜下切除，> 2cm 或者存在淋巴结转移的肿瘤，无论大小均应手术切除；壶腹周围 NENs，无论大小均应行胰十二指肠切除并清扫周围淋巴结。对于少数潜在可切除肝转移的患者，在不增加手术风险的前提下，可考虑手术联合 RFA 或单纯 RFA 治疗。

4. 空回肠 NETs 根治性切除 + 淋巴结清扫（包括肠系膜周围淋巴结）为首选的治疗方式，有经验的医师可根据患者情况选择腹腔镜下手术。由于接受生长抑素类似物治疗的患者患胆石症及胆囊炎的概率增高，可考虑术中切除胆囊，但目前无前瞻性研究证实患者可以从中获益。对于存在远处转移的患者，建议通过多学科讨论制定治疗方案，如原发灶和转移灶均可切除，外科切除是最佳治疗方式。如转移灶不可切除，原发灶是否切除目前尚存在争议，有越来越多研究倾向于支持切除原发病灶，尤其是有出血和梗阻风险的患者。

5. 阑尾 NETs 多为拟诊为阑尾炎行阑尾切除后病理发现。< 1cm 的肿瘤行单纯阑尾切除即可，只是对于极少数肿瘤位于阑尾根部且未完整切除或侵犯阑尾系膜 > 3mm 的病例，可考虑行补充右半结肠切除术。> 2cm 的阑尾神经内分泌肿瘤因有 25% ~ 40% 淋巴结转移的风险，建议行右半结肠切除术。对于 1 ~ 2cm 之间的肿瘤，出现淋巴结转移或远处转移的概率很小，但确实存在，患者的中位年龄在 40 岁左右，因此更倾向于行右半结肠切除术，尤其当肿瘤位于阑尾根部（特别是 R_1 切除）、侵犯系膜 > 3mm、血管受侵及 G_2 的患者建议行右半结肠切除术。另一种特殊病理类型杯状细胞类癌，由于其发生转移机会高，预后差，建议在阑尾切除后 3 个月内补充行右半结肠切除术。女性患者，建议同时行双侧附件切除术。

6. 结直肠 NENs 结肠 NENs 的根治性手术与结肠腺癌的手术切除范围及淋巴结清扫类似。但对于转移性结肠 NENs，手术理念则与腺癌不同，由于易引起梗阻，通常需要切除原发灶，再针对转移灶进行治疗。对于 > 2cm、T_3/T_4、G_3 或者存在区域淋巴结转移的直肠 NENs 治疗方法同直肠腺癌。对于 > 2cm 无远处转移的直肠 NENs，可考虑全直肠系膜切除（total mesorectal excision，TME）的直肠前切除术（anterior resection，AR）或腹会阴联合切除术（abdominoperineal extirpation，APE）。对于 < 2cm 肿瘤建议行局部切除。

（二）生长抑素类似物

75% ~ 95% 的 NENs 表面生长抑素受体表达增高，生长抑素类似物同该受体特异性结合，起到抑制激素分泌，抑制肿瘤生长，促进肿瘤凋亡的作用。使患者相关症状缓解，肿瘤指标下降，生活质量提高。

生长抑素类似物目前主要用于功能性神经内分泌肿瘤的症状控制，对于 Ki67 指数小于 10% 的一部分进展缓慢的晚期 NETs 患者，也可用于抑制肿瘤增殖。短效生长抑素类似物主要用于解救类癌危象、稳定围术期患者症状等，长效生长抑素类似物主要用于无法根治患者的长期治疗。已有研究证实，除了缓解症状，长效生长抑素类似物还能显著降低肿瘤进展风险，延长无进展生存时间。治疗常见的不良反应包括：注射部位疼痛、皮疹、腹部绞痛、恶心、腹泻、胆结石等，但这类不良反应发生率非常低。各种不良反应程度均为轻度，采用对应处理后可以缓解。

（三）化学治疗

化学药物治疗 NENs 的循证医学证据并不充分，根据目前已有的资料，链脲霉素为基础联合 5-FU、表柔比星、顺铂等药物组成两药或三药联合方案治疗胰腺神经内分泌肿瘤，尤其是分化较好的类型可取得较好疗效。对于分化差的神经内分泌癌，目前推荐顺铂联合依托泊苷为基础的方案进行治疗。目前正在研究使用新一代化疗药物如替莫唑胺、氟尿嘧啶类药物、紫杉醇、吉西他滨、培美曲塞等治疗 NENs，但尚未有明显有效的结果报道。

（四）靶向药物治疗

随着对肿瘤生成机制研究的深入以及新药合成能力的提高，靶向药物在 NENs 治疗领域取得了较好的成绩。舒尼替尼作用在 VEGFR-2、VEGFR-3 以及 c-kit 等靶点，对肿瘤血管生成以及肿瘤自身生长都有抑制作用。已有研究证实对于分化好的进展期胰腺神经内分泌肿瘤，舒尼替尼同安慰剂对比显著降低了进展风险，延长了无进展生存时间。常见的不良反应有：中性粒细胞减少、高血压等。依维莫司抑制 mTOR 信号通路，从而抑制肿瘤生长，mTOR 是细胞生长、增殖、代谢和血管生成的主要调节因子。多个大型临床研究证实，对于分化较好，既往治疗失败的 GEP-NENs 患者，依维莫司能够显著降低疾病进展风险，延长无进展生存时间。其主要的不良反应包括：贫血、血糖升高等。除了这两种药物以外，对于其他靶点如 IGF、EGFR 等的研究正在进行中。

（五）其他治疗方法

1. 射频消融治疗　通过内镜或穿刺到达肿瘤局部，利用加热杀灭肿瘤细胞。这种方法起效迅速，缓解症状明显，但主要局限在于杀灭范围有限，对于较大的肿瘤无法达到彻底根治。

2. 介入治疗　多应用于肝转移灶的治疗，经肝动脉注射化疗药物或阻塞肿瘤供血动脉，这种方法对于缓解症状效果明显，对一部分患者可使肿瘤缩小。但治疗后不良反应较常见，如发热、腹痛、恶心等，因此需要谨慎选择患者以降低术后不良反应甚至死亡的发生率。

3. 肝移植治疗　目前尚存在争议，部分神经内分泌肝转移患者可通过肝移植获得长期生存。ENETS 指南建议严格把握适应证，仅限于无肝外转移、ki67 指数 < 10%、肝转移负荷小于 50% 肝体积、年龄小于 55 岁的患者。

4. α-干扰素　α-干扰素（IFN-α）是一种免疫调节剂，有研究报道 NENs 患者注射 IFN-α 后，肿瘤指标明显下降，症状明显缓解，但其疗效有限肿瘤缩小比率最多不超过 10%，目前 IFN-α 联合生长抑素类似物的研究正在进行中。

5. PRRT　中文名称为肽受体-放射性核素治疗（peptide receptor-radionuclide therapy），是一种靶向内照射治疗。其原理是将生长抑素受体的配体（peptide receptor）和放射性核素（^{111}In，$_{90}$Y，^{177}Lu）相结合，构建成新型复合药物，注射到患者体内，借助受体-配体的靶向识别作用，聚集到肿瘤细胞，继而由其偶联的放射性核素释放高能量的 β 射线，最终杀灭肿瘤细胞。欧洲一项 III 期 RCT 研究（NETTER-1）表明，和对照组相比（兰瑞肽 60mg）接受 PRRT 治疗的晚期中肠 NET 患者 PFS 和 ORR 都有显著提高。提示 PRRT 在晚期 NET 治疗中将发挥越来越大的作用。

（赵　宏　赵东兵　蔡建强）

第十二节　腹部手术并发症及其处理

绝大多数实体肿瘤的治疗目前仍首选外科手术。由于新的手术方式、手术器械和治疗理念不断引入临床实践，手术并发症发生率正在逐年降低。手术并发症发生的原因，多为患者病情特点所致，难以避免；有时术前准备不足，术中操作不慎也可以导致并发症。大多数并发症通过及时妥善处理可以避免出现严重后果。

一、常见手术并发症的概况

手术并发症是指患者因手术继发的一系列疾病，例如感染、心功能不全、肾衰竭、呼吸衰竭、内分泌异常等多系统的疾病。腹部肿瘤手术后并发症，主要由外科处理的并发症包括：吻合口漏、肠梗阻、胰瘘、胆瘘、胆道损伤、腹腔出血等。上述并发症可发生在手术后任何时期，按照并发症出现的时间，可以分为急性并发症和慢性并发症，急性并发症如腹腔出血、吻合口漏、胆道损伤等，多发生在院内围术期中，出现后进展快，需立即处理；慢性并发症多在出院后发生，如迟发型的出血、迟发型的吻合口漏、各种类型的切口疝、造口坏死、粘连性肠梗阻、直肠阴道瘘、切口感染等。

手术并发症的原因可分为：①外科操作导致的并发症，绝大多数术后并发症是直接或间接由手术操作不当所致，如手术打结不牢固，意外损伤肠管或血管，器械使用错误等，导致出血、肠梗阻、吻合口漏。②术前准备不充分，术前水电解质紊乱、营养状态差，术前严重感染状态等可能导致术后肠梗阻，腹腔感染、应激性溃疡、肠系膜血管栓塞等疾病。③术后处理不当，如补液及营养支持不当导致酸碱失衡、水电解质紊乱；抗生素滥用导致相关腹泻、院内感染；护理不当导致压疮等。④其他原因导致的并发症，如术前新辅助放化疗导致放射性肠炎，术前靶向治疗药物导致的各种愈合不良等。

二、吻合口漏

（一）病因

吻合口漏发生的诱因和危险因素非常多，分为主要因素和次要因素（表4-30）。吻合技术是吻合口漏发生的关键性因素，吻合口血供是否充足、吻合口张力的大小、吻合的密闭性、是否有血肿都与吻合口漏的发生密切相关。其次吻合口的位置、吻合口周围是否有污染，患者的病生理状态也可能影响吻合口漏的发生。

表 4-30　吻合口漏发生的危险因素

主要因素	次要因素
操作因素	机械性肠道准备
血供保留	引流放置
吻合张力	肿瘤局部晚期
吻合口密闭性	休克
吻合口位置	急诊手术
胰肠吻合	输血
腹膜反折以下的结肠吻合	肥胖
胃食管吻合	吸烟史
局部因素	激素治疗
细菌性污染严重	新辅助治疗
肠道条件	营养不良
术前放疗	
梗阻后扩张的肠管	
克罗恩病	

吻合口充足的血供是吻合口愈合的首要因素，术中务必注意保护消化道吻合处的血供。吸烟、高血压、血液高凝状态、吻合口周围血肿等全身或局部因素均可能影响吻合口局部的微循环。结直肠手术中全系膜切除，术前新辅助治疗、扩大的淋巴结清扫、中高位结扎肠系膜下动脉均可影响吻合口的血供，是吻合口漏的危险因素。

不同部位的吻合口对吻合口漏的发生率有影响。通常小肠的肠肠吻合，回肠结肠吻合相对安全；食管空肠吻合、胰肠吻合、结直肠吻合口漏的发生率相对较高。食管空肠吻合时，食管表面浆膜层的破损，食管空肠吻合口张力较高，均可导致吻合口漏的发生。胰肠吻合口瘘的发生率可高达20%，胰腺质地较硬和（或）主胰管扩张的患者胰瘘发生率明显降低。直肠癌根治术中，吻合口漏发生率最高的部位是距肛缘6~8cm的远端直肠，此处由髂内血管发出的直肠下动脉供应，血供相对较差。

腹部手术引流管放置的必要性和拔除时间仍有争议。传统观点认为留置引流管有利于及早发现漏的发生，同时可以引出腹腔的积血、渗出物和坏死组织。但研究表明留置引流管不能降低吻合口漏的发生[2]，放置时间超过24~48小时反而可能增加感染的概率。还有研究指出，盆腔手术留置引流管可能增加吻合口漏的发生率。此外，机械性肠道准备也被认为不能减少吻合口漏的发生率，理由是机械性肠道准备可能破坏肠道黏膜，增加炎症反应，反而增加吻合口漏的发生率[3]。术后加强康复（enhanced recovery after surgery，ERAS）理念可促进术后恢复，缩短住院时间，降低住院费用。目前胃肠外科、肝胆外科提倡引流管早期拔出，甚至某些手术不需要常规留置引流管。引流管留置与拔出时间宜根据各中心的经验与术后加强康复的随访自行决定，有密切随访机制和院外并发症应对措施的中心可积极开展术后加强康复实践。对于有污染的急诊手术和高危风险的吻合，最好留置引流管，一旦发生吻合口漏可早期发现，充分引流。

贝伐单抗是血管内皮生长因子（vascular endothelial growth factor，VEGF）的单克隆抗体，常用于转移性结直肠癌的新辅助治疗，它与VEGF受体结合，抑制血管网的重建，同时也可能抑制伤口及吻合口的愈合，增加吻合口裂开和瘘的发生率[4]。另外，新辅助放疗亦可能增加吻合口漏的发生率。

其他吻合口漏的原因是，急诊手术患者营养状态常较差、全身应激反应重，如果合并消化道穿孔、弥漫性腹膜炎，吻合口漏的发生率明显高于择期手术。肥胖患者手术显露困难、操作难度大，也是吻合口漏发生的独立危险因素。吸烟、术中输血、类固醇激素的使用均可增加吻合口漏的发生。

（二）临床表现和诊断

吻合口漏多发生在术后至第8天。初期症状常为发热、腹痛、乏力、肠梗阻等，查体偶可见腹部肿块、腹壁或伤口红肿，血白细胞计数增多。若引流通畅，可以根据引流液数量和性状判断是否发生瘘。若出现脓液及消化道内容物，即可明确诊断。若引流不畅，漏出液播散腹腔，患者可出现腹膜炎体征和脓毒血症的症状；感染的漏出液可以突破腹壁或伤口排出体外形成外瘘，如感染穿通其他空腔脏器可形成内瘘，如直肠阴道瘘、直肠膀胱瘘。当内瘘或外瘘形成后，经胃管注入稀释的亚甲蓝，可在引流液、伤口、尿液中发现亚甲蓝，以助诊断。腹部X线也可以显示膈下液平；消化道造影通过发现造影剂外漏也有诊断价值。

（三）治疗

1. 术前预防　手术前应注意采取措施预防吻合口漏。术前全面细致的准备工作，合理改善营养，纠正贫血，控制糖尿病，争取吻合口顺利愈合。

择期手术营养状况差的患者术前5~7天要给予适当的营养支持；中重度贫血患者应将血红蛋白维持

在 9g/dl 以上；糖尿病患者要控制血糖。结直肠手术前仍要常规机械性肠道准备。贝伐单抗半衰期为 20 天，因此建议停药 4~8 周后再手术。急诊手术中，一般情况差、血流动力学不稳定、粪便污染严重的腹膜炎、肠道水肿扩张明显的患者，最好避免行一期吻合，优先选择肠道造瘘术。

2. 术中预防 手术不可因追求小切口而显露不好，增加手术难度。手术操作要轻柔，吻合要认真，正确使用吻合器械。吻合后要确认吻合严密，保证吻合口血运良好。术毕，正确放置引流管并保证引流通畅。直肠癌术前接受新辅助化疗患者，术中吻合不满意时，建议放置引流管或者行保护性造瘘。

3. 保守治疗和二次手术后 一旦发现吻合口出现漏，应先予全身性支持治疗，禁食禁水，留置鼻胃管胃肠减压，减少消化道内容物带来的张力。尽快补液，维持水电解质平衡。

应根据患者症状、体征、漏出量及形状、发生时间选择保守还是手术治疗。如全身症状较轻，漏出液量较少，或已形成瘘管，可行保守治疗。保持引流管通畅，期待漏口自愈。急诊手术的指征是发生弥漫性腹膜炎、腹腔内出血和可疑的肠缺血坏死。尤其是症状重、全身情况差、腹膜炎体征明显者，应果断尽快施行手术治疗。二次手术中漏口区域污染、组织水肿严重，修补瘘口不是当务之急。此时即使缝合了破裂口也很难愈合。手术应充分冲洗瘘口创面，建立良好的引流。术后辅助以适当的肠内外营养，维持水电解质平衡，多数瘘口能够自行愈合，对于不能自愈的瘘口可在 3~6 个月后选择适当手术方案处理。

手术方式选择，十二指肠或近端空肠的吻合口漏出量大，刺激性强的胃液和胆汁漏出很难处理。持续胃空肠减压可以减少胃液及胆汁的漏出，漏口局部留置引流管可以将漏出的消化液引流到体外。远端空肠、回肠、结直肠吻合口漏的处理取决于漏出的时间和污染的情况；小肠的吻合口瘘可尝试重新吻合；结直肠瘘建议行造瘘术，盆腔留置引流管，未来二期再行吻合。

三、肠梗阻

（一）病因

腹部手术后，消化道的蠕动出现明显减弱。在术后数小时逐渐恢复，胃蠕动在 24~48 小时内恢复，结肠蠕动在 48~72 小时恢复。这类暂时性的肠道功能障碍与应激反应和炎症因子相关，无需处理。肠鸣音、排气、排便是肠道蠕动恢复的标志。

术后肠道功能迟迟不能恢复，应考虑肠梗阻。肠梗阻是术后常见并发症，可分为机械性梗阻、麻痹性梗阻、缺血性梗阻。麻痹性肠梗阻的原因可能与胰腺炎、腹腔内感染、腹腔脓肿、腹膜后血肿、电解质失衡、手术时间过长等有关。92% 的机械性肠梗阻原因是术后粘连，其他原因包括腹腔脓肿、内疝、肠缺血、肠套叠等。其中腹腔脓肿多继发于吻合口瘘或肠瘘。

（二）临床表现

麻痹性肠梗阻，胃、小肠、结肠蠕动均受影响。机械性肠梗阻按程度可分为不完全梗阻、完全梗阻；依位置可分为高位梗阻、低位梗阻，闭襻梗阻[5]。高位肠梗阻在初期表现为恶心、呕吐、腹痛、排气排便停止，肠鸣音减弱。高位梗阻肠道扩张不明显，呕吐多为胃液和胆汁。低位肠梗阻则有明显的肠道扩张，呕吐物多有粪臭味。麻痹性肠梗阻和机械性肠梗阻的鉴别有时较为困难，麻痹性梗阻疼痛不明显，肠鸣音减弱或消失，甚至呈寂静腹。机械性梗阻疼痛明显，常有高调肠鸣音，可能继发发热、低血钾、脓血症表现。

肠梗阻的诊断主要靠症状及影像学，术后麻痹性肠梗阻和机械性梗阻的鉴别对治疗非常重要。麻痹性肠梗阻腹平片小肠多积液、结肠积气，机械性肠梗阻近端扩张并有气液平，远端不扩张。CT可帮助判断梗阻部位、程度及原因，还有助于鉴别胰腺炎、肠坏死、腹腔脓肿等病因。

（三）预防和治疗

预防肠梗阻的发生在术前就要考虑。术中要对组织轻柔操作，避免损伤肠道。分离仅在必要之处进行，避免术后广泛的粘连。肠管切勿长时间暴露在空气中，必要时可用湿纱布包裹。术后注意保持水电解质尤其是钾离子的平衡，镇痛尽量使用NSAID药物及硬膜外局部给药。择期手术患者应选择性的留置胃管，术后早期拔除，胃管的留置会增加患者的紧张及不适。

围术期的肠梗阻治疗可分三步，液体复苏、明确病因和手术干预。肠梗阻患者大量消化液呕吐丢失或潴留在肠内，应尽快行液体复苏，并注意维持水电解质平衡。麻痹性肠梗阻、不全肠梗阻可先保守治疗，营养支持，监测症状、体征及腹平片的变化，7~14天仍不缓解可考虑手术治疗。急诊二次手术的指征是闭襻性肠梗阻、腹膜炎、肠套叠等。尽快手术可防止病情恶化。术中探查了解梗阻情况后分离粘连，解除梗阻；若有肠坏死、肠套叠，可行肠切除手术。

四、术后出血

（一）病因及分类

术后出血是外科手术需要面对的并发症之一。其发生率不高，但常常很危险，可能导致死亡。按出血时间可分为术后早期出血及晚期出血。多数学者认为术后24小时内的出血称为术后早期出血，术后24小时以上的出血为术后晚期出血。早期出血常常与手术操作有关，术中血管结扎不牢靠、结扎线脱落、创面止血不充分等。多数早期出血需要立即二次手术进行止血。亦有部分早期出血患者因合并围术期凝血功能障碍，需积极寻找原因。晚期出血的病因复杂，可因腹腔脓肿、胰漏腐蚀邻近血管所致，亦有因消化道吻合口溃疡或应激性胃溃疡所致，或术中裸化血管形成假性动脉瘤所致。

根据出血部位不同分为消化道出血和腹腔出血。消化道出血常见于应激性溃疡或吻合口溃疡，表现为呕血、便血或胃管吸出新鲜血性液体。腹腔出血表现为腹腔引流管引出新鲜血性液体。患者可有低血容量性休克表现，必要时需行腹腔穿刺或CT以明确诊断。

（二）诊断

消化道出血可表现为呕血、便血或胃管引出新鲜血性胃液，如出血量较少或较慢，可查呕吐物潜血、便潜血及胃管引流液潜血明确诊断。腹腔出血可由引流管观察到新鲜血性液体。血常规检验示血红蛋白及红细胞比容下降（血红蛋白每下降1g/dl约相当于出血400ml）。患者出现冷汗、面色苍白、脉搏细速、口干等症状，严重的会出现心率快、血压低的低血容量性休克表现，此时循环血量灌注不足，尿量减少。

（三）治疗

1. 保守治疗　发生出血后应首先注意观察患者生命体征、症状、尿量等，动态监测血红蛋白的变化，详细记录经腹腔引流管或消化道的出血量，准确评估出血量。保守治疗可禁食禁水，卧床休息，先晶体液后胶体液予以扩容治疗，并予PPI类药物、奥曲肽等抑制胃酸及消化液分泌，予垂体后叶素、巴曲酶等药物止血治疗。出血量较大时应立即输血，当血红蛋白低于 60g/L 时，提示有明显组织缺血损伤[6]。

2. 内镜治疗 胆道出血、吻合口溃疡出血、应激性溃疡出血等消化道出血，通过保守治疗稳定患者生命体征，再尝试通过胃镜、胆道镜等方式进行内镜止血。内镜止血创伤小，内镜可以在直视下发现出血点并进行止血，效果明显。对于消化道大量出血，内镜观察和止血效果常不满意，建议选择介入血管造影栓塞术。

3. 介入血管造影与栓塞介入 血管造影栓塞术适用于腹腔或消化道内动脉出血的诊断和治疗。经股动脉插入导管进行选择性动脉造影寻找"责任"血管，并在适宜位置进行栓塞或置入覆膜支架，复查造影未再发现出血点。介入血管栓塞术创伤小，止血效果确切，但对于出血速度较慢、静脉或创面出血，可能不易找到出血点。值得注意的是造影剂有肾毒性，术前需要进行综合风险评估。

4. 手术治疗术后早期出血，多与手术操作相关，保守及内镜或介入治疗失败，出血仍在持续，需果断决定二次手术，以免延误治疗时机。术中小心探查，寻找出血点并进行妥善处理。二次手术对患者创伤大，术后并发症发生率高，风险大，应谨慎权衡利弊。

五、胰瘘

（一）诊断和分级

术后胰瘘（postoperative pancreatic fistula，POPF）是指术后胰液从胰肠吻合口或破裂的胰管漏出，形成窦道。胰瘘是胰腺手术后最常见的并发症之一，其发生率可高达 20%~60%。关于胰瘘的诊断标准是：胰腺手术后 3 天，引流管中引流液淀粉酶水平高于正常血浆淀粉酶浓度上限 3 倍以上。根据患者临床表现、是否需要针对性治疗、超声或 CT 有无明确表现、术后 3 周持续引流、二次手术、是否有 POPF 相关死亡、感染征象、败血症、是否因 POPF 再次入院这 9 项标准将 POPF 严重程度分为 A、B、C 三级（表 4-31）。

表 4-31 POPF 分级标准

分级	A	B	C
临床表现	良好	较好	出现症状或较差
针对性治疗	无	有 / 无	有
超声或 CT	阴性	阴性 / 阳性	阳性
术后 3 周持续引流	无	通常有	有
二次手术	无	无	有
POPF 相关死亡	无	无	可能有
感染征象	无	有	有
败血症	无	无	有
二次入院	无	有 / 无	有 / 无

胰瘘导致的胰周积液具有酶活性及腐蚀性，与周围组织接触可能引发组织的腐蚀与损伤，主要伤及小

肠、胆管、吻合口和附近血管，胰肠吻合口漏继续扩大、可以导致继发性的胆瘘和（或）肠瘘，感染的积液将加重腹腔内感染，从而迅速导致多器官功能衰竭。而最严重的是发生急性大出血，需要二次手术。

（二）POPF 的治疗

1. 保守治疗　绝大多数胰瘘患者可以通过保守治疗治愈，保守治疗主要包括禁食禁水、减少胰腺分泌，营养支持促进胰创面愈合。对于胰肠吻合不满意的患者可以应用 5 ~ 7 天生长抑素类似物以减少胰腺分泌[6]。多数胰瘘患者处于分解代谢，基础代谢率提高，营养状态差，且每日引流液及胃肠减压丢失大量水和电解质，营养支持、维持水电解质平衡是 POPF 保守治疗的关键。

营养支持的途径分为全肠外营养和肠内营养。全肠外营养可以避免食物对胰腺分泌的刺激，同时减少胃肠道释放的激素，有利于吻合口愈合。但长期应用全肠外营养，可能导致小肠黏膜萎缩，胃肠道功能下降。全肠外营养还可能诱发感染、血糖难以控制等。相反，肠内营养不仅避免了食物对胰腺的刺激，而且能够刺激某些肠多肽释放，激活负反馈机制，抑制胰腺分泌，促进胰瘘愈合。因此对胰瘘高危患者术中在胰肠吻合口远端留置空肠营养管，有利于术后早期开始肠内营养支持，降低胰瘘风险。

2. POPF 的手术治疗　尽管绝大多数 POPF 可以通过保守治疗获得痊愈，仍有少数患者需要进行二次手术。当保守治疗失败或胰瘘导致其他严重的并发症，如术后出血等，二次手术势在必行。二次手术的死亡率可高达 13% ~ 60%。一般认为，出现可疑消化道穿孔、腹膜炎、坏死等征象时，或 POPF 导致假性动脉瘤形成并破裂出血，应立即进行二次手术。

二次手术中残余胰腺的处理办法，①胰周区域清创及引流；②尝试修复胰瘘部位；③重建吻合口；④全胰腺切除。手术策略的选择依术中情况和手术医生的经验而定。

六、胃排空延迟

（一）病因

胃排空延迟是胃大部切除术后最常见并发症之一，发生率为 5% ~ 24%。本病以毕 II 式手术较毕 I 式为多见，在毕 II 式手术中又以结肠前吻合较结肠后吻合为多见。胃排空延迟的病因尚不清楚，主要认为与迷走神经主干损伤有关，胃大部切除术中损伤迷走神经主干，失去胃排空机制的神经支配，影响胃肠道运动功能。也有学者认为胃排空延迟可能与患者围术期精神紧张有关，激活的交感神经反射系统抑制胃肠神经丛，从而抑制胃动力。另有研究指出，胰十二指肠切除术后胃排空障碍可能与术后胰瘘、胆瘘等腹腔并发症导致局部炎症水肿，直接影响胃排空功能。

（二）临床表现及诊断

胃大部切除术后肠蠕动一般在第 3 天恢复，本病常发生于术后 4 ~ 8 天，也有术后 2 ~ 3 周出现症状者。若患者留置胃管期间胃肠减压量逐日增多，或拔除胃管进食后出现腹胀、呕吐等症状，应考虑本病可能。胃排空延迟患者每日胃肠减压量可大于 1000ml，且可伴频繁呕吐，呕吐物为胃液、食物、胆汁。

多数学者认可的胃排空延迟诊断标准是：出现以下情况之一者，在排除肠梗阻、吻合口狭窄等机械性因素的前提下，可诊断为术后胃排空延迟：①术后需置胃管时间超过 3 天；②拔管后因呕吐等原因再次置管；③术后 7 天仍不能进食固体食物。

根据患者临床表现对胃排空延迟的严重程度分级标准（表 4-32）。

表 4-32 胃排空延迟严重程度分级

分级	临床表现
A	术后置胃管 4~7 天，或术后 3 天拔管后续再次置管；术后 7 天不能进食固体食物，可伴呕吐，可能需应用促胃肠动力药物
B	术后置胃管 8~14 天，或术后 7 天拔管后需再次置管，术后 14 天不能进食固体食物，伴呕吐，需应用促胃肠动力药物
C	术后置胃管 > 14 天，或术后 7 天拔管后需再次置管，术后 21 天不能进食固体食物，伴呕吐，需应用促胃肠动力药物

胃排空延迟的诊断不宜绝对化，临床上保留胃管并非一定存在胃排空延迟，保护吻合口也是原因之一。胃排空延迟的诊断通过上消化道造影也能得到帮助。

（三）治疗

目前对于胃排空延迟尚无成熟的治疗模式和方法。绝大多数患者通过保守治疗可以治愈，多数病程在 1 个月以内，亦有少数患者可延长至 2 个月甚至更长。一旦确诊，应首先与患者进行充分沟通，消除患者紧张情绪，取得患者的积极配合。保守治疗措施主要包括：

1. 禁食水 进食可刺激胃液分泌，增加胃内容物的潴留，加重胃黏膜水肿和梗阻症状，所以禁食水是胃排空延迟患者最基本和重要的保守治疗措施。

2. 胃肠减压 可减少胃内容物潴留，减轻胃黏膜水肿，恢复胃壁肌肉张力，减轻腹胀、呕吐。胃肠减压量与梗阻程度有关，梗阻越重引出的胃液越多，因此可根据每日胃肠减压量估计胃排空延迟的恢复情况。

3. 营养支持 胃排空延迟患者由于长期大量丢失胃液、胆汁和其他消化液，易发生水电解质平衡紊乱，处理不当，常造成低氯、低钾和代谢性碱中毒，且患者术后处于分解代谢，基础代谢率提高，加之禁食禁水，营养支持是治疗胃排空延迟患者的重要措施。营养支持优先选择肠内营养，充分利用远端正常的消化道，避免菌群异位、肠道黏膜屏障受损等并发症。监测电解质情况，根据每日尿量及胃肠减压量，合理营养支持，低蛋白血症患者适量补充白蛋白减轻组织水肿，维持胶体渗透压，定期补充微量元素和维生素，对患者禁食水期间一般状况的改善和胃排空延迟的恢复起到促进作用。

4. 药物治疗 预防性使用胃肠动力药物红霉素可结合胃动素受体，松弛幽门同时收缩胃体，改善胃排空功能。有研究指出术后小剂量应用红霉素可显著降低胃排空延迟的发生率。

（马永蕨 陈依然 杨尹默 赵 平）

参考文献

[1] Tichansky DS，DeMaria EJ，Fernandez AZ，et al. Postoperative complications are not increased in super-super obese patients who undergo laparoscopic Roux-en-Y gastric bypass. SurgEndosc，2005，19（7）：939-941.

[2] Slim K，Vicaut E，Panis Y，et al. Meta-analysis of randomizedclinical trials of colorectal surgery with or without mechanicalbowel preparation. Br J Surg，2004，91：1125-1130.

[3] August DA，Serrano D，Poplin E. "Spontaneous," delayedcolon and rectalanastomotic complications associated withbevacizumab therapy. J SurgOncol，2008，97：180-185.

[4] Schwarz NT，Kalff JC，Turler A，et al. Selective jejunamanipulation causes postoperative pan-enteric inflammationanddysmotility. Gastroenterology，2004，126：159-169.

[5] Kulaylat MN，Doerr RJ. Small bowel obstruction. In Ho-lzheimer RG，Mannick JA，editors：Surgical treatment—evidence-based and problem-oriented，New York，2001，Zuckschwerdt，102-113.

[6] Simon TL，Alverson DC，AuBuchon J，et al. Practice parameter for the use of red blood cell transfusions：Developed bythe Red Blood Cell Administration Practice Guideline Development Task Force of the College of American Pathologists.ArchPathol Lab Med，1998，122：130-138.

[7] Alghamdi A，Jawas A，Hart R. Use of octreotide for the prevention of pancreatic fistula after elective pancreatic surgery：A systematic review and meta-analysis. Can J Surg，2007，50：459-466.

第五章

泌尿男生殖系肿瘤

第一节　肾　癌

一、概述

肾细胞癌（renal cell carcinoma，RCC）是指起源于肾实质泌尿小管上皮系统的恶性肿瘤，又称肾腺癌，简称为肾癌，占肾脏恶性肿瘤的 80%～90%。2015 年美国《癌症》杂志在线发布了 WHO 国际癌症研究所依据全球癌症流行病学数据库预测的 2012 年全球癌症发病情况，与之前一版 2008 年的数据相比世界癌谱在发生变化。2012 年男女 10 大常见癌症除胃癌和子宫颈癌患病人数有所下降外，其他常见癌症患病人数及癌症总体患病人数都在上升，尤其是男性肾癌患病人数上升明显，已经位列男性 10 大常见癌症第 9 位。估计 2012 年全世界男性新发肾癌病例 213900 例。在世界范围内，各国家及地区的肾癌的发病率存在巨大差异，欧洲地区、北美国家、澳大利亚及新西兰的发病率较高，多数亚洲、非洲国家和部分南美国家发病率较低，发达国家比发展中国家肾癌的发病率平均高 10～15 倍。男性肾癌发病率明显高于女性。据中国肿瘤登记年报的资料显示，从 1988～2009 年我国肾癌的发病率有上升趋势。2005～2009 年肾癌的发病率分别为 3.96/10 万、4.44/10 万、4.64/10 万、5.08/10 万、4.5/10 万。城市的发病率明显高于农村，平均相差 4.31 倍。中国男性肾癌死亡率由 1998 年的 0.93/10 万，至 2008 年达到 1.99/10 万的高峰后，2009 年回落至 1.90/10 万，年均增长 6.7%。中国女性肾癌死亡率由 1998 年的 0.53/10 万，至 2008 年达到 1.05/10 万的高峰后，2009 年增回落至 1.01/10 万，年均增长 6.04%。男女肾癌死亡率比例在（1.5～1.9）：1。

二、危险因素

肾癌的病因尚不明确，其发病与遗传、吸烟、肥胖、高血压及抗高血压药物等相关。

1. 遗传性因素　遗传性肾癌占肾癌总数的 2%～4%，多以常染色体显性遗传方式在家族中遗传，由不同的遗传基因变异造成，这些基因既包括抑癌基因又包括癌基因。已明确的遗传性肾癌包括 VHL（von Hippel–Lindau）综合征、遗传性肾乳头状腺癌、遗传性平滑肌瘤病肾癌及 BHD（Birt-Hogg-Dube）综合征。

2. 吸烟　在肾癌的病因中，目前唯一公认的环境危险因素就是烟草暴露。吸烟可以增加患肾癌的危险，大量的前瞻性研究观察了肾癌与吸烟的关系，认为吸烟是中等度危险因素。Dhote 等对 1988～2000 年发表的 12 项病例对照研究和 2 项队列研究进行了荟萃（meta）分析。研究结果显示吸烟与肾癌相关，比值比（odds ratio，OR）介于 1.3～9.3。

3. 高血压及抗高血压药物　高血压患者、使用利尿剂特别是噻嗪类利尿药以及其他抗高血压药物的人，罹患肾癌的危险性会增加 1.4～2 倍。Dhote 等对 5 个已经发表的病例对照研究进行了荟萃（meta）分析。研究结果显示高血压及抗高血压药物与肾癌相关，*OR* 介于 1.4～3.2。

4. 肥胖　肥胖程度一般用体重指数（body mass index，BMI）来表示，体重指数 = 体重（kg）/ 身高（m）^{2}，正常为 19～27，BMI > 28 为偏胖，BMI < 18 为偏瘦。体重指数高于正常者罹患肾癌的危险性增加。瑞典一项研究结果显示 BMI 最高者患肾癌的危险度是最低者的 1.9 倍。Hu 等对加拿大的 1279 例肾癌患者和 5370 例健康对照进行了病例对照研究。结果发现无论是男性还是女性成年人，如果超重或肥胖则会造成肾癌发病风险上升。与正常 BMI 组相比，Ⅲ级肥胖（BMI ≥ 40.0）的男性 *OR* 为 3.7，女性为 3.8。

三、病理学

1. 大体病理　多数肾癌发生于一侧肾脏，双侧肾癌（异时或同时）仅占散发性肾癌的 2%～4%。肾肿瘤常为单个，多发病灶占 10%～20%，肿瘤周边常有假包膜。

2. 病理分类　1981 年、1997 年、2004 年及 2016 年 WHO 共推出过 4 个版本的肾肿瘤分类标准。2004 年 WHO 肾肿瘤分类标准依据肾肿瘤的组织形态学、免疫表型和遗传学特点，并结合患者的临床表现以及影像学特点将肾细胞癌分为肾透明细胞癌、肾乳头状腺癌（Ⅰ型和Ⅱ型）、肾嫌色细胞癌、Bellini 集合管癌、髓样癌、多房囊性肾细胞癌、Xp11 易位性肾癌、神经母细胞瘤伴发的癌、黏液性管状及梭形细胞癌和未分类肾细胞癌 10 个亚型。2016 年 WHO 对第 3 版肾肿瘤病理分类进行了修订，与 2004 年版相比，因各类遗传性肾细胞癌的组织病理学形态与散发性肾细胞癌相似，2016 年版中不再将遗传性肾细胞癌作为一个独立的章节，而是在肾细胞肿瘤总论中作一个概述。2016 年版中对部分肾肿瘤的命名和亚型又有更新和调整，并新增和删除了部分病理类型。2016 年版中将肾细胞癌分为透明细胞性肾细胞癌、乳头状肾细胞癌、遗传性平滑肌瘤病和肾细胞癌相关的肾细胞癌、嫌色细胞性肾细胞癌、集合管癌、髓样癌、MiT 家族转位性癌、琥珀酸脱氢酶缺陷型肾细胞癌、黏液小管样和梭形细胞癌、管状囊性癌、获得性囊肿病相关肾细胞癌、透明细胞乳头状肾细胞癌、未分类肾细胞癌 13 个亚型。由于 2004 版中多房囊性肾细胞癌具有良好的生物学行为，在 2016 年 WHO 分类中，将其更名为低度恶性潜能的多房囊性肾细胞肿瘤。将存在 MiT 家族基因（TFE3）转位的 Xp 易位性肾癌归入 MiT 家族转位性癌，后者还包括 TFEB 基因转位的肾细胞癌等。

在 4 个版本的肾癌分类中，最常见的病理类型是肾透明细胞癌，约占肾癌总数的 75%～85%，其次是肾乳头状腺癌约占 7%～14%，肾嫌色细胞癌约占 4%～10%，其他类型都很少见。

3. 组织学分级　应用最广泛的是 1982 年 Fuhrman 制订的核分级标准，其将肾癌分为Ⅰ～Ⅳ级。2013 年国际泌尿病理学会（International Society of Urological Pathology，ISUP）在 Fuhrman 分级基础上增加了客观评价标准，即根据肿瘤细胞的核仁明显程度和核的形状来分级，2016 年世界卫生组织接纳并推荐使用该分级系统（WHO/ISUP 核分级系统）（表 5-1）。该系统将肾癌分为四级（1～4 级），级别越高，预后越差。如伴有肉瘤样变和横纹肌样分化，那么该肿瘤的细胞核分级为 4 级。肾癌的核分级是根据 400 倍显微镜下所见核形态来确定。WHO/ISUP 核分级适用于透明细胞肾细胞癌和乳头状肾细胞癌，而嫌色细胞肾细胞癌目前不分级，其他类型的肾细胞癌目前也没有推荐使用的分级系统。

表 5-1 肾细胞癌 WHO/ISUP 核分级标准

分级	核的形态
1	显微镜下放大 400 倍时,未见核仁或者核仁不明显,核仁嗜碱性
2	显微镜下放大 400 倍时核仁明显(conspicuous)而且嗜酸性,放大 100 倍时可见(visible)但是不突出(not prominent)
3	显微镜下放大 100 倍时核仁明显(conspicuous)而且嗜酸性
4	核极度多形性,或者肿瘤性多核巨细胞,或者伴有横纹肌样分化,或者肉瘤样分化

四、临床表现

发病可见于各年龄段,高发年龄为 50～70 岁。男女患者的比例约为 1.83∶1。多数肾癌患者没有任何临床表现,而有临床表现的肾癌患者所表现出来的症状或体征较为复杂、多变,有人曾戏称为"内科肿瘤"。这些临床表现有些是肾肿瘤本身直接导致的症状或体征,如血尿、腰腹胀痛、腹部肿块等,有些可能是由于肾癌细胞所分泌的激素等因素所产生的副瘤综合征。由于健康体检越来越普及,来医院就诊的大多数肾癌患者是通过影像学检查无意中被发现。

肾癌三联征:在没有超声波、CT、MRI 影像学检查方法应用于临床之前,临床医生只能依靠临床表现和体格检查以及静脉尿路造影检查诊断肾肿瘤。依据当时肾癌患者最常见的临床表现,将血尿、腰痛和腹部肿块概括为肾癌三联征。在当时的条件下,确实不失为一条好经验,但目前上述临床表现的出现率不到 15%,且出现肾癌三联征的患者多为晚期。

无症状肾癌:也被称为偶发性肾癌。患者无特殊的症状,往往在体检时由超声波、CT、MRI 检查发现的肾脏肿瘤。由于影像学检查技术的不断发展,无症状肾癌所占的比率逐年升高,可达 50% 以上。

副瘤综合征:临床表现不是由原发肿瘤或转移灶所在部位直接引起,而是由于肿瘤的产物间接引起的异常免疫反应或其他不明原因引起的机体内分泌、神经、消化、造血、骨关节、肾脏及皮肤等系统的病变,并出现相应的临床表现,被称为副瘤综合征。肾癌患者副肿瘤综合征发生率约为 30%,表现为高血压、血红细胞沉降率增快、红细胞增多症、肝功能异常、高钙血症、高血糖、神经肌肉病变、淀粉样变性、溢乳症及凝血机制异常等。

转移性病灶引起的症状:部分肾癌患者是以转移灶的临床表现为首发症状就诊,如骨痛、骨折、咳嗽及咯血等。

国内 23 家医疗中心统计 2007 年 8 月～2008 年 10 月收治的 1975 例初诊肾癌患者临床资料分析结果显示:男∶女为 2.1∶1。患病年龄 2～93 岁,高发年龄 41～70 岁。无症状肾癌患者占 62.7%,有临床表现或实验室异常的患者占 37.3%,包括腰痛(60.5%)、血尿(45.6%)、高血压(12.7%)、贫血(12.8%)、消瘦(11.8%)、肾功能异常(9.1%)、肝功能异常(7.5%)、肿物(7.0%)、发热(5.5%)、血小板计数不正常(5.1%)及其他(21.7%)。

五、诊断

依据患者主诉、现病史、家族史、吸烟史等特点，结合实验室检查和影像学检查结果做出临床诊断。其中，影像学检查是临床诊断肾癌及分期的主要依靠，包括对原发肿瘤以及转移灶的诊断与评估。

（一）原发肿瘤的诊断

1. 超声波检查　B超是肾癌筛查最常用的手段，多数无症状肾癌是由B超检查发现。肾癌的声像图可表现为直接征象和间接征象。直接征象：①肾实质内可见肿块回声，肿块边缘清楚或不清楚；②肿块多呈低回声，少数可呈强回声或等回声，强回声多见于小肾癌；肿瘤内伴有出血、液化、坏死及钙化时回声不均匀；③肾癌呈囊性变时，肿物内呈低回声或无回声，囊壁厚薄不均，内壁不光整，可有分隔及壁上结节。间接征象：①肾轮廓改变，多表现为肾轮廓局限性膨隆，但有少数小肿瘤肾轮廓的改变不明显；②集合系统回声变化，当肿瘤压迫或侵犯集合系统时，集合系统强回声带受压、变形或中断、肾盏或肾盂积水扩张；③静脉改变，当癌组织侵入肾静脉和（或）下腔静脉时，同侧肾静脉或下腔静脉内可见不规则的低回声团，管腔阻塞、增宽；④区域淋巴结改变，当淋巴结转移时，可表现为肾门及腹膜后淋巴肿大，呈结节状低回声团；⑤邻近组织、脏器改变，当肿瘤侵及邻近脏器或转移时，受侵或转移部位出现低回声团块，肾周脂肪回声局部缺失、中断（图5-1）。

彩色多普勒显示肾脏弓形血管环中出现彩色血流受压、中断，并有不规则的血管分支进入肿瘤，肿瘤内血流多较丰富，可测到高阻高速的动脉频谱（图5-2）。超声造影所见：多数肾癌超声造影表现为快速强化，肿瘤区域强化早于肾实质，强化程度也明显高于肾实质，强化达峰值后造影剂缓慢廓清。

小肾癌：既往将肿瘤最大径≤3cm的肾肿瘤称为小肾肿瘤（small renal mass，SRMs）。由于影像学及病理学技术的进步以及TNM分期的进展，近20年文献上大多将肿瘤最大径≤4 cm的肾肿瘤称为SRMs，而将肿瘤最大径≤4 cm的肾癌称为小肾癌（图5-3）。

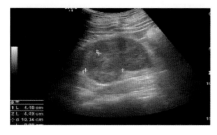
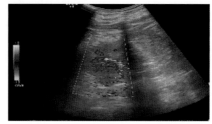
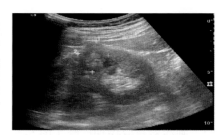

◆图5-1　肾癌B超图像
注：右肾中部可见等回声肿物，大小4.5 cm×5.6 cm，边界清楚，内部回声欠均匀

◆图5-2　肾癌彩色多普勒图像
注：右肾中部肿物，大小4.5 cm×5.6 cm，内部可探及血流信号

◆图5-3　小肾癌B超图像
注：右肾下部肿物，大小3.0 cm×2.3 cm，略高回声，内部回声不均匀

2. 腹部CT检查　腹部CT检查是诊断肾癌原发肿瘤及术前临床分期的主要依据之一。绝大部分肾癌呈圆形、椭圆形或不规则的肿块，平扫时，表现为肾实质软组织肿块，肿瘤局部隆起外突，肾轮廓改变，肾癌组织多呈等密度或低密度，CT值通常在30～50 HU之间，少数略高于正常肾组织（图5-4）。增强扫描肾实质的CT值达120 HU，动脉期大部分肿瘤有中 - 高度强化，密度不均匀增高（图5-5），静脉期肿瘤密度低于肾实质呈低密度肿块（图5-6）。这是CT诊断肾癌最典型的造影剂快进快出的表现。具有此表现的肾癌多为肾透明细胞癌。

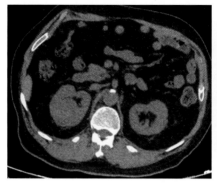

◆图 5-4　肾癌 CT 平扫

注：右肾中部类圆形肿物，最大截面积 5.2 cm × 6.3 cm，平扫等低密度

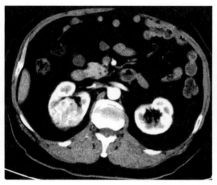

◆图 5-5　肾癌 CT 动脉期扫描

注：右肾中部肿物，增强后强化明显，强化程度与肾实质相仿，密度不均匀

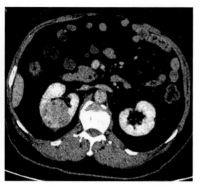

◆图 5-6　肾癌 CT 静脉期扫描

注：右肾中部肿物，密度低于肾实质

3. 腹部 MRI 检查　肾癌的磁共振（MR）信号变化多种多样，甚至与肾皮质的信号相似，因而 MRI 不宜作为肾癌诊断的首选影像方法，主要用于 CT 或其他检查难于确定肾脏肿瘤性质、肿瘤侵犯的范围或难以判断肿瘤的来源时。肾癌的信号强度在 T_1W_1 与邻近的肾实质相比可呈较高信号或低信号，因瘤内常有出血和坏死，T_2WI 呈不均匀高信号。与 CT 检查比较，MRI 检查对诊断肾静脉和下腔静脉瘤栓以及鉴别肿大的淋巴结与小血管更为准确。

4. 肾穿刺活检　通过超声波、CT、MRI 检查诊断肾癌的准确性在 90% 以上，甚至超过 95%。依据肾肿瘤在影像学表现的特点还可以准确推断肾癌病理亚型。而肾肿瘤穿刺活检诊断肾癌的准确性与影像学诊断的准确性相差不多，因此，临床医生在诊断肾癌时通常并不选择肾肿瘤穿刺活检检查。各国制订的"肾癌诊治指南"中也都是限定在特定的条件下才选择肾肿瘤穿刺活检检查。对影像学诊断难以判定性质的小肿瘤患者，可以选择行保留肾单位手术或定期（1～3 个月）随诊检查。对年老体弱或有手术禁忌证的肾癌患者或不能手术而需靶向治疗、化疗或能量消融治疗（如射频消融、冷冻消融等）的晚期肾癌患者，治疗前应选择肾穿刺活检获取病理诊断（图 5-7）。

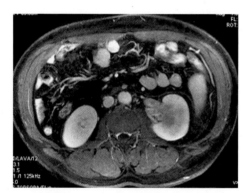

◆图 5-7　肾癌伴肾静脉瘤栓 MRI

注：T_1 像可见左肾低信号不规则肿物，突入肾盂及肾静脉

（二）转移灶的诊断

1. 胸部 X 线片及 CT 检查　胸部正、侧位 X 线片是肾癌患者手术前的常规检查项目，是判定临床分期的主要依据之一，也是术后随访的常规检查项目。胸部正位 X 线片能显示胸部正常结构和多数肺内病变，但膈顶区域病变可能会被心影处遮掩，摄患侧侧位片可弥补这一缺陷。肾癌肺转移瘤在胸部 X 线片上可表现为单个、多发或大量弥漫分布的圆形结节性病灶。转移瘤主要为膨胀性生长，压迫和推移周围肺组织，邻近肺野的改变在单发转移瘤少见。而肺癌常可以引起邻近周围肺组织的改变，表现为向肺门方向的浸润性生长、胸膜凹陷征、肺门淋巴结肿大。对胸部 X 线片有可疑结节或临床分期≥Ⅲ期的患者，需做胸部 CT（图 5-8）。

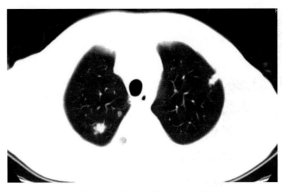

◆图 5-8　肾癌肺转移 CT 图像
注：双肺多发结节灶，呈团絮状，位于肺的周边

2. 全身骨显像　全身骨显像是目前临床上诊断骨转移的首选方法，敏感性高。对有骨痛等骨相关症状或血清碱性磷酸酶升高或临床分期 ≥Ⅲ 期的肾癌患者，应行该检查明确是否有骨转移。

临床上习惯将全身骨显像称为 ECT，但 ECT 的确切含义为发射计算机断层显像（emission computed tomography，ECT），其中包括单光子发射计算机断层扫描（single photon emission computed tomography，SPECT）和正电子发射计算机断层扫描（positron emission tomography，PET）。全身骨显像可以对全身骨骼进行观察，能敏感地反映各个局部骨骼的血液供应和代谢变化，可较 X 线片提前 3～6 个月发现骨转移病灶。骨转移常见部位为躯干骨、四肢骨、颅骨。肾癌骨转移为溶骨性改变，骨转移病灶多表现为异常放射性浓聚，少数表现为放射性稀疏、缺损。但是由于创伤、骨折、退行性病变等也会造成显像剂摄取增加，全身骨显像对骨转移瘤诊断的特异性不高，尤其是对单发或少发病灶的良恶性鉴别需要 X 线平片、CT 扫描、MRI 检查确认。

3. 头部 MRI 或 CT 检查　有头痛或相应神经系统症状患者，应行头部 MRI 或 CT 明确是否有脑转移。

4. 正电子发射断层扫描（PET-CT）检查　主要用于发现远处转移病灶以及治疗后的疗效评定，对肾癌诊断的准确性不高，但费用昂贵，不作为肾癌的常规检查项目。

其他辅助检查

其他的辅助检查用于评估患者的一般状况和重要脏器的功能，提供判定预后和有无副瘤综合征的参考指标，具体包括：①实验室检查：包括血常规、凝血功能和血生化学指标（肝肾功能、血糖、血钙、乳酸脱氢酶、碱性磷酸酶）等项目；②肾功能评价：未行 CT 增强扫描，无法评价对侧肾功能者可选择核素肾图或静脉尿路造影（intravenous urography，IVU）或核素系列肾显像检查，可提供肾血供、肾功能、尿路通畅情况，并用于评估对侧肾脏功能。

（三）鉴别诊断

1. 肾血管平滑肌脂肪瘤　肾血管平滑肌脂肪瘤是由大量成熟脂肪组织、平滑肌组织和厚壁血管组成的肾脏间叶性良性肿瘤，又被称为肾错构瘤（renal hamartoma），是常见的肾脏良性肿瘤。肾血管平滑肌脂肪瘤的超声检查特征是显示分界清晰的高回声区。而肾癌一般显示为低回声，但当伴有坏死或有囊性变时可呈强回声。肾癌组织中一般不含脂肪组织，CT/MRI 扫描发现脂肪组织的存在，可考虑为肾血管平滑肌脂肪瘤。当肿瘤成分中脂肪组织含量极少时，鉴别诊断较困难。

2. 肾脏囊肿　肾脏囊肿是以肾脏出现内覆上皮细胞囊肿为特征的囊性疾病。典型的肾脏囊肿超声表现为肾实质内的薄壁无回声区，囊壁光滑，边界清楚，病灶后方回声增强。B 超及 CT 诊断较为容易，但当囊肿内伴有感染时，囊壁增厚，内有稀疏点状回声；伴囊内出血时，可有局部回声增强等复杂性囊肿的声像图；囊肿壁偶见钙化。单纯肾囊肿在 CT 显示肾实质内单发或多发的圆形或类圆形均匀低密度区，呈水样密度，增强扫描病变不强化，病变与肾实质分界清楚锐利，囊肿壁薄。当囊肿内合并出血或感染或蛋白含量高时，囊肿密度可增高，囊肿壁有时可见弧形或蛋壳状钙化。单纯肾囊肿在 MRI 上显示为圆形或椭圆形肿块，边缘光滑，与肾实质分界清晰；囊肿内信号强度均匀，呈长 T_1 长 T_2 信号，水抑制序列呈低信号。合并出血的肾囊肿在 T_1WI 可呈高信号，而在 T_2WI 则呈低信号。需与囊性肾癌鉴别。囊性肾癌的 CT 及 MRI 的特征主要包括：囊壁增厚，且不均匀、不规则，增强扫描可见囊壁、分隔及结节的早期强化，常伴钙化。

3. 肾转移癌　肾脏血运丰富，是其他脏器恶性肿瘤常见的转移部位。肾脏转移性肿瘤的 CT 及 MRI 的特征主要为肿瘤呈弥漫性生长，增强后强化不明显，结合患者有其他恶性肿瘤的病史，或有其他脏器的转移，可做出鉴别诊断。

六、分期

采用最广泛的是美国癌症分期联合委员会（American Joint Committee on Cancer Staging，AJCC）制订的 TNM 分期系统，2016 年 AJCC 推出第 8 版肾癌的 TNM 分期系统（表 5-2）。

表 5-2　2016 年 AJCC 肾癌的 TNM 分期系统

分　期	标　准
原发肿瘤（T）	
T_x	原发肿瘤无法评估
T_0	无原发肿瘤的证据
T_1	肿瘤局限于肾脏，最大径 ≤ 7cm
T_{1a}	肿瘤最大径 ≤ 4cm
$T1_b$	肿瘤最大径 > 4cm，但是 ≤ 7cm
T_2	肿瘤局限于肾脏，最大径 > 7cm
T_{2a}	肿瘤最大径 > 7cm，但是 ≤ 10cm
T_{2b}	肿瘤局限于肾脏，最大径 > 10cm
T_3	肿瘤侵及大静脉或肾周围组织，但未累及同侧肾上腺，也未超过肾周筋膜
T_{3a}	肿瘤侵及肾静脉或肾静脉分支的肾段静脉（含肌层静脉），或者侵及肾盂肾盏系统，或侵犯肾周脂肪和（或）肾窦脂肪（肾盂旁脂肪），但是未超过肾周筋膜
T_{3b}	肿瘤瘤栓累及膈肌下的下腔静脉
T_{3c}	肿瘤瘤栓累及膈肌上的下腔静脉或侵犯下腔静脉壁
T_4	肿瘤侵透肾周筋膜，包括肿瘤直接侵及同侧肾上腺
区域淋巴结（N）	
N_x	区域淋巴结无法评估
N_0	没有区域淋巴结转移
N_1	区域淋巴结转移

续表

分　期	标　准
远处转移（M）	
M_0	无远处转移
M_1	有远处转移

表 5-3　2016 年 AJCC 肾癌预后分期组合

分期组合	肿瘤情况		
Ⅰ 期	T_1	N_0	M_0
Ⅱ 期	T_2	N_0	M_0
Ⅲ 期	T_1/T_2	N_1	M_0
	T_3	N_0 或 N_1	M_0
Ⅳ 期	T_4	任何 N	M_0
	任何 T	任何 N	M_1

七、治疗

（一）肾脏解剖

肾脏位于腹膜后脊柱两旁，右肾前上方为肝脏，前方为胆囊，前下方为升结肠及结肠肝曲，内侧为下腔静脉，十二指肠第二段贴近肾门。左肾前上方为胃底及脾脏，胰腺尾部靠近肾门，前下方为结肠。肾脏的后面紧贴腰大肌及腰方肌。左肾上极平第 11 胸椎体下缘，下极平第 2 腰椎下缘，右肾较左肾低 1～2 cm。肾内侧缘中部凹陷，是肾的血管、神经、淋巴管及肾盂出入的部位，称为肾门。出入肾门的结构合称肾蒂。肾脏由肾实质、肾盂及肾盏所组成，肾实质分为皮质和髓质。左、右肾的上内方分别为左、右肾上腺，在行根治性肾切除术时，如肿瘤位于中下极，在游离肾上方时紧靠肾上极分离，即可保留肾上腺。肾脏从内向外依次为肾包膜、肾脂肪囊和肾周围筋膜，肾包膜与肾周筋膜之间为疏松的脂肪组织，即肾脂肪囊。行根治性肾切除时应在肾周筋膜外游离肾脏。肾脂肪囊为脂肪组织层，其厚度因人及年龄而异，成人一般为 1～2cm，在肾的后面和下端尤其发达，具有支持和保护肾的作用。肾脏发生肿瘤时，迂曲增多的肿瘤血管多盘聚在此层中，行根治性肾切除时应在肾周筋膜外游离肾脏，避免切开肾周筋膜在此层中分离，可减少术中出血和癌组织细胞污染种植。肾脏的后面紧贴腰大肌及腰方肌，其后上方及外侧面隔以膈肌及部分膈肌脚与胸膜反折部相邻，经腰部入路手术时应注意此处解剖关系，避免损伤胸膜。双侧肾动脉在第 1 腰椎水平起于腹主动脉，在肾门处肾动脉的主干形成分支进入肾实质，为肾脏的不同区域的提供血液供应。行肾部分切除术时，切除一区的肾组织不影响其他区域的血液供应。肾脏静脉与动脉伴行，出肾门后汇入下腔静脉。肾脏的淋巴分深浅两组，互相交通，深组分布在肾实质内，浅组分布于肾包膜外脂肪囊内。浅深两组淋巴液均引入肾盂后淋巴结，再汇入腹主动脉及下腔静脉周围腰淋巴干。

（二）治疗原则

肾癌患者通过影像学检查的结果确定肿瘤的临床分期（clinical stage grouping，cTNM），利用辅助检查评估患者对治疗的耐受能力，根据临床分期并结合患者的耐受力，向患者推荐恰当的治疗方式。手术后依据病理学检查的结果确定病理分期（pathological stage grouping，pTNM），根据病理分期选择术后治疗方案。

各国制订的"肾癌诊治指南"中一致推荐对 I ~ III 期肾癌患者按分期采用不同的术式。对 T_{1a} 期肾癌患者推荐首选保留肾单位手术；对 T_{1b} 期肾癌患者推荐采用根治性肾切除术或保留肾单位手术；对于不能接受或耐受手术的 T_1 期肿瘤患者可以选择观察或微创治疗（如冷冻消融或射频消融）。而对于 II、III 期肾癌患者推荐实施根治性肾切除术。鉴于尚没有发现有效的辅助治疗方法，对 I ~ III 期肾癌患者术后仍没有可推荐的辅助方案。对 IV 期肾癌患者，如果患者能够耐受手术治疗，推荐采用根治性肾切除术+孤立性转移灶切除术或减瘤性肾切除术+内科治疗，对不能耐受手术治疗的患者推荐进行内科治疗。

（三）局限性肾癌的治疗

局限性肾癌（localized renal cell carcinoma）指 TNM 分期 $T_{1~2}N_0M_0$ 期的肾癌，临床分期为 I、II 期。

1. 根治性肾切除术

（1）术式演变：Chute 等和 Foley 等先后于 1949 年和 1952 年提出过根治性肾切除术（radical nephrectomy，RN）的概念，但并未被广泛采纳。1963 年 Robson 等再次提出 RN 的概念，并强调在行 RN 时，为尽可能减少由于挤压所造成的肿瘤转移，应在分离肾脏前尽早先结扎肾血管；为保证具有足够的安全切缘，应将上述组织和器官完整切除，这一手术标准被称为经典根治性肾切除术。1969 年的一项研究证明，根治性肾切除术较单纯性肾切除术后肾癌患者 5 年生存率提高了 14%（66% vs. 52%），这一结果确立了 RN 作为局限性肾癌外科治疗的金标准，之后被各国泌尿外科医师采纳，是目前唯一得到公认可能治愈肾癌的方法。1884 年 Wells 报道了部分肾切除术成功治疗 2 例肾周肿瘤，随后的临床报道将保留肾单位的手术（nephron sparing surgery，NSS）用于治疗多发或双肾肾癌以及孤立肾或肾功能不良的肾癌患者。2000 年 Lau 等回顾性分析了 2945 例肾癌的资料，将术前肾功能受损、既往有肾切除史、双侧肾癌及多发肾癌的病例除外，其余病例分为 RN 或 NSS 两组，选择两组在病理分期、分级、肿瘤大小、年龄、性别基本条件相平衡的各 164 例患者进行对比性研究，RN 组与 NSS 组 5 年、10 年、15 年生存率分别为 88% 与 91%、74% 与 73%、45% 与 54%。随访 10 年，RN 组 126 例（77%）和 NSS 组 130 例（79%）的患者长期无瘤生存。两组对侧复发率分别为 0.9% 和 1.0%，同侧复发率分别为 0.8% 和 5.4%。两组患者中，手术后出现蛋白尿及尿渗透压 > 0.12 者的比例分别为 55.2% 和 34.5%，发生慢性肾功能不全（血肌酐 > 176 μmol/L）者的比例分别为 22.4% 和 11.6%。长期随访结果显示，RN 与部分肾切除术组疗效相当，但部分肾切除术对术后肾功能的影响小。1990 年 Clayman 等完成了首例腹腔镜根治性肾切除术（laparoscopic radical nephrectomy，LRN）。目前，腹腔镜手术已被广泛应用于多种泌尿男生殖系疾病的治疗。在国内外，LRN 也已普及，已是局限性肾癌外科治疗的常规术式。同开放性手术相比，LRN 具有减轻手术后切口疼痛、切口及瘢痕小、住院时间短、术后恢复快等优势。但是长期随访结果显示两种术式疗效相当。

（2）开放性根治性肾切除术

适应证：对于肾癌患者只要患者身体状况允许，无手术禁忌证，均可考虑实施根治性肾切除术，具体包括：①局限性肾癌，无明确转移者；②肾静脉、下腔静脉瘤栓形成，无远处转移者；③肿瘤侵犯相邻器官，无远处转移，估计局部肿瘤可彻底切除者；④肾癌合并局部孤立肺转移，原发灶或转移灶均可彻底切除者。

禁忌证：①晚期肾癌，全身广泛转移者；②肿瘤侵犯相邻器官，估计手术无法切除局部肿瘤者；③有严重出血性疾病者；④心、脑、肝、肺及循环系统有严重疾病，估计不能耐受麻醉和手术者。

开放性根治性肾切除术（经腰切口）关键步骤及示意图见图5-9、图5-10、图5-11。

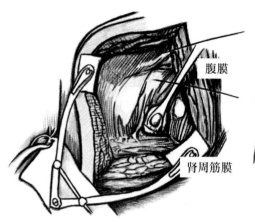 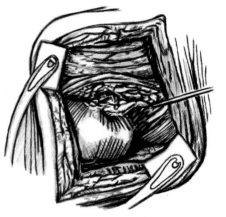 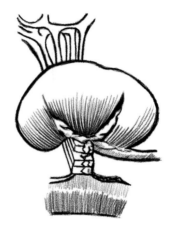

◆图 5-9　开放性根治性肾切除术　　　◆图 5-10　开放性根治性肾切除术　　　◆图 5-11　开放性根治性肾切除术

注：经腰切口切开腹壁各层后，将腹膜推向内侧，显露肾周筋膜　　　注：沿肾周筋膜表面游离肾的腹侧面及背侧面，游离肾的上、下极，游离出肾蒂及输尿管　　　注：切断输尿管，在肾蒂处上3把肾蒂钳，切断肾蒂后结扎之

（3）腹腔镜根治性肾切除术

适应证：肿瘤局限于肾包膜内，无周围组织侵犯以及无淋巴转移及静脉瘤栓的局限性肾癌患者。

禁忌证：①合并腔静脉癌栓，尽管已有后腹腔镜下成功取出肾静脉癌栓的报告，但对于此种情况仍应慎重考虑；②肿瘤突破肾周筋膜，或有过同侧肾手术史、肾周感染史、腹腔内大手术史的肾癌患者；③尽管肿瘤大小与手术难度相关，但已不再视为绝对受限条件，部分 T_3 期肿瘤虽有成功切除的报道，但应慎重选择。

后腹腔镜根治性肾切除术关键步骤及示意图见图5-12、图5-13、图5-14、图5-15。

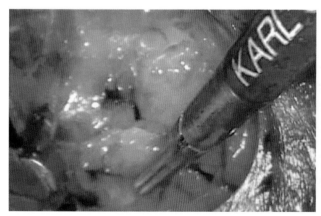 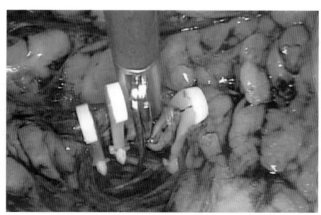

◆图 5-12　后腹腔镜根治性肾切除术　　　◆图 5-13　后腹腔镜根治性肾切除术

注：建立腹膜后间隙，打开腰背筋膜，部分游离肾周脂肪囊　　　注：在肾门处分离出肾动脉，用Hem-o-lok夹闭后切断肾动脉

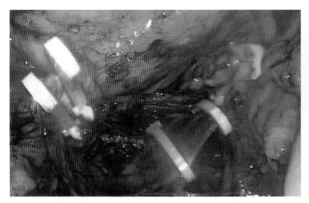

◆图 5-14　后腹腔镜根治性肾切除术
注：游离出肾静脉，用 Hem-o-lok 夹闭后切断肾静脉

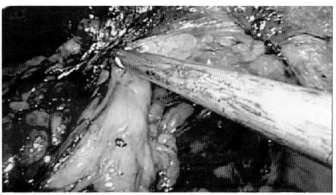

◆图 5-15　后腹腔镜根治性肾切除术
注：沿肾脂肪囊表面游离肾脏，包括肾的上极和下极，切断输尿管，至完全切除标本

（4）根治性肾切除术切除范围：包括肾周筋膜、肾周脂肪、患肾、同侧肾上腺、髂血管分叉以上输尿管以及从膈肌脚至腹主动脉分叉处腹主动脉或下腔静脉旁淋巴结。

经过多年临床研究和经验总结，经典根治性肾切除术的手术入路、手术方式、切除范围、区域或扩大淋巴结清扫术的价值等方面都已经发生了巨大变化，手术入路可选择经腹部入路或经腰部入路或胸腹联合入路。手术方式可采用开放性手术或腹腔镜手术或机器人辅助腹腔镜手术。切除范围也不再是单一的根治性肾切除术，可选择各种保留肾单位手术，也可以选择保留同侧肾上腺的根治性肾切除术。各国制订的"肾癌诊治指南"中一致推荐，符合下列 4 个条件的患者行根治性肾切除术时常可选择保留同侧肾上腺：①临床分期为 Ⅰ 或 Ⅱ 期；②肿瘤 < 8cm；③肿瘤位于肾中、下部分；④术前 CT 显示肾上腺正常。但如手术中发现同侧肾上腺异常，应当切除。肾癌患者在行根治性肾切除术时，一般不进行区域或广泛淋巴结清扫，这是因为其并不能提高患者的生存率。若术前 CT 显示有增大的淋巴结或术中触及明显增大的淋巴结，可行淋巴结切除以明确病理分期。

2. 保留肾单位手术（nephron sparing surgery，NSS）　根据 NSS 的各种适应证，并结合肾肿瘤的大小、位置以及医生的经验，决定是否行保留肾单位的手术。

（1）NSS 各种适应证：①适应证：先天性孤立肾、对侧肾功能不全或无功能者以及双侧肾癌患者，根治性肾切除术将会导致肾功能不全或尿毒症；②相对适应证：肾癌对侧肾存在某些良性疾病，如肾结石、慢性肾盂肾炎或其他可能导致肾功能恶化的疾病（如高血压、糖尿病、肾动脉狭窄等）患者；③可选择适应证：临床分期 T_{1a} 期（肿瘤 ≤ 4 cm）或 T_{1b} 期（肿瘤 ≤ 7 cm），肿瘤位于肾脏周边，单发的无症状肾癌，对侧肾功能正常者可选择实施 NSS。

（2）切除范围：NSS 肾实质切除范围一般距肿瘤边缘 0.5 ~ 1.0 cm，只要能完整切除肿瘤，边缘的厚度不影响肿瘤复发率。按各种适应证对肾癌患者实施 NSS，其疗效与根治性肾切除术相同。NSS 可经开放性手术或腹腔镜手术进行。腹腔镜手术应选择位于肾脏边缘的外生型肿瘤，而肾内型肿瘤及肿瘤切除或组织重建复杂者，以及有同侧肾手术史、肾周感染史的患者宜选择开放性手术。保留肾单位手术后局部复发率 0 ~ 10%，而 ≤ 4 cm 的肿瘤在手术后局部复发率为 0 ~ 3%。NSS 的死亡率为 1% ~ 2%。

开放性肾部分切除术关键步骤及示意图见图 5-16、图 5-17、图 5-18。

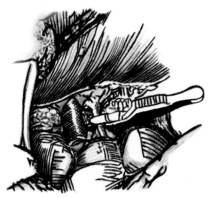 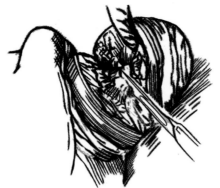 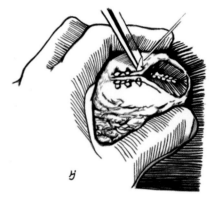

◆图 5-16 开放性肾部分切除术

注：游离肾脏，并分别游离出肾动静脉，用血管夹夹住肾动脉，阻断血流

◆图 5-17 开放性肾部分切除术

注：沿肾肿瘤边缘 0.5～1.0 cm 楔形切除肾肿瘤及周边部分正常肾组织

◆图 5-18 开放性肾部分切除术

注：用可吸收缝线缝合肾集合系统及切缘，然后再松开血管夹检查是否有出血

后腹腔镜肾癌肾部分切除术关键步骤及示意图见图 5-19、图 5-20、图 5-21、图 5-22。

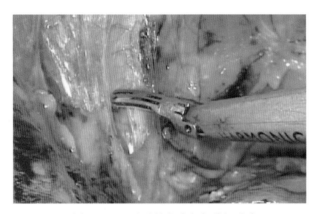 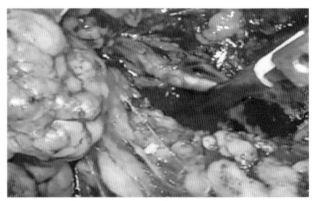

◆图 5-19 后腹腔镜肾癌肾部分切除术

注：建立后腹腔间隙，游离肾脏

◆图 5-20 后腹腔镜肾癌肾部分切除术

注：分离出肾动脉，用血管夹夹闭肾动脉，阻断肾血流

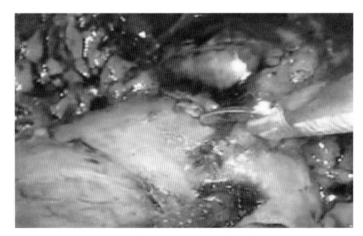 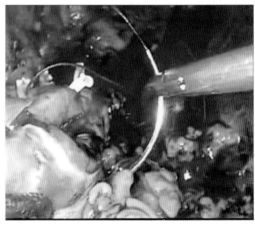

◆图 5-21 后腹腔镜肾癌肾部分切除术

注：沿肾肿瘤边缘 0.5～1.0 cm 楔形切除肾肿瘤及周边部分正常肾组织

◆图 5-22 后腹腔镜肾癌肾部分切除术

注：用可吸收缝线缝合切口，用 Hem-o-lok 加固缝线，松开血管夹，检查是否有出血

3. 微创治疗　肾癌的微创治疗方式主要包括射频消融（radio-frequency ablation，RFA）、冷冻消融（cryoablation）和高强度聚焦超声（high-intensity focused ultrasound，HIFU）。

适应证：不适于开放性外科手术、需尽可能保留肾单位功能、有全身麻醉禁忌、肾功能不全、肿瘤最大径＜4 cm且位于肾周边的肾癌患者。

应严格按适应证选择患者，目前，临床研究的结果显示肾癌射频消融和冷冻消融治疗局限性肾癌的近期疗效与手术相仿，但术后的复发率高于NSS。由于声学干扰的存在，经皮的超声消融治疗肾癌仍停留在试验阶段。

4. 术后辅助治疗　局限性肾癌手术后辅助的放疗、化疗、细胞因子治疗、小分子酪氨酸激酶抑制剂索拉非尼（sorafenib）治疗均不能降低肿瘤的复发率和转移率，但近年来的研究发现舒尼替尼能降低高危局限性肾癌术后复发的风险。因此，患者术后仍以随诊观察为主，推荐不常规使用辅助治疗。

（四）局部进展性肾癌的治疗

局部进展性肾癌（locally advanced renal cell carcinoma）是指伴有区域淋巴结转移和（或）肾静脉、腔静脉瘤栓和（或）肾周、肾窦脂肪受侵，但未累及同侧肾上腺，也未超过肾周筋膜，且无远处转移的肾癌。

局部进展性肾癌首选根治性肾切除术，根据病变程度和患者的身体状况，选择是否切除区域淋巴结或血管瘤栓。

1. 淋巴结清扫术　局部进展性肾癌患者可行区域或扩大淋巴结清扫术。但是对淋巴结阴性患者而言，淋巴结清扫术仅有利于其肿瘤分期的判定，并不能提高患者的生存率。而对淋巴结阳性的患者，因多伴有远处转移，也仅有少部分患者可从淋巴结清扫术中获益。

2. 肾静脉和（或）腔静脉瘤栓取出术　肾癌静脉瘤栓的分级法常采用美国梅奥诊所（Mayo Clinic）的五级分类法：0级：瘤栓局限在肾静脉内；Ⅰ级：瘤栓侵入下腔静脉内，瘤栓顶端距肾静脉开口处≤2cm；Ⅱ级：瘤栓侵入肝静脉水平以下的下腔静脉内，瘤栓顶端距肾静脉开口处＞2cm；Ⅲ级：瘤栓生长达肝内下腔静脉水平，膈肌以下；Ⅳ级：瘤栓侵入膈肌以上下腔静脉内。肾和（或）腔静脉瘤栓取出术主要适用于以下患者：瘤栓位于横膈以下（梅奥分类法Ⅰ～Ⅲ级）、无淋巴结转移或远处转移、CT或MRI检查显示腔静脉壁未受侵。肾癌静脉瘤栓的长度以及瘤栓是否浸润腔静脉壁与患者的预后关系密切。肾静脉或腔静脉瘤栓取出术死亡率约为9%。

3. 术后辅助治疗　局部进展性肾癌根治性肾切除术后尚无标准的辅助治疗方案。肿瘤未能彻底切除者可行放疗或依照转移性肾癌的药物治疗方式，采取细胞因子、靶向药物或化疗药物进行治疗。

（五）转移性肾癌的治疗

转移性肾癌（metastatic renal cell carcinoma，mRCC）以全身药物治疗为主，辅以原发灶或转移灶的姑息手术切除或放疗。转移性肾癌的治疗需全面考虑原发灶及转移灶的情况、肿瘤危险因素评分及患者的体能状况评分，选择恰当的综合治疗方案。转移性肾癌危险因素评分见表5-4，可分为低危、中危和高危患者。体能状况评分可参照Karnofsky评分法（KPS，百分法）或Zubrod-ECOG-WHO（ZPS，5分法）评分法。

表 5-4　转移性肾癌预后的危险因素评分

预后因素	异常标准
乳酸脱氢酶	>正常上限 1.5 倍
血红蛋白	女性< 11.5 g/L，男性< 13 g/L
高血钙	> 10 mg/dl
确诊原发癌至开始内科治疗的时间	< 1 年
Karnofsky 评分	≤ 70 分
器官转移	≥ 2 个

注：低危：0；中危：1~2 个危险因素；高危：≥ 3 个危险因素

1. 外科治疗　外科手术可作为转移性肾癌的辅助性治疗手段，包括原发灶的减瘤手术以及转移灶的姑息性切除。极少数患者可通过外科手术获得较长期生存。

（1）原发灶的外科治疗：外科减瘤术应在有效的全身治疗基础上进行。对低危险因素且体能状态良好的患者应行减瘤性肾切除术，减瘤手术可提高干扰素 α（interferon α，IFN-α）和（或）白细胞介素 2（interleukin-2，IL-2）治疗的疗效，并可延长患者的生存期 5 个月左右。此外，因肾肿瘤而引起严重血尿或疼痛的患者，可行姑息性肾切除术或肾动脉栓塞，以缓解症状、提高患者的生存质量。

（2）转移灶的外科治疗：对孤立性转移瘤（肾癌根治术后发现或与原发肿瘤同时发现），若患者的行为状态良好，可手术切除转移灶。肺是肾癌最常见的转移部位，单发肺转移或转移灶位于一叶肺，手术切除可能有助于延长患者的生存期。骨也是肾癌常见的转移部位，外科手术可用于切除转移灶，或预防和治疗骨相关事件。对原发病灶已切除或可切除，且只有单一骨转移的患者，应进行积极的外科治疗。承重骨伴有骨折风险的患者首选外科治疗，应进行预防性内固定，避免骨相关事件的出现。已出现病理性骨折或脊髓压迫症状的患者，若预计患者存活期＞ 3 个月、体能状态良好而且手术能改善生活质量时，也应行手术治疗。脑转移可引起患者的神经精神症状，对行为状态良好、脑转移灶≤ 3 个、转移瘤最大直径≤ 3~3.5cm 的患者，可选择外科手术切除脑转移灶或联合放疗。

2. 内科治疗　20 世纪 90 年代起，细胞因子被作为转移性肾癌的标准治疗方案，近 10 年来分子靶向治疗已逐渐取代细胞因子，成为转移性肾癌的一、二线治疗用药。

（1）细胞因子治疗：包括 IL-2 和 IFN-α，主要通过调节人体的免疫系统达到抗肿瘤的作用。IL-2 和 IFN-α 的毒副反应较大、有效率较低，客观缓解率约为 15%，患者中位总生存期（overall survival，OS）为 14.1~16.3 个月。高剂量 IL-2 主要用于预后较好的复发或转移性肾透明细胞癌。

（2）分子靶向治疗：从 2005 年起，美国 FDA 已经陆续批准了 10 余种靶向治疗药物用于晚期肾癌的一线或二线治疗方案。按其作用机制可分为：① VEGF/VEGFR 抑制剂：索拉非尼（sorafenib）、舒尼替尼（sunitinib）、阿西替尼（axitinib）、培唑帕尼（pazopanib）、卡博替尼（cabozantinib）、乐伐替尼（lenvatinib）、贝伐珠单抗（bevacizumab）（联合 IFN-α）；② mTOR 抑制剂：替西罗莫司（temsirolimus）、依维莫司（everolimus）；③ PD1 抑制剂：纳武单抗（Nivolumab）；④ EGFR 抑制剂：厄洛替尼（Erlotinib）。舒尼替尼、索拉非尼、阿西替尼、培唑帕尼、卡博替尼和乐伐替尼均为多靶点酪氨酸激酶抑制剂，同时具有抗血管生成和抑制肿瘤细胞增殖的作用；贝伐珠单抗是针对 VEGF 的单克隆抗体，可抑制肿瘤血管生成。依维莫司和替西罗莫司是哺乳动物雷帕霉素靶蛋白（mammalian target of rapamycin，mTOR）抑制剂，通过与FK506结合蛋白结合使肿瘤细胞阻滞于G_1期。纳武单抗是一种结合于PD-1的单克隆抗体，可以部分恢复T细胞的功能，使这些细胞能够继续杀伤肿瘤细胞。厄洛替尼通过抑制酪氨酸激酶的活性的方式来抑制肿瘤生长，厄洛替尼被批准用于治疗转移性非透明细胞癌。与细胞因子治疗比较，靶向治疗显著提高了疗效，客观缓解率为19%～66%，患者的中位OS最高可达20～30个月。

（3）化疗：主要作为转移性非透明细胞癌患者的一线治疗方案，常用药物有吉西他滨（gemcitabine）、5-氟尿嘧啶（5-FU）或卡培他滨（capecitabine）、顺铂（cisplatin）等，化疗有效率为10%～15%。

（4）姑息性放疗：对局部瘤床复发、区域或远处淋巴结转移、骨骼或肺转移患者，姑息放疗可达到缓解疼痛、改善生存质量的目的。

（六）外科手术并发症及处理

1. **术中、手术后大出血** 术中大出血易于被发现，主要原因是术中结扎血管不牢固，结扎线、夹脱落或误伤大血管所致。术中发生大出血后，应立即压迫止血。如出血位置在腔静脉的，可应用血管缝合线缝合腔静脉破口。如出血是由于肾蒂血管结扎松脱造成，应首先指压止血，清洁术野，于深面寻找肾蒂血管，找到后分别结扎。术后出血表现为肾区胀痛、引流物有新鲜血液或血块，出血量大者可出现失血性休克。根据出血性症状，结合血红蛋白、B超等检查，对肾术后大出血做出诊断。如术后确诊发生大出血，应立即采取止血、补液、输血等措施，保守治疗难以控制时，需再次手术止血。

2. **手术后感染** 感染大多发生在术后5～7天。切口感染表现为局部红肿、疼痛，切口可流出脓性液体。肾床感染时表现为持续高热不退、畏寒，肾区触压痛、叩击痛（+）；B超及CT显示腹膜后积脓征象。引流物细菌培养可见致病菌生长。术后感染的处理主要包括引流和抗感染。

3. **消化系统脏器损伤** 肾脏属腹膜后位器官，肾脏手术一般不易损伤消化道。但当肾肿瘤与周围组织器官广泛粘连、术中分离肾脏周围组织未加注意时，有可能造成这些脏器的损伤。右肾肿瘤切除可损伤横结肠肝曲、十二指肠、升结肠、胰腺头部，左肾肿瘤切除可损伤横结肠、降结肠、脾脏、胰尾。术中如发现消化道脏器损伤，应立即修补，术后行禁食、胃肠减压管和局部引流等。

4. **手术后肋间神经痛** 手术后肋间神经痛的原因是损伤肋下神经。患者术后出现切口周围灼痛，疼痛常向下腹部放射，而切口无红肿现象。疼痛较轻者可用镇静剂、镇痛药及营养神经的药物，疼痛剧烈者可行肋间神经封闭，多数患者疼痛可在3～6个月缓解。

5. **气胸** 肾脏手术经12肋间及11肋间入路，如不慎损伤胸膜可造成气胸。患者感觉胸闷憋气、咳嗽、胸痛，严重时有呼吸、循环障碍，胸部X线片显示患侧肺组织萎缩、纵隔移位等。术中如发现胸膜损伤可及时缝合胸膜。术后出现气胸症状及体征者，可于同侧锁骨中线第2肋间行胸腔穿刺抽气或行胸腔闭式引流。

6. **尿瘘** 保留肾单位手术尿瘘的发生率约为2%～15%，尿瘘形成与集合系统重建技术有关。尿瘘可以通过对持续超过7天还存在的以及超量的引流液进行电解质分析来诊断，持续引流液肌酐的升高可以明确诊断（引流液肌酐与血清肌酐比率＞2）。尿瘘的保守治疗主要是保持引流通畅，直到引流量＜50 ml/d，多数尿瘘可自然愈合。

7. **术后肾衰竭** 肾癌手术后急性肾衰竭多为肾性、肾后性的肾衰竭，一般发生在术中及术后6小时内，经积极处理多能在1～2周好转。患者在少尿期出现尿量减少（24小时尿量＜400 ml或1小时尿量＜17 ml），主要表现为水中毒、代谢紊乱。随着肾血流量和肾小球滤过率增加，开始出现多尿期，表示肾功能开始恢复。少尿期应严格控制液体输入量，多尿期除补液外，亦应注意电解质紊乱及酸碱紊乱。注意处理高钾血症，控制氮质血症，预防感染应选用敏感抗生素及低肾毒性药物。

8. 腹腔镜手术相关并发症　肾癌腹腔镜手术与开放手术具有相似的并发症，但是由于特殊的器械使用及气腹环境，又有所不同。气腹针或 Trocar 穿刺可造成相关组织或脏器的损伤，气腹针或套管针穿刺时有可能损伤腹壁血管，一般均较轻微，多可自限。但是当腹壁动脉或肋间血管损伤时出血较重，个别患者甚至需要开放手术。腹膜后腔隙建立后，其他几个 Trocar 在手指指引或充气后在监视下穿刺置入，因此穿刺损伤一般少见。后腹腔镜手术穿刺损伤可涉及腹膜甚至肠道、胸膜、腹膜后大血管、肾脏等。主要是由于操作粗暴、经验缺乏、器械太钝或筋膜过于强劲致用力过猛、腹膜后炎性粘连等所致。充气可造成皮下气肿、高碳酸血症，极少数患者出现气体栓塞。

八、预后

肿瘤的 TNM 分期、癌细胞分级、组织学分型、患者的行为状态评分等均与肾癌患者的预后密切相关。TNM 分期是目前肾细胞癌最重要的预后影响因素。Ⅰ期、Ⅱ期、Ⅲ期肾癌患者手术后 5 年生存率分别为 88%~95%、67%~82%、7%~51%，Ⅳ期肾癌患者 5 年生存率 3%~27%。

癌细胞分级也是肾癌患者重要的预后影响因素。有研究结果显示 Fuhrman Ⅰ级、Ⅱ级和Ⅲ~Ⅳ级肾癌患者 5 年肿瘤特异性生存率分别为 89%、65% 和 46.1%。

透明细胞癌、乳头状肾细胞癌和嫌色细胞癌患者预后是否有差别尚无定论。但肾癌伴肉瘤样分化的患者预后不良。由于乳头状肾细胞癌Ⅰ型癌细胞多为高分化，乳头状肾细胞癌Ⅱ型癌细胞多为低分化，故Ⅰ型患者的预后好于Ⅱ型。集合管癌与肾髓样癌侵袭性强，出现远处转移早，预后很差。

虽然单一因素分析方法简单，对肾癌患者的预后判断也有重要的意义，但其结果欠准确，将多个独立预后因素综合分析，形成了肾癌预后判定的多因素评估系统。

1999 年 Motzer 等提出患者 Karnofsky 评分＜ 80 分、乳酸脱氢酶（LDH）＞正常上限 1.5 倍以上、低血红蛋白（女性＜ 10 g/dl，男性＜ 12 g/dl）、血清钙＞ 10 mg/dl、治疗前未切除肾原发病灶是转移性肾癌的 5 个预后不良因素。此外还有 UISS（UCLA integrated staging system）、Kattan-nomogram、诺摩图（Nomogram）、Cindolo、Yaycioglu 等多因素局限性和局限进展性肾癌评估系统，各种评估系统对预后判断有一定的差别。

（田　军　肖振东　马建辉）

第二节　膀　胱　癌

一、概述

膀胱癌是指发生在膀胱黏膜的恶性肿瘤，是泌尿系统最常见的恶性肿瘤。在世界范围内膀胱癌的发病率存在地区、种族以及性别的差异。发病可见于各年龄段，高发年龄 50~70 岁，男性发病率为女性的

3 ~ 4 倍。2015 年 WHO 国际癌症研究所发布了 2012 年全球癌症发病及死亡情况，估计 2012 年全世界新发膀胱癌 429 800 例，发病率位列男性恶性肿瘤的第 6 位；死亡 169 100 例，死亡率位列男性恶性肿瘤第 9 位。南欧、西欧、北美、西亚地区发达国家发病率高，均在 19/10 万以上。西非、中非、东非国家发病率最低，在 2.1/10 万 ~ 3.3/10 万。白色人种发病率高于黑色人种，男性高于女性。2016 年发布的我国预测数据显示，2015 年预计新发膀胱癌 80 500 例，其中男性 62 100 例、女性 18 400 例；死亡 32 900 例，其中男性 25 100 例、女性 7800 例。

二、危险因素

膀胱癌的病因尚不明确，其发病与吸烟、职业因素、长期慢性炎症刺激、血吸虫感染等因素有关。吸烟是膀胱癌最为肯定的危险因素，30% ~ 50% 的膀胱癌与吸烟相关，吸烟者患病风险为不吸烟者的 4 倍，吸烟导致膀胱癌可能与烟中存在芳香胺类化合物 4- 氨基联苯相关。20% 的膀胱癌患者与所从事的职业有关，包括纺织、染料制造、橡胶化学、药物制剂和杀虫剂生产、油漆、皮革及铝和钢铁生产领域，这些领域内的职业从业者长期接触芳香胺类化合物，包括如 β - 萘胺、4- 氨基联苯等，这些化合物是致膀胱癌的相关因素。膀胱内的长期慢性炎症刺激也可以导致膀胱癌，此类膀胱癌主要为鳞状细胞癌。埃及血吸虫感染亦可导致膀胱鳞癌，在非洲，由埃及血吸虫感染导致的鳞癌是最常见的膀胱癌。曾经行环磷酰胺化疗、滥用非那西汀及盆腔放疗均可增加罹患膀胱癌的风险。

三、病理学

1973 年 WHO 制订了"尿路系统肿瘤分类标准"（第 1 版），将尿路系统的黏膜细胞称为移行细胞，故既往也将膀胱癌称为移行细胞癌。1998 年 WHO 与国际泌尿病理学会（International Society of Urological Pathology，ISUP）联合建议在尿路系统用尿路上皮一词代替移行细胞一词，以区别于鼻腔以及卵巢的移行细胞，也将尿路移行细胞癌更名为尿路上皮癌。2004 年 WHO 推出尿路系统肿瘤分类标准（第 3 版），将尿路系统肿瘤分为尿路上皮肿瘤、非尿路上皮肿瘤和非上皮性肿瘤。恶性尿路上皮肿瘤包括尿路上皮癌、鳞癌和腺癌；非尿路上皮肿瘤包括小细胞癌、癌肉瘤、转移性癌；非上皮肿瘤包括神经纤维瘤、嗜铬细胞瘤、原发性淋巴瘤和肉瘤等。

尿路系统肿瘤包括肾盂、输尿管、膀胱及尿道肿瘤，以尿路上皮癌最为常见，占 90% ~ 95%，鳞状细胞癌约占膀胱癌的 3% ~ 7%，腺癌约占膀胱癌的比例＜ 2%。其中，膀胱尿路上皮癌约占 90%，肾盂尿路上皮癌约占 8%，输尿管尿路上皮癌约占 2%。在我国及大多数国家中，尿路上皮癌约占膀胱癌的 90% 以上，而非洲国家则以血吸虫感染所致的鳞状细胞癌为主，如在埃及鳞状细胞癌约占膀胱癌的 75%。膀胱腺癌多见于患有膀胱结石、膀胱外翻的患者。

1920 年 Broders 首次提出了膀胱移行细胞癌病理分级标准，此后，陆续提出了几种分级标准。1973 年 WHO 制定了统一的分级标准（第 1 版），此标准中，依据组织结构、细胞分化程度以及核分裂象的多少将膀胱移行细胞癌分为高分化、中分化和低分化 3 级，分别用 Grade 1、2、3 或 Grade Ⅰ、Ⅱ、Ⅲ 表示。1999 年 WHO 修订了"膀胱移行细胞癌分级标准（第 2 版）"。2004 年 WHO 采纳了 1998 年 WHO/ISUP 共识的标准，出版了《膀胱尿路上皮癌分级标准》（第 3 版），将原先的尿路上皮癌分为低度恶性潜能乳头状尿路上皮肿瘤（papillary urothelial neoplasms of low malignant potential，PUNLMP）、低级别（low grade）和高级别（high grade）尿路上皮癌。

2016 年 WHO 推出"尿路系统肿瘤分类"（第 4 版），与 2004 版相比总体变化不大，仍继续沿用 1998 年 WHO/ISUP 共识提出的分级系统。在非浸润性尿路上皮肿瘤中将恶性潜能未定的尿路上皮增殖（多出现在既往患尿路上皮癌的患者或者乳头状肿瘤基底部外延的病变）取代增生一词，在浸润性尿路上皮肿瘤中，强调了一些变型和一些非尿路上皮来源肿瘤。

四、临床表现

膀胱癌患者最常见的临床表现为无痛性、间歇性全程肉眼血尿。大约 80%～90% 的膀胱癌患者以无痛性全程肉眼血尿为首发症状。尿色可从淡红色至深褐色不等，多为洗肉水色。一般认为 1000 ml 尿液中只要含有 0.5～1ml 血液即可被肉眼察觉。若短时间内出血量较多，可形成血凝块。部分患者表现为初始血尿，常提示病变在膀胱颈部；也可表现为终末血尿，提示病变位于膀胱三角区、膀胱颈部或后尿道。少数患者仅表现为镜下血尿。常表现为间歇性血尿，持续和间隔时间不等，有些仅为 1 次血尿，有些可持续数天至数周，间隔数天或数月甚至 1～2 年后再次出现。血尿的程度及持续时间的长短与肿瘤恶性程度、分期、大小、数目、形态并不一致。

约有 10% 的膀胱癌患者伴有膀胱刺激症状，表现为尿频、尿急、尿痛，多提示患者具有广泛性原位癌，或为肌层浸润性尿路上皮癌、鳞状细胞癌或腺癌。另有少数患者是由于体检或因其他疾病行检查时发现膀胱癌。

少部分患者有排尿困难或尿线中断，常提示病变累及膀胱三角区或膀胱颈部。肿瘤广泛浸润盆腔或转移时，可出现腰骶部疼痛、下肢水肿；阻塞输尿管可致肾积水、肾衰竭、贫血及衰弱等症状。

膀胱癌患者通常无任何体征。但当肿瘤侵及膀胱颈部、尿道时可引起尿潴留，在耻骨上可触及涨满的膀胱，排尿或导尿后可缩小或消失；膀胱前壁浸润性癌晚期，在耻骨上区可以触及质硬肿块，排尿后不消退。肿瘤侵及双侧输尿管有可能导致肾衰竭引起下肢或全身水肿。

五、诊断

依据患者主诉、现病史、吸烟史、职业特点等，结合实验室检查、影像学检查、尿细胞学、尿液肿瘤标志物检测及膀胱镜检查等做出临床诊断。其中，最主要的是膀胱镜检查，膀胱镜下活检进行病理学检查是诊断膀胱癌的金标准。同时需要进行上尿路的影像学检查以除外可能同时合并的肾盂和（或）输尿管癌。

（一）影像学检查

影像学检查包括超声波检查、静脉尿路造影（intravenous urography，IVU）、CT 及 CT 尿路造影（computed tomography urography，CTU）、MRI 及磁共振尿路造影（magnetic resonance urography，MRU）、胸部 X 线片、胸部 CT 等。检查的主要目的是了解膀胱病变、胸腹盆腔脏器、盆腔及腹膜后淋巴结以及上尿路情况，以判断膀胱癌的临床分期。

1. 超声波检查 超声波检查是诊断膀胱癌的常规检查项目，包括腹部、盆腔超声波检查，注意检查肾脏、输尿管、前列腺、盆腔和腹膜后淋巴结及其他脏器（如肝脏等）情况。膀胱超声波检查可通过经腹、经直肠/阴道和经尿道三种途径进行（图 5-23，图 5-24）。可在检查前 1~2 小时喝水或饮料 1000~1500ml 后不排尿，使膀胱充盈以利于检查。声像图表现：在充盈的膀胱内，可显示膀胱壁上有异常的局限性突起，可单发或多发，附着于膀胱壁，不随体位变化而移动；或显示为膀胱壁表面不规整，膀胱壁层次结构中断消失；或显示为强回声或混合回声结节或肿块，呈乳头状或菜花状，有蒂或无蒂，较大的或分化差的肿瘤表面呈菜花状，回声相对较低、不均匀，与膀胱壁分界不清。彩色多普勒检查瘤内或边缘处可见轻度或明显血流。经直肠/阴道超声波检查只须有适当的尿量即可进行，更适合于不能充分充盈膀胱的老年人。其可以近距离观测肿瘤基底部，对于肿瘤浸润深度的判断优于经腹部超声波检查。经尿道超声波检查需在尿道表面麻醉下进行，应用不广泛。

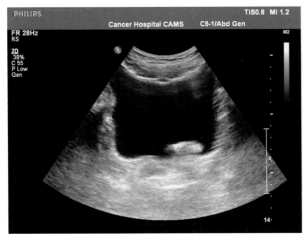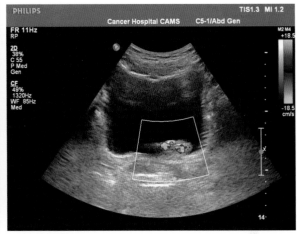

◆图 5-23 经腹超声波检查

注：膀胱后壁高回声肿物，有蒂，多普勒超声可见肿物内有血流信号

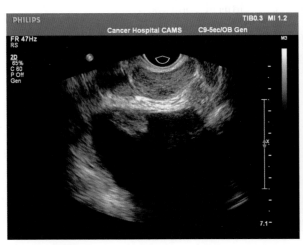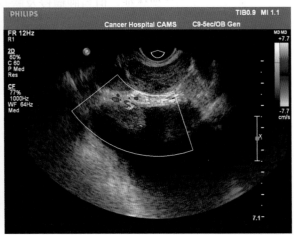

◆图 5-24 经直肠超声波检查

注：膀胱后壁高回声肿物，有蒂，局部膀胱肌层连续性好，未见明确肌层浸润表现；多普勒超声可见肿物内有血流信号

2. 静脉尿路造影检查 由于膀胱尿路上皮癌可能伴发有上尿路肿瘤，IVU 检查一直作为膀胱癌患者的

常规检查项目，其主要目的是明确是否伴有上尿路肿瘤。伴有上尿路肿瘤时，IVU 片上可显示为输尿管或肾盂内的充盈缺损、病变以上输尿管和（或）肾盂积水，或病变侧尿路系统不显影。但 IVU 检查诊断上尿路肿瘤的阳性率较低，也有可能漏诊较小的上尿路肿瘤，当病变侧尿路系统不显影时则不能发现上尿路肿瘤。由于 CTU、MRU 检查可获得更多的重要信息量，可替代 IVU 检查。

3. CT 检查　CT（平扫＋增强扫描）对诊断膀胱肿瘤有一定价值，可以发现较小肿瘤（1～5 mm），判断淋巴结及邻近器官的情况，还可与血块鉴别，但是不能发现原位癌。膀胱尿路上皮癌 CT 表现为膀胱壁局部增厚或向腔内突出的肿块。肿块形态多种多样，常表现为乳头状、菜花状和不规则形。较小的肿块呈结节状或乳头状，较大的肿块呈菜花状或不规则状。外缘一般较光滑，肿瘤向壁外侵犯时可显示为外缘毛糙。较大肿块内缘常见砂粒状钙化影，大而表浅的肿瘤常可使膀胱轮廓变形。平扫肿块 CT 值 30～40 HU，增强后有明显强化，CT 值 70～100 HU，较大的肿块增强后其内可见不强化的坏死区。肿瘤向壁外生长时，

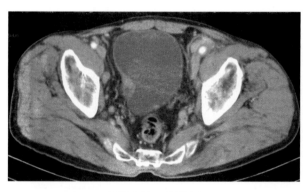

◆图 5-25　盆腔 CT

注：膀胱右侧壁肿瘤伴右侧盆腔淋巴结肿大

表现为膀胱轮廓不清楚，膀胱周围脂肪层消失，并可累及邻近的组织器官，如腹壁、盆壁、肠道、输尿管、精囊、前列腺、子宫及子宫旁组织等。当出现转移时，常见盆腔或腹膜后淋巴结肿大（图 5-25）。

膀胱鳞状细胞癌与尿路上皮癌相反，多数在诊断时为肌层浸润性癌或已外侵，在 CT 上表现为三角区或者侧壁的无蒂肿物，表面可有壳状钙化。诊断时大约 1/10 的患者存在远处转移。

膀胱腺癌可为原发腺癌或转移性腺癌。原发腺癌约 75% 表现为膀胱壁弥漫性增厚，侵入膀胱周围脂肪。

常表现为局部晚期病变。大部分患者已经有远处转移。原发腺癌中大约 22%～35% 为脐尿管癌，其余为非脐尿管腺癌。脐尿管癌位于膀胱顶部正中，肿瘤的主体在膀胱外，约 10% 位于膀胱上方脐尿管走行区。膀胱腺癌多为囊实性肿物，70% 伴有钙化，但与鳞状细胞癌的表面钙化不同，多为边缘不连续的片状钙化。

转移性腺癌是膀胱继发肿瘤最常见的类型，主要由邻近器官的腺癌直接浸润，多数诊断时已出现原发疾病的症状和体征。

4. MRI 检查　MRI 具有良好的软组织分辨率。膀胱尿路上皮癌在 T_1WI 表现为与膀胱壁相似的低至中等信号，高于低信号的尿液、低于高信号的膀胱周围脂肪。T_2WI 表现为中等信号，稍高于膀胱壁肌层的信号，低于尿液的高信号（图 5-26）。MRI 能够诊断肿瘤并进行肿瘤分期，MRI 对膀胱癌的临床分期准确率为 72%～96%，对 < T_{3a} 的肿瘤分期准确率优于 CT，对淋巴结的显示与 CT 相仿。MRU 在不使用对比剂的情况下能够显示整个尿路，可显示上尿路梗阻部位，诊断上尿路肿瘤，尤其是在静脉尿路造影肾脏不显影及伴有肾盂输尿管积水时，MRU 具有更大优势。

由于脐尿管癌分泌黏液，肿瘤在 T_2WI 表现为高信号。肿瘤位于膀胱顶部中央，此处矢状位观察最为满意。

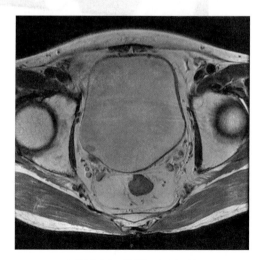

◆图 5-26　盆腔 MRI T_2WI

注：膀胱右后壁肿瘤，局部膀胱壁光整，未见明确肌层浸润征象

5. 胸部检查　膀胱癌最常见的血行转移部位是肺部。胸部正、侧位 X 线片是膀胱癌患者手术前的常规检查项目，是判定临床分期的主要依据之一，也是术后随访的常规检查项目（图 5-27）。胸部正位 X 线片能显示胸部正常结构和多数肺内病变，但膈顶可能会被心影处病变遮掩，摄取患侧靠片的侧位片可弥补这一缺陷。膀胱癌肺转移瘤在胸部 X 线片上可表现为单个、多发或大量弥漫分布的圆形结节性病灶。对肺部有结节的患者推荐行胸部 CT 以明确有无转移。

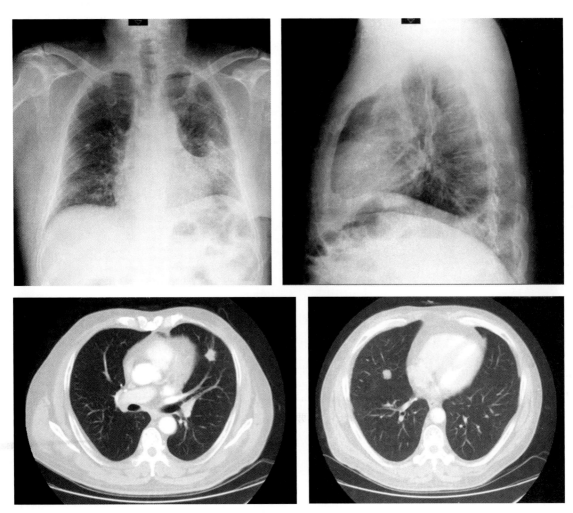

◆图 5-27　胸片

注：右肺下野结节，边界欠清，大小约 1.8 cm×1.7cm；CT：双肺多发转移瘤

6. 全身骨显像　全身骨显像不是常规检查项目，仅在膀胱癌患者出现骨痛或血清碱性磷酸酶升高而怀疑有骨转移时被推荐进行检查。全身骨显像是目前临床上检测骨转移最常用的方法，敏感度高（图 5-28）。可以对全身骨骼进行观察，能敏感地反映各个局部骨骼的血液供应和代谢变化，可比 X 线片提前 3~6 个月发现骨转移病灶。膀胱癌骨转移病灶为溶骨性改变，骨转移病灶多表现为异常放射性浓聚，少数表现为放射性稀疏、缺损。脊柱为骨转移的常见部位，其次为盆骨、肋骨、颅骨及股骨、肱骨的近端。但是由于创伤、骨折、退行性病变等也会造成显像剂摄取增加，骨显像对骨转移瘤的特异性不高，尤其是对单发或少发病灶的良恶性鉴别需要 X 线平片、CT 扫描或 MRI 检查确认。

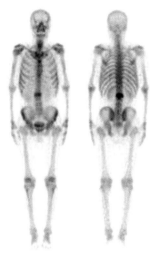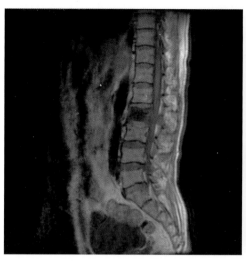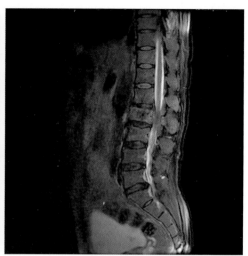

◆图 5-28　膀胱癌患者全身骨显像

注：L₂椎体放射性凝聚；腰椎 MRI 示 L₂椎体骨质破坏，考虑为骨转移

7. PET-CT　因常用示踪剂 FDG（氟脱氧葡萄糖）经肾脏排泌进入膀胱，掩盖膀胱内较小肿瘤及膀胱周围区域淋巴结的显影，且费用较高，因此，也不是被推荐的常规检查项目。目前，PET-CT 可应用于肌层浸润性膀胱癌患者的术前分期，以及了解晚期膀胱患者的转移情况和评价疗效。

（二）尿液相关检查

尿液相关检查包括尿脱落细胞学检查和尿中肿瘤标志物的检测。

1. 尿脱落细胞学检查　细胞学是通过显微镜对尿脱落细胞进行形态学描述的检查方法（图 5-29）。通过在尿液中检测出癌细胞作为肾盂癌、输尿管癌和膀胱癌的定性诊断。通常作为诊断膀胱癌及术后监测复发的一个辅助诊断手段。尿脱落细胞学检查的敏感度约为 34%、特异性约为 95%～99%。敏感度与肿瘤分级呈正相关，高级别尿路上皮癌及原位癌阳性率可高达 80%～90%。由于在尿液中长时间浸泡可能会造成脱落细胞退变，建议留取晨起第 2 次排尿的尿液，并尽快送检。

2. 尿液肿瘤标志物检查　经美国 FDA 批准的膀胱癌尿液标志物检测方法包括核基质蛋白 22（nuclear matrix protein 22，NMP22）、膀胱肿瘤抗原（bladder tumour antigen，BTA）、免疫－细胞检查（ImmunoCyt）、纤维蛋白原降解产物（fibrin/fibrinogen product，FB/FDP）和荧光原位杂交（fluorescence in situ hybridization，FISH）（图 5-30）。上述尿液肿瘤标志物检测总体不优于尿细胞学，在临床上应用并不广泛。由于纤维素蛋白在血液中存在，因此，有血尿的患者均表现为阳性结果。有研究发现在前列腺癌及膀胱炎患者尿 FDP 检查可呈假阳性。目前在临床上已停止应用。

（三）膀胱镜检查

膀胱镜检查是诊断膀胱癌的"金标准"，也是膀胱癌术后监测复发的主要手段（图 5-31）。膀胱镜检查通常在尿道表面麻醉下进行。

通过膀胱镜检查可以发现膀胱是否有肿瘤，明确肿瘤的部位、数目、大小、形态和生长方式，膀胱肿瘤的形态可分为地毯状、乳头状、菜花状、团块状和溃疡状，生长方式为有蒂或浸润性生长。膀胱癌多位于侧壁和后壁，其次为三角区和顶部。膀胱原位癌表现为黏膜呈浅红色或苍白色天鹅绒样改变。对肿瘤和可疑病变部位进行活检可明确病理类型以及癌细胞的分化程度。

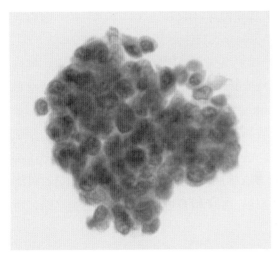

◆图 5-29　尿细胞学检查发现癌细胞

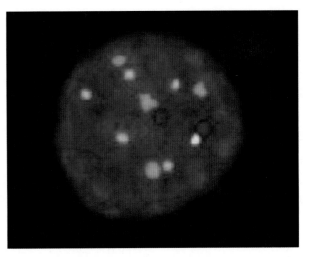

◆图 5-30　荧光原位杂交结果：3 号染色体（红色）为二体，7 号染色体（绿色）为四体，17 号染色体（水绿色）为五体，*p16* 基因为单体。提示为癌细胞

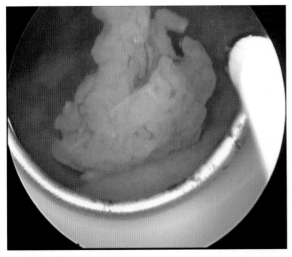

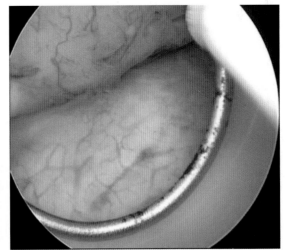

◆图 5-31　膀胱电切镜检查

注：膀胱三角后区见一约 1 cm 乳头样肿物，表面呈分叶状，肿瘤有一细短蒂

膀胱镜检查有可能引起泌尿男性生殖系统感染、尿道及膀胱出血、尿道损伤和尿道狭窄等并发症。严重尿道狭窄的患者无法实施此项检查。膀胱内出血或有大量血块、膀胱刺激症状严重的患者，膀胱镜检查效果常常也不满意，影响诊断。

（四）其他辅助检查

辅助检查用于评估患者的一般状况和重要脏器的功能，提供手术前风险评估和判定预后的参考指标。包括血常规、凝血功能和血生化学指标（肝肾功能、血糖、血钙、乳酸脱氢酶、碱性磷酸酶）、超声心动图及肺功能等项目。

（五）鉴别诊断

在泌尿男性生殖系统疾病中，血尿是常见的一个临床症状。泌尿系病变，如结石、炎症、结核、肿瘤、畸形、外伤、良性前列腺增生、肾小球疾病等患者均可能发生血尿，膀胱癌引起的血尿需要与上述病变相鉴别。同时，膀胱癌尚需要与其他恶性病变如脐尿管癌、前列腺癌及盆腔肿瘤侵犯膀胱、膀胱的良性病变如内翻性乳头状瘤或腺性膀胱炎等疾病进行鉴别。

膀胱顶部区域的肿瘤需与脐尿管癌进行鉴别。脐尿管癌可以发生在脐尿管走行的任何部位，最常见的部位是靠近膀胱顶部的脐尿管残迹，肿瘤的主体位于膀胱壁外或膀胱壁中，如果肿瘤向内侵透膀胱壁至膀胱腔内，则可能会分泌黏液，导致尿液中出现黏液样物质和血尿。鉴别诊断需要行膀胱镜检查和盆腔影像学检查，膀胱镜下可见膀胱顶部广基肿物，表面黏膜可以完整或破溃。影像学检查提示肿瘤的主体位于膀胱壁外侧，提示可能为脐尿管癌。对怀疑脐尿管癌的患者应考虑行扩大性膀胱部分切除术，术后病理检查方能确诊。

前列腺癌侵犯膀胱或者前列腺增生突入膀胱，此类患者多有排尿困难症状，B超或CT扫描时可能误认为膀胱三角区肿瘤，查血清前列腺特异抗原（PSA）、直肠指诊、MRI检查可以帮助进行鉴别诊断，膀胱镜检查可以进一步明确肿物是否来源于膀胱黏膜。

盆腔其他肿瘤侵犯膀胱，常见的有子宫颈癌、结肠肿瘤侵犯膀胱。患者多有原发疾病症状或体征。主要鉴别方法依靠病史及影像学检查，盆腔其他肿瘤侵犯膀胱时，影像学检查提示肿瘤主体位于膀胱壁外。

内翻性乳头状瘤多为三角区及其周边的单发肿瘤，多有细长蒂，表面黏膜光整。

腺性膀胱炎患者多以无痛性血尿就诊，影像学检查膀胱内近颈部区域可见大片肿物，膀胱镜所见病变主要位于三角区及膀胱颈部，输尿管管口多数窥视不清。病变呈多中心性，常成滤泡样成片或成簇存在，肿物顶端接近透明状，内无血管；有时肿物形态也有多样性，表现为乳头样、分叶状或混合存在。需活检膀胱镜下病变组织进行病理检查明确诊断。

六、分期

采用最广泛的是美国癌症分期联合委员会（American Joint Committee on Cancer Staging，AJCC）制定的TNM分期系统，2016年AJCC推出了第8版（表5-5，表5-6）。

表5-5　2016年AJCC膀胱癌TNM分期

分　　期	标　　准
原发肿瘤（T）	
T_x	不能评估原发肿瘤
T_0	无原发肿瘤证据
T_a	非浸润性乳头状癌
Tis	原位癌：扁平肿瘤
T_1	肿瘤侵及固有层（上皮下结缔组织）
T_2	肿瘤侵及肌层
T_{2a}	肿瘤侵及浅肌层（内侧1/2）
T_{2b}	肿瘤侵及深肌层（外侧1/2）
T_3	肿瘤侵及膀胱周围软组织

分　期	标　准
T_{3a}	显微镜下可见
T_{3b}	肉眼可见（侵达膀胱外肿块）
T_4	肿瘤穿透膀胱直接侵及以下任何组织或器官：前列腺基质、子宫、阴道、盆壁、腹壁
T_{4a}	肿瘤穿透膀胱直接侵入前列腺基质、子宫或阴道
T_{4b}	肿瘤侵犯盆壁或腹壁
区域性淋巴结（N）：区域性淋巴结是指主要和次要引流区域淋巴结，其他均为远处淋巴结	
N_x	不能评估区域性淋巴结
N_0	无区域淋巴结转移
N_1	真骨盆单个淋巴结转移（膀胱周围、闭孔、髂内、髂外及骶前淋巴结）
N_2	真骨盆多个淋巴结转移（膀胱周围、闭孔、髂内、髂外及骶前淋巴结）
N_3	髂总淋巴结转移
远处转移（M）	
M_0	无远处转移
M_1	有远处转移
M_{1a}	远处转移限于髂总以远淋巴结
M_{1b}	非淋巴结远处转移

表 5-6　2016 年 AJCC 膀胱癌预后分期组合

分期组合	肿瘤情况		
0_a	T_a	N_0	M_0
0is	Tis	N_0	M_0
I	T_1	N_0	M_0
II	T_{2a}	N_0	M_0
II	T_{2b}	N_0	M_0
III A	T_{3a}、T_{3b}、T_{4a}	N_0	M_0
III A	$T_{1\sim 4a}$	N_1	M_0
III B	$T_{1\sim 4a}$	N_2、N_3	M_0
IV A	T_{4b}	N_0	M_0
IV A	任何 T	任何 N	M_{1a}
IV B	任何 T	任何 N	M_{1b}

七、治疗

1. 膀胱解剖学 膀胱是肌膜性囊状储存尿液的器官。根据膀胱充盈程度的不同和邻近器官状态的不同，膀胱的形状、大小、位置和毗邻关系及壁的厚度都可以发生改变。膀胱空虚时，完全位于小骨盆内，而膀胱充盈时，膀胱向前上可伸入到腹腔内。膀胱的容量一般在300～500ml。膀胱空虚时形如锥状，可分为尖、体、底、颈四部和一个上面、两个下外侧面。女性的膀胱底与子宫颈和阴道前壁紧密相邻；男性的膀胱底与直肠相邻，在膀胱和直肠之间的上部有直肠膀胱陷窝，在下部有精囊和输精管。男性和女性的膀胱尖都朝向耻骨联合的后上部。尖与底之间为膀胱体；膀胱颈位于耻骨联合下部的后方3～4cm处，即在小骨盆下口平面的稍上方，被尿道内口穿过。男性的膀胱颈依附在前列腺底上，并直接与前列腺底相延续。女性的膀胱颈与围绕尿道上部的盆筋膜相邻，直接与尿生殖膈接触。

男性膀胱的上面完全被腹膜覆盖，腹膜从膀胱上面延续到膀胱底并向后移行到直肠膀胱陷窝，向外侧移行到膀胱旁窝，向前移行为脐正中襞。女性膀胱的上面也大部分被腹膜覆盖，但在后面，在子宫内口水平即子宫体与子宫颈的连结处，腹膜反折到子宫上形成膀胱子宫陷窝。膀胱上面的后部没有腹膜，借纤维性结缔组织与子宫颈和阴道上部分开。膀胱的下外侧面不被腹膜覆盖。膀胱前壁与耻骨后的间隙为耻骨后间隙，其间充满了疏松结缔组织及脂肪，并有阴茎背静脉和阴部静脉丛，在行根治性膀胱切除术或根治性前列腺切除术游离耻骨后间隙时，须分离并切开盆侧筋膜，缝扎并切断阴茎背静脉，可避免阴部静脉丛出血；在前列腺后方侧面手术时，应紧靠前列腺侧表面分离，可避免伤及神经血管束，保留性功能。膀胱充盈时，呈卵圆形。腹膜壁层从腹前壁的耻骨上区移开，其下外侧面变成前面并贴附在腹壁上，在耻骨联合的上方有一段距离没有腹膜，随着膀胱充盈程度的不同这段距离有所改变，一般约为5cm；在膀胱极度膨胀时，外科手术入路可在耻骨联合的上方通过腹前壁不经过腹膜而进入膀胱（即腹膜外入路）。

膀胱的黏膜大部分疏松地附着在深部的肌肉上，当膀胱空虚时黏膜出现皱襞，当膀胱充盈时皱襞消失。膀胱三角区的前下角是尿道内口，后外侧角是两侧的输尿管口，呈尖朝下的三角形。三角区的黏膜紧密地附着在其深部的肌肉上，膀胱无论充盈或空虚，此区都很平滑。输尿管间嵴连结两侧的输尿管口，是由输尿管内层的纵肌延续进入膀胱壁形成的。膀胱镜下输尿管间嵴是呈苍白色的带，此带可帮助寻找双侧输尿管口。

脐正中韧带（脐尿管）在腹前壁的后方从膀胱尖向上延伸到脐，腹膜覆盖该韧带形成脐正中襞。该韧带是脐尿管闭锁后的纤维索条，有固定膀胱的作用，在与膀胱相连处及其周围与腹膜黏着较牢固，其余部分腹膜较易剥离，脐尿管内的黏膜恶变形成脐尿管癌就是在此部位侵入膀胱。

供应膀胱的主要动脉是来自髂内动脉前干的膀胱上动脉（分布于膀胱底）和膀胱下动脉（分布于膀胱底、前列腺、精囊和输尿管下部）。闭孔动脉和臀下动脉也发出分支到膀胱。在女性尚有分支来自子宫动脉和阴道动脉。

膀胱的静脉在膀胱的下外侧面形成复杂的静脉丛，并在膀胱后方的韧带中向后行，流入数条膀胱静脉，终止于髂内静脉。

膀胱淋巴管几乎全部终止于髂外淋巴结，但有少部分可汇入髂内或髂总淋巴结，有些外侧壁的淋巴管引流至骶前淋巴结。髂内、髂外及骶前淋巴结的淋巴管再汇集至髂总淋巴结，继续向上引流。

2. 治疗原则　膀胱癌的治疗方式取决于病理类型及临床分期。非肌层浸润性膀胱尿路上皮癌的治疗首选经尿道膀胱肿瘤切除术（trans-urethral resection of bladder tumor，TURBT），术后根据复发危险性决定膀胱内灌注治疗方案。对于肌层浸润性膀胱尿路上皮癌、鳞状细胞癌、腺癌及脐尿管癌等采取以外科手术为主的综合治疗，手术主要为根治性膀胱切除术，部分高选择病例可选择行膀胱部分切除术或扩大性膀胱部分切除术，$T_3 \sim T_4$ 期膀胱尿路上皮癌如无禁忌术前推荐行新辅助化疗。术后根据病理结果是否有高危因素决定是否辅以术后全身化疗和（或）放疗。转移性膀胱癌以全身化疗为主，化疗方案首选 GC（吉西他滨 + 顺铂）或 MVAC（甲氨蝶呤 + 长春花碱 + 多柔比星 + 顺铂），对于肾功能不全或有其他合并症而不能耐受铂类药物者，可选择不含铂类的化疗方案；转移性膀胱癌患者也可行姑息性手术或放疗缓解症状。

3. 非肌层浸润性膀胱尿路上皮癌的外科治疗

（1）经尿道膀胱肿瘤切除术：TURBT 既是非肌层浸润性膀胱尿路上皮癌的主要的治疗手段，也是重要诊断方法。TURBT 有两个目的：①切除肉眼可见的全部肿瘤；②切取组织进行病理分期和分级。

TURBT 一般在全麻或硬膜外麻醉下进行，对较小的膀胱肿瘤也可在尿道黏膜表面麻醉下进行。膀胱冲洗液一般选用等渗非电解质溶液。冲洗液的灌注量要适度，过度充盈使膀胱壁变薄，易引起膀胱穿孔，充盈不良则不利于观察和手术操作。切除范围应包括肿瘤基底部周围 0.5cm 正常组织，切除深度需达浅肌层，甚至深肌层。对较小的膀胱肿瘤或原位癌也可采用电灼术，在电灼术前应先取瘤组织留送病理学检查，证实是否为膀胱癌，以避免误诊和电灼后的过度治疗以及反复的膀胱镜检查。

（2）经尿道膀胱肿瘤激光手术：激光手术可以凝固、汽化或者切割，其特点是出血的概率少、无闭孔神经反射，但凝固或汽化者肿瘤分期有困难。经尿道膀胱肿瘤激光手术的疗效与经尿道膀胱肿瘤电切术相似。凝固或汽化术前需进行肿瘤活检以便进行病理诊断，一般适合于非肌层浸润性膀胱尿路上皮癌的治疗。

（3）术后膀胱灌注治疗：TURBT 后 5 年内有 24% ~ 84% 的患者复发出现膀胱内肿瘤，这可能与原发肿瘤切除不完全、肿瘤细胞种植或新发肿瘤有关，而且有些病例会出现分级或分期的进展。术后膀胱灌注治疗可以降低复发率。灌注治疗包括灌注化疗或卡介苗（Bacillus Calmette-Guérin，BCG）灌注治疗，具体方案的选择取决于危险性分组（详见预后）。

TURBT 后 6 个小时内进行膀胱灌注化疗可以使肿瘤复发率降低，因此，建议所有的非肌层浸润性膀胱尿路上皮癌患者 TURBT 后 6 个小时内进行膀胱灌注化疗。但术中有膀胱穿孔或术后有明显血尿时不宜采用。具体原则如下：①低危非肌层浸润性膀胱癌术后即刻灌注后，肿瘤复发的概率很低，因此即刻灌注后可以不再继续进行膀胱灌注治疗；②对于中危非肌层浸润性膀胱尿路上皮癌患者，一般建议术后即刻膀胱灌注后，继续膀胱灌注化疗，每周 1 次，共 8 周，随后每个月 1 次，共 10 个月，预防复发；也可建议术后行 BCG 膀胱灌注治疗。③对于高危非肌层浸润性膀胱癌患者，推荐术后行 BCG 膀胱灌注治疗，可以预防复发及进展。

1）膀胱灌注化疗：常用药物包括丝裂霉素、表柔比星、吡柔比星、羟基喜树碱和吉西他滨等。尿液的 pH、化疗药的浓度与膀胱灌注化疗效果有关。灌注前禁水 6 个小时，减少尿液对药物的稀释。化疗药物应通过导尿管灌入膀胱，并保留 0.5 ~ 2 个小时（具体药物及方案见表 5-7）。膀胱灌注化疗的主要不良反应是化学性膀胱炎，程度与灌注剂量和频率相关，表现为尿频、尿急和尿痛，严重者可伴有肉眼血尿或尿中有脱落的膀胱黏膜排出。轻者在灌注间歇期可自行缓解，多饮水即可。若出现严重的膀胱刺激症状时，应延迟或停止灌注治疗，多数不良反应在停止灌注后可以自行改善。

表 5-7　膀胱癌常用膀胱灌注化疗方案

药物	剂量	溶媒及体积	保留时间（小时）
丝裂霉素 C	40mg	NS 40ml	2
表柔比星	50mg	NS 40ml	1
吡柔比星	40mg	5%GS 40ml	0.5
羟基喜树碱	40mg	NS 40ml	2

2）卡介苗膀胱灌注治疗：BCG 是高危非肌层浸润性膀胱尿路上皮癌 TURBT 后首选的辅助治疗药物。BCG 的确切作用机制尚不清楚，多数研究认为是通过免疫反应介导的。一般采用 60～120mgBCG 溶于 50～60ml 生理盐水中，膀胱灌注，每次保留 2 个小时，1 次 / 周，连续 6 周，诱导免疫应答，此后需维持 BCG 灌注 1～3 年（至少 1 年），分别在术后第 3、6、12、18、24 和 36 个月时重复 BCG 灌注，1 次 / 周 × 3 周，以保持和强化 BCG 的疗效。BCG 膀胱腔内灌注的主要不良反应为膀胱刺激症状和全身流感样症状，少见的严重副作用包括结核败血症、前列腺炎、附睾炎、肝炎等。特别需要注意的是 TURBT 后膀胱有开放创面或有肉眼血尿等情况下，不能进行 BCG 膀胱灌注，以免造成严重副作用和结核播散，一般在 TURBT 后 2～4 周开始进行膀胱腔内 BCG 灌注。

（4）TURBT 后复发肿瘤的治疗：建议对非肌层浸润性膀胱癌 TURBT 后膀胱灌注化疗后复发的患者再次 TURBT 治疗。术后更换膀胱灌注化疗药物进行膀胱灌注治疗。对频繁复发和多发者，建议行 BCG 灌注治疗或行根治性膀胱切除术。

4. 肌层浸润性膀胱癌的外科治疗

（1）根治性膀胱切除术：根治性膀胱切除术同时行盆腔淋巴结清扫术，既往是肌层浸润性膀胱癌的标准治疗方案，是提高浸润性膀胱癌患者生存率、避免局部复发和远处转移的有效治疗方法。对于肌层浸润性膀胱尿路上皮癌，在根治性膀胱切除术前行含有铂类的新辅助化疗可以降低术后肿瘤的残留率及延长患者的总生存期，尤其是对 T_3 期的患者，因此新辅助化疗联合根治术全膀胱切除术已是目前被广泛推荐的肌层浸润性膀胱癌的标准治疗方案。术前放疗并不能显著延长患者的生存期，故临床上不推荐膀胱癌患者的术前放疗。

根治性膀胱切除术适应证：①$T_{2～4a}N_{0～x}M_0$ 浸润性膀胱癌；②BCG 治疗无效的 Tis；③术后反复复发的非肌层浸润性膀胱癌；④膀胱腺癌、鳞状细胞癌等病理类型。

根治性膀胱切除术禁忌证：①已有远处转移的膀胱癌；②有严重出血倾向者；③心、肺、肝及肾功能严重障碍及体质极度虚弱，无法耐受手术者。

根治性膀胱切除术的手术范围包括：膀胱及周围脂肪组织、输尿管远端，并行盆腔淋巴结清扫术；男性应包括前列腺、精囊，女性应包括子宫、附件及部分阴道前壁。如果尿道手术断端切缘阳性、肿瘤侵犯男性前列腺部尿道或女性膀胱颈部，则需考虑施行全尿道切除术。

盆腔淋巴结清扫不仅是一种治疗手段，而且为预后判断提供重要的信息。目前主要有局部淋巴结清扫术、标准淋巴结清扫术和扩大淋巴结清扫术三种术式，虽然尚无统一意见，但多数学者建议行标准淋巴结清扫术。局部淋巴结清扫仅切除闭孔内淋巴结及脂肪组织；扩大淋巴结清扫的范围是：主动脉分叉和髂总血管（近端）、股生殖神经（外侧）、旋髂静脉和 Cloquet 淋巴结（远端）、髂内血管（后侧）、腹主动脉远端周围、下腔静脉周围、闭孔、两侧坐骨前和骶骨前淋巴结，清扫范围向上甚至可以扩展至肠系膜下动脉水平；标准淋巴结清扫的范围上方达髂总血管分叉水平，其余与扩大清扫范围相同。

根治性膀胱切除术的方式可以分为开放手术、腹腔镜手术和机器人辅助的腹腔镜手术。与开放手术相比，腹腔镜手术具有失血量少、术后疼痛较轻和恢复较快的特点，但手术时间并不明显优于开放性手术，而且对术者的操作技巧要求较高。机器人辅助的腹腔镜手术可以使手术更精确和迅速，并可减少出血量。尚无证据表明哪一种入路更优或更劣。

目前，尚无大样本量的随机对照研究证实肌层浸润性膀胱癌根治性膀胱切除术后的辅助化疗可以延长患者生存期，但回顾性的研究显示具有病理高危因素的肌层浸润性膀胱癌患者术后接受辅助化疗可提高疗效。

根治性膀胱切除或膀胱部分切除术后肿瘤残存或术后病理切缘阳性者，可行辅助放化疗以提高疗效。对于因膀胱肿瘤巨大出现症状（如严重血尿、疼痛等）但无法手术者，可通过短程放疗 [7 Gy×3 天；（3~3.5）Gy×10 天] 减轻症状、姑息镇痛。

（2）尿流改道：根治性膀胱切除时应行永久性尿流改道手术，一般与膀胱手术同期进行，对年老体弱不能耐受较大手术或因肿瘤引起肾功能严重受损的患者，应先行尿流改道手术，再择期行根治性膀胱切除手术。尿流改道术尚无标准方案。目前有多种方法可选，包括不可控尿流改道、可控尿流改道及膀胱全切并肠代膀胱手术等。手术方式的选择需要根据患者的具体情况，如年龄、伴发疾病、预期寿命、盆腔手术及放疗史等，并结合患者的要求及术者经验认真选择。保护肾功能、提高患者生活质量是治疗的最终目标。尿流改道术式，目前归纳起来主要有两类：①回肠膀胱术（图 5-32）：该手术操作简单，并发症少，手术死亡率低，疗效较好。但术后需长期佩戴尿袋，患者生活质量低下。②代膀胱手术：常用术式有回肠代膀胱术、Camey Ⅰ和Ⅱ式、Studer 术等。该类手术的特点是利用各种肠段去管化形作为贮尿囊，与原尿道吻合，达到自行从尿道排尿，提高了患者的生活质量。

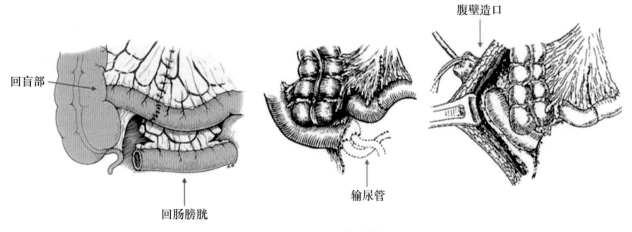

◆图 5-32　回肠膀胱术

距回盲部约 15~25cm，切取一段长约 25~30cm 的带蒂回肠肠袢，并闭合原肠管远近端。闭合游离肠袢的远端，将双侧输尿管分别与闭合的肠袢的远端吻合。于麦氏点做一长约 3cm 的椭圆形切口，经由腹壁开口将肠襻引出 4～6cm，将肠祥与腹壁各层间断缝合固定。造瘘口高于皮肤 2cm。

（3）保留膀胱的综合治疗：对于身体条件不能耐受根治性膀胱切除术，或不愿接受根治性膀胱切除术的肌层浸润性膀胱癌患者，可以考虑行保留膀胱的综合治疗。

保留膀胱的手术方式有两种：TURBT 和膀胱部分切除术。对于多数要求保留膀胱的肌层浸润性膀胱癌患者，可通过 TURBT 最大化切除肿瘤后进行放、化疗。对于部分孤立的肌层浸润性膀胱癌可考虑行膀胱部分切除术。

膀胱部分切除术适应证：不能经尿道电切的较大的肌层非浸润性膀胱癌；肿瘤位于膀胱憩室内；远离膀胱颈部、三角区的孤立性肌层浸润性癌，肿瘤以外的膀胱壁黏膜无原位癌者；肠道或妇科肿瘤浸润膀胱壁或与膀胱壁发生粘连者。

脐尿管癌可以行扩大性膀胱部分切除术，切除肿瘤、肿瘤周围部分正常膀胱组织、脐尿管及脐尿管周围部分腹膜。

5. 外科手术并发症及处理　经尿道膀胱肿瘤切除术常见的并发症为膀胱出血、膀胱穿孔及尿道损伤。膀胱出血多数可自行停止，如果短时间内出血速度过快，可能形成血凝块而阻塞导尿管，对于此类患者可在膀胱镜下抽吸血尿块后行膀胱持续冲洗，必要时行手术取血凝块并止血。对于位于腹膜外的穿孔，可以通过留置导尿管，并延长引流时间，可自行愈合；而与腹腔相通的穿孔需要行开放手术进行修补，手术中还需探明是否肠管受损。尿道损伤者需要延长导尿管保留时间，导致尿道狭窄者，还需定期行尿道扩张。

根治性膀胱切除术总体并发症发生率为 25%～35%。主要并发症包括：出血、直肠损伤、感染。常见并发症是切口感染、肠道并发症及阴茎勃起功能障碍。远期并发症主要是尿流改道引起的代谢并发症等。围手术期的死亡率为 1%～5%，主要死亡原因有心血管并发症、感染败血症、肺栓塞、大出血等。

八、预后

膀胱尿路上皮癌临床上分为非肌层浸润性膀胱癌（Tis、T_a、T_1）与肌层浸润性膀胱癌（$T_{2\sim4}$），非肌层浸润性膀胱癌占初发膀胱肿瘤的 70%～75%。非肌层浸润性膀胱癌的生物学特性为术后复发率高及可能进展为肌层浸润性膀胱癌。根据其术后复发风险及预后的不同，非肌层浸润性膀胱尿路上皮癌可分为低危、中危和高危三组：①低危非肌层浸润性膀胱尿路上皮癌：单发、T_a、G_1（低级别）、直径 ≤3cm（注：必须同时具备以上条件才是低危非肌层浸润性膀胱癌）；②高危非肌层浸润性膀胱尿路上皮癌：多发或高复发、T_1、G_3（高级别尿路上皮癌）、Tis；③中危非肌层浸润性膀胱尿路上皮癌：除以上两类的其他情况。低危与高危患者 10 年死亡率分别为接近 0 与 30%。肌层浸润性膀胱尿路上皮癌更易于发生转移，发生转移的患者占 25%～30%，其预后明显较非肌层浸润性膀胱尿路上皮癌差。肌层浸润性膀胱癌行根治性膀胱切除术后，总体的 5 年生存率为 54.5%～68%。盆腔淋巴结转移是显著影响膀胱癌患者预后的因素。无区域淋巴结转移者，5 年和 10 年无复发生存率分别如下：T_2 期为 89% 和 87%；T_{3a} 期为 78% 和 76%；T_{3b} 期为 62% 和 61%；T_4 期为 50% 和 45%。而伴有区域淋巴结转移者，5 年无复发生存率仅有 35%。

（毕新刚　寿建忠　马建辉）

第三节 上尿路尿路上皮癌

一、概述

尿路系统从上到下包括肾盏、肾盂、输尿管、膀胱及尿道，输尿管与膀胱交界处以上被称为上尿路，膀胱和尿道被称为下尿路。上尿路癌是指上尿路被覆尿路上皮来源的恶性肿瘤，包括肾盂癌和输尿管癌，最主要的病理类型为尿路上皮癌。90%的尿路上皮癌发生在膀胱，8%发生在肾盂，2%发生在输尿管或尿道。

上尿路尿路上皮癌发病率较低，占所有尿路肿瘤的5%～10%。发病可见于各年龄段，高发年龄60～70岁。肾盂、输尿管尿路上皮癌患者男性多于女性，男女患者比例为2∶1。主要发生在肾盂，发生在输尿管者占25%，在输尿管尿路上皮癌中约70%发生在远端输尿管，25%发生在输尿管中段、5%发生在近端输尿管。约有近50%的肾盂或输尿管尿路上皮癌患者可同时或诊治后伴有膀胱尿路上皮癌，约有17%的患者同时伴发膀胱癌，上尿路癌术后约22%～47%的患者会出现膀胱肿瘤，大部分会在术后2年内出现。有2%～6%的患者会出现对侧上尿路肿瘤。最常见的转移部位是淋巴结、肝脏、骨骼和肺脏。

二、危险因素

上尿路癌的危险因素类似于膀胱癌。染料、皮革、橡胶、油漆等工业原料中的芳香胺类物质如 β-萘胺、4-氨基联苯等是肾盂癌的致癌物，与此类物质相关的肾盂癌多伴发膀胱癌。吸烟及长期服用非那西汀类药物者，上尿路癌发病率也明显增高。马兜铃酸导致的肾病患者，其肾盂癌发病率较高，可能与其衍生物导致抑癌基因 $p53$ 第139号密码子的特异性突变有关。感染或长期结石刺激可引起鳞状细胞癌。

三、病理学

在上尿路肿瘤中以肾盂或输尿管尿路上皮癌最为常见，其他病理类型还包括鳞状细胞癌、腺癌和小细胞癌等。其中，尿路上皮癌约占所有上尿路上皮肿瘤的95%。因此，通常所说的上尿路上皮肿瘤往往就是指肾盂或输尿管尿路上皮癌。尿路上皮癌的病理分级标准与膀胱尿路上皮癌相同。

四、临床表现

上尿路癌的最常见的临床症状是间歇性无痛性全程肉眼血尿或镜下血尿（70%～80%）。少部分患者短期内出血量较多而形成血凝块，典型的血凝块呈蚯蚓状，部分患者可有腰痛（18%～32%）。少数患者是由于体检或因其他疾病行肾脏影像学检查或尿细胞学检查有癌细胞而发现上尿路癌（15%）。有转移的患者可能出现食欲减退、乏力、体重下降、发热、咳嗽等症状。

多数患者可无任何体征。

五、诊断

上尿路癌的诊断主要依据病史、症状、体征和辅助检查。

1. 原发肿瘤的诊断 诊断上尿路癌的检查项目包括：腹部超声波（图 5-33）、静脉尿路造影（intravenous urography，IVU）、逆行肾盂造影、CT+CT 尿路造影（computed tomography urography，CTU）（图 5-34）或 MRI+磁共振尿路造影（magnetic resonance urography，MRU）（图 5-35，图 5-36）发现肾盂或输尿管内充盈缺损或占位性病变，或经肾盂输尿管镜检查发现肿瘤，再经细胞学或病理学（包括肿瘤活检或手术后病理）检查方能确诊。由于尿路上皮肿瘤有多发倾向，故应同时明确对侧上尿路、膀胱及尿道是否存在肿瘤。

对于血尿患者，CT+CTU 诊断上尿路尿路上皮癌的敏感度为 96%，特异性为 99%。

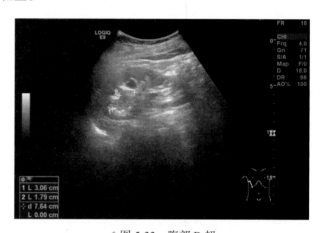

◆图 5-33 腹部 B 超

注：右肾盂内见低回声区，范围约 3.1cm×1.8cm，CDFI 可见少许血流信号

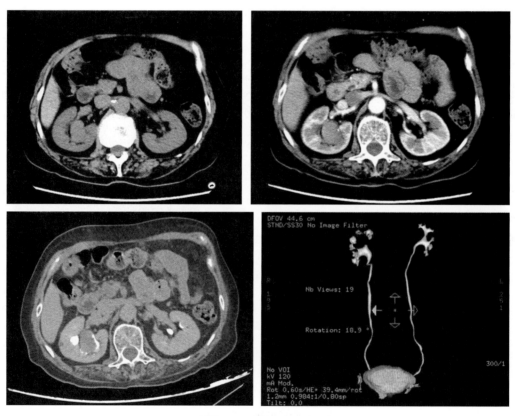

◆图 5-34 肾 CT + CTU

注：右侧肾盂见一软组织结节，形态不规则，大小约 2.7cm×2.2cm，轻度不均匀强化，右侧肾盏受侵。双肾多发囊性低密度影，大者短径约 0.6cm，边界清晰，未见明显强化。CTU：右肾盂充盈缺损

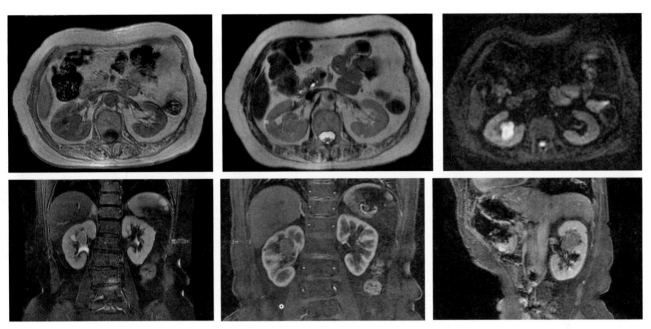

◆图 5-35　肾 MRI

注：右侧肾盂肿物，铸型生长，呈鹿角状，侵及右侧肾盏，大小约 3.0cm×2.5cm，T_1WI 呈等信号，T_2WI/FS 呈等信号，DWI 明显扩散受限，增强呈轻中度强化。双肾多发囊性结节，边界清晰，T_1WI 呈低信号，T_2WI/FS 呈高亮信号，增强未见强化，大者约 1.0cm×0.7cm

　　尿脱落细胞学检查主要用于检查尿液中有无癌细胞，当然，尿液中发现的癌细胞也可能来自膀胱、尿道，如果是在输尿管尿液或肾盂尿中发现癌细胞可帮助诊断输尿管癌或肾盂癌。其他辅助检查：①实验室检查：包括血常规、凝血功能和血生化学指标（肝肾功能、电解质、血糖、血钙、乳酸脱氢酶、碱性磷酸酶）等项目；②胸部 X 线正侧位片、胸部 CT、心电图等检查。

　　2. 鉴别诊断　上尿路癌需要与炎性病变、结石及血凝块、乳头状瘤等良性病变进行鉴别。

　　输尿管原位癌或呈浸润性生长的输尿管癌需与输尿管炎症进行鉴别。输尿管炎症表现为管壁轻度均匀增厚，管腔轻度狭窄，范围长，边缘光整。输尿管原位癌可表现为管壁均匀增厚，外表面亦光滑，此时与输尿管炎症鉴别有一定困难。原位癌患者尿细胞学检查阳性率较高，若同侧肾盂尿细胞学阳性，则基本可诊断。必要时可行输尿管镜下活检进一步明确。呈浸润性生长的输尿管癌致管壁不规则增厚、管腔狭窄、闭塞，病变段输尿管与周围组织界限不清，可形成团块状肿物，此类肿瘤相对容易与输尿管炎症鉴别。

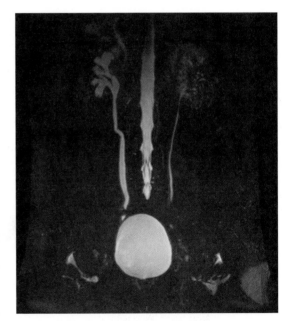

◆图 5-36　MRU

注：右输尿管下段可见充盈缺损，右输尿管及右肾盂扩张积水

向腔内生长的输尿管癌及肾盂癌需要与结石或血凝块鉴别：结石或血凝块位于输尿管内均可引起疼痛并伴有血尿。结石多呈圆形，输尿管梗阻端呈杯口状充盈缺损。CT 平扫结石密度一般较高。MRI T_1WI 与 T_2WI 多均为低信号，增强扫描不强化。而向管腔内生长的尿路上皮癌呈结节状、菜花状或息肉状突出，肿块大时使管腔扩张、膨胀、迂曲。CT 平扫肿瘤与输尿管壁密度相似。MRI T_1WI 呈低或等信号，T_2WI 呈稍高信号，增强扫描肿瘤可见强化。血凝块 CT 平扫的密度较普通软组织升高，但一般低于结石。根据血凝块的新鲜程度，MRI 的信号表现可能不同。增强扫描血凝块无强化。部分血凝块可能会溶化排出，故怀疑血凝块者，可在 1～2 周后复查 MRI 或 CT。需警惕结石或血凝块与肿瘤并存的可能。

乳头状瘤的基底部一般较细，部分低级别尿路上皮癌与之相似，影像学检查不易鉴别，鉴别诊断依靠尿细胞学，必要时需行输尿管镜下活检进一步明确。

六、分期

采用最广泛的是美国癌症分期联合委员会（American Joint Committee on Cancer Staging，AJCC）制定的 TNM 分期系统，2016 年 AJCC 推出了第 8 版（表 5-8，表 5-9）。

表 5-8　2016 年 AJCC 肾盂及输尿管癌 TNM 分期

原发肿瘤（T）	
T_x	不能评估原发肿瘤
T_0	无原发肿瘤证据
T_a	非浸润性乳头状癌
Tis	原位癌
T_1	肿瘤侵及上皮下结缔组织
T_2	肿瘤侵及肌层
T_3	
	肿瘤侵透肾盂肌层达肾盂旁脂肪或肾实质（仅适用于肾盂）
	肿瘤侵透输尿管肌层达输尿管旁脂肪（仅适用于输尿管）
T_4	肿瘤侵及相邻器官或侵透肾实质达肾周脂肪
区域性淋巴结（N）	
N_x	不能评估区域性淋巴结
N_0	无区域淋巴结转移
N_1	单个淋巴结转移，最大径 ≤ 2 cm
N_2	单个淋巴结转移，最大径 > 2 cm；或多个淋巴结转移
	注：转移淋巴结位于哪一侧不影响 N 分期

远处转移（M）	
M_0	无远处转移
M_1	有远处转移

表 5-9　2016 年 AJCC 肾盂及输尿管癌预后分期组合

分期组合		肿瘤情况	
0_a	T_a	N_0	M_0
0is	Tis	N_0	M_0
I	T_1	N_0	M_0
II	T_2	N_0	M_0
III	T_3	N_0	M_0
IV	T_4	N_0	M_0
IV	任何 T	N_1	M_0
IV	任何 T	N_2	M_0
IV	任何 T	任何 N	M_1

七、治疗

1. 输尿管解剖　输尿管是肌性管道，蠕动性收缩可将尿液从肾排入膀胱。输尿管向上与漏斗型的肾盂相延续，向下与膀胱相连。输尿管腹部位于腹膜后，在腰大肌的前方方向下行，在腰大肌的前方输尿管越过生殖股神经，而输尿管又被斜行的生殖腺血管越过。在髂总血管末端或髂外血管起始处的前方进入小骨盆，开口于膀胱底。输尿管斜行穿过膀胱壁，在膀胱膨胀时，输尿管受压而变扁，可防止尿液回流，此时两侧输尿管口之间的距离约为 5cm，膀胱空虚时其间的距离稍小些。

右侧输尿管的起始处经常与十二指肠降部重叠，并在下腔静脉的外侧下行。在前方被右结肠血管和回结肠血管越过；在近小骨盆上口附近行于肠系膜下部和回肠末端的后方。左侧输尿管被左结肠血管越过，行于乙状结肠和乙状结肠系膜的后方，乙状结肠间隐窝的后壁内。手术时左侧输尿管腹部较右侧易暴露。

输尿管长 25~30cm，壁厚而管腔窄，管腔直径为 0.5~0.7cm，但在其与肾盂的连结处、越过小骨盆入口处、穿过膀胱壁处 3 处口径较窄，口径平均只有 0.2~0.3cm。输尿管结石、血块易在狭窄处形成阻塞，特别是由于肌肉痉挛迫使结石逐渐向下移动时，能引发输尿管过度扩张或者肌肉痉挛，由此会引起严重的肾绞痛，疼痛从腰区向下向前放射到腹股沟区、阴囊或大阴唇。

输尿管的动脉可从肾动脉、腹主动脉、睾丸动脉（或卵巢动脉）、髂总动脉、髂内动脉、膀胱和子宫的动脉发出，它们的分支供应输尿管不同的部位并有许多变异。这些分支在输尿管壁上纵行吻合。来自膀胱下动脉的分支较恒定地供应输尿管下部及膀胱三角的大部分。

2. 治疗原则 上尿路癌的治疗取决于肿瘤的部位、分期、分级、肾功能、合并症以及肿瘤分子标志物。局限性及局部晚期上尿路癌的治疗以手术为主，术后根据病理情况决定是否进行辅助放化疗。有远处转移者以全身化疗为主。对于有出血或严重症状者，可行姑息性手术或放疗减症。

3. 外科治疗 上尿路癌的治疗主要是手术治疗，标准的手术方法是根治性肾输尿管切除 + 膀胱袖状切除术，切除范围包括肾脏、肾周脂肪、同侧输尿管全长、输尿管壁内段周围部分膀胱组织。

手术适应证：局限性及局部晚期肾盂癌或输尿管癌。

手术禁忌证：①肿瘤已发生远处转移；②有严重出血倾向者；③心脏、肺脏、肝脏及肾脏功能严重障碍及体质极度虚弱，无法耐受手术者。

但对于解剖性（先天孤立肾）或功能性（对侧肾脏无功能）的孤立肾或双肾同时患有肾盂或输尿管尿路上皮癌的患者，如果肿瘤活检病理和影像学检查证实癌细胞属于低期别、低级别，病变局限者可考虑行保留肾脏的手术，如内镜下电灼术、内镜下切除术及部分输尿管切除术等。

根治性肾输尿管切除 + 膀胱袖状切除术的方式可以分为开放手术、腹腔镜手术和机器人辅助的腹腔镜手术。与开放手术相比，腹腔镜手术具有失血量少、切口小、术后疼痛较轻和恢复较快的特点。对于低期别肿瘤，腹腔镜手术与开放手术的疗效相当，但对于局部进展期患者，腹腔镜手术的疗效是否相当于开放手术仍存争议。

建议对有淋巴结转移的患者行新辅助化疗后再行手术治疗，对于肌层浸润性癌或影像学检查发现肿大淋巴结的患者建议行淋巴结清扫。

上尿路尿路上皮癌术后，单次丝裂霉素等化疗药物膀胱灌注治疗可以降低术后 1 年内膀胱癌复发的风险。

4. 化疗 上尿路的尿路上皮癌，化疗方案与膀胱尿路上皮癌相似，对于不能手术的晚期肾盂或输尿管尿路上皮癌患者可以考虑全身化疗，标准的化疗方案有 GC（吉西他滨 + 顺铂）方案和 MVAC（甲氨蝶呤 + 长春花碱 + 多柔比星 + 顺铂）方案。其他方案包括：卡铂 / 紫杉醇、多西他赛 / 顺铂和干扰素 - α /5- 氟尿嘧啶 / 顺铂方案。术后辅助化疗可能提高部分患者的无复发生存和总生存期。

5. 放疗 放射治疗主要作为不能接受手术和化疗治疗患者的姑息治疗。

6. 外科手术并发症及处理 根治性肾输尿管切除 + 膀胱袖状切除术可发生与其他大手术相同的常见并发症，如心脑血管并发症、感染败血症、肺栓塞、邻近器官损伤及大出血等。常见并发症包括：出血、感染、漏尿等。出血包括创面出血及膀胱内出血，创面出血主要原因为术中止血不彻底，处置方法为增加输液、输血，严重需再次手术止血。膀胱出血为膀胱创面缝合不紧密，预防措施为膀胱缝合后留置导尿管后膀胱灌注生理盐水观察是否有出血及漏尿。另外可能出现肿瘤膀胱种植，预防方法是术中早期结扎输尿管，减少肿瘤细胞随尿液进入膀胱的概率，同时打开膀胱时注意遵守严格的无瘤操作。

八、预后

上尿路癌 5 年生存率，pT_a/pTis 期的患者可达 100%，pT_1 期患者为 91%，pT_2 期患者为 43%，pT_3 和 pT_4 期患者由于常伴有淋巴结转移，即使手术，其生存率仍然很低，5 年生存率为 23%。M_1 的患者 5 年生存率几乎为 0。其次肾盂癌的总体预后好于输尿管癌。

（毕新刚 寿建忠 马建辉）

第四节　前列腺癌

一、概况

前列腺癌是男性泌尿生殖系统最常见的恶性肿瘤之一，据 WHO 国际癌症研究所发布的 2012 年全球癌症发病情况，2012 年全世界新发前列腺癌 1 111 700 例，发病率位列发达国家男性恶性肿瘤的第 1 位，发展中国家男性恶性肿瘤的第 4 位；死亡 307 500 例，死亡率位列男性恶性肿瘤的第 5 位，发达国家男性恶性肿瘤死亡率的第 3 位，发展中国家的第 6 位。

前列腺癌发病率有明显的地理和种族差异，澳大利亚、新西兰、北美及欧洲地区发病率高，发病率在 85/10 万以上；亚洲地区发病率最低，发病率在 4.5/10 万 ~ 10.5/10 万。我国前列腺癌的发病率虽远低于欧美国家，但近年来呈逐年上升趋势。2015 年全国肿瘤防治研究办公室、全国肿瘤登记中心收集全国 177 个登记处的数据显示，2011 年全国肿瘤登记地区前列腺癌的发病率为 7.10/10 万，位列男性恶性肿瘤的第 7 位，根据中国人口标准化率统计，我国前列腺癌发病率为 5.33/10 万，其中城市约为农村的 3 倍。前列腺癌死亡率为 3.74/10 万，其中城市为 4.35/10 万，农村为 1.95/10 万。我国前列腺癌发病率增加的主要原因可能是：人口老龄化、人民生活方式改变以及前列腺特异抗原（prostate-specific antigen，PSA）筛查和普及应用。

二、危险因素

前列腺癌的病因及发病机制十分复杂，其确切病因尚不明确，病因学研究显示前列腺癌与遗传、年龄、外源性因素如环境因素、饮食习惯等有密切关系。

1. 遗传因素及年龄　前列腺癌的发病率在不同种族间有巨大的差别，黑色人种发病率最高，其次是白色人种，亚洲人种发病率最低，提示遗传因素是前列腺癌发病的最重要因素之一。流行病学研究显示：1 位直系亲属（兄弟或父亲）患有前列腺癌，其本人患前列腺癌的风险会增加 1 倍以上；2 位或 2 位以上直系亲属患前列腺癌，相对风险会增加 5 ~ 11 倍，有前列腺癌家族史的患者比无家族史的患者确诊年龄约早 6 ~ 7 年。约 9% 前列腺癌患者为真正家族遗传型前列腺癌，家族遗传型前列腺癌是指 3 位或 3 位以上亲属患病或至少 2 位为早期发病，患者发病时年龄较轻，43% 的患者年龄 ≤ 55 岁。

前列腺癌的发病与年龄密切相关，其发病率随年龄而增长，年龄越大发病率越高，高发年龄为 65 ~ 80 岁。

2. 外源性因素　流行病学资料显示亚洲裔人群移居美国后前列腺癌发病率会明显升高，提示地理环境及饮食习惯等外源性因素也影响前列腺癌的发病。

目前，有关前列腺癌的外源性危险因素仍在研究中，高动物脂肪饮食是重要的危险因素之一，其他可能的危险因素包括维生素 E、硒、木脂素类、异黄酮类等物质摄入不足、过多摄入腌肉制品、缺乏运动等。番茄中含有的番茄红素是前列腺癌的保护因素，阳光暴露能增加维生素 D 的水平，可能是保护因子之一。

在前列腺癌低发的亚洲地区，绿茶的饮用量相对较高，流行病学资料显示绿茶可能是预防前列腺癌的措施之一。目前尚缺乏足够的循证医学证据揭示生活方式的改变（降低动物脂肪摄入、增加水果、谷类、蔬菜、绿茶及红酒的摄入量等）能降低人群前列腺癌的发病风险。

三、病理学

前列腺癌主要好发于前列腺外周带，约占 70%，15%～25% 起源于移行带，其余 5%～10% 起源于中央带，其中 85% 前列腺癌呈多灶性生长特点。2004 年 WHO 出版的《泌尿系统及男性生殖器官肿瘤病理学和遗传学》中，前列腺癌病理类型包括腺癌（腺泡腺癌）、导管腺癌、尿路上皮癌、鳞状细胞癌、腺鳞癌，其中前列腺腺癌占 95% 以上，因此，通常我们所说的前列腺癌是指前列腺腺癌。

1. 前列腺癌癌前病变　目前公认的前列腺癌癌前病变为高级别前列腺上皮内瘤变（prostatic intraepithelial neoplasm，PIN）。前列腺上皮内瘤变是指前列腺腺管、小腺管和大腺泡内衬覆的上皮细胞发生的瘤变，表现为导管或腺泡上皮细胞有异型，细胞核及核仁增大，此异型仅限于上皮层内，基底膜完整，不侵及间质。根据异型程度分为低级别 PIN 和高级别 PIN。低级别 PIN 与前列腺癌的发生无明显关系，而高级别 PIN 则是前列腺癌的癌前病变。在前列腺穿刺活检标本中高级别 PIN 的检出率为 4%～6%，其中 10%～20% 的患者伴有前列腺癌。

2. 前列腺腺癌　前列腺癌中约 95% 为前列腺腺癌，大部分为经典型前列腺腺癌，部分前列腺腺癌组织内可出现一些特殊的组织或细胞病理学形态，据此可分为多个病理亚型：包括萎缩型癌、假增生型前列腺癌、泡沫状腺体型癌、黏液癌、印戒细胞癌、嗜酸细胞癌、淋巴上皮瘤样癌及肉瘤样癌等亚型。

其他少见病理类型包括导管腺癌、尿路上皮癌、基底细胞癌、鳞状细胞癌和神经内分泌癌，这些类型的前列腺癌恶性程度高，预后较差，临床上不适合前列腺腺癌常用的 Gleason 评分系统来判断其组织分化及恶性程度。

2016 年，WHO 对第 3 版"前列腺肿瘤病理分类"进行了修订。与 2004 年版相比，新增导管内癌（intraductal carcinoma）：腺泡内和（或）导管内肿瘤上皮增殖，呈现高级别上皮内瘤变（HGPIN）的某些特征，但表现出严重得多的结构和（或）细胞学异型性，通常与高级别、高分期的前列腺癌相关。导管内癌没有指定的 Gleason 评分。

腺泡腺癌新增变型：①微囊型腺癌：是一个看似良性的前列腺腺泡状腺癌的变异，Gleason 评分为 3 分；②多形性巨细胞腺癌：临床进程高度活跃；③神经内分泌癌新增变型；④大细胞神经内分泌癌：预后差。

3. 病理分级　前列腺腺癌的病理分级推荐使用 Gleason 评分系统。该评分系统把前列腺癌组织分为主要分级区和次要分级区，每区按 5 级评分，主要分级区和次要分级区的 Gleason 分级值相加得到总评分即为其分化程度。理论上的可能分数为 2～10 分，分化最好的是 1+1=2 分，最差的是 5+5=10 分。病理上将 Gleason 评分 ≤ 6 分属于分化良好；Gleason 评分 7 分属于中分化；Gleason 评分 8～10 分属于分化差或未分化癌。

2016 年 WHO 对第 3 版前列腺癌的分级标准采用了 2014 年 ISUP 修定的 Gleason 评分系统，将筛状腺样结构为 Gleason 4 分，球腺样结构为 Gleason 4 分，黏液腺癌的分级应基于其潜在增长模式，而不是均为 4 分。当最高 Gleason 评分为 4 分时，需报告 4 分组织所占的比例，使用 Glesaon 级别组合系统，应当按如下组别报告：

Grade group 1：Gleason score 6；

Grade group 2：Gleason score 3 + 4 = 7；

Grade group 3：Gleason score 4 + 3 = 7；

Grade group 4：Gleason score 4 + 4 = 8，3 + 5 = 8，5 + 3 = 8；

Grade group 5：Gleason scores 9 ~ 10。

四、临床表现

前列腺癌主要见于老年男性，高发年龄为 65 ~ 80 岁。70% 以上的患者年龄超过 65 岁，确诊时患者中位年龄为 72 岁，50 岁以下男性患者很少见。早期患者一般无临床症状。由于前列腺癌多发生于前列腺外周带，因此早期患者可通过健康直肠指检发现。中晚期患者可能出现以下临床症状和体征。

（一）症状

1. 下尿路梗阻症状和血尿　前列腺癌压迫或侵犯尿道或膀胱颈时，患者可出现类似前列腺增生引起的下尿路梗阻症状，表现为进行性排尿困难，包括尿频、尿急、夜尿增多、排尿中断、尿后滴沥和排尿费力等，梗阻严重时可引起尿潴留。长期尿潴留、肿瘤压迫或侵犯输尿管口可导致单侧或双侧肾积水，严重时会引起肾衰竭；前列腺癌侵及膀胱时可出现肉眼血尿，约占 15%。

2. 局部侵犯引起的症状　大多数前列腺癌起源于前列腺外周带，因此膀胱直肠间隙是前列腺癌最先侵犯的区域之一，当肿瘤侵犯或压迫直肠时会导致患者排便困难，肿瘤侵犯前列腺包膜及其附近的盆腔周围神经丛时，可出现会阴部不适、疼痛等；侵犯尿道膜部时可导致尿失禁、侵犯精囊时患者可出现血精等。

3. 转移病灶引起的症状　骨骼是前列腺癌最常见转移的部位，骨转移患者会出现骨痛、病理性骨折、压迫脊髓导致下肢瘫痪、大小便失禁等；盆腔淋巴结转移时会引起患者下肢和阴囊水肿、疼痛等；也可能转移到肺部、肝、肾上腺、脑等脏器。

4. 全身症状　前列腺癌晚期可出现消瘦、乏力、低热、进行性贫血、恶病质等症状。

（二）体征

早期前列腺癌患者一般无任何体征，当肿瘤进展到一定程度可能出现不同的体征，主要表现在以下两方面：

1. 局部体征　主要是通过直肠指检（digital rectal examination，DRE）发现。前列腺癌患者 DRE 的阳性体征表现为前列腺一侧叶或双侧叶质地坚硬、无痛的结节。

2. 转移病灶引起的体征　盆腔淋巴结转移可引起下肢水肿，肿瘤压迫或侵及双侧输尿管可引起腰痛及全身水肿，骨转移引起病理性骨折、截瘫等。

五、诊断及鉴别诊断

前列腺癌的诊断主要包括患者临床症状及体征、血清 PSA、影像学检查和前列腺穿刺活检进行病理诊断。DRE 联合 PSA 检查是目前公认的早期发现前列腺癌最有效的检查方法，根据检查结果确定是否行前列腺穿刺活检，而前列腺 MRI 和骨显像是临床分期的主要手段。系统性前列腺穿刺活检明确病理是诊断前列腺癌的金标准，但一小部分患者是在前列腺增生症术后做病理检查时偶然发现而血清 PSA 正常，被称为偶发前列腺癌。

（一）诊断

1. DRE　DRE 是发现前列腺癌的最简单、方便的检查。前列腺癌多发生于前列腺外周带，DRE 对前列腺癌的早期诊断和分期具有重要参考价值。前列腺癌在 DRE 上的典型表现是可触及前列腺坚硬结节，边界欠清，无压痛。若未触及前列腺结节也不能排除前列腺癌，需要结合 PSA 及影像学检查等综合考虑。DRE 挤压前列腺可导致 PSA 入血，影响血清 PSA 值的准确性，因此，DRE 应在患者 PSA 抽血化验后进行。

2. 血清 PSA 检查　PSA 是前列腺腺泡和导管上皮细胞合成分泌的一种具有丝氨酸蛋白酶活性的单链糖蛋白，主要存在于精液中，参与精液的液化过程。正常生理条件下，PSA 主要局限于前列腺组织中，血清中 PSA 维持在低浓度水平。血清中 PSA 有两种存在形式，一部分（10% ~ 40%）为游离 PSA（f-PSA）；一部分（60% ~ 90%）与 α_1- 抗糜蛋白酶（PSA-ACT）、少量与 α-2- 巨球蛋白等结合，称为复合 PSA（c-PSA）。通常以 f-PSA 与复合 PSA 的总和称为血清总 PSA（t-PSA）。当前列腺发生癌变时，正常组织破坏后，大量 PSA 进入机体的血液循环使血清中 PSA 升高。PSA 半衰期为 2 ~ 3 天。

由于 PSA 是前列腺组织特异性抗原，而不是前列腺癌特异性抗原，因此，血清中 PSA 水平在一些前列腺良性疾病和一些操作后可出现异常，如前列腺炎、前列腺增生等疾病，以及前列腺穿刺活检、膀胱镜检查、DRE、射精、留置尿管、经尿道手术等均可使血清 PSA 出现升高，而部分药物，如非那雄胺长期服用会降低血清 PSA 水平。因此，检测患者血清 PSA 时需考虑到上述因素的影响。推荐患者在射精 24 小时后、膀胱镜检查及导尿等操作 48 小时后、前列腺按摩或前列腺 DRE 1 周后、前列腺穿刺活检 1 个月后进行 PSA 检查，避免误诊。

（1）PSA 检查时机：50 岁以上有下尿路症状的男性应进行 PSA 和 DRE 检查，有前列腺癌家族史的男性，应从 45 岁起定期检查。

（2）PSA 结果的判定：血清总 PSA（tPSA）＞ 4.0ng/ml 为异常，初次 PSA 异常者需要复查。患者血清 PSA 水平受年龄和前列腺大小等因素的影响，我国前列腺增生症患者各年龄段 tPSA 值分别为：40 ~ 49 岁为 0 ~ 1.5ng/ml，50 ~ 59 岁为 0 ~ 3.0ng/ml，60 ~ 69 岁为 0 ~ 4.5ng/ml，70 ~ 79 岁为 0 ~ 5.5ng/ml，≥ 80 岁为 0 ~ 8.0ng/ml。

tPSA 在 4 ~ 10ng/ml 时，患者前列腺癌穿刺的总阳性率大约为 15% ~ 25%。为提高前列腺癌的穿刺阳性率，减少临床上不必要的前列腺穿刺，在 tPSA 水平在 4 ~ 10ng/ml 时，可以采用 fPSA/tPSA 作为是否行前列腺穿刺的判断指标。因为患者外周血 fPSA 水平与前列腺癌的发生呈负相关，当 fPSA/tPSA ＜ 0.1，患前列腺癌的概率为 56%，而当 fPSA/tPSA ＞ 0.25，其概率仅为 8%。我国推荐 fPSA/tPSA ＞ 0.16 作为正常参考值。若患者 tPSA 水平在 4 ~ 10ng/ml，而 fPSA/tPSA ＜ 0.16 应建议进行前列腺穿刺活检。

3. 直肠超声检查（transrectal ultrasonography，TRUS）　TRUS 是前列腺癌筛查和诊断的重要手段之一（图 5-37）。典型前列腺癌超声检查的特征性表现是前列腺外周带内出现低回声结节，但部分也可表现为等回声；TRUS 可判断前列腺癌的肿瘤大小、前列腺包膜的完整性、精囊、膀胱及直肠有无异常等。DRE、PSA 和 TRUS 三者联合应用可提高局限性前列腺癌的诊断率。临床上还常将 TRUS 用于前列腺的穿刺活检的定位。

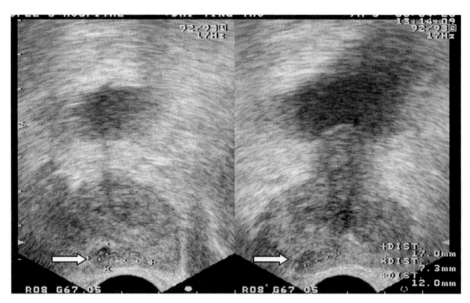

◆图 5-37　前列腺 TRUS 检查图像

注：前列腺右侧外周带可见低回声病变

4. 前列腺磁共振成像（MRI）和磁共振光谱学检查（MRS）　前列腺 MRI 检查是诊断前列腺癌及明确临床分期的最主要方法之一。主要依靠 DWI 和 T_2 加权像和强化特征，前列腺癌的特征性表现是前列腺外周带 DWI 上高亮信号和 T_2 加权像中有低信号病变，与正常高信号的外周带有明显差异（图 5-38，图 5-39）；另外，肿瘤区域往往呈现早期强化的特点。前列腺 MRI 可显示前列腺癌外周包膜的完整性、是否侵犯前列腺周围脂肪组织、膀胱及精囊器官；预测包膜或包膜外侵犯的准确率达 70% ~ 90%，有无精囊受侵犯的准确率达 90%；MRI 可显示盆腔淋巴结受侵犯情况及骨转移的病灶，对前列腺癌的临床分期具有重要的作用。

MRS 是根据前列腺癌组织中枸橼酸盐、胆碱和肌酐的代谢与前列腺增生、正常组织中的差异呈现出不同的光谱线来反映机体内细胞的代谢变化，可弥补常规 MRI 的不足，对前列腺癌的早期诊断也具有一定的参考价值。

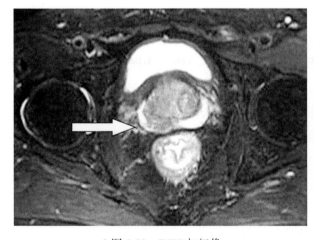

◆图 5-38　T_2WI 加权像

注：右侧外周带近中线处见片状低信号影，与正常外周带的高信号形成明显对比，前列腺包膜显示基本完整

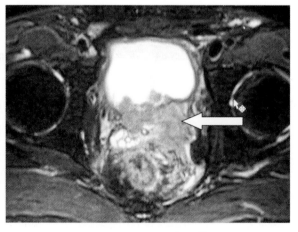

◆图 5-39　T_2WI 加权像

注：前列腺癌病灶突破前列腺包膜侵犯左侧精囊及膀胱，左侧精囊正常结构消失，出现低信号软组织肿块影

5. 计算机断层扫描（CT）　盆腔 CT 对早期前列腺癌诊断的敏感性低于 MRI，因此，不作为首选的前列腺癌检查方法，仅在 MRI 无法检查时进行。此检查的主要目的是判断肿瘤分期，当前列腺癌侵犯前列腺包膜或周围组织时，CT 可见前列腺包膜外缘隆起，外形改变，病变区前列腺周围脂肪层消失等。对肿瘤是否侵犯膀胱、是否有骨转移的诊断也有参考价值。

尽管 TRUS、CT 及 MRI 检查在诊断前列腺癌上有一定的价值，但在与鉴别慢性前列腺炎、前列腺增生、前列腺结核、前列腺肉瘤等病变上有其局限性，临床上最终明确诊断需行前列腺穿刺活检取得组织病理学诊断。

6. 前列腺穿刺活检　前列腺系统性穿刺活检是诊断前列腺癌最可靠、最准确的方法。最常用的穿刺途径包括经直肠超声引导下穿刺和经会阴前列腺穿刺活检，临床上应用最广泛是经直肠超声引导下前列腺穿刺活检术。目前，推荐 10～12 针的前列腺穿刺活检术。由于前列腺穿刺后可穿破前列腺包膜引起出血，影响前列腺包膜完整性及临床分期的判断，因此，怀疑前列腺癌的患者在前列腺穿刺前应进行常规的前列腺 MRI 检查。

前列腺穿刺指征主要包括有：① DRE 发现前列腺结节，任何 PSA 值；② B 超发现前列腺外周带低回声结节或 MRI 发现外周带异常信号，任何 PSA 值；③ PSA ＞ 10ng/ml；④ PSA 4～10ng/ml，fPSA/tPSA ＜ 0.16。

7. 全身骨显像　骨骼是前列腺癌患者最常见的远处转移部位，因此患者确诊后建议行全身骨显像检查以明确有无骨转移（特别是 PSA ＞ 20 ng/ml，Gleason 评分 ＞ 7 的患者），这有助于准确判断患者的临床分期（图 5-40）。全身骨显像是临床上检测骨转移最常用的方法，敏感性高，可比 X 线片提前 3～6 个月发现骨转移病灶。

95% 前列腺癌骨转移病灶是成骨性改变，5% 为混合性病灶，单纯溶骨性改变很少见。前列腺癌骨转移病灶在骨显像上多表现为骨骼区域异常放射性浓聚灶（图 5-40），少数表现为放射性稀疏、缺损。骨转移以中轴骨为主，脊柱是最常见部位，其次为骨盆、肋骨、颅骨及股骨、肱骨的近端。由于骨创伤、骨折、退行性病变等也会引起局部骨组织对显像剂的摄取增加，易误诊为骨转移，特别是对单发或少发的异常骨病灶的良恶性鉴别需要借助 X 线平片、CT 扫描或（和）MRI 检查等手段进行进一步明确。

（二）鉴别诊断

1. 前列腺增生（benign prostatic hyperplasia，BPH）　BPH 是引起中老年男性排尿障碍最常见的良性疾病。患者常有尿频、尿急、夜尿增多、排尿踌躇及间断排尿、尿不尽、尿后滴沥等排尿困难症状。DRE 提示前列腺不同程度的增大、质地韧、中央沟变浅或消失等。PSA 检查大多正常，也可轻度升高。直肠超声检查显示前列腺增大，边缘整齐，移行带可见大小不等的结节，但外周带一般正常。MRI 检查：T_1 加权像表现为前列腺腺体增大，信号均匀，轮廓光整，两侧对称；T_2 加权像显示前列腺增大，外周带变薄及假包膜形成等，据此加以鉴别。

2. 慢性前列腺炎　慢性前列腺炎是成年男性常见疾病之一。主要症

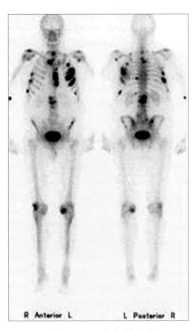

◆图 5-40　全身骨显像

注：全身多发肋骨、胸腰椎骨等多发放射性浓聚灶，提示多发骨转移

状为长期、反复的骨盆区域疼痛或不适，可伴有不同程度的排尿症状和性功能异常，严重者影响患者生活质量。前列腺按摩液检查：白细胞大于 10 个 /HP，卵磷脂小体数量减少有诊断意义。经直肠超声检查显示前列腺内部回声不均匀，可有强回声斑，也可有低回声区，常合并前列腺结石。PSA 多为正常，CT 或 MRI 检查对其诊断无明确意义。

3. 前列腺肉瘤 前列腺肉瘤是十分少见的前列腺恶性肿瘤，多发生于年轻男性，疾病进展快。患者可有明显的排尿、排便困难症状。患者血清 PSA 基本正常。MRI 或 CT 检查：前列腺弥漫性增大，肿物往往较大，内部信号或密度不均匀，易侵犯直肠、膀胱等邻近器官等。

六、分期与分级

前列腺癌分期系统目前最广泛采用的是美国癌症分期联合委员会（American Joint Committee on Cancer Staging，AJCC）于 2016 年制定的第 8 版 TNM 分期系统（表 5-10 ~ 表5-13）。

前列腺癌分期的目的是指导患者选择治疗方法和评价预后。主要通过 DRE、PSA、穿刺活检阳性针数和部位、全身骨显像、前列腺 MRI 或前列腺 CT 以及淋巴结清扫来明确临床和病理分期。

1. T 分期 表示原发肿瘤的局部情况，主要通过 DRE、前列腺 MRI、前列腺穿刺阳性活检数目和部位确定。

2. N 分期 表示淋巴结情况，CT、MRI 及超声检查可明确，临床分期低于 T_2、PSA < 20ng/ml 和 Gleason 评分 < 6 的患者淋巴结转移的概率 < 10%。通过开放或腹腔镜进行盆腔淋巴结清扫能从病理上准确了解淋巴结转移情况。

3. M 分期 主要是判断骨骼有无转移。全身骨显像是主要检查方法。患者前列腺癌确诊后尤其对 Gleason 评分 > 7 或 PSA > 20ng/ml 的患者，应行骨显像检查，骨显像发现骨可疑病灶时可选择 X 线检查、MRI 或（和）CT 等检查明确诊断。

表 5-10 2016 年 AJCC 前列腺癌 TNM 临床分期

T 分期	肿瘤情况
T_x	原发肿瘤不能评价
T_0	无原发肿瘤的证据
T_1	不能被扪及和影像学无法发现的隐匿性肿瘤
T_{1a}	偶发肿瘤，体积≤所切除组织体积的 5%
T_{1b}	偶发肿瘤，体积＞所切除组织体积的 5%
T_{1c}	穿刺活检发现的单侧或双侧叶的肿瘤，但不可触及
T_2	局限于前列腺内的肿瘤
T_{2a}	肿瘤限于单侧叶的 1/2 或更少（≤ 1/2）
T_{2b}	肿瘤超过单侧叶的 1/2，但限于该侧
T_{2c}	肿瘤侵犯双侧叶

续表

T 分期	肿瘤情况
T_3	肿瘤突破前列腺被膜，不固定或未侵犯相邻结构
T_{3a}	肿瘤侵透前列腺被膜（单侧或双侧）
T_{3b}	肿瘤侵犯精囊（单侧或双侧）
T_4	肿瘤固定或侵犯除精囊外的其他邻近组织结构，如尿道外括约肌、直肠、膀胱、肛提肌和（或）盆壁

区域淋巴结（N）

N_x	区域淋巴结不能评价
N_0	无区域淋巴结转移
N_1	区域淋巴结转移（单个或多个）

远处转移（M）

M_0	无远处转移
M_1	有远处转移
M_{1a}	非区域淋巴结转移（单个或多个）
M_{1b}	骨转移（单发或多发）
M_{1c}	其他器官组织转移（单发或多发），伴或不伴骨转移

注：当转移多于 1 处时，取最晚的分期。M_{1c} 是最晚分期

表 5-11　2016 年 AJCC 前列腺癌病理分期

pT 分期	肿瘤情况
pT_2	局限于前列腺
pT_3	前列腺被膜外侵犯
pT_{3a}	肿瘤侵及前列腺被膜外（单侧或双侧），或显微镜下可见侵犯膀胱颈
pT_{3b}	肿瘤侵犯精囊（单侧或双侧）
pT_4	肿瘤固定或侵犯除精囊外的其他邻近组织结构，如尿道外括约肌、直肠、膀胱、肛提肌和（或）盆壁

注：病理分期没有 T_1 期；切缘阳性应当用 R1 标示，表示疾病镜下残留

表 5-12　2016 年 AJCC 前列腺癌组织学级别分组

分级分组	GLeason 评分	Gleason 模式
1	$\leqslant 6$	$\leqslant 3+3$
2	7	3+4
3	7	4+3
4	8	4+4
5	9 或 10	4+5，5+4，或 5+5

表 5-13 2016 年 AJCC 前列腺癌预后分期组合

分期组合	T	N	M	PSA	级别分组
I	$cT_{1a \sim c}$，cT_{2a}	N_0	M_0	< 10	1
I	pT_2	N_0	M_0	< 10	1
II A	$cT_{1a \sim c}$，cT_{2a}	N_0	M_0	≥ 10 < 20	1
II A	$cT_{2b \sim c}$	N_0	M_0	< 20	1
II B	$T_{1 \sim 2}$	N_0	M_0	< 20	2
II C	$T_{1 \sim 2}$	N_0	M_0	< 20	3
II C	$T_{1 \sim 2}$	N_0	M_0	< 20	4
III A	$T_{1 \sim 2}$	N_0	M_0	≥ 20	1 ~ 4
III B	$T_{3 \sim 4}$	N_0	M_0	任何	1 ~ 4
III C	任何 T	N_0	M_0	任何	5
IV A	任何 T	N_1	M_0	任何	任何
IV B	任何 T	N_0	M_1	任何	任何

注：当缺少 PSA 或级别分组其中一项时，分组应当按 T 分期和（或）PSA 或 Gleason 中可测定的那项来确定

七、治疗

（一）前列腺癌治疗原则

前列腺癌治疗方案的选择需根据患者临床分期、年龄、全身状况和预期寿命等综合考虑。前列腺癌总的基本治疗原则：①局限性前列腺癌（$T_{1 \sim 2}N_0M_0$）：可选择根治性前列腺切除术或根治性放射治疗以获得治愈；②局部进展期前列腺癌（$T_{3 \sim 4}N_0M_0$）：通常选用放疗联合内分泌治疗的综合治疗，一部分患者也可采用根治性手术为主的综合治疗手段；③转移性前列腺癌：以一线内分泌治疗为主，一线内分泌治疗失败者可辅以二线内分泌、化疗、姑息放疗、核素治疗或支持治疗等手段，以提高患者生存或（和）生活质量。

（二）前列腺的外科解剖

1. 前列腺是由腺体和纤维肌性组织构成，位于小骨盆的下部，耻骨联合下缘和耻骨弓的后方，直肠壶腹的前方。通过直肠壶腹可以触摸到前列腺。前列腺外形呈栗子形，大小与栗子相似，质韧。上方是前列腺底（膀胱面），下方是前列腺尖，有一个后面、一个前面和两个下外侧面构成。前列腺底的左右径约 4cm，前后径约 2cm，垂直径约 3cm。正常前列腺重约 20g。前列腺包绕前列腺段尿道；后部有左右射精管贯穿其中。前列腺尖部与尿道相连，紧邻尿道膜部的尿道外括约肌，在前列腺尖部切断尿道时，应注意多保留尿道远端，以避免损伤尿道外括约肌而导致尿失禁。底与尖之间的结构为前列腺体。前列腺体的正中线有一前列腺中央沟。DRE 时，经直肠前壁可摸到前列腺和前列腺沟，前列腺沟是分隔前列腺为左右两个侧叶的标志（图 5-41，图 5-42）。

2. 前列腺周围筋膜及静脉 前列腺有两层被膜，内层为前列腺固有包膜，是由致密坚韧的纤维结缔组织和平滑肌组织构成的包膜，其伸入前列腺实质内，将腺体分叶，腺体与固有包膜粘连紧密；前列腺固有包膜外覆盖有前列腺筋膜。前列腺筋膜是由来源于直肠膀胱间的盆内筋膜脏层增厚构成，紧贴前列腺前面

和侧面，其内含有丰富的前列腺静脉丛、动脉、神经和疏松结缔组织。前列腺筋膜在前方增厚形成两个耻骨前列腺韧带，其深部的阴茎背深静脉走行于两韧带之间，与韧带一起形成背血管复合体。前列腺侧有侧静脉丛，与阴部静脉丛及膀胱静脉丛有广泛交通支。前列腺静脉在前列腺底部的前面和侧面汇合，同时收集阴茎背深静脉的血液，形成前列腺静脉丛回流入髂内静脉。

3. Denonvilliers 筋膜（狄氏筋膜）前层是尿生殖膈深层的延续，向上沿前列腺、精囊及射精管后面延伸形成一个致密的筋膜。覆盖膀胱的筋膜在精囊上方分为两层，分别位于精囊及射精管的前后方，前层沿精囊及射精管前面下行至前列腺后方向前折返上行与前列腺筋膜相连。后层在精囊后方下行至前列腺筋膜处与 Denonvilliers 筋膜前层相融合；在精囊侧方，前后两层筋膜融合一起，紧邻膀胱底部。

4. 前列腺动脉及神经　主要来源于膀胱下动脉，约占 74.3%，是髂内动脉分支，供应前列腺及膀胱底部、精囊后下方；此外，部分来源于膀胱上动脉、直肠下动脉、输精管动脉、直肠上动脉和闭孔动脉等，多在膀胱前列腺连接部、前列腺体部进入腺体，分为尿道组及包膜组动脉。

支配前列腺的神经主要来源于盆腔神经丛，包括交感神经和副交感神经，在前列腺周围形成前列腺丛。支配前列腺、尿道和阴茎海绵体的神经分支与前列腺包膜组血管在前列腺侧后方形成神经血管束，共同支配和参与阴茎的勃起功能。

5. 前列腺的淋巴回流　前列腺的淋巴主要回流至髂内淋巴结、骶淋巴结，部分回流至髂外淋巴结。前列腺的输出淋巴管与前列腺的供给血管伴行，大多数淋巴管从前列腺后侧离开腺体上行，沿髂内动、静脉及膀胱动脉上行，主要注入髂内淋巴结，部分注入髂外淋巴结；前列腺外侧部淋巴管经直肠外侧注入骶淋巴结；前列腺后部及精囊淋巴管汇合后注入髂内或骶淋巴结。因此，髂内血管周围的髂内淋巴结、闭孔神经周围淋巴结、髂外血管旁的髂外淋巴结，是前列腺癌盆腔淋巴结清扫的主要范围。

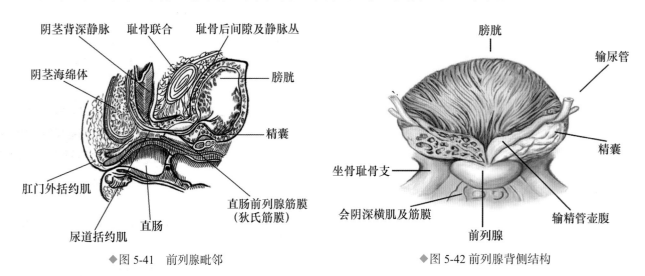

◆图 5-41　前列腺毗邻　　　　　　　　　　◆图 5-42 前列腺背侧结构

6. 前列腺的分区　1981 年 McNeal 结合前列腺的组织学、解剖学及生理学特点将前列腺分为移行带、中央带、外周带和尿道周围腺区及纤维肌肉间质区 5 个区。移行带是围绕前列腺尿道周围的腺体，位于前列腺括约肌远端，占前列腺组织的 5%。中央带是围绕射精管周围的腺体，位于前列腺基底部到精阜之间，组成了前列腺的基底部，占前列腺组织的 15%～20%。外周带是分区中最大的区域，占前列腺组织的 70%，在精阜以上包绕中央带，在精阜以下包绕尿道并构成前列腺尖部，是 DRE 时可触到的腺体。前列腺的三个带之间有明显的间质成分，使各带间的界限清晰。纤维肌肉间质区位于前列腺前侧表面。在近段尿道与前列腺主体之间有尿道旁间质，尿道旁间质内含有分散、纤细的尿道周围腺体，构成尿道周围腺区，所占比例少，不足前列腺的 1%。前列腺的每一区域发生前列腺癌的概率并不相同，外周带是前列腺癌发生的最常见部位，约占前列腺癌的 60%～70%，移行带和中央带发生前列腺癌的概率分别为 10%～20% 和 5%～10%，前列腺尿道周围腺区一般不发生癌变，但可发生前列腺增生；移行带是前列腺增生好发的主要部位；而前列腺纤维肌肉间质区常是前列腺肉瘤等间叶组织肿瘤发生的部位。

（三）根治性前列腺切除术

根治性前列腺切除术是治愈局限性前列腺癌患者最有效的方法之一。手术方式主要包括传统的开放性经耻骨后、经会阴根治性前列腺切除术、腹腔镜根治性前列腺切除术、机器人辅助腹腔镜根治性前列腺切除术等。目前国内手术多采用经耻骨后开放和腹腔镜根治性前列腺切除术，欧美国家多采用经腹腔途径机器人辅助腹腔镜或腹腔镜根治性前列腺切除术。

根治性前列腺切除术要综合考虑前列腺癌患者的临床分期、预期寿命和健康状况。同时要结合局限性前列腺癌的临床和病理的危险评分（低、中、高危）来选择合理的治疗方案。局限性前列腺癌危险评分见表 5-14。

表 5-14 前列腺癌低、中、高危评价标准

	低危	中危	高危
PSA（ng/mL）	< 10	10～20	> 20
Gleason 评分	≤ 6	7	≥ 8
临床分期	≤ T_{2a}	T_{2b}	≥ T_{2c}

1. 手术适应证 前列腺癌手术适应证需考虑患者临床分期、危险评分、预期寿命、合并症、既往手术史以及与患者的意愿等综合决定。中华医学会泌尿外科学分会制订的《前列腺癌诊断治疗指南》中推荐的手术适应证：

（1）临床分期：推荐对前列腺癌临床分期 T_1～T_{2c} 的患者实施根治性前列腺切除术。对于 T_{3a} 期或高危的前列腺癌患者，部分患者接受根治性前列腺切除术，术后联合内分泌或放疗可能提高生存。对 T_{3b}～T_4 期患者，经严格筛选后（如肿瘤未侵犯尿道括约肌或未与盆壁固定，肿瘤体积相对较小）可行根治性前列腺切除术并辅以综合治疗。

（2）预期寿命：预期寿命 ≥ 10 年者则可选择手术。

（3）健康状况：前列腺癌患者多为高龄男性，手术并发症的发生率与身体状况密切相关。身体状况良好，没有严重的心肺疾病的患者适用于手术治疗。

（4）PSA 或 Gleason 评分高危患者的处理：对于 PSA > 20 或 Gleason 评分 ≥ 8 的局限性前列腺癌患者符合上述分期和预期寿命条件的，根治术后可给予其他辅助治疗。

2. 手术禁忌证

（1）患有显著增加手术危险性的疾病的前列腺癌患者，如严重的心脑血管疾病、肺功能不良等。

（2）患有严重出血倾向或血液凝固性疾病。

（3）发生骨转移或其他远处转移。

（4）预期寿命不足 10 年。

3．术前准备　前列腺位于盆腔内，与周围器官关系密切，且前列腺周围有静脉丛，手术易损伤血管丛及神经、肠道等，引起出血和损伤。科学合理的围术期处理是保证手术成功的重要环节，包括：①肠道准备：术前3天常规口服抗生素进行肠道准备，饮食上从低渣、半流至全流饮食，术前1天晚上清洁洗肠；②合并症处理：前列腺癌好发于老年人群，患者常合并有高血压、糖尿病、心脏病等疾病，术前需要综合检查评估及治疗，以降低手术风险；③备血。

4．手术时机　一旦患者经直肠或经会阴前列腺穿刺病理诊断为前列腺癌，并符合前列腺根治性切除适应证者应推荐手术。但由于穿刺后前列腺局部炎症水肿，即刻手术易造成前列腺周围器官的损伤。我国制定的《前列腺癌诊断治疗指南》建议经直肠穿刺活检者应等待6～8周，可降低手术难度和减少并发症。经尿道前列腺切除术而诊断为局限性前列腺癌者应12周再行根治性前列腺切除术。

5．手术方式　既往以采用开放式耻骨后根治性前列腺切除术（radical retropubic prostatectomy，RRP）为主，近年来多以腹腔镜根治性前列腺切除术或机器人辅助腹腔镜根治性前列腺切除术为主。

（1）腹腔镜下根治性前列腺切除术的优点是损伤小、术野及解剖结构清晰、术中和术后并发症少，缺点是手术操作比较复杂，但目前已成为局限性前列腺癌患者治疗的金标准之一。

（2）机器人辅助根治性前列腺切除术（robot-assisted laparoscopic prostatectomy，RALP）正在逐步取代开放性耻骨后根治性前列腺切除术，与腹腔镜根治性前列腺切除术类似，在发达国家已成为局限性前列腺癌患者治疗的标准手术方式之一。

6．根治性前列腺切除术的范围　手术切除范围包括完整的前列腺、双侧精囊和双侧输精管壶腹段、膀胱颈部。

保留性神经的适应证：对于术前有勃起功能的低危早期前列腺癌患者可尝试保留双侧神经血管束手术；而 $T_{2a～3a}$ 期患者可选择保留单侧神经血管束以保留性功能。

盆腔淋巴结清扫术：低危局限性前列腺癌患者不建议行常规盆腔淋巴结清扫术。中高危前列腺癌患者推荐行盆腔淋巴结清扫术，但选择标准盆腔淋巴结或扩大盆腔淋巴结清扫尚有争论。目前推荐高危局限性前列腺癌患者、淋巴结阳性风险超过5%的中危局限性前列腺癌患者选择扩大淋巴结切除，其他中危前列腺癌患者选择标准盆腔淋巴结清扫。

标准盆腔淋巴结清扫范围包括闭孔、髂内、髂外淋巴结；扩大淋巴结清扫范围包括腹主动脉分叉以下和髂总血管周围、闭孔、髂内外、骶前淋巴组织。扩大的淋巴结清扫能明确前列腺癌分期，指导术后治疗，而且可最大限度地清除体内转移灶，提高治疗效果。

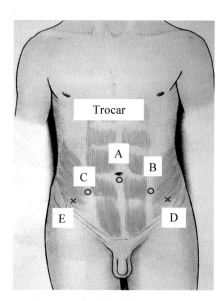

◆图5-43　腹腔镜手术时Trocar位置
注：脐下缘A，放12 mm Trocar；脐下两横指、腹直肌外侧缘B和C分别放两个12 mm Trocar；髂前上棘内侧约2横指D和E分别放两个5 mm Trocar

7．根治性前列腺切除术的手术基本步骤

（1）患者仰卧位，取下腹部直切口行开放手术或制备气腹并放置套管行腹腔镜下手术。腹腔镜手术时Trocar位置（脐下缘A，放12 mm Trocar；脐下两横指、腹直肌外侧缘B和C分别放两个12mm Trocar B和C；髂前上棘内侧约2横指分别放两个5mm Trocar，D和E），进入耻骨后间隙（图5-43）。

（2）双侧盆腔淋巴结清扫。

（3）分离耻骨后间隙并切开盆内筋膜（图 5-44）。

（4）切断耻骨前列腺韧带并缝扎背血管复合体（图 5-45）。

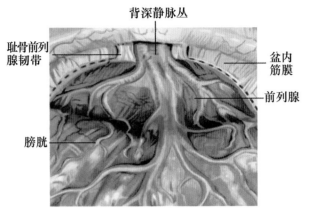

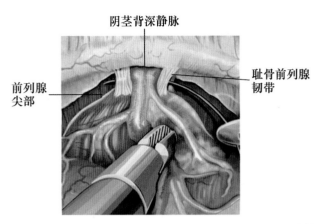

◆图 5-44　分离显露耻骨后间隙，打开双侧盆内筋膜
注：耻骨弓、前列腺、耻骨前列腺韧带、背深静脉丛、膀胱等

◆图 5-45　切断耻骨前列腺韧带，8 字缝扎阴茎背血管复合体

（5）分离切断膀胱颈部（图 5-46）。

（6）分离显露双侧输精管和精囊（图 5-47）。

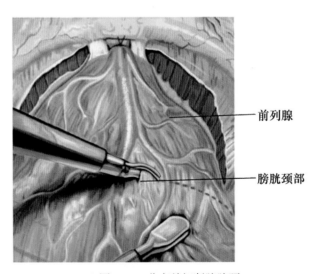

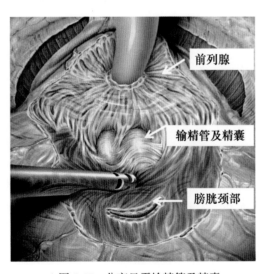

◆图 5-46　分离并切断膀胱颈

◆图 5-47　分离显露输精管及精囊

（7）分离切断双侧输精管及精囊、仔细分离前列腺直肠间隙，切开 Denonvillers 筋膜（狄氏筋膜），游离前列腺后方（图 5-48）。

（8）分离前列腺侧韧带，处理神经血管束（图 5-49）。

（9）分离并切断前列腺尖部和尿道（图 5-50）。

（10）重建膀胱颈部、膀胱尿道吻合（图 5-51）。

留置导尿管并冲洗膀胱无漏尿，确切止血，放置引流管，取出标本逐层缝合切口。

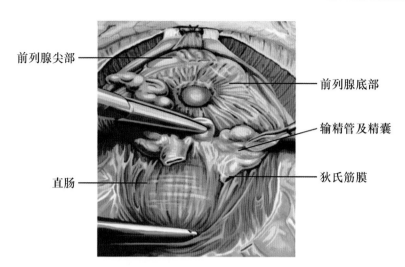

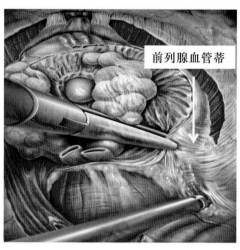

◆图 5-48　分离并切断双侧输精管及精囊，分离前列腺直肠间隙，切开狄氏筋膜（Dennonvilliers），在狄氏筋膜前面分离前列腺后方达前列腺尖部

◆图 5-49　分离并缝扎切断两侧前列腺血管蒂，处理神经血管束

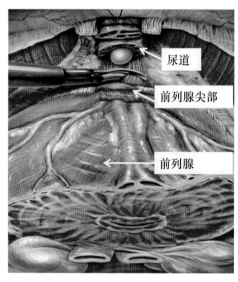

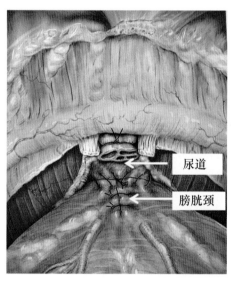

◆图 5-50　分离并切断前列腺尖部及尿道

◆图 5-51　膀胱颈部成形、膀胱尿道吻合，留置尿管

8．术中应注意的问题

（1）集束缝扎阴茎背血管复合体以避免出血是手术成功的关键步骤之一，由此可清晰显示尿道，彻底完整切除前列腺尖部，降低术后尿失禁和尖部切缘阳性的发生率。

（2）切断尿道应靠近前列腺尖部，避免损伤尿道膜部，肿瘤近前列腺尖部时，尿道断端应送冰冻病理检查是否切除彻底。尽可能保留足够的尿道长度，同时进行膀胱颈口的成形可减少术后尿失禁的发生。

（3）术中损伤直肠的处理：术前充分肠道准备的患者，如术中发现损伤后可用碘伏或酒精彻底清洗创口，做全层及浆肌层两层修补，不必立即行结肠造口；若无肠道准备，需行临时性结肠造口术。

（4）前列腺及精囊两侧的后外侧方有血管神经束，行保留性神经的根治性前列腺切除术时应注意避免损伤。若术中发现周围有粘连或受侵犯，则以根治肿瘤为首要原则。

（5）根治性前列腺切除后，将膀胱黏膜外翻，促进膀胱尿道吻合口愈合，降低吻合口狭窄的发生概率。

（6）尿管及引流管的放置：术后留置尿管，引流尿液，减少尿道狭窄概率；耻骨后应常规放置引流管以充分引流，避免淋巴积液、尿外渗及感染等。

9. 手术并发症及防治 目前围术期死亡率为 0 ~ 2.1%。随着医生对前列腺外科解剖的熟练掌握、手术技巧及手术设备的不断改进，术中、术后并发症明显下降。

术后并发症主要包括：勃起功能障碍和尿失禁，发生率较高；其他并发症包括术中严重出血、直肠损伤、输尿管梗阻、膀胱尿道吻合口狭窄、尿道狭窄、深部静脉血栓、淋巴囊肿、尿瘘、肺栓塞等。

腹腔镜根治性前列腺切除术可能出现如皮下气肿、气体栓塞、高碳酸血症、心律失常及腹腔镜操作器械使用不当或故障导致的周围器官损伤等并发症。

（1）直肠损伤：直肠损伤常发生在两个部位：分离前列腺尖部、尿道与直肠间的平面；分离前列腺、精囊与直肠之间时，若处理不当可造成直肠损伤，出现肠瘘、尿道直肠瘘、腹腔感染等严重的并发症，发生率为 1% ~ 11%。

如术前肠道准备充分，术中发现后可用大量稀释碘伏及抗生素溶液冲洗后，丝线横向间断全层缝合，外加浆肌层间断缝合，术后要充分引流，加强静脉高营养及广谱抗生素治疗，适当延长禁食时间，充分扩展肛门，留置肛管排气减少吻合口瘘发生，术后适当延长导尿管留置时间，一般不需要立即行结肠造口术。

（2）术中出血：前列腺癌患者前列腺增大明显，且与周围粘连，术野暴露不充分常易导致术中出血。术中出血常发生在处理前列腺背深静脉丛和前列腺侧血管蒂处。处理耻骨后背血管复合体采用缝扎能有效防止出血。

（3）闭孔神经损伤：闭孔神经损伤可导致同侧下肢内收功能障碍，常发生于淋巴结清扫术时，但发生率较低。盆腔淋巴结清扫术中应仔细辨认、解剖出闭孔神经，这是避免损伤的关键。一旦发现术中切断闭孔神经，应采用细的不吸收线吻合，部分患者可恢复功能。

（4）勃起功能障碍：是根治性前列腺切除术后最常见并发症之一，术后勃起功能障碍是由多种因素引起，如年龄、术前性功能状态、肿瘤侵犯程度和范围以及术中保留性神经情况等。既往术后勃起功能障碍发生率可高达 90%。1982 年 Walsh 等提出了保留性神经根治性前列腺切除术，术后勃起功能障碍发生率明显降低，接受保留性神经的手术后患者中约 50% ~ 80% 的患者在 1 年内性功能恢复正常。

（5）术后尿失禁：根治性前列腺切除术后早期常有轻度或中度尿失禁发生，发生率各家报道不一，约在 2% ~ 47%，若无严重的外括约肌损伤，术后半年左右可逐渐好转，可辅助盆底肌肉锻炼。若外括约肌损伤可导致完全性尿失禁，发生率约 3% ~ 5%，需行手术置入人工括约肌假体治疗。术中需仔细操作，避免损伤尿道外括约肌，尽量保留前列腺尖部尿道及膀胱颈部，尿道保留足够长度可有效减少尿失禁发生率。

（6）吻合口尿漏：吻合口尿漏的发生概率约为 9.7%，一般与吻合技术有关，也与患者术后吻合口破裂或术后导尿管早期脱落有关。尿漏发生后应适度延长导尿管留置时间，保持尿管通畅，若尿管脱落，应重新放置导尿管，经上述处理后一般可自愈。

（7）吻合口狭窄：多因膀胱颈成形时黏膜外翻覆盖膀胱肌肉层欠佳，与尿道吻合时未能黏膜对黏膜而引起狭窄。因此，膀胱颈部黏膜外翻、膀胱颈及尿道吻合时黏膜对黏膜缝合可有效降低吻合口狭窄的发生率。若发生尿道狭窄需要定期尿道扩张治疗，若无效可考虑行经尿道吻合口狭窄切开术，但易发生尿失禁。

（8）输尿管损伤：常发生于分离膀胱三角区及后壁，离断膀胱颈部及分离精囊时。切断膀胱颈部时距离输尿管口约 0.5cm，可减少输尿管损伤的机会。若发生输尿管损伤，需要放置双 J 管，创口处修补缝合，必要时需行输尿管膀胱吻合术。

（9）深部静脉血栓及肺栓塞：前列腺癌术后有发生静脉血栓及肺栓塞猝死的风险，但发生率很低，静脉血栓发生率约为 0.5%，因此临床上目前不推荐常规预防性使用抗凝药。

（四）外放射治疗（external beam radiotherapy，EBRT）

1. 根治性外放射治疗　根治性 EBRT 与根治性前列腺切除术相似，是前列腺癌患者最重要的根治性治疗手段之一。主要有三维适形放射治疗（three-dimensional conformal radiotherapy，3D-CRT）和调强适形放疗（intensity modulated radiotherapy，IMRT）、图形引导下放射治疗（image guide radiation therapy，IGRT）等技术，目前已成为放射治疗的主流技术。EBRT 具有疗效好、适应证广、并发症及毒副作用小等优点。对于低危前列腺癌患者能达到与根治性手术治疗相似的疗效。根据放射治疗目的不同，EBRT 分为三类，根治性放疗，是局限性和局部进展期前列腺癌患者的根治性治疗手段之一；术后辅助和术后挽救性放疗；转移性癌的姑息性放疗，以减轻症状、改善生活质量。

根治性外放疗的适应证：局限性前列腺癌：低危患者（$T_{1\sim2a}$，Gleason 评分 2～6 分，PSA ＜ 10 ng/ml）：外放射治疗和根治性前列腺切除术均为首选方法，高龄患者首选根治性外放射治疗；中危患者（T_{2b} 或 Gleason 评分 7 分或 PSA 10～20 ng/ml）：放疗和手术均为首选方法，高龄患者建议首选根治性外放射治疗，可选择联合短程新辅助 / 同期 / 辅助内分泌治疗（4～6 个月）；高危患者（≥ T_{2c} 或 Gleason 评分≥ 8 分或 PSA ＞ 20 ng/ml）：首选外放射治疗，需联合长程新辅助 / 同期 / 辅助内分泌治疗（2～3 年），但可选择手术。

局部进展期前列腺癌（$T_{3\sim4}N_0M_0$）：首选根治性外放射治疗，需联合长程新辅助 / 同期 / 辅助内分泌治疗（2～3 年）。

外放射治疗并发症：放疗引起的不良反应与单次剂量和总剂量、放疗方案和照射体积有关。急性期常见的不良反应包括尿频、血尿、腹泻、便血等，放疗结束后数周基本消失。晚期不良反应包括直肠出血、放射性膀胱炎出血等。采用适形放疗和调强放疗技术治疗后上述并发症发生率显著降低，但盆腔放疗可能增加患者患直肠癌或膀胱癌等第二原发肿瘤的风险。

2. 近距离照射治疗　近距离照射治疗（brachytherapy）是一种治疗局限性前列腺癌的技术手段，通过三维治疗计划系统的准确定位，将放射性粒子植入前列腺内，提高前列腺的局部剂量，减少直肠和膀胱的放射剂量，其疗效肯定、创伤小，尤其适合于不能耐受根治性前列腺切除术的高龄前列腺癌患者。永久粒子植入治疗常用 ^{125} 碘（^{125}I）和 ^{103} 钯（^{103}Pd），对单纯近距离照射治疗的患者，^{125}I 的处方剂量为 144Gy，^{103}Pd 为 115～120Gy。

适应证：同时符合以下 3 个条件的低危前列腺癌患者：①临床分期为 T_1～T_{2a} 期；② Gleason 分级为 2～6 分；③ PSA ＜ 10 ng/ml。

禁忌证：生存期少于 5 年；经尿道前列腺切除（TURP）后或患者预后不佳；有远处转移的患者。

并发症：短期并发症包括尿频、尿急和尿痛等尿路刺激症状，以及排尿困难和夜尿增多；排便次数增多及里急后重等直肠刺激症状、直肠炎等。长期并发症以慢性尿潴留、尿道狭窄、尿失禁为常见。

（五）试验性前列腺癌局部治疗

除成熟的外科手术、放疗外，前列腺癌的局部治疗手段还包括前列腺癌冷冻治疗（cryosurgical ablation

of the prostate，CSAP）、高能聚焦超声（high-intensity focused ultrasound，HIFU）和组织内肿瘤射频消融（radiofrequency interstitial tumor ablation，RITA）等试验性局部治疗。上述治疗技术与根治性前列腺切除术、根治性放疗相比较的疗效及其副作用尚需多中心医疗机构评估和验证，目前不作为常规推荐治疗手段。

（六）等待观察

根据流行病学的统计资料分析结果显示：1992 年美国 FDA 批准将 PSA 用于诊断前列腺癌以后，使美国每年确诊前列腺癌的人数从 1992 年的 132 000 例，迅速攀升至 1997 年的 334 500 例，而且大多数被确诊的患者都是早期前列腺癌，并及时得到了治疗，按理美国的前列腺患者死亡率应该迅速下降。但遗憾的是，1992 年美国前列腺癌患者死亡人数 34 000 例，1997 年也迅速升至历史最高达 41 800 例，之后仍维持在每年近 30 000 例的水平。提示利用 PSA 筛查前列腺癌存在过度诊断和过度治疗的问题。

2009 年底美国国家综合癌症网络（NCCN）《前列腺癌临床实践指南》专家组对此进行了深入研讨，专家们一致认为：在美国，每年所诊断的前列腺癌患者中有 40% 被过度诊断、过度治疗了。为了改善此状况，NCCN 在《前列腺癌临床实践指南》2010 年版中首次将等待观察而不是采取"积极治疗"作为经前列腺穿刺活检确诊为前列腺癌患者的选项之一。并制订了选择严密观察的原则和标准，其原则是要求医生必须跟患者充分说明等待观察的危险和过度治疗的危害，由患者做出决定。并制订出选择等待观察的适应证。

观察等待的适应证：低危前列腺癌（PSA 4~10ng/ml，Gleason 评分 ≤ 6 分，临床分期 ≤ T_{2a}）和预期寿命短的患者。

由于前列腺癌的临床进程难以预测，即使临床分期、PSA 水平、穿刺病理的 Gleason 评分相同的患者，其预后差异可能很大，但目前尚无临床评价系统能准确鉴定出真正意义上的"低危前列腺癌"，也无明确的肿瘤标志物来帮助临床预测。因此，对临床局限性前列腺癌，预期寿命长者，应推荐根治性治疗手段。如选择观察等待治疗的患者，必须与其沟通，让患者充分了解并接受可能出现的前列腺癌局部进展和转移的危险。

（七）药物治疗

前列腺癌的药物治疗主要针对初治转移性前列腺癌或局限性前列腺癌行根治性治疗后出现复发、转移或去势抵抗性前列腺癌。最重要的药物治疗手段为内分泌治疗，其他还包括全身化疗、骨转移治疗及对症治疗等。

1. 一线内分泌治疗　一线内分泌治疗是初治转移性前列腺癌首选的主要治疗手段，主要通过降低体内雄激素水平、阻断雄激素与其受体的结合，以抑制前列腺癌细胞的生长。主要通过手术去势或药物去势（黄体生成素释放激素类似物，LHRH-A）降低睾酮水平；采用抗雄激素药物阻断雄激素与受体结合；或两者联合应用以达到最大限度雄激素阻断进行治疗。目前临床上主要的黄体生成素释放激素类似物有醋酸亮丙瑞林、戈舍瑞林、醋酸曲普瑞林；抗雄激素药物有比卡鲁胺、氟他胺等。但近来的研究显示，一线内分泌治疗联合化疗可提高初治多发转移前列腺癌患者的生存。

2. 去势抵抗性前列腺癌的治疗　一线内分泌治疗对绝大多数晚期前列腺癌患者有效，但经过 12~18 个月后，多数患者逐渐发展为去势抵抗性前列腺癌。后续的主要治疗方法包括有：继续使用药物维持前列腺癌患者睾酮在去势水平以下；合理加用或停用抗雄激素药物；低剂量的雌激素药物；阿比特龙、恩杂鲁胺；全身化疗常用的方案，包括以多烯紫杉醇为基础的化疗方案或以米托蒽醌为基础的化疗方案等。

3. 骨转移治疗　治疗骨转移的目的主要是缓解骨痛，预防和降低骨相关事件的发生，提高患者生活质量和生存率。

治疗方法主要包括：双膦酸盐药物：①唑来膦酸是第三代双膦酸盐，具有持续缓解骨痛、降低骨相关事件的发生率、延缓骨并发症发生时间的作用，是目前治疗和预防去势抵抗性前列腺癌骨转移的主要方法；②放射治疗：体外放射治疗可改善局部和弥漫性骨痛；放射性核素对骨转移导致的多灶性骨痛有一定缓解作用，^{89}锶和^{153}钐是目前临床上常用的放射性核素，其最常见的副作用为骨髓抑制。

八、预后

前列腺癌患者的预后差异很大，其预后主要与临床分期、肿瘤分级及治疗手段密切相关。对早期局限性前列腺癌采用根治性治疗、局部进展性前列腺癌经过积极的规范化综合治疗，多数患者可获得长期生存，5 年生存率接近 100%；发生远处转移如骨转移的前列腺癌患者经积极治疗后，患者 5 年生存率约为 28%。

九、随访

1. 随访观察指标

（1）PSA 水平变化：监测血清 PSA 水平变化是前列腺癌治疗后随访的基本内容。根治性手术或放疗后患者 PSA 持续升高提示体内肿瘤残留或肿瘤进展。根治性前列腺切除术后血清 PSA 水平连续 2 次 ≥ 0.2ng/ml 定义为生化学复发。根治性放疗后 PSA 水平达到最低值后，连续 3 次 PSA 增高被认为是放疗后生化学复发的指标。

（2）DRE 检查：PSA 水平测定和 DRE 是根治性前列腺切除术和放疗后随访中的主要检查方法，DRE 发现原前列腺区域有新出现的结节应考虑局部复发。

（3）全身骨显像与 CT/MRI：骨显像与胸腹盆部 CT/MRI 检查的目的是及时发现前列腺癌转移灶或肿瘤进展，对于没有症状和无生化学复发证据的患者，骨显像及胸腹盆部 CT/MRI 不推荐作为常规的随访手段。如果患者出现骨骼疼痛症状，应行骨显像检查。

2. 随访方案　前列腺癌患者进行随访，其目标主要是观察肿瘤有无出现复发或转移、是否出现治疗相关的并发症和药物不良反应等，具体的观察内容及指标包括患者有无排尿问题、是否有尿失禁、性功能状态、是否有肠道症状（如腹泻、便血等）以及 PSA 水平、肝肾功能和影像学检查等。根治性前列腺切除术后 PSA 及 DRE 检查是常规的随访方法。患者根治性治疗后前 2 年随访频率为每 3 个月进行 1 次，2 年后每 6 个月随访 1 次，5 年后每年随访 1 次。

（管考鹏　寿建忠　马建辉）

第六章

女性生殖系肿瘤

第一节　卵　巢　癌

一、概述

在我国，卵巢癌年发病率居女性生殖系统肿瘤第 3 位，位于子宫颈癌和子宫体恶性肿瘤之后，呈逐年上升的趋势。中国肿瘤登记年报报道，2011 年全国肿瘤登记地区卵巢癌的发病率为 8.50/10 万，城市发病率比农村高 1.4 倍。卵巢癌的死亡率位于女性生殖道恶性肿瘤之首，高于宫颈癌和子宫内膜癌。卵巢恶性肿瘤可以发生于任何年龄，不同组织学类型的肿瘤好发于不同年龄段人群：上皮性卵巢癌的高发年龄为 50～70 岁，交界性肿瘤则常好发于 30～40 岁女性，恶性生殖细胞肿瘤则在年轻女性中最为常见。

二、危险因素

卵巢恶性肿瘤的发生机制仍不明确，但众多研究表明，其发生与以下因素有关。

1. 内分泌及生殖因素　流行病学研究表明口服避孕药、妊娠（指足月妊娠，流产或异位妊娠等非足月妊娠的保护作用尚不明确）和哺乳可以降低卵巢癌的发病风险，而无孕产史的妇女发生卵巢癌的风险有所增加。避孕药对于卵巢的保护作用已基本得到了认可，其原理可能是抑制排卵和降低垂体促性腺激素对卵巢的刺激，从而降低卵巢癌的发病风险。激素替代治疗对卵巢癌发生的影响目前仍不确定，有待进一步研究。已有的研究结果显示激素替代治疗的时间越长对卵巢癌的发病风险影响越大，单纯雌激素替代治疗较雌孕激素联合应用对卵巢癌的发生影响更大。

不孕症及其治疗是否影响卵巢癌的发生结论尚不一致。多数研究共有的不足之处在于随访期过短：不孕症的治疗主要针对育龄期女性，而卵巢癌多见于老年妇女，也许将随访期延长 20 年其结果才能见分晓。在激素对卵巢癌发病风险的影响方面，可大致认为雌激素、促性腺激素和雄激素有促进作用，而孕激素具有保护作用。已知内分泌和生殖因素对卵巢癌发病风险的影响总结如表 6-1。

表 6-1　内分泌和生殖因素对卵巢癌发病风险的影响

内分泌和生殖因素	影响
妊娠	降低
哺乳	降低
口服避孕药	降低
激素替代治疗	增加
初潮和绝经年龄	未知
不孕症及其治疗	未知
输卵管切除	降低

2. 遗传因素 遗传相关的卵巢癌约占所有卵巢癌的10%，多数呈家族聚集性。癌症家族史是卵巢癌的一项重要危险因素，尤其是卵巢癌和乳腺癌的家族史。流行病学统计结果表明普通妇女一生中患卵巢癌的可能性仅为1%左右，但如果家族中有一位卵巢癌患者，其他女性成员一生中发生卵巢癌的危险性则为4.5%；如果家族中有两位卵巢癌患者，则危险性达7%；如果有两个以上一级亲属患卵巢癌或乳腺癌，则危险性可达25%~30%。

遗传相关的卵巢癌可分为三种遗传性综合征：遗传性乳腺癌卵巢癌综合征（hereditary breast and ovarian cancer syndrome，HBOC）、Lynch综合征和位点特异性卵巢癌综合征。其中HBOC最常见，占遗传性卵巢癌的85%。乳腺癌易感基因（*BRCA1*和*BRCA2*）和HBOC的发生明确相关，目前认为这两个基因的突变是卵巢癌的危险因素。研究显示，*BRCA1*和*BRCA2*突变携带者在一生之中发生卵巢癌的风险分别达54%和23%。在HBOC患者中，*BRCA1*和*BRCA2*的总突变率为40%~50%，不同种族和地区之间存在一定差异。

Lynch综合征约占遗传性卵巢癌的10%~15%，多表现为家族性非息肉性结直肠癌、子宫内膜癌和卵巢癌。这一综合征中的卵巢癌多为Ⅰ~Ⅱ期，中位发病年龄42~49岁，这些特点与散发性卵巢癌的特点有所不同。与Lynch综合征发生相关的基因包括*MLH1*、*MSH2*、*MSH6*和*PMS2*。

卵巢癌的发生、发展是多基因、多通路相互作用、相互影响的结果，这一领域的深入研究将为卵巢癌的防治提供更多的干预靶点。

3. 其他 既往病史、生活方式和环境因素也会影响卵巢癌的发病风险。无论是病原体感染、子宫内膜异位还是激素水平异常，都可能引起盆腔内环境改变，包括炎症介质、免疫因子等的变化，从而增加癌变的风险，但具体的机制还不十分清楚。饮食、烟酒等可能对卵巢癌的发生没有直接作用，但不除外有间接影响。有研究发现高胆固醇、低维生素饮食可能造成细胞毒物质堆积，间接引起卵巢癌。适当的体育锻炼不但能降低多种心血管疾病的发病风险，同样也有利于减少卵巢癌的发生。

三、病理

WHO对卵巢恶性肿瘤的组织学类型分类见表6-2。

表6-2　WHO 2014版卵巢恶性肿瘤主要组织学分类

A 上皮性肿瘤	B 生殖细胞肿瘤
浆液性囊腺癌	无性细胞瘤
黏液性囊腺癌	内胚窦瘤
子宫内膜样癌	胚胎癌
透明细胞癌（中肾样肿瘤）	多胚瘤
未分化癌	非妊娠性绒毛膜癌
恶性 Brenner 肿瘤	未成熟畸胎瘤
混合性上皮肿瘤	混合性生殖细胞肿瘤
未分类的上皮性肿瘤	

续表

C 性索 - 间质肿瘤	D 其他肿瘤
单纯性索肿瘤（颗粒细胞瘤、两性母细胞瘤等）	脂肪细胞肿瘤
单纯间质肿瘤（纤维肉瘤等）	性腺母细胞瘤
性索 - 间质混合性肿瘤（支持 - 莱迪细胞瘤等）	非特异性软组织肿瘤

四、临床表现

1. 症状　卵巢上皮癌很难早期发现，约 2/3 的卵巢上皮癌患者诊断时已是Ⅲ期或Ⅳ期。早期症状常不明显，晚期症状缺乏特异性，主要由于肿块增大或有腹水产生时，可出现下腹不适、腹胀、食欲下降等，因此部分患者常首诊于消化科，部分患者表现为短期内腹部增大明显，伴有乏力、消瘦等症状。有时可伴有大小便次数增多等肿块压迫症状。晚期出现胸水者也可有气短、难以平卧等症状。

卵巢恶性生殖细胞肿瘤与上皮癌不同，由于肿瘤生长快，早期即出现症状，患者就诊时 60%~70% 属早期。除腹部包块、腹胀外，常可因肿瘤内出血或坏死感染而出现发热，或因肿瘤扭转、肿瘤破裂等而出现急腹症的症状。

卵巢性索 - 间质肿瘤中部分肿瘤能分泌雌激素，从而引起子宫不规则出血，出现月经不调、绝经后阴道出血等，或青春期前出现性早熟，表现为初潮早或阴道不规则出血，有时合并乳腺增大、外阴丰满、阴毛及腋毛生长，以及性情变化。部分患者由于肿瘤分泌雄激素，还可表现为男性化症状，如声音嘶哑、长胡须、阴蒂增粗，或去女性化症状如月经稀少或闭经、不孕等。

2. 体征　妇科查体可发现盆腔包块，上皮癌多为双侧性，囊实性或实性，多与周围粘连。如果肿瘤扩散转移，临床检查可扪及转移结节如常见的盆底结节（子宫直肠窝）、表浅转移的淋巴结等。恶性生殖细胞肿瘤和性索 - 间质肿瘤，95% 以上单侧性，很少为双侧性。合并大量腹水者腹部检查时移动性浊音阳性。

具有上述症状和体征者，可怀疑卵巢肿瘤，有必要进行下列辅助检查。

五、诊断

1. 血清肿瘤标志物检查　最常用于卵巢上皮癌诊断和评估的血清标志物有血 CA125、HE4、CA19-9、CEA 等。CA125、HE4 上升多见于浆液性癌。CEA 和 CA19-9 升高常见于黏液性癌，CA19-9 升高也可见于混合性生殖细胞肿瘤、未成熟畸胎瘤等多种类型的卵巢恶性肿瘤。对于 CEA 升高者还需警惕胃肠道来源恶性肿瘤的卵巢转移瘤。

卵巢恶性生殖细胞肿瘤相关的标志物包括：①甲胎蛋白（alpha-fetal protein，AFP），升高可见于内胚窦瘤和未成熟畸胎瘤；②人绒毛膜促性腺激素（β human chorionic gonadotrophic hormone，β -hCG），升高见于卵巢非妊娠性绒毛膜癌；③神经元特异性烯醇化酶（neuron-specific enolase，NSE），升高见于未成熟畸胎瘤或伴有神经内分泌分化的肿瘤；④乳酸脱氢酶（lactic acid dehydrogenase，LDH），升高常见于无性细胞瘤。

2. 影像学检查 超声对腹盆腔实质脏器和组织有较好的分辨能力，对于肿物的大小、囊实性、位置等有较好的诊断价值，而且具有简便、安全、无创等优点，是初诊时很有价值的检查方法。恶性肿瘤的超声影像表现多为囊实性，回声不均匀，血流丰富，可伴有腹水，可见腹膜、网膜的转移结节。但是由于肠道气体等的干扰，以及机器型号等限制，可能会漏掉小的病灶。

治疗前全面评价肿瘤情况的检查方法仍以计算机断层扫描（computed tomography，CT）为佳。CT不仅有助于判断原发灶的性质，还可以全面评价转移灶的情况。不同病理类型的恶性肿瘤具有相对不同的CT或磁共振成像（magnetic resonance imaging，MRI）影像学表现，有助于鉴别诊断。

例如，上皮性卵巢癌原发灶的CT影像多表现为盆腔内或下腹部可见囊实性不规则形肿瘤（图6-1）；外缘不光滑，可呈结节状突起，囊腔内可见菜花状、手指状、乳头状突起，呈多房囊性肿瘤；囊壁薄厚不一，间隔有不规则增厚。

腹水及网膜转移在卵巢癌中常见，CT影像上可表现为横结肠与前腹壁间或前腹壁后方的网膜部位呈扁平样、饼状软组织肿块，密度不均，边缘不规则，界线不清，有的如蜂窝状（图6-2）。腹腔种植性转移者于壁层腹膜或脏器浆膜层播散，可见肠管边缘模糊不清，腹腔内及肝脾表面等可见不规则软组织结节、肿块等。

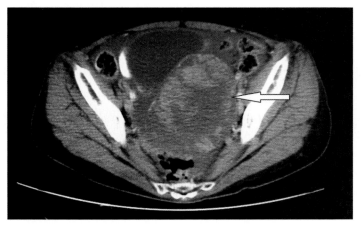 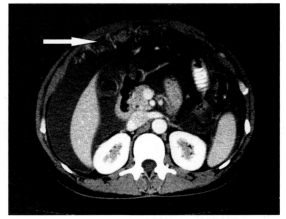

◆图6-1 卵巢癌盆腔肿瘤（箭头所示）　　　　◆图6-2 卵巢癌腹水及网膜转移瘤（箭头所示）

卵巢恶性生殖细胞肿瘤及性索间质肿瘤多表现为非特异性、实性为主的复杂肿块，难以单纯从影像学表现将其区分开来。其中畸胎瘤具有相对特异性的影像学表现，其内的脂质和骨骼、牙齿等成分的影像学所见有助于将其与其他卵巢肿瘤相鉴别。

在肿瘤性质判断方面，良性或恶性卵巢肿瘤具有不同的影像学特点。良性肿瘤多数轮廓光整，多为圆形或椭圆形，一般密度比较均匀，为囊性或实性，囊壁多为均一薄壁，可有细条状间隔，增强扫描中囊性肿物无增强，实性者可为均匀轻度增强。而恶性肿瘤多为不规则或分叶状，边缘可有结节突起，肿瘤内部密度不均一，多为囊实性，囊壁厚薄不均，囊壁内可见乳头结节，增强扫描表现为不均匀的明显强化。

正电子发射成像术（positronemissiontomography，PET）主要利用良、恶性组织在代谢活性上的差异将二者加以区别，^{18}F-2-脱氧葡萄糖（^{18}FDG）是目前常用的显像剂，在代谢活跃的组织发生浓聚。临床上多将PET和CT同时应用，以准确显示^{18}FDG异常摄取区域的确切解剖位置，同时确保对病变的定性及定位诊断的准确性。目前在卵巢癌，PET-CT 有助于了解全身病灶的转移和扩散情况，用于诊断、鉴别诊断、治疗及随访等病情监测。

3. 细胞或组织病理学检查 大多数卵巢恶性肿瘤合并腹水或胸水，穿刺行腹水或胸水细胞学检查可发现癌细胞。但一次腹水细胞学检查阴性并不能完全除外卵巢癌，可再次送检加以证实。

组织病理学是诊断的金标准，可以通过细针穿刺方法获取组织标本。需要指出的是，对于可疑早期癌的患者，应避免进行细针穿刺活检，以防止肿瘤破裂，增加肿瘤细胞在腹腔内播散的风险，影响患者预后。对于临床高度可疑为晚期的患者，腹腔镜探查活检术不但可以获得组织标本，还可以观察腹盆腔内肿瘤转移分布的情况，评价是否可能实现满意减瘤手术。

六、鉴别诊断

临床上发现盆腔包块时，需与以下疾病相鉴别。

1. 子宫内膜异位症 此病所形成的粘连性卵巢包块及子宫直肠陷凹结节与卵巢癌的症状十分相似，但血清 CA125 亦可轻 - 中度升高。此病常见于生育期年龄女性，可有继发性、渐进性痛经，并可能合并不孕等。

2. 盆腔炎性包块 炎症可形成囊实性或实性的包块，或宫旁结缔组织炎呈炎性浸润达盆壁。与卵巢癌相似，多伴有 CA125 上升。盆腔炎性包块患者往往有人工流产术、上环、取环、产后感染或盆腔炎等病史。临床主要表现为发热、下腹痛等，双合诊检查触痛明显，抗炎治疗有效后包块缩小，CA125 下降等。

3. 卵巢良性肿瘤 良性肿瘤病程相对来说比较长，肿块逐渐增大，常发生于单侧，活动度较好，表面光滑，包膜完整。患者一般状况较好，可伴有 CA125 正常或轻度升高。影像学检查上与恶性肿瘤的区别详见上述影像学检查部分。部分卵巢良性肿瘤，例如卵巢纤维瘤、泡膜细胞等可合并胸腹水，被称为 Meigs 综合征，手术切除肿瘤后胸腹水会消失。

4. 盆腹腔结核 患者常有结核病史，可有消瘦、低热、盗汗、面色潮红、月经稀发、闭经等症状。腹膜结核合并腹水时，腹水细胞学未查见恶性细胞。本病可合并 CA125 升高。如果临床难以鉴别，可考虑腹腔镜或开腹探查明确诊断。

5. 卵巢转移性癌 胃肠道、乳腺或子宫原发肿瘤等可发生卵巢转移。卵巢转移性肿瘤在形态学上具有多样性和复杂性。双侧转移和实性包块多见，亦可为囊实性。胃癌卵巢转移瘤也称为库肯勃瘤。鉴别诊断主要是通过临床病史、影像学、病理及免疫组织化学染色来鉴别。

七、分期

卵巢癌采用手术病理分期，CT 及 PET-CT 等检查可大致明确肿瘤的播散范围，但即使病变局限在盆腹腔内，影像学检查也不能代替全面分期手术。全面分期手术后的病理结果有助于准确判断肿瘤的病理学性质、期别以及预后。

过去常用 2006 年的 FIGO 分期标准（表 6-3），同时美国癌症分期联合委员会（American Joint Committee on Cancer，AJCC）第 7 版的 TMN 分期（表 6-4）也有意义。2013 年底，FIGO 在 2006 年版分期系统的基

础上进行了修改，公布了新的卵巢癌分期（表 6-5），是目前临床采用的分期系统。

表 6-3　卵巢癌 2006 年 FIGO 手术 - 病理分期

FIGO 分期	
I	肿瘤局限于卵巢
I A	肿瘤局限于一侧卵巢，包膜完整，卵巢表面无肿瘤；腹水或腹腔冲洗液未找到恶性细胞
I B	肿瘤局限于双侧卵巢，包膜完整，卵巢表面无肿瘤；腹水或腹腔冲洗液未找到恶性细胞
I C	I A 或 I B 期，并伴有如下任何一项：包膜破裂；卵巢表面有肿瘤；腹水或腹腔冲洗液有恶性细胞
II	肿瘤累及一侧或双侧卵巢伴有盆腔扩散
II A	扩散和（或）转移到子宫和（或）输卵管
II B	扩散到其他盆腔器官
II C	II A 或 II B，并伴有如下任何一项：卵巢表面有肿瘤、包膜破裂、腹水或腹腔冲洗液有恶性细胞
III	肿瘤侵犯一侧或双侧卵巢，并有显微镜证实的盆腔外腹膜转移和（或）局部区域淋巴结转移。肝脏表面发生转移诊断为 III 期。表面上肿瘤局限于真骨盆，但病理学证实肿瘤已侵犯小肠或网膜
III A	肉眼下肿瘤局限于真骨盆，淋巴结无转移，但显微镜下见腹腔腹膜转移，或组织学证实存在小肠或肠系膜转移
III B	肿瘤累及一侧或双侧卵巢，病理学诊断腹腔腹膜转移，转移灶最大直径 ≤ 2 cm，但淋巴结无转移
III C	肉眼盆腔外腹膜转移灶最大径线 > 2 cm，和（或）区域淋巴结转移
IV	肿瘤累及一侧或双侧输卵管合并腹腔外远处转移。如果存在胸腔积液，当胸水细胞阳性时才可诊断为 IV 期。发生肝脏实质转移时为 IV 期

表 6-4　卵巢癌 2006 年 FIGO 分期与 TNM 分期比较

FIGO 分期	AJCC 第 7 版 TNM 分期		
	T（肿瘤）	N（淋巴结）	M（转移）
I A	T_{1a}	N_0	M_0
I B	T_{1b}	N_0	M_0
I C	T_{1c}	N_0	M_0
II A	T_{2a}	N_0	M_0
II B	T_{2b}	N_0	M_0
II C	T_{2c}	N_0	M_0
III A	T_{3a}	N_0	M_0
III B	T_{3b}	N_0	M_0
III C	T_{3c}	N_0	M_0
	任何 T	N_1	M_0
IV	任何 T	任何 N	M_1

表 6-5 卵巢癌 2013 年 FIGO 手术 - 病理分期

Ⅰ	肿瘤局限于卵巢或输卵管
Ⅰ A（T_{1a}-N_0-M_0）	肿瘤局限于一侧卵巢（包膜完整）或输卵管，卵巢和输卵管表面无肿瘤；腹水或腹腔冲洗液未找到癌细胞
Ⅰ B（T_{1b}-N_0-M_0）	肿瘤局限于双侧卵巢（包膜完整）或输卵管，卵巢和输卵管表面无肿瘤；腹水或腹腔冲洗液未找到癌细胞
Ⅰ C	肿瘤局限于单或双侧卵巢或输卵管，并伴有如下任何一项： Ⅰ C1（T_1C1-N_0-M_0）：术中肿瘤破裂； Ⅰ C2（T_1C2-N_0-M_0）：手术前肿瘤包膜已破裂或卵巢表面有肿瘤（如为输卵管癌则输卵管表面有肿瘤）； Ⅰ C3（T_1C3-N_0-M_0）：腹水或腹腔冲洗液发现癌细胞
Ⅱ（T_2-N_0-M_0）	肿瘤累及一侧或双侧卵巢或输卵管并有盆腔扩散（在骨盆入口平面以下）或原发性腹膜癌 Ⅱ A（T_{2a}-N_0-M_0）：肿瘤蔓延至或种植到子宫和（或）输卵管和（或）卵巢； Ⅱ B（T_{2b}-N_0-M_0）：肿瘤蔓延至其他盆腔内组织
Ⅲ（T_1/T_2-N_1-M_0）	肿瘤累及单侧或双侧卵巢、输卵管或原发性腹膜癌，伴有细胞学或组织学证实的盆腔外腹膜转移或证实存在腹膜后淋巴结转移
Ⅲ A	Ⅲ A1（T_3A1-N_1-M_0）：仅有腹膜后淋巴结阳性（细胞学或组织学证实）； Ⅲ A1（i）期：淋巴结转移灶最大直径 ≤ 10mm； Ⅲ A1（ii）期：淋巴结转移灶最大直径 > 10mm； Ⅲ A2（T_3A2-N_0/N_1-M_0）：显微镜下盆腔外腹膜受累，伴或不伴腹膜后阳性淋巴结
Ⅲ B（T_{3b}-N_0/N_1-M_0）	肉眼盆腔外腹膜转移，病灶最大直径 ≤ 2cm，伴或不伴腹膜后阳性淋巴结
Ⅲ C（T_{3c}-N_0/N_1-M_0）	肉眼盆腔外腹膜转移，病灶最大直径 > 2cm，伴或不伴腹膜后阳性淋巴结（包括肿瘤蔓延至肝包膜和脾，但无脏器实质转移）
Ⅳ（任何 T，任何 N，M_1）	超出腹腔外的远处转移 Ⅳ A：胸水中发现癌细胞； Ⅳ B：腹腔外器官实质转移（包括肝实质转移和腹股沟淋巴结和腹腔外淋巴结转移）

区域淋巴结（N）

N_x—区域淋巴结无法评估；

N_0—无区域淋巴结转移；

N_1—区域淋巴结转移；

远处转移（M）

M_x—远处转移无法评估；

M_0—无远处转移；

M_1—远处转移。

2013 年新分期的修订主要体现在以下两方面：①Ⅰ C 期细分为Ⅰ C1、Ⅰ C2 和Ⅰ C3，分别是术中肿瘤破裂、肿瘤自发破裂或卵巢面有肿瘤（如为输卵管癌则为输卵管表面有肿瘤）和腹水细胞学阳性，这是考虑到这三种不同因素对预后的影响也有一定差异。②Ⅲ期中，如果肿瘤扩散至腹膜后淋巴结但无腹膜腔内播散，分为ⅢA1期，因为单纯出现腹膜后淋巴结转移患者的生存率优于有腹腔内扩散的患者。腹膜后淋巴结转移必须通过细胞学或组织学方法证实。新分期更详细，对于临床评价预后更有意义。

八、治疗

卵巢恶性肿瘤的治疗方法主要是手术和化疗。极少数患者可经单纯手术而治愈，绝大部分患者需手术、化疗联合靶向治疗等综合治疗。

（一）手术治疗

手术在卵巢恶性肿瘤的初始治疗中有重要作用，手术目的包括切除肿瘤、明确诊断、准确分期、判断预后和指导治疗。

卵巢癌的初次手术包括全面的分期手术及肿瘤细胞减灭术。如果术前怀疑为恶性肿瘤，则应行开腹手术，适合各期肿瘤。对早期患者可考虑由有经验的妇科肿瘤医师行微创手术，但尚存争议。

1. 全面分期手术

（1）适应证：临床疑为早期的卵巢恶性肿瘤患者（影像学检查未发现明显盆腔外转移的患者）。

（2）开腹全面分期手术步骤：

1）取下腹部纵切口，进入腹腔后，首先取腹水行细胞学检查。若无腹水，以0.9%的生理盐水冲洗腹盆腔，取冲洗液行细胞学检查。

2）对腹盆腔内脏器壁层腹膜等进行全面仔细探查。除可疑部位取活检外，还应对膀胱腹膜返折、直肠子宫陷凹、双侧结肠旁沟腹膜、膈肌表面腹膜（也可使用细胞刮片进行膈下细胞学取样）进行活检。原发肿瘤若局限于卵巢，应仔细检查包膜是否完整。

3）切除全子宫和两侧卵巢及输卵管，切除大网膜以及任何肉眼可见病灶。手术中尽量完整切除肿瘤，避免肿瘤破裂。

4）肉眼可疑阑尾肿瘤受累者或卵巢黏液性癌应行阑尾切除。由于卵巢原发黏液性癌并不常见，所以卵巢黏液性肿瘤患者必须对上下消化道进行全面评估，以排除消化道来源的可能。

5）双侧盆腔淋巴结和腹主动脉旁淋巴结切除，切除腹主动脉旁淋巴结时，上界至少达到肠系膜下动脉水平。

2. 肿瘤细胞减灭术

（1）适应证：术前或术中评估有卵巢外转移的中晚期患者。手术的目的在于最大程度地切除所有肉眼可见的肿瘤，降低肿瘤负荷，提高化疗疗效，改善预后。如初诊患者经妇科查体及影像学检查等综合判断有可能实现满意减瘤（残存肿瘤≤1cm），则可直接手术，称为初次肿瘤细胞减灭术。如判断难以实现满意减瘤或年老体弱难以耐受手术者，则在取得细胞学或组织学病理诊断后先行新辅助化疗2~3疗程后，再行手术；或者初次减瘤术后残存较大肿瘤，经化疗2~3疗程后再行手术者称为间隔（中间）肿瘤细胞减灭术（interval debulking surgery）。

手术主要步骤：

1）取下腹纵切口，探查盆腔及腹腔的肿瘤情况。

2）切除全子宫双附件大网膜及所有肉眼可见的肿瘤。

3）切除能够切除的肿大或者可疑受累的淋巴结。如果盆腔外肿瘤病灶≤2cm者必须行系统的双侧盆腔和主动脉旁淋巴结切除术，切除范围同全面分期手术。

4）阑尾切除的原则同全面分期探查术。

5）为实现满意减瘤术，可根据转移灶所在部位（图6-3），切除部分肠管、阑尾、脾脏、胆囊、部分肝脏、部分胃、部分膀胱、胰尾、输尿管及剥除膈肌和其他腹膜。

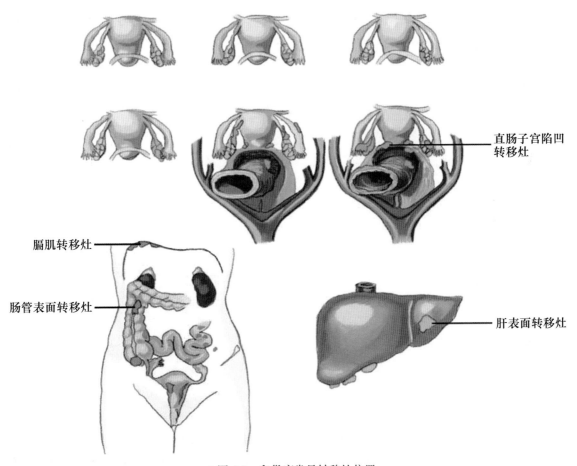

直肠子宫陷凹转移灶

膈肌转移灶

肠管表面转移灶

肝表面转移灶

◆图6-3　卵巢癌常见转移灶位置

3．再次肿瘤细胞减灭手术

（1）定义：对完成初次或间隔减瘤术并接受化疗后复发患者所进行的再次肿瘤细胞减灭术。

（2）适应证：铂敏感复发患者，即一线化疗末次治疗结束后至复发的间隔时间大于6个月；预计复发病灶可以切除，达到满意减瘤的目的。研究显示，再次肿瘤细胞减灭术和初次肿瘤细胞减灭术一样，残存肿瘤越小，预后越好。

（3）手术步骤：根据复发灶的部位选择合适的切口，如为盆底复发灶可仍选择下腹部纵切口；如为部分肝切除，则选择右侧季肋部弧形切口。尽量切除所有肉眼可见的肿瘤，可根据需要切除部分肠管、阑尾、脾脏、胆囊、部分肝脏、部分胃、部分膀胱、胰尾、输尿管及剥除膈肌和其他腹膜。

4．保留生育功能的手术　如果患者年轻要求保留生育功能，术中需对肿物行冰冻病理诊断及临床评估，如果提示卵巢肿物属临床Ⅰ期低危上皮性卵巢癌（低级别、非透明细胞癌）、性索间质肿瘤，或交界性卵巢肿瘤，可行保留生育功能的手术。有生育要求的任何期别的恶性生殖细胞肿瘤，如果子宫和对侧卵巢正常，都可以保留生育功能。Ⅰ期透明细胞癌恶性程度高，保留生育功能应谨慎。

保留生育功能手术范围包括：患侧附件切除术＋保留子宫及对侧附件＋全面分期手术。对于恶性生殖细胞肿瘤患者影像学及术中探查未见淋巴结转移征象者可不行盆腔及腹膜后淋巴结切除术。

5. 辅助性姑息手术　对接受姑息治疗的晚期卵巢癌患者，如有必要可行以下辅助性手术：合并胸腹水者行胸腔或腹腔穿刺引流术；肿瘤压迫或侵犯输尿管导致肾盂输尿管积水时可考虑放置输尿管支架或肾造瘘术；肿瘤侵犯肠道导致肠穿孔可考虑近端造瘘术；盆底肿瘤压迫或侵犯直肠导致大便困难或直肠阴道瘘者可考虑肠造瘘术。

6. 手术并发症　晚期卵巢癌的特点在于肿瘤在腹盆腔内播散种植转移，容易导致肿瘤与周围脏器的粘连，甚至侵入脏器实质。因此，手术难度大、范围大，加之患者多数为晚期，体质较弱，常合并腹水、低蛋白血症，发生术中及术后并发症的风险较高。

（1）周围器官损伤：包括肠管、输尿管、膀胱、血管等。因晚期卵巢癌肿瘤广泛转移、肿瘤粘连等因素，分离粘连时可能导致周围脏器的损伤。在结束手术前应仔细检查脏器表面，及时发现损伤之处，予以修补。

（2）出血：肿瘤广泛转移者，切除肿瘤时创面出渗血较多，必要时输血。大网膜切除的严重并发症之一是术后大出血，多见于网膜切除时血管结扎或止血不彻底，尤其是肝曲或脾曲的网膜根部血管，应谨慎结扎，并在手术结束前再次确认无出血。

（3）感染：晚期卵巢癌由于腹胀等影响进食者体质较弱，如合并腹水，可伴有低蛋白血症，术后发生感染的风险较大，应积极对症处理，纠正低蛋白血症等，改善患者的一般情况。

（4）消化道并发症：如肠粘连、肠梗阻，行肠管切除吻合的患者还需注意术后发生瘘的可能，这类患者可适当推迟化疗时间。

（5）淋巴囊肿：行淋巴结切除的患者注意淋巴囊肿的发生，术中重视淋巴管的结扎或凝闭、放置引流、适当延长保留引流管的时间等措施有利于减少淋巴囊肿的发生。术后患者发生淋巴囊肿后可中药外敷或内服，如有必要则超声引导或定位后穿刺引流。

（6）下肢静脉血栓：卵巢癌患者是发生深静脉血栓形成尤其是下肢静脉血栓的高危人群，可予弹力袜、下肢气压式血液循环泵及预防性给予低分子等措施降低深静脉血栓发生风险。

（7）其他并发症：气胸等。切除累及膈肌的肿瘤后有可能导致气胸的发生。如行部分肝切除、脾切除等手术后的并发症详见相关章节。

（二）药物治疗

1. 一线化疗　包括新辅助化疗和术后辅助化疗。方案有紫杉类联合铂类以及多柔比星脂质体联合铂类，可选方案包括：①紫杉醇 175 mg/m²，静滴 3 小时，卡铂 AUC 5～6，静脉滴注，第 1 天，每 3 周重复；②多西他赛 60～75 mg/m²，输注 1 小时，卡铂 AUC 5～6，静脉滴注，第 1 天，每 3 周重复；③紫杉醇 135mg/m²，静滴 24 小时，第 1 天，顺铂 75～100mg/m² 腹腔注射，第 2 天，紫杉醇 60mg/m² 腹腔注射，第 8 天，每 3 周重复；④紫杉醇每用 60mg/m²，静滴 1 小时，卡铂 AUC 2/周，静滴 30 分钟，共 18 周（适用于老年体弱者）；⑤卡铂 AUC 5，第 1 天，多柔比星脂质体 30mg/m²，静脉滴注，第 1 天，每 4 周重复。

低级别浆液性或内膜样癌患者经全面分期手术后确定为Ⅰa或Ⅰb期/G₁术后可观察，Ⅰa或Ⅰb期/G₂的患者术后可观察也可化疗。其余患者都应接受辅助化疗，Ⅰ期患者3～6个周期化疗，中晚期

（Ⅱ~Ⅳ期）给予6~8个周期化疗。对于满意减瘤的Ⅱ~Ⅲ期患者可考虑上述腹腔化疗方案。

卵巢生殖细胞肿瘤的化疗方案包括博来霉素＋依托泊苷＋顺铂（bleomycin＋etoposide＋cisplatinum，BEP）、紫杉醇＋铂类、依托泊苷＋卡铂等。推荐的一线化疗方案为BEP。除Ⅰ期无性细胞瘤和Ⅰ期/G_1未成熟畸胎瘤外，其余患者均需化疗。Ⅰ期患者术后化疗3~4周期，Ⅱ期及以上晚期患者，应根据肿瘤残存情况治疗4~6个周期；或化疗前血清肿瘤标志物阳性，则可在标志物转阴后，再治疗2~3周期。使用博来霉素时应定期行肺功能检测，因为博莱霉素可导致肺纤维化。恶性的卵巢性索间质肿瘤可选择BEP方案或紫杉醇联合卡铂化疗。

2. 二线化疗　卵巢癌复发后采用二线化疗。末次化疗至复发的时间间隔是影响二线治疗效果的主要因素。据此将复发肿瘤分成两类：①铂类耐药复发：肿瘤在铂类为基础的一线治疗中无效（铂类难治型），或化疗有效但无化疗间隔＜6个月复发者（铂耐药型）；②铂类敏感复发：肿瘤在铂类为基础的一线化疗中有效，无化疗间隔≥6个月复发者。

对于铂类敏感复发的病例，仍以含铂的联合化疗为主，可选择的方案包括：卡铂/紫杉醇3周方案、卡铂/多西他赛、卡铂/吉西他滨、卡铂/多柔比星脂质体或顺铂/吉西他滨等，有效率为30%~80%，其疗效与末次化疗至复发的时间间隔有关。对于铂类耐药的病例，首选非铂类单药（多西他赛、口服依托泊苷、吉西他滨、多柔比星脂质体、紫杉醇周疗、拓扑替康），有效率10%~25%。其他可能有效的药物包括六甲密胺、卡培他滨、环磷酰胺、异环磷酰胺、伊立替康、美法仑、奥沙利铂、白蛋白结合型紫杉醇、培美曲塞和长春瑞滨等。

内分泌治疗可作为化疗耐药或不宜化疗者的姑息治疗，有效率为8%~20%，包括他莫昔芬、甲地孕酮或甲羟孕酮、阿那曲唑、来曲唑、醋酸亮丙瑞林等。

3. 靶向治疗药物　目前用于卵巢恶性肿瘤的靶向治疗药物主要针对上皮癌。研究表明可使患者获益的靶向药物主要有两种，一种为抗血管药物，如贝伐珠单抗；另一种为二磷酸腺苷核糖多聚酶（PARP）抑制剂，如奥拉帕利、尼拉帕利。贝伐珠单抗用于卵巢癌一线治疗及复发后治疗，可改善具有不良预后因素的中晚期患者的PFS和OS。贝伐珠单抗的用法为静脉滴注，与化疗同时给药，化疗结束后再维持给药。常见的副作用有高血压、蛋白尿等。对有肠道手术史或肠道受侵的患者可有发生消化道穿孔的风险。奥拉帕利、尼拉帕利等PARP抑制剂多为口服给药，作为铂敏感复发卵巢癌在化疗有效并结束后的维持治疗，有助于延长PFS，且有*BRCA1/2*基因致病突变者获益最大。

（三）放射治疗

卵巢上皮癌对放射治疗中度敏感，但由于卵巢癌的生物学特点，易出现盆腹腔广泛转移，且化疗有效，而盆腹腔放疗多有近期和远期并发症，所以放疗基本不再用于卵巢癌术后的辅助治疗。即使是对放疗敏感的无性细胞瘤，术后亦以化疗为主要辅助治疗手段。目前放疗仅用于部分复发卵巢癌的姑息治疗。对于肿瘤局限，例如仅有腹膜后或纵隔淋巴结转移，但手术难以切除，且化疗效果不佳，可考虑放射治疗。

九、预后

卵巢上皮癌的总体预后较差，主要原因为难以早期发现及化疗耐药。卵巢上皮癌一线铂类、紫杉类联合化疗的有效率高达80%以上，其中一半以上达到肿瘤完全缓解，但即使达到完全缓解的患者仍有50%~70%复发，平均复发时间16~18个月。Ⅰ期患者的5年生存率可达90%，Ⅱ期约80%，Ⅲ/Ⅳ期患者的 5 年生存率仅为 30%～40%，多数患者死于肿瘤复发耐药。卵巢恶性生殖细胞肿瘤的 5 年存活率早期可达 96%，晚期及复发患者约为 60%。90% 的复发发生在术后 2 年内，但复发后治疗效果仍较好。

影响卵巢恶性肿瘤患者预后的因素包括：年龄、肿瘤的分期、肿瘤的组织学类型、分化程度、肿瘤细胞减灭术后残留病灶的大小等。

十、随访

根据长期以来对于卵巢癌复发特点的总结，已经制订了具体的复查时间间隔和复查项目。经治疗获得完全缓解的患者，治疗后每 2～4 个月复查 1 次，随访 2 年；然后每 3～6 个月复查 1 次，再随访 3 年；之后每年复查 1 次。

每次复查时注意询问患者的近况和不适症状，并针对这些主诉开具相应的检查。例如，对于腹胀、大便困难等主诉者注意是否有盆腹腔复发；对于咳嗽的患者注意复查胸部 CT，除外肺转移。多数患者复发时缺乏典型的症状，而妇科双合诊和三合诊检查则有助于早期发现阴道残端及盆腔内的复发，尤其是针对初次手术时子宫直肠窝有种植转移且没有完全切除干净者。

血清肿瘤标志物也是随诊时需复查的项目之一，在初诊时发现有升高的标志物都应进行复查，上皮癌最常用的是 CA125，此外还有 CA199、CEA 等。内胚窦瘤注意复查 AFP，无性细胞瘤复查 LDH，绒癌复查 β-hCG，性索间质肿瘤注意激素水平的变化等。

影像学检查在卵巢恶性肿瘤的随访监测中不可缺少。常用的检查方法有：超声、CT、MRI、骨扫描、PET-CT 等。卵巢癌的复发以腹盆腔最为常见，所以腹盆腔超声检查是卵巢癌随访中最常用的影像学诊断方法。对于 CA125 明显升高、有症状但超声未能找到复发灶者，可进一步做 CT、MRI 或 PET-CT 检查。

胸部 CT 扫描是常用的除外胸部转移的检查方法，有咳嗽、胸痛等症状怀疑肺部转移或需与肺部炎症鉴别时，应行胸部 CT 检查。

（李　宁　孙　力　吴令英）

第二节　子宫颈癌

一、概述

子宫颈癌是全球女性的第三大常见恶性肿瘤，其发病率在我国一直居妇科恶性肿瘤首位。据估计目前全球有 100 多万女性患有子宫颈癌，2012 年全球新发子宫颈癌病例超过 52.8 万例，死亡病例超过 26.6 万例。其中 85% 的病例发生于发展中国家。近 30 年来世界范围内子宫颈癌的发病率和死亡率均有明显下降趋势。我国每年约有 7.5 万女性被诊断为子宫颈癌，3.4 万女性死于子宫颈癌。我国子宫颈癌死亡分布情况总体上农村略高于城市，中西部地区约为东部地区的两倍。我国子宫颈癌患者平均发病年龄是 51 岁，但主要好发于两个年龄段，以 40～50 岁为最多，60～70 岁又有一高峰出现，20 岁以前少见。然而值得关注的是近年来子宫颈癌的平均发病年龄在逐渐降低，有年轻化趋势。

二、危险因素

目前已经明确高危型人乳头瘤病毒（human papillomavirus，HPV）持续感染是宫颈癌发生的必要因素，即宫颈发生癌变的过程中，HPV感染是最为关键的环节。在妇女一生中，感染高危型HPV的概率达70%以上，但只有不到10%的妇女发展成宫颈癌或宫颈上皮内瘤样病变，主要原因是80%的妇女的HPV感染为一过性，阴道局部细胞免疫系统可将病毒清除。除持续性高危型HPV感染的作用外，还需要其他内源性和外源性因子的共同参与和作用，才能造成宫颈癌的发生。所以可以将引发子宫颈癌的危险因素分为三类：一是生物学因素，即高危型HPV持续感染；二是外源性的行为性危险因素；三是内源性因素，即遗传易感性。

1. HPV感染　目前已发现和鉴定出超过100个亚型的HPV，大约有54种可以感染生殖道黏膜。依据各型HPV与子宫颈癌发生的危险性不同分为高危型和低危型。高危型（如HPV16、18、31、33、35、39、45、51、52、56、58、59、68型）与子宫颈癌的发生相关，尤其是HPV16型和18型和子宫颈癌关系最为密切。

2. 行为性危险因素

（1）可经性传播疾病：性生活年龄小、多个性伴侣或男性伴侣有多个性伙伴；性卫生不良等。

（2）月经及孕产因素：经期、产褥期卫生不良，早婚、早育，多孕多产。

（3）吸烟。

（4）营养状况不良，营养失调：如β胡萝卜素、叶酸、维生素A、维生素C缺乏、微量元素的失衡等。

3. 遗传易感性　既往曾有报道子宫颈癌家族史是子宫颈癌高发的危险因素，但是中国医学科学院肿瘤研究所的几项以子宫颈癌高发现场资料为基础的研究均未发现家族聚集现象，因此可以认为子宫颈癌家族聚集现象可能是共同的感染机会或者生活环境所导致的。

三、病理学

子宫颈癌主要包括宫颈鳞状细胞癌、腺癌、腺鳞癌及其他少见类型。其中鳞状细胞癌最常见，约占80%，腺癌占15%~20%。随着子宫颈癌普查工作的开展，宫颈鳞状细胞癌的发生率及死亡率均呈下降趋势，但腺癌的发生率近30年来却呈上升趋势。各种病理类型中鳞癌的预后最好，宫颈腺癌和腺鳞癌的预后相对较差，这种差别在晚期患者中更为明显。

目前宫颈恶性肿瘤病理类型主要参照世界卫生组织公布的病理分型（WHO，2014）：

1. 上皮性肿瘤

（1）鳞状上皮肿瘤及其癌前病变

1）鳞状上皮内病变：低度鳞状上皮内病变；高度鳞状上皮内病变。

2）鳞状细胞癌：角化型，非角化型，乳头状，基底细胞样，疣状，湿疣状，鳞状上皮移行细胞癌，淋巴上皮瘤样。

（2）腺上皮肿瘤及其癌前病变

1）原位腺癌。

2）腺癌：①宫颈管型腺癌；②黏液腺癌：肠型，印戒细胞型，胃型；③绒毛腺型；④子宫内膜样腺癌；⑤透明细胞腺癌；⑥浆液性腺癌；⑦中肾管型腺癌；⑧腺癌合并神经内分泌癌。

（3）其他上皮性肿瘤

1）腺鳞癌：毛玻璃细胞亚型。

2）腺样基底细胞癌。

3）腺样囊性癌。

4）未分化癌。

（4）神经内分泌肿瘤

1）低级别神经内分泌肿瘤：类癌，非典型性类癌。

2）高级别神经内分泌肿瘤：小细胞神经内分泌癌，大细胞神经内分泌癌。

2. 间叶性肿瘤和瘤样病变

（1）平滑肌肉瘤。

（2）横纹肌肉瘤。

（3）腺泡状软组织肉瘤。

（4）血管肉瘤。

（5）恶性外周神经鞘肿瘤。

（6）其他肉瘤：脂肪肉瘤，未分化宫颈管肉瘤，尤文肉瘤。

3. 上皮和间叶混合性肿瘤

（1）腺肉瘤。

（2）癌肉瘤。

4. 黑色素细胞肿瘤包括恶性黑色素瘤和蓝痣。

5. 生殖细胞型肿瘤如卵黄囊瘤。

6. 淋巴组织和造血组织肿瘤如恶性淋巴瘤（特殊类型）、骨髓肿瘤（特殊类型）。

7. 转移性肿瘤。

四、临床表现

1. 症状 一些早期癌，甚至少数的晚期癌患者可无症状，只是在体检时才被发现。主要症状有不规则阴道出血及阴道分泌物增多。阴道出血可表现为接触性阴道出血、绝经后阴道出血或不规则阴道出血。亦可因组织坏死而有臭味。肿瘤累及盆壁组织（神经、骨、淋巴结）则有疼痛；若侵及膀胱则有尿频、尿痛、血尿及尿瘘等症状；若侵及直肠，则有排便困难、便血、里急后重及直肠阴道瘘等症状。

2. 体征 因阴道出血及合并感染，可导致贫血貌及一般情况不良。肿瘤转移可导致浅表淋巴结肿大。妇科检查可发现宫颈肿瘤，表现为外生型（菜花状），或内生型（如结节状或有溃疡空洞及坏死等）。肿瘤可侵犯阴道造成狭窄、穹隆消失。肿瘤侵犯宫旁软组织造成宫旁韧带缩短、增厚、结节感、弹性不良等。晚期肿瘤还可侵犯直肠、膀胱形成瘘。

五、诊断

1. 诊断

（1）宫颈和宫颈管组织活检：这是确诊子宫颈癌最可靠和必不可少的检查方法，早期病变需要在阴道镜下进行活检。

（2）盆腔检查：子宫颈癌转移首先为局部或区域性浸润，然后才是经淋巴管或血管转移。因此，除了组织活检病理确定诊断以外，还需通过盆腔三合诊检查确定宫颈癌的临床分期。盆腔检查要求记录宫颈肿瘤大小，阴道有无受侵，宫体位置及大小，宫颈周围组织与膀胱、直肠关系有无异常，子宫各支持韧带有无异常等。

（3）诊断性锥切术：以下情况可考虑行诊断性宫颈锥切术：①子宫颈脱落细胞学多次检查为 HSIL，而阴道镜下子宫颈多点活检为阴性；②活检病理为 CIN，但临床不能排除浸润癌；③早期浸润癌但不能确定浸润范围。

（4）影像学检查：所有患者应常规行胸部 X 线检查或胸腹部 CT 及腹部超声及盆腔磁共振成像（magnetic resonance imaging，MRI）检查，以全面了解宫颈肿瘤局部侵犯和远处转移情况。

子宫 MRI 检查是宫颈癌诊断及分期的主要影像学方法。在 T2W 加权像，宫颈癌呈稍高信号，与周围正常组织具有良好的对比；另外，动态增强 MRI 显示宫颈癌多为"快进快出"的强化方式。MRI 可以准确地显示宫颈癌病变的大小及侵犯深度，明确病变是否侵犯阴道、宫旁组织、盆腔其他脏器或盆壁，是否合并输尿管及肾盂积水，是否伴有盆腔及腹膜后区淋巴结转移等，对其临床分期具有重要的价值。CT 或者 MRI 提示膀胱或者直肠受侵的患者，需行膀胱镜和肠镜检查。

对于宫颈肿瘤区域性侵犯范围较大（如Ⅲ B 期）或发生远处淋巴结，如锁骨上淋巴结转移的患者，还需行颈胸腹部 CT 检查或全身正电子发射计算机断层扫描（positron emission computed tomography，PET-CT）检查，以评估是否存在远处转移，从而指导治疗方案的选择。

（5）血清标志物检查：宫颈鳞癌的首选血清标志物为鳞状细胞癌抗原（squamous cell carcinoma antigen，SCCAg），而宫颈腺癌则为 CA125 和 CA19-9。需要指出的是，这些标志物对诊断早期子宫颈癌的特异性和敏感性都不高。

2. 鉴别诊断　包括子宫颈癌在内的宫颈疾病一般都可有阴道分泌物增多、阴道出血等表现，均需依据组织病理学检查进行鉴别。需要鉴别的疾病包括：

（1）宫颈良性病变如宫颈黏膜外翻、宫颈结核、宫颈息肉、宫颈肌瘤、宫颈乳头状瘤、宫颈子宫内膜异位症等。

（2）非上皮性恶性肿瘤如宫颈恶性黑色素瘤、宫颈肉瘤、宫颈淋巴瘤等。

（3）宫颈转移瘤最常见于子宫内膜癌发生宫颈转移。

六、分期

子宫颈癌仍采用国际妇产科联盟（Federation of International Gynecology and Obstetrics，FIGO）制定的临床分期方法，即根据盆腔检查进行分期，目前应用的是 2009 年分期方法（表 6-6）。由两位或两位以上妇科肿瘤高年资医师进行双合诊及三合诊检查，重度肥胖或查体不满意患者可考虑在麻醉下进行。分期应在治疗前确定，已确定的临床分期不能因后来的发现而改变。如果分期存在疑问时，必须归于较早的分期。必要时可以进行其他检查，如超声、CT、MRI 等检查，但这些检查结果不作为分期依据，只能作为临床分期的参考。

对于手术治疗的病例，术后病理结果不能改变术前确定的临床分期，但需在病历中进行标明特殊发现，如附件转移、淋巴结转移等。少数情况下，全子宫切除术后意外发现了浸润性宫颈癌，这些病例不再进行临床分期或纳入治疗统计资料中，应将这些病例分开报告。

临床分期一经确定不能更改，分期说明如下：

1. 取消 0 期，原位癌不进入分期。

2. Ⅰ A1 期和Ⅰ A2 期的诊断一般基于宫颈锥切标本的组织病理检查，间质浸润深度不超过上皮基底膜下 5 mm，水平扩散不超过 7mm。超过以上范围或肉眼可见的病变为Ⅰ B1 期。淋巴脉管间隙受累、宫体扩散和淋巴结受累均不参与临床分期。

3. 宫旁组织增厚，但非结节状，并有弹性，与病灶不连续者多为炎性浸润；如肿瘤侵犯宫旁组织，造成宫旁软组织结节性增厚或弹性丧失，使肿瘤与骨盆壁间距离缩短者，则应列为Ⅱ B 期。当宫旁组织为结节状增厚且固定于骨盆壁，或肿瘤本身侵犯至骨盆壁时为Ⅲ B 期。

4. 若由于癌的浸润导致输尿管狭窄而出现肾盂积水或肾无功能，应列为Ⅲ B 期。

5. 膀胱黏膜出现泡状水肿者，为膀胱黏膜下受累的表现，不列为Ⅳ A 期。若在膀胱冲洗液中发现恶性细胞，需经组织病理学检查确为宫颈癌转移，才能列为Ⅳ A 期。

表 6-6 子宫颈癌 FIGO 分期（2009）

FIGO 分期		TNM 分类
Ⅰ期	宫颈癌局限在子宫（扩展至宫体将被忽略）	T_1
Ⅰ A	镜下浸润癌。所有肉眼可见的病灶，包括表浅浸润，均为Ⅰ B	T_{1a}
Ⅰ A1	间质浸润深度＜ 3mm，水平扩散≤ 7mm	T_{1a1}
Ⅰ A2	间质浸润深度 3 ~ 5mm，水平扩散≤ 7mm	T_{1a2}
Ⅰ B	肉眼可见癌灶局限于宫颈，或镜下病灶＞Ⅰ A2	T_{1b}
Ⅰ B1	肉眼可见癌灶最大径线≤ 4cm	T_{1b1}
Ⅰ B2	肉眼可见癌灶最大径线＞ 4cm	T_{1b2}
Ⅱ期	肿瘤超越子宫颈，但未达骨盆壁或未达阴道下 1/3	T_2
Ⅱ A	肿瘤侵犯阴道上 2/3，无明显宫旁浸润	T_{2a}
Ⅱ A1	肉眼可见癌灶最大径线≤ 4cm	
Ⅱ A2	肉眼可见癌灶最大径线＞ 4cm	
Ⅱ B	有宫旁浸润但未达到骨盆壁	T_{2b}
Ⅲ期	肿瘤扩散到骨盆壁和（或）累及阴道下 1/3 和（或）引起肾盂积水或肾无功能	T_3
Ⅲ A	肿瘤累及阴道下 1/3，未扩散到骨盆壁	T_{3a}
Ⅲ B	肿瘤扩散到骨盆壁和（或）引起肾盂积水或肾无功能	T_{3b}
Ⅳ A	肿瘤侵犯膀胱黏膜或直肠黏膜和（或）超出真骨盆	T_4
Ⅳ B	远处转移	M_1

七、治疗

早期子宫颈癌患者（ⅠA2 期至ⅡA2 期以前）可行根治性手术治疗。对绝经前的早期患者，如卵巢正常，可保留双侧卵巢。预计术后需要放疗的患者，应在术中将保留的卵巢移位至同侧结肠旁沟固定并用银夹标记，使卵巢离开放疗照射野以保留其功能；预计术后不需放疗者，卵巢可固定在盆腔的生理位置，以减少移位对卵巢功能的影响。对于那些由于各种合并症（如严重心脑血管疾病等）无法耐受手术治疗的早期宫颈癌患者也可以采用根治性同步放化疗进行治疗。

（一）手术治疗

1. 手术范围 宫颈癌广泛性子宫切除术的手术范围包括：子宫、宫颈连同广泛性的宫旁组织（骶、主韧带），部分阴道和盆腔淋巴结（图6-4），以及选择性腹主动脉旁淋巴结取样或清扫。

盆腔淋巴切除的手术范围：双侧髂总、髂外、髂内淋巴结，宫旁淋巴结，闭孔深、浅组淋巴结。如果髂总淋巴结阳性或ⅠB2 期及以上病例，需进行腹主动脉旁淋巴结切除或取样。

2. 子宫颈癌子宫切除的手术类型（传统 Piver 5 型）

Ⅰ型：筋膜外子宫切除术。

Ⅱ型：改良根治性子宫切除术：切除 1/2 骶、主韧带和上 1/3 阴道。

Ⅲ型：根治性子宫切除术：于骨盆壁处切除骶、主韧带和阴道上 1/2。

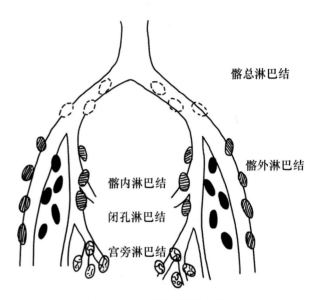

◆图 6-4 盆腔淋巴结分布图示

髂总淋巴结
髂外淋巴结
髂内淋巴结
闭孔淋巴结
宫旁淋巴结

Ⅳ型：扩大根治性子宫切除术即超广泛子宫切除术：从骶韧带根部切断骶韧带，在侧脐韧带外侧切除主韧带，切除阴道 3/4。

Ⅴ型：盆腔脏器廓清术，包括前盆廓清术即切除生殖道和膀胱、尿道；后盆廓清术即切除生殖道和部分乙状结肠和直肠，全盆廓清术即切除生殖道和膀胱、尿道、部分乙状结肠和直肠。

考虑到保留盆腔自主神经、腔镜手术等新理念及及技术的应用，新的根治性子宫切除术分型目前也已经开始应用（表6-7）。

表 6-7　子宫颈癌根治性手术的新分型（Querleuand Morrow，2008）

分型	宫颈旁切除	输尿管	膀胱 - 宫颈韧带	子宫 - 骶骨韧带	阴道	亚型
A 型筋膜外	最小范围	直视触诊	不切除	不切除	一般＜ 1cm	
B 型改良根治	切除宫颈旁组织至输尿管水平	打开隧道外推	部分切除	部分切除	至少 1cm	B1 型：如左述 B2 型：切除宫旁淋巴结

续表

分型	宫颈旁切除	输尿管	膀胱-宫颈韧带	子宫-骶骨韧带	阴道	亚型
C 型根治	切除宫颈旁组织至髂内血管	彻底游离	达膀胱	达直肠	1.5～2.0cm 阴道及阴道旁组织	C1：保留自主神经 C2：不保留自主神经
D 型侧盆扩大根治	切除宫颈旁组织连同髂内血管	彻底游离	达膀胱	达直肠	根据需要	D1：切除髂内血管分支，暴露坐骨神经根 D2：切除髂内血管及附属筋膜或肌肉组织（侧盆廓清）

（二）各期子宫颈癌的治疗方案

1. 微小浸润癌

（1）ⅠA1 期：没有生育要求者可行筋膜外全子宫切除术（Ⅰ型子宫切除手术）。

如果患者有生育要求，可行宫颈锥切术，注意必须达到切缘阴性。术后 3 个月、6 个月随访追踪宫颈细胞学检查。如果两次宫颈细胞学检查均阴性，以后每年进行 1 次宫颈细胞学检查。推荐同时行 HPV DNA 检测随访。

如淋巴脉管间隙受侵，可行Ⅱ类子宫切除术（改良根治性子宫切除术）和盆腔淋巴切除术。

（2）ⅠA2 期：ⅠA2 期宫颈癌有潜在的淋巴结转移风险，可行改良根治性子宫切除术（Ⅱ型）及盆腔淋巴结切除术。要求保留生育功能者，可选择根治性宫颈切除术及盆腔淋巴结切除术。术后 3 个月和 6 个月各随访 1 次，两次细胞学检查均正常后，每半年随访 1 次，两年后每年 1 次。推荐同时行 HPV DNA 检测随访。不宜手术者可行腔内和体外放疗。

2. 浸润癌

（1）ⅠB1 期和ⅡA1 期：

1）可采用根治性手术，不能耐受手术者也可行同步放化疗。

2）标准的手术治疗方法是广泛性子宫切除术（Ⅲ型子宫切除术）和盆腔淋巴结切除术。如果髂总淋巴结阳性，或腹主动脉旁淋巴结增大或可疑阳性，可以行腹主动脉旁淋巴结切除术。绝经前患者如双侧卵巢正常，可保留双侧卵巢。ⅠB1 期且肿瘤直径≤2cm 的患者如希望保留生育功能，可行根治性宫颈切除术，同时行盆腔淋巴清扫术或腹主动脉旁淋巴取样。手术途径可选择开腹手术、阴式手术或腹腔镜手术。

3）同步放化疗：标准放射治疗方案是盆腔外照射加腔内近距离放疗，同时予以化疗增敏。化疗增敏的方案包括顺铂周疗和 5-氟尿嘧啶（5-FU）+顺铂联合方案。

4）手术后辅助治疗。根据术后病理是否存在复发高危因素来决定是否需要辅助治疗。对于术后病理无淋巴结转移，切缘阴性且宫旁未受侵的患者，如果其肿瘤大小、间质浸润深度以及是否存在淋巴脉管受侵满足一定条件（表 6-8），则术后需要辅助放疗或放化疗。

表 6-8 子宫颈癌术后病理危险因素标准（NCCN 指南 2015 版）

淋巴脉管受侵	间质浸润深度	肿瘤直径（cm）
阳性	外 1/3	任何
阳性	中 1/3	≥2
阳性	内 1/3	≥5
阴性	中或外 1/3	≥4

如果术后病理存在盆腔淋巴结转移、切缘阳性或者宫旁受侵，则需行术后同步放化疗。

（2）ⅠB2 期和ⅡA2 期：治疗方法包括以下三种：①盆腔放疗＋含顺铂的同步化疗＋近距离放疗（A 点剂量≥85Gy）（循证医学 1 类证据）；②广泛性子宫切除术＋盆腔淋巴结切除术 ± 腹主动脉旁淋巴结清扫术，± 术后辅助治疗（循证医学 2B 类证据）；③术前新辅助化疗＋广泛性子宫切除＋盆腔及腹主动脉旁淋巴结清扫术的治疗模式近年来得到广泛开展，一些研究也得出了相当肯定的结论，但仍缺乏高级别的循证医学证据进一步证实。

（3）ⅡB 期至ⅣA 期：这部分患者不适合采用手术治疗，其标准治疗方案为同步放化疗，放疗包括体外放疗联合腔内后装放疗，化疗增敏方案包括顺铂周疗和 5-FU 联合顺铂。

（4）ⅣB 期：由于这部分患者存在全身远处转移，预后很差，应采用全身化疗为主的治疗，配合以局部姑息性放疗。

3. 复发性子宫颈癌 规范手术治疗后 12 个月或放疗结束后 6 个月出现新的病灶为复发，短于上述时间为未控。复发的诊断最好有病理诊断，影像学检查可作为参考。80% 的复发发生在术后 2 年内，主要的复发部位是盆腔。

子宫颈癌治疗后复发患者的治疗方案应该根据患者的健康状况、复发和（或）转移部位、转移的范围以及首次治疗措施决定。应由妇科肿瘤学家、放疗和化疗专家、专科护士、造口师、心理学家等组成的治疗团队为患者制订全面的综合治疗方案，患者亲友的支持也非常重要。

（1）根治性手术治疗后局部复发：①放疗同时应用 5-FU 和（或）顺铂化疗，可以改善预后。放疗剂量和区域应该按照不同病变范围制订，体积较小的病变放疗总剂量 50Gy，每次 1.8Gy。大块肿瘤则可采用局部靶区缩野照射，剂量可达 64～66Gy。②部分复发患者（如中心型复发）或形成膀胱瘘或直肠瘘但未侵及盆壁者，可以选择盆腔脏器廓清术。③姑息性化疗。

（2）根治性放疗后局部复发：①复发病灶局限于宫颈者可考虑行全子宫切除术；②中心型复发如侵犯膀胱和（或）直肠，无腹腔内或骨盆外扩散，严格选择手术适应证后可考虑行盆腔脏器廓清术；③如出现单侧下肢水肿、坐骨神经痛和输尿管阻塞症状，则表示存在不能切除的骨盆壁浸润，肾盂积水者可行肾盂造瘘术并给予姑息治疗。

（三）子宫颈癌治疗的几种特殊情况

1. 年轻患者保留生育功能 对于年轻有生育要求的患者，早期宫颈癌（且肿瘤直径≤2cm）可采用保留生育功能的手术。手术的方法有宫颈锥切术和根治性宫颈切除术加盆腔淋巴结切除术。

锥切术的适应证是宫颈原位癌～ⅠA1期；宫颈锥切术时应注意切除标本的完整性，切缘距病变至少3mm，如切缘阳性，可重复锥切或行宫颈截除术。完成生育后，如患者持续高危型HPV感染或持续宫颈细胞学异常，应进一步诊治。

根治性宫颈切除术的适应证是ⅠA2～ⅠB1期并符合下列条件：①鳞癌、腺癌、腺鳞癌；②ⅠA1伴LVSI，ⅠA2期和ⅠB1期；③无宫颈外转移证据；④年龄＜45岁；⑤有保留生育功能愿望。手术途径可选择经腹、腹腔镜辅助阴式或全部在腹腔镜下完成。手术时需重视功能重建问题。

2. 意外发现的子宫颈癌　指术前诊断为子宫良性病变而行全子宫切除术，术后病理发现宫颈癌；更多的情况是术前宫颈活检诊断为宫颈癌前病变，没有实施锥切术直接行全子宫切除术，术后病理发现为宫颈浸润癌。

意外发现宫颈癌后应先行盆腔和腹部CT或MRI扫描及胸部X线检查，必要时行全身检查（如PET-CT）来评估病变范围。若无全身其他部位的转移，按肿瘤的浸润深度和扩散范围进行相应的处理。

（1）ⅠA1期：无淋巴脉管受侵，不需进一步处理，可严密观察随诊。

（2）ⅠA1期有淋巴脉管受侵、ⅠA2期及ⅠA2期以上：如切缘阴性且影像检查未见残存肿瘤，可选择体外及腔内放疗±同步化疗，或者行广泛性宫旁组织切除＋阴道上段切除术＋盆腔淋巴结切除术±腹主动脉旁淋巴结取样术。

如切缘阳性或肉眼可见残留病灶，而影像学检查提示无淋巴结转移，予盆腔体外照射，加同步化疗；如阴道切缘阳性，还需行腔内近距离放疗。

如切缘阳性或肉眼可见残留灶，且影像学检查提示淋巴结转移，可考虑先切除肿大淋巴结，术后给予盆腔体外照射（腹主动脉旁淋巴结阳性则增加延伸野照射），加同步化疗；如阴道切缘阳性则根据具体情况加腔内近距离放疗。

3. 子宫颈癌合并妊娠　根据临床期别及胎儿情况患者及家属意愿进行个体化治疗。

（1）妊娠20周前发现宫颈癌：如为ⅠB1期或ⅡA期，在妊娠13周后可行化疗以待胎儿成熟后手术，剖宫产同时行根治性子宫切除术和盆腔淋巴结切除术，也可以终止妊娠后进行手术或放化疗。

（2）妊娠28周后发现宫颈癌：可等待胎儿成熟至估计可存活时行剖宫产，同时行根治性子宫切除术和盆腔淋巴结切除术，或剖宫产后放化疗。

（3）妊娠20～28周期间发现宫颈癌：ⅠB1期及ⅠB1期以前患者可推迟手术，在推迟治疗期间可用化疗控制病情，待胎儿成熟估计可存活时行剖宫产，同时行根治性子宫切除术和盆腔淋巴结切除术。ⅠB2期及以上患者一般不推荐推迟治疗。

（4）所有患者终止妊娠时间都不宜超过34周。

八、预后

宫颈浸润癌的预后与临床分期直接相关。2008年WHO报道（表6-9）随宫颈癌临床期别升高，5年生存率递减。FIGO年报（表6-10）亦报道生存率与分期相关，二者报道结果均支持临床分期是影响预后最重要的因素。临床分期越早预后越好。

表 6-9　子宫颈癌 5 年生存率（WHO，2008）

分期	生存率（%）
I A	90 ~ 95
I B	80 ~ 85
II A	50 ~ 65
II B	40 ~ 50
III	25 ~ 30
IV	< 5

表 6-10　子宫颈癌 5 年生存率（1999 ~ 2001 年治疗，FIGO，2006）

分期	生存率（%）
I A1	97.5
I A2	94.8
I B1	89.1
I B2	75.7
II A	73.4
II B	65.8
III A	39.7
III B	41.5
IV A	22.0
IV B	9.3

九、随访

随访可以早期发现复发病灶以提供更好的治疗方案，由于 80% ~ 90% 的子宫颈癌复发发生于治疗后的 2 年内，所以前两年的随访需相对密集。

1. 随访时间　①2 年内每 3 个月随访 1 次；②第 3 ~ 5 年每 6 个月随访 1 次；③5 年后每年随访 1 次。

2. 随访内容　①病史、体检、盆腔检查和三合诊检查，每次随访均要进行血清肿瘤标志物检查及 B 超检查；②阴道细胞学和 HPV 检测，每 6 个月 1 次，2 年后每年 1 次；③全血检查、尿素氮、肌酐检查每 6 个月 1 次；④有症状时行 CT、MRI、泌尿系统、消化道等相关检查；⑤怀疑复发时可行增强 CT 或 PET-CT 检查；⑥治疗结束后 3 ~ 6 个月建议复查增强 CT 或全身 PET-CT，如果采用根治性放射治疗的患者同时建议行盆腔 MRI 检查。

（袁光文　李　斌　张　蓉）

第三节　子宫内膜癌

一、概述

子宫内膜癌又称子宫体癌，是女性生殖道三大常见恶性肿瘤之一。发生于育龄期和绝经期，多发生于绝经后妇女，发病高峰年龄为 50～59 岁。随着人口平均寿命的增加以及生活习惯的改变，子宫内膜癌的发病率近 20 年呈持续上升趋势。在西方国家，子宫内膜癌已经占据女性生殖系统恶性肿瘤发病率首位。在我国，子宫内膜癌作为继宫颈癌之后第二个常见的妇科恶性肿瘤，占妇科恶性肿瘤的 20%～30%。2010 年我国子宫内膜癌新发病例数为 47751 例，发病率居女性全身恶性肿瘤的第 8 位。在我国经济较发达地区，子宫内膜癌已成为最常见的妇科恶性肿瘤。北京市卫生局公布的资料显示，2008～2010 年子宫内膜癌发病率已居北京市妇女恶性生殖道肿瘤第 1 位。

二、危险因素

大部分子宫内膜癌属于雌激素依赖型。Ⅰ型子宫内膜癌的发生与无孕激素拮抗的雌激素持续刺激直接相关。缺乏孕激素对抗，子宫内膜长期处于过度增生的状态，进一步发展为子宫内膜癌。Ⅱ型子宫内膜癌的发生机制至今尚不完全清楚。主要危险因素有：

1. 生殖内分泌失调性疾病　无排卵性月经异常、无排卵性不孕、多囊卵巢综合征（polycustic ovary syndrome，PCOS）等。由于无周期性排卵，子宫内膜缺乏孕激素拮抗，长期的单一雌激素作用致使子宫内膜发生增生，甚至癌变。

2. 肥胖、高血压、糖尿病，又称为子宫内膜癌三联征。肾上腺分泌的皮质类固醇激素可在皮下脂肪中转化为雌激素。体重超过正常的 15%，子宫内膜癌患病风险增加 3 倍；糖尿病患者或糖耐量不正常者患病风险比正常人增加 2.8 倍；高血压者增高 1.8 倍。

3. 初潮早与绝经晚　晚绝经的妇女在绝经前的一段时间大多为无排卵月经，因此延长了无孕激素拮抗的雌激素刺激时间。52 岁后绝经比 49 岁前绝经者罹患内膜癌的风险增加 2.4 倍。

4. 卵巢肿瘤　有些卵巢肿瘤，如卵巢颗粒细胞瘤、卵泡膜细胞瘤等，常产生较高水平的雌激素，引起月经不调、绝经后出血、子宫内膜增生甚至内膜癌。因此，应对考虑存在上述疾病患者常规行子宫内膜活检。

5. 外源性雌激素　因疾病导致卵巢功能丧失的年轻女性以及需改善更年期不适、提高生活质量的围绝经期妇女是进行激素替代治疗（hormone replacement therapy，HRT）的主要人群。单一外源性雌激素治疗如达 5 年以上，发生子宫内膜癌的风险增加 10～30 倍。采用雌孕激素联合替代治疗则不增加罹患内膜癌的风险。

6. 遗传因素　约 20% 内膜癌患者有家族史。遗传性非息肉样结肠直肠癌（hereditary nonpolyposis

colorectal cancer，HNPCC，又称 Lynch 综合征）患者发生结肠外癌的风险增高，主要包括子宫内膜癌、卵巢癌和胃癌等。Lynch 综合征相关子宫内膜癌占全部子宫内膜癌 2%~5%。有 Lynch 综合征的女性，其终生发生子宫内膜癌的风险为 70%。有子宫内膜癌家族史的其他家庭成员子宫内膜癌的发生危险也相应增加，一级亲属患病的女性发生子宫内膜癌风险大约为对照组的 1.5 倍。

7. 其他　三苯氧胺是一种抗肿瘤的激素类药物，有两个异构体。反式结构有治疗活性，与雌二醇竞争胞内雌激素受体，与受体形成稳定的复合物并转运于核内，雌激素受体被耗竭，从而阻断雌二醇体内吸收，抑制雌激素依赖性乳腺癌生长。顺式结构有微弱雌激素作用，有研究表明，长期服用可导致内膜增生，发生子宫内膜癌危险性增加。持续应用 3~4 年者，相对危险度增加 6.4 倍。

三、病理学

1. 大体　不同组织学类型内膜癌肉眼观察无明显区别。大体可分为弥散型和局灶型。弥散型子宫内膜大部或全部被癌组织侵犯，并凸向宫腔，早期常伴有出血、坏死，肌层浸润发生较晚。局灶型多见于宫腔底部或宫角部，癌灶小，呈息肉或菜花状，易浸润深肌层。

2. 病理类型　腺癌是子宫内膜癌的主要病理类型，其中以子宫内膜样腺癌最为常见（60%~65%），又称Ⅰ型子宫内膜癌。子宫浆液性乳头状腺癌、透明细胞癌、子宫内膜癌肉瘤列入子宫内膜癌特殊类型，均属Ⅱ型子宫内膜癌，较为少见、恶性程度高，早期易出现淋巴、血行转移及盆腹腔播散，预后不佳。

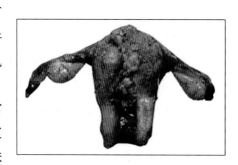

◆图 6-5　子宫体腺癌标本

表 6-11　子宫内膜癌及癌前病变组织学分类（WHO，2014）

上皮肿瘤及其前驱病变	
前驱病变	
无非典型性子宫内膜增生	
非典型增生 / 子宫内膜样上皮内瘤变	8380/2
子宫内膜癌	
子宫内膜样癌	8380/3
伴鳞状分化	8570/3
绒毛腺管型	8263/3
分泌型	8382/3
黏液腺癌	8480/3
浆液性子宫内膜上皮内癌	8441/2
浆液性癌	8441/3

续表

透明细胞癌	8310/3
神经内分泌肿瘤	
低级别神经内分泌肿瘤	
类癌	8240/3
高级别神经内分泌癌	
小细胞神经内分泌癌	8041/3
大细胞神经内分泌癌	8013/3
混合细胞腺癌	8323/3
未分化癌	8020/3
去分化癌	

子宫内膜癌病理诊断还应进行组织学分级，以助于判断预后并选择合理的治疗方案。目前多采用 WHO 2013 三级分法，其定义如下：

G_1（高分化）：以腺样结构为主，实性区≤5%。

G_2（中分化）：实性区占 6%～50%。

G_3（低分化）：实性区>50%。

四、临床表现

早期患者可无明显症状，仅在普查或其他原因进行妇科相关检查时偶然发现。

1. 发病年龄　70%～75% 为绝经后妇女，平均年龄约 55 岁。

2. 阴道出血

（1）绝经后阴道出血：为子宫内膜癌患者的主要症状，90% 以上的绝经后患者以阴道出血症状就诊。

（2）月经紊乱：约 20% 的子宫内膜癌患者为围绝经期妇女，40 岁以下的年轻妇女仅占 5%～10%。患者可表现为月经周期紊乱，月经淋漓不尽甚至阴道大量出血。

（3）子宫内膜癌患者大多不出现接触性阴道出血。晚期出血中杂有烂肉样组织。

3. 阴道异常排液　早期可为少量浆液性或血性分泌物。晚期因肿瘤体积增大发生局部感染、坏死，排出恶臭的脓血样液体。

4. 疼痛　多为下腹隐痛不适，可由宫腔积脓或积液引起，晚期则因病变扩散至子宫旁组织韧带或压迫神经及器官，还可出现下肢或腰骶部疼痛。

5. 其他　晚期患者可触及下腹部增大的子宫，可出现贫血、消瘦、发热、恶病质等全身衰竭表现。

6. 一般查体　注意是否因长期失血导致贫血而出现贫血貌。触诊锁骨上、颈部及腹股沟淋巴结是否肿大。因多数患者合并糖尿病，高血压或心血管疾病，因此应关注相关系统体征。

7. 专科查体　应行妇科三合诊检查。早期患者盆腔检查大多正常，有些患者子宫质地可稍软。晚期病变侵及宫颈、宫旁组织韧带、附件或淋巴结显著增大者，三合诊检查可触及宫颈或颈管质硬或增大、主韧带或骶韧带增厚及弹性下降、附件肿物以及盆壁处肿大固定的淋巴结。

五、诊断

（一）诊断

1. 子宫内膜检查　子宫内膜的组织病理学检查是诊断的最后依据。获取子宫内膜的方法主要为诊断性刮宫和宫腔镜下活检。诊断性刮宫应分别从宫颈管和宫腔获得组织（即分段诊刮术），以明确病变是否累及宫颈管，从而指导治疗方案的选择。对于体积较小或位于宫角内的病变，诊断性刮宫可能出现漏诊。宫腔镜直视下活检可直接观察宫腔内及颈管内病灶的外观形态、位置和范围，对可疑病灶进行直视下定位活检或切除，降低了漏诊率。适用于病变局限者。但膨宫液可能导致部分肿瘤细胞循输卵管进入腹腔，其是否导致腹腔种植病灶的发生尚有争议。

子宫内膜检查的指征：绝经后或绝经前不规则阴道出血或血性分泌物，排除宫颈病变者；无排卵性不孕症多年的患者；持续阴道排液者；影像学检查发现子宫内膜异常增厚或宫腔赘生物者。对一些能产生较高水平的雌激素的卵巢肿瘤患者，如颗粒细胞瘤等，也应行子宫内膜活检。

2. 影像学检查

（1）超声检查：目前比较强调绝经后出血患者以超声检查作为初步检查。经阴道超声检查（TVS）可以了解子宫大小、宫腔内有无赘生物、内膜厚度、肌层有无浸润、附件肿物大小及性质等，为最常用的无创辅助检查方法。绝经后妇女内膜厚度＜5mm时，其阴性预测值可达96%。如子宫内膜厚度>5mm时，应对绝经后患者进行子宫内膜活检。

（2）磁共振（盆腔MRI）：MRI检查对宫颈受累及肌层浸润深度的预测准确度优于CT，是子宫内膜癌首选影像学检查方法。是近年来较首选的检查方法。MRI能够清晰显示子宫内膜及肌层结构，用于明确病变大小、位置；肌层侵犯深度；宫颈是否侵犯；是否侵犯子宫体外、阴道、膀胱及直肠；以及盆腔内的肿瘤播散，观察盆腔、腹膜后区及腹股沟区的淋巴结转移情况。有助于肿瘤的鉴别诊断（如内膜息肉、黏膜下肌瘤、肉瘤等）。

（3）电子计算机断层成像（CT）：CT对早期病变诊断价值仍有限。CT优势在于显示中晚期病变，评价病变侵犯子宫外、膀胱、直肠情况，显示腹盆腔、腹膜后及双侧腹股沟区淋巴结转移、以及腹盆腔其他器官及腹膜转移情况。对于有磁共振检查禁忌证的患者应选择CT扫描。子宫内膜癌常规行胸部X线摄片，但为了排除肺转移，必要时应行胸部CT检查。

（4）正电子发射计算机断层成像（PET-CT）：较少用于子宫内膜癌初诊患者。但存在下列情况时，可推荐有条件者在疗前使用PET-CT：①有临床合并症不适合行手术治疗的患者；②怀疑存在非常见部位的转移，比如骨骼或中枢神经系统；③活检病理提示为高级别肿瘤，包括低分化子宫内膜癌、浆液性癌、透明细胞癌和癌肉瘤。PET-CT不常规用于子宫内膜癌治疗后的随访，仅当可疑出现复发转移时考虑行PET-CT检查。

3. 肿瘤标志物检查　子宫内膜癌无特异敏感的标志物。部分患者可出现CA125或CA199、CEA、CA153等异常，与组织学类型、肌层浸润深度及子宫外受侵等因素具有相关性，对疾病诊断及术后病情监测有一定的参考价值。

（二）鉴别诊断

1．异常性子宫出血　以经期延长、经量增多或阴道不规则出血为特点，与子宫内膜癌症状相似。对于此类患者，尤其是围绝经期患者及合并不孕、月经稀发或多囊卵巢综合征的年轻患者，即使妇科检查无阳性发现，亦应获取子宫内膜进行病理学检查排除内膜癌变。

2．老年性阴道炎　常见于绝经后女性，表现为血性白带。查体阴道黏膜萎缩变薄，充血，可见出血点，激素治疗后可好转。对此类患者，需先行超声及宫颈细胞学检查排除内膜增厚、内膜赘生物及宫颈病变。

3．子宫内膜息肉或黏膜下子宫肌瘤　表现为月经过多或经期延长，或出血同时伴有阴道排液或血性分泌物，与子宫内膜癌相似。超声或 MRI 检查可见宫腔内赘生物，宫腔镜检查及赘生物切除后可明确病理诊断。

4．子宫颈癌、子宫肉瘤及输卵管癌　也可表现为不规则阴道流血及排液。颈管型宫颈癌经三合诊可触及宫颈管增粗、质硬呈桶状，分段诊刮病理学检查及免疫组化有助于诊断。如术前无法鉴别可行人乳头瘤病毒（human papillomavirus，HPV）DNA 检测，如 HPV 阳性则倾向为宫颈癌。子宫肉瘤有子宫短期内增大，变软，超声及 MRI 可见肿物大多位于子宫肌层，有助于初步判断。输卵管癌以阵发性阴道排液、阴道出血、腹痛为主要症状，查体可触及附件区包块，影像学检查宫腔内回声多无异常。

六、分期

采用国际妇产科联盟（Federation of International Gynecology Oncology，FIGO）2009 年发布的手术病理分期标准 (表 6-12)。对于无法手术仅行放化疗或行术前放疗的病例，仍采用 FIGO1971 年发布的临床分期标准（表 6-13 ）。

1．手术病理分期

表 6-12　子宫内膜癌手术病理分期 (FIGO 2009)

期别	肿瘤范围
Ⅰ 期	肿瘤局限于子宫体
Ⅰ A	肿瘤限于子宫内膜或浸润深度＜ 1/2 肌层
Ⅰ B	肿瘤浸润深度≥ 1/2 肌层
Ⅱ期	肿瘤侵犯宫颈间质，但无宫体外蔓延
Ⅲ期	局部和（或）区域扩散
Ⅲ A	肿瘤累及子宫体浆膜层和（或）附件
Ⅲ B	阴道和（或）宫旁受累
Ⅲ C	肿瘤转移至盆腔和（或）腹主动脉旁淋巴结
Ⅲ C1	肿瘤转移至盆腔淋巴结
Ⅲ C2	肿瘤转移至腹主动脉旁淋巴结，有 / 无盆腔淋巴结转移

续表

期别	肿瘤范围
Ⅳ期	肿瘤侵及膀胱和（或）直肠黏膜；和（或）远处转移
ⅣA	肿瘤侵及膀胱或直肠黏膜
ⅣB	远处转移，包括腹腔转移及（或）腹股沟淋巴转移

注：期别适用于所有 G_1，G_2，G_3 分级；宫颈管腺体累及分期为Ⅰ期，侵犯间质为Ⅱ期；细胞学阳性必须单独报告，但不改变分期

2．临床分期

表 6-13　子宫内膜癌临床分期 (FIGO 1971)

期别	肿瘤范围
Ⅰ期	癌局限于宫体
ⅠA	子宫腔深度≤ 8cm
ⅠB	子宫腔深度＞ 8cm
Ⅱ期	肿瘤累及子宫颈
Ⅲ期	肿瘤侵及宫体以外，但未超出真骨盆。盆腔内（阴道、宫旁组织可能受累，但未累及膀胱、直肠）
Ⅳ期	癌扩散至真骨盆外，或明显侵犯膀胱、直肠黏膜。泡样水肿不属Ⅳ期

七、治疗

治疗原则：子宫内膜癌的治疗以手术治疗为主，辅以放疗、化疗和激素等综合治疗。手术是子宫内膜癌的主要治疗手段，除不能耐受手术或晚期无法手术的患者外，均应进行全面的分期手术。早期患者以手术为主，具有高危病理因素者术后需辅助放疗，必要时加以化疗。临床Ⅲ期及以上以及复发内膜癌的治疗应以综合治疗为主。Ⅱ型子宫内膜癌术后需辅助化疗。应结合患者的年龄、全身状况和有无内科合并症等，综合评估以制定治疗方案。严格遵循各种治疗方法的指征，避免过度治疗或治疗不足。强调有计划的、合理的综合治疗，并重视个体化治疗。

1．外科治疗

（1）手术目的：①进行全面的手术 - 病理分期；②切除子宫及可能转移或已发生转移的病灶。

（2）术式选择依据

1）术前全面评估：根据子宫内膜活检病理检查、妇科三合诊检查及超声、MRI、CT 等影像检查所提供的信息，判断子宫大小、宫腔深度、颈管受累与否、肌层受累深度、肿瘤是否超出子宫、肿瘤病理类型以及盆腹腔淋巴结有无受累。

2）术中全面探查：进行盆腹腔冲洗液细胞学检查；电凝或钳夹双侧子宫角，避免术中操作造成宫腔内

肿瘤循输卵管扩散至盆腔；进行全腹腔至盆腔的全面探查；切除子宫后剖视子宫检查，必要时行冰冻切片病理检查。

3）术中剖视子宫标本检查：手术记录应明确说明癌瘤大小、部位（宫底部或子宫下段/宫颈）、肌层浸润深度（占整个肌层的比例），子宫角部、宫颈峡部及双侧附件有无受累等。

（3）全面手术分期及辅助治疗方式选择

1）临床Ⅰ期（子宫内膜癌局限于子宫体）：①进入盆腹腔后首先行腹腔冲洗液细胞学检查；②术式：筋膜外子宫切除术 + 双侧附件切除术，± 盆腔及腹主动脉旁淋巴结切除术；③根据术后病理明确手术病理分期及辅助治疗的应用。

2）临床Ⅱ期（子宫内膜癌侵犯宫颈间质）：需先行宫颈活检或 MRI 检查，证实存在子宫内膜癌侵犯宫颈间质，否则按临床Ⅰ期处理。①进入盆腹腔后首先行腹腔冲洗液细胞学检查；②术式：改良广泛/广泛性子宫切除术 + 双侧附件切除术 + 盆腔及腹主动脉旁淋巴结切除术；③根据术后病理明确手术病理分期及辅助治疗的应用；④无法直接手术者，可以考虑先行外照射放疗 + 阴道近距离放疗（A 点 75 ~ 80Gy，按宫旁剂量）后，再行全子宫 + 双附件切除 + 手术分期；也可以考虑先行化疗，再行手术治疗。若仍不适合手术，则行放化疗。

3）临床Ⅲ期及以上：应以综合治疗为主，部分患者可首选手术，部分首选放疗，或经化疗和（或）放疗后癌灶缩小后再手术。①手术目的及术式：确定诊断，行肿瘤细胞减灭术（cytoreductive surgery），尽可能切除肉眼可见的肿瘤，争取达到无肉眼残存肿瘤。②术后辅助治疗：术后行放化疗，降低局部复发及远处转移率。对特殊类型子宫内膜癌，如浆液性乳头状腺癌（UPSC），术后应以化疗为主。③激素治疗：孕激素可大剂量，长时间应用，对受体阳性者效果好。

4）Ⅱ型子宫内膜癌：包括浆液性腺癌，透明细胞癌及癌肉瘤。遵循卵巢癌的手术原则和方式，即：除包括腹水细胞学检查，全子宫双附件切除术，及盆腔淋巴结和腹主动脉旁淋巴结切除术外，还应行大网膜切除术及腹膜多点活检。如为晚期，则行肿瘤细胞减灭术。

5）几个特殊问题

A. 全子宫双附件切除术是治疗局限于宫体之内膜癌的主要手术方式，可以应用开腹、经阴道或腹腔镜、机器人腹腔镜等技术。但应避免用粉碎器和分块取出子宫。子宫破碎可导致肿瘤溢出，增加局部或腹腔复发风险。手术中如怀疑腹膜、膈肌表面受累应予活检进行病理学检查。腹水细胞学检测结果尽管不影响手术分期，但仍建议进行并单独标出。

B. 临床Ⅰ期中，多数转移为组织学转移，因此建议进行系统性淋巴结清扫术。但根据患者情况亦可以选择性进行分区域淋巴结取样术或前哨淋巴结定位。若腹膜后淋巴结有明显增大，疑有转移者可行术中冰冻病理，以明确淋巴结手术方式。

对于术前全面评估病灶局限于子宫内膜层或浅肌层，且为高、中分化的子宫内膜癌患者，淋巴结转移概率低，是否需行淋巴结切除尚有争议。

具备下列任一条件：①盆腔淋巴结阳性；②深肌层浸润；③ G3；④浆液性腺癌、透明细胞腺癌或癌肉瘤，则需切除盆腔淋巴结和腹主动脉旁淋巴结（至少肠系膜下动脉水平，最好至肾血管水平）。

C. 年轻子宫内膜癌患者是否保留卵巢：子宫内膜癌发病呈年轻化趋势，对于年轻患者，如果强烈要求保留卵巢，则须符合以下条件：①年龄 < 45 岁；②无癌症家族史（排除 Lynch 综合征）；③ⅠA 期高分化

子宫内膜样腺癌，排除高危因素（深肌层侵犯、LVSI、低分化）；④腹腔冲洗液细胞学阴性；⑤术前和术中评估未发现可疑淋巴结转移；⑥患者有保留卵巢的迫切要求，并具有密切随访条件；⑦术中仍要仔细探查卵巢，如有异常，应行冰冻病理检查，排除卵巢转移或卵巢病变。

（4）手术并发症及处理：经腹全子宫切除术或次广泛/广泛子宫切除术的主要并发症为周围脏器如输尿管、膀胱、直肠等损伤。术中应该仔细解剖，避免损伤。一旦出现，需要及时行输尿管支架及脏器修补等手术。腹腔镜手术并发症还包括血管、肠管及膀胱损伤和皮下气肿，此外还可发生穿刺孔疝。文献报道腹腔镜穿刺孔疝的发生率为 0.2%～3.1%，对直径超过 10 mm 的穿刺孔予以筋膜层的缝合可以减少疝的发生。其他并发症包括出血（腹腔出血，残端出血）、感染（泌尿系统、盆腹腔、淋巴囊肿感染等）、肠梗阻、切口裂开、血栓及栓塞等，少数可能出现肿瘤种植转移。术中需严格无菌及无瘤操作。注意缝合、结扎有效及牢固。术前 0.5～1 小时至术后预防性应用抗生素。术后注意对病情的观察，及时处理。

2. 综合治疗

（1）放射治疗：放疗分为单纯放疗、术前放疗及术后辅助放疗。单纯放疗主要用于晚期或合并严重内科疾患、高龄无法手术的患者，为体外与腔内放疗相结合。术前放疗主要目的为缩小病灶，创造手术机会或缩小手术范围。术后辅助放疗是对具有高危因素的患者进行的辅助治疗，或作为手术范围不足的补充治疗。

（2）化疗：主要应用于晚期（Ⅲ～Ⅳ期）或复发患者以及特殊病理类型患者。近年来也用于一些具有高危因素（ⅠB 期、G3）的早期患者的术后辅助治疗。研究表明对于这类患者，即便行辅助放疗后，仍有相当一部分出现远处转移。故大多数学者认为应该加用辅助化疗。此类患者化疗方案推荐为紫杉醇＋卡铂。

对于晚期患者，ⅢA～ⅢC 期推荐的方案为全身化疗和（或）体外放疗 ± 腔内放疗。ⅣA/ⅣB 期主要治疗为全身化疗。若患者能耐受，推荐多药联合化疗方案。推荐的化疗方案及药物如下：卡铂/紫杉醇，顺铂/多柔比星，顺铂/多柔比星/紫杉醇（因为未改善总体生存率且毒性较大未被广泛使用），卡铂/多西他赛，异环磷酰胺/紫杉醇（用于癌肉瘤，1 类证据），顺铂/异环磷酰胺（用于癌肉瘤），依维莫司/来曲唑。单药如顺铂、卡铂、多柔比星、多柔比星脂质体、紫杉醇、拓扑替康、多烯紫杉醇、异环磷酰胺等。使用细胞毒性药物仍然不能控制病情的患者可考虑加用贝伐珠单抗靶向治疗。

（3）激素治疗仅用于子宫内膜样腺癌，主要为孕激素。用于早期子宫内膜癌需保留生育功能的年轻患者及晚期、复发性或无法手术的患者。以高效药物、大剂量、长疗程为佳，4～6 周可显效。对肿瘤分化良好，孕激素受体阳性者疗效好，对远处复发者疗效优于盆腔复发。治疗时间尚无统一规范，但至少应用 1 年以上。总有效率 25%～30%。不推荐早期患者术后常规应用内分泌治疗。

（4）术后辅助治疗指征：

ⅠA（G_1），无高危因素：观察，不需辅助治疗。

ⅠA（G_1），有高危因素，或 ⅠA（$G_{2～3}$）无高危因素：可随诊观察或腔内放疗。

ⅠA（G_2），有高危因素：可随诊观察或腔内放疗 ± 体外放疗（2B 类证据）。

ⅠA（G_3），有高危因素：腔内放疗 ± 体外放疗 ± 化疗（2B 类证据）。

ⅠB（$G_{1～2}$），无高危因素：可随诊观察或腔内放疗。

ⅠB（G_3），无高危因素：腔内放疗 ± 体外放疗 ± 化疗（2B 类证据）。

ⅠB（$G_{1～2}$），有高危因素：可随诊观察或腔内放疗 ± 体外放疗。

ⅠB（G_3），有高危因素：体外放疗 ± 腔内放疗 ± 化疗。

Ⅱ（G_1）：腔内放疗 ± 体外放疗。

Ⅱ（G_2）：体外放疗 + 腔内放疗。

Ⅱ（G_3）：体外放疗 ± 腔内放疗 ± 化疗（2B类证据）。

Ⅲ A：化疗 ± 体外放疗 ± 腔内放疗。

Ⅲ B：化疗 ± 体外放疗 + 腔内放疗。

Ⅲ C：化疗 ± 体外放疗 ± 腔内放疗。

Ⅳ A～Ⅳ B期（减瘤术后无或仅有微小残留者）：化疗 ± 体外放疗 ± 腔内放疗。

3. 复发性子宫内膜癌的治疗　Ⅰ期和Ⅱ期患者术后复发率约15%，其中50%～70%的复发有症状。大多数复发发生在治疗后3年内。局限于阴道或盆腔的复发经过治疗后仍有较好的效果。孤立的阴道复发经放疗后5年生存率达50%～70%。超出阴道复发或盆腔淋巴结复发则预后较差。复发后的治疗与复发位置、既往是否接受过放疗相关。

影像学检查证实没有远处转移的局部复发：

（1）复发位置既往未接受过放疗者，可选择体外放疗 ± 腔内放疗或手术探查 + 切除 ± 术中放疗。手术后发现病灶局限于阴道，可行体外放疗 ± 腔内放疗 ± 化疗；手术后发现病灶超出阴道，到达盆腔淋巴结者可行体外放疗 ± 腔内放疗 ± 化疗，若到达腹主动脉旁或髂总淋巴结者行体外放疗 ± 化疗。复发到达上腹部，残留病灶较小时可选择化疗 ± 体外放疗，巨大复发灶按如下播散性病灶处理。

（2）复发位置既往接受过放疗者，若原来仅接受过腔内放疗，其处理方法与复发位置既往未接受过放疗者相同。若原来接受过体外放疗，考虑手术探查 + 切除 ± 术中放疗和（或）化疗 ± 姑息性放疗。

（3）孤立转移灶：①考虑手术切除和（或）体外放疗或消融治疗。②考虑化疗。对于不能切除的病灶或再次复发者，按如下播散性病灶处理。

（4）播散性病灶：①低级别或无症状或雌激素受体、孕激素受体（ER/PR）阳性者可行激素治疗，继续进展时则行化疗，治疗后再进展则支持治疗。②有症状或 G_2～G_3 级或巨块病灶时行化疗 ± 姑息性体外放疗，再进展则支持治疗。

（5）特殊类型的子宫内膜癌的综合治疗

1）子宫浆液性腺癌与子宫内膜透明细胞癌：子宫浆液性腺癌较少见。其病理形态上与卵巢浆液性乳头状癌相同，以含砂粒体的浆液性癌，有或无乳头状结构为其诊断特征。恶性程度高，分化低，早期可发生脉管浸润、深肌层受累、盆腹腔淋巴结转移。预后差，Ⅰ期复发转移率达31%～50%；早期5年存活率40%～50%，晚期则低于15%。子宫内膜透明细胞癌的预后亦差，二者均为Ⅱ型子宫内膜癌。

治疗原则：无论临床诊断期别早晚，均应进行同卵巢癌细胞减灭缩瘤术的全面手术分期，包括盆腹腔冲洗液细胞学检查、全子宫双附件切除术、盆腔淋巴结及腹主动脉旁淋巴结清扫术、大网膜切除术及腹膜多点活检术。晚期则行肿瘤细胞减灭术。术后治疗以化疗为主，除部分Ⅰ A期患者（子宫标本术后病理无残存肿瘤）可观察外，其余Ⅰ A～Ⅳ期患者均应化疗 ± 体外放疗 ± 腔内放疗。子宫浆液性腺癌术后宜选用与卵巢浆液性乳头状癌相同的化疗方案，如紫杉醇 + 卡铂等。对于晚期患者，可采用术前新辅助化疗，再行中间肿瘤细胞减灭术，之后再行化疗。放疗多选用阴道腔内照射控制局部复发。

2）子宫癌肉瘤（carcinosarcoma）：WHO 2003年提出子宫内膜癌肉瘤归于子宫内膜癌的范畴，2010年NCCN病理分类中，将癌肉瘤列入子宫内膜癌Ⅱ型。其恶性程度高，早期即可发生腹腔、淋巴、血循环转移。

治疗原则：无论临床诊断期别早晚，均应进行同卵巢癌的全面分期手术，晚期行肿瘤细胞减灭术。与子宫浆液性癌相同，术后除部分ⅠA期（子宫标本术后病理无残存肿瘤）患者可选择观察，其余ⅠA～Ⅳ期患者均应化疗 ± 盆腔外照射放疗 ± 阴道腔内放疗。推荐化疗方案为紫杉醇 + 异环磷酰胺。如患者无法耐受，可应用单药异环磷酰胺化疗。异环磷酰胺是子宫内膜癌肉瘤最有效的单药，缓解率达29%～36%。联合治疗方案还可以采用异环磷酰胺 + 顺铂的化疗方案。术后盆腔照射 ± 阴道腔内放疗可有效控制复发提高生存率。

八、预后

子宫内膜癌的预后与分期显著相关，美国妇科肿瘤组曾报道，ⅠA、ⅠB、ⅠC期（1988年分期标准）患者的5年生存率分别为91%、88%、81%，而ⅢB、ⅢC、ⅣA、ⅣB期为41%、32%、20%、5%。中国医学科学院肿瘤医院报道1990～2000年治疗的ⅢB、ⅢC、ⅣB期患者5年生存率分别为50%、45%、7%。影响早期患者预后的高危因素包括深肌层受侵、淋巴脉管间隙受累、肿瘤分化差（G3）、特殊病理类型、宫颈受侵和淋巴结转移。浆液性腺癌和透明细胞癌较Ⅰ型子宫内膜癌易发生宫腔外广泛转移，预后较差。

九、随访

治疗后应终生随诊，早期发现复发以及时进行治疗。

1. 随诊时间：术后2～3年内，每3～6个月1次；之后每6～12个月1次。

2. 随诊内容

（1）对患者进行治疗后生活管理的宣教，一旦出现复发相关症征（如阴道出血、尿血或便血，食欲下降，体重减轻，盆腹腔、髋或臀部及背部等部位不明原因疼痛，咳嗽，气短，腹部或腹股沟肿物等）应及时就诊。

（2）对生活方式、肥胖、运动、戒烟、营养咨询、性健康、阴道扩张器及阴道润滑剂使用的健康宣教。

（3）全身检查，必要时妇科检查。

（4）有临床指证需行影像学检查。

（5）若初治时CA125、CA19-9等升高则随访时复查。

（6）对小于50岁并有内膜癌、结肠癌等明确家族史的患者，应进行遗传学评估，以及时发现第二原发癌及家族中其他肿瘤患者。

（孙阳春　李　楠　李晓光）

第七章

中枢神经系统肿瘤

一、概述

中枢神经系统（central nervous system，CNS）肿瘤是发生于脑与脊髓组织、脑（脊）膜、脑（脊）神经、血管、垂体和胚胎组织的原发或继发性肿瘤的总称，包括颅内肿瘤和椎管内肿瘤两大部分。2011年我国中枢神经系统肿瘤的死亡数为50 777人，占所有肿瘤死因的2.4%，在全部恶性肿瘤中排第八位；但在儿童，脑肿瘤是仅次于白血病的第二大常见恶性肿瘤。胶质瘤（glioma）是颅内最常见的原发性肿瘤，约占35%~60%；而脑转移瘤（brain metastasis）则是最常见的颅内肿瘤，其发病率约为原发性颅内肿瘤的4~10倍。椎管内肿瘤的发病率约为颅内肿瘤的1/10。

二、危险因素

CNS肿瘤的病因尚不完全清楚。目前认为诱发CNS肿瘤发生的因素主要有：遗传因素、先天因素、物理因素、化学因素和生物因素。

1. 遗传因素　基因缺陷或变异可形成肿瘤。神经纤维瘤病、血管网织细胞瘤和视网膜母细胞瘤等有明显的家族发病倾向。

2. 先天因素　胚胎原始细胞在颅内或椎管内残留和异位生长也是CNS肿瘤形成的重要原因，如颅咽管瘤发生于颅内胚胎颅咽管残余的上皮组织，皮样囊肿和表皮样囊肿来自皮肤组织，而畸胎瘤则来自多种胚胎残余组织。神经系统先天性肿瘤发生率较高，约占颅内与椎管内肿瘤的9.5%。

3. 物理因素　现已肯定电离辐射能增加肿瘤发病率。颅内肿瘤接受放射治疗，多年后在照射区可发生纤维肉瘤和脑膜瘤，有垂体腺瘤术后行放射治疗而出现鞍区脑膜肉瘤的个案报告。儿童头癣行放射治疗与日后发生脑瘤之间有肯定关系。虽有外伤后发生脑膜瘤的个别报告，但外伤与颅内肿瘤发生的关系尚难确定。

4. 化学因素　多环芳香烃类化合物和亚硝胺类化合物均可诱发实验动物产生CNS肿瘤。将多环芳香烃类化合物置入脑的不同部位，可以诱发不同类型的脑肿瘤。亚硝胺类化合物口服和静脉注射都容易使神经系统产生肿瘤，其诱发的肿瘤好发于大脑半球的脑室周围及皮层下白质内、三叉神经和脊神经根。怀孕后半期，单次用亚硝胺类化合物，可使其后代产生CNS肿瘤。成年鼠静脉内反复注射亚硝胺类化合物可诱发脑、脊髓及三叉神经形成恶性肿瘤。

5. 生物因素　将腺病毒接种到动物脑内，可诱发多种肿瘤。将乳头状瘤多瘤空泡病毒种植于动物脑室内可诱发髓母细胞瘤、胶质母细胞瘤、乳头状室管膜瘤、脑膜瘤和脉络丛乳头状瘤。将鸟的肉毒病毒接种到鼠脑内，可诱发出合乎实验要求的动物脑瘤模型。

另外，雌孕激素和促性腺激素等因素以及获得性免疫缺陷等免疫因素与CNS肿瘤的发生可能也存在一定的联系。

三、病理学

1. 组织学分类　CNS肿瘤组织学分类相当繁杂。从Bailey和Cushing于1926年首次提出比较系统的

CNS 肿瘤的命名和分类以来，国内外学者根据自己的研究和实践不断提出各自的分类，但有些观点从未统一过。1999 年 WHO 组织专家吸收各种分类的特点和长处，规范了 CNS 肿瘤的分类，之后又做了多次修订。2007 年，WHO 第 4 版 CNS 肿瘤分类"蓝皮书"正式出版（表 7-1），虽然该分类并非完美无缺，但依据该分类可消除纷繁或相异的命名和分类分级，更有利于国际交流。该分类在全世界范围内应用最广泛。

表 7-1　世界卫生组织中枢神经系统肿瘤分类（2007）

（ WHO Classification of Tumours of the Central Nervous System ）

肿瘤分类	ICD-O	WHO 分级
Ⅰ. 神经上皮组织肿瘤（ tumours of neuroepithelial tissue ）		
1. 星形细胞肿瘤（ astrocytic tumors ）		
毛细胞型星形细胞瘤（ pilocytic astrocytoma ）	9421/1	Ⅰ
毛黏液样星形细胞瘤（ pilomyxoid astrocytoma ）	9425/3	Ⅱ
室管膜下巨细胞星形细胞瘤（ subependymal giant cell astrocytoma ）	9384/1	Ⅰ
多形性黄色瘤型星形细胞瘤（ pleomorphic xanthoastrocytoma ）	9424/3	Ⅱ
弥漫性星形细胞瘤（ diffuse astrocytoma ）	9400/3	Ⅱ
纤维型（ fibrillary astrocytoma ）	9420/ 3	Ⅱ
肥胖细胞型（ gemistocytic astrocytoma ）	9411/3	Ⅱ
原浆型（ protoplasmic astrocytoma ）	9410/3	Ⅱ
间变性星形细胞瘤（ anaplastic astrocytoma ）	9401/3	Ⅲ
胶质母细胞瘤（ glioblastoma ）	9440/3	Ⅳ
巨细胞胶质母细胞瘤（ giant cell glioblastoma ）	9441/3	Ⅳ
胶质肉瘤（ gliosarcoma ）	9442/3	Ⅳ
大脑胶质瘤病（ gliomatosis cerebri ）	9381/3	
2. 少突胶质细胞肿瘤（ oligodendroglialtumours ）		
少突胶质瘤（ oligodendroglioma ）	9450/3	Ⅱ
间变性少突胶质瘤（ anaplastic oligodendroglioma ）	9451/3	Ⅲ
3. 少突星形细胞肿瘤（ oligoastrocytictumours ）		
少突 - 星形细胞瘤（ oligoastrocytoma ）	9382/3	Ⅱ
间变性 - 少突星形细胞瘤（ anaplastic oligoastrocytoma ）	9382/3	Ⅲ
4. 室管膜肿瘤（ Ependymal tumours ）		
室管膜下室管膜瘤（ Subependymoma ）	9383/1	Ⅰ
黏液乳头状型室管膜瘤（ myxopapillary ependymoma ）	9394/1	Ⅰ
室管膜瘤（ ependymoma ）	9391/3	Ⅱ

肿瘤分类	ICD-O	WHO 分级
细胞型（cellular）	9391/3	II
乳头状型（papillary）	9393/3	II
透明细胞型（clear cell）	9391/3	II
伸长细胞型（tanycytic）	9391/3	II
间变性室管膜瘤（anaplastic ependymoma）	9392/3	III
5. 脉络丛肿瘤（choroid plexus tumours）		
脉络丛乳头状瘤（choroid plexus papilloma）	9390/0	I
非典型脉络丛乳头状瘤（atypical choroid plexus papilloma）	9390/1	II
脉络丛癌（choroid plexus carcinoma）	9390/3	III
6. 其他神经上皮类肿瘤（other neuroepithelial tumours）		
星形母细胞瘤（astroblastoma）	9430/3	
第三脑室的脊索样胶质瘤（chordoid glioma of the third ventrcile）	9444/1	II
血管中心型胶质瘤（angiocentric glioma）	9431/1	I
7. 神经元及混合性神经元 – 神经胶质肿瘤（neuronal and mixed neutonal-glial tumours）		
小脑发育不良性神经节细胞瘤（dysplastic gangliocytoma of cerebellum）	9493/0	I
促纤维增生性婴儿星形细胞瘤 / 神经节胶质细胞瘤（desmoplastic infantile astrocytoma/ganglioglioma）	9412/1	I
胚胎发育不良性神经上皮肿瘤（dysembryolastic neuroepithelial tumour）	9413/0	I
神经节细胞瘤（gangliocytoma）	9492/0	I
神经节细胞胶质瘤（ganglioglioma）	9505/1	I
间变性神经节细胞胶质瘤（anaplastic ganglioglioma）	9505/3	III
中枢神经细胞瘤（central neurocytoma）	9506/1	II
脑室外神经细胞瘤（extraventricular neurocytoma）	9506/1	II
小脑脂肪神经细胞瘤（cerebellar liponeurocytoma）	9506/1	II
乳头状型胶质神经元肿瘤（papillary glioneuronal tumour）	9509/1	I
第四脑室菊形团形成型胶质神经元肿瘤（rosette-forming glioneuronal tumour of the fourth ventricle）	9509/1	I
副神经节瘤（paraganglioma）	8680/1	I
8. 松果体区肿瘤（tumours of pineal region）		
松果体细胞瘤（pineocytoma）	9361/1	I

续表

肿瘤分类	ICD-O	WHO 分级
中等分化的松果体实质肿瘤（pineal parenchymal tumour of intermediate differentiation）	9362/ 3	Ⅱ ~ Ⅲ
松果体母细胞瘤（pineoblastoma）	9362/ 3	Ⅳ
松果体区乳头状肿瘤（papillary tumour of the pineal region）	9395/3	Ⅱ ~ Ⅲ
9. 胚胎性肿瘤（embryonal tumours）		
髓母细胞瘤（medulloblastoma）	9470/3	Ⅳ
促纤维增生 / 结节型髓母细胞瘤（desmolastic/ nodular medulloblastoma）	9471/3	Ⅳ
髓母细胞瘤伴广泛结节（medulloblastoma with extensive nodularity）	9471/3	Ⅳ
间变性髓母细胞瘤（anaplastic medulloblastoma）	9474/3	Ⅳ
大细胞型髓母细胞瘤（large cell medulloblastoma）	9474/3	Ⅳ
中枢神经系统原始外胚层肿瘤（CNS primitive neuroectodermal tumour，CNS PNET）	9473/ 3	Ⅳ
中枢神经系统神经母细胞瘤（CNS neuroblastoma）	9500/3	Ⅳ
中枢神经系统神经节神经母细胞瘤（CNS ganglioneuroblastoma）	9490/3	Ⅳ
髓上皮瘤（medulloepithelioma）	9501/3	Ⅳ
室管膜母细胞瘤（ependymoblastoma）	9392/3	Ⅳ
非典型性畸胎瘤 / 横纹肌样肿瘤（atypical teratoid/rhabdoid tumour）	9508/3	Ⅳ
Ⅱ. 神经和脊神经肿瘤（tumours of cranial and paraspinal nerves）		
1. 许旺细胞瘤（神经鞘瘤）（schwannoma、neurilemoma、neurinoma）	9560/0	Ⅰ
细胞型（cellular）	9560/0	Ⅰ
丛状型（plexiform）	9560/0	Ⅰ
黑色素型（melanotic）	9560/0	Ⅰ
2. 神经纤维瘤（neurofibroma）	9540/0	Ⅰ
丛状型（plexiform）	9550/0	Ⅰ
3. 神经束膜瘤（perineurioma）		
神经束膜瘤，不另行说明（Perineurioma，NOS）	9571/0	Ⅰ
恶性神经束膜瘤（malignant perineurioma）	9571/3	Ⅱ ~ Ⅲ
4. 恶性外周神经鞘膜瘤（malignant peripheral nerve sheath tumour，MPNST）		
上皮样型（epithelioid）	9540/3	Ⅱ ~ Ⅳ
伴有间叶分化（with mesenchymal differentiation）	9540/3	Ⅱ ~ Ⅳ
黑色素型（melanotic）	9540/3	Ⅱ ~ Ⅳ
伴腺状分化（with glandular differentiantion）	9540/3	Ⅱ ~ Ⅳ

肿瘤分类	ICD-O	WHO 分级
Ⅲ. 脑膜肿瘤（tumours of meninges）		
1. 脑膜上皮细胞肿瘤（tumours of meningothelial cells）		
脑膜瘤（meningioma）	9530/0	
脑膜上皮型（meningothelial）	9531/0	Ⅰ
纤维型（成纤维细胞型）（fibrous，fibroblastic）	9532/0	Ⅰ
过渡型（混合型）（transitional，mixed）	9537/0	Ⅰ
砂粒体型（psammomatous）	9533/0	Ⅰ
血管瘤型（angiomatous）	9534/0	Ⅰ
微囊型（microcystic）	9530/0	Ⅰ
分泌型（secretory）	9530/0	Ⅰ
富于淋巴细胞－浆细胞型（lymphoplasmacyte-rich）	9530/0	Ⅰ
化生型（metaplastic）	9530/0	Ⅰ
透明细胞型（clear cell）	9538/1	Ⅱ
脊索样型（chordoid）	9538/1	Ⅱ
非典型性（atypical）	9539/1	Ⅱ
乳头状型（papillary）	9538/3	Ⅲ
横纹肌样型（rhabdoid）	9538/3	Ⅲ
间变性（恶性）（anaplastic，malignant）	9530/3	Ⅲ
2. 间叶肿瘤（mesenchymal tumours）		
脂肪瘤（lipoma）	8850/0	Ⅰ
血管脂肪瘤（angioliloma）	8861/0	Ⅰ
冬眠瘤（hibernoma）	8880/0	Ⅰ
脂肪肉瘤（liposarcoma）	8850/3	Ⅳ
单发性纤维性肿瘤（solitary fibrous tumour）	8815/0	Ⅰ
纤维肉瘤（fibrosarcoma）	8810/3	Ⅳ
恶性纤维组织细胞瘤（malignant fibrous histiocytoma）	8830/3	Ⅳ
平滑肌瘤（leiomyoma）	8890/0	Ⅰ
平滑肌肉瘤（leiomyosarcoma）	8890/3	Ⅳ
横纹肌瘤（rhabdomyoma）	8900/0	Ⅰ
横纹肌肉瘤（rhabdomyosarcoma）	8900/3	Ⅳ

续表

肿瘤分类	ICD-O	WHO 分级
软骨瘤（chondroma）	9220/0	Ⅰ
软骨肉瘤（chondrosarcoma）	9220/3	Ⅳ
骨瘤（osteoma）	9180/0	Ⅰ
骨肉瘤（osteosarcoma）	9180/3	Ⅳ
骨软骨瘤（osteochondroma）	9210/0	Ⅰ
血管瘤（haemangioma）	9120/0	Ⅰ
上皮样血管内皮瘤（epithelioid haemangioendothelioma）	9133/1	Ⅱ
血管外皮瘤（haemangiopericytoma）	9150/1	Ⅱ
间变性血管外皮瘤（anaplastic haemangiopercytoma）	9150/3	Ⅲ
血管肉瘤（angiosarcoma）	9120/3	Ⅳ
卡波西肉瘤（Kaposi sarcoma）	9140/3	Ⅳ
尤文肉瘤 - 原始神经外胚层肿瘤（ewing sarcoma-PNET）	9364/ 3	
3. 原发性黑色素细胞病变（primary melanocytic lesions）		
弥漫性黑色素细胞增生病（diffuse melanocytosis）	8728/ 0	
黑色素细胞瘤（melanocytoma）	8728/ 1	
恶性黑色素瘤（malignant melanoma）	8720/ 3	
脑膜黑色素瘤病（meningeal melanomatosis）	8728/ 3	
4. 其他脑膜相关性肿瘤（other neoplasms related to the meninges）		
血管母细胞瘤（haemangioblastoma）	9161/1	
Ⅳ. 淋巴和造血组织肿瘤（lymphomas and haematopoietic neoplasm）		
1. 恶性淋巴瘤（malignant lymphomas）	9590/ 3	
2. 浆细胞瘤（plasmacytoma）	9731/ 3	
3. 颗粒细胞肉瘤（granulocytic sarcoma）	9930/ 3	
Ⅴ. 生殖细胞肿瘤（germ cell tumours）		
1. 生殖细胞瘤（germinoma）	9064/ 3	
2. 胚胎性癌（embryonal carcinoma）	9070/ 3	
3. 卵黄囊瘤（yolk sac tumour）	9071/ 3	
4. 绒毛膜癌（choriocarcinoma）	9100/ 3	
5. 畸胎瘤（teratoma）	9080/ 1	
成熟型（mature）	9080/ 0	

肿瘤分类	ICD-O	WHO 分级
未成熟型（immature）	9080/ 3	
伴有恶性转化（with malignant transformation）	9084/ 3	
6. 混合性生殖细胞肿瘤（mixed germ cell tumour）	9085/ 3	
Ⅵ. 蝶鞍区肿瘤（tumours of the sellar region）		
颅咽管瘤（craniopharyngioma）	9350/1	I
造釉细胞瘤型（adamantionmatous）	9351/1	I
乳头状型（papillary）	9352/1	I
颗粒细胞瘤（granular cell tumor）	9582/0	I
垂体细胞瘤（pituicytoma）	9432/1	I
垂体前叶梭形细胞嗜酸细胞瘤（spindle cell oncocytoma of the adenohypophysis）	8291/ 0	I
Ⅶ. 转移性肿瘤（metastatic tumours）		

2. 组织学分级　组织学分级是评估肿瘤生物学行为的主要手段，也是临床确定综合治疗方案的主要参考指标。最新的 2007 年 WHO CNS 肿瘤分类中，CNS 肿瘤的组织学分级标准基本沿用了 1993 年的 WHO 分级标准，仅个别内容稍有修改。WHO CNS 肿瘤分级是用罗马数字表示的四级分级法，最低为 I 级，最高为Ⅳ级（表 7-2）。

表 7-2　WHO CNS 肿瘤生物学行为和预后的分级标准

WHO 分级	分级标准
I 级（良性）	核无异型性、细胞增生不活跃、无核分裂、无血管内皮细胞增生、无坏死。境界清楚易分离全切，单纯外科手术切除后有被治愈的可能性
Ⅱ 级（交界性）	核异型性较明显、细胞增生较活跃、偶见核分裂、无血管内皮细胞增生、无坏死。呈浸润性生长、境界不清、不易全切，单纯外科手术切除后易复发，部分病例有向更高级别恶性进展的倾向
Ⅲ 级（低度恶性）	核异型性明显、细胞增生活跃、可见较多核分裂、无血管内皮细胞增生、无坏死。呈浸润性生长、可侵犯邻近脑组织、无法全切，单纯外科手术切除后复发间隔期比 Ⅱ 级者更短，部分病例有向更高级别恶性进展的倾向，一旦确诊需接受适当的放疗和（或）化疗，并常死于所患肿瘤
Ⅳ 级（高度恶性）	核异型性比Ⅲ级者更突出、细胞增生极度活跃、可见较多核分裂和病理性核分裂，有明确的血管内皮细胞增生和（或）伴周边肿瘤细胞假栅栏样排列的灶性坏死。浸润性生长能力强、常侵犯邻近脑组织、无法全切。术前病史短，病程进展迅速。外科手术切除后即使辅以放疗和化疗，复发间隔期也很少超过 1 年，易在 CNS 中播散，所有病例均死于所患肿瘤

3. 分子病理　2016 年 WHO 对神经系统肿瘤病理做了修订，沿用了 2007 年的版本，但提出了加入分子病理诊断的整合病理诊断的概念。指出神经上皮肿瘤中在现有组织学病理的诊断基础上要整合分子分型，

才能构成完整的病理诊断。目前分子分型包括是否有异柠檬酸脱氢酶 IDH 的突变和是否有染色体 1p 和 19q 的共缺失。而对没有条件做分子病理分析的单位或是未做分子病理检查的患者，要在组织学病理诊断后加注 NOS（not otherwise specified）。

四、临床表现

1. 一般症状和体征　颅内肿瘤患者 90% 以上有颅内压增高，症状通常呈慢性进行性加重。颅压增高三主症"头痛、呕吐和视盘水肿"在颅内肿瘤的患者中并不一定都出现。发生瘤内出血或梗阻性脑积水时，可出现急性颅压增高，严重者常有脑疝形成。颅内肿瘤的部位、性质和患病年龄不同，颅压增高症状的进展速度和严重程度亦不同。

（1）中线部位或脑室系统肿瘤：颅压增高症状出现较早，且程度比较严重。肿瘤部位邻近室间孔、导水管和正中孔等生理狭窄时，颅压增高症状出现更早。这些部位的肿瘤还可在脑室系统生理狭窄区造成活瓣性梗阻，进而引起阵发性急性颅压增高，表现为发作性剧烈头痛或眩晕，喷射性呕吐，可随体位改变加重或缓解。有的患者被迫使头部维持某种姿势，称强迫头位。

（2）位于脑实质的恶性肿瘤：体积增长较快，脑组织水肿较严重，常出现头痛、呕吐和精神症状。眼底检查可有明显的视盘水肿或眼底出血。

（3）颅内良性肿瘤：体积增长较慢，脑组织水肿轻，头痛、呕吐症状轻，视盘水肿早期难被察觉，部分患者于视力明显减退时方来就诊。

（4）婴幼儿：颅缝尚未闭合，患颅内肿瘤早期可出现代偿性颅腔容积扩大，晚期肿瘤体积较大时多出现脑积水。

（5）老年人：多有脑萎缩，颅内代偿空间较大，颅压增高症状出现较晚；当颅压增高症状明显时，肿瘤体积已经很大，病情已很严重。此外，老年人因有动脉硬化、脑血流量减少以及脑血管通透性降低等因素，肿瘤周围脑水肿反应较轻，颅压增高也不易出现视盘水肿，加之老年人头痛、呕吐反应较迟钝，因而不易早期发现。

椎管内肿瘤的一般症状和体征系肿瘤压迫神经根和脊髓所致，主要表现为神经根痛和脊髓功能障碍。随着肿瘤生长，可以分为三期：①刺激期：最常见的症状是神经根痛，沿神经根分布区扩展。②脊髓部分受压期：即脊髓传导束受压症状，典型体征为脊髓半切综合征（Brown-Sequard's syndrome），表现为肿瘤节段以下同侧上运动神经元性瘫痪及触觉、深感觉减退，对侧肿瘤平面 2~3 个节段以下的痛温觉丧失。③脊髓瘫痪期：肿瘤平面以下深、浅感觉丧失，肢体完全瘫痪，自主神经功能障碍如大小便障碍，并出现肌萎缩征象。

2. 局部症状与体征　颅内肿瘤可对周围脑组织造成压迫或破坏，从而表现出特有的神经系统症状和体征，根据脑局部受压表现的发展顺序，特别是首发症状和体征的特点，可初步做出肿瘤的定位诊断。典型部位的颅内肿瘤的局部和特异症状常对诊断有启示价值。

（1）大脑半球肿瘤：大脑半球功能区附近的肿瘤可以出现神经系统定位症状和体征，发病早期可出现刺激症状，晚期则出现破坏症状。大脑半球肿瘤常见临床表现主要有：

1）精神症状：最常见于额叶肿瘤，特别是双侧额叶肿瘤，精神症状更为明显。患者多表现为反应迟钝、生活懒散、近记忆力减退甚至丧失、定向力及判断力丧失、有欣快感、脾气暴躁或易激动以及少见的幻觉和妄想。

2）癫痫发作：包括全身大发作和局限性发作，后者对脑肿瘤的定位诊断更有意义。局限发作可以局限于一侧肢体，甚至单个手指或足趾或者一侧口角。额叶肿瘤最容易诱发癫痫，颞叶肿瘤次之，顶叶肿瘤又次之，枕叶肿瘤最少见。癫痫发作前可有感觉先兆，如颞叶肿瘤所致癫痫发作前常有幻嗅、眩晕等，顶叶肿瘤所致癫痫发作前可有肢体麻木等。

3）感觉障碍：脑皮层感觉障碍表现为肿瘤对侧肢体的位置觉、两点分辨觉、图形觉、质地觉和实体觉障碍。顶叶肿瘤所致痛觉和温觉障碍多发生于肢体远端，症状轻微。

4）锥体束损害症状：表现为肿瘤对侧单一或半身肢体瘫痪或力弱，最早可发现一侧腹壁反射减弱或消失，继而该侧腱反射亢进，肌张力增加，病理反射阳性。

5）失语：有运动性和感觉性失语两种基本类型，偶尔可表现为混合性失语，见于优势大脑半球肿瘤。优势大脑半球额下回后部的 Broca 区受侵犯时，患者丧失语言表达能力，保留语言理解能力，称运动性失语。优势大脑半球颞上回后部受侵犯时，患者保留语言表达能力，但不能理解语言，无法和别人交谈，称感觉性失语。

6）视野改变：枕叶和颞叶深部肿瘤影响视放射神经纤维，可出现视野缺损。最初可表现为同向性视野缺损，随肿瘤体积增大，视野缺损的范围也增大，最后可形成同向偏盲。

（2）蝶鞍区肿瘤：蝶鞍区肿瘤如垂体腺瘤早期会出现内分泌功能紊乱症状，容易引起患者注意，故可及早就诊。颅压增高症状相对少见，只有在肿瘤增大引起脑积水时才会出现。但鞍内肿瘤早期可由于蝶鞍内压升高而出现头痛，一旦肿瘤穿破鞍膈，蝶鞍内压下降，头痛又会缓解。蝶鞍区肿瘤症状和体征主要包括两类：

1）内分泌功能紊乱：如垂体功能低下，男性表现为阳痿、性欲减退；女性表现为经期延长或闭经、不孕不育；生长激素分泌过盛在发育成熟前可导致巨人症，在发育成熟后表现为肢端肥大症。

2）视觉障碍：蝶鞍区肿瘤向上发展压迫视交叉引起视力减退和视野缺损，眼底检查可发现原发性视神经萎缩。视力减退多呈进行性加重，两眼视力减退可以对称，也可以不对称，最终可导致两眼相继失明。视野缺损的典型表现为双颞侧偏盲，因肿瘤压迫视神经和视交叉的部位不同，视野缺损可不对称，可以出现一眼失明，另一眼颞侧偏盲或正常；肿瘤压迫视束时，表现为同向偏盲。

（3）松果体区肿瘤：松果体区肿瘤因压迫中脑导水管，早期引起脑脊液循环障碍，故颅压增高常为首发症状，有时是唯一的临床表现。松果体区肿瘤向周围扩张压迫四叠体、中脑、下丘脑结构以及小脑而引起相应的局部症状。

1）四叠体受压症状：表现为上视障碍和瞳孔对光反应与调节反应障碍；上视障碍有时合并下视障碍，但双眼侧视障碍少见。瞳孔变化表现为对光反应迟钝或消失、调节反应障碍及阿罗瞳孔。肿瘤压迫四叠体下丘和内侧膝状体可发生耳鸣、耳聋。此外，还可能出现滑车神经不全麻痹、眼睑下垂等。

2）中脑受压表现：肿瘤累及脑干皮质脊髓束时可出现肢体不全麻痹；中脑网状结构受侵犯时可有意识障碍。

3）下丘脑损害症状：表现为尿崩症、嗜睡、肥胖、全身发育停滞以及性早熟。

4）小脑体征：肿瘤压迫小脑上蚓部或中脑的皮质桥脑束，表现为持物不稳、步态蹒跚和眼球水平性震颤。

（4）颅后窝肿瘤：颅后窝肿瘤较大时可有颅压增高表现。肿瘤位置不同，引起的局部症状也不同，分为小脑半球、小脑蚓部、脑干和小脑桥脑角四组症状。

1）小脑半球症状：主要表现为患侧肢体共济失调，指鼻试验和跟膝胫试验阳性，轮替试验幅度增大、缓慢笨拙，步行时手足运动不协调，常向患侧倾斜。患侧肌张力减退或无张力，腱反射迟钝或出现钟摆样膝反射。小脑性眼球震颤多以水平性震颤为主，也可出现垂直或旋转性眼颤。有时有小脑性爆破式语言。

2）小脑蚓部症状：主要表现为躯干性核下肢体远端的共济失调，行走时两足分离过远，步态蹒跚或左右摇晃，闭目难立征（Romberg 征）多为阳性。

3）脑干症状：典型表现为交叉性麻痹，即病变节段同侧的核及核下性脑神经损害及节段下对侧的锥体束征。中脑病变表现为患侧动眼神经麻痹，脑桥病变表现为病变侧眼球外展及面肌麻痹，同侧面部感觉障碍以及听觉障碍，延髓病变出现病变侧舌肌麻痹、咽喉麻痹、舌后 1/3 味觉消失等。

4）小脑脑桥角症状：表现为病变同侧中后组颅神经症状及小脑症状。颅神经损害表现为耳鸣、听力下降、眩晕、颜面麻木、面肌抽搐、面肌麻痹、声音嘶哑以及食水呛咳等；小脑损害可见病变同侧共济失调及水平性眼震。

（5）椎管内肿瘤：不同类型椎管内肿瘤有不同的局灶症状和体征。如硬脊膜外肿瘤常引起椎体和椎板结构破坏，引起病理性骨折，压迫脊髓或神经根，出现相应的临床表现。最早症状常为椎旁疼痛或根性放射性肢体疼痛，最终出现脊髓半切综合征和脊髓瘫痪。髓外硬脊膜内肿瘤生长缓慢，典型表现为脊髓压迫或神经根压迫症状。脊髓半切综合征是最为典型的脊髓压迫症状。脊髓受压后，肿瘤平面以下运动、感觉等功能障碍一般从肢体远端向近端发展。静息性根性疼痛是神经根受压表现。髓内肿瘤以缓慢进展的阶段性、非根性疼痛最为常见。肿瘤平面以下运动、感觉等功能障碍发展顺序与髓外肿瘤不同，由肿瘤平面向肢体远端发展。

不同节段椎管肿瘤的症状和体征也不同。如颈段椎管内肿瘤表现为胸锁乳突肌、斜方肌萎缩，转头无力；上肢弛缓性瘫痪，下肢痉挛性瘫痪；严重者有呼吸困难。胸段椎管内肿瘤表现为胸壁和腹部有神经根痛和束带感，双下肢均为痉挛性瘫痪。腰骶段椎管内肿瘤表现为下肢弛缓性瘫痪，膝腱和跟腱反射消失，15%～40% 的患者在晚期可发生括约肌功能障碍。脊髓圆锥部位或以下水平的肿瘤，通常会引起鞍区感觉障碍，即会阴部及肛门区皮肤呈马鞍状感觉减退或消失、括约肌功能障碍和性功能减退或消失、双下肢下运动神经元性瘫痪、感觉障碍以及马尾神经综合征，后者早期即出现顽固性腰骶部疼痛或下肢疼痛，先为一侧，逐渐累及双侧。

五、诊断

1. 临床表现在排除外伤、感染、卒中等前提下，当患者出现进行性颅压增高并伴有局灶性神经系统体征者，应该怀疑颅内肿瘤；当患者出现神经根痛和脊髓功能障碍时应该考虑到椎管内肿瘤的可能。为此，应详细了解病史，进行仔细的全身和神经系统检查，必要时有针对性地进行神经眼科检查或神经耳科检查，并结合辅助性检查方法来确定诊断。此外，为早期发现颅内肿瘤，应特别注意患者有无某些神经系统症状，如晚发癫痫（即成年后才开始出现的癫痫发作），特别是局限性发作；育龄妇女非妊娠性闭经、泌乳、单眼突出及视野缺损；成人一侧听力逐渐减退等，以便及时检查，尽早确诊或排除颅内肿瘤。

2. 辅助检查　颅内肿瘤的影像学检查包括头颅X线平片、脑血管造影、计算机断层扫描（computed tomography，CT）、磁共振成像（magnetic resonance imaging，MRI）及正电子发射断层扫描（positron emission tomography，PET）等。这些影像学检查方法具有直观的特点，故在CNS肿瘤诊断中具有重要意义，甚至起决定性作用。

（1）头颅X线平片：对颅内肿瘤的诊断大多由CT取代，但头颅X线平片经济简单，特别在基层医院还有一定应用价值。它可显示某些颅压增高征象以及肿瘤的定位和定性征象。颅内生理性钙化（主要是松果体钙斑）移位对定位诊断有帮助；病灶钙化对肿瘤定位和定性诊断都有意义。局限性颅骨改变多见于生长在脑外或接近脑表的肿瘤，对确定颅内肿瘤有很大价值，如垂体腺瘤患者蝶鞍可呈球形扩大，颅咽管瘤除蝶鞍骨质破坏外还可有鞍区钙化斑，一侧内听道扩大是诊断听神经瘤的可靠证据。

（2）脑血管造影：近年多行数字减影血管造影（digital subtraction angiography，DSA）检查，包括颈动脉造影和椎动脉造影，其病理征象可分为两类：一类是正常血管移位或曲度改变；另一类是可见新生血管网，即病理性血循环。

（3）CT：CT可以分辨颅内不同组织对X线吸收的细微差别，可清晰显示脑室和脑池系统、灰质和白质结构以及病变组织，还可以显示颅骨改变和颅内钙化斑，这是磁共振成像不能替代的，对颅内肿瘤的诊断很有价值。CT诊断颅内肿瘤的主要依据是肿瘤的异常密度区和肿瘤的占位效应，如肿瘤对脑室和脑池系统或脑中线的压迫、移位等改变。

（4）MRI：MRI对不同组织和结构的细微分辨能力远胜于CT，具有良好的对比度，无射线辐射，可同时进行多方向多层面扫描；磁共振血管成像（magnetic resonance angiogram，MRA）技术可无需静脉注射造影剂而清楚地显示血管状况。此外，功能磁共振成像（functional MRI，fMRI）和磁共振波谱分析（magnetic resonance spectroscopy，MRS）对明确颅内肿瘤的定性诊断很有帮助。因此，MRI是十分重要的神经影像检查手段，在中枢神经系统肿瘤诊断中具有不可替代的重要作用。

（5）PET：PET与CT和MRI的原理和临床应用显著不同。PET能提供组织代谢变化的生理信息，是组织和细胞功能的成像。肿瘤细胞的糖酵解作用较正常细胞增多，PET通过测定组织的糖酵解程度，以鉴别肿瘤组织和正常组织。此外，PET还可以帮助医师了解脑肿瘤的恶性程度，有利于制订治疗方案和评估治疗效果，并可动态监测肿瘤恶变或复发。

对于椎管内肿瘤，X线平片和CT扫描检查可见椎间孔扩大、椎体破坏或塌陷征象。MRI检查可以从轴位、矢状位和冠状位更清楚地显示肿瘤起始部位、范围及其与硬脊膜、脊髓的关系，矢状位能明确评估肿瘤所波及的脊柱水平。静脉注入增强剂可以了解肿瘤血供情况，有助于鉴别病变和周围组织。在CT、MRI出现以后，常用的椎管造影已经很少使用，但特殊情况下可用于鉴别诊断。

（6）酶学检查：恶性胶质瘤脑脊液（cerebro-spinal fluid，CSF）中乳酸脱氢酶活性明显增高；胶质瘤患者的碱性磷酸酶和γ-谷氨酰转移酶（γ-GT）在血清中的活性增高，而在CSF中的活性降低；CSF中甲胎蛋白、人绒毛膜促性腺激素异常增高提示颅内胚胎性肿瘤的存在。

（7）激素检查：人绒毛膜促性腺激素通常见于妊娠妇女，如果非妊娠妇女或男子血清或CSF中其水平增高，在除外生殖腺肿瘤的情况下，应考虑颅内绒毛膜上皮癌或生殖细胞肿瘤。血清中泌乳激素、生长激素、促肾上腺皮质激素、促甲状腺激素、促性腺激素（包括促卵泡激素和促黄体生成素）等垂体激素分泌的异常，提示可能存在分泌相应激素的垂体瘤。

（8）细胞免疫功能检查：胶质瘤患者外周血淋巴细胞对植物凝聚素刺激的增殖率明显降低，$CD2^+$、$CD3^+$、$CD4^+$亚群所占比例均下降，尤以$CD4^+$下降最为明显，同时$CD4^+/CD8^+$比例下降。实验证明$CD4^+/CD8^+$比例变化与胶质瘤恶性程度呈明显负相关。

（9）腰穿细胞学检查：当怀疑 CSF 有肿瘤播撒、癌性脑膜病变时，可以行腰穿细胞学检查。

3. 鉴别诊断　颅内肿瘤通常应与以下几种疾病进行鉴别：①脑脓肿；②脑结核瘤；③慢性硬膜下血肿；④良性颅内压增高；⑤脑寄生虫病，如脑囊虫病、脑包虫病、脑型肺吸虫病、脑型血吸虫病等；⑥高血压脑出血；⑦脑血栓形成和脑栓塞；⑧脑血管畸形等。

椎管内肿瘤需与非肿瘤性脊髓疾病鉴别，包括：脊髓蛛网膜炎、椎管内结核、横贯性脊髓炎、硬脊膜外脓肿、椎间盘突出和颈椎病等。

六、治疗

1. 颅内肿瘤的外科治疗　目前，随着诊断水平的提高、外科和麻醉技术的进步，外科治疗在颅内肿瘤的治疗中起着越来越重要的作用。恰当的手术治疗不但可以提高患者的生活质量，还可以延长生存期。手术是治疗颅内肿瘤最常用也是最有效的方法，良性肿瘤经手术大多可治愈；恶性肿瘤通过手术治疗，可以缓解症状，并为术后放化疗赢得时间和提供病理学甚至分子病理依据。

（1）手术原则：凡生长于可以通过手术摘除部位、有症状或有潜在症状的颅内肿瘤，均应考虑手术治疗。应在保留神经功能的前提下，最大限度地切除肿瘤。遵循这一原则是改善患者预后的重要因素。

（2）手术目标

1）治愈肿瘤：神经系统良性肿瘤可以通过手术切除达到根治目的，如脑膜瘤、垂体瘤、神经鞘瘤等。虽然多数胶质瘤需要手术后辅助放疗和（或）化疗等综合治疗，但像毛细胞性星形细胞瘤也可以手术治愈。

2）明确诊断，为选择合适的后续治疗提供组织学依据：术中快速冰冻病理检查可以对手术方式、切除范围等提供重要的参考。如原发性中枢神经系统淋巴瘤，手术只需要明确病理诊断即可；而胶质瘤的切除范围应遵循"两个最大"的原则：最大限度地切除肿瘤和最大限度地保护正常组织。手术切除的标本可用于进行包括分子病理检测在内的各项检查。新鲜的肿瘤组织标本还可用于进行体外药敏 / 放射敏感性试验，对确定术后辅助治疗方案及术后随访有重要的指导作用。

3）快速缓解颅压增高和占位效应，改善神经功能：颅压增高是颅内肿瘤致残致死的重要病理生理环节，手术是降低颅压的根本方法，对于肿瘤占位效应明显、瘤周水肿严重、单用甘露醇脱水效果欠佳者尤其如此。此外，对于生存期较短的恶性肿瘤患者如脑转移瘤，手术可延长患者的生存时间，为患者接受后续治疗争取时机。

4）减少肿瘤负荷，增加辅助治疗如放疗、化疗的疗效和安全性：手术本身是减少肿瘤细胞继续生长最快最有效的方法，即使不能达到根治的目的，但切除肿瘤本身可以减少体内肿瘤负荷，从而增强术后辅助放、化疗的效果。

（3）手术类型

1）肿瘤切除手术：按切除的范围可分为肿瘤全切除手术和部分切除手术或姑息手术。肿瘤全切除手术除切除肿瘤外，还应切除肿瘤周围一切可能受侵犯的脑组织；在非功能区可以行脑叶切除。但为防止出现严重神经功能缺损，有时很难实现对肿瘤及受侵犯脑组织的彻底切除，如果肿瘤呈浸润性、弥漫性生长而无明确界限，或肿瘤部位深在而影响重要脑功能区时，则不宜行全切手术。

2）内减压手术：当颅内肿瘤不能全切除时，可以切除肿瘤周围非重要脑组织，以达到降低颅压的目的；有时为暴露脑深部肿瘤，手术中需要切除一些非重要脑组织。切除的脑组织应限于无重要功能的额极、颞极和枕极以及小脑半球外 1/3。

3）外减压手术：是指切除颅骨并剪开硬膜，使颅腔容积扩大，以达到降低颅压的目的。常用的手术有：颞肌下减压、枕肌下减压及大骨瓣减压。颞肌下减压手术多用于大脑半球肿瘤不能手术切除或仅行活检时；枕肌下减压手术几乎是颅后窝胶质瘤手术时的常规方式；大骨瓣减压会影响患者容貌，并且手术后头皮与表浅部肿瘤接触易增加肿瘤血运、促使肿瘤生长或浸润，故除非术前患者已形成脑疝，该手术应尽量少用。

4）姑息手术：如脑脊液分流手术，目的是为解除脑脊液梗阻，缓解颅内高压和神经功能障碍。第三脑室后部肿瘤常致中脑导水管堵塞，可行侧脑室 - 枕大池分流术，也可以行第三脑室底部造瘘。有室间孔梗阻时，应同时行两侧侧脑室分流术。颅内肿瘤造成的脑脊液循环障碍也可行侧脑室 - 腹腔分流手术，但有增加恶性肿瘤颅外转移的危险，应慎重选用。

（4）降低颅压治疗：颅压增高是产生临床症状并危及患者生命的直接原因，因此降低颅压在颅内肿瘤治疗过程中始终是个核心问题。降低颅压的临床措施有：

1）合理体位：除合并休克者外，采取体位治疗时应将床头抬高 15°～30°，避免颈部扭曲及胸部受挤压，以利于颅腔静脉回流。

2）限制水入量：对于需要强烈脱水的患者应严格限制入量，不能进食者每天输液量应限制在 1500～2000ml（小儿按 60～80ml/kg 计算）。钠盐的供给应限制在体内需要的最低限度，以防由于水、钠潴留而加重脑水肿。

3）保持呼吸道通畅：这对于昏迷患者是至关重要的，因为缺氧可使脑水肿加重，通常有必要在气管切开同时吸氧。对严重的患者有条件时还可用高压氧治疗，一般在 3 个大气压下吸氧，每次 45 分钟，每日 2～3 次。

4）冬眠降温：低体温可以降低脑组织的代谢率，从而提高脑神经细胞对缺氧的耐受力，改善脑血管及神经细胞膜的通透性，减少脑水肿的发生。通常体温每降 1℃，脑组织基础代谢率降低 6%～7%，颅压下降 5%～6%。当冬眠体温下降到 32℃时，脑组织代谢率可降低至正常时的 50%。冬眠降温多用于高热、躁动及有去大脑强直的患者，持续时间不宜过长，一般为 3～5 天。

5）脱水药物的应用：常用脱水药物按其药理作用可分为两类，即渗透性脱水药物和利尿性脱水药物。脱水药物的作用时间有一定限度，一般不超过 6 小时，用后颅压还可能回升，甚至达到比用药前更高的水平，因此必须重复使用。一次性脱水用于脑疝的急救，应采用静脉快速滴注或推注 20% 甘露醇 250～500 ml。持续性强烈脱水也应以静脉给药为好，如使用 20% 甘露醇或 50% 葡萄糖溶液，每隔 4～6 小时重复 1 次；亦可使用呋塞米静脉注射。一般性脱水治疗应以口服药物为主，必要时辅以肌肉或静脉注射药物。强烈脱水时应特别注意防止水、电解质平衡的紊乱。对于老弱患者及小儿应注意勿因脱水导致休克、虚脱。休克及严重脱水未得到纠正前不能应用脱水药物。肾功能不全者忌用尿素，慎用甘露醇。

6）引流脑脊液：对于因梗阻性脑积水引起的颅压增高，脑室穿刺排放脑脊液能够起到迅速降低颅压的作用，此外脑脊液持续外引流还可以起到监视颅压的作用，故常用于脑疝急救及开颅手术前后监护期。

7）其他：如预防术后高热、感染（尤其肺炎）、癫痫等，对预防脑水肿都有重要意义。

2. 椎管内肿瘤的外科治疗　不同类型的椎管内肿瘤的治疗原则不同。硬脊膜外肿瘤大多数为恶性肿瘤，无癌症病史者应尽早行活检和系统检查明确诊断，然后积极手术切除病变并辅以全身治疗；有癌症病史者，如果肿瘤比较局限、患者一般情况良好，手术切除并辅助放疗可以提高生活质量，如果肿瘤波及多个节段或神经功能受累较轻微，则可单纯行放疗。髓外硬脊膜内肿瘤大多数为良性，外科手术全切除是最佳治疗选择。髓内肿瘤边界清楚的室管膜瘤、血管网织细胞瘤等力求全切除；边界不清楚的星形细胞瘤则可行部分切除和（或）椎板减压，术后辅助放化疗。

3. 其他治疗

（1）肾上腺皮质激素：恶性脑肿瘤多伴有脑水肿，肾上腺皮质激素可调节血脑屏障、改善脑血管通透性、抑制垂体后叶抗利尿激素、减少储钠和排钾以及促进细胞代谢、增强机体对伤病的应激能力，因而对防治脑水肿有作用，脑转移瘤患者可以常规使用。常用的肾上腺皮质激素为地塞米松。应用肾上腺皮质激素治疗应注意预防感染，大剂量用药还应注意水、电解质平衡失调问题。一般大剂量冲击用药时间不可持续过久，以 3～5 天为宜。

（2）抗癫痫药物：部分脑肿瘤患者会伴有癫痫发作，需要使用抗癫痫药物。常用的有苯妥英钠、丙戊酸，近年也常应用开普兰。有条件时需要监测血药浓度。

4. 综合治疗

（1）放射治疗：放射治疗主要用于恶性肿瘤，尤其是手术不能彻底切除的肿瘤，术后辅以放射治疗可推迟肿瘤复发，延长患者生命。另外，一些肿瘤或因其部位深而不宜手术，或因肿瘤侵犯重要功能区手术会带来严重的神经系统功能缺损，或因患者全身状况不允许手术，且肿瘤对放射线敏感者，放射治疗可作为首选治疗方法。有的学者主张，个别对放射治疗和化疗极敏感的肿瘤如生殖细胞瘤，不必考虑手术减压，经活检证实即可完全依赖放射治疗或（和）化疗。

（2）化学药物治疗：在颅内恶性肿瘤的综合治疗中，化学药物治疗逐渐受到重视并取得了一定的疗效，已成为重要的治疗手段。在化疗药物的选择方面，宜选择溶性高、分子质量小、非离子化、对正常脑组织毒性较小的药物。对于不能通过血脑屏障的药物，应选择适用于瘤腔内放置或鞘内注射的药物。目前，临床效果较为肯定的化疗药是替莫唑胺（TMZ），联合化疗方案主要是 PCV 方案：即甲基苄肼（P）、环己亚硝脲（C）、长春新碱（V）联合应用。

七、预后

病理类型和年龄是原发性脑肿瘤患者预后最直接的相关因素。青壮年患者预后较中老年患者好。有研究显示，0～14 岁脑肿瘤患儿的 5 年生存率为 72%；年龄 < 3 岁的患儿较年龄 > 3 岁患儿的预后差。其他预后相关因素还包括肿瘤的部位及切除程度。

脑膜瘤患者（包括良性、间变型及恶性）的 2 年及 5 年生存率分别为 81% 及 69%，而恶性脑膜瘤患者的 5 年生存率为 54.6%。良性脑膜瘤全切除患者的 5 年复发率为 20.5%。在脑胶质瘤中，毛细胞星形细胞瘤预后最佳，大多可通过手术治愈，10 年生存率超过 90%。少突胶质细胞瘤患者预后也较佳，5 年生存率达 80%。20 世纪 70 ~ 80 年代，髓母细胞瘤患者 5 年生存率提高了 20%，而近年来稳定在 60% 左右。胶质母细胞瘤患者不管年龄如何，平均生存期不足 18 个月，近 20 年来无明显改善。虽然新型化疗药物替莫唑胺能够在一定程度上提高复发性胶质母细胞瘤患者的生存期，但作用亦相当有限，目前 5 年生存率最佳的还不到 10%。

椎管内良性肿瘤全切除后可以治愈，预后良好。胶质瘤中除髓内室管膜瘤外，通常较弥散且易浸润生长，很少能获得全切除，即使术后辅以放射治疗，总体预后还是较差。室管膜瘤通常边界清楚，如果能全切除肿瘤，可望达到治愈。

八、随访

脑瘤是较严重的疾病，术后应长期随诊。随诊内容应包括影像学（通常需 MRI 平扫加增强）、血液学（血常规、肝肾功能、激素水平、血药浓度）检查，新发症状描述，下一步治疗计划、用药计划，以及下次随诊时间。

1. 低级别胶质瘤　术后 1 个月内开始随诊。如有癫痫发作应口服抗癫痫药物至少半年，并避免开车、登高、游泳、劳累或危险的工作。每 3 ~ 6 个月复查 1 次，包含 MRI 检查，维持 5 年，之后可每年复查 1 次。

2. 高级别胶质瘤　最好在术后 1 个月内开始放疗或同步放化疗，放疗结束后再行 6 ~ 8 周期化疗。如有癫痫发作应口服抗癫痫药物至少半年，并避免上述危险情况。在放疗结束后 2 ~ 6 周复查 MRI，之后每 2 ~ 4 个月复查 1 次，包含 MRI，至少维持 2 ~ 3 年，再之后可逐渐减少复查频次。

3. 转移瘤　手术后应根据原发灶情况选择全身治疗，复发脑转移瘤建议行全脑放疗结合化疗。术后第 1 年应每 3 个月复查 1 次，包含颅脑 MRI 及原发灶的检查，之后可根据原发灶的随访一起复查颅脑 MRI。

4. 垂体瘤　术后 3 个月复查，复查应包括 MRI 和激素水平化验。切除满意的患者可每年复查 2 ~ 3 次，维持 2 ~ 3 年，之后每年复查 1 次。

5. 其他良性肿瘤　术后第 1 年应每 3 个月复查 1 次，包含颅脑 MRI，然后每年复查 2 次，维持 2 ~ 3 年，之后每年或隔年复查 1 次即可。

（钱海鹏　李学记　万经海）

第八章

骨及软组织肿瘤

第一节 骨 肉 瘤

一、概述

骨肉瘤是来源于间叶组织的恶性肿瘤，能直接产生骨样基质为其重要特征。在原发骨肿瘤中，骨肉瘤的发病率仅次于浆细胞骨髓瘤，居第二位，占原发骨肿瘤的10%，占原发恶性骨肿瘤的20%，年发病率4/100万~5/100万。骨肉瘤好发于青少年，最常见于10~20岁人群，约占儿童肿瘤的5%，约30%发生于40岁以上患者，男女发病比例为1.5:1~2:1。

骨肉瘤好发于四肢长骨的干骺端，特别是股骨远端，胫骨、肱骨近端，50%~60%发生在膝关节周围。其他部位包括股骨近端、股骨干、腓骨近端、胫骨干及远端等。非长骨区（如脊柱、颅骨、骨盆）的发病率随年龄增长而增加，手足部发病者罕见。多为单发，但亦可见跳跃性病灶或多中心发病的病例。

二、危险因素

骨肉瘤的病因和发病机制仍不明确。尽管患者常有创伤史，但创伤事件只是促使人注意到有肿瘤存在，而非引起肿瘤的原因。骨肉瘤发病率的升高与Paget病和辐射暴露相关。

视网膜母细胞瘤患儿如能存活，发生骨肉瘤的危险增加，约占该类患者的38%，这与 *RB* 基因变异有关。Li-Fraumeni综合征（乳腺癌并发软组织肉瘤）女性患者生育的儿童，骨肉瘤发病率增高，与 *p53* 基因突变有关。

三、病理学

WHO骨肿瘤分类中将原发性骨肉瘤分为普通型、毛细血管扩张型、小细胞型、低度恶性中央型、继发型、骨旁型、骨膜型和表面高度恶性型骨肉瘤。其中普通型最为常见，又称髓质型骨肉瘤，约占所有骨肉瘤的85%。

骨肉瘤最基本的病理学特点是瘤细胞直接产生类骨组织或骨组织。根据其细胞成分的多少、细胞的异型性和核分裂活动来分级，按照Broder体系，用数字1~4来表示，1级分化程度最高、恶性程度最低，如分化好的普通型骨肉瘤和骨旁骨肉瘤；4级分化程度最低、恶性程度最高，如骨Paget病发展而来的骨肉瘤或多中心发病的骨肉瘤。

（一）大体检查

普通型骨肉瘤一般肿瘤体积较大，直径多超过5cm。切面灰白色，呈鱼肉样，可见黄白色或矿质样骨化、钙化灶，有沙砾感，有的含淡蓝色软骨或白色纤维组织，有时能观察到暗红色的出血软化灶，呈多彩、多样化的外观，符合骨肉瘤成分复杂的特点。毛细血管扩张型骨肉瘤表现为髓腔内的囊状结构，其中不完全地充以凝血块，没有实质性成分，亦无硬化的瘤骨，少见广泛骨质浸润或软组织包块。骨旁骨肉瘤表现为一个附着于皮质表面的质硬、分叶状肿块，可侵犯骨骼肌和骨髓腔，切面可见软骨样结节。其他类型骨肉瘤与普通型骨肉瘤的肉眼观察差别不大。

（二）病理组织学

1. 普通型骨肉瘤　镜下检查见骨肉瘤由明显间变的瘤细胞组成，瘤细胞可以产生不同形式的类骨组织，表现为致密、粉染、无规则形的细胞间物质，呈弯曲线状、有小块状、分支和不完整的小窝，厚度差别极大，薄的被称为丝带状，有时与非骨性胶原难以鉴别。肿瘤细胞呈高度多形性，核分裂常见，细胞形态可以是：上皮样、浆细胞样、纺锤形、椭圆形、小圆细胞、透明细胞、单核或多核巨细胞或梭形细胞，多数病例中混合有两种形态以上的瘤细胞，偶可见恶性巨细胞。

普通型骨肉瘤可以产生不等量的软骨或纤维组织，根据其中占主要成分的基质，进一步分为三个亚型：成骨型（50%）、成软骨型（25%）、成纤维型（25%）。成骨型骨肉瘤中主要的基质是骨性和（或）骨样基质，可表现为纤细、树枝状骨样基质或致密、压实样骨样基质和骨。成软骨型骨肉瘤中有明显的软骨样基质，与非软骨成分紧密、无序地混合在一起。成纤维型骨肉瘤的标志是高级别的梭形细胞，含有很少的骨样基质，软骨成分可有可无，形态学上类似纤维肉瘤或恶性纤维组织细胞瘤。研究表明，不同亚型骨肉瘤之间的预后有一定差异。

2. 毛细血管扩张型骨肉瘤　这是一种侵袭性很强的少见骨肉瘤类型。镜下显示肿瘤组织中见空的或充满血的囊腔，有薄的间隔，容易误诊为动脉瘤样骨囊肿。病变边缘可见肿瘤细胞在先前存在的正常骨小梁之间浸润。囊壁没有内皮细胞衬附，而是貌似正常的巨细胞，间隔内细胞丰富，可见很多外观似良性的多核巨细胞，易误诊为骨巨细胞瘤，甚至恶性骨巨细胞瘤。瘤细胞染色质增多，多形性、核分裂明显。骨样基质不定，通常较纤细，有时难以确定。

3. 小细胞骨肉瘤　镜下基本的细胞与尤文肉瘤中所见的细胞非常相似，由小圆细胞及其产生的骨样基质构成，分布在细胞之间的骨样基质较纤细，为彩带状。

4. 低级别中心性骨肉瘤　镜下可见在数量不等的骨样基质和纤维性间质中存在少量到中等量瘤细胞。梭形瘤细胞呈交织排列，浸润周围正常骨小梁和骨髓。瘤细胞具有不典型性，常见核增大和染色质增多，核分裂象少见。肿瘤基质中出现多种成骨现象，与纤维结构不良中的编织骨相似，但较粗大，有些为中等到多量的层状骨，偶见散在小灶不典型软骨。

5. 继发性骨肉瘤　多继发于 Paget 病和放射治疗后，为高级别骨肉瘤，大部分为成纤维型或成骨型骨肉瘤，有时见大量破骨细胞。放疗后骨肉瘤中可见放射性骨炎的组织学改变。

6. 骨旁骨肉瘤　特点是组织结构高度分化，由不同成熟阶段的编织骨到板层骨构成，形态良好的骨小梁占大部分区域，被梭形细胞组成的分化良好的纤维间质所隔开，梭形细胞有轻微异形性和多形性，核分裂象少见。

7. 骨膜骨肉瘤　组织学上表现为中等分化的成软骨型骨肉瘤。常见骨化的肿块从皮质长出，与皮质紧密相贴。镜下见大量已钙化的或软骨内骨化的软骨基质，同时还有小量的花边状骨样基质包绕着瘤细胞。

8. 高级别表面骨肉瘤　该型骨肉瘤具有与普通型骨肉瘤相似的形态学变化。

四、临床表现

起病初期无典型症状。主要临床症状是渐进性的肢体疼痛，发病前可有外伤史。病程初期时，疼痛为间歇性隐痛，于负重活动时明显，休息后减轻，这个时期的症状不易用一般的疾病解释，也容易归因于创伤。随着病情发展迅速，疼痛逐渐加剧，呈持续性，夜间尤为明显，严重时影响睡眠，邻近关节的活动可受限。早期一般状况较好，晚期可出现体重下降、精神萎靡和贫血，严重者可出现恶病质表现。

体格检查可发现局部肿物，固定，边界不清，局部压痛，患者往往对触摸有恐惧感，浅表静脉充盈或怒张，皮肤轻度发红，皮温多有升高；有时可出现肿物突然增大，这可能是肿瘤内出血等继发性改变所致；局部听诊可闻及血管杂音，是肿瘤血液供应丰富的表现。5%~10% 的患者可合并病理性骨折。

五、诊断

（一）实验室检查

红细胞沉降率增快。血清碱性磷酸酶升高，与肿瘤的发展程度密切相关，临床上 70% 以上的骨肉瘤患者血清碱性磷酸酶升高，在手术及化疗后明显下降，可作为衡量治疗效果的一个指标。血清乳酸脱氢酶有时也升高，往往是预后不良的一个征象。

（二）影像学改变

1. X 线检查　早期 X 线平片不典型，容易漏诊。随着病变发展，大部分病例 X 线表现为成骨及溶骨的混合性骨破坏，基质多有钙化或瘤骨。当肿瘤穿破皮质，侵入到软组织内形成最具特征的骨膜反应，如垂直于骨膜呈放射样平行排列的针状骨膜反应，即怒发冲冠征，或排列成由骨膜上一点向外放射，即日光放射征；或形成 Codman 三角，是骨膜被肿瘤反复顶起，骨膜反应性成骨，骨膜中断形成（图 8-1 A、图 8-1B）。

2. 计算机断层扫描（computed tomography，CT）　CT 可以更清晰地显示肿瘤骨的病变范围，软组织侵袭情况及肿瘤与主要血管的关系，是外科手术界限制定的重要依据之一。CT 对瘤骨显示优于 X 线平片和 MRI 检查。胸部 CT 检查可早期发现是否存在肺转移和其他明显的肺部病变。

3. 磁共振成像（magnetic resonance imaging，MRI）　MRI 可以更为清晰地观测肿瘤的软组织侵袭范围、肿瘤在髓腔内的浸润范围、跳跃性病灶以及是否侵及骨骺或关节（图 8-1C、图 8-1D）。在保肢手术中，MRI 对截骨长度定位具有关键的指导作用。

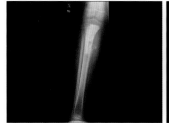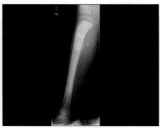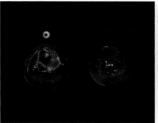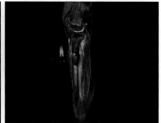

| A. X 线正位片 | B. X 线侧位片 | C. T_2 加权 MRI | D. 矢状位 MRI |

◆图 8-1　左胫骨上端骨肉瘤

4. 核素骨扫描　骨肉瘤在核素骨扫描上表现为放射性浓聚，浓聚范围常常大于实际病变。骨扫描对骨肉瘤的定性或定位诊断有参考作用，对判断有无其他骨的转移、是否存在多发病变以及有无跳跃性病灶很有帮助。

5. 血管造影　血管造影可以显示肿瘤的血管丰富程度、判断肿瘤的血管来源，还可发现血管是否被肿瘤推压移位或被肿瘤包绕，帮助判断切除肿瘤时是否需要切除血管并做修复的准备。化疗前后血管造影的对比可以作为评价化疗效果的重要指标。但随着磁共振血管成像的应用和普及，这种介入血管造影的应用已趋于减少。

（三）组织学诊断

穿刺或切开活检获取病变组织行病理学检查是骨肉瘤的确诊依据。在治疗开始前，应获得病理学诊断。诊断有困难时，需要行临床、影像和病理三结合联合会诊。

六、分期

美国癌症分期联合会（American Joint Committee on Cancer，AJCC）第 8 版骨肿瘤 TNM 分期系统（表 8-1）。

原发肿瘤（T）：

　　四肢骨、躯干骨和颅骨

　　T_x：原发肿瘤无法评价

　　T_0：无原发肿瘤证据

　　T_1：最大径≤ 8 cm

　　T_2：最大径＞ 8 cm

　　T_3：原发部位的不连续肿瘤

脊柱：

　　T_x：原发肿瘤无法评价

　　T_0：无原发肿瘤证据

　　T_1：肿瘤局限于椎骨内 1 个或 2 个相邻区域

　　T_2：肿瘤局限于椎骨内 3 个相邻区域

　　T_3：肿瘤局限于椎骨内 4 个或 4 个以上或任何不相邻的区域

　　T_4：肿瘤侵及椎管或大血管

　　　　T_{4a}：肿瘤侵及椎管

　　　　T_{4b}：肉眼见肿瘤侵及大血管或大血管内可见瘤栓

骨盆：

　　T_x：原发肿瘤无法评价

　　T_0：无原发肿瘤证据

　　T_1：肿瘤局限于骨盆内 1 个区域且无骨外侵犯

　　　　T_{1a}：最大径≤ 8 cm

　　　　T_{1b}：最大径＞ 8 cm

　　T_2：肿瘤局限于骨盆内 1 个区域且有骨外侵犯或 2 个区域且无骨外侵犯

　　　　T_{2a}：最大径≤ 8 cm

　　　　T_{2b}：最大径＞ 8 cm

　　T_3：肿瘤侵及骨盆内 2 个区域且有骨外侵犯

　　　　T_{3a}：最大径≤ 8 cm

　　　　T_{3b}：最大径＞ 8 cm

　　T_4：肿瘤侵及骨盆内 3 个区域或浸透骶髂关节

　　　　T_{4a}：肿瘤侵犯骶髂关节及骶神经孔

　　　　T_{4b}：肿瘤包绕髂外血管或骨盆大血管肉眼可见瘤栓

局部淋巴结（N）：

　　N_x：局部淋巴结无法评价

　　N_0：无局部淋巴结转移

　　N_1：有局部淋巴结转移

续表

远处转移（M）：

　　M_x：远处转移无法评价

　　M_0：无远处转移

　　M_1：有远处转移

　　　　M_{1a}：肺

　　　　M_{1b}：骨或其他远处部位

表 8-1　AJCC（第 8 版）骨肿瘤的 TNM 分期

分期	TNM 情况			
Ⅰ A 期	T_1	N_0	M_0	G_1 或 G_x
Ⅰ B 期	T_2	N_0	M_0	G_1 或 G_x
Ⅰ B 期	T_3	N_0	M_0	G_1 或 G_x
Ⅱ A 期	T_1	N_0	M_0	G_2 或 G_3
Ⅱ B 期	T_2	N_0	M_0	G_2 或 G_3
Ⅲ 期	T_3	N_0	M_0	G_2 或 G_3
Ⅳ A 期	任何 T	N_0	M_{1a}	任何 G
Ⅳ B 期	任何 T	N_1	任何 M	任何 G
Ⅳ B 期	任何 T	任何 N	M_{1b}	任何 G

　　Enneking 外科分期系统（表 8-2）　外科分期是将外科分级（G）、外科区域（T）和区域性或远处转移（M）结合起来，并以此制订手术方案。

　　1. 分级（G）　G 是指肿瘤的良恶性分度。

　　G_0 属良性：①组织学显示良性细胞学特征，分化良好，细胞/基质之比为低度至中度；②X 线表现为边缘清晰至关节囊剥脱和延伸至软组织；③临床为明确囊内，无卫星或跳跃病损，无转移，生长速度不一，以青少年和年轻成人为主。

　　G_1 属低度恶性：①组织学属 Broder 分级 Ⅰ 或 Ⅱ 级，中度分化；②X 线表现为肿瘤穿越囊壁，骨皮质破损，向软组织延伸；③临床表现为囊外，多发性病损，个别发生转移，生长较快。

　　G_2 属高度恶性：①组织学示 Broder 分级 Ⅲ 或 Ⅳ 级，常见有丝分裂象，分化不良，细胞/基质之比高；②X 线表现为边缘模糊，肿瘤扩散，波及软组织，可出现跳跃性、多发性病损；③临床上示多发性病损，明显转移，生长快。

　　2. 外科区域（T）　T 是指肿瘤侵袭范围，以肿瘤囊和间室为分界。T_0 为囊内；T_1 为囊外但仍在间室内；T_2 为囊外和间室外。

　　3. 转移（M）　M 是指区域转移或远处转移。淋巴结转移（N）在骨肿瘤中较少见，故未将淋巴结列入分期项目内，但软组织肿瘤则考虑在内。M_0 为无转移；M_1 为转移。

表 8-2　Enneking 外科分期

分期	分级	部位	转移
Ⅰ A 期	G_1	T_1	M_0
Ⅰ B 期	G_1	T_2	M_0
Ⅱ A 期	G_2	T_1	M_0
Ⅱ B 期	G_2	T_2	M_0
Ⅲ A 期	$G_{1\sim2}$	T_1	M_1
Ⅲ B 期	$G_{1\sim2}$	T_2	M_1

七、治疗

骨肉瘤的治疗是以手术为主的综合治疗。方案包括术前新辅助化疗、肿瘤广泛或根治性切除和术后辅助化疗。

尽管现有的各种临床检查手段未发现肺转移灶，但在局部手术治疗后 1～2 年，仍有相当比例的患者出现肺转移。最新研究指出，约 80% 的骨肉瘤患者在确诊时已经发生了肺部的微小转移，而肺转移是骨肉瘤的重要致死原因。因此，一开始就应该把骨肉瘤作为一种全身性疾病来治疗。1970 年以前骨肉瘤的主要治疗方法是高位截肢或关节离断，但 5 年存活率仍低于 20%。20 世纪 80 年代初，Rosen 和 Jaffe 提出骨肉瘤的大剂量新辅助化疗，从此骨肉瘤的治疗翻开了新的一页，在新辅助化疗和正确的手术方案治疗下，患者 5 年无病生存率最高已接近 80%，平均为 56%～60%。

新辅助化疗亦指肿瘤的术前化疗，具有如下优点：①早期的全身治疗可以消灭潜在的微小转移灶；②通过检查肿瘤坏死率，评估术前化疗的效果，指导术后化疗；③化疗后，肿瘤体积缩小、血液供应减少、肿瘤的解剖边界更加清晰，有利于提高保肢成功率；④允许有充分时间设计保肢方案；⑤早期识别高危病例。

骨肉瘤的化疗方案是以大剂量甲氨蝶呤（HD-MTX）、四氢叶酸钙解救为基础，联合多柔比星（ADM）、顺铂（CDDP）、异环磷酰胺（IFO）等药物。目前常用的方案有 Rosen 的 T 方案、Coss 的研究方案、Jeffe 的 TIOS 方案、Rizzoli 研究所的化疗方案及美国的 CCG 方案等。在应用大剂量和更高强度的化疗方案时，需要应用辅助、支持性药物以降低化疗的毒副作用，如粒细胞集落刺激因子、促红细胞生成素、美司钠、四氢叶酸钙、各种止吐药等。

评估肿瘤对化疗的有效性，最重要、最敏感、最客观的方法是骨肉瘤切除标本的肿瘤坏死率，可分为 4 级：1 级，几乎没有肿瘤坏死；2 级，化疗轻度有效，肿瘤坏死率＞50%；3 级，化疗部分有效，肿瘤坏死率＞90%，尚存极少数活的肿瘤细胞；4 级，肿瘤细胞全部坏死，未见活的肿瘤细胞。对化疗反应为 3、4 级的，术后沿用术前化疗方案，其 5 年存活率较之反应为 1、2 级者差别有显著意义，而化疗反应为 1、2 级者则有必要更改化疗方案，或缩短化疗间隔，或使用作用更强的药物。

临床上骨肉瘤对化疗有效的表现有：①疼痛症状减轻，患者夜间能安静入睡，肢体功能改善；②肢体肿块变小、界限清楚，可以定期测量肢体周径，动态观察肿胀情况，但如果骨化明显的骨肉瘤，即使化疗有效，瘤体变小的可能性也不大；③肿块表面的皮肤红肿、压痛、皮肤温度升高有所缓解；④血清碱性磷酸酶降低；⑤影像学检查可见肿瘤骨化、钙化明显，病理性骨折愈合，肿瘤边界变清楚；⑥血管造影、MRI检查、MRI动态增强扫描，通过对肿瘤血运情况及肿瘤信号改变的评估，也可以较准确地判断化疗的效果；⑦放射性核素骨扫描检查，病变的放射性浓聚程度和范围也是观察化疗有效性的重要指标。部分对化疗无反应者，需要改变化疗方案或立即行手术治疗。低级别中心性骨肉瘤和骨旁骨肉瘤为分化较好的骨肉瘤，不需辅助化疗。

在有效的新辅助化疗支持下，目前约80%的肢体骨肉瘤患者能进行保肢手术。保肢手术的前提是对肿瘤的局部控制以及预计术后肢体功能不低于安装假肢者。适应证有：① Enneking 外科分期 Ⅰ期、Ⅱa期及对化疗反应良好的Ⅱb期患者；②预计在术中能够达到广泛或根治性切除者；③肢体主要神经、血管束未受肿瘤侵袭者；④全身及局部条件良好，术后能够顺利愈合并保留足够肢体功能；⑤综合考虑患者意愿、经济能力、精神状态，并保证能够坚持接受化疗。肺转移和病理性骨折不是保肢手术的绝对禁忌证，关键是严格遵循术前大剂量联合辅助化疗和把握手术切除边缘。

保肢手术包括两个方面：肿瘤的广泛切除和肢体功能的重建。肿瘤切除的平面，骨骼为肿瘤边缘外5 cm，软组织为反应区外约2 cm，即在肿瘤边缘保留一层完整正常组织。功能重建包括骨关节重建和软组织重建。骨重建方式有：肿瘤瘤骨灭活再植、人工假体置换、异体关节移植术、带血管蒂游离骨瓣移植术、复合人工假体移植、关节融合术及旋转成形术。软组织重建主要是对假体的充分覆盖、消灭无效腔、肌肉动力重建和创口的闭合。对于足踝部的骨肉瘤，因为该部位的软组织较少，很难达到广泛切除的要求，且小腿义肢的功能极佳，所以宜选择截肢术。对于瘤体巨大、分化极差、软组织条件不好的复发瘤，或者肿瘤周围的主要神经血管受到肿瘤的侵犯以截肢为宜。

八、预后

影响预后的因素如下：①肿瘤病变范围，包括有无跳跃性病灶或多发病灶，有无肺转移、骨转移等；②肿瘤的组织学分级；③肿瘤的大小；④肿瘤的解剖部位，肢体远端优于近端，肢体优于躯干；⑤是否合并病理性骨折；⑥综合治疗优于单一治疗；⑦新辅助化疗后肿瘤坏死率情况，坏死率 > 90%的患者5年生存率达80%~85%；⑧原发骨肉瘤预后优于继发骨肉瘤。

九、随访

所有接受治疗的患者都应接受随访。目标包括：监测骨肉瘤复发、肺或其他部位转移，指导保肢术后肢体功能锻炼、评估全身状态、为患者和家属提供心理支持等。

术后2年内每3个月随访1次，第2~5年内每6个月随访1次，第5~10年内每年随访1次。随访应包括体检、局部X线、胸部CT和全身骨扫描等。

（赵振国 徐立斌 于胜吉）

第二节　骨尤文肉瘤

一、概述

尤文肉瘤（ewing sarcoma）是骨内小圆细胞增生的恶性肿瘤。这类细胞的确切来源仍存在争议。最近细胞分子遗传学研究表明，尤文肉瘤是下列一族肿瘤之一，包括原始神经外胚层肿瘤、外周神经上皮瘤、胸壁的 Askin 瘤和骨外的尤文肉瘤。这些肿瘤更倾向于来自神经外胚层而非间质组织，但缺乏确切的证据支持。

在所有人群的骨原发恶性肿瘤中，尤文肉瘤排在多发性骨髓瘤、骨肉瘤、软骨肉瘤和骨的淋巴瘤之后。然而，在年龄小于 15 岁的患者中，尤文肉瘤几乎是骨最常见的肉瘤。年轻患者尤文肉瘤的发病率 30 年来一直居首位，远高于骨的其他肉瘤。此病常见于高加索人，在黑种人和东方人中少见。男女发病比例大致为 3：2。常发生于在扁平骨和长管状骨的骨干。好发部位在骨盆和股骨，但也可发生在其他骨，包括肱骨、胫骨和腓骨等。

二、危险因素

该病病因与染色体易位有关。90% 以上的病例发生 11：22 染色体易位，致使 *EWS* 基因整合到 *Flil* 基因上。另外约 5% 的病例发生 21：22 染色体易位，使 *EWS* 基因整合到 *ERG* 基因上，极少数病例的 *EWS* 基因可整合到其他基因上，如 *E1A* 基因。这些染色体易位所产生的嵌合蛋白质行使错误的转录因子的功能。目前已明确，这些嵌合蛋白质通过激活和（或）抑制一系列基因从而导致细胞向肿瘤转化。

三、病理学

1. 肉眼所见　肿瘤多发生于长管状骨骨干，从骨干向干骺端蔓延，自骨内向骨外破坏。肿瘤质软，无包膜，切面呈灰白色，部分区域可因出血或坏死而呈暗红色或棕色。肿瘤如发生坏死，可形成假囊肿，其内充满液化的坏死物质。肿瘤破坏骨皮质侵入软组织时，在骨膜及其周围形成洋葱皮样成层的骨膜增生，是 X 线典型表现的基础。

2. 镜下变化　瘤细胞呈圆形或多角形，形态基本一致，胞质很少，染色浅，胞膜不清晰。细胞核呈圆形或椭圆形，大小相当一致，颗粒细，均匀分布，多见核分裂象。瘤组织内细胞丰富，细胞成巢状排列，偶见瘤细胞呈环形排列，形成假菊形团结构。瘤组织中常见大片坏死。在肿瘤周围可有新骨形成，为反应性新生骨，而不是肿瘤本身成分。

四、临床表现

1. 疼痛　疼痛是最常见的临床症状，约 2/3 的患者可有间歇性疼痛。疼痛程度不一致，初发时一般不严重，但可迅速转变为持续性疼痛。根据部位的不同，局部疼痛随肿瘤的扩散而蔓延。肿瘤发生于骨盆部位时，疼痛可沿下肢放射，影响髋关节活动；发生于长骨邻近关节处时，则出现跛行、关节僵硬，还可伴有关节积液，病理性骨折少见；如位于脊柱，可产生下肢的放射痛、无力和麻木感，严重时可造成截瘫。

2. 肿块　可随着疼痛的加剧而出现局部肿块，肿块表面可呈红、肿、热、痛的炎症表现。压痛明显，表面可见静脉怒张。有时肿块在软组织内迅速生长。肿瘤位于髂骨时，肿块可延伸进入盆腔内，在下腹部或肛诊时可触及肿块。

3. 全身症状　相当一部分患者可伴有全身症状，如体温升高、周身不适、乏力、食欲下降及贫血等。

另外，因肿瘤所在部位不同，还可引起其他症状，如位于股骨下端的病变可影响膝关节功能，并引起反复的关节积液；位于肋骨的病变可引起胸腔积液等。

五、诊断

（一）实验室检查

贫血，白细胞计数增加，红细胞沉降率增快。血清乳酸脱氢酶（lactate dehydragenase，LDH）与疾病发展有关，并且能指导预后。由于大量骨膜新生骨的形成，血清碱性磷酸酶可轻度增高，有助于诊断。

（二）影像学改变

1. X线表现　X线检查常常表现为髓腔内溶骨性破坏，早期受累骨质呈鼠咬状、虫蚀状破坏，晚期突破骨皮质形成软组织肿块，可出现两侧对称性葱皮状骨膜反应。其他表现包括日光征和 Codman 三角等（图 8-2A、图 8-2B）。

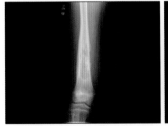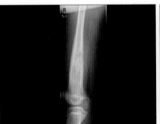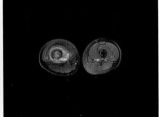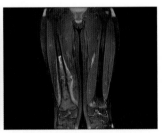

A. X线正位片　　　　B. X线侧位片　　　　C. T₂ 加权 MRI　　　　D. 冠状位 MRI

◆图 8-2　右股骨下段尤文肉瘤

2. 计算机断层扫描（computed tomography，CT）表现　平扫时骨髓组织密度增高，形成软组织肿块时，肿块内密度不均，大部分边缘模糊，可显示与邻近肌肉间的分隔。增强后扫描病灶边缘有显著环状强化。CT 能反映肿瘤在骨内病变的详细情况及骨外软组织情况。

3. 磁共振成像（magnetic resonance imaging，MRI）　MRI 能较好地判断肿瘤侵犯软组织的情况。一般而言，T_1 加权图像上典型表现为均匀的低信号，T_2 加权图像上为非常高的信号强度（图 8-2 C、图 8-2D）。

4. 核素骨扫描　核素骨扫描不仅可显示原发病灶的范围，而且还可发现全身其他病灶。

六、分期

1. 美国癌症分期联合会（American Joint Committee on Cancer，AJCC）的第 8 版骨肿瘤 TNM 分期系统（表 8-3）。

原发肿瘤（T）：
　　四肢骨、躯干骨和颅骨
　　T_x：原发肿瘤无法评价
　　T_0：无原发肿瘤证据
　　T_1：最大径 ≤ 8 cm
　　T_2：最大径 > 8 cm
　　T_3：原发部位的不连续肿瘤

脊柱：
　　T_x：原发肿瘤无法评价
　　T_0：无原发肿瘤证据
　　T_1：肿瘤局限于椎骨内 1 个或 2 个相邻区域
　　T_2：肿瘤局限于椎骨内 3 个相邻区域
　　T_3：肿瘤局限于椎骨内 4 个或 4 个以上或任何不相邻的区域
　　T_4：肿瘤侵及椎管或大血管
　　　　T_{4a}：肿瘤侵及椎管
　　　　T_{4b}：肉眼见肿瘤侵及大血管或大血管内可见瘤栓

骨盆：
　　T_x：原发肿瘤无法评价
　　T_0：无原发肿瘤证据
　　T_1：肿瘤局限于骨盆内 1 个区域且无骨外侵犯
　　　　T_{1a}：最大径 ≤ 8 cm
　　　　T_{1b}：最大径 > 8 cm
　　T_2：肿瘤局限于骨盆内 1 个区域且有骨外侵犯或 2 个区域且无骨外侵犯
　　　　T_{2a}：最大径 ≤ 8 cm
　　　　T_{2b}：最大径 > 8 cm
　　T_3：肿瘤侵及骨盆内 2 个区域且有骨外侵犯
　　　　T_{3a}：最大径 ≤ 8 cm
　　　　T_{3b}：最大径 > 8 cm
　　T_4：肿瘤侵及骨盆内 3 个区域或浸透骶髂关节
　　　　T_{4a}：肿瘤侵犯骶髂关节及骶神经孔
　　　　T_{4b}：肿瘤包绕髂外血管或骨盆大血管肉眼可见瘤栓

局部淋巴结（N）：
　　N_x：局部淋巴结无法评价
　　N_0：无局部淋巴结转移
　　N_1：有局部淋巴结转移

远处转移（M）：

　　M_x：远处转移无法评价

　　M_0：无远处转移

　　M_1：有远处转移

　　　　M_{1a}：肺

　　　　M_{1b}：骨或其他远处部位

表 8-3　AJCC（第 8 版）骨肿瘤的 TNM 分期

分期	TNM 情况			
Ⅰ A 期	T_1	N_0	M_0	G_1 或 G_x
Ⅰ B 期	T_2	N_0	M_0	G_1 或 G_x
Ⅰ B 期	T_3	N_0	M_0	G_1 或 G_x
Ⅱ A 期	T_1	N_0	M_0	G_2 或 G_3
Ⅱ B 期	T_2	N_0	M_0	G_2 或 G_3
Ⅲ 期	T_3	N_0	M_0	G_2 或 G_3
Ⅳ A 期	任何 T	N_0	M_{1a}	任何 G
Ⅳ B 期	任何 T	N_1	任何 M	任何 G
Ⅳ B 期	任何 T	任何 N	M_{1b}	任何 G

　　2. Enneking 外科分期　　尤文肉瘤的分期不同于许多骨的肉瘤的分期。因为尤文瘤的组织起源可能为非间质来源，而且临床表现与其他许多肉瘤不同，所以 Enneking 建议分为Ⅳ期：Ⅰ期：实性骨内肿瘤；Ⅱ期：实性肿瘤合并骨外扩散；Ⅲ期：多中心的骨受累；Ⅳ期：远隔转移。这一分期系统反映了尤文肉瘤早期即有扩散且侵犯范围广的特点，因而更加切合实际。转移的常见部位为肺和其他骨。尤文肉瘤更倾向于侵及骨髓，这一特点在其他肉瘤中并不常见。

七、治疗

　　由于尤文肉瘤恶性程度高，病程短且转移快，采用单纯的手术、放疗、单药化疗，效果均不很理想，绝大多数患者在 2 年内死亡，5 年生存率不超过 10%。大量文献报道，最初无转移的尤文肉瘤综合治疗的 5 年生存率为 36% ~ 65%。

　　1. 手术治疗　　随着放疗、化疗疗效的提高和相关副作用的处理逐渐完善，单纯采用外科手术治疗的患者日趋减少。

　　手术治疗的原则是完全切除肿瘤，以最大限度地达到有效的局部控制，防止和减少肿瘤转移。在此基础上，应尽可能多地保留肢体功能，提高患者的生活质量。因此手术治疗的作用日趋重要。综合性资料证实根除性肿瘤切除的疗效较不完全性肿瘤切除为优。因此，只要患者的全身情况许可，应积极考虑原发灶的手术治疗。

经过有效的化疗后，进行广泛手术切除的适应证是：①位于切除后不影响功能的骨骼上的单发病灶；②位于重要骨骼上的病灶，经广泛切除加重建后造成的功能障碍明显小于放疗所造成的功能障碍；③放疗后出现孤立的局部复发；④骨质大部分或全部破坏，骨折不可避免，较大的病灶。

截肢不是常用方法，大部分情况下通过手术保肢和放疗可以解决。在下列情况下需要考虑截肢：①骨外软组织肿块很大且化疗不敏感；②保肢后将带来不可接受的严重肢体不等长；③本身已有或放疗后产生主要负重骨的病理性骨折；④肿瘤所在位置切除后无法有效重建，造成严重功能障碍；⑤术后复发的肿瘤。

2. 放疗　尤文肉瘤对放疗极为敏感，放疗是治疗尤文肉瘤的主要措施。一般给小剂量（30～40Gy）照射后，肿瘤便可迅速缩小，局部疼痛减轻或消失，所以可选择作为术前的新辅助放疗。但单纯放疗远期疗效很差。

目前放疗适应证如下：①手术无法彻底切除的部位；②放疗较手术切除显著保留功能的部位；③预后差，Ⅲ期的多骨病变，远隔部位有转移或化疗效果差。

放疗剂量一般为40～60Gy/4～5周。

3. 化疗　全身化疗针对于局部、多发、转移等多种形式的病灶均有效，不仅能提高保肢率、降低复发率，还最终提高了生存率。早期常用的化疗方案为VAC方案（长春新碱、放线菌素D和环磷酰胺）。后来在VAC方案基础上又加入了多柔比星。此后又增加了博来霉素和甲氨蝶呤。最近异环磷酰胺的应用增多，成为辅助治疗中不可或缺的治疗手段。目前，多柔比星、异环磷酰胺、放线菌素D、长春新碱等是尤文肉瘤化疗的主要药物。

4. 综合治疗　综合治疗指放疗加化疗加手术或不加手术的综合治疗方法。其方法选择有：

（1）放疗加化疗：主要适用于不能施行手术的患者，包括晚期患者，采用中等量或较大剂量的放疗加药物联合化疗。根据患者的具体情况，放疗和化疗可同时开始或先后应用。

（2）手术切除加中等量放疗加化疗：只要能够将肿瘤切除，则应切除加中等量的放疗加多药联合化疗。目前也有学者主张先进行联合化疗，待肿瘤明显缩小后，再施行外科手术治疗。术后原肿瘤所在骨放疗，再辅以术后化疗。

（3）手术加放疗或化疗：目前此方法应用比较少，只是对放疗或化疗不能耐受时才采用，且疗效不优于放疗加化疗。

（4）已播散的尤文肉瘤：只要全身情况允许，在给予支持疗法的同时，对骨原发灶及转移灶给予放疗加联合化疗。

八、预后

尤文肉瘤的预后分析要依据临床、影像和病理相结合的原则，但不是所有的因素都起着同等的作用。

转移是对预后最不利的因素。肿瘤部位是影响预后的一个重要因素，原发位于肢体者较位于骨盆、骶骨等躯干预后好。就肢体肿瘤而言，位于肢体远侧者较肢体近侧好。肿瘤大小是影响预后的另一个重要因素，肿瘤体积越大，预后越差。凡化疗能使肿瘤缩小或消失，在组织学上显示反应好者，预后远较反应差者好。据统计，多药联合化疗方案较单药化疗预后好。治疗时出现发热、失重、贫血，血清乳酸脱氢酶高于 170 U/L，红细胞沉降率超过 33 mm/h 和白细胞计数明显增多的患者预后不良。

九、随访

术后 2 年内每 3 个月随访 1 次，2～5 年内每 6 个月随访 1 次，5～10 年内每年随访 1 次。随访应包括体检、局部 X 线、局部 MRI、胸部 CT、全身骨扫描等。

（赵振国　徐立斌　于胜吉）

第三节　骨巨细胞瘤

一、概述

骨巨细胞瘤是一种良性的原发骨肿瘤，具有一定的局部侵袭性。其发病率在性别上无明显差异，女性患者稍微占优势。东西方人的发病率存在一定差别，中国、日本等亚洲国家中骨巨细胞瘤发病率相对较高，占原发骨肿瘤的 10%～20%。总体上，骨巨细胞瘤占骨的所有原发性肿瘤 5%～8%，约占骨良性肿瘤的20%。骨巨细胞瘤发生在骨骺闭合后，20～40 岁高发。病变多为单发，大多发生于长骨末端，以股骨下端、胫骨上端、桡骨远端、肱骨近端为最多。约 5% 的骨巨细胞瘤发生于扁骨，以骨盆最为多见。椎骨之中最常发生于骶骨，其他脊椎骨较少累及。不到 5% 的骨巨细胞瘤累及手足的管状骨。

骨巨细胞瘤的局部复发率较高，而远处转移能力较低，但 20%～30% 的患者有持续进展的潜在恶性，组织学上无恶变也可发生转移，肺转移发生率为 1%～4%。约 5% 的骨巨细胞瘤可出现恶性转化，尤其是经过治疗（如放疗）后的骨巨细胞瘤，通常病程 10 年以上的骨巨细胞瘤患者恶性转化率较高。

二、危险因素

在骨巨细胞瘤患者的染色体中可发现 16p22 或 17p13 号染色体发生基因重排，提示染色体的畸变或者缺如与骨巨细胞瘤可能存在相关性。有研究表明，骨巨细胞瘤和骨肉瘤之间有较为密切的分子遗传学关系，二者均存在 *c-myc*、*N-myc* 和 *c-fos* 癌基因的改变，并且都可发现 P53 蛋白，提示可根据分子遗传中的不稳定因素来进行诊断。还有研究发现，侵袭性高、易复发并发生肺转移的骨巨细胞瘤中 P53 蛋白和 *c-myc* 癌基因变异的概率相对较高，说明骨巨细胞瘤的侵袭性可以从分子遗传学方面进行一定的解释。

三、病理学

完整的大体标本显示肿瘤呈不同程度的膨胀性生长，肿瘤部位的骨质结构完全被病变所替代。肿瘤可扩散至关节软骨，与周围的骨与软骨形成清晰的分界线，但即使是非常巨大的肿瘤，也极少突破骨膜。肿瘤中存在薄的骨隔，肿瘤周围往往有穿越邻近正常骨组织表面产生的骨壳。骨皮质并不因为骨壳的存在而扩张变薄，这是由于骨内膜表面反复地溶骨吸收及新骨沉积而形成新的替代的骨皮质。有时有大量的新生骨形成而易被误诊为骨肉瘤。尽管巨细胞瘤通常不产生骨基质，但当肿瘤侵入软组织或转移至肺时则会产生骨基质。某些巨细胞瘤的转移性结节有可能转变成形态很成熟的骨质。随病情发展，巨细胞瘤的侵袭性生长行为将会使其体积变得巨大。恶性骨巨细胞瘤的大体标本与其他肉瘤相似，可见灰白色鱼肉状组织，肿瘤可穿破骨皮质直接侵及肌肉、韧带、滑膜、关节囊及皮下脂肪等。

特征性的肿瘤组织通常柔软、易碎，呈微红褐色外观，但也有与棕色瘤相似的微黄色区域，较白坚硬的区域表明发生了纤维化。由于在有扩张倾向的肿瘤中出血十分丰富，因而往往存在小的鲜红或是棕色的囊腔。病灶处出现小的囊性变或坏死灶，其中常充满血凝块，这是骨巨细胞瘤常见而易被忽视的特征。部分肿瘤被充血的大的囊腔替代，并有薄的骨隔横穿其中，骨巨细胞瘤反复复发时囊性变更为明显。如肿瘤广泛充血，容易与动脉瘤样骨囊肿所混淆。

骨巨细胞瘤很少穿破关节软骨。侵犯关节腔的肿瘤常见于新生的薄的骨皮质被破坏后通过滑膜组织入侵。薄的膨胀的骨皮质经常发生穿孔或是部分破坏，但这并不代表肿瘤是恶性的。由于肿瘤的边缘和干骺端的骨松质没有明显的界线，也没有纤维界限或骨膜阻隔，这导致骨巨细胞瘤在肿瘤刮除术后经常复发。

组织病理学的特点是圆形或多角状卵圆形或拉长的单核细胞均匀地充斥于大量带有 50 ~ 100 个细胞核、非常大的破骨样巨细胞中间，这些细胞核非常相似，在某些特定区域很难分辨出单核细胞向巨细胞的转变。基质细胞的细胞核的染色性状非常类似于破骨细胞的细胞核，染色质呈稀疏状，有 1 ~ 2 个小核仁，胞质不明显，细胞之间几乎没有胶原。核分裂象多见，每 10 个高倍镜下 2 ~ 20 个不等。然而非典型核分裂象不多见，如存在应考虑到富含巨细胞的骨肉瘤。偶尔可见含有双核和三核的骨巨细胞。有时，骨巨细胞有着更多的梭状外形，以席纹状生长方式排列。通常情况下，可见少量的泡沫细胞。此外，巨细胞瘤中常见梗死样坏死，一些巨细胞瘤几乎完全坏死，但这种坏死并不伴有炎症。骨巨细胞瘤可能有发生纤维化的区域，其中约 10% 继发于动脉瘤样骨囊肿的改变。肿瘤内部可形成小骨块，多见于病理性骨折和活检之后。侵袭软组织的病灶或肺转移灶的组织学特点与原发肿瘤相同，四周经常有反应骨包壳。大的瘤组织内，坏死区很常见。如果同时伴随有病灶细胞核的不典型性，则暗示细胞发生了恶变。恶性骨巨细胞瘤的镜下可见肿瘤细胞呈高度纺锤形，一般并无残余的骨巨细胞瘤组织。大多数的肉瘤变源于放射治疗之后，大多数是纤维肉瘤成分，少数为骨肉瘤成分。

四、临床表现

早期可无症状，部分患者出现局部间歇性疼痛，但疼痛程度较轻。肢体肿胀不明显，可出现关节活动受限。部分患者在受到轻微外伤后局部疼痛可加重，甚至可出现病理性骨折，多数患者因此而就诊。随肿瘤生长，髓腔内压力增高，疼痛会持续加重，并伴随局部肿胀和压痛。发生于长骨骨端的骨巨细胞瘤可出现邻近关节运动功能受限，最常见于膝关节。肿瘤发生于脊椎时可导致椎体压缩性骨折，压迫神经或脊髓，引起相应的神经功能障碍。骨巨细胞瘤治疗后多年又出现疼痛和肿胀则暗示可能有恶性转化。

早期可无明显体征，随肿瘤逐渐增大，可出现局部压痛，80% 以上的患者可触及质地坚硬的痛性肿块，有时伴有捻发音。还可出现失用性肌肉萎缩、关节周围积液及局部皮温增高、关节活动障碍、皮肤潮湿等。

病变位于骶骨者可出现骶尾部疼痛，鞍区感觉减退及大小便功能障碍，肛门指诊可触及骶前肿物。

五、诊断

1. 诊断要点

（1）发病特征：好发于 20～40 岁人群的长骨骨端。

（2）临床表现：局部疼痛、肿胀及关节活动受限。

（3）影像学表现：发生于骨端的皂泡样溶骨性破坏，呈偏心性膨胀生长。骨皮质变薄，肿瘤可穿透皮质至软组织形成肿块，一般边界清楚，无骨膜反应。

（4）病理学检查：圆形至椭圆形、多形性的单核基质细胞和均匀混合、大量破骨细胞样的巨细胞。

2. 鉴别诊断

（1）动脉瘤样骨囊肿：发病年龄比骨巨细胞瘤早，好发于 10～20 岁，多见于长骨干骺端及脊柱；疼痛、肿胀症状较骨巨细胞瘤更明显；组织学病变为巨大的充血囊腔，镜下可见小型多核巨细胞分布于彩带状囊壁组织中。

（2）非骨化性纤维瘤：好发于 20 岁以前，多见于长骨干骺端，如股骨下端、胫骨和腓骨两端；临床一般无症状；镜下病变由梭形组织细胞、多核巨细胞及泡沫样细胞组成，小型多核巨细胞及泡沫样细胞呈灶性分布，病灶内看不到骨组织的形成。

（3）骨囊肿：好发于 20 岁以前，常在骨骺闭合前发病，好发于干骺端；向周围膨胀不如骨巨细胞瘤明显，囊腔长轴常平行于骨干；一般无任何症状，常因病理性骨折就诊。

（4）骨肉瘤：好发于干骺端；疼痛较为剧烈，病情发展迅速；X 线可见溶骨性破坏，常有骨膜反应；镜下可见间变的肿瘤细胞直接成骨、成软骨。

（5）棕色瘤：组织学上与骨巨细胞瘤相似，但根据临床、影像学及实验室检查，可与骨巨细胞瘤相鉴别。棕色瘤常多骨受累，并广泛骨质疏松，血碱性磷酸酶（alkline phosphatase，AKP）、甲状旁腺素（parathyroid hormone，PTH）、钙（Ca）升高，切除甲状旁腺病变后病情可改善。

3. 辅助检查　X 线平片上可见病变多位于长骨骨端，呈偏心膨胀性生长，溶骨性破坏，病变边界较清晰，随病变发展可侵及整个骨端和干骺端（图 8-3）。病变向关节软骨延伸发展，向上延伸到软骨下板，病变与关节软骨之间仍可见薄层正常骨质。骨干的损伤少见。骨巨细胞瘤几乎没有大量的反应性的骨膜新骨形成。通常是长期损伤的前提下，瘤组织偶尔才能产生在放射学上明显可见的基质。

良性巨细胞瘤周围偶见硬化现象。瘤细胞常破坏皮质骨并侵及软组织，骨膜新生骨罕见。部分巨细胞瘤出现骨膜反应，骨皮质被穿透，破坏广泛，边界不清，可能出现钙化，甚至有软组织肿块，表现出恶变倾向。肿瘤可破坏关节软骨并侵入关节。传统认为典型的骨巨细胞瘤不会产生局部骨质硬化，但当肿瘤在软组织内复发或转移至肺部时，会出现典型的边缘骨化现象。如前所述，大多数巨细胞瘤发生于骨端，少数病灶位于干骺端，此时需排除动脉瘤样骨囊肿或富含巨细胞的骨肉瘤。

计算机断层扫描（computed tomography，CT）扫描比 X 线平片能更准确地评估骨皮质的变薄和穿透（图 8-4）。磁共振成像（magnetic resonance imaging，MRI）在评价骨内转移的程度、受累软组织的边界和受累关节方面比 X 线和 CT 更具有优势。典型的骨巨细胞瘤在 MRI 的 T_1 加权像上显示由低到中等的信号强度，而在 T_2 加权像上显示由中到高的信号强度。T_1、T_2 低信号区域均显示有大量的含铁血黄素。

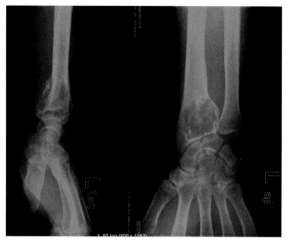

◆图 8-3　左桡骨远端骨巨细胞瘤，前臂 X 线正侧位片

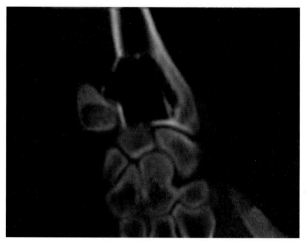

◆图 8-4　左桡骨远端骨巨细胞瘤，CT 冠状面

六、分期

Enneking 等根据病灶在放射线学上的边缘情况，将骨巨细胞瘤分为以下几型：1 型：静止性。病灶边界清晰，四围环绕硬化带，几乎没有骨皮质的累及；2 型：活跃性。肿瘤有明显的边界，没有骨硬化，骨皮质变薄、膨胀；3 型：侵袭性。肿瘤边界不清，经常有骨皮质的破坏和软组织的侵袭。该分级系统不涉及肿瘤的组织学表现。发生于手、足管状骨的骨巨细胞瘤，其 X 线的特征与发生于长骨的骨巨细胞瘤 X 线特征类似。发生于骶骨和骨盆的骨巨细胞瘤也是溶骨性的，通常累及到邻近的软组织，甚至侵袭到骶髂关节和髋关节。

Campanacci 等根据影像学特征将巨细胞瘤分为 3 级：Ⅰ级：肿瘤边界清晰，边缘存在一层纤薄的成熟骨；Ⅱ级：肿瘤边界清晰，但周缘缺乏骨质硬化带；Ⅲ级：肿瘤界限模糊，肿瘤表现出侵袭性。该分级也符合 Enneking 关于静止性、活跃性和侵袭性的骨巨细胞瘤分级，且比起组织学分级更有助于判断预后和治疗。

七、治疗

手术治疗仍是骨巨细胞瘤的最佳选择。有时选择将整个肿瘤包括肿瘤四周骨壳以及骨膜完整切除，尤其是病变发生于短骨，如腓骨及桡骨时；如果病变位于膝关节，尽管术后关节功能可能会丧失，但也建议采取此种方式进行全部切除。广泛破坏的病变或恶性骨巨细胞瘤如有必要应行截肢。之前放疗曾作为早期治疗或辅助治疗的手段，但近来越来越不被提倡，主要是由于其可能对肿瘤的恶性变具有一定的诱发作用，而且真正的巨细胞瘤对放疗相对不敏感。因而，除非肿瘤无法手术切除，否则一般不建议采用。

手术方法的选择：

1. 囊内切除（病变刮除）　肿瘤组织的彻底刮除对于骨巨细胞瘤的外科治疗效果至关重要。在充分刮除肿瘤组织后，可选择辅助性灭活的方法处理残腔，如液氮、苯酚、蒸馏水、无水乙醇、高渗性氯化钠溶液等处理残腔。也可以采用高速磨钻打磨腔壁，或高压水枪冲洗，然后以骨水泥（聚甲基丙烯酸甲酯）填充或植入自体骨、异体骨、人工骨等重建骨缺损。

2. 广泛切除或边缘切除　如果采用广泛切除或边缘切除，需确认病变组织与正常组织的分界，使切除边缘位于正常组织内，并采用锐性方式切除肿瘤。如果肿瘤体积大，穿破骨皮质而进入周围组织，可选择瘤段切除，对于靠近关节的骨巨细胞瘤，切除瘤段后需进行重建，重建方法有多种，如采用自体骨（如腓骨移植）或异体骨进行关节成形、采用人工关节重建、关节融合等。

八、预后

骨巨细胞瘤具有局部侵袭性，偶尔发生远处转移。组织学上的特点并不能预示其局部侵袭性的程度。病灶刮除并灭活囊腔治疗后，局部复发率约为 25%。通常 2 年之内可见复发。1%～4% 的骨巨细胞瘤患者可出现肺转移，平均在原发瘤诊断后的 3～4 年发生。转移瘤可为单灶性或多灶性。这些转移瘤生长非常缓慢（良性转移性肿瘤），甚至有些能自发消退。小部分肿瘤为进展性，可导致患者死亡，但组织学分级与骨巨细胞瘤的转移并无明显的相关性。

（张鑫鑫　赵振国　于胜吉）

第四节　软组织肉瘤

一、概述

软组织是指除骨骼、淋巴造血组织和神经胶质以外的所有非上皮性组织，包括纤维组织、脂肪组织、平滑肌组织、横纹肌组织和脉管组织等。软组织肉瘤是指一大类具有间质细胞分化特征的恶性肿瘤。其病理类型复杂，常见的有脂肪肉瘤、纤维肉瘤、平滑肌肉瘤、横纹肌肉瘤、滑膜肉瘤、未分化肉瘤等。软组织肉瘤发病率较低，约为（1～3）/10 万人，仅占成人恶性肿瘤的约 1%，儿童恶性肿瘤的 15%。近年来，软组织肉瘤的发病率呈逐年上升趋势。

软组织肉瘤可发生于任何年龄，亦可发生于全身各处，但以肢体、躯干、腹膜后等多见。软组织肉瘤最常见的转移方式为血行转移，肺是最常见的转移器官。淋巴转移相对罕见（约 5%）。

二、危险因素

软组织肉瘤是来源于中胚叶的恶性肿瘤，病因至今尚不明确，但普遍认为是多因素引起。环境因素、射线、感染、外伤、基因变异、免疫缺陷等都是其发生的危险因素。目前已知部分遗传因素与某些软组织肉瘤的发病有一定关系，如家族性神经纤维瘤病的患者因 *NF1* 基因突变，发生恶性神经鞘瘤的概率约为 10%；*Rb* 基因以及 *p53* 抑癌基因突变导致软组织肉瘤的发生率增高。

三、病理学

（一）病理类型

软组织肿瘤病理类型复杂。目前最常用的软组织肿瘤分类为WHO（2013年版）分类，具体如下：

1. 脂肪细胞肿瘤（adipocytictumours）

（1）良性

脂肪瘤（lipoma）

脂肪瘤病（lipomatosis）

神经脂肪瘤病（lipomatosis of nerve）

脂肪母细胞瘤（lipoblastoma）/脂肪母细胞瘤病（lipoblastomatosis）

血管脂肪瘤（angiolipoma）

平滑肌脂肪瘤（myolipoma）

软骨样脂肪瘤（chondroidlipoma）

肾外血管平滑肌脂肪瘤（extrarenal angiomyolipoma）

肾上腺外髓性脂肪瘤（extra-adrenal myelolipoma）

梭形细胞/多形性脂肪瘤（spindle/pleomorphic lipoma）

冬眠瘤（hibernoma）

（2）中间性（局部侵袭性）：非典型脂肪瘤性肿瘤（atypical lipomatous tumour）/分化好的脂肪肉瘤（well differentiated liposarcoma）

（3）恶性

去分化脂肪肉瘤（dedifferentiated liposarcoma）

黏液样脂肪肉瘤（myxoid liposarcoma）

多形性脂肪肉瘤（pleomorphic liposarcoma）

脂肪肉瘤，无其他特异性（liposarcoma, not otherwise specified）

2. 成纤维细胞/成肌纤维细胞肿瘤（fibroblastic/myofibroblastic tumours）

（1）良性

结节性筋膜炎（nodular fasciitis）

增生性筋膜炎（proliferative fasciitis）

增生性肌炎（proliferative myositis）

骨化性肌炎（myositis ossificans）

指（趾）纤维骨性假瘤（fibro-osseous pseudotumour of digits）

缺血性筋膜炎（ischaemic fasciitis）

弹力纤维瘤（elastofibroma）

婴儿纤维性错构瘤（fibrous hamartoma of infancy）

颈纤维瘤病（fibromatosis colli）

幼年性透明性纤维瘤病（juvenile hyaline fibromatosis）

包涵体纤维瘤病（inclusion body fibromatosis）

腱鞘纤维瘤（fibroma of tendon sheath）

促结缔组织增生性成纤维细胞瘤（desmoplastic fibroblastoma）

乳腺型成肌纤维细胞瘤（mammary-type myofibroblastoma）

钙化性腱膜纤维瘤（calcifying aponeurotic fibroma）

成血管肌纤维细胞瘤（angiomyofibroblastoma）

细胞性血管纤维瘤（cellular angiofibroma）

项型纤维瘤（nuchal-type fibroma）

Gardner 纤维瘤（Gardner fibroma）

钙化性纤维性肿瘤（calcifying fibrous tumour）

（2）中间性（局部侵袭性）

掌 / 跖纤维瘤病（palmar/plantar fibromatoses）

韧带样型纤维瘤病（desmoid-type fibromatoses）

脂肪纤维瘤病（lipofibromatosis）

巨细胞纤维母细胞瘤（giant cell fibroblastoma）

（3）中间性（偶见转移型）

隆突性皮肤纤维肉瘤（dermatofibrosarcoma protuberans）

纤维肉瘤样隆突性皮肤纤维肉瘤（fibrosarcoma like dermatofibrosarcoma protuberans）

色素性隆突性皮肤纤维肉瘤（pigmented dermatofibrosarcoma protuberans）

孤立性纤维性肿瘤（solitary fibrous tumour）

恶性孤立性纤维性肿瘤（solitary fibrous tumour，malignant）

炎性成肌纤维细胞性肿瘤（inflammatory myofibroblastic tumour）

低级别成肌纤维细胞肉瘤（low grade myofibroblastic sarcoma）

黏液样炎性成纤维细胞肉瘤（myxoinflammatory fibroblastic sarcoma）

非典型性黏液样炎性成纤维细胞肿瘤（atipical myxoinflammatory fibroblastic tumor）

婴儿纤维肉瘤（infantile fibrosarcoma）

（4）恶性

成人纤维肉瘤（adult fibrosarcoma）

黏液纤维肉瘤（myxofibrosarcoma）

低级别纤维黏液样肉瘤（low grade fibromyxoid sarcoma）

透明性梭形细胞肿瘤（hyalinizing spindle cell tumour）

硬化性上皮样纤维肉瘤（sclerosing epithelioid fibrosarcoma）

3．所谓的纤维组织细胞性肿瘤（so-called fibrohistiocytic tumours）

（1）良性

腱鞘巨细胞肿瘤（tenosynovial giant cell tumour）

深部良性纤维组织细胞瘤（deep benign fibrous histiocytoma）

（2）中间性（偶见转移型）

丛状纤维组织细胞肿瘤（plexiform fibrohistiocyticv tumour）

软组织巨细胞肿瘤（giant cell tumour of soft tissues）

4. 平滑肌肿瘤（smooth muscle tumours）

（1）良性：深部平滑肌瘤（deep leiomyoma）

（2）恶性：平滑肌肉瘤（leiomyosarcoma）（不包括皮肤）

5. 周细胞（血管周细胞）肿瘤【pericytic（perivascular）tumours）】

（1）血管球瘤（和变型）（glomustumour and variants）

血管球血管瘤病（glomangiomatosis）

恶性血管球瘤（malignant glomus tumour）

（2）肌周细胞瘤（myopericytoma）

肌纤维瘤（myofibroma）

肌纤维瘤病（myofibromatosis）

（3）血管平滑肌瘤（angioleiomyoma）

6. 骨骼肌肿瘤（skeletal muscle tumours）

（1）良性

横纹肌瘤（rhabdomyoma）

成人型（adult type）

胎儿型（fetal type）

生殖道型（genital type）

（2）恶性

胚胎性横纹肌肉瘤（embryonal rhabdomyosarcoma）（包括葡萄簇状、间变性）

腺泡状横纹肌肉瘤（alveolar rhabdomyosarcoma）（包括实性、间变性）

多形性横纹肌肉瘤（pleomorphic rhabdomyosarcoma）

梭形细胞/硬化性横纹肌肉瘤（spindle cell/sclerosing rhabdomyosarcoma）

7. 脉管肿瘤（vascular tumours）

（1）良性

血管瘤（haemangiomas）

滑膜（synovial）

静脉性（venous）

动静脉性（arteriovenous）

肌内（intramuscular）

上皮样血管瘤（epithelioid haemangioma）

血管瘤病（angiomatosis）

淋巴管瘤（lymphangioma）

（2）中间性（局部侵袭性）

　　卡波西样血管内皮瘤（kaposiform haemangioendothelioma）

（3）中间性（偶见转移性）

　　网状血管内皮瘤（retiform haemangioendothelioma）

　　淋巴管内乳头状内皮瘤（papillary intralymphatic angioendothelioma）

　　组合性血管内皮瘤（composite haemangioendothelioma）

　　假肌源性（上皮样肉瘤样）血管内皮瘤【pseudomyogenic（epithelioid sarcoma-like）haemangioendothelioma】

　　卡波西肉瘤（kaposi sarcoma）

（4）恶性

　　上皮样血管内皮瘤（epithelioid haemangioendothelioma）

　　软组织血管肉瘤（angiosarcoma of soft tissue）

8. 软骨–骨肿瘤（chondro-osseous tumours）

　　软组织软骨瘤（soft tissue chondroma）

　　骨外间叶性软骨肉瘤（extraskeletal mesenchymal chondrosarcoma）

　　骨外骨肉瘤（extraskeletal osteosarcoma）

9. 胃肠道间质肿瘤（gastrointestinal stromal tumors）

　　良性胃肠道间质瘤（gastrointestinal stromal tumor）

　　胃肠道间质瘤，不能确定恶性潜能（gastrointestinal stromal tumor, uncertain malignant potential）

　　恶性胃肠间质瘤（gastrointestinal stromal tumor, malignant）

10. 神经鞘膜肿瘤（nerve sheath tumours）

（1）良性

　　神经鞘瘤（及其变型）【Schwannoma（including variants）】

　　色素性神经鞘瘤（melanotic Schwannoma）

　　神经纤维瘤（及其变型）【neurofibroma（including variants）】

　　丛状神经纤维瘤（plexiform neurofibroma）

　　神经束膜瘤（perineurioma）

　　恶性神经束膜瘤（malignant perineurioma）

　　颗粒细胞瘤（granular cell tumour）

　　皮肤神经鞘黏液瘤（dermal nerve sheath myxoma）

　　孤立性局限性神经瘤（solitary circumscribed neuroma）

　　异位脑膜瘤（ectopic meningioma）

　　鼻神经胶质异位（nasal glial heterotopia）

　　良性蝾螈瘤（benign Triton tumour）

　　混杂性神经鞘肿瘤（Hybrid nerve sheath tumours）

（2）恶性

　　　　恶性外周神经鞘膜瘤（malignant peripheral nerve sheath tumour）

　　　　上皮样恶性外周神经鞘膜瘤（epithelioid malignant peripheral nerve sheath tumour）

　　　　恶性蝾螈瘤（malignant Triton tumour）

　　　　恶性颗粒细胞瘤（malignant granular cell tumour）

　　　　间叶瘤（ectomesenchymoma）

11．不能确定分化的肿瘤（tumours of uncertain differentiation）

（1）良性

　　　　肢端纤维黏液瘤（acral fibromyxoma）

　　　　肌内黏液瘤（包括细胞性变型）（intramuscular myxoma，including cellular variant）

　　　　关节旁黏液瘤（juxta-articular myxoma）

　　　　深部（"侵袭性"）血管黏液瘤【deep（'aggressive'）angiomyxoma】

　　　　多形性透明变性血管扩张性肿瘤（pleomorphic hyalinizing angiectatic tumour）

　　　　异位错构瘤性胸腺瘤（ectopic haemartomatous thymoma）

（2）中间性（局部侵袭性）

　　　　含铁血黄素沉着性纤维组织细胞脂肪瘤性肿瘤（hemosiderotic fibrohistiocytic lipomatous tumor）

（3）中间性（偶见转移性）

　　　　非典型性纤维黄色瘤（atypical fibroxanthoma）

　　　　血管瘤样纤维组织细胞瘤（angiomatoid fibrous histocytoma）

　　　　骨化性纤维黏液样肿瘤（ossifying fibromyxoid tumour）

　　　　恶性骨化性纤维黏液样肿瘤（ossifying fibromyxoid tumour，malignant）

　　　　混合瘤，非特殊性（mixed tumour NOS）

　　　　恶性混合瘤，非特殊性（mixed tumour NOS，malignant）

　　　　肌上皮瘤（myoepithelioma）

　　　　肌上皮癌（myoepithelial carcinoma）

　　　　高磷酸盐尿性间叶组织肿瘤，良性（phosphaturic mesenchymal tumour，benign）

　　　　高磷酸盐尿性间叶组织肿瘤，恶性（phosphaturic mesenchymal tumour，malignant）

（4）恶性

　　　　滑膜肉瘤，非特殊性（synovial sarcoma NOS）

　　　　滑膜肉瘤，梭形细胞型（synovial sarcoma，spindle cell）

　　　　滑膜肉瘤，双相分化（synovial sarcoma，biphasic）

　　　　上皮样肉瘤（epithelioid sarcoma）

　　　　腺泡状软组织肉瘤（alveolar soft-part sarcoma）

　　　　软组织透明细胞肉瘤（clear cell sarcoma of soft tissue）

　　　　骨外黏液样软骨肉瘤（extraskeletal myxoid chondrosarcoma）

骨外尤文肉瘤（extraskeletal Ewing sarcoma）

促纤维组织增生性小圆细胞肿瘤（desmoplastic small round cell tumour）

肾外横纹样肿瘤（extra-renal rhabdoid tumour）

恶性间叶瘤（malignant mesenchymoma）

具有血管周上皮样细胞分化的肿瘤（neoplasms with perivascular epithelioid cell differentiation，PEComa）

良性具有血管周上皮样细胞分化的肿瘤（PEComa，benign）

恶性具有血管周上皮样细胞分化的肿瘤（PEComa，malignant）

血管内膜肉瘤（intimal sarcoma）

12．未分化 / 不能分类的肉瘤（undifferentiated/unclassified sarcomas）

未分化梭形细胞肉瘤（undifferentiated spindle cell sarcoma）

未分化多形性肉瘤（undifferentiated pleomorphic sarcoma）

未分化圆形细胞肉瘤（undifferentiated round cell sarcoma）

未分化上皮样肉瘤（undifferentiated epithelioid cell sarcoma）

未分化肉瘤，非特殊性（undifferentiated sarcoma NOS）

（二）病理分级

软组织肉瘤的分级概念为 Russell 等在 1977 年首先提出。目前最为广泛应用的两种分级系统是 NCI 系统（United States National Cancer Institute）和 FNCLCC 系统（French Federation Natinale des centres de Lutte Cotre le Cancer）。其中核分裂指数和肿瘤坏死率是分级的最重要参数。

NCI 系统是 1984 年制定，1999 年重新修订，结合了组织学分型、细胞结构、多形性和核分裂制定 1 级和 3 级标准，主要靠肿瘤坏死率区分 2 级和 3 级标准，界值为 15%。

FNCLCC 系统通过几个组织学特征的多变量分析评分后进行分级，主要考虑：肿瘤分化程度、核分裂比率和肿瘤坏死率。每个参数之间独立评分，将 3 个评分相加后得出分级。肿瘤分化主要依靠组织学分型和亚型。FNCLCC 系统更好地反映了 2 ~ 3 级肿瘤与总体存活率、无转移存活率的相关性（表 8-4）。

表 8-4　法国癌症中心联合会（FNCLCC）软组织肉瘤评分及分级标准

组织学参数	评分
Ⅰ．肿瘤分化	
肉瘤与正常成人组织极其相似（如分化良好型脂肪肉瘤，低度恶性的纤维肉瘤、恶性周围性神经鞘膜瘤、平滑肌肉瘤和软骨肉瘤）	1
组织学类型确定的肉瘤（如黏液性脂肪肉瘤，经典型纤维肉瘤和恶性周围神经鞘膜瘤，分化型恶性血管外皮瘤，黏液性和席纹状恶性纤维组织细胞瘤，黏液性软骨肉瘤，经典型血管肉瘤）	2
组织学类型不能确定的肉瘤（如差分化和上皮样恶性周围性神经鞘膜瘤，巨细胞和炎症型恶纤组，横纹肌肉瘤，滑膜肉瘤，差分化平滑肌肉瘤，圆细胞、多形性及去分化性脂肪肉瘤，骨外尤文肉瘤 / 外周原始神经外胚瘤，骨外骨肉瘤，腺泡状软组织肉瘤，上皮样肉瘤，透明细胞肉瘤，差分化 / 上皮样血管肉瘤，间叶性软骨肉瘤	3

续表

组织学参数	评分
Ⅱ. 肿瘤性坏死	
无	0
≤ 50%	1
> 50%	2
Ⅲ. 核分裂计数	
0 ~ 9/10 高倍视野	1
10 ~ 19/ 高倍视野	2
≥ 20/ 高倍视野	3
组织学分级	总分
1	2，3
2	4，5
3	6，7，8

FNCLCC 分级是预测多形性肉瘤、未分类肉瘤和滑膜肉瘤转移的重要因素，而核分裂和肿瘤坏死率对平滑肌肉瘤和脂肪肉瘤转移的预测非常重要。但分级系统中的组织学参数在不同肉瘤中的意义是不一样的。分级对某些组织学类型肉瘤的预后没有判定价值，如恶性外周神经鞘瘤，甚至有人建议在血管肉瘤、骨外黏液软骨肉瘤、腺泡状软组织肉瘤、透明细胞肉瘤和上皮样肉瘤不使用分级系统。

不同类型的肉瘤都有对应的组织学分级，如隆突性皮肤纤维肉瘤属于 G_1，而滑膜肉瘤、横纹肌肉瘤等多属于 G_3。另外，不同亚型间还存在一定差别，如在脂肪肉瘤中高分化者属于 G_1，黏液样者属于 G_2，而圆细胞性、去分化及多形性者属于 G_3。

四、临床表现

1. 肿块　肿块位于体表或皮下者清晰可见，位置深的患者往往就诊时肿物已较大。

2. 疼痛　疼痛可不明显，也有部分患者首发症状为疼痛。其中，部分恶性肿瘤在夜间疼痛尤其明显。

3. 其他症状　肿瘤生长到比较大的体积，会挤压相邻组织，产生相应症状，如出现关节活动受限，神经压迫所致相应支配区域的疼痛、麻木，严重者也可破溃感染、畸形及皮肤温度升高等。

五、诊断

1. 查体　一般根据肿物的部位、大小、边界、活动度、有无压痛、皮温和伴随症状等 7 个方面对肿物进行初步定性。

2. 影像学　软组织肉瘤的影像学检查包括 X 线、计算机断层扫描（computed tomography，CT）、磁共振成像（magnetic resonance imaging，MRI）及超声检查，它们都有各自的优缺点，可参照选择应用。

（1）X线片检查：X线片有助于进一步了解软组织肿瘤的范围，透明度以及其与邻近骨质的关系。当在平片上发现静脉石时，提示血管瘤的可能；当在平片表现为脂肪样低密度影时，应考虑为脂肪类肿瘤；血管瘤可引起相邻骨组织的继发性骨改变；在平片上骨化性肌炎和软组织骨肉瘤可见到骨化；滑膜肉瘤及软骨肉瘤可见到钙化。

（2）超声检查：超声检查经济、方便而又无损于人体，可检查肿瘤的体积范围、包膜边界和瘤体内部肿瘤组织的回声，从而区别良性还是恶性。超声检查在软组织肉瘤的淋巴结转移检查中也起到重要作用，对于上皮样肉瘤、滑膜肉瘤、透明细胞肉瘤等应常规行区域淋巴结检查。

（3）CT检查：CT可为软组织肉瘤有无骨破坏提供重要依据，对于钙化病灶CT可用来排除骨化性肌炎，进行分期时需行胸部CT检查。

（4）MRI检查：MRI是软组织肉瘤最重要的影像学检查，可从多方位明确肿瘤的解剖位置、性质及其与周围器官组织的关系，为制订下一步的手术方案提供重要的依据。MRI对软组织有良好的对比度，为软组织肉瘤首选的检查方法，目前已广泛应用于软组织肉瘤的定位及定性诊断。

软组织肉瘤在T_1WI上通常表现为中等信号，T_2WI上表现为高信号，与正常组织的MRI显像不同——脂肪在T_1WI以及T_2WI上均显示为高信号；肌肉在T_1WI上显示为中等信号，T_2WI则为中低信号。对于部分肿瘤，MRI具有较大的诊断意义，如脂肪肉瘤的MRI显像，在抑脂肪像时不像普通脂肪瘤那样会被抑制，以此可鉴别脂肪瘤与脂肪肉瘤。

（5）正电子发射计算机断层扫描（positron emission computed tomography，PET-CT）：PET-CT是功能成像和解剖成像的复合图像，既可显示肿瘤确切部位，也可显示肿瘤的代谢状况。另外，PET-CT还能显现全身的多发病灶，可作为临床参考。

（6）数字减影血管造影（digital subtraction angiography，DSA）：DSA具有显像清晰，能明确肿瘤内的血管分布，鉴别肿瘤的良恶性、侵犯范围及供血动脉情况等优势。

3．活检　软组织肉瘤的活检要在完善影像学检查之后进行，包括针吸活检和切开活检。针吸活检的准确率约为85%，因为软组织肉瘤大多存在一定的不均质性，且大多时候需进行免疫组化辅助诊断，建议做粗针穿刺活检或切开活检，一般不推荐细针抽吸活组织检查。应该注意，在选取活组织检查的通道时，一定要考虑以后方便手术切除，不能仅为了便于活组织检查或是简单地沿肿瘤的长轴方向。标本送检时要告知病理科医生病变位置、大小和深度，而病理科医生需行切除边缘检查，判断肿瘤到切缘的距离。一份完善的病理报告应该包括肿瘤的诊断、部位、深度、坏死情况、组织学分级、有丝分裂程度、脉管癌栓、切缘大小及淋巴结状态等。

4．分子遗传学　滑膜肉瘤可见SSX-SYT融合基因，透明细胞肉瘤及原始神经外胚瘤等均存在特异性基因变异。

六、分期

软组织肉瘤的外科分期常用的有美国癌症分期联合会（American Joint Committee on Cancer，AJCC）分期系统（表8-5）及Enneking分期系统（表8-6）。

1．AJCC分期　系统依据AJCC软组织肉瘤分期（2016第8版）。

原发肿瘤（T）

T$_x$：原发肿瘤无法评估

T$_0$：未见明显原发肿瘤

T$_1$：原发肿瘤最大径不超过 5cm

    T$_{1a}$：表浅肿瘤

    T$_{1b}$：深部肿瘤

T$_2$：原发肿瘤最大径超过 5cm

    T$_{2a}$：表浅肿瘤

    T$_{2b}$：深部肿瘤

（注：表浅肿瘤指肿物位于浅筋膜浅层而未侵入该筋膜，深部肿瘤指肿物位于浅筋膜深层或侵犯浅筋膜两侧）

区域淋巴结（N）

N$_x$：区域淋巴结无法评估

N$_0$：无区域淋巴结转移

N$_1$：区域淋巴结转移

远处转移（M）

M$_x$：无法评估远处转移

M$_0$：无远处转移

M$_1$：伴远处转移

组织学分级（G）

G$_x$：无法评价组织学分级

G$_1$：分化良好

G$_2$：中等分化

G$_3$：分化较差

G$_4$：分化差或未分化

表 8-5　软组织肉瘤的 AJCC 分期

	T	N	M	G
Ⅰ A 期	T$_{1a}$	N$_0$	M$_0$	G$_1$，G$_x$
	T$_{1b}$	N$_0$	M$_0$	G$_1$，G$_x$
Ⅰ B 期	T$_{2a}$	N$_0$	M$_0$	G$_1$，G$_x$
	T$_{2b}$	N$_0$	M$_0$	G$_1$，G$_x$
Ⅱ A 期	T$_{1a}$	N$_0$	M$_0$	G$_2$，G$_3$
	T$_{1b}$	N$_0$	M$_0$	G$_2$，G$_3$
Ⅱ B 期	T$_{2a}$	N$_0$	M$_0$	G$_2$
	T$_{2b}$	N$_0$	M$_0$	G$_2$
Ⅲ 期	T$_{2a}$，T$_{2b}$	N$_0$	M$_0$	G$_3$
	任何 T	N$_1$	M$_0$	任何 G
Ⅳ 期	任何 T	任何 N	M$_1$	任何 G

2. Enneking 分期系统　根据外科分级（G）、外科部位（T）及有无转移（M）对软组织肉瘤进行分期。根据 G、T、M 的不同组合把软组织肉瘤分为Ⅰ、Ⅱ、Ⅲ期。

表 8-6　软组织肉瘤的 Enneking 分期

Ⅰ期	低度恶性，无转移	A：间室内	B：间室外
Ⅱ期	高度恶性，无转移	A：间室内	B：间室外
Ⅲ期	低度恶性或高度恶性有转移	A：间室内	B：间室外

七、治疗

1. 手术　手术治疗是软组织肉瘤最主要的治疗方法。随着放化疗等辅助治疗手段的发展，手术切除范围呈逐渐缩小趋势。20 世纪 60 年代前，大部分肢体肉瘤采取截肢治疗。70 年代，Simon 等提出了间室切除的理论，一度被认为是软组织肉瘤的标准术式。但目前国内外专家的共识是：适当的广泛切除联合放化疗能获得比较满意的临床疗效。手术原则是将肿瘤及活检途径连同周围 1cm 的正常组织完整切除并获得阴性切缘。在紧邻血管神经的部位，R1 切除也是允许的，但需使用银卡标记以利术后放疗定位。初次切缘不满意者如可能获得阴性切缘，应尽量再次手术，因为即使联合放疗，有残留肿瘤时局部控制效果难以满意。对肿瘤的大小及位置特殊、难以切除者，可根据肿瘤类型及患者身体状况考虑新辅助治疗（包括放疗和化疗）。

2. 放疗　辅助放疗是软组织肉瘤除手术以外最有效的治疗方式，能显著降低局部复发率，尽管在改善总生存率方面的作用还不明确。NCCN 指南建议：对于低度恶性软组织肉瘤（G_1，Ⅰ期），如果切缘 > 1cm 或包含完整的深筋膜，可以不进行术后放疗，如果切缘 ≤ 1 cm，应该进行行术后放疗，尤其是当肿瘤 > 5cm 时；对于高度恶性软组织肉瘤（$G_2 \sim G_3$；Ⅱ~Ⅲ期），除非肿瘤非常小，能够实施大范围的广泛切除，否则不论切缘状态如何均建议进行放疗。

术后放疗应用最为广泛。与单纯手术相比，术后外照射放疗能显著降低局部复发率。外照射放疗应该在伤口完全愈合后（术后 3~8 周）进行，靶区范围包括整个手术区域，总剂量由正常组织的耐受性决定。一般来讲，四肢肉瘤的靶区总剂量为 50Gy，腹腔内和腹膜后肉瘤的总剂量为 45Gy；再根据切缘状态对肿瘤区域追加适当的推量照射：切缘阴性者追加 1~16Gy，镜下切缘阳性者追加 16~20Gy。为了改善治疗效果，还可以采用三维适形调强放疗、断层放疗和（或）质子放疗等较复杂的方法。

术中放疗的临床证据较少，仅有回顾性研究表明术中放疗能够很好地控制四肢软组织肉瘤的局部复发。有研究发现：术中放疗可以明显增加关节周围肿瘤的局部控制率，减少关节并发症的发生率，改善肢体功能，提高患者的生活质量。术中放疗亦可避免腹盆腔内重要脏器受到照射，因此适用于腹腔或腹膜后肉瘤。

术前放疗（新辅助放疗）与辅助放疗相比在局部控制与预防远处转移方面几无差异，但新辅助放疗的优点在于：①降低肿瘤负荷以利手术切除，肢体软组织肉瘤累及重要神经血管者通过术前放疗有可能获得保肢；②减少脏器受累以利保留功能；③与术后放疗相比，组织缺氧致放疗抵抗轻微；④因为无需覆盖术野，射野及放射剂量更小（前者为 50Gy，后者为 60~70Gy）；⑤利于原位评价放疗疗效；⑥能减少手术过程中的肿瘤种植。新辅助放疗的主要缺点是明显增加伤口并发症的发生（35% vs. 17%）。

因此，放疗也应个体化、多手段，综合考虑伤口、肿瘤分级及切缘等因素。

3. 化疗 软组织肉瘤对化疗的敏感性相对较低，化疗在软组织肉瘤中的地位仍有争议。但目前的共识是：低度恶性肉瘤无须进行化疗；高度恶性肉瘤（Ⅱ～Ⅳ期），只要患者一般情况良好即建议考虑化疗，尤其是对化疗比较敏感者。

不同亚型的肉瘤可以选择不同的化疗方案。大部分软组织肉瘤首选以蒽环类药物为基础的联合方案，常用方案有 AD（多柔比星＋达卡巴嗪）、AIM（多柔比星＋异环磷酰胺＋美司钠）、MAID（美司钠＋多柔比星＋异环磷酰胺＋达卡巴嗪）等。脂质体蒽环类药物的毒性较多柔比星小，现已成为进展期肉瘤的一线治疗药物。蒽环类药物治疗失败或不能耐受的患者，还可以选择吉西他滨联合多西他赛、吉西他滨联合长春瑞滨、单药替莫唑胺等方案。

腺泡状软组织肉瘤和透明细胞肉瘤对目前大部分化疗药物均不敏感，尚无有效的化疗方案。

目前中国抗癌协会肉瘤专业委员会推荐的化疗方案如下：

一线化疗方案：

组合：MAID，AIM。

单药：ADM，IFO，其他特殊类型如 PTX（血管肉瘤），AC+IE 交替。

二线化疗：

组合：GT 方案：吉西他滨＋多西他赛。

　　　 IEP 方案：异环磷酰胺＋依托泊苷＋顺铂等。

单药：HD-IFO，曲贝替定（Trabectedin，ET-743）等。

靶向治疗：靶向治疗在胃肠道间质瘤的治疗上获得了巨大进展，主要得益于伊马替尼（格列卫）和舒尼替尼等酪氨酸激酶蛋白受体抑制剂的出现。已有很多有关酪氨酸激酶蛋白受体抑制剂用于软组织肉瘤的报道，提示部分酪氨酸激酶蛋白受体抑制剂可能对某些软组织肉瘤有效，如索拉菲尼用于血管肉瘤，舒尼替尼用于腺泡状软组织肉瘤、血管肉瘤和孤立性纤维瘤。但至今对于靶向治疗的疗效尚不十分肯定，目前靶向治疗仅推荐试用于前期治疗失败的进展期肉瘤的治疗。

ET-743（也称 trabectedin 或 Yondelis）是一种海源性抗肿瘤药物，已有Ⅱ期试验证明其对化疗抵抗的进展期肉瘤具有一定疗效。欧盟委员会于 2009 年正式批准其用于晚期软组织肉瘤的治疗。

八、预后

软组织肉瘤经手术治疗、化疗和放疗等综合治疗，Ⅰ、Ⅱ、Ⅲ、Ⅳ期患者的 5 年生存率分别为 90%、70%、50% 和 10%，总体 5 年生存率为 50%～60%。已知影响软组织肉瘤预后的主要因素有：年龄、肿瘤部位、大小、组织学分级、是否存在转移及转移部位等。

九、随访

由于存在复发、转移、化疗和放疗相关合并症的危险，长期随访是必要的。长期生存患者还需要注意手术的潜在并发症以及放疗和化疗的潜在副作用，如心脏毒性、不育、继发恶性肿瘤等。为了解患者生存状态，应安排一个多学科小组进行随访。

Ⅰ期肿瘤，最初 2~3 年内每 3~6 个月随访 1 次，之后每年随访 1 次至术后 10 年；Ⅱ~Ⅳ期肿瘤，最初 2~3 年内每 3~6 个月随访 1 次，以后 2 年内每 6 个月随访 1 次，随后每年随访 1 次至术后 10 年。每次随访的内容包括：全面体检、胸部 CT、局部超声、局部 MRI 或 CT 及功能评分。

（徐立斌　赵振国　于胜吉）

第五节　骨转移瘤

一、概述

骨转移瘤是指原发生于其他器官的恶性肿瘤通过血液系统、淋巴系统转移到骨而产生的继发性肿瘤。这些恶性肿瘤主要是上皮来源的癌，少数是肉瘤及其他恶性肿瘤，如乳腺癌、肺癌、纤维肉瘤、恶性黑色素瘤等。转移是恶性肿瘤的重要特点之一，也是肿瘤晚期表现的特征。骨是除肺和肝脏外，恶性肿瘤最易发生转移的部位。理论上，所有恶性肿瘤都可以形成骨转移，实际上 70%~80% 的恶性肿瘤最终会发生骨转移，其发病率为原发恶性骨肿瘤的 35~40 倍。常见肿瘤骨转移的发生率和预后见表 8-7，肺癌、乳腺癌、前列腺癌的骨转移发生率最高。骨转移瘤好发于中老年，男女比例约为 3∶1，多数病例为多发骨破坏。脊柱、骨盆和长骨干骺端是骨转移瘤的好发部位。

肿瘤转移是一个复杂的过程，只有很少的肿瘤细胞形成转移灶。其过程大致为：①原发瘤细胞实现脱离；②产生相关酶，如胶原酶、水解酶、组织蛋白酶等以降解胶原并使血管或淋巴管壁产生缺陷；③肿瘤细胞入侵血管和（或）淋巴管；④在远隔组织器官的终末血管处停留并侵袭管壁从而进入远隔器官或在组织器官中形成瘤栓；⑤在局部按照原发肿瘤的特点异常生长并对侵犯组织造成破坏，形成转移灶。肿瘤细胞分泌血管生成因子（tumor angiogenesis factor，TAF）、血管生成素（angiogenin）等诱导血管长入，使肿瘤得到血供是转移瘤得以生长的重要环节。

转移瘤如何定向或导向靶向器官的机制目前尚不清楚，可能存在电或化学信号。但是人体内以细胞免疫为主的自身免疫系统对于恶性肿瘤细胞实施实时监控，多数瘤细胞会在血液内被免疫监控细胞杀死。只有少量细胞通过免疫逃逸等方式得以生存。在血管末梢停留或通过管壁进入组织的细胞在适宜的生存环境下和细胞生物环境的引导下着床并生长形成转移瘤。转移瘤的特异的组织亲和性可能与细胞因子和瘤细胞本身特点有关，如肺癌约 70% 会出现骨转移。亲骨转移肿瘤常见有肺癌、乳腺癌、前列腺癌、肾癌、甲状腺癌等。疏骨转移肿瘤很少出现骨转移，如肝癌、胃癌、结肠癌等。

表 8-7　常见肿瘤骨转移的发生率和预后

来源	骨转移发生率（%）	中位生存期（月）	5 年生存率（%）
骨髓瘤	95~100	20	10
乳腺癌	65~75	24	20

续表

来源	骨转移发生率（%）	中位生存期（月）	5 年生存率（%）
前列腺癌	65 ~ 75	40	15
肺癌	30 ~ 40	< 6	< 5
肾癌	20 ~ 25	6	10
甲状腺癌	60	48	40
黑色素瘤	15 ~ 45	< 6	< 5

二、病理学

骨转移瘤在大体标本上并没有诊断性特征。病变的大体形态变化很大，可表现为肿瘤产生的促结缔组织增生样反应性的纤维组织，也可表现为极度柔软和黏糊状的组织。前列腺癌的致密成骨性转移灶很常见，具有相对的特征性。在极少数情况下，转移瘤的反应性成骨与骨肉瘤产生的瘤骨非常相似。

多数情况下，骨转移瘤的患者都会存在已确诊的原发灶。活检可确定是否发生骨转移。如有可能，有必要将活检标本和先前的原发肿瘤作对比。

大多数转移瘤在组织学上显而易见。转移性腺癌和鳞癌在诊断上也大多没有困难。然而，当骨病变成为恶性肿瘤的唯一表现时，病理学可为寻找原发灶提供依据。甲状腺癌骨转移、转移性肝细胞癌、转移性透明细胞癌和其他一些转移瘤其特征非常明显。少数情况下，转移瘤细胞呈梭形，类似肉瘤，但其梭形细胞都较饱满。标本可显示明显的上皮样分化，免疫组化染色可以显示肿瘤的上皮特征。但不是所有肉瘤样变都可显示出上皮样分化，一些肉瘤可以出现角蛋白阳性。在外科治疗前，务必要对考虑为肉瘤的成年患者排除肉瘤样转移性癌的可能，特别是肾脏肿瘤。

转移瘤也可能因为其他的组织学特点而引起混淆。比如，一些转移瘤可产生大量的反应性新生骨，有时会很难判断这些新生骨是由肿瘤本身产生还是骨组织对肿瘤的反应。某些骨肉瘤可以显示上皮样特性，这就加大了诊断难度。有些转移瘤会引起反应性的骨破坏，使病灶的外观类似于骨巨细胞瘤。

三、临床表现

骨转移瘤好发于 40 ~ 60 岁的患者，在发生骨转移的同时或先后，也会出现淋巴结转移及骨外脏器转移。有时原发肿瘤不能发现，骨转移瘤成为唯一的肿瘤表现。并非所有骨转移患者均出现症状，很多患者在没有出现症状前就已经死于其他原因。骨转移瘤早期症状不明显，但转移瘤在骨内生长到一定程度会对骨造成明显破坏，骨痛及病理性骨折导致的疼痛为主要临床表现。骨痛可能是由于肿瘤浸润导致骨内循环障碍或骨内压增高或微骨折引起。部分患者出现高钙血症。发生于脊柱的转移瘤，尤其出现病理性压缩性骨折者，可能表现为脊柱不稳及脊髓、神经根压迫症状。

病理性骨折是常见表现，可见于约 10% 的患者。主要发生在下肢，肱骨也是常见部位。下肢病理性骨折 60% 以上发生于股骨，而其中发生于粗隆部的占 80%。较晚期患者会有咳嗽、血尿、体重减少、食欲减退等恶病质表现。

四、诊断

虽然根据病史常可以得到正确的诊断，但在确诊之前就假定单发或多发骨病变与确诊的原发癌之间具有必然关系往往是不可靠的。例如，骨髓瘤特征性的穿凿样骨破坏区可能会被误诊为溶骨性转移瘤。当仅有单发骨病变，而检查不出原发肿瘤时，就难以确诊为转移瘤。肾上腺样癌的继发性骨破坏与骨的原发性破坏特别相似，因为前者易形成临床上所见的孤立性转移灶，肿瘤细胞常呈明显的梭形，而原发灶的发生部位又较隐蔽。恶性肿瘤也可通过直接蔓延侵袭骨质。

在 40 岁以上的病例中，骨转移瘤的发生率远高于原发骨肿瘤。未知来源骨转移瘤多数来自肺或肾，因此通过对胸、腹腔脏器的检查，可发现多数的原发肿瘤。体格检查重点应放在前列腺、乳腺、甲状腺和腹部，这样有可能获得较多的提示。

骨转移瘤一般位于四肢骨的近端或脊柱，常与该部位常见疾病引起的疼痛相混淆，应注意鉴别。如肩胛带周围的转移瘤导致的疼痛常与肩周炎或颈椎病相混淆；骨盆转移瘤应与腰椎间盘突出症等相鉴别；膝髋关节周围转移瘤应与髋膝关节炎相鉴别。这些部位的转移瘤常与这些常见疾病有不一样的异常表现，如疼痛性质、持续时间等不同，结合年龄特点、症状发生发展过程进行相关检查，如 X 线、计算机断层扫描（computed tomography，CT）、磁共振成像（magnetic resonance imaging，MRI）等均可及时发现这些转移瘤病变。此外还应该同髓内小细胞恶性肿瘤鉴别，这类肿瘤多数情况是溶骨表现，且多是多发病灶，如骨髓瘤、淋巴瘤等。如能发现原发转移部位，则鉴别并不困难。在不能明确鉴别时，病理活检是重要的鉴别手段之一。

（一）影像学检查

1. X 线检查　X 线检查对于转移瘤诊断是最根本的影像检查方法，具有简单、直观、整体性等优点，且还具有价格优势。转移瘤经常出现骨的不规则破坏，提示其恶性特征。X 线平片上可呈现成骨、溶骨及混合性骨转移病灶（图 8-5A）。溶骨性病灶少有骨膜反应，呈大片状、虫蚀样或穿凿样等。病灶可单发，更多为多发，可在骨盆、脊柱等多发病灶并存。尽管转移病灶多为溶骨性，但很多前列腺癌的骨转移灶以及少数其他肿瘤的骨转移灶却是成骨性的。成骨转移表现为较明显的骨膜反应，骨增生、密度增高明显，在骨内形成高密度边界不清的影像，可呈斑点样或斑片样成骨，甚至表现为象牙骨及骨膜反应。有些肿瘤既可表现为溶骨转移，也可形成成骨或混合转移，如乳腺癌等。此外，某些肿瘤的转移灶在 X 线平片上的表现还存在部位特异性，对于骨的破坏、骨侵蚀范围的确定以及原发灶的判断都有很好的帮助。如较大的单纯溶骨性破坏区，同时伴有动脉瘤性扩张的表现，提示可能为肾癌骨转移。

2. CT　CT 对骨转移瘤的诊断价值比不上 MRI，但是对性质的判定也有帮助，甚至还可以成为很好的鉴别手段。

3. MRI　MRI 能更清晰而准确地显示病变的范围，特别当病变范围较小或病变累及脊柱时，更具有优越性（图 8-5B）。MRI 由于良好的软组织成像特点，可以更加清楚地显示肿瘤的侵犯特点，对于诊断骨转移瘤及肿瘤周围组织的反应情况均有很高价值，能很好地鉴别如脊柱骨质疏松性骨折、小细胞骨髓肿瘤和骨转移瘤等。结合 MRI 的弥散增强、造影剂增强技术及磁共振血管成像（magnetic resonance angiography，MRA）等新技术，MRI 在骨转移瘤的诊断和鉴别中已经成为不可替代的必要检查手段。

4. 放射性核素骨扫描　放射性核素骨扫描（emission computed tomograph，ECT）不仅可以发现骨转移灶，还可以显示骨骼其他部位的累及情况。ECT 对于骨转移特别是成骨转移有非常好的显像，可以早期发现 X 线检查不能发现的微小病灶。但 ECT 常会出现假阳性的放射性浓聚，多见于脊柱及肋骨。对于骨髓瘤或肾癌骨转移等纯溶骨性的病变，ECT 可呈假阴性。

5. 正电子发射断层扫描　正电子发射断层扫描（positron emission tomography，PET）在骨转移瘤的诊断评估中占有重要地位，PET 通过量化代谢活性来直接检测肿瘤的存在，其机制基于恶性肿瘤细胞葡萄糖代谢增加而选择性吸收 18-F 脱氧葡萄糖。PET 在检测肺癌骨转移瘤方面优于骨扫描。有报道 PET 诊断非小细胞肺癌的敏感度、特异度、阳性预测值和阴性预测值分别为 92%、99%、92% 和 99%，而骨扫描相应分别为 50%、92%、50% 和 92%。PET 在探测溶骨性转移瘤方面也具有优势。对于乳腺癌骨转移，其敏感度和特异度分别为 95%、94%，而骨扫描的敏感度和特异度分别为 93%、78%。PET 不仅可以早期发现和确诊

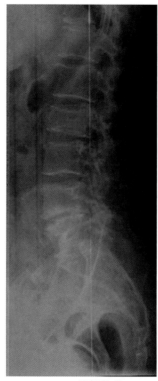

A．X 线侧位片　　　　B．T_2 加权 MRI 矢状位像

◆图 8-5　肝癌 L_3 椎体转移

骨转移瘤，也可以显示传统检查方法不能探测的部位。另外，PET 可以显示骨外的转移灶。

（二）实验室检查

肿瘤标志物检查对于发现原发肿瘤的线索作用十分重要，如检查 PSA 并监测其变化规律，对于前列腺癌的发展及治疗转归有重要意义。很多转移瘤的肿瘤标志物检测并不能获取阳性结果，但如果考虑有转移瘤存在，其仍然是常规需要进行参考的重要检查项目。常规的血、尿、便常规，血生化结果及骨代谢指标检测对于了解患者全身情况及预后判断都有重要意义。

（三）病理学检查

多数情况下结合病史、影像及相关实验室结果均可做出诊断。但诊断不单是考虑转移瘤，在没有明确原发灶的情况下进行病理活检得到组织形态，对于判断肿瘤来源及细胞学诊断结果，以及对于指导治疗、预后判断均十分重要。常用的活检方式包括穿刺针吸活检、穿刺切割（针芯）活检、切开活检，对于较小病灶也可采取整块切除活检，但较少使用。活检应该遵循以下原则：①选择浅表部位，减少创伤及对周围组织的污染；②选择病变明确的部位，提高活检诊断的阳性发现率；③选择穿刺活检或切开活检时，需要考虑是否能够最大程度地保证阳性结果；④首先进行全身的全面检查，发现所有转移病灶，以便合理选择活检部位及方式；⑤即使得到病理诊断，也要考虑假阳性与假阴性的可能。

五、治疗

对治疗有反应的骨转移瘤，患者仍可获得生存期的延长。特别是前列腺癌和乳腺癌患者，无论是药物、

外科去势，还是激素疗法等都有效果。手术和放疗或其他疗法联合应用在骨转移瘤的治疗中具有重要的意义。积极治疗骨转移瘤，可以抑制肿瘤在骨内的浸润和对骨骼力学结构的破坏，降低发生病理性骨折的危险，恢复骨正常强度，从而使骨转移瘤患者的生存质量得到大幅度提高。

（一）药物治疗

临床试验显示双膦酸盐药物对骨转移瘤有效，除了缓解骨痛外，双膦酸盐还能诱导溶骨病灶产生钙化，从而减少骨骼并发症的发生。对转移瘤的生长也具有一定的抑制作用，可起到辅助治疗作用。双膦酸盐类药物可抑制破骨细胞活性，应用双膦酸盐药物后，双膦酸盐和骨基质的羟基磷灰石晶体紧密结合，在吸收陷窝内达到很高的局部浓度并被破骨细胞吞入，从而导致破骨细胞的凋亡。在某些癌症如前列腺癌、乳腺癌等，治疗肿瘤的相关药物对骨转移瘤也有所帮助。

（二）放射治疗

放射治疗在转移瘤的治疗中也有重要地位，可采用的方式有普通放射、适形放射及调强适形放射等不同治疗方式。对缓解骨转移瘤导致的疼痛、降低病理性骨折发生风险，甚至控制肿瘤的局部生长，尤其是对放疗敏感的肿瘤，放疗都可以发挥重要的作用。

（三）外科治疗

1. 外科治疗原则　首先需要对患者进行评估，可采用一些评分系统，如长骨的 Mirels 评分系统、脊柱的 Tomita 评分系统等。同时结合周围正常骨的质量、活动水平、生命预期、对放化疗的反应等方面进行综合判定，决定哪些患者最适合接受外科治疗，特别是进行预防性手术的决定更需慎重考虑。当病变影响邻近的关节或内固定不能提供早期和完全的负重时，可采取肿瘤切除和关节成术进行重建。假体应采用骨水泥固定，以利于早期恢复功能。因需要等待骨愈合及接受放疗，异体骨等生物重建方式尽量少用。随着四肢、脊柱内固定器材的改进以及肿瘤假体的发展，重建方法更加简单、稳定性维持更加持久，骨转移瘤的手术治疗范围得以进一步拓宽。

四肢长骨转移瘤以股骨近段最为常见，其次为肱骨近段，膝关节和肘关节以远的骨转移瘤发病率较低。约 10% 的长骨转移瘤可能发生病理性骨折。术前应进行骨折风险评估，包括肿瘤类型、已接受的治疗、患病时间、肿瘤大小、病灶位置、病变为溶骨性或成骨性、病变是否引起症状等。Mirels 评分系统通过病灶位置、疼痛程度、病变类型和皮质破坏程度评估了病理性骨折风险，当评分＞9 分时应进行预防性内固定。此外，还应结合患者的预期生存期，转移灶为多发或单发，既往有无放疗等相关因素综合考虑。手术操作的目的是防止发生病理性骨折或恢复病理性骨折的连续性；应尽量减少对骨周围软组织的损伤；选择最有效的固定方式，使患者术后最短时间内恢复肢体功能；皮质破坏不严重者，可用闭合性髓内钉技术，破坏广泛者应切开清除肿瘤，填充骨水泥和应用内固定；肿瘤破坏关节影响功能者可进行肿瘤型关节置换；血运丰富者术前可行动脉栓塞治疗；尽可能减少手术创伤和手术相关死亡率。

脊柱是骨骼系统中最易为转移瘤侵犯的部位，其中 70% 发生于胸椎，20% 位于腰椎，10% 发生在颈椎。转移瘤破坏椎体可造成严重疼痛、硬膜外脊髓压迫，导致感觉、运动功能障碍。决定脊柱转移瘤患者预后的主要因素是原发肿瘤的病理类型，乳腺癌、前列腺癌、骨髓瘤、甲状腺癌和肾癌的预后较好。80% 的脊柱转移瘤患者可以从外科治疗中获益。因此，对于预后较好的患者应进行积极的外科治疗。脊柱转移瘤的治疗原则主要是姑息性治疗，主要围绕减轻疼痛，保护神经功能，维持或重建脊柱稳定性来进行；同时，少数肿瘤患者可能通过广泛切除而治愈。Tomita 等根据原发肿瘤的恶性程度、内脏受累情况、骨转移灶的个数这三项预后因素进行综合评分。同时，还应综合考虑肿瘤对放疗的敏感性、脊柱稳定性、脊髓神经受压、疼痛程度、原发灶是否明确、预期生存期等相关因素。其中脊髓神经受压和脊柱不稳定是相对重要的手术指征，结合 Tomita 评分可对脊柱转移瘤患者的规范治疗起指导作用。对脊柱转移瘤引起的疼痛进行治疗也同样重要，应根据导致疼痛的原因给予适当的治疗。

约 10%~15% 的骨转移瘤发生于骨盆，其中大部分为髋臼周围转移，导致疼痛和活动受限，严重影响患者生活质量。术前应根据肿瘤在骨盆所在分区评估其对患者活动的影响，同时综合考虑患者的一般情况、原发肿瘤性质、患者的症状以及肿瘤对功能的影响、肿瘤大小等因素。手术方式以刮除及骨水泥填充为主，但对于单发、预后较好或放疗无法控制的骨转移病灶，可行广泛切除。当肿瘤巨大，神经、血管严重受累时，可选择半盆截肢。骨盆转移瘤的外科治疗目的：①最大可能地切除肿瘤，采用适当的方法重建骨盆的缺损，防止病理性骨折发生；②通过清除肿瘤病灶缓解疼痛；③改善功能，提高生活质量；④明确诊断，以便采取综合治疗。

2. 微创治疗　微创手术常可在局麻下进行，具有手术时间短、创伤小、费用低的优点，对于多处骨转移、一般情况比较差的患者尤其适用。

（1）经皮椎体成形术、后凸成形术与骨成形术：经皮椎体成形术和后凸成形术近年来开始用于治疗脊柱转移瘤，其目的是维持或恢复压缩椎体的高度，从而缓解疼痛，预防骨折，还可与脊柱后路内固定手术联合应用，进一步加强椎体强度。对于骨盆转移瘤产生的溶骨性破坏，如髋臼周围溶骨性转移瘤，也可通过经皮骨成形术治疗，可即刻、有效地缓解疼痛症状，填充溶骨性破坏造成的骨缺损，维持骨盆的稳定性，延缓病理性骨折的发生。骨水泥注入后的聚合过程可以释放热量，杀灭部分肿瘤细胞。骨水泥不仅可以起到加强骨质的作用，还可以加入抗肿瘤和抗骨破坏的药物，以抑制局部转移瘤的发展。

（2）其他微创治疗：微波治疗、高强度超声、激光、射频消融均具有杀伤肿瘤的作用，这些治疗方法结合其他治疗手段也可有效地缓解疼痛，恢复患者活动能力，并能用于部分放疗效果不佳的患者。经皮 X 线引导射频消融可有效缓解骨转移瘤引起的疼痛，可精确控制肿瘤杀灭部位而不需切除肿瘤，并且可以在局麻下进行，尤其适合老年、肿瘤病灶广泛以及同时合并其他严重疾病的患者。

（张鑫鑫　徐立斌　于胜吉）

第六节　恶性黑色素瘤

一、概述

恶性黑色素瘤（黑色素瘤）是来源于皮肤、黏膜和葡萄膜的恶性肿瘤。在临床上较为常见，男女比例约为 1.12∶1，诊断时的中位年龄为 50~55 岁，老年患者（≥65 岁）约占 17.8%。其中多数（44.8%）合并原发灶溃疡。原发灶厚度 ≥4mm 的占 40.6%，1~4mm 的占 44.4%。初诊时 Ⅱ 期患者比例最多，其余为 Ⅲ 期（25.1%）和 Ⅳ 期（12.8%）。黑色素瘤的发病年增长率为 3%~5%，是目前发病率增长最快的恶性肿瘤之一。2008 年发达地区黑色素瘤的男女发病率分别为 9.5/10 万和 8.6/10 万，死亡率分别为 1.8/10 万和 1.1/10

万；欠发达地区的男女发病率分别为 0.7/10 万和 0.6/10 万，死亡率均为 0.3/10 万。虽然黑色素瘤在我国发病率较低，但近年来有成倍增长趋势，每年新发病例约 2 万例。

二、危险因素

高危因素包括既往黑色素瘤病史、家族史、多发非典型痣或发育不良痣和先天性遗传基因突变等，此外还与过度暴露于紫外线辐射有关。紫外线 UVA（Ultraviolet A）和 UVB（Ultraviolet B）可灼伤皮肤，引起基因突变，诱导黑色素瘤的发生，其中 UVB 是破坏黑色素细胞中的基因且诱发疾病的主要危险因素。而 UVA 能抑制免疫系统，加速肿瘤的形成。浅表扩散型和结节型黑色素瘤是白种人中最常见的病理类型，与长期或间歇性高强度的紫外线辐射有明确的关系。另外光敏型皮肤容易出现雀斑，因此发病的高危人群还包括有大量普通痣或发育异常痣的患者以及有明确皮肤癌家族史的患者等。黄色人种和黑色人种中黑色素瘤患者的原发病灶多发生于足跟、手掌、指、趾和甲下等接触紫外线极少的地方，其病因尚不清楚。刀割、盐渍、绳勒、激光和冷冻等局部刺激可能诱发色素痣恶变。

三、病理学

黑色素瘤的常见病理类型有浅表扩散型黑色素瘤（superficial spreading melanoma）、结节型黑色素瘤（nodular melanoma）、恶性雀斑样黑色素瘤（lentigo maligna melanoma）以及肢端雀斑样黑色素瘤（acral lentiginous melanoma）。其中白色人种以浅表扩散型最为多见，而黄色人种和黑色人种中以肢端雀斑样黑色素瘤多见。

1. 浅表扩散型黑色素瘤　主要发生在接受间歇性日光照射部位的普通皮肤。特点是早期为水平生长，肿瘤性色素细胞在鳞状上皮之间播散，肿瘤呈侧向生长，在进入垂直浸润期之前预后相对较好。多发生于年轻患者的躯干以及女性患者的下肢，其中 70% 为白种人。通常由痣或皮肤色素斑恶变而来，表现为外观不规则，可呈棕黑色、粉色、白色、灰色甚至脱色素等颜色各异，边缘可伴瘙痒，直径多大于 0.5cm。

2. 结节型黑色素瘤　常发生于接受间歇性日光照射的部位，约占 15%，通常为快速生长的色素性结节，偶为无色素性的，可有出血或溃疡形成，任何年龄及性别均可发病，但 60 岁以上的老年人和男性更为多见，原发灶呈半球形，有的类似血性水疱。该病理类型的恶性程度高，生长速度快，诊断时多已浸润皮肤较深，多由痣恶变，可呈跳跃式生长，原发病灶处可以没有可疑的色素痣或损伤。

3. 恶性雀斑样黑色素瘤　该型表现为沿真皮表皮交界处呈线状或巢状增生的不典型黑色素瘤细胞，可延伸至毛囊壁和汗腺导管，并有严重的日光性损伤，同时伴有真皮内不典型性黑色素细胞浸润。该类型较前两种少见，约占 10%，通常发生于常暴露于日光照射下的部位，比如中老年人的面部等，常被误诊为老年斑或灼伤斑。该类型并非由痣恶变而来，往往经暴晒以后多年才发病，早期表现为深色不规则的皮肤斑点。

4. 肢端雀斑样黑色素瘤　该类型与紫外线照射关系不大。黄色人种和黑色人种以该类型最为多见，亚洲人黑色素瘤患者中该类型的发病率高达 58%，黑色人种中占 60%～70%。而白种人中仅占 5%。黏膜黑色素瘤也常被归类为此类型。它好发于手掌、足跟、指、趾、甲床和黏膜（鼻咽、口腔和女性生殖道等），由于发病部位特殊且隐匿，通常容易被忽视。

随着黑色素瘤的分子生物学特征、临床组织学特征和突变基因之间的关系的深入研究，现发现特定类型与特定突变基因相关。因此，目前国际上倾向于将黑色素瘤分为以下四种基本类型：肢端型、黏膜型、慢性日光损伤型和非慢性日光损伤型。新的分类法更有利于明确分期、判断预后以及制订治疗计划等，比较适合临床应用。其中日光损伤型主要包括头颈部和四肢黑色素瘤，日光暴露较多，高倍镜下可观察到慢性日光损伤小体。白种人中 28% 的黑色素瘤患者发生 *KIT* 基因变异，10% 发生 *BRAF* 基因变异，5% 发生 *NRAS* 基因变异；肢端型和黏膜型发生 *KIT* 基因变异较多，其次为 *BRAF* 突变；非慢性日光损伤型包括躯干黑色素瘤，大部分发生 *BRAF* 基因 V600E 突变（60%）或 *NRAS* 基因突变（20%）。

四、临床表现

皮肤黑色素瘤的早期临床表现可总结为 ABCDE 法则。A：不对称（asymmetry），色素斑的两半并不对称；B：不规则边缘（border irregularity），边缘不规整或有切迹、锯齿等，不像正常色素痣那样呈轮廓光滑的圆形或椭圆形；C：颜色各异（color variation），黑色素瘤主要表现为污浊的黑色，或褐、棕、棕黑、蓝、粉、黑，甚至白色等多种不同颜色；D：直径（diameter），直径 > 5 ~ 6mm 或色素斑明显增大时应加以注意。黑色素瘤通常比普通痣大，要多留心直径 > 5mm 的色素斑，直径 > 1cm 的色素痣最好行活检；E：隆起（elevation），某些早期的黑色素瘤整个瘤体会有轻微的隆起。ABCDE 法则的不足在于它没有将黑色素瘤的发展速度考虑在内，因此数周或数月内发生显著变化的病变也应予以重视。皮肤恶性黑色素瘤临床表现见图 8-6。

早期的黑色素瘤进一步发展后可出现溃疡、迁延不愈、卫星灶、区域淋巴结转移以及移行转移等。晚期的黑色素瘤根据不同的转移部位症状也各不相同，转移的好发部位包括肺、肝、骨、脑等。另外，来源于眼底和直肠的黑色素瘤容易发生肝转移。

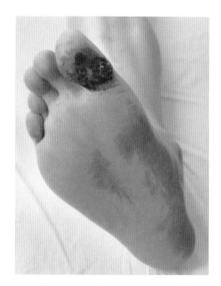

◆图 8-6　足底蹈趾恶性黑色素瘤

五、诊断

1. 实验室检查　乳酸脱氢酶（LDH）对后续治疗及预后判断有一定意义，LDH 越高则提示预后越差。但黑色素瘤目前并没有特异性的血清肿瘤标志物。

2. 影像学检查　必查项目包括区域淋巴结检查（颈部、腋窝、腹股沟、腘窝等 B 超）、胸部检查（X 线或 CT）和腹部检查（B 超、CT 或 MRI），根据临床症状及经济情况可行全身骨扫描及头颅检查（CT 或 MRI）。对于原发于下腹部、下肢或会阴部皮肤黏膜的黑色素瘤，还要注意行盆腔检查（B 超、CT 或 MRI），了解髂血管旁淋巴结情况。有条件者，特别是对原发灶不明的患者，可选择做 PET-CT 全身扫描。

3. 组织学诊断　早期黑色素瘤的活检一定要做到完整地切除可疑病灶，才能获取准确的 T 分期。因此除头颈部等特殊部位的病灶可以考虑全层凿取活检以外，应尽量避免局部活检或针吸活检。如果病灶伴有巨大破溃，或已经明确发生转移，可进行病灶的穿刺或切取活检。

六、分期

依据美国癌症分期联合会（American Joint Committee on Cancer，AJCC）恶性黑色素瘤分期（2017 第8 版）：

原发肿瘤（T）

T_x：原发灶无法评价

T_0：无原发肿瘤证据

Tis：原位癌

T_1：厚度≤ 1.0mm 伴或不伴溃疡

 T_{1a}：厚度＜ 0.8 mm，且不伴溃疡

 T_{1b}：厚度＜ 0.8 mm，且伴溃疡

  厚度 0.8 ~ 1.0mm，伴或不伴溃疡

T_2：厚度＞ 1.0 ~ 2.0mm 伴或不伴溃疡

 T_{2a}：厚度＞ 1.0 ~ 2.0mm 不伴溃疡

 T_{2b}：厚度＞ 1.0 ~ 2.0mm 伴溃疡

T_3：厚度＞ 2.0 ~ 4.0mm 伴或不伴溃疡

 T_{3a}：厚度＞ 2.0 ~ 4.0mm 不伴溃疡

 T_{3b}：厚度＞ 2.0 ~ 4.0mm 伴溃疡

T_4：厚度＞ 4.0mm 伴或不伴溃疡

 T_{4a}：厚度＞ 4.0mm 不伴溃疡

 T_{4b}：厚度＞ 4.0mm 伴溃疡

区域淋巴结（N）

N_x：区域淋巴结无法评价

N_0：无淋巴结转移

N_1：1 个淋巴结转移或者无淋巴结转移但是出现以下转移：移行转移，卫星结节和（或）微卫星转移

 N_{1a}：1 个临床隐匿淋巴结转移（镜下转移，例如经前哨淋巴结活检诊断）

 N_{1b}：1 个临床显性淋巴结转移

 N_{1c}：无区域淋巴结转移但是出现以下转移：移行转移，卫星结节和（或）微卫星转移

N_2：2 ~ 3 个淋巴结转移或 1 个淋巴结伴有移行转移，卫星转移和（或）微卫星转移

 N_{2a}：2 ~ 3 个临床隐匿淋巴结转移（镜下转移，例如经前哨淋巴结活检诊断）

 N_{2b}：2 ~ 3 个淋巴结转移中至少 1 个临床显性淋巴结转移

 N_{2c}：至少 1 个临床显性淋巴结转移伴有移行转移，卫星结节和（或）微卫星转移

N_3：4 个及以上淋巴结转移；或 2 个以上淋巴结伴有移行转移，卫星结节和（或）微卫星转移；边界不清的淋巴结无论是否伴有移行转移，卫星结节和（或）微卫星转移

 N_{3a}：4 个及以上临床隐匿淋巴结转移（镜下转移，例如经前哨淋巴结活检诊断）

 N_{3b}：4 个及以上淋巴结转移中至少 1 个临床显性淋巴结转移或可见边界不清的淋巴结

 N_{3c}：2 个及以上临床隐匿淋巴结转移或临床显性淋巴结转移伴 / 不伴边界不清的淋巴结且伴有移行转移，卫星结节和（或）微卫星转移

续表

远处转移（M）

M_x：远处转移无法评价

M_0：无远处转移

M_1：有远处转移

M_{1a}：转移至皮肤、软组织（包括肌肉）和（或）非区域淋巴结转移

M_{1a}（0）：LDH 正常

M_{1a}（1）：LDH 升高

M_{1b}：转移至肺伴或不伴 M1a 转移

M_{1b}（0）：LDH 正常

M_{1b}（1）：LDH 升高

M_{1c}：非中枢神经系统的其他内脏转移伴或不伴 M1a 或 M1b 转移

M_{1c}（0）：LDH 正常

M_{1c}（1）：LDH 升高

M_{1d}：转移至中枢神经系统伴或不伴 M1a 或 M1b 或 M1c 转移

M_{1d}（0）：LDH 正常

M_{1d}（1）：LDH 升高

七、治疗

（一）外科治疗

1. 扩大切除　早期黑色素瘤在得到活检病理明确诊断后应尽快进行原发灶的扩大切除手术。扩大切除的安全切缘根据病理报告中的肿瘤浸润深度来决定：病灶的厚度≤ 1.0mm 时，安全切缘为 1cm；厚度在 1.01～2mm 之间时，安全切缘为 1～2cm；厚度＞ 2mm 时，安全切缘为 2cm；厚度＞ 4mm 时，安全切缘为 2cm。

2. 前哨淋巴结活检（sentinel lymph node biopsy，SLNB）　厚度≥ 1mm 或伴有溃疡的患者应行前哨淋巴结活检，可选择在完整切除病灶手术的同时或分期进行。前哨淋巴结活检有助于准确获得 N 分期。如果发现前哨淋巴结阳性，一般应尽快进行区域淋巴结清扫。前哨淋巴结引流方式见图 8-7。

上肢病灶最先引流至滑车或腋窝淋巴结，躯干病灶最先引流至腋窝或腹股沟淋巴结，下肢病灶最先引流至腘窝或腹股沟淋巴结。

3. 淋巴结清扫　不建议对早期患者进行预防性淋巴结清扫术。前哨淋巴结阳性或临床诊断为Ⅲ期的患者应在扩大切除原发病灶的基础上行区域淋巴结清扫，要求颈部及腋窝淋巴结应至少清扫 15 个以上，腹股沟淋巴结应至少清扫 10 个以上。在腹股沟区，如临床发现浅表淋巴结阳性或腹股沟淋巴结转移数≥ 3 个，或盆腔影像学检查提示髂窝和闭孔淋巴结转移，或 Cloquet 淋巴结阳性，则应当行髂血管和闭孔区淋巴结清扫。

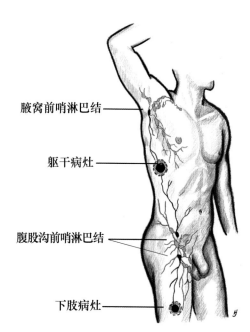

腋窝前哨淋巴结

躯干病灶

腹股沟前哨淋巴结

下肢病灶

◆图 8-7　前哨淋巴结引流示意图

4. 肢体移行转移（in-transit metastasis）　该型为Ⅲ期患者中的特殊类型，表现为一侧肢体原发灶和区域淋巴结之间的皮肤、皮下和软组织的广泛转移，手术难以切除干净。目前国际上以隔离肢体热灌注（isolated limb perfusion，ILP）和隔离肢体热输注（isolated limb infusion，ILI）治疗为主，ILI 是由 ILP 衍生的微创技术，它不需要体外氧合，具有缩减手术时间的优点，并且能达到与 ILP 相似的总体反应率。

5. Ⅳ期患者的孤立转移灶　Ⅳ期患者如果表现为孤立转移灶，也可以考虑手术切除。

（二）辅助治疗

根据 TNM 分期，其中包括病灶浸润深度、是否伴有溃疡、淋巴结转移情况等危险因素，将术后患者分为四类：①ⅠA 期（低危）；②ⅠB～ⅡA 期（中危）；③ⅡB～ⅢA 期（高危）；④ⅢB～Ⅳ期（极高危）。黑色素瘤术后患者的预后根据危险因素的不同而不同。不同危险度的患者应选择不同的辅助治疗。目前，对于低、中、高危患者的辅助治疗已达成广泛共识，而极高危患者的辅助治疗仍存在争议。

1. 低危患者　该类患者目前无辅助治疗方案，仅需注意观察及预防新病灶的出现。

2. 中高危患者　中高危黑色素瘤患者复发与死亡的风险明显升高。大剂量干扰素（α-2b）治疗能延长患者的无复发生存期和总生存期，因此美国食品与药物管理局（FDA）在 1995 年批准了连用 1 年的大剂量 IFN-α（$20MIU/m^2$，d1～5×4w，$10MIU/m^2$，tiw×48w）作为高危黑色素瘤患者的辅助治疗。

3. 极高危患者　极高危患者的辅助治疗模式目前尚无标准治疗方案，仍以大剂量干扰素治疗为主。

我国肢端黑色素瘤应用大剂量干扰素的研究表明，对于ⅢB～ⅢC 期和转移淋巴结≥3 个的极高危肢端黑色素瘤患者，可选择（$15MIU/m^2$，d1～5×4w，9MIU，tiw×48w）1 年方案；对于ⅡB～ⅢA 期的高危肢端患者可使用（$15MIU/m^2$，d1～5×4w）治疗 1 个月。

（三）放射治疗

黑色素瘤的放疗可分为辅助放疗和姑息放疗，辅助放疗主要用于淋巴结清扫和某些头颈部黑色素瘤的术后作为补充治疗，可进一步提高局部控制率；姑息放疗主要用于骨转移和脑转移。

（四）晚期全身治疗

晚期黑色素瘤预后差，一般应用以内科治疗为主的综合治疗，也可参加临床试验。据统计 M_{1a} 期的中位生存期为 15 个月，M_{1b} 期者为 8 个月，肝、脑转移者为 4 个月，骨转移者为 6 个月。总体中位生存期为 7.5 个月，2 年生存率约 15%，5 年生存率约 5%。

1. 化疗　化疗药物的一线治疗包括氮烯咪胺（达卡巴嗪，dacarbazine，DTIC）单药、替莫唑胺（temozolomide，TMZ）单药或 TMZ/DTIC 单药为主的联合治疗（如联合顺铂或福莫斯汀）；二线治疗一般包括紫杉醇联合卡铂方案等。TMZ 为口服制剂，与 DTIC 结构相似，疗效不差于 DTIC，故美国国家综合癌症网络（National Comprehensive Cancer Network，NCCN）推荐 DTIC 和 TMZ 均可作为转移性黑色素瘤的一线治疗用药。

2. 免疫靶向治疗　近 5 年来，晚期黑色素瘤的治疗取得了突破性进展，免疫靶向治疗和靶向治疗是目前研究的方向，取得了较好的疗效。

Ipilimumab 是一种抗细胞毒 T 淋巴细胞相关抗原 4（cytotoxic T lymphocyte-associated antigen-4，CTLA-4）单克隆抗体，CTLA-4 是一种在 T 细胞膜表面表达的抑制性受体。正常情况下，T 细胞的激活依赖于第一信号（抗原 - 抗体复合物形成）和第二信号（B7 介导的活化信号）的双活化。而 CTLA-4 与 B-7 结合将产生抑制性信号而抑制 T 细胞的活化。Ipilimumab 能阻断 CTLA-4 与 B-7 的结合，使免疫抑制去除，从而调动特异性抗肿瘤免疫反应。2011 年美国 FDA 批准了靶向免疫治疗药物 Ipilimumab 用于治疗晚期黑色素瘤，它是近 30 年来首个被证明能延长晚期黑色素瘤患者生存的药物。

3. 靶向治疗　目前伊马替尼（KIT 抑制剂）可作为 KIT 突变或扩增的晚期黑色素瘤患者的治疗。

在白种人中，BRAFV600E 突变的黑色素瘤约占 50%，Vemurafenib（BRAF 抑制剂）是近年来研制的 BRAF 抑制剂，其对 BRAFV600E 突变黑色素瘤患者的有效率为 60% ~ 80%。

由于 Ipilimumab 和 Vemurafenib 尚未在国内上市，化疗药物仍然是重要的治疗手段。

八、预后

初始诊断时的分期可指导黑色素瘤的预后。AJCC Ⅰ 期或 Ⅱ 期占 82% ~ 85%，患者表现为局限性疾病；AJCC Ⅲ 期占 10% ~ 13%，患者表现为区域性转移；AJCC Ⅳ 期占 2% ~ 5%，患者已发生远处转移。Ⅰ 期、Ⅱ 期、Ⅲ 期和Ⅳ期的 5 年生存率分别为 94%、44%、38% 和 4.6%；中位生存期分别为 5 年、4.25 年、2.83 年和 1.42 年。原发灶厚度 ≤ 1mm 与 > 4mm 的 5 年生存率分别为 92% 和 43%；原发灶溃疡情况与生存有一定相关性，无溃疡患者和有溃疡患者的 5 年生存率分别为 69% 和 42%。AJCC 临床及病理分期的 5 年生存率见表 8-8 和表 8-9。

表 8-8　AJCC 临床分期及各期的 5 年生存率

		分期组别		5 年生存率
0 期	Tis	N_0	M_0	
Ⅰ A 期	T_{1a}	N_0	M_0	
Ⅰ B 期	T_{1b}	N_0	M_0	94%
	T_{2a}	N_0	M_0	
Ⅱ A 期	T_{2b}	N_0	M_0	
	T_{3a}	N_0	M_0	
Ⅱ B 期	T_{3b}	N_0	M_0	44%
	T_{4a}	N_0	M_0	
Ⅱ C 期	T_{4b}	N_0	M_0	
Ⅲ期	任何 T, Tis	$N_{1~3}$	M_0	38%
Ⅳ期	任何 T	任何 N	M_1	4.6%

表 8-9　AJCC 病理分期及各期的 5 年生存率

		分期组别		5 年生存率
0 期	Tis	N_0	M_0	
Ⅰ A 期	T_{1a}	N_0	M_0	
Ⅰ A 期	T_{1b}	N_0	M_0	94%
Ⅰ B 期	T_{2a}	N_0	M_0	

续表

分期组别			5年生存率
ⅡA期	T_{2b}	N_0	M_0	
	T_{3a}	N_0	M_0	
ⅡB期	T_{3b}	N_0	M_0	44%
	T_{4a}	N_0	M_0	
ⅡC期	T_{4b}	N_0	M_0	
ⅢA期	$T_{1a/b} \sim T_{2a}$	N_{1a}	M_0	
ⅢB期	$T_{1a/b} \sim T_{2a}$	N_{2a}	M_0	
	T_0	N_{1b}, N_{1c}	M_0	
	$T_{1a/b} \sim T_{2a}$	$N_{1b/c}$, N_{2b}	M_0	
	T_{2b}/T_{3a}	$N_{1b} \sim N_{2b}$	M_0	38%
ⅢC期	T_0	N_{2b}, N_{2c}, N_{3b}, N_{3c}	M_0	
	$T_{1a} \sim T_{3a}$	N_{2c}, $N_{3a/b/c}$	M_0	
	T_{3b}/T_{4a}	$\geq N_1$	M_0	
	T_{4b}	$N_{1a} \sim N_{2c}$	M_0	
ⅢD期	T_{4b}	$N_{3a/b/c}$	M_0	
Ⅳ期	任何T, Tis	任何N	M_1	4.6%

九、随访

随访程序受多种因素影响，包括复发风险、是否初治、家族史、交界痣或患者精神焦虑等。大部分患者的复发风险在5年之内，但超过10年的晚期复发也是存在的。由于第二原发黑色素瘤的发生风险为4%～8%，因此应对黑色素瘤患者的皮肤进行终生监测。

对包含0期和原位癌患者在内的所有黑色素瘤患者进行至少每年1次的皮肤检查。应教育患者如何自检皮肤及淋巴结。如发现阳性体征应及时行影像学检查。

ⅠA～ⅡA期恶性黑色素瘤患者，经治疗达到无瘤状态后，应根据临床情况每3～12个月询问病史和查体，共5年，此后每年1次。不常规行影像学检查和血液筛查。

ⅡB～Ⅳ期患者，开始2年每3～6个月询问病史和查体，共2年；其后3年每3～12个月1次；以后至少每年1次。CT、MRI和（或）PET扫描也可以用来随访特殊的症状体征或监测复发转移。不常规行血液筛查。因为大部分患者复发出现于前5年，对5年以上无复发的患者不常规行影像学检查。

（刘　婷　徐立斌　于胜吉）

第九章

内镜诊断与治疗

第一节 消化内镜检查与治疗在肿瘤外科中的应用

消化内镜自 20 世纪中期开始迅速发展，目前已成为肿瘤诊断及治疗不可缺少的重要手段之一。常用技术包括胃镜、肠镜、超声内镜（endoscopic ultrosonography，EUS）以及经内镜逆行胰胆管造影术（endoscopic retrograde cholangiopancreatography，ERCP）。

胃肠镜是消化道内镜最传统的检查与治疗技术，经过多年的迅速发展以及操作医师技术水平的不断提高，胃肠镜检查及治疗术不仅应用于消化道肿瘤的检查以及活检诊断，其应用领域已扩展至早期消化道肿瘤的内镜治疗、晚期肿瘤的姑息治疗等多个方面。在检查技术方面，胃肠镜检查在我国消化道肿瘤筛查中起着至关重要的作用。目前我国在消化道癌高发区进行消化道肿瘤筛查的人群约为 20 余万人 / 年，这个人群的早期肿瘤及癌前病变诊断率高达 70%～90%（数据来自癌症早诊早治项目（农村）工作报告 2014-2015）。在治疗技术方面，胃肠镜下消化道早期肿瘤的治疗已发展出多种治疗方式，如内镜黏膜切除术（endoscopic mucosal resection，EMR）、内镜黏膜下剥离术（endoscopic submucosal dissection，ESD）、多环黏膜套扎切除术（endoscopic multi-band mucosectomy，MBM）以及内镜下射消融术（radio frequency ablation，RFA）。近年来，针对消化道黏膜下肿瘤还发展了内镜经黏膜下隧道肿瘤切除术（submucosal tunneling endoscopic resection，STER）、内镜黏膜下挖除术（endoscopic submucosal excavation，ESE）以及内镜下全层切除术（endoscopic full-thickness resection，EFTR），这些新技术的出现使得胃肠镜已成为消化道肿瘤治疗的一项不可缺少的重要手段。

目前，我国消化道肿瘤仍以中晚期外科手术或综合治疗为主，多数患者确诊时已为中晚期，因此，中晚期消化道肿瘤的姑息减症治疗仍是肿瘤治疗的一项重要内容。消化内镜在消化道肿瘤姑息减症治疗中也起着重要作用。如内镜下营养管置入、胃造瘘等技术为梗阻患者提供营养支持、消化道支架植入缓解梗阻、胆道支架解除黄疸等，在减症的同时，也为进一步的综合治疗创造条件，是中晚期消化道肿瘤治疗的重要补充措施。

超声内镜技术是对消化道内镜检查及治疗范围的进一步拓展，通过消化道这一自然的超声检查窗口，可以获得病变毗邻组织及周围器官更清晰的检查图像，对于某些深部器官病变的检查明显优于体外超声检查，是近年来发展较快的消化内镜技术。超声内镜对消化道肿瘤如食管癌、胃癌、大肠癌及胰腺癌等的 T 分期要优于 CT 等影像学检查，其中食管癌术前 T 分期以及对纵隔周围淋巴结探查的 N 分期已成为美国国家综合癌症网络（National Comprehensive Cancer Network，NCCN）指南中推荐的术前检查方式。同时文献报道，超声内镜对于胰腺癌可切除性的判断也具有一定的临床意义。超声内镜引导下的细针穿刺活检技术（endoscopic ultrasonography-fine needle aspiration，EUS-FNA）可以取得纵隔淋巴结、胰腺及胆管组织、盆腔直肠周围器官组织，直接进行病理诊断，使得这些部位病变的诊断准确率大为提高。通过这一技术也可以在取得组织诊断的同时，进行相关药物及放射粒子的注射，以达到肿瘤治疗的目的。同时通过超声内镜引导可进行肿瘤部位标记，以方便手术或放疗定位。

经内镜逆行胰胆管造影术（endoscopic retrograde cholangiopancreatography，ERCP）是临床处理胆胰疾病的重要手段。随着 ERCP 技术及器械的发展，内镜医生已能够在 X 线的监视下甚至是内镜直视下取到胆管及胰管内的组织或细胞进行病理诊断，以明确是否有肿瘤性疾病存在。ERCP 下胆管内的超声小探头检查可以明确病变的范围，而新近发展细径内镜系统可以借助导丝引导直接伸入胰胆管内进行检查。此外，ERCP 技术更注重应用于治疗而非简单的诊断性检查，如胆管支架的应用解除梗阻性黄疸、胰胆管内肿瘤的射频消融治疗等。

（王贵齐　贺　舜　倪晓光）

第二节　上消化道内镜检查

一、胃部内镜解剖学

上消化道内镜检查，即胃镜检查，包括对咽喉部、食管、胃和近端十二指肠进行直视观察，并对发现的病变进行诊断的治疗。

二、胃镜检查的适应证、禁忌证以及并发症

（一）适应证

1. 有上消化道的症状，疑诊食管、胃部、十二指肠炎症、溃疡或者肿瘤者。

2. 上消化道出血，病因以及位置不明确者。

3. 其他影像学检查疑诊上消化道病变而未被确诊者。

4. 消化道肿瘤高危地区或有癌前病变、癌前状态需要普查或者复查者。

5. 判断药物对某些病变（如溃疡、幽门螺杆菌感染）的疗效。

（二）禁忌证

1. 绝对禁忌证

（1）重度心肺疾病，无法耐受内镜检查者。

（2）怀疑有休克的患者。

（3）患有精神疾病，不能配合检查者。

（4）消化道急性炎症，尤其腐蚀性炎症患者。

（5）明显的胸腹主动脉瘤及脑卒中患者。

2. 相对禁忌证

（1）心肺功能不全者。

（2）消化道出血患者，血压波动较大或偏低者。

（3）严重高血压患者，血压偏高（≥160/100mmHg）。

（4）严重出血倾向，血红蛋白低于50g/L，或PT延长1.5秒以上者。

（5）高度脊柱畸形或巨大消化道憩室。

（三）并发症

1. 消化道出血　为操作损伤所致，特别是有严重食管静脉曲张者或者有活动性溃疡做活检者。

2. 消化管道损伤　轻者为咽喉部擦伤，重者可引起咽、食管及胃的穿孔等。

3. 麻醉及心脏意外　常发生于无痛胃镜，发生率较低，但若发生，后果严重。

4. 感染　内镜消毒不严格可传播肝炎病毒、幽门螺杆菌等。

5. 其他　少见的有下颌关节脱臼，腮腺肿胀、拔镜困难，喉头以及支气管痉挛、非穿透性气腹等。

三、胃镜诊断的技术

（一）色素内镜

将各种染料散布或喷洒在食管或胃部黏膜表面后，使病灶与正常黏膜在颜色上形成鲜明对比，更清晰的显示病灶范围，并指导指示性活检，以提高早期食管癌及早期胃癌的诊出率。色素内镜常用染料有碘液、靛胭脂、亚甲蓝等，可单一染色，也可联合使用。

1. 色素内镜——食管黏膜

（1）碘染色：食管常用的染色剂为卢戈碘液。正常鳞状上皮细胞内富含糖原，遇碘可变成深棕色，而早期食管癌及异型增生组织内糖原含量减少甚至消失，呈现不同程度的淡染或不染区。不染区的黄色程度从淡黄到深黄，取决于病灶的异型程度。根据病变着色深浅、范围大小及边缘形态，结合指示性活检，可提高高危人群早期鳞癌及异型增生的检出率。注意对碘过敏、甲亢患者不能使用该法。

（2）甲苯胺蓝染色：甲苯胺蓝为碱性染料，可与组织细胞的核酸物质相结合使之呈蓝色。因癌细胞增殖活跃，富含核酸物质，易被甲苯胺蓝染色，而正常细胞核内遗传物质相对较少，遇甲苯胺蓝着色不明显。与碘染色相比，甲苯胺蓝染色对操作技术要求更高，耗时长，假阳性率较高，因此在国内并不常用。

（3）联合染色：单一染色对早期食管癌及癌前病变的检出效率受到染色原理、染色剂浓度等因素影响，而联合染色法可使各染色方法取长补短。研究报道，碘液－甲苯胺蓝染色法和碘液－亚甲蓝染色法对早期食管鳞癌及癌前病变检出的准确率高于单独碘染色，且对病变浸润程度评估也有一定价值。

2. 色素内镜——胃黏膜

（1）靛胭脂：可显示黏膜细微凹凸改变，正常的胃黏膜表现出清晰的胃小区结构。早期胃癌可以有以下表现：正常胃小区结构消失，黏膜表面呈颗粒样或结节样凹凸异常，颜色发红或褪色，病变区易出血，黏膜僵硬等。

（2）亚甲蓝：亚甲蓝（0.3%～0.5%）不被正常胃黏膜所吸收着色，而肠上皮化生、异型增生及癌性病灶黏膜可吸收亚甲蓝而被染成蓝色，肠上皮化生和异型增生的黏膜着色快而浅，胃癌细胞着色慢（30分钟以上），颜色深蓝或黑色，不易冲洗掉。

（3）醋酸：1.5% 的醋酸喷洒于胃黏膜表面可使黏膜发白，根据黏膜病变及肿瘤分化程度不同，黏膜发白的持续时间变化较大。正常黏膜发白时间较长，而低分化癌或黏膜下层癌发白时间较短。

（4）肾上腺素：在喷洒 0.05g/L 肾上腺素后，非癌黏膜从粉红色变为白色，用放大内镜观察无异常微血管；而癌组织黏膜仍为粉红色，微血管结构扭曲变形。

（二）电子染色内镜

通过特殊的光学处理实现对食管黏膜的电子染色，比白光内镜更能清楚显示黏膜表面结构、微血管的形态及病变范围，又可弥补色素内镜的染色剂不良反应及染色耗时长等不足。电子染色内镜和普通白光内镜之间可实现反复切换对比观察，操作更为简便。

窄带成像技术（narrow band imaging，NBI）已广泛应用于临床，其对早期食管癌的诊断价值已得到公认。研究发现，NBI 在食管鳞癌筛查方面较普通白光内镜有明显优势。另有研究报道，其对食管鳞癌诊断的准确性和特异性优于碘染色，尚需更多研究进一步证实。利用 NBI 结合放大内镜观察食管上皮乳头内毛细血管袢（intrapapillary capillary loops，IPCL）和黏膜微细结构有助于更好地区分病变与正常黏膜及评估病变浸润深度，已成为早期食管癌内镜精查的重要手段。

智能电子分光技术（flexible spectral imaging color enhancement，FICE）将白光分解成不同波段，可进行多达 50 种光谱组合，从而获得不同黏膜病变的最佳图像，能较清晰显示 IPCL，可作为碘染色的重要补充。智能电子染色内镜技术（I-Scan）增强了不同性质黏膜间颜色的对比，在表面增强、对比度、色调处理方面有了很大提升。蓝激光成像技术（blue laser imaging，BLI）使用 410nm、450nm 两种波长激光的联合照明获得黏膜表浅和深部血管及黏膜结构的高清图像，得到更大的景深并保证明亮度，改善早期食管鳞癌的棕色成像与周围正常黏膜的对比度，结合放大还可进一步精细观察 IPCL、辨别乏血管区黏膜、确定肿瘤边界及评估早期癌浸润深度。今后在我国可开展进一步的临床验证以明确上述技术在食管癌筛查和精查中的价值。

（三）放大内镜

放大内镜（magnifying endoscopy）是在普通内镜的前端配置了一个可调焦距的放大系统，可将食管黏膜放大几十倍甚至上百倍，有利于观察组织表面显微结构和黏膜微血管网形态特征的细微变化，尤其在与电子染色内镜相结合时，其对黏膜特征显示更为清楚，不仅可鉴别黏膜病变的良恶性，进一步提高早期食管癌检出的准确性，还可清晰显示病变的边界和范围，指导治疗方式的选择。

（四）激光共聚焦显微内镜

激光共聚焦显微内镜（confocal laser endomicroscopy，CLE）可将组织放大至 1000 倍，从微观角度显示细胞及亚细胞结构，在无需活检的情况下即可从组织学层面区分病变与非病变区域，实现光学活检的效果。CLE 可实时提供早期食管癌的组织学成像且精确度较高，省去了病理活检的步骤，大大缩短诊断时间。利用对 CLE 三维重建图像对食管鳞状上皮表面成熟度进行评分，可有效区分鳞状上皮内瘤变和非肿瘤上皮，敏感性为 81%，特异性超过 90%。

（五）自发荧光内镜

自发荧光内镜（autofluorescence imaging，AFI）可将正常组织与病变组织自发荧光光谱的不同转换为成像颜色的差异，从而对其加以区分。但自发荧光内镜检查对设备要求比较高，检查费用昂贵，且发现食管鳞状上皮异型增生的敏感性和阳性预测值较低，目前临床应用较少。

四、胃镜下常见肿瘤的诊断

（一）食管肿瘤

1. 早期食管癌及癌前病变的黏膜病灶　早期食管癌及癌前病变的黏膜病灶有以下几种状态（图9-1～图9-6）。

（1）红区：即边界清楚的红色灶区，底部平坦。

（2）糜烂灶：多为边界清楚、稍凹陷的红色糜烂状病灶。

（3）斑块：多为类白色、边界清楚、稍隆起的斑块状病灶。

（4）结节：直径在1cm以内，隆起的表面黏膜粗糙或糜烂状的结节病灶。

（5）黏膜粗糙：指局部黏膜粗糙不规则、无明确边界的状态。

（6）局部黏膜上皮增厚的病灶：常常遮盖其下的血管纹理，显示黏膜血管网紊乱、缺失或截断等特点。

内镜医师应提高对上述形态特征的认识，在检查时注意观察黏膜的细微变化，对可疑病灶及时进行活检是提高早期癌检出率的关键。然而，多数早期食管癌在普通内镜下表现不典型，可能会被漏诊，病灶范围亦不清晰，因而检查中结合色素或电子染色的方法进行观察有助于提高病变检出率。

依照2002年巴黎分型标准和2005年巴黎分型标准更新版，表浅型食管癌及癌前病变（Type 0）分为隆起型病变（0-Ⅰ）、平坦型病变（0-Ⅱ）和凹陷型病变（0-Ⅲ）。0-Ⅰ型又分为有蒂型（0-Ⅰp）和无蒂型（0-Ⅰs）。0-Ⅱ型根据病灶轻微隆起、平坦、轻微凹陷分为0-Ⅱa、0-Ⅱb和0-Ⅱc三个亚型。0-Ⅰ型与0-Ⅱa型病变的界限为隆起高度达到1.0mm（与张开活检钳单个钳片的厚度1.2mm比较），0-Ⅲ型与0-Ⅱc型界限为凹陷深度达0.5mm（与活检钳单个钳片厚度的一半0.6mm比较）。同时具有轻微隆起和轻微凹陷的病灶根据隆起/凹陷比例分为0-Ⅱc+Ⅱa和0-Ⅱa+Ⅱc型；凹陷和轻微凹陷结合的病灶则根据凹陷/轻微凹陷比例分为0-Ⅲ+Ⅱc和0-Ⅱc+Ⅲ型（图9-1～图9-7）。

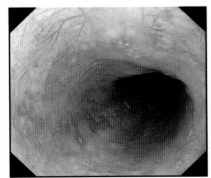
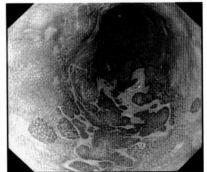

A. 碘染色前　　　　　　　　　　B. 碘染色后

◆图9-1　内镜下表现为黏膜红区

注：活检病理为鳞状上皮重度不典型增生

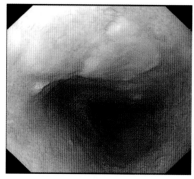

A. 碘染色前　　　　　　　　B. 碘染色后

◆图 9-2　内镜下表现为白斑

注：活检病理为鳞状上皮轻 - 中度不典型增生

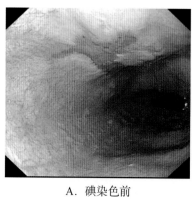
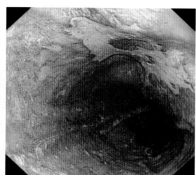

A. 碘染色前　　　　　　　　B. 碘染色后

◆图 9-3　糜烂型

注：活检病理为鳞状上皮重度不典型增生

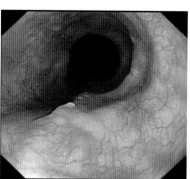

A. 碘染色前　　　　　　　　B. 碘染色后

◆图 9-4　斑块型

注：活检病理为被覆鳞状上皮重度不典型增生

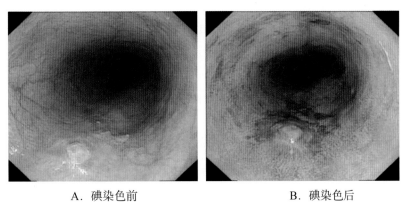

A. 碘染色前　　　　　　　　　　B. 碘染色后

◆图 9-5　结节型

注：活检病理为黏膜溃疡形成，被覆鳞状上皮重度不典型增生，原位癌改变

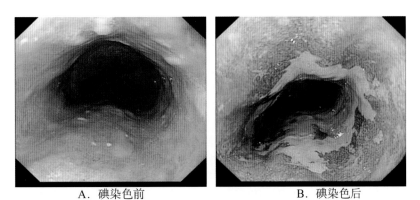

A. 碘染色前　　　　　　　　　　B. 碘染色后

◆图 9-6　内镜下表现为黏膜粗糙

注：活检病理为原位癌

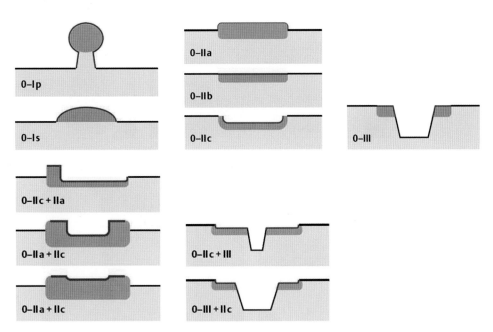

◆图 9-7　早期食管癌内镜下分型（巴黎分型，2005）

　　早期食管癌的内镜精查应以普通白光内镜检查为基础，全面细致地观察食管的各个部分，根据各医院的设备状况和内镜医师经验，综合使用染色内镜、NBI、放大内镜、共聚焦显微内镜等特殊技术可进一步突显早期食管癌的内镜下表现，并有助于了解病变范围、浸润深度及病理类型，指导治疗方案的选择。早期食管癌内镜精查流程详见图9-8。

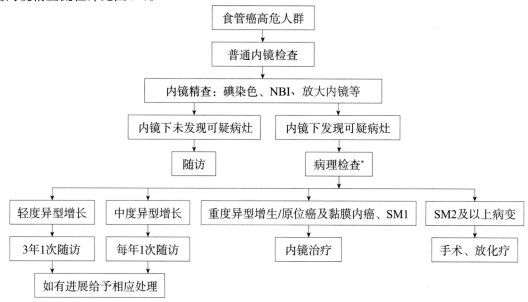

◆图9-8　早期食管癌筛查及内镜精查流程图

注：* 病理检查主要为指示性活检，但对反映病变全貌仍有一定局限性，经仔细评估必要时可进行内镜下诊断性切除

2. 进展期食管癌的内镜表现　同病理大体分型基本一样，可观察到五种形态（图9-9）。

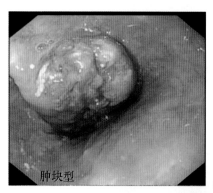
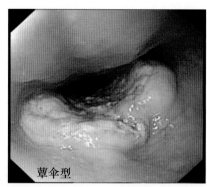
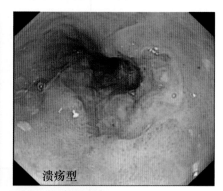
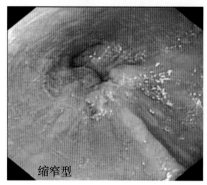
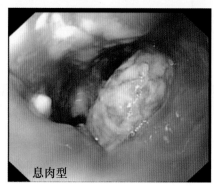

◆图9-9　进展期食管癌的内镜分型

（1）肿块型：肿块突入管腔，与正常黏膜形成坡状，表面有浅或深溃疡，管腔变窄。

（2）蕈伞型：肿物呈圆形或卵圆形，边缘外翻，中央溃疡，常侵及管腔的一侧。

（3）溃疡型：癌瘤沿管壁生长，占食管周径的一半，溃疡基底高低不平，覆污秽苔或出血。边缘呈结节状、围堤状隆起，充血、糜烂，于溃疡边缘取活检阳性率最高。

（4）缩窄型：癌肿侵犯食管全周，形成环形狭窄，境界不清，表面呈溃疡或结节颗粒样改变。有时内镜不能通过，需事先扩张再行内镜检查。由于癌肿向黏膜下层生长，故活检可为阴性。

（5）息肉型：小者如指头，大者充满食管腔。部分有窄细蒂连于食管壁；另有部分为宽阔蒂与管壁相连。

3. 食管良性肿瘤　食管良性肿瘤很少见，占食管肿瘤中 0.5% ~ 0.8%。发病年龄较食管癌小，症状进展缓慢，病期长。临床诊断较为困难，多在放射学、内镜、超声内镜检查或尸检时发现。食管良性肿瘤按组织来源可分为腔内型、壁内型和壁间型。腔内型包括息肉样乳头状瘤（图 9-10）；黏膜下型以血管瘤及颗粒细胞型或肌细胞瘤（granular cell myoblastoma）多见；食管壁内型肿瘤可来自食管的黏膜层、黏膜下层及食管固有肌层，以平滑肌瘤最为常见（图 9-11，图 9-12）。

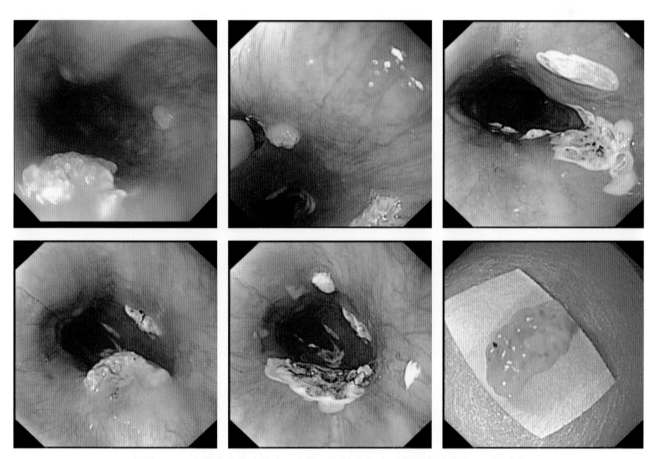

◆图 9-10　食管多发乳头状瘤，内镜下切除和氩离子凝固术治疗（APC）治疗

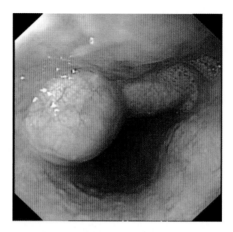

◆图 9-11　食管平滑肌瘤，呈哑铃型

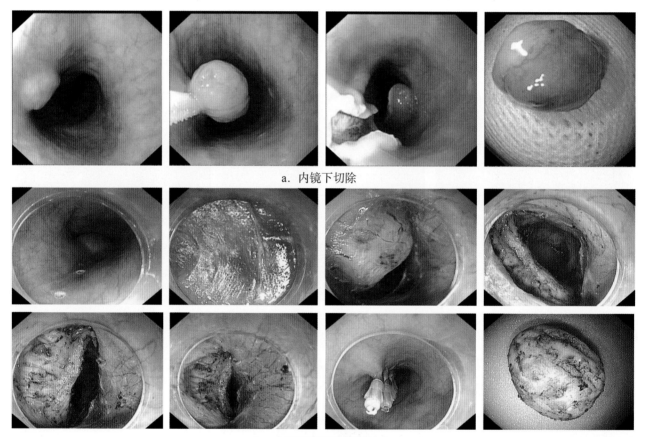

a．内镜下切除

b．内镜下隧道肿瘤剥离术

◆图 9-12　食管平滑肌瘤

4．食管其他恶性肿瘤

（1）食管肉瘤：内镜下呈息肉状隆起，直径 1.2～2.0cm，表面可有糜烂或溃疡，质地较硬。多见于食管下段，中段次之，很少发生于上段（图 9-13）。

（2）食管平滑肌肉瘤：内镜下表现为局限或广泛的黏膜隆起，表面黏膜完整或有糜烂或溃疡，在隆起物的表面可见单个或多个小结节。隆起物可局限于食管一侧，也可环绕食管腔 1 周。深部活检有助于确定诊断。超声内镜检查对判断病变侵犯的深度及范围有较大的帮助。

（3）食管黑色素瘤：内镜下特点为病灶处有黑色素沉着，颜色深浅不一，肿瘤表现为息肉型或弥漫浸润型，可带蒂或宽基底，多为于食管中下段，常为单发（图9-14）。有学者认为，黏膜活检能促使肿瘤转移，因而需特别谨慎小心。但目前如何诊断食管原发性黑色素瘤还存在争议。Allen 等最早提出，当符合以下4个条件时，即可以认为是原发性食管黑色素瘤：①具有黑色素瘤的特征性结构并含有黑色素沉着；②邻近上皮可见黑色素细胞；③肿瘤呈息肉状；④起源于位于鳞状上皮内的交界性活动区域。曾有人据此分析了国内文献报道的25例食管原发性黑色素瘤，最后认定仅有14例符合诊断标准，其原因为肿瘤体积大，交界现象及邻近上皮内黑色素细胞无法确认。因此，在需要病理组织进行诊断时或支持相关治疗时，如免疫组化检测支持分子靶向治疗，必要的活检仍需进行。目前，临床上如无明确证据提示其他黑色素瘤好发器官存在病变时，则诊断食管黑色素瘤为原发。

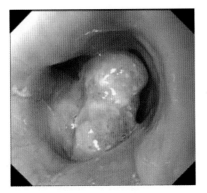

◆图9-13 食管肉瘤

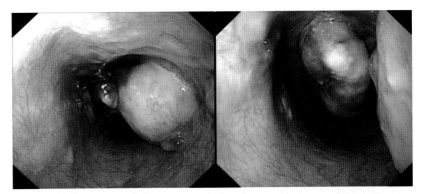

◆图9-14 食管黑色素瘤

（二）胃部肿瘤

1. 胃部良性肿瘤 常见的胃部良性肿瘤为胃息肉（图9-15，图9-16）、胃壁内肿瘤等。

息肉根据山田分类分为Ⅰ型（扁平，界限不清楚，）、Ⅱ型（无蒂，界限清楚）和Ⅲ型（亚蒂），一般可采取内镜下切除术进行治疗。胃壁内肿瘤主要指良性非上皮内肿瘤（如平滑肌瘤、脂肪瘤、神经纤维瘤等），目前内镜检查只能确定是否为胃壁内肿瘤，但属于何种胃壁内肿瘤需要结合超声内镜检查以及病理学检查进行判断（参考本章第四节超声内镜检查）。

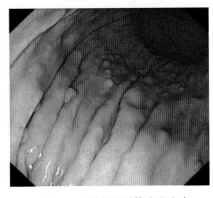

◆图9-15 胃底及胃体多发息肉
注：大小约为 0.3cm×0.3cm

2. 早期胃癌 早期胃癌指癌细胞局限于黏膜层以及黏膜下层，无论有无淋巴结的转移；早期胃癌的内镜下分型依照2002年巴黎分型标准及2005年巴黎分型标准更新。浅表性胃癌（Type 0）分为隆起型病变（0-Ⅰ）、平坦型病变（0-Ⅱ）和凹陷型病变（0-Ⅲ）。0-Ⅰ型又分为有蒂型（0-Ⅰp）和无蒂型（0-Ⅰs）。0-Ⅱ型根据病灶轻微隆起、平坦、轻微凹陷分为0-Ⅱa、0-Ⅱb和0-Ⅱc三个亚型。0-Ⅰ型与0-Ⅱa型的界限为隆起高度达到2.5mm（活检钳闭合厚度），0-Ⅲ型与0-Ⅱc型的界限为凹陷深度达到1.2mm（活检钳张开单个钳片厚度）。同时具有轻微隆起及轻微凹陷的病灶根据隆起/凹陷比例分为 0-Ⅱ c+Ⅱ a 及 0-Ⅱ a+Ⅱ c 型。凹陷及轻微凹陷结合的病灶则根据凹陷 / 轻微凹陷比例分为 0-Ⅲ+Ⅱ c 和 0-Ⅱ c+Ⅲ型（图 9-17，图 9-18）。

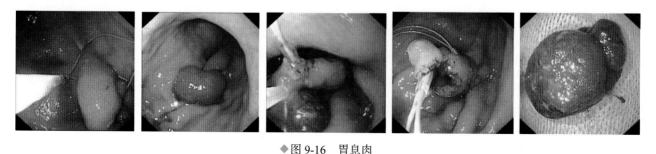

◆图 9-16　胃息肉

注：胃体大弯侧可见一大小约 2.0 cm×1.5 cm 长蒂息肉样病变，应用尼龙套圈套扎病变基底部，应用圈套器行内镜下息肉切除

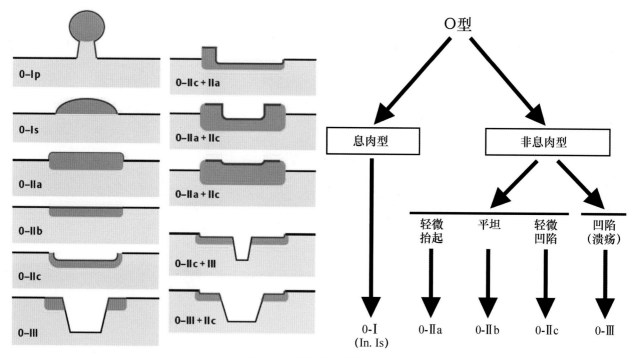

◆图 9-17　早期胃癌内镜下分型

3. 进展期胃癌　进展期胃癌目前多采用 Borrmann 分型：息肉型（Ⅰ型），溃疡型（Ⅱ型），溃疡浸润型（Ⅲ型），弥漫浸润型（Ⅳ型）。所有怀疑胃癌的患者确诊都需要进行内镜下活检。正确判断胃癌侵犯胃壁的深度对预后判断、手术方式均有极大帮助，除进行病理活检外，最好的办法是进行超声内镜检查。

溃疡型进展期胃癌（图 9-19）与良性溃疡（图 9-20）较易鉴别。一般而言，恶性溃疡的边缘呈不规则锯齿状，凹陷中心部黏膜呈不规则颗粒状或结节状，组织较脆，局部胃壁扩张性差，容易出血。如果肿瘤浸润至黏膜下层，则边界比较清楚。此外，凹陷周围集中的黏膜皱襞常呈现中断改变，这也是恶性溃疡的重要特征。病变浸润越深，皱襞集中现象越明显。

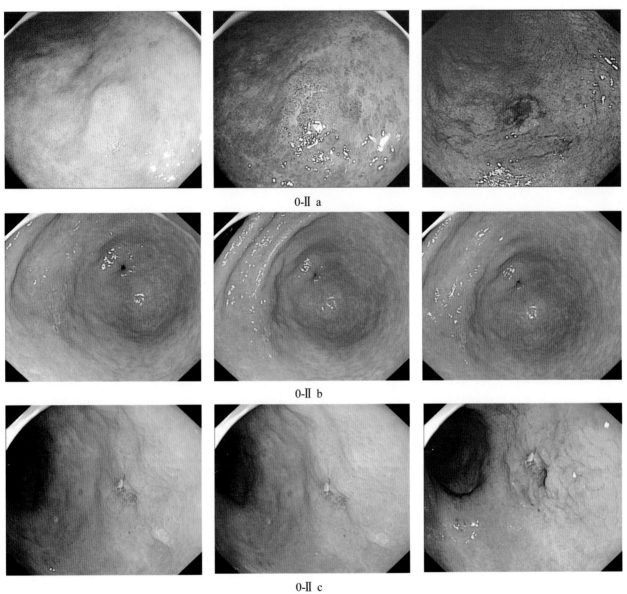

0-Ⅱ a

0-Ⅱ b

0-Ⅱ c

◆图 9-18 早期胃癌的内镜下表现

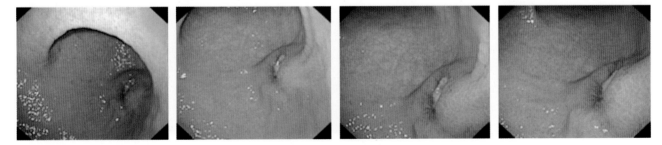

◆图 9-19 溃疡型进展期胃癌

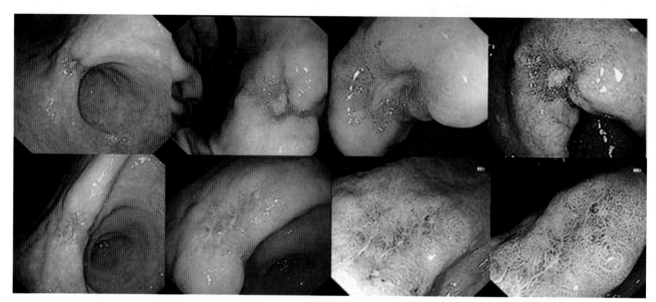

◆图 9-20　胃部良性溃疡，抗溃疡后瘢痕形成

　　内镜下胃溃疡良恶性鉴别难点在于对伴有溃疡形成的早期凹陷型胃癌的鉴别（如Ⅱc型、Ⅲ型及Ⅱc+Ⅲ混合型），鉴别要点包括凹陷本身形态和周围黏膜皱襞形态的观察。Ⅱc型早期癌有时需要与伴轻度凹陷的溃疡瘢痕相区别，瘢痕一般凹陷较轻，中心部均匀一致，平坦，四周皱襞集中直到瘢痕处，呈逐渐变细。对伴有溃疡形成的早期癌患者，随访过程中可发现中心部溃疡缩小，周边Ⅱc样改变增大，甚至中心部瘢痕形成，而周围Ⅱc样癌浸润进一步扩展，继而中心溃疡又会再形成，这种改变在长时间内可反复出现，被称为恶性周期。因此，临床上单纯用治疗后溃疡消失作为良恶性溃疡的特征是不够的。在某些良性溃疡的愈合过程中，其周边会出现糜烂，这时很难与Ⅲ+Ⅱc型早期癌区分，须经内镜活检证实。

　　4. 胃淋巴瘤　胃淋巴瘤可发生在胃的任何部位，以胃窦多见。内镜下表现：①盘状隆起型肿物或溃疡型肿物（图 9-21），常为单发，一般较大，隆起型肿物中央可伴有溃疡形成；②多发浅溃疡，部分融合，呈地图样改变；③胃壁黏膜皱襞粗大、呈结节状或鹅卵石样改变，伴或不伴有糜烂及溃疡等，胃壁僵硬（图 9-22）。淋巴瘤主要为黏膜下病变，虽然病变广泛，但蠕动往往存在；当肿瘤侵犯胃壁较弥漫且侵及肌层时，蠕动消失。需与皮革胃进行鉴别诊断，但病变越过幽门侵及十二指肠时多考虑为淋巴瘤。多部位、多块、深层活检可提高诊断阳性率，必要时需进行内镜下黏膜切除大块活检以明确诊断。

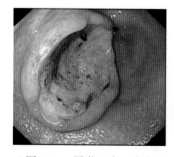

◆图 9-21　胃淋巴瘤 - 溃疡型

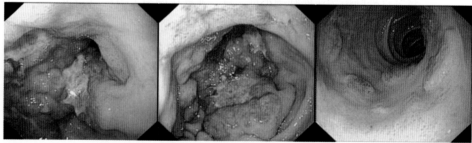

◆图 9-22　胃淋巴瘤鹅卵石样改变，侵及十二指肠球部

　　5. 神经内分泌肿瘤　神经内分泌肿瘤罕见（图 9-23a，图 9-23b），在全部恶性肿瘤中的比例不足 1%，多发生于胃、肠、胰腺。内镜下常表现为结节样、息肉样改变，通过深取活检明确诊断。

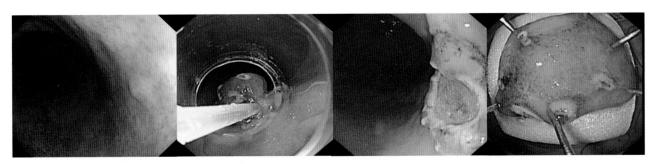

◆图 9-23a　胃神经内分泌肿瘤：EMR

注：（胃体 55cm）胃神经内分泌肿瘤，G_1，未见核分裂象，直径 0.1cm，侵达黏膜肌层，未见脉管瘤栓及侵犯神经。周围胃黏膜组织局部呈慢性萎缩性炎，局灶可见增生的神经内分泌细胞。黏膜侧切缘及基底切缘未见肿瘤

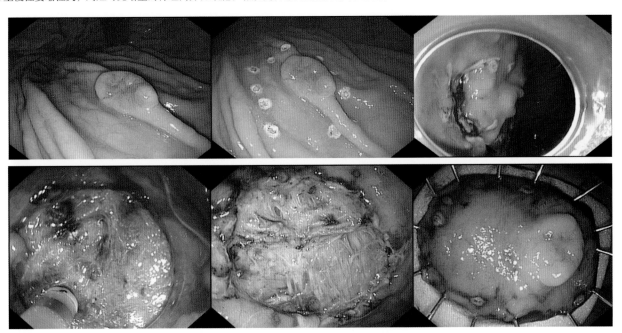

◆图 9-23b　胃神经内分泌肿瘤：EMR

注：（胃体 50cm）胃体神经内分泌肿瘤，G_2，核分裂象＜1 个/50HPF，侵达黏膜下层，侵袭黏膜下层深度 1200μm（镜下所见黏膜下层厚度 2700μm）。未见脉管瘤栓及侵犯神经。周围胃体黏膜未见明显异常。基底切缘及侧切缘未见肿瘤

（三）十二指肠肿瘤

十二指肠良性肿瘤较恶性肿瘤少见，良、恶性比例为 1∶2.6～1∶6.8。十二指肠良性肿瘤本身虽属良性，但部分肿瘤有较高的恶变倾向，有的本身就介于良、恶性之间，甚至在镜下均难以鉴别（图 9-24～图 9-27）。

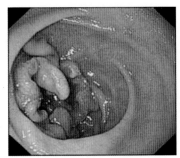
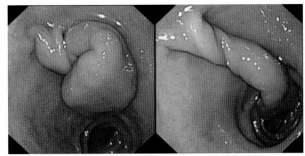
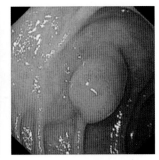

◆图 9-24　十二指肠癌　　◆图 9-25　十二指肠球部长蒂息肉　　◆图 9-26　十二指肠球部囊肿

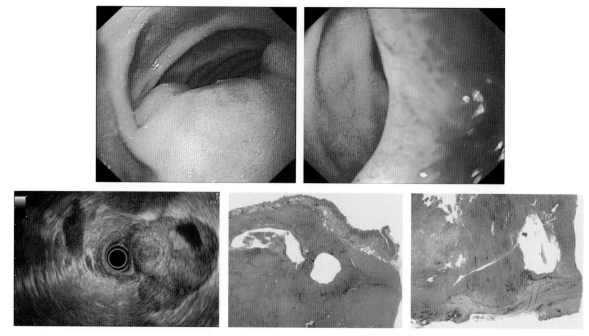

◆图 9-27 十二指肠间质瘤

注：胃镜：十二指肠球部降部交界处局限性隆起，隆起处中央凹陷、形成溃疡，隆起处肠腔偏心性狭窄，但内镜尚可通过。超声内镜：腹腔内可见一大小约为 5.8cm×4.0cm 的低回声占位，回声不均匀，内部可见无回声区，边界不清楚。病变与十二指肠壁融合、无明确分界。病变与胰头关系密切、分界不清。组织病理学：十二指肠高度危险性胃肠道间质瘤。肿瘤大小为 7.0cm×6.5cm×4.5cm，位于小肠肌壁间，伴坏死，核分裂象平均 3 个 /50HPF，未累及胰腺、胃、横结肠及网膜组织

五、内镜下治疗技术

（一）内镜下切除术

常用的内镜下切除技术（endoscopic resection，ER）主要包括内镜下黏膜切除术（endoscopic mucosal resection，EMR）、内镜黏膜下剥离术（endoscopic submucosal dissection，ESD）等。1989 年，Saitoh 等首次将 EMR 技术用于表浅食管鳞癌的切除。日本学者 Hosokawa 等设计并开始使用头端绝缘电刀（insulation-tipped knife，IT 刀）治疗消化道早期癌标志着内镜治疗进入了 ESD 时代，ESD 技术的出现使较大消化道黏膜病灶的完整切除成为可能，消化道早期癌和癌前病变的内镜切除适应证再次得到扩展。

1. 内镜下黏膜切除术

（1）定义：内镜下黏膜切除术（endoscopic mucosal resection，EMR）指内镜下将黏膜病灶整块或分块切除，用于胃肠道表浅肿瘤诊断和治疗的方法。

（2）方法：随着内镜器械的创新和内镜技术的进步，EMR 技术不断发展。在传统的黏膜下注射 - 抬举 - 切除法的基础上逐渐演变出透明帽法（EMR with a cap，EMRC）、套扎法（EMR with ligation，EMRL）、分片黏膜切除术（endoscopy piecemeal mucosal resection，EPMR）等技术。各种 EMR 技术的基本原理相同，多是先通过黏膜下注射将黏膜下层与固有肌层分离，然后利用不同的方法切除局部隆起的黏膜病灶。

EMRC 是利用内镜前端安置的透明帽对病变进行吸引，再行圈套切除，对操作技术要求不高，并发症

少，但可切除的病变大小受透明帽的限制，具体操作步骤见图 9-28。EMRL 是先对病变进行套扎，阻断血流并形成亚蒂后切除，视野清晰，出血较少。EPMR 用于传统 EMR 不能一次完整切除的较大病灶，将病灶分几部分切除，适用于 > 2cm 的巨大平坦病变，但分片切除的组织标本体外拼接困难，难以评估根治效果，易导致病变局部残留或复发。

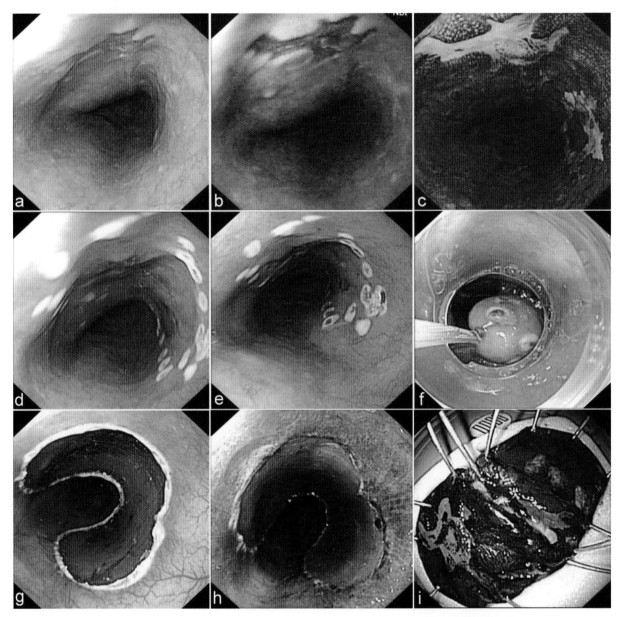

◆图 9-28　EMRC 操作步骤

注：a. 内镜下显示食管黏膜粗糙、糜烂，活检病理为重度异型增生；b. NBI 模式下病变呈深棕色；c. 碘染色阳性；d. 标记后；e. 黏膜下注射后；f. 透明帽法行内镜下黏膜切除；g. 切除后创面；h. 切除后重新碘染色，人工溃疡周围未见阳性病灶；i. 切除的标本

（3）疗效：国外文献报道，EMR 可根除 57.9% ~ 78.3% 的 T_{1a} 期食管癌和癌前病变，整块切除率可达 46.0% ~ 78.6%，5 年生存率可达 95.0%。国内报道，EMR 治疗早期食管癌及其癌前病变，整块切除率为 44.1% ~ 84.5%，完全切除率为 44.8% ~ 100%。

2. 多环黏膜套扎切除术 多环黏膜套扎切除术（multi-band mucosectomy，MBM）是一种新的内镜下切除技术，这种装置运用了经改装的曲张静脉结扎器，在其顶端有个橡皮套，不需要内镜下注射，使内镜下多块黏膜切除变得相对简单、快捷，具体操作步骤见图 9-29。MBM 的优点体现在以下两点：首先，与EMRC 相比，MBM 不需要行黏膜下注射。因为当食管肌层被橡皮圈套住时，由于肌层张力较高会自动舒展，而从橡皮圈中逃脱，避免食管固肌层被切除导致穿孔发生。其次，进行多块切除时，MBM 技术应用同一组套扎圈即可完成，从而避免 EMRC 时每次切除前均重新安装透明帽和圈套器，不仅减少了手术时间，也降低了手术费用。

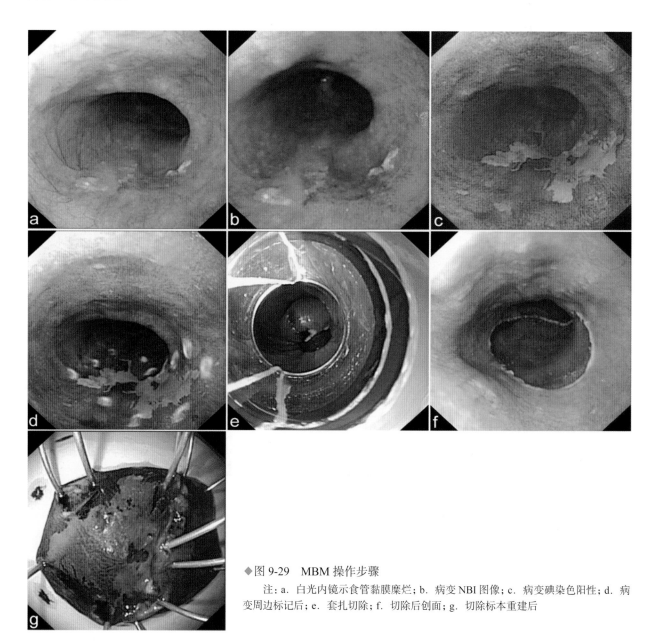

◆图 9-29　MBM 操作步骤

　　注：a. 白光内镜示食管黏膜糜烂；b. 病变 NBI 图像；c. 病变碘染色阳性；d. 病变周边标记后；e. 套扎切除；f. 切除后创面；g. 切除标本重建后

3. 内镜黏膜下剥离术

（1）定义：内镜黏膜下剥离术（endoscopic submucosal dissection，ESD）是针对不同部位、大小、浸润

深度的病变，在进行黏膜下注射后使用特殊电刀逐渐分离黏膜下层与固有肌层之间的组织，一次将病变黏膜及黏膜下层完整剥离的方法。

（2）操作步骤：操作大致可分为以下五步：①病灶周围标记；②黏膜下注射，使病灶充分抬举；③部分或环周切开黏膜；④黏膜下剥离，使黏膜与固有肌层完全分离开，一次完整切除病灶；⑤创面处理，包括创面血管处理与病灶边缘检查。具体操作见图 9-30，图 9-31a，图 9-31b。国内学者对经典 ESD 技术进行改进，发明了隧道式黏膜剥离技术（标记－注射－远端开口－近端切开－建立隧道－两边切开），是治疗大面积食管病变的有效方法，简化了操作步骤，缩短了内镜手术时间，使内镜手术更加安全、快捷。

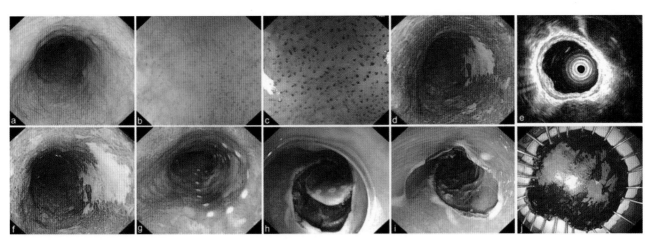

◆图 9-30　早期食管癌 ESD 操作步骤

注：a. 白光内镜示病变处食管黏膜轻微隆起，血管网消失；b. 白光放大内镜观察病变处 IPCL 分型；c. NBI 观察病变处 IPCL 分型，为 Ⅳ型（井上晴洋分型）；d. 碘染色阳性；e. 超声内镜显示病变主要位于黏膜层；f. 仔细观察病变边界；g. 标记后；h. 黏膜下注射后切开黏膜；i. 完整剥离病变并仔细检查创面；j. 切除后标本

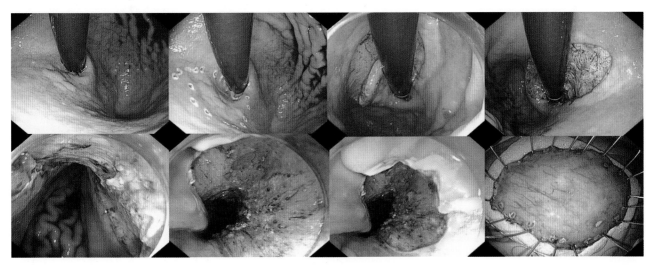

◆图 9-31a　早期贲门癌 ESD

注：贲门黏膜充血、粗糙呈颗粒样改变（距门齿约为 43～44cm），行内镜黏膜下肿瘤剥离术。术后组织病理学：近端胃表浅隆起型高分化腺癌，侵达黏膜肌层，未累及胃，未见脉管瘤栓及侵犯神经，周围胃黏膜呈重度慢性萎缩性胃炎，局部伴肠上皮化生及轻、中度不典型增生。黏膜侧切缘及基底切缘未见癌及不典型增生，部分侧切缘可见肠上皮化生。pTNM 分期：pT_{1a}；免疫组化结果显示：EGFR（2+），HER2（1+），TOP2A（30%+），VEGF（1+），c-MET（2+）

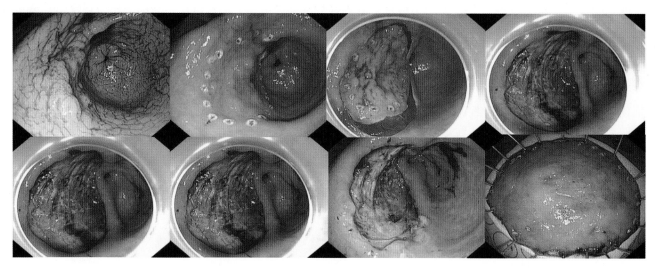

◆图 9-31b　早期胃癌 ESD

注：胃窦前壁可见浅表隆起＋浅表凹陷型病变，病变表面黏膜粗糙、糜烂，行内镜黏膜下肿瘤剥离术。术后病理：胃早期表浅隆起＋表浅凹陷型中 - 低分化腺癌（Lauren 分型：肠型；少部分呈弥漫型成分），2 灶，镜下相距 0.3cm，均侵达黏膜肌层。未见脉管瘤栓及侵犯神经。周围胃黏膜呈中度慢性萎缩性胃炎，伴中度肠上皮化生，局灶轻度不典型增生，局灶呈增生性息肉样改变，基底切缘及黏膜侧切缘未见癌及不典型增生。部分黏膜侧切缘可见肠上皮化生。pTNM 分期：pT_{1a}（m）；免疫组化结果显示：EGFR（2+），HER2（1+），MLH1（＋），MSH2（＋），MSH6（＋），PMS2（＋），c-MET（2+）。原位杂交结果显示：（-）

（3）疗效：ESD 治疗早期食管癌在美国应用较少，欧洲近几年逐步开始使用。日本开展较多，ESD 治疗食管鳞癌可达到 93%～100% 的整块切除率，完全切除率达 88% 以上。而国内 ESD 整块切除率为 80%～100%，完全切除率为 74%～100%，平均操作时间为 40～95 分钟。

4．内镜下切除的适应证和禁忌证

（1）日本食道学会（Japan Esophageal Society，JES）食管癌诊治指南（2012 年版）：①早期食管癌内镜下切除的绝对适应证：病变局限在上皮层或黏膜固有层的 T_{1a} 期食管癌，淋巴结转移风险极低，内镜下切除可获得根治。②内镜下切除的相对适应证：病变浸润黏膜肌层（M_3）或黏膜下浅层（T_{1b}-SM_1，黏膜下浸润深度 < 200μm）。黏膜下浸润深度超过 200μm 的病变发生淋巴结转移的比例高，内镜下治疗难以根治。

（2）国内较为公认的早期食管癌和癌前病变内镜下切除的适应证和禁忌证：①绝对适应证：病变局限在上皮层或黏膜固有层的食管癌（M_1、M_2）；食管黏膜重度异型增生。②内镜下切除的相对适应证：病变浸润黏膜肌层或黏膜下浅层（M_3、SM_1），未发现淋巴结转移的临床证据。范围大于 3/4 环周、切除后狭窄风险大的病变可视为内镜下切除的相对适应证，但应向患者充分告知术后狭窄等风险。③内镜下切除的禁忌证：明确发生淋巴结转移的病变；若术前判断病变浸润至黏膜下深层及以上，原则上应行外科手术治疗；若患者拒绝或不适合外科手术，可考虑内镜下切除治疗。④内镜下切除的相对禁忌证：非抬举征阳性；伴发凝血功能障碍及服用抗凝剂的患者，在凝血功能纠正前不宜手术；有食管静脉曲张者；一般情况差、无法耐受内镜手术者。

（3）国内较为公认的早期胃癌内镜切除适应证与禁忌证：①绝对适应证：a. 病灶大小 ≤ 2cm、无合并溃疡的分化型黏膜内癌；b. 胃黏膜高级别上皮内瘤变。②相对适应证：a. 病灶大小 > 2cm、无溃疡的分化型黏膜内癌；b. 病灶大小 ≤ 3cm、溃疡的分化型黏膜内癌；c. 病灶大小 ≤ 2cm、无溃疡的未分化型黏膜内癌；d. 病灶大小 ≤ 3cm、无溃疡的分化型浅层黏膜下癌。除以上条件外的早期胃癌，伴有一般情况差、外科手术禁忌或拒绝外科手术者可视为 ESD 相对适应证。③内镜切除禁忌证：a. 明确淋巴结转移的早期胃癌；b. 病变侵犯固有肌层；c. 患者存在凝血功能障碍。另外，ESD 的相对手术禁忌证还包括抬举征阴性，即指在病灶基底部的黏膜下层注射盐水后局部不能形成隆起，提示病灶基底部的黏膜下层与肌层之间已有粘连；此时行 ESD 治疗，发生穿孔的危险性较高，但是随着 ESD 操作技术的熟练，即使抬举征阴性也可以安全的进行 ESD。

（二）内镜下非切除术

1. 内镜下食管射频消融术　　内镜下食管射频消融术（radiofrequency ablation，RFA）利用电磁波生物物理中的热效应发挥治疗作用，使组织脱水、干燥和凝固坏死，从而达到治疗目的。这项技术在治疗多发、病变较长或累及食管全周的早期食管癌及其癌前病变有明显的优势，且其治疗的深度控制在 $1000\mu m$ 左右，避免了治疗后狭窄、穿孔的发生。具体操作流程见图 9-32。

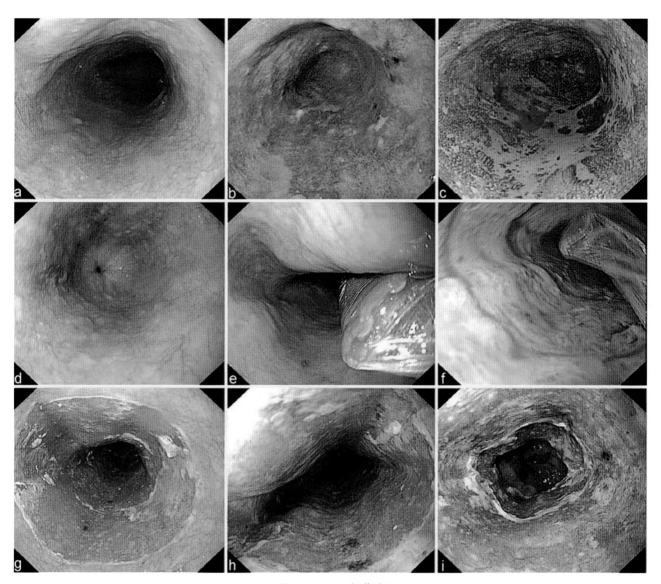

◆图 9-32　RFA 操作步骤

注：a. 食管鳞状上皮重度异型增生，长约 4cm、近乎全周；b. NBI 模式下观察病变；c. 内镜下碘染色病变观察；d, e. 治疗范围近端和远端的标记；e. RFA 球囊置于近端标记处（6 点位）；f. 第一次消融后黏膜的外观；g. 清除消融后病变黏膜；h, i. 第二次消融后近端（h）和远端（i）的黏膜外观

一项前瞻性研究结果显示，RFA 在治疗早期食管癌及其癌前病变有着良好的效果，患者治疗后随访 1 年结果显示，病变完全清除率达 97%，且全组接受治疗患者无明显不适主诉。

2. 内镜下光动力治疗术　内镜下光动力治疗术（photodynamic therapy，PDT）是 20 世纪 70 年代末出现的一种肿瘤治疗新方法。PDT 是利用特定激光激发选择性聚集于肿瘤组织的光敏剂产生单态氧，通过物理、化学和免疫等复杂机制导致肿瘤坏死的疗法，可用于处理大面积早期多灶病变，对正常组织损伤较小，不良反应较少，可适用于多种类型的肿瘤治疗。应注意光敏反应、术后穿孔狭窄等不良事件。

光动力治疗肿瘤具有双重选择性的特点：一是肿瘤组织内选择性地形成较高浓度的光敏剂聚集；二是有意识地对肿瘤部位进行选择性的光照射，从而在治疗中达到选择性杀伤肿瘤，同时对周围正常组织起到保护作用。

内镜下非切除治疗方法还包括氩离子凝固术（argon plasma coagulation，APC）、激光疗法、热探头治疗和冷冻疗法等。这些技术既可单独使用，也可与内镜切除术联合应用。APC 是一种非接触性热凝固方法，可有效处理食管癌前病变，但应用于早期食管癌则需严格掌握适应证。非切除治疗方法致肿瘤毁损，但不能获得组织标本进行精确的病理学评估，也无法明确肿瘤是否完整切除，治疗后需密切随访，长期疗效还有待进一步观察。

（三）内镜下贲门括约肌切开术

贲门失弛缓症是一种食管下段括约肌（low esophageal sphincter，LES）运动功能障碍性疾病，病因尚不明确。该病以吞咽后食管下段括约肌松弛障碍为主要特点，从而逐渐使食管张力增高、蠕动减低及食管扩张。其主要特征是食管缺乏蠕动，食管下端括约肌高压和对吞咽动作的松弛反应减弱。临床表现为吞咽困难、胸骨后疼痛、食物反流等症状。治疗的方法有药物治疗、内镜下治疗及外科治疗。内镜下治疗包括内镜下扩张、内镜下注射肉毒杆菌毒素及经口内镜下贲门括约肌切开术（peroral endoscopic myotomy，POEM）等。本部分主要介绍 POEM。

POEM，即通过内镜行食管、贲门环形肌切开术。由于 POEM 手术微创且疗效确切，已成为治疗贲门失弛缓症的主要治疗方法之一。

确诊为贲门失弛缓症且影响生活者均可进行 POEM 手术。禁忌证：①合并严重心肺疾病、凝血功能障碍性疾病无法耐受手术者；②食管黏膜下层纤维化明显，无法建立黏膜下隧道者等。

POEM 手术一般分为食管黏膜切开、建立黏膜下隧道、切开食管纵行及环形肌、关闭隧道黏膜入口这四个步骤（图 9-33）。POEM 手术常见的并发症：①出血；②纵隔气肿；③纵隔感染；④气胸；⑤皮下气肿等。

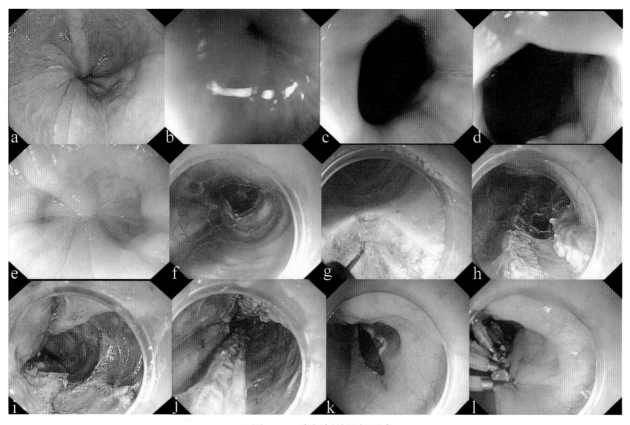

◆图 9-33　贲门括约肌切开术

注：a-e. 食管下段至贲门皱缩，但表面黏膜尚完整；f. 黏膜下层切开，建立黏膜下隧道；g-j. 固有肌层切开；k. 固有肌层切开后，隧道黏膜开口；l. 封闭切开建立隧道黏膜

（四）内镜下黏膜下肿瘤摘除术

参考本节 ESD 技术及第三节息肉切除术（图 9-34a，图 9-34b）。

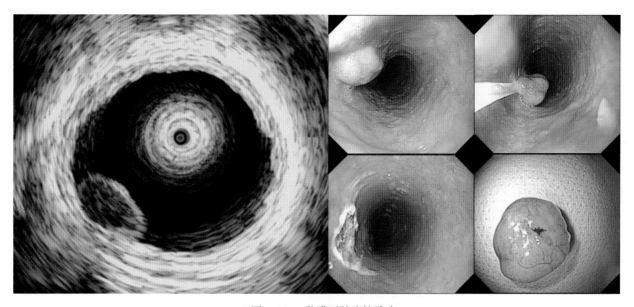

◆图 9-34a　黏膜下肿瘤摘除术

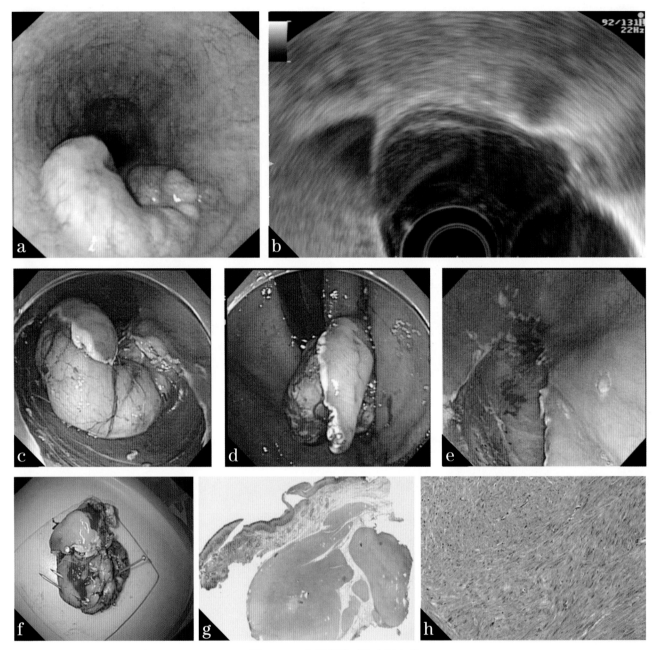

◆图9-34b　食管黏膜下肿瘤剥离术

注：胃镜：距门齿33～38cm，3～10点位食管可见一大小约4cm×2cm分叶状局限隆起性病变。超声内镜：病变处食管壁内可见一分叶状低回声占位，最大横截面积约为1.20cm×3.06cm，回声欠均匀，边界清楚，主要起源于食管壁的黏膜下层，病变处食管壁的其余各层次尚完整。（c，d，e）手术：行黏膜下肿瘤剥离术。（f，g，h）组织病理学：食管及贲门黏膜下平滑肌瘤。免疫组化结果显示：SMA（+++），Desmin（++），CD117（-），CD34（-），S100（-），Ki-67标记指数＜1%。胃镜示：距门齿约为30～32cm，7～11点位食管可见一局限性隆起，隆起处宽基活动性尚可，隆起表面黏膜光滑、完整。超声内镜示病变主要起源于食管壁的固有肌层。行内镜下隧道剥离术。术后组织病理学：食管30～32cm，食管平滑肌瘤，未见表面黏膜

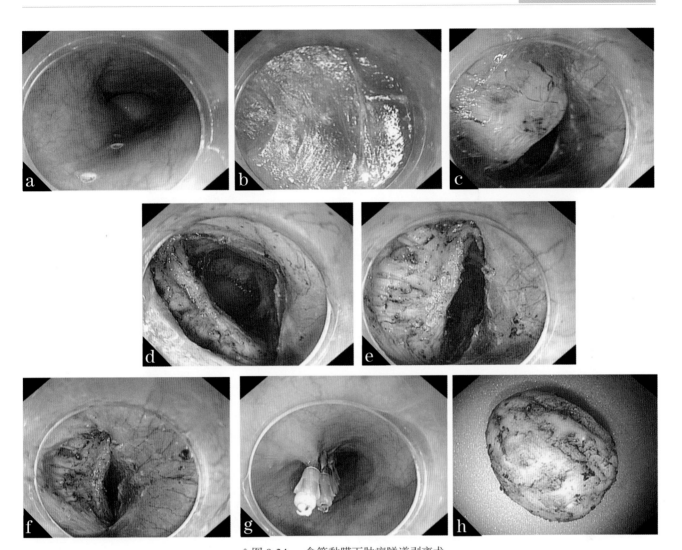

◆图9-34c　食管黏膜下肿瘤隧道剥离术

注: a. 内镜下隧道窗口标记; b. 内镜下建立人工隧道; c-f. 内镜下肿瘤剥离; g. 隧道窗口封闭; h. 治疗后标本

（五）内镜下狭窄扩张术

消化道狭窄可以由多种病因造成，常见的原因如下：①炎性狭窄，以反流性食管炎最为常见；②吻合口狭窄；③肿瘤性狭窄；④发育异常，食管下端 Schatzki 环；⑤动力障碍性疾病，如贲门失弛缓症等。治疗的方法包括药物治疗、内镜下治疗及外科治疗等。内镜下的治疗方法最常用的是内镜下扩张术、内镜下支架置入术。本部分主要介绍内镜下扩张治疗，并以食管狭窄为例加以介绍。

食管狭窄扩张治疗的适应证为上述引起食管狭窄的疾病。禁忌证：①不能耐受内镜检查者；②严重的心肺疾病；③活动性上消化道出血等。常用的扩张器包括水囊扩张器、气囊扩张器和探条扩张器。内镜下扩张的主要并发症包括出血、穿孔及反流性食管炎等。

内镜下扩张术前需要禁食12小时，若患者存在食物潴留等情况，一般建议延长禁食时间。治疗过程中，一般建议患者处于清醒状态，以便配合医师操作，扩张多采取循序渐进的原则，扩张时间一般为5分/次，1~2周可以重复进行（图9-35）。扩张治疗后建议患者短时间留院观察，若无胸痛、发热等症状出现方可离院。术后当天一般建议饮用流食，术后一般不需要常规服用抗生素等药物，对于扩张造成食管撕裂较明显或术后发生反流性食管炎可能性较大的患者，可建议服用抑酸类药物。

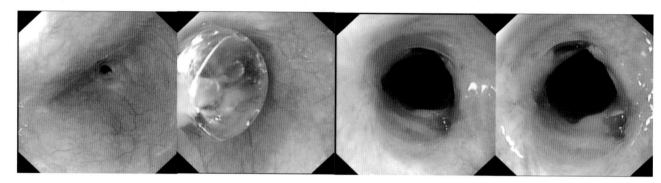

◆图 9-35　内镜下水囊扩张术

（六）内镜下消化道支架置入术

内镜下消化道支架置入是指在内镜引导下，将合金等材料绕制成管状，而其管壁呈网状带有间隙的支架，置入到狭窄或存在瘘口的消化道管腔内，使狭窄的局部管腔能够再通或封闭破损的瘘口。消化道支架按部位可以分为食管支架（图 9-36，图 9-37）、胃流出道支架（图 9-38）、十二指肠支架（图 9-39）。

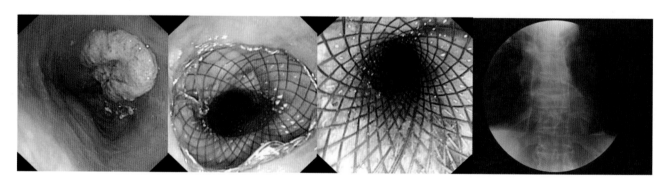

◆图 9-36　食管癌行内镜下支架置入的内镜图像及 X 线图像

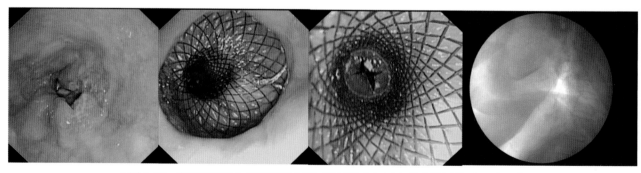

◆图 9-37　贲门癌累及食管下段行内镜下防反流支架置入的内镜图像及 X 线图像

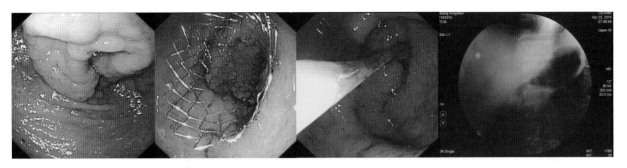

◆图 9-38　胃窦癌累及幽门行内镜下胃流出道支架置入的内镜图像及 X 线图像

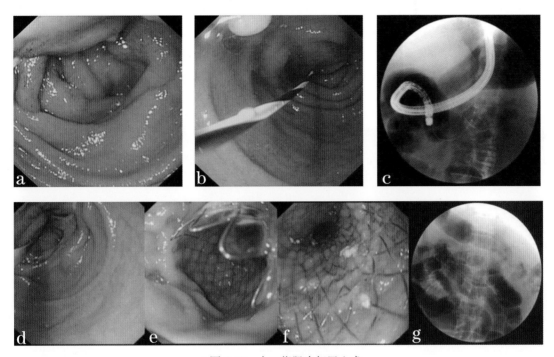

◆图 9-39　十二指肠支架置入术

注：a. 十二指肠降部可见隆起性病变合并肠腔狭窄，内镜无法通过；b. 插入导丝，通过狭窄下界；c. X 线透视明确导丝通过狭窄下界；d. 置入支架释放器；e. 置入支架后的上界；f. 置入支架后支架内部；g. X 线显示置入支架位置良好

1. 食管支架的主要适应证

（1）晚期食管癌或贲门癌患者无法行手术或放化疗，且伴有严重进食梗阻。

（2）食管气管瘘、食管纵隔瘘患者，需要封堵瘘口者，保证进食供给营养者。

（3）纵隔占位等原因压迫食管造成的进食梗阻等。

2. 食管支架的主要禁忌证

（1）存在严重的心肺功能不全、凝血功能障碍、严重衰竭的患者。

（2）严重的食管静脉曲张或病变已侵及大血管，置入支架有可能造成大出血者。

（3）高位食管狭窄。

（4）患者无自主吞咽功能等。

3. 胃十二指肠支架的主要适应证

（1）胃窦、幽门及十二指肠恶性肿瘤导致的狭窄梗阻。

（2）胰腺、胆管等胃十二指肠周围器官的恶性肿瘤压迫所致的狭窄梗阻。

4. 消化道支架置入术并发症

（1）胸腹部疼痛等不适感。

（2）出血、穿孔。

（3）反流性食管炎、吸入性肺炎。

（4）憋气，甚至呼吸困难。

（5）支架再狭窄。

（6）支架移位或脱落等。

（七）内镜下经皮胃、空肠造瘘术

经皮内镜下胃造瘘术（percutaneous endoscopic gastrostomy，PEG）及经皮内镜下空肠造瘘术（percutaneous endoscopic jejunostomy，PEJ）是指在内镜引导及介入下，经皮穿刺放置胃造瘘管和（或）空肠营养管，以进行胃肠内营养和（或）进行胃肠减压的目的。相对于传统的外科手术，这项技术具有操作简便、快捷、创伤小的优点，适用于长期肠内营养（图9-40）。

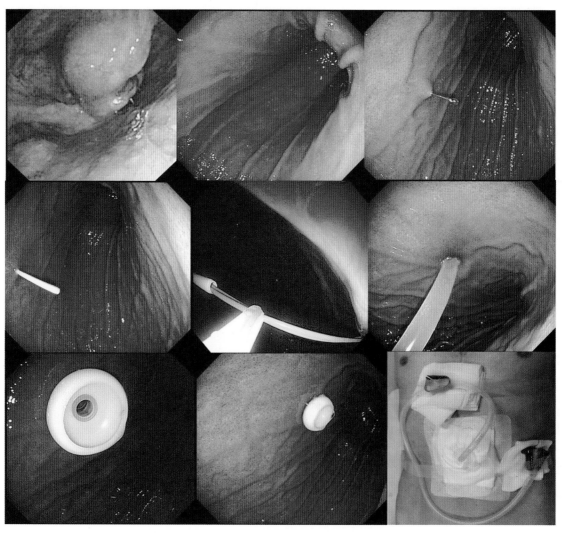

◆图9-40　下咽癌患者放疗前行经皮内镜下胃造瘘术

手术基本步骤如下：按外科手术常规，进行腹部皮肤消毒及铺巾，通过腹部上的透光点确定穿刺部位，于穿刺部位行局部麻醉，应用穿刺针穿刺入胃腔内，应用胃镜将导丝从口腔拉出，并将胃造瘘管与导丝连接，由腹部导丝的另一端牵拉，使胃造瘘管牵拉至合适的部位，并于腹壁固定胃造瘘管。

1. 主要的适应证

（1）头颈部肿瘤，手术或放疗前后维持营养。

（2）食管肿物或纵隔病变压迫食管引起的吞咽困难（要求胃镜及造瘘器械可以通过狭窄处）。

（3）恶性肿瘤引起的恶病质及厌食，可以行肠内营养者。

（4）神经系统疾病引起的吞咽困难。

（5）颌面部创伤。

（6）胃肠减压等。

2. 禁忌证

（1）凝血功能异常者。

（2）门静脉高压引起腹壁、食管胃底静脉曲张者。

（3）腹水。

（4）腹膜炎。

（5）上消化道梗阻影响手术操作或食物通过等。

3. 并发症

（1）气腹常见，多可缓解。

（2）造瘘口周围的蜂窝织炎，预防性应用抗生素可降低其发生率。

（3）造瘘管脱落。

（4）刺伤肝脏、结肠等组织。

（5）造瘘口的肿瘤种植转移等。

（八）内镜下异物取出术

食管异物指各种原因导致异物滞留于食管，常发生于老年人及儿童，多因饮食不慎误咽异物，如鱼刺、骨片或脱落的义齿等。肿瘤患者食管异物堵塞，多见于肿瘤造成食管狭窄或食管癌术后吻合口狭窄的患者。对于排出有困难者均可在内镜下试取，但对于估计已全部或部分穿出消化管外的异物，不宜在内镜下试取，如鱼刺刺穿食管穿入主动脉者。

常见的内镜异物取出工具有活检钳、圈套器、网篮、三爪异物钳、五爪异物钳、鼠齿钳等。根据异物形状选择不同的工具。异物取出常见的并发症包括出血、穿孔、误吸，甚至窒息等。操作流程见图9-41，图9-42。

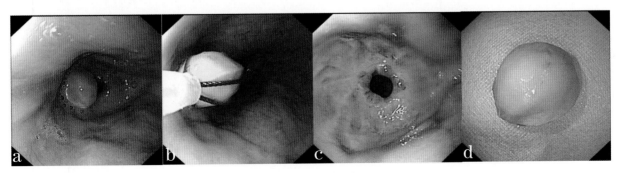

◆图9-41　内镜下异物取出

注：a. 食管癌术后合并吻合口狭窄，食物堵塞于吻合口上方；b. 应用网篮圈套取出；c. 取出异物后观察吻合口；d. 取出的异物

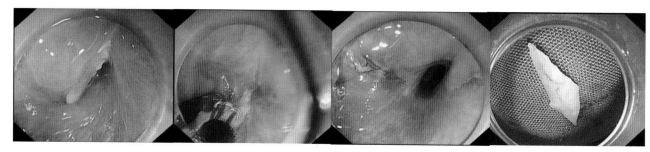

◆图 9-42　内镜下异物取出（鱼刺）

（九）内镜下止血治疗术

消化道出血以屈氏韧带为界，分为上消化道出血和下消化道出血，上消化道出血临床上最常见的病因是消化性溃疡、食管胃底静脉曲张破裂、急性糜烂出血性胃炎和胃癌等。下消化道出血最常见的原因为大肠癌和大肠息肉，肠道炎症次之。

消化道大量出血病情急、变化快，严重者可危及生命，应采取积极措施进行抢救，抗休克、迅速补充血容量治疗应放在一切医疗治疗措施的首位。

内镜下止血治疗常用的方法包括：①内镜下喷洒止血药物；②黏膜下注射药物；③内镜下电凝止血；④止血夹止血；⑤静脉曲张套扎术；⑥静脉曲张注射硬化剂等。下面将做简要的介绍。

1. 内镜下喷洒止血药物　通过活检孔道或喷洒管对出血部位喷洒止血药物，如去甲肾上腺素盐水、凝血酶等，一般适用于出血量少且缓慢的情况，如活检后肿瘤部位的渗血。

2. 内镜黏膜下注射药物　将药物（如去甲肾上腺素盐水）注射在出血部位周围的黏膜下层，起到压迫、收缩血管的作用，可以减少甚至达到止血的目的。

3. 内镜下电凝止血　使用电活检钳等工具钳夹出血部位，通过高频电产生的热量使出血的血管脱水、凝固而达到止血的目的。一般适用于管径较小的动静脉出血，如内镜治疗后创面出血、吻合口处小血管出血等（图 9-43）。

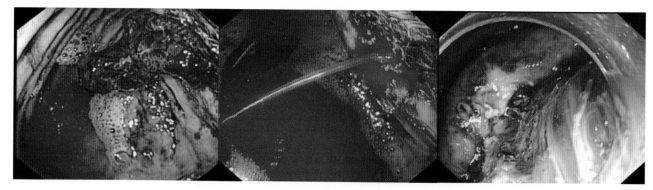

◆图 9-43　内镜下电凝止血

注：a. 内镜黏膜下剥离术后创面，覆以大量凝血块；b. 清除凝血块后，创面局部可见活动性出血；c. 应用电活检钳电凝止血后

4. 止血夹止血　使用止血夹钳夹出血的小血管从而达到止血的目的。止血夹止血一般要求出血部位坏

死组织较少，否则止血夹难以夹闭出血部位牢靠止血。如胃恒径动脉出血多用止血夹止血。

5. 内镜静脉曲张套扎术 使用小的弹性橡皮圈结扎食管曲张静脉，使曲张静脉血管内血流阻断、缺血、闭塞，从而达到止血和减少再出血的目的。对于快速消除食管曲张静脉，结扎术是目前最简单、有效的内镜治疗方法（图9-44）。

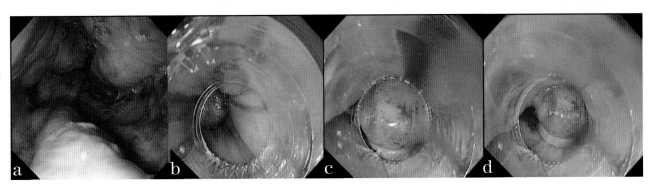

◆图9-44 内镜下食管静脉曲张套扎术

注：a. 食管下段静脉曲张，红色征阳性；b. 内镜下套扎中；c，d. 套扎后的曲张静脉

6. 内镜下静脉曲张注射硬化剂 将硬化剂直接注入曲张静脉内，使其形成血栓，血管硬化，达到使曲张静脉消失的目的。近年来，为防止拔针后针孔出血，在胃镜前端5cm处套入气囊，用丝线扎紧，在注射结束后向气囊注气20ml，在气囊中部置于出血针孔处压迫3～5分钟即可止血。常用的硬化剂有5%鱼肝油酸钠、1%乙氧硬化醇、无水乙醇。

（王贵齐 刘 晓 刘 勇）

第三节 结肠镜检查

结肠镜检查包括对直肠、结肠及部分末端回肠进行直视观察并发现的病变进行诊断及治疗。

一、结肠镜检查的适应证与禁忌证

（一）适应证

1. 大肠息肉和早期大肠癌行内镜下诊断与治疗。

2. 大肠癌术前明确诊断，术后定期复查随诊。

3. 下消化道出血查明原因。

4. 其他下消化道症状（如腹泻、便秘、排便习惯改变、腹痛、腹胀、腹块等）明确诊断。

5. 钡剂灌肠造影或其他影像学检查有可疑病变，为进一步明确病变性质或需做内镜下活检。

6. 炎症性肠病需进行鉴别诊断或需要确定病变范围、病期及严重程度。

7. 结肠肿瘤家族史患者。

（二）禁忌证

1. 肛门或直肠有严重的化脓性炎症或疼痛性病灶，如肛周脓肿、肛裂。

2. 各种急性肠炎、严重的缺血性疾病及放射性结肠炎，如溃疡性结肠炎急性期。

3. 曾做过盆腔手术及患盆腔炎者，应严格掌握适应证，慎重进行，妇女月经期一般不宜做结肠镜检查。

4. 腹膜炎、肠穿孔、腹腔内广泛粘连者；高龄体弱者以及有严重的心脑血管疾病者，检查时必须慎重。

二、结肠镜检查前准备

结肠镜检查术前准备工作是否充分，关系到检查成功与否及并发症的发生率。因此，必须强调术前肠道清洁。检查前 2 ~ 3 天，应开始进无渣饮食，如稀饭、蛋羹等。检查当天禁食，医务工作人员应做好被检查者的解释工作，促其认真做好饮食控制，检查前日晚或检查当日晨进行肠道清洁。

三、结肠镜的检查方法及注意事项

1. 患者取左侧屈膝卧位，术者先做直肠指诊检查后，在结肠镜头端前 20cm 范围内涂上甘油等润滑剂，准备由肛门进镜检查。

2. 进镜手法在直视肠腔下进镜，适当交替充气与吸引，调节角度钮与旋转镜身，保持循腔进镜，操作要领是少注气，适当变换角度，翻转体位，运用进进退退，钩拉旋转腹部辅助手法，使镜身顺利达到回盲部，切忌盲目硬插造成穿孔。

3. 看不清肠腔不能盲目插镜。操作应轻柔，切忌盲目和暴力推进，这样易损伤肠壁，甚至造成穿孔。

4. 注入空气不能过多。因注气过多，肠内张力增大，易引起患者腹胀，甚至发生肠道穿孔，特别是结肠已有病变者。

5. 结肠镜检查以退镜观察为主，到达回肠或盲肠后，慢慢退镜，详细观察。注意观察各段的结肠黏膜，防止退镜时大段肠管滑落而遗漏病变，发现病变详细记录部位及特征，可先拍照，再做活检。退镜前应尽量吸净所注气体，以减轻腹胀。

四、结肠镜下常见肿瘤的诊断

1. 腺瘤　腺瘤（adenoma）系由肠系膜上皮发生的良性肿瘤，是最常见的一类大肠息肉，腺瘤以细胞的不典型增生为特征，具有恶变潜能，属于癌前病变。根据其组织学特征和生物行为不同，可将其分为管状腺瘤、绒毛状腺瘤和混合腺瘤三类。

2. 早期直肠癌和癌前病变　早期结直肠癌的内镜下分型依照 2002 年巴黎分型标准和 2005 年更新巴黎分型标准。浅表性结直肠（Type 0）分为隆起型病变（0-Ⅰ）、平坦型病变（0-Ⅱ）和凹陷型病变（0-Ⅲ）。0-Ⅰ型又分为有蒂型（0-Ⅰp）和无蒂型（0-Ⅰs）。0-Ⅱ型根据病灶轻微隆起、平坦、轻微凹陷分为 0-Ⅱa、0-Ⅱb 和 0-Ⅱc 三个亚型。0-Ⅰ型与 0-Ⅱa 型的界限为隆起高度达 2.5mm（活检钳闭合厚度），0-Ⅲ型与 0-Ⅱc 型的界限为凹陷深度达 1.2mm（活检钳张开单个钳厚度）。同时具有轻微隆起和轻微凹陷的病灶根据隆起／凹陷比例分为 0-Ⅱc+Ⅱa 和 0-Ⅱa+Ⅱc 型。凹陷和轻微凹陷结合的病灶则根据凹陷／轻微凹陷比例分为 0-Ⅲ+Ⅱc 和 0-Ⅱc+Ⅲ 型（示意图参考本章第二节早期胃癌内镜下分型）。

3. 进展期结直肠癌　内镜下分为息肉隆起型、溃疡型、弥漫溃疡型和弥漫浸润型，根据内镜下形态，容易诊断。

4. 结直肠肠壁内占位　结直肠肠壁内占位包括肿瘤性病变（如类癌、间质瘤、脂肪瘤等）和非肿瘤性病变（如囊肿等）。因部分黏膜下病变并非起源于黏膜下层，而是起源于黏膜层，如起源于黏膜层的囊肿，故近年来超声内镜学者倾向于将黏膜下病变改称为上皮下病变（subepithelial lesion）。

（1）脂肪瘤为结肠内最常见的良性非上皮肿瘤，占全部胃肠道脂肪瘤的 65% 左右。多为单发，以盲肠、升结肠多见。超声内镜（endoscopic ultrosonography，EUS）表现密集的高回声占位，呈息肉样外形突入肠腔，其回声水平与黏膜下层相同或稍低于黏膜下层，约 90% 病灶位于黏膜下层，个别位于浆膜下。

（2）类癌起源于肠黏膜隐窝深部 Kulchitsky 细胞，这些细胞属于 APUD 细胞（amine precursor uptake decarboxylation cell），故也称神经内分泌肿瘤。神经内分泌肿瘤多局限性浸润性生长，好发于阑尾、直肠等处。当病变直径＞2cm 时，多侵及肌层或伴有淋巴结转移。EUS 表现为从黏膜深层隆起，压迫或深入黏膜下层的低回声占位，回声水平与固有肌层相同或稍高于固有肌层，边界清楚、外形光滑、内部回声均匀。若发现病变侵入固有肌层或区域淋巴结肿大，提示病变有恶性倾向。

（3）间质瘤是一种具有恶性潜能的消化道最常见间叶性肿瘤，是一类独立的、来源于胃肠道原始间叶组织（可能是 Cajal 细胞）的非定向分化的肿瘤，部分伴有平滑肌或神经鞘细胞不完全分化。EUS 表现为正常肠壁的固有肌层内的低回声占位，回声水平类似于固有肌层，多为卵圆形，可呈分叶状，个别有蒂。

（4）囊肿可能是胚胎发育过程中肠道发育异常所致，或囊肿型结肠重复，或一种已经消退的炎症过程的结果。EUS 检查肠壁的黏膜下层内可见圆形或类圆形的无回声结构。

5. 黑色素瘤　见图 9-45。

6. 淋巴瘤　见图 9-46。

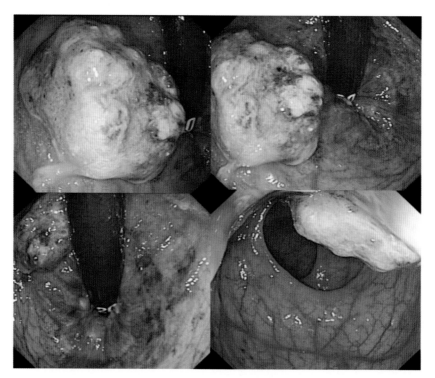

◆图 9-45　直肠黑色素瘤

注：距肛门缘约 3 cm 直肠可见一大小约 3.0 cm×3.0 cm 的盘状隆起性病变，病变表面可见色素沉着。病理：（肛管至直肠 3cm）恶性肿瘤，符合恶性黑色素瘤。免疫组化结果显示：AE1/AE3（－），CK18（－），CK8（个别胞 +），HMB45（1+），Melan-A（3+），S100（2+），Vim（3+），LCA（－）

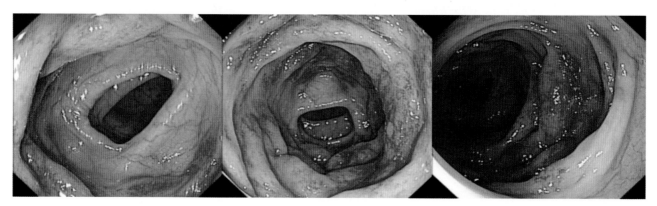

◆图 9-46　淋巴瘤

注：降结肠全周黏膜皱襞粗大、呈结节样病变，病变表面黏膜粗糙、糜烂，病变处肠壁略僵硬。病理活检：黏膜相关边缘带 B 细胞淋巴瘤

五、结肠镜诊疗技术

（一）内镜下切除技术

1. 早期结直肠癌常用的内镜切除技术主要包括常规内镜下息肉切除术、内镜下黏膜切除术（endoscopic mucosal resection，EMR）、内镜黏膜下剥离术（endoscopic submucosal dissection，ESD）等（操作流程请参考本章第二节内镜下切除术）。

（1）结肠镜下黏膜切除术：见图 9-47。国外 EMR 治疗早期结直肠癌的整块切除率约为 85%，治愈性切除率为 68.6%～86%，而当病变 ≥ 20mm 时，整块切除率则仅有 19.9%～30.7%，国内缺乏大宗病例报道，EMR 治疗早期结直肠癌的整块切除率为 71.7%～87.4%，累积完整切除率为 70.6%～91.7%，国内 EMR 治疗平坦型结直肠肿瘤的治愈性切除率超过 90%。

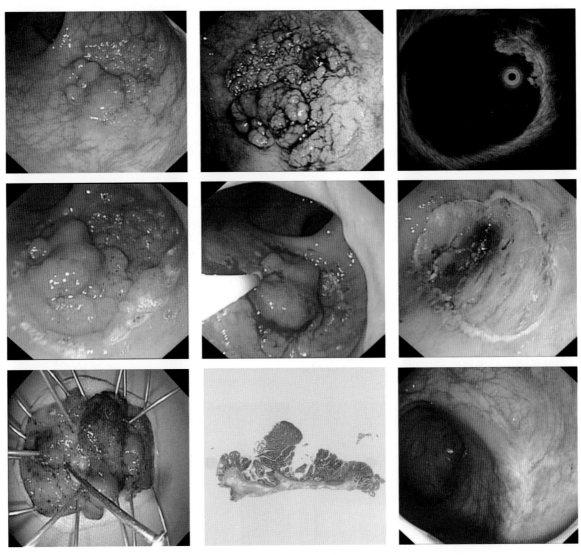

◆图 9-47　早期直肠癌 EMR

注：直肠可见一大小约 4.0 cm×4.0 cm 的宽基扁平息肉（距肛门缘约 4～7 cm），超声内镜示病变位于黏膜层。活检病理：高级别上皮内肿瘤（黏膜内癌）。黏膜术后病理：（直肠 4～7 cm）直肠绒毛状管状腺瘤，癌变。癌变为中分化腺癌，侵至黏膜下层。黏膜下层厚度为 175 μm，肿瘤浸润深度为 50 μm，基底切缘及侧切缘未见明显异常。术后半年复查：直肠局部黏膜呈瘢痕样改变

（2）结肠镜下黏膜下剥离术：见图 9-48。ESD 治疗早期结直肠肿瘤的整块切除率在亚洲为 88.0%～98.3%，完全切除率 89.0%～92.0%，而欧洲中心整块切除率为 67.1%～78.6%，完全切除率为 62.4%～74.0%。在日本，2011 年 143 家医院共完成 3006 例次结直肠 ESD 操作，证实了该技术的安全性，于 2012 年 4 月进入医保覆盖范围，目前主要治疗肿瘤最大径在 2～5cm 之间的结直肠腺瘤和早期结直肠癌病例。国内结直肠 ESD 的发展极不均衡，只有少数大中心能常规开展，整块切除率为 85.5%～98.3%，治愈性切

除率为 83.3% ~ 97.6%。研究报道，结直肠 ESD 相比腹腔镜辅助外科手术疗效相当，而并发症风险更小，相对于常规内镜切除和 EMR，完整切除的优势非常明显。

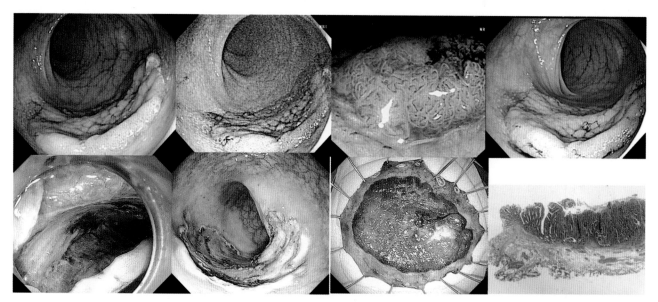

◆图 9-48　直肠高级别上皮内瘤变 ESD

注：直肠 11 ~ 15 cm：直肠管状绒毛状腺瘤，伴高级别上皮内肿瘤（重度不典型增生 / 黏膜内腺癌），局部癌变为高分化腺癌，未见肿瘤出芽（tumor budding），肿瘤累及黏膜下层，切除黏膜下层深度 1250 μm，肿瘤累及黏膜下层深度为 1000 μm，未见脉管瘤栓及神经侵犯。基底切缘及侧切缘未见病变

（3）结肠镜下长蒂息肉套扎切除术：见图 9-49。

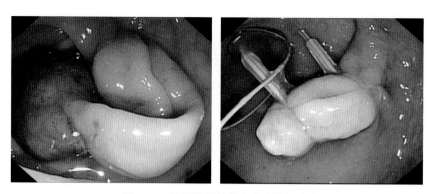

◆图 9-49　结肠镜下长蒂息肉套扎切除术

注：术后病理：绒毛状管状腺瘤，局灶呈高级别上皮内瘤变（重度不典型增生），未累及黏膜肌层及黏膜下层，侧切缘及基底切缘未见明显异常

（4）结肠镜下息肉切除术：见图 9-50。高频电圈套息肉切除术是切除 > 5mm 的隆起型病变的常用方法，但对于 > 1cm 的广基病变有一定的不完全切除率，如怀疑伴绒毛成分、广基锯齿状腺瘤或息肉癌变，应考虑 EMR。热活检钳钳除术存在病变残留率高、对标本的组织结构有破坏、在右半结肠使用时迟发性出血和穿孔风险高等缺点，不推荐作为一线治疗方案。冷圈套、冷活检钳技术也可用于较小息肉的安全摘除，但尚缺乏在早期结直肠癌中应用的证据，一般不用做切除可疑恶性的病变。

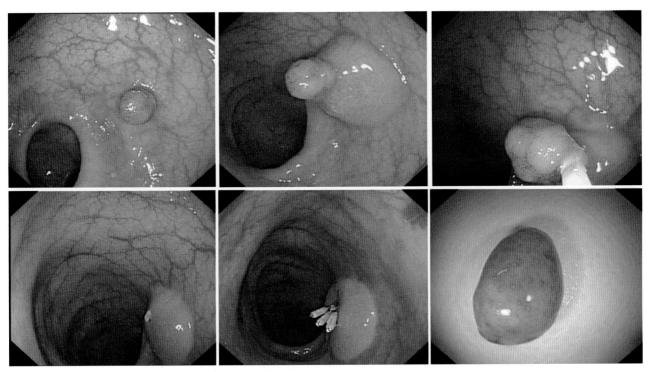

◆图 9-50　结肠镜下息肉切除术

2. 早期结直肠癌及癌前病变内镜切除适应证及禁忌证（表 9-1，表 9-2）。

表 9-1　早期结直肠癌及癌前病变内镜切除适应证

术式	适应证
高频电圈套息肉切除术	5mm 以上的隆起型病变（Ⅰ型）
EMR	（1）5~20mm 的平坦病变 （2）>10mm 的广基病变（Ⅰs）怀疑为绒毛状腺瘤或 SSA/P （3）可疑高级别上皮内瘤变或黏膜下轻度浸润癌的病变≤20mm，预计 EMR 能完整切除
EPMR	（1）20~30mm 的 LST- 颗粒型可选用 EPMR，如为结节混合型应首先切除最大的结节（如≥10mm）并整块送检 （2）尚未掌握 ESD 技术的医院，>30mm 的 LST 也可选用 EPMR，但应关注高残留复发风险并密切随访
ESD	（1）符合内镜切除标准但直径>20mm，EMR 难以整块切除的病变 　①LST- 非颗粒型>20mm，特别是假凹陷型 　②LST- 颗粒型>30mm 　③腺管开口分型呈 V_I 特征的病变 　④黏膜下轻度浸润癌 　⑤大的凹陷型肿瘤 　⑥大的隆起型病变怀疑癌变 （2）伴有黏膜下纤维化的黏膜病变 （3）慢性炎症（如溃疡性结肠炎）伴发的单发局部肿瘤 （4）内镜切除后局部残留的早期癌

表 9-2　早期结直肠癌及癌前病变内镜切除禁忌证

项目	禁忌证
禁忌证	（1）术前判断发生黏膜下深度浸润、固有肌层侵犯、淋巴结转移甚至远处转移 （2）美国麻醉医师协会（American Society of Anesthesiologists，ASA）分级Ⅲ级及以上经评估无法耐受内镜手术 （3）无法行肠道准备（如肠梗阻等） （4）有其他肠镜检查禁忌证
慎行内镜切除的情况，应权衡利弊	（1）肠腔环周病变、累及多个皱襞等评估技术难度大、穿孔风险高的病变 （2）家族性大肠息肉病，遗传性非息肉病性大肠癌（hereditary nonpolyposis colorectal cancer，HNPCC） （3）同时伴发大肠另一部位进展期癌，预计外科手术可一次性切除 （4）伴其他器官恶性肿瘤，预期寿命短 （5）肿瘤位置不利于内镜治疗者
应择期内镜切除的情况	（1）伴血液病、凝血功能障碍及服用抗凝剂的患者，凝血功能尚未纠正 （2）肠道急性炎症活动期，如活动性溃疡性结肠炎 （3）高热、衰弱、严重腹痛、低血压者 （4）肠道准备不良、患者不配合

3. 术后追加外科手术的指征　当垂直切缘阳性时，需追加外科手术，如存在以下征象，建议行肠切除＋淋巴结清扫术：黏膜下浸润深度≥1000μm；淋巴血管浸润阳性；低分化或未分化腺癌，印戒细胞癌或黏液癌；浸润最深部位有 2 或 3 级肿瘤出芽。日本 2 项大规模多中心研究对行内镜切除的黏膜下浸润大肠癌患者进行长期随访，发现垂直切缘阴性、中或高分化腺癌、无淋巴血管侵犯及黏膜下浸润深度＜1000μm 的患者（低危组），在内镜切除术后追加与不追加外科手术者远期预后相当，而高危组特别是高危直肠癌患者推荐追加外科手术。

（二）结肠镜下支架置入术

见图 9-51。

1. 结肠及直肠支架的主要适应证

（1）结直肠恶性肿瘤引起肠腔狭窄或阻塞而致排便不畅或排便障碍。

（2）结肠或者直肠瘘。

（3）暂时过渡性放置以待外科手术等。

2. 肠道支架的主要禁忌证

（1）存在严重的心肺功能不全、凝血功能障碍、严重衰竭的患者。

（2）除病变狭窄处以外，远端肠管存在狭窄、梗阻等。

3. 肠道支架置入术并发症

（1）部疼痛等不适感。

（2）出血、穿孔。

（3）支架再狭窄。

（4）移位或脱落等。

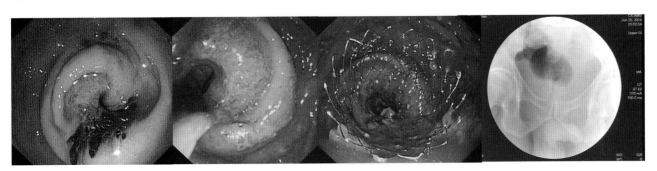

◆图 9-51　直肠癌行内镜下肠道支架置入的内镜图像及 X 线图像

（三）结肠镜下异物取出术

参考本章第二节上消化道内镜检查。

（四）结肠镜下止血治疗术

参考本章第二节上消化道内镜检查。

（王贵齐　于新颖　刘　勇）

第四节　超声内镜检查

在内镜引导下，于消化道腔内对消化道及消化道周围的脏器进行超声扫描的检查方法，称为超声内镜（endoscopic ultrasonograpthy，EUS），EUS 可以在距离病灶最近的位置对病灶进行超声扫描，由于排除了体表超声可能遇到的种种干扰，并采用较高频率的探头，EUS 可清晰地显示消化道壁及周围脏器的良恶性病变，对食管、纵隔、胃、十二指肠、胰胆系统和肾上腺等处的良恶性病变的定位、定性诊断和介入治疗均具有较高的价值。

超声内镜分为两种，一种是应用超声内镜直接进行检查，超声内镜头端具有微型超声探头，通过操控这种超声内镜，不仅可以对疾病做出相应的诊断，还可以进行一系列的介入治疗。另一种是应用微探头进行检查，通过内镜工作管道将微探头插至消化道管腔内、甚至胰胆管内进行超声探查，主要适用于早期病变的诊断。

一、超声内镜检查的适应证、禁忌证及并发症

（一）诊断适应证

1. 消化道肿瘤的侵犯深度（T 分期），淋巴结（N 分期）和周围器官的转移。

2. 消化道黏膜下病变、腔外压迫的诊断。

3. 胰腺疾病。

4. 肝外胆管疾病。

5. 壶腹癌的分期。

6. EUS 引导下细针穿刺活检术。

（二）EUS 禁忌证

1. 绝对禁忌证

（1）严重心肺疾病，如重度心肺功能不全、重度高血压、严重肺功能不全、急性肺炎。

（2）食管化学性、腐蚀性损伤的急性期（极易造成穿孔）。

（3）严重的精神病患者，患者往往不能良好的合作。

2. 相对适应证

（1）一般心肺疾病。

（2）急性上呼吸道感染。

（3）严重的食管静脉曲张。

（4）透壁性的溃疡。

（5）食管畸形、脊柱及胸廓畸形。

（6）有出血倾向者，如以 EUS 穿刺为目的，出血倾向应属绝对禁忌。

（三）并发症及术后处理

消化道超声内镜检查较安全，一般无严重并发症。常见并发症为胃腔内注水过多造成误吸，尤其是患者在麻醉状态下更容易发生。其他可能发生的并发症有咽喉部损伤、出血、消化道穿孔、心血管意外、贲门撕裂等。

超声内镜检查术后处理同普通内镜检查，无须特殊处理。一般仅要求术后 2 小时内禁食、禁水。

二、超声内镜诊断

（一）正常声像图

消化道管腔由黏膜层、黏膜下层、固有肌层和外膜或浆膜构成。以食管为例，若将正常食管标本浸泡于脱气水中进行超声扫描，可观察到五层结构（表 9-3）；但由于超声探头直接与管壁接触，不可能将超声束准确聚焦于管壁，故通常食管壁的五层回声往往无法显示。同时，因超声探头水囊扩张压迫，致管壁变薄，有时只能见到三层回声（表 9-4）。

表 9-3 正常超声内镜的五层结构

EUS 层次	回声性质	对应的消化道管腔层次
第一层	薄的高回声层	表浅黏膜
第二层	低回声层	黏膜肌层
第三层	高回声层	黏膜下层
第四层	较厚的低回声层	固有肌层
第五层	高回声层	外膜 / 浆膜

表 9-4 正常超声内镜的三层结构

EUS 层次	回声性质	对应的消化道管腔层次
第一层	高回声层	水囊壁、黏膜层和黏膜下层
第二层	低回声层	固有肌层
第三层	高回声层	外膜

（二）食管胃肠道肿瘤的 EUS 诊断

1. 食管癌

（1）早期表浅癌浸润深度的 EUS 判断标准：黏膜内癌表现为黏膜层和（或）黏膜肌层增厚，黏膜下层清晰、连续、完整且形态规整。黏膜下癌可表现为黏膜肌层和黏膜下层层次紊乱、分界消失；黏膜下层增厚、中断；黏膜下层内较小的低回声影。

（2）进展期食管癌 EUS 表现：①食管壁内低回声占位，回声不均匀，边界不清，部分可表现为混合性回声。②食管壁增厚，结构消失、层次紊乱、回声减低。

（3）T_2 期 EUS 征象：病变侵及固有肌层，但外膜尚完整。

（4）T_3 期 EUS 征象：食管外膜中断。

（5）T_4 期 EUS 征象：病变向食管腔外生长，与邻近结构间无明确分界（侵及胸膜、心包或膈肌及其他邻近结构，如主动脉、椎前筋膜、气管等），邻近正常解剖结构消失、不规则或呈锯齿状且管壁僵硬。

2. 胃癌

（1）早期胃癌浸润深度的 EUS 判断标准：黏膜内癌表现为黏膜层和（或）黏膜肌层增厚、结构模糊、欠规则、缺损，但黏膜下层清晰、连续、完整。黏膜下癌表现为黏膜肌层和黏膜下层层次紊乱、两者分界消失；黏膜下层增厚、中断；黏膜下层内较小的低回声影；但固有肌层清晰、连续、完整。

（2）进展期胃癌 EUS 表现：与食管癌相似。

（3）皮革胃的 EUS 判断标准：胃壁全层增厚，以固有肌层增厚为著，各层次间结构尚可见，病变常累及周围组织，可伴有腹水和（或）淋巴结转移。

3. 结直肠癌

（1）早期结直肠癌 EUS 表现：与早期胃癌相似。

（2）进展期直肠癌 EUS 声像图表现：①肠壁内低回声占位，回声不均匀，边界不清，部分可表现为混合性回声；②肠壁增厚，结构消失、层次紊乱、回声减低。

4. 淋巴瘤 EUS 表现为黏膜层和黏膜下层增厚，亦可表现为低回声占位，回声往往较低且较胃癌均匀，管壁的层次结构破坏、消失。病变进展时可侵及邻近器官或胃周围、脾、腹腔内和纵隔内，可见多发的肿大淋巴结。通过内镜及 EUS 检查有助于癌和淋巴瘤的鉴别诊断。

5. 转移性淋巴结 EUS 声像图表现：①直径＞10mm 的低回声淋巴结高度怀疑转移；②形态规则，趋向于圆形而非椭圆形；③内部回声低，近似于原发肿瘤组织，可有无回声坏死区；④多位于原发肿瘤附近。

6. 黏膜下肿瘤的诊断目前，EUS 是黏膜下肿瘤诊断的首选方法。通过 EUS 可以明确地除外腔外压迫的情况，常见黏膜下肿瘤的内镜及超声内镜特点见表 9-5。

表 9-5　常见黏膜下肿瘤的内镜及超声内镜特点

	内镜表现	EUS 表现
胃肠道间质瘤	局限隆起型病变，呈球形或半球形，表面光滑完整，质硬，当出现脐样凹陷或形成溃疡时，需警惕恶性变	低回声占位，回声均匀，边界清楚，多起源于固有肌层；当病变内部回声不均匀，出现无回声区或高回声影，边界不清楚，应警惕恶性变
脂肪瘤	表面黏膜光滑，黏膜色偏黄，质地较间质瘤软	高回声占位，起源于黏膜下层
囊肿	隆起表面光滑，黏膜色淡，透光感，质呈囊性感	无回声占位，多起源黏膜层和黏膜下层，回声均匀，边界清楚，彩色多普勒无血流信号
异位胰腺	多发生在胃窦大弯侧或后壁 7 种分型：隐匿型、肿瘤型、梗阻型、出血型、溃疡型、穿孔型、憩室型 典型表现为隆起型病变中央可见脐样凹陷	因内镜分型不同，有不同 EUS 表现 可位于胃壁的任何一层或累及胃壁全层，多见于黏膜下层，呈中等回声 典型 EUS 表现为病变内部可见到腺管状结构

（三）胰胆系统疾病的 EUS 诊断

1. 胰腺癌的超声内镜特征　见图 9-52 和图 9-53。

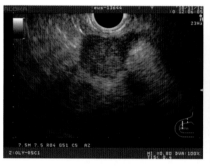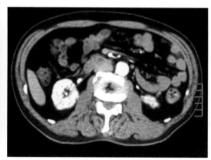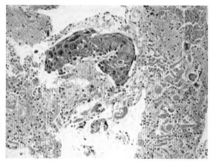

◆图 9-52　小胰癌

注：超声内镜示胰头区大小约 1.2cm×1.0cm 的低回声占位，CT 示胰头可见一大小约 0.7cm 的异常信号。术后病理：胰腺术后病理：胰腺中分化导管腺癌，肿瘤直径 0.9cm，未侵及胰腺被膜、胆总管、胃及十二指肠

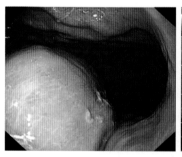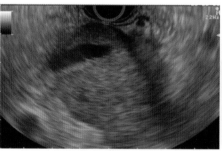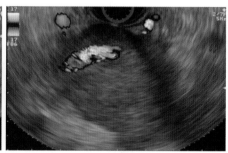

◆图 9-53　胰腺癌（T₄期）

注：胃镜：胃底体交界至胃体上部大弯侧偏后壁局限性隆起。超声内镜：胰腺体尾部可见一大小约为 8.9cm×9.4cm 的低回声占位，回声不均匀，边界不清楚，病变包绕脾动、静脉，与胃壁相互融合、无明确分界。腹部 CT：胰腺体尾部见巨大不规则肿块，范围约 8.3cm×8.1cm×9.8cm，边界不清，呈不均匀强化，内见大片低密度坏死区，病变向前突破胃壁，向外侵犯脾，形成以坏死为主、边界不清的不规则肿块，向后侵犯左肾外侧皮质，包绕脾动脉，脾静脉腔内见条形低密度影。肝见大小不等类圆形结节影，大者约 3.5cm×3.2cm，边缘模糊，呈环形强化。肝内外胆管未见扩张，门脉系统未见异常。腹腔内可见多发斑片及小结节影，边缘模糊。胃左区、腹腔干旁及腹主动脉旁见多发淋巴结，大者约 1.0cm×0.8cm，盆腔及双侧腹股沟区未见肿大的淋巴结。组织病理学：（胰腺穿刺活检穿刺物）低分化腺癌。细胞学：（胰腺穿刺活检穿刺物）发现腺癌细胞

（1）直接征象：边界不清、回声不均匀的低回声肿块，部分呈高回声和混合回声型，少数为等回声型和无回声型。

（2）间接征象：①胆管扩张，系胰头压迫或浸润胆总管，引起梗阻以上部位的肝内外胆管和胆囊扩张，部分晚期胰体尾癌因肝内转移或肝门部淋巴结转移压迫肝外胆管，也可引起胆道梗阻。②主胰管扩张；胰头肿瘤可同时侵及主胰管及胆总管，扩张的胆总管位于扩张胰管前方或前外方，称为双管征。③主胰管浸润性闭塞。④胰腺周围血管如门静脉、脾静脉、肠系膜上静脉、肠系膜下静脉、腹主动脉、肠系膜上动脉等浸润，EUS下表现为肿瘤包绕血管、血管壁不规则、中断或血管内瘤栓形成。⑤胰腺毗邻结构受侵，表现为肿物与周围器官无明确分界或周围器官的边缘不规则。胰头癌可侵及十二指肠壁。胰体尾癌可侵及胃壁、脾脏、左肾上腺、腹膜。⑥淋巴结转移征象，EUS下表现为直径＞1cm，形态规则，内部回声低，可有无回声坏死区。最常见转移部位为腹腔动脉、肠系膜上动脉根部，其次为下腔静脉和主动脉旁。⑦腹水征。

2. 浆液性囊腺瘤和黏液性囊腺瘤 EUS 声像特征

（1）浆液性囊腺瘤：典型的小囊性灶，内有薄壁（或有血管分隔）将其分割为蜂窝样结构；囊灶内部多无突出于囊壁的赘生物回声（图 9-54）。

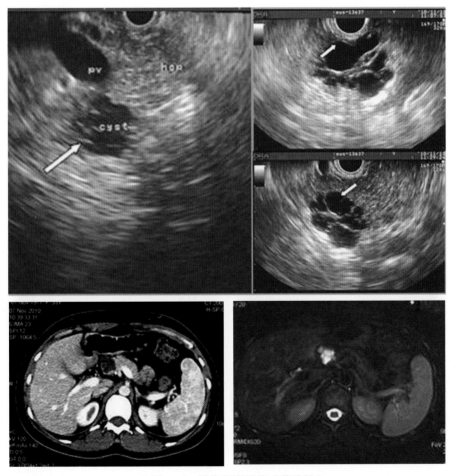

◆图 9-54　胰头部囊腺瘤（浆液性）

注：超声内镜：胰头可见一大小约为 4.03cm×2.60cm 囊实性占位，回声不均匀，呈蜂窝状，内部可见多个分隔，病变边界尚清楚腹部 CT：胰头结节，密度较低呈囊性密度，约 3.2cm×2.4cm，呈分叶状，内可见分隔及粗大钙化灶，未见明显强化，胰管未见扩张。诊断：胰头结节，浆液性囊腺瘤可能性大

（2）黏液性囊腺瘤、囊腺癌：较大的囊性灶，内部多无分隔，且内部常有赘生物；局部的囊壁增厚提示恶性可能。

3. 胰腺实性假乳头状肿瘤胰腺实性假乳头状肿瘤（solid-pseudopapillary tumor of pancreas，SPT）是一种特殊类型的胰腺肿瘤。SPT 是一种少见的潜在低度恶性的肿瘤，发病率仅占胰腺肿瘤的 0.17%～2.70%，好发于青春期女性（78%～100%），男女比为 1∶22，发病年龄为 10～60 岁，平均发病年龄 26～31 岁，以亚洲人和黑人居多。SPT 没有特异的临床症状和体征，通常在体检时偶然发现，多数患者（约 2/3）偶然触及逐渐增大的腹部包块或上腹部有囊性感的巨大无痛性肿物，通常位于腹部的左上象限，包块光滑但较固定；另一个常见症状是腹部不适或疼痛，约占 25%，可伴腹胀、上腹部及腰背部疼痛。临床症状与肿瘤大小有一定的关系，当肿瘤＜4cm 时，患者多表现为腹部隐痛不适，＞4cm 时则多表现出邻近器官受压迫症状，同时部分患者可出现胰腺外分泌功能下降表现，内分泌功能多不受影响。超声内镜表现为囊实性占位，呈分隔状，边界清楚，内部可见无回声区伴高回声影。肿瘤的超声表现与肿瘤大小、不同程度及不同时期出血囊性变有关。肿瘤较小、无出血时，肿瘤表现为以实性为主的低回声占位。肿瘤少量出血时，少量血液、细胞分隔、假乳头及随后填充在细胞间的黏液样成分可形成较均匀稍高回声表现。肿瘤大量出血时，可形成囊腔。肿瘤出血时间较长时，血肿机化表现为回声不均匀伴高回声钙化点的占位。

4. 胰腺内分泌肿瘤胰腺内分泌肿瘤 EUS 特征：圆形或类圆形，相对于胰腺实质呈均匀略低回声的占位，常伴有光滑的连续或不连续高回声边缘（图 9-55）。

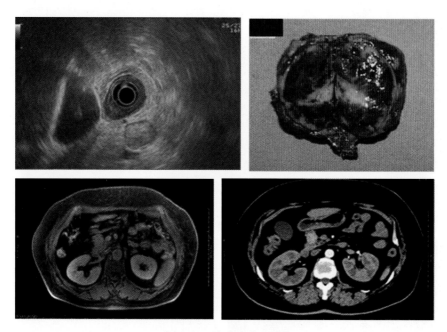

◆图 9-55　胰腺内分泌肿瘤

注：超声内镜：胰腺头颈部可见一大小约 2.0cm×1.8cm 的中等回声占位，病变回声均匀，病变边界清楚。腹部 CT：胰腺头钩突部结节，边界尚清，密度均匀，最大截面面积 2.4cm×2.1cm，动脉期及实质期明显强化。腹部 MRI：平扫见胰腺部结节影，边界清楚，其内信号略不均匀，T_1WI/FS 呈稍低信号，T_2WI/FS 呈高中信号，DWI 为中高信号，病变主要局限于胰腺实质内，无明显外侵征象。增强见动脉期明显强化，并见胰腺期及延迟期呈持续强化，胰管、胆管无扩张。大体标本所见：肿瘤大小约 2.5cm×2.0cm，质地中等，无包膜，切面不均匀，部分实质呈红褐色，内有小囊性区域。组织病理学：胰腺内分泌肿瘤，最大直径 2.8cm，侵犯局部包膜，细胞局部胞质丰富，核有异型性。免疫组化：chra（2+），CD56（+），CK18（3+），AE_1/AE_3（3+），Vimentin（－），Ki-67 平均＜67%

5. 壶腹部周围癌　包括来源壶腹部的肿瘤、起源于十二指肠乳头周围2cm以内的胰头、胆总管下段及十二指肠的肿瘤。壶腹癌起源于Vater壶腹的腺上皮，多见于男性，黄疸发生较早。虽然壶腹周围癌的临床表现、解剖部位基本相同，但治疗方法及预后不同，其中壶腹癌及十二指肠癌预后较好，胆总管癌次之，壶腹周围胰头癌预后最差。因此，鉴别诊断尤为重要。因壶腹部周围病变相对较小，与其他影像学检查相比，超声内镜能够近距离扫描病变与壶腹、十二指肠壁、胆总管及胰头的位置关系，是壶腹部周围肿瘤定位、T分期最为准确的检查方法。

（1）壶腹癌内镜表现：乳头肿胀、增大或呈结节状隆起，表面黏膜可破溃、糜烂或形成溃疡，可于糜烂或溃疡处行内镜下活检明确病变性质。壶腹癌超声内镜表现：类圆形或椭圆形低回声占位，伴或不伴胆总管和（或）胰管扩张，当肿瘤侵及包绕胆总管时，可呈现同心圆样表现（图9-56）。

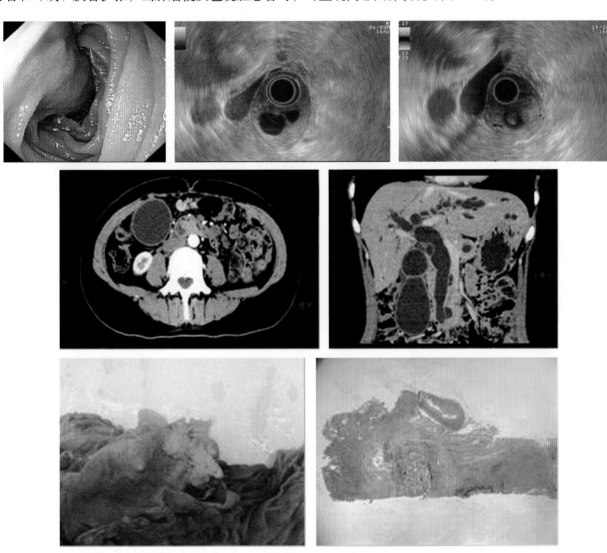

◆图9-56　壶腹癌

注：胃镜：十二指肠乳头局限性隆起。超声内镜：壶腹部可见一大小约为2.0cm×2.0cm的中等回声占位，回声欠均匀，病变边界尚清楚，病变与胆总管下段关系密切，病变以上胆总管扩张，扩张胆总管的最大直径约为1.63cm。病变与胰头关系密切但分界尚清楚。胰体部胰管扩张，最大直径约为1.06cm。胆囊增大。腹、盆腔CT：肝内外胆管明显扩张，肝内胆管最宽处约1.5cm、肝外胆管最宽处约2.9cm，胆囊体积增大，约11.2cm×5.2cm；胰管扩张，约1.1cm。壶腹部似可见软组织影，边界不清。低位胆道梗阻。组织病理学：胆总管壶腹部中分化腺癌，侵透胆总管全层，累及十二指肠黏膜层至肌层，未累及胰腺

（2）胆管癌：胆管癌系指发生于乏特壶腹以外的肝外胆管的恶性肿瘤，大多数为腺癌。可呈结节型、绒毛型与浸润型，尤以结节型为多。原发性胆管癌可根据梗阻性黄疸的临床表现和影像学检查得到初步判断。对于远端及近端胆管癌，EUS 对评价肿瘤浸润程度（T 分期）均有较高的准确性，对肝门部胆管癌 EUS 价值不如腔内超声（intraductal ultrasonography，IDUS）。EUS 典型的声像学特征，如胆管壁层次破坏、不规则增厚以及腔内低回声病变均有利于胆管癌的诊断（图 9-57）。更重要的是，EUS 可准确判断病变累及管壁的层次、深度以及侵犯邻近结构的情况以行 T 分期；还可探查周围有无肿大转移淋巴结以行 N 分期。这种术前 TN 分期有利于胆管癌可切除性的判断及合适治疗方案的制订。另外，在 EUS 引导下行细针吸取

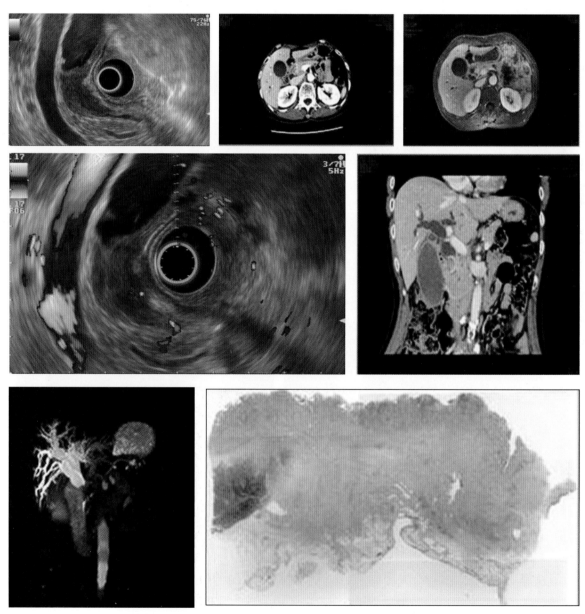

◆图 9-57　胆总管下段癌，侵犯十二指肠壁至黏膜下层、胰腺组织

注：超声内镜：胆总管内可见一大小约为 2.50cm×1.58cm 的低回声占位，病变以上胆总管扩张，最大直径约为 1.56cm。部分层次病变与胰头及十二指肠壁关系密切、无明确分界，与肠系膜上静脉分界清楚。腹部 CT：胆总管下段管壁均匀增厚，管腔狭窄，病变长约 3.2cm，有明显强化。肝内外胆管、胆总管明显扩张，胆囊增大。胰管未见明显扩张。腹部 MR：肝内外胆管扩张，胆囊增大。胆总管下段截断，增强扫描胆总管增厚，环形强化。行 Whipple 术后组织病理学：胆总管下段中 - 低分化腺癌。肿瘤侵犯十二指肠壁至黏膜下层，并侵犯胰腺组织

细胞学检查可获得组织学诊断。在磁共振胰胆管成像（MR cholangiopancreatography，MRCP）及经内镜逆行胰胆管造影术（endoscopic retrograde cholangio pancreatography，ERCP）显示欠佳时，可考虑行 EUS 引导下胆管造影，可简便快速地了解胆道梗阻的程度。IDUS 可对胆管癌的进展程度做出判断，并可提供术前 T 分期和 N 分期，从而有利于手术可切除性的判断及合适治疗方案的制订。梗阻上端胆管扩张有利于 EUS 判断肿瘤方位，置放胆道内支架会增加 EUS 检查的困难，主要由于扩张的胆总管恢复正常以及胆道积气的声影不利于肿瘤浸润程度的判断，而且 EUS 检查可能会引起内支架脱落等并发症。因此，EUS 检查应尽可能在 ERCP 及内支架置放之前进行。

6. 胆囊病变

（1）胆囊息肉：内镜超声扫描可将胆囊壁分为三层，内层为高回声的黏膜及黏膜下层，中层为低回声的肌纤维层，外层为高回声的浆膜下层及浆膜层。如为息肉样病变可见清晰的三层囊壁，而胆囊癌则囊壁的三层结构有不同程度的浸润破坏。早期胆囊癌绝大多数是在结石和息肉等病变的掩盖下发展的，早期缺乏特征性声像图表现，鉴别困难。而 EUS 检查观察息肉样病变与胆囊壁之关系，有助于鉴别诊断（图 9-58）。

（2）胆囊癌：原发性胆囊癌临床上较为少见，较长时间内并未引起人们的重视，根据国内教科书报道，仅占所有癌总数的 1% 左右。由于 B 超、CT 等影像学检查的广泛开展，胆囊癌已逐渐被认识，发现率有所提高。然而，胆囊癌的发病有明显的地区差别。B 超检查简便无损伤，可反复使用，

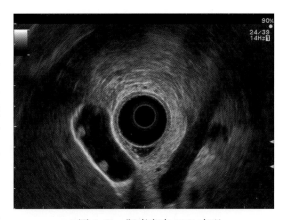

◆图 9-58　胆囊息肉 EUS 表现

注：胆囊壁毛糙，壁上可见多个大小不等高回声病变，最大者 0.5cm×0.6cm，呈息肉样，表面光滑，病变未向周围浸润，起源于黏膜层

但 B 超易受腹壁肥厚、肠管积气的影响，并且不易判定结石充满型及萎缩型胆囊壁情况。CT 扫描对胆囊癌的敏感性为 50%，尤其对早期胆囊癌的诊断不如 US 及 EUS。超声内镜用高频率探头仅隔胃或十二指肠壁对胆囊进行扫描，极大提高了胆囊癌的检出率，并且能进一步判定胆囊壁各层结构受肿瘤浸润的程度。其早期胆囊癌的超声图像主要表现为隆起型病变与局限性囊壁肥厚，亦有两者混合型（图 9-59）。

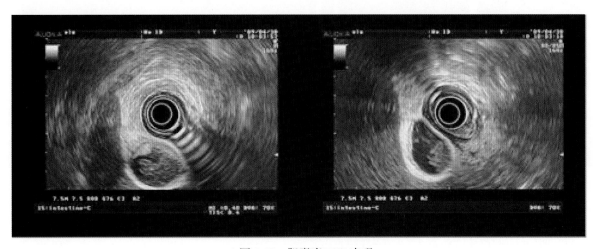

◆图 9-59　胆囊癌 EUS 表现

注：胆囊内可见一大小约 1.8cm×1.65cm 的中等偏低回声占位，呈息肉样隆起。胆囊萎缩且胆囊壁增厚。术后组织病理学：胆囊高分化腺癌，局灶伴黏液形成，侵透胆囊壁肌层达浆膜，胆囊颈切缘未见癌

（四）纵隔及肺部疾病 EUS 诊断

临床上对于肺癌诊断及分期、纵隔不明原因来源恶性肿瘤的转移性淋巴结、淋巴瘤、纵隔结核、结节病等胸部多种疾病需要有明确的病理细胞学依据来指导治疗。超声内镜引导下细针穿刺活检（endoscopic ultrasonography guided fine needle aspiration，EUS-FNA）可经食管对纵隔占位及肿大的淋巴结进行穿刺，穿刺物行病理及细胞学的检查，以达到诊断和（或）分期目的，该方法具有操作相对简单、创伤小、诊断准确率高等优点（图 9-60，图 9-61）。

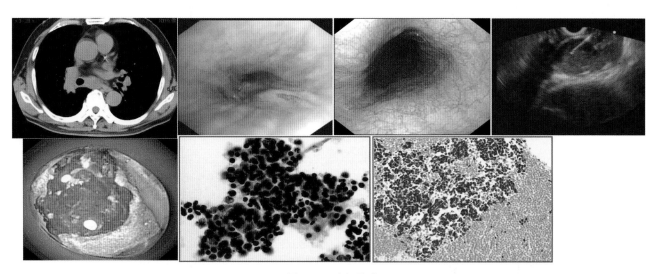

◆图 9-60　小细胞癌

注：支气管镜：右肺下叶不规则隆起，刷检结果可疑癌细胞，活检病理为慢性炎症；EUS 示纵隔低回声占位，穿刺细胞学及病理结果均为小细胞癌

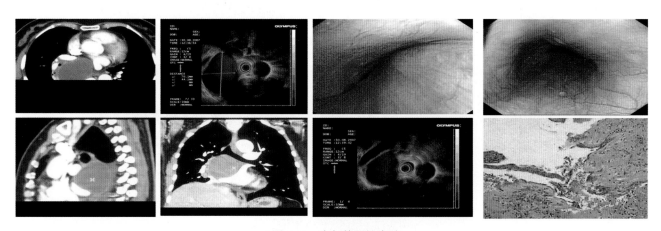

◆图 9-61　支气管源性囊肿

注：食管外压性隆起，EUS 示右后纵隔肿物，病理证实为支气管源性囊肿

三、超声内镜引导下介入性治疗

超声内镜检查术目前已广泛应用于临床，其不仅是一种诊断方法，以 EUS 引导下细针穿刺活检为基础

的介入治疗近年来取得较大进展。EUS 引导下介入治疗具有微创、快速、并发症少的独特优势，使它在消化系统疾病的诊治中发挥出越来越重要的作用。

EUS 介入性治疗适应证：①消化道肿瘤：可行 EUS 引导下注射化疗药物、化疗粒子植入；②消化道梗阻：可行超声内镜引导下胃空肠或结肠造瘘术；③肝、胰实性器官肿瘤：可行 EUS 引导下放射性粒子植入术（图 9-62）、无水酒精消融术、免疫制剂及化疗药物注射术、射频及光疗导入术等；④胆道肿瘤：可行 EUS 引导下粒子植入术、胆道支架（包括粒子支架）植入术；⑤胆道梗阻：可行 EUS 引导下经胃肝内胆管穿刺置管引流术、EUS 引导下经十二指肠胆总管穿刺置管引流术；⑥胰管梗阻：可行 EUS 引导下经胃胰管穿刺置管引流术；⑦胰腺假性囊肿：可行 EUS 引导下经胃胰腺囊肿置管引流术、鼻胰管引流术；⑧胰腺囊性肿瘤：可行 EUS 引导下经胃胰腺囊性肿瘤无水酒精消融术；⑨食管静脉曲张：可行 EUS 引导下静脉曲张注射术、EUS 引导下静脉曲张钢圈栓塞术；⑩贲门失弛缓症：可行 EUS 引导下肉毒杆菌毒素注射术；⑪镇痛治疗：可行 EUS 引导下腹腔神经节阻滞术、EUS 引导下腹腔神经节放射性粒子植入术；⑫盆腔积液：可行 EUS 引导下经结肠盆腔积液引流术。

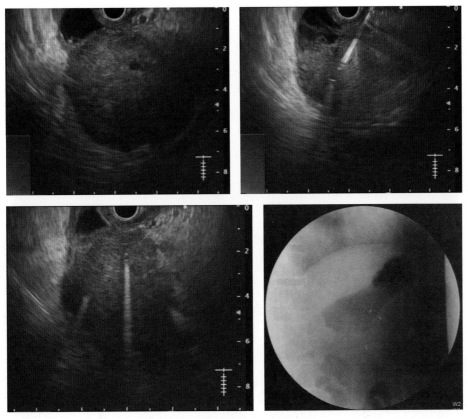

◆图 9-62　超声内镜引导下粒子植入术

注：超声内镜检查示胰体部可见一大小约为 6.64 cm × 4.29 cm 的低回声占位，病变回声不均匀，病变边界不清楚，部分层次病变与脾动静脉关系密切、分界不清楚。行超声内镜引导下放置 3 枚粒子

（张月明　王贵齐）

第五节　经内镜逆行胰胆管造影术

一、经内镜逆行胰胆管造影术检查的适应证及禁忌证

（一）经内镜逆行胰胆管造影术（endoscopic retrograde cholangiopancreatography，ERCP）检查的适应证

1. 胆管结石的诊断及取石治疗。

2. 胰胆管良恶性狭窄的诊断与鉴别诊断。

3. 各种胰胆管恶性肿瘤导致的梗阻性黄疸。

4. 胰胆管恶性肿瘤姑息性治疗，如射频消融等。

（二）ERCP 检查的禁忌证

1. 患者检查不配合或没有能力签署知情同意者。

2. 患者存在严重并发症，血流动力学不稳定，心肺功能不全导致镇静药物应用有危险者。

3. 消化道管腔结构变异、术后重建或消化道梗阻，内镜无法达到十二指肠乳头部位者。

4. 凝血功能障碍或长期服用抗血小板药者，应当纠正凝血功能，并停用抗血小板药物 7 天后再行 ERCP 操作。

二、ERCP 检查操作方法

（一）术前准备

1. 器械准备

（1）放射线成像设备，X 线机或胃肠造影机，配备有透视、曝光以及图像存储功能。

（2）内镜设备：十二指肠镜配备有图像存储系统。

（3）内镜下应用电外科工作系统。

（4）各种乳头切开刀、插管用导管、导丝、细胞学刷、鼻胆引流管及各种支架。

2. 空间布局　不同医疗中心 ERCP 操作空间布局大同小异，但并不完全相同，取决于空间大小以及操作者的习惯，总之以适合操作为宜（图 9-63）。

3. 患者术前准备

（1）患者术前 6 小时禁食、禁水。

（2）开静脉通路。

（3）术前 15 分钟给予镇痛剂（哌替啶 50mg），术前 5 分钟给予镇静剂（地西泮 100mg），解痉剂（山莨菪碱 10mg）。

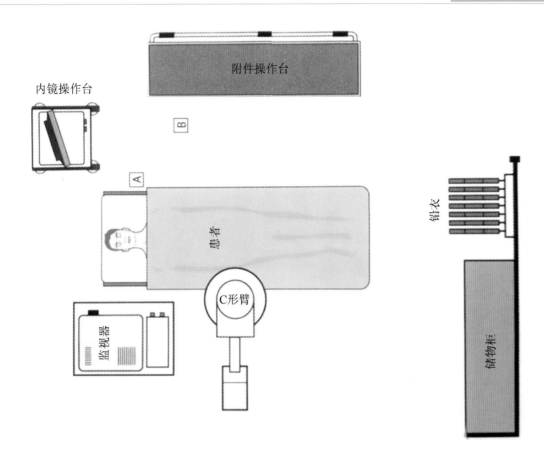

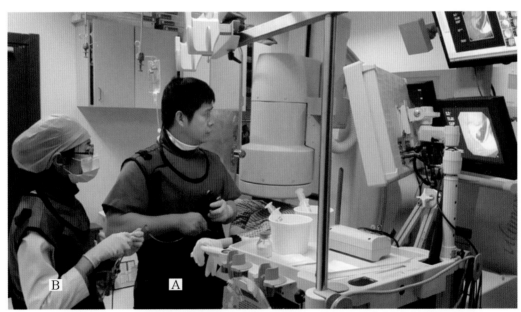

◆图 9-63 ERCP 操作空间布局

注：A 为操作医师，B 为操作助手

（二）操作过程及要点

十二指肠镜属于侧视镜，视角不同于常规的前视内镜以及斜视内镜。操作者需有较丰富的胃镜操作经验，方能熟练操作十二指肠镜。十二指肠镜进镜先端为圆弧形设计，便于插入食管入口，观察内镜到达食管下段栅状血管后，逆时针转动镜身进入胃底，观察胃体走向后，顺时针回转镜身，推镜即可进入胃体及胃窦部，观察幽门走行后，压大旋钮至视野内幽门口消失，再次推镜过幽门，推镜至十二指肠降部，视野内出现十二指肠腔后，右旋小旋钮到底并锁住小旋钮，左手顺时针旋转操作部，同时右手回拉镜身，直至镜身拉直，镜下寻找十二指肠乳头。找到十二指肠乳头后，透视下观察十二指肠镜位置，呈典型倒 7 字形。

首先观察十二指肠乳头部是否有糜烂、肿物、不正常溢液，如黏液栓等肿瘤病变表现。再次观察乳头及胆管走行，行十二指肠乳头插管。

依据乳头的不同类型及胆管开口的位置，采用不同的方法进行胆管插管，主要有导丝辅助直接插管，双导丝辅助插管、预切开后插管等。

导丝与导管插管至胆管成功后，回抽胆汁，观察胆汁性状。造影检查胆管狭窄部位，于狭窄处行细胞学刷检或活检，必要时行胰胆管内超声小探头检查（intraductal ultrasonography，IDUS）。

根据胆汁的性状选择合适解除梗阻性黄疸的处理方式，如鼻胆引流管、金属支架等。

若术中导丝插管进胰管，建议尽量放置塑料胰管支架预防术后胰腺炎。

三、ERCP 在胰胆系统肿瘤中的临床应用

（一）胆管及壶腹部占位良恶性诊断

壶腹部肿瘤如果明显突入十二指肠腔时，可考虑胃镜下直接活检诊断。但多数壶腹部肿瘤呈扁平或胰胆管内生长，胃镜并不能有效地进行直视下活检，而需要十二指肠镜侧视状态下进行活检，同时需要行胆管插管及造影以判断病变浸润胆管的范围（图 9-64 ）。

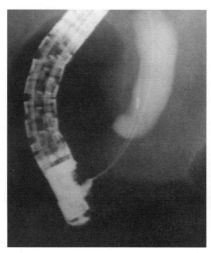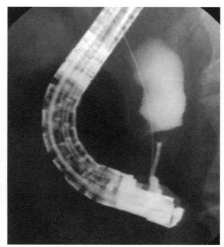

◆图 9-64　胆管末端细胞学刷检以及活检

胆管内肿瘤性病变的诊断需要常规行胆管内造影，观察病变部位，于病变处行活检或细胞学刷检。由

于透视下行胆管内活检出血的风险较高，且细胞学刷检更易操作，所以多数医师在操作胆管内病变组织取样时会选择细胞学刷检。然而，胆管病变通过细胞刷获得细胞学诊断的敏感性不足30%，即使细胞学检查联合组织活检阳性率也仅能提高到40%～70%（图9-65）。

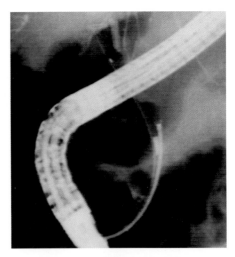

经乳头插入高频超声探头（频率12～30MHz），可以进行IDUS，用于鉴别胆管良恶性占位。根据超声下不同的表现来判断病变良恶性，如恶性病变可表现为管壁结构破坏、不规则增厚、低回声浸润、胆管外层高回声杂乱断裂声像、周围淋巴结增大及血管浸润等特征，其敏感性和特异性可达到85%左右（图9-66）。

◆图9-65　胆管内病变活检

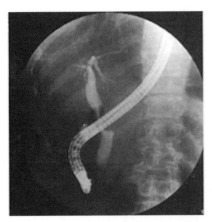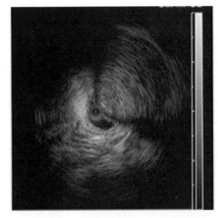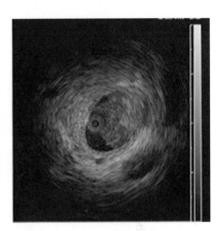

◆图9-66　胆管细胞癌伴胆管壁外淋巴结转移 IDUS 声像图
注：左图：ERCP 胆管造影显示狭窄病变部位；中图：显示胆管壁外淋巴结；右图：胆管内病变声像图

（二）恶性梗阻性黄疸的减黄治疗

中晚期胰腺癌及胆管癌往往伴有黄疸症状，ERCP 在处理此类黄疸症状有着较大的优势。首先，创伤较小，经自然消化管道入路，ERCP 操作中几乎没有太多损伤；其次，定位准确，尤其对于低位胆道梗阻直视下支架置入，能够确保支架位置合适、有效；第三，多种引流方式可供选择。根据术中胆汁性状，选择合适解除梗阻性黄疸的处理方式：胆汁胆红素含量少者（白胆汁），可选择鼻胆引流管过渡减黄（外引流），术后视情况更换为支架（内引流），术前减黄患者可考虑内镜下塑料支架置入（内引流）；胆汁胆红素含量较高，恶性诊断明确且不能手术者，可考虑直接选择金属支架置入（内引流）（图9-67）。

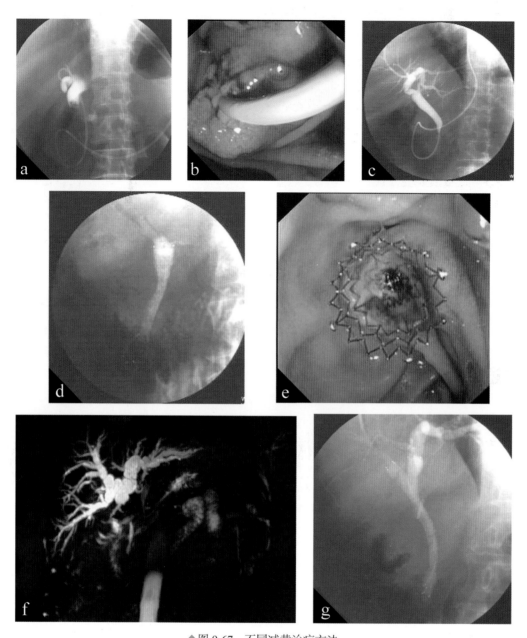

◆图 9-67　不同减黄治疗方法

注：a、b 鼻胆引流管置入减黄；c、d、e 胆管造影显示胆总管下段梗阻，金属胆道支架置入后观察以及内镜下观察胆道支架置入后；f、g 肝门部狭窄伴肝内胆管扩张，行左、右肝管金属支架置入

四、ERCP 检查术后注意事项

ERCP 是一项具有一定风险的侵入性操作，与操作有关的并发症并不罕见，常见的并发症有 ERCP 术后胰腺炎（post ERCP pancreatitis，PEP）、胆管炎/脓毒血症、消化道出血和肠穿孔等。国内总结总体并发症发生率为 7.92%，其中以术后胰腺炎最高，为 4.31%。

1. ERCP 术后第 1 个 24h 是并发症最易发生的时段，应密切观察症状及体征变化；检查当日应禁食水、静脉补液，以后根据病情逐步恢复饮食。

2. 术后 3h 及次晨，第 2 日晨验血常规、血淀粉酶、脂肪酶，根据情况决定是否延长观察期。

3. 可常规给予抗胰腺炎药物（如生长抑素类似物和胰酶抑制剂等）。

4. 有发热患者或有中‐高度感染风险的患者则需给予抗生素治疗。

5. 如有明显腹痛，怀疑胰腺炎或胃肠穿孔的病例，应给予胃肠减压，并及时行胸腹透视、腹部超声和（或）CT 检查，以尽早明确诊断并给予相应处理。

6. 注意观察呕吐物及粪便性状，一旦怀疑上消化道出血，条件许可应及时行内镜检查，寻找出血原因并给予止血处理，内镜处理无效时应考虑放射介入或手术治疗。

（贺　舜）

第六节　呼吸内镜在胸部肿瘤诊断与治疗中的应用

一、概述

呼吸内镜技术的发展经历了上百年的历史。1897 年，有"支气管镜之父"之称的德国科学家 Custav Killian，首先报道用长 25cm、直径 8mm 的食管镜为一名青年男性从气道内取出骨性异物，从而开创了硬质内窥镜操作的历史。1968 年，日本国立癌中心气管食管镜室主任 Shigeto Ikeda 向世界介绍了纤维支气管镜，被誉为支气管镜发展历史上的里程碑。呼吸内镜的发展经历了传统硬质支气管镜阶段、纤维支气管镜阶段和电子支气管镜（图 9-68）与多种呼吸内镜联合应用的三个历史阶段。我国在 20 世纪 70 年代开始开展呼吸内镜技术。

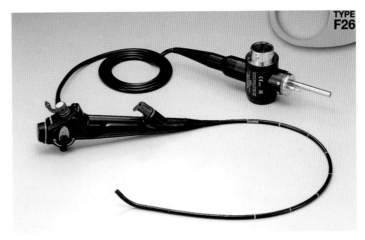

◆图 9-68　电子支气管镜

二、呼吸内镜诊断技术

（一）支气管镜

1. 适应证

（1）不明原因的慢性咳嗽。支气管镜检查对于诊断支气管结核，气道异物及气道良、恶性肿瘤等具有重要价值。

（2）不明原因的咯血或痰中带血。尤其是 40 岁以上的患者，持续 1 周以上的咯血或痰中带血。支气管镜检查有助于明确出血部位和出血原因。

（3）不明原因的局限性哮鸣音。支气管镜有助于明确气道阻塞的原因、部位及性质。

（4）不明原因的声音嘶哑。可能因喉返神经受累引起的声带麻痹和气道内新生物等所致。

（5）痰中发现癌细胞或可疑癌细胞。

（6）X 线胸片和（或）CT 检查提示肺不张、肺部结节或块影、阻塞性肺炎、炎症不吸收、肺部弥漫性病变、肺门和（或）纵隔淋巴结肿大、气管支气管狭窄以及原因未明的胸腔积液等异常改变者。

（7）肺部手术前检查，对指导手术切除部位、范围及评估预后有参考价值。

（8）胸部外伤、怀疑有气管支气管裂伤或断裂，支气管镜检查常可明确诊断。

（9）肺或支气管感染性疾病（包括免疫抑制患者支气管肺部感染）的病因学诊断，如通过气管吸引、保护性标本刷或支气管肺泡灌洗（bronchoalveolar lavage，BAL）获取标本进行培养等。

（10）机械通气时的气道管理。

（11）疑有气管、支气管瘘的确诊。

2. 禁忌证　支气管镜检查禁忌证范围日趋缩小，或仅属于相对禁忌。但在下列情况下行支气管镜检查发生并发症的风险显著高于一般人群，应慎重权衡利弊后再决定是否进行检查。

（1）活动性大咯血。若必须行支气管镜检查时，应在建立人工气道后进行，以降低窒息发生的风险。

（2）严重的高血压及心律失常。

（3）新近发生的心肌梗死或有不稳定型心绞痛发作史。

（4）严重心、肺功能障碍。

（5）不能纠正的出血倾向，如凝血功能严重障碍、尿毒症及严重的肺动脉高压等。

（6）严重的上腔静脉阻塞综合征，因支气管镜检查易导致喉头水肿和严重的出血。

（7）疑有主动脉瘤。

（8）全身情况极度衰竭。

3. 支气管镜检查常见并发症的预防和处理　支气管镜检查并发症发生率低，术前仔细询问病史、充分的准备工作、满意的麻醉、轻柔操作均可以避免大多数并发症的发生。麻醉药物过敏，呼吸、心脏骤停，颞下颌关节脱位等并发症少见，常见的并发症及处理如下：

（1）心律失常：多为自限性，在停止检查后很快恢复正常。严重者且需要处理的心律失常多见于原有严重器质性心脏病者。检查时应常规给予心电监护并备有复苏设备。

（2）气道痉挛或喉头水肿：多见于插镜不顺利或麻醉不充分的患者，大多在拔出支气管镜后病情可缓解。严重者应立即高浓度吸氧，并给予解痉、平喘、糖皮质激素等药物。

（3）术后发热：支气管镜检查术后一过性的发热很常见，一般不需要处理。但是持续发热，并且胸片显示有进行性浸润表现的患者则需要抗生素治疗。

（4）低氧血症：在气管镜插入气管后，由于气道部分堵塞、患者紧张等因素，易发生暂时的低氧血症，一般在稳定后或给予吸氧可很快缓解。检查过程中应常规持续吸氧，维持血氧饱和度在90%以上。对于肺功能减退和镇静的患者，检查术后仍需要继续给予吸氧。

（5）出血：支气管镜检查中或检查后出血常见，但大出血并不常见。检查前查血小板计数、凝血酶原时间和部分凝血活酶时间。对应用抗血小板药物或口服抗凝剂者，检查前停药。检查中出血可使用冰肾上腺素盐水、凝血酶局部喷洒止血。大量出血时可插入单腔气管插管或球囊导管来填塞，并全身应用垂体后叶素等药物。

（6）气胸：大部分气胸与支气管镜下活检有关。大多数气胸的程度都较轻，一般不需要插管做胸腔闭式引流；对于低氧者和（或）张力性气胸患者，应放置胸腔引流管进行胸腔闭式引流。

（二）超声支气管镜技术

1. 超声内镜引导下经支气管针吸活检技术　超声内镜引导下经支气管针吸活检技术（endobronchial ultrasound-guided transbronchial needle aspiration，EBUS-TBNA）是近年来发展起来的一项新技术，它将内镜医生可观察的范围由原来的气管、支气管腔内进一步延伸到了支气管壁外。2002年，日本千叶大学医学部胸外科与奥林巴斯公司合作共同研发了这项技术及配套设备，并于同年成功地完成了世界上第1例纵隔淋巴结穿刺。这项技术2007年被美国胸科医师学会（American College of Chest Physicians，ACCP）推荐为肺癌术前淋巴结分期的重要手段。EBUS-TBNA是一种纵轴超声（图9-69），其前端为凸形的超声探头，可发射扇扫声束，可以在实时引导下进行穿刺。EBUS-TBNA可以用于肺内病变、纵隔及肺门病变的诊断，并可以进行肺癌的淋巴结分期。目前，EBUS-TBNA技术公认的适应证包括以下几方面：

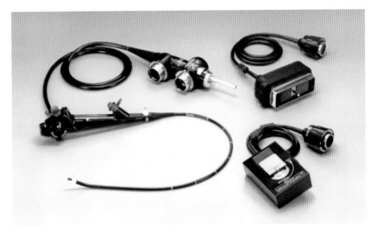

◆图9-69　超声支气管镜

（1）肺内肿瘤的诊断。

（2）原发性肺癌的肺门和（或）纵隔淋巴结评估。

（3）原因不明的肺门和（或）纵隔肿大淋巴结的诊断（图9-70a～图9-70d）。

（4）纵隔肿瘤的诊断。

随着这项技术的广泛引用，现在有学者尝试将这项技术用于以下方面。

（1）诊断方面：有文献报道，EBUS-TBNA技术可以辅助肺动脉栓塞的诊断；还有文献报道，该项技术可以用于感染性淋巴结肿大的病原学诊断。

（2）在治疗方面：EBUS-TBNA可以用于巨大纵隔囊肿的穿刺放液治疗。

与现有的胸内病变诊断方法相比，EBUS-TBNA具有特异性强、敏感度高、微创、安全及简便等优势。EBUS-TBNA可穿刺的纵隔及肺门淋巴结部位包括1区、2区、3P区、4区、7区、10区、11区及12区淋巴结。

纵隔8区、9区、5区及6区淋巴结由于解剖位置的原因，无法行 EBUS-TBNA 穿刺，可考虑联合食管镜超声引导下穿刺活检，以全面评估纵隔淋巴结情况。由于 EBUS-TBNA 的阴性预测值较低，目前绝大多数学者主张对于 EBUS-TBNA 阴性的结果需要纵隔镜等检查进一步证实。

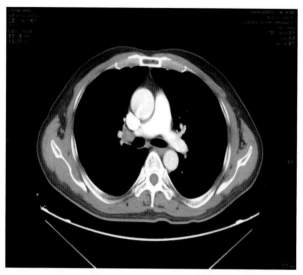

◆图 9-70a　右肺门肿大淋巴结

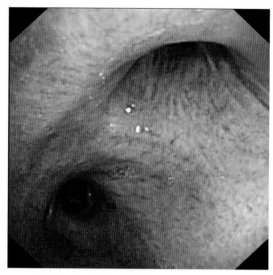

◆图 9-70b　右肺上叶与中间段支气管间嵴增宽

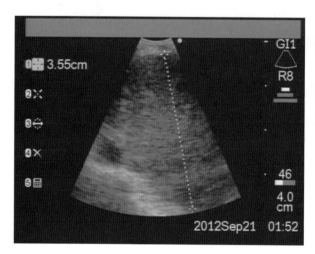

◆图 9-70c　超声检查示：右肺门淋巴结

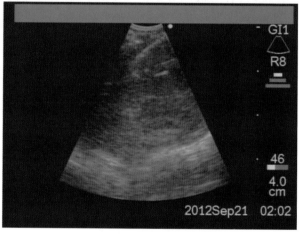

◆图 9-70d　右肺门淋巴结穿刺中

2. 支气管内超声结合引导鞘技术　　2004 年，日本学者 Noriaki Kurimoto 首次报道了支气管内超声结合引导鞘技术（endobronchial ultrasound-guide sheath，EBUS-GS）诊断肺周围型病变的方法。这项技术由引导鞘覆盖的超声探头先检测到病变部位，然后将探头退出而在原处留置引导鞘，再沿引导鞘进行活检和细胞学刷检（图 9-71a ~ 图 9-71d）。EBUS-GS 技术的要点在于准确定位目标支气管，并且调整合适的位置，使其最大程度接近病变的中心部位。当引导鞘处于病变的中心位置时，镜检阳性率可达 80% 左右；而引导鞘位于病变一侧时，镜检阳性率仅为 50% 左右。EBUS-GS 是获取肺周围型病变标本的有效方法，甚至对透视下显示不清的病灶也能通过超声探头定位采集到样本。EBUS-GS 技术主要的并发症包括出血、气胸、感染等，据文献报道，发生率为 1% ~ 4%。穿刺后导向鞘局部留置可减少出血的概率。

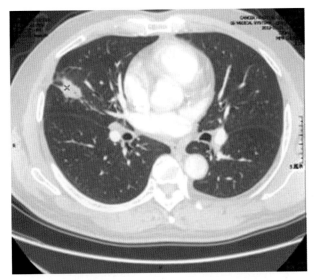

◆图 9-71a　右肺中叶外周占位

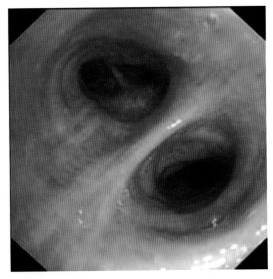

◆图 9-71b　右肺中叶气管镜检查未见异常

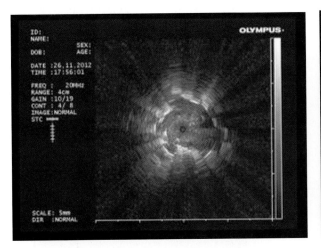

◆图 9-71c　超声探头发现右肺中叶病变

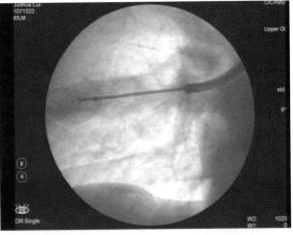

◆图 9-71d　导向鞘引导透视下病变活检

（三）其他呼吸内镜在胸部肿瘤诊断中的应用

1. 内科胸腔镜内科　胸腔镜使医生可在直视下对胸膜腔疾病进行诊断和治疗。内科胸腔镜技术适用于：各种原因未明的胸腔积液的诊断；胸膜炎病因的诊断；其他方法无法确定病因的弥漫性或周围型局限性肺病变的诊断；急性脓胸粘连的去除与引流；胸膜粘连术；气胸的治疗等。研究表明，对于穿刺细胞学检查阴性的渗出性胸腔积液患者，内科胸腔镜检查是具有最高诊断率的检查方法之一（图 9-72a ~ 图 9-72d）。进行内科胸腔镜检查的大多数患者首先需要进行胸部 CT 扫描。在条件许可及胸腔镜操作者经验尚不足时，应在胸腔镜检查之前进行胸部超声检查。

（1）内科胸腔镜的绝对禁忌证包括：①整个胸腔肺均与胸壁有粘连；②高碳酸血症和严重的呼吸窘迫；③不可控制的咳嗽；④对于意识清楚、有判断力的患者，未签署知情同意书。

（2）内科胸腔镜的相对禁忌证包括：①对于显著肥胖的患者，胸腔镜检查在技术上非常困难，且可能因为套管不够长而无法进入胸腔；②任何临床上可逆的病症（如感染、气道疾病），胸腔镜检查前须得到充分的治疗和处理；具有明显合并症的患者尤其需要谨慎，如缺血性心脏病、近期心肌梗死（胸腔镜检查至少推迟至心肌梗死后 4 周）、凝血功能异常、肾衰竭和免疫抑制患者，这些情况在胸腔镜检查前须仔细考虑，权衡利弊；③肺萎陷是治疗性胸腔镜检查的相对禁忌，因为这意味着成功进行胸膜腔闭锁不太可能；④中心气道肿瘤梗阻是胸腔镜的相对禁忌，此时，气管镜是诊断和治疗的首选。

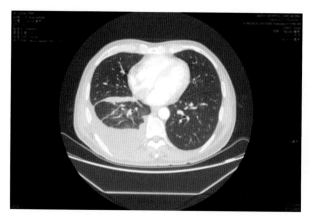

◆图 9-72a　右侧胸腔包裹性积液（肺窗）

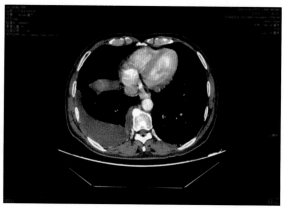

◆图 9-72b　右侧胸腔包裹性积液（纵隔窗）

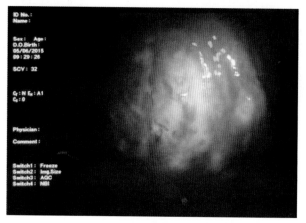

◆图 9-72c　胸膜膈黏膜增厚、呈灰白色

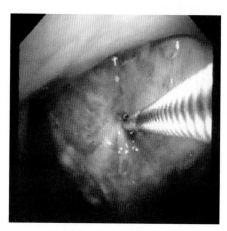

◆图 9-72d　病变处活检

2. 荧光支气管镜　荧光支气管镜技术就是利用细胞自发性荧光和电脑图像分析技术结合的一种支气管镜技术。荧光支气管镜利用正常组织、癌前病变及肿瘤之间自身荧光的差异，提供了一个发现早期肺癌的新方法（图 9-73a ～图 9-73b）。荧光支气管镜能检测细微至表面直径 1mm 的病变和只有数层细胞厚的病变，而传统的白光支气管镜通常容易漏掉直径＜ 5mm 的浅表病变。有研究表明，即使是经验丰富的内镜专家应用传统的白光支气管镜只能发现不到 1/3 痰检阳性的原位癌。可以肯定地说，对于支气管内早期肺癌和癌前病变的定位诊断，荧光支气管镜检查要比传统的白光支气管镜更加敏感。除了用于肺癌的早期发现和早期诊断之外，荧光支气管镜技术还可以用于中、晚期肺癌患者。它可以于术前判断肺癌在支气管内的范围及发现第二肿瘤，以确定手术切除范围；还可用于术后判断手术效果及早期发现复发等。

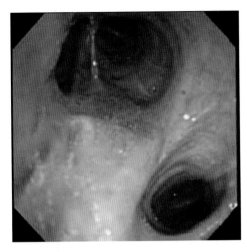
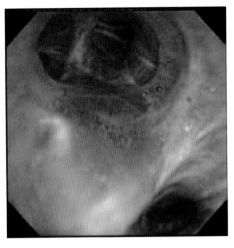

◆图 9-73a 白光支气管镜下病变表现为局灶黏膜增厚　　◆图 9-73b 荧光支气管镜下病变呈紫红色并且边界显示清楚

　　荧光支气管镜技术也具有一定的局限性。它存在较高的假阳性率，可能使荧光支气管镜出现假阳性结果的因素包括：瘢痕组织、镜检时摩擦和吸引造成的管壁损伤、部分炎症反应、口服抗凝药物、3 个月内服用视黄酸和致光敏药物（如血卟啉衍生物等）、6 个月内接受过细胞毒性剂的化疗和胸部放疗等。荧光支气管镜的假阳性并不会导致严重的后果，因为这些"异常"区域活检组织的病理学检查能帮助临床医师做出最终的判断。

　　3．窄带成像技术（narrow band imaging，NBI） NBI 是利用滤光器过滤掉内镜光源所发出的红蓝绿光波中的宽带光谱，仅留下窄带光谱。它利用波长 390～445nm 的蓝光可被黏膜毛细血管吸收、530～550nm 的绿光可被黏膜毛细血管下的血管吸收的原理，来清晰的反映支气管壁上的血管变化，以此来诊断支气管黏膜的不典型增生和原位癌（图 9-74a～图 9-74c）。2001 年，窄带成像技术开始应用于临床，高倍放大窄带成像支气管镜可以观察到支气管上皮内的血管网形态。正常支气管上皮有较少的微血管，支气管炎可见整齐的血管网，在鳞状不典型增生中可见增多的复杂的血管网及各种大小的扭曲血管，在严重吸烟的肺癌高危人群中发现鳞状不典型增生是非常有价值的。NBI 的优点是能够在传统内镜成像和 NBI 系统之间根据病情需要进行随意、迅速地切换，便于对病变处反复对比观察；对黏膜微血管形态的显示具有独特的优势。

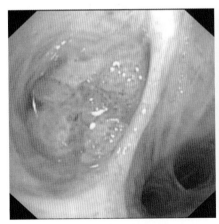
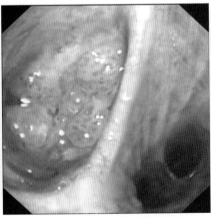
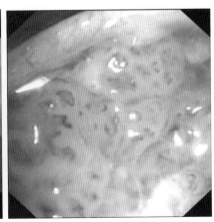

◆图 9-74a 白光下肿物（病理：鳞癌）　　◆图 9-74b NBI 模式下肿物　　◆图 9-74c NBI 模式下病变血管迂曲呈线圈样

4. **超细支气管镜** 超细支气管可插入到远端细支气管，并可利用专用的活检钳和细胞刷进行采样（图 9-75）。但是由于超细支气管镜的活检管道内径仅有 1.2mm 左右，配套活检钳咬取的组织较小，钳取力量较小，对于腔内型病变诊断相对容易，而管壁黏膜下浸润性病变采样相对困难。此外，对于中心气道明显梗阻的病例，可以使用超细支气管镜来观察病变在气道腔内的范围。

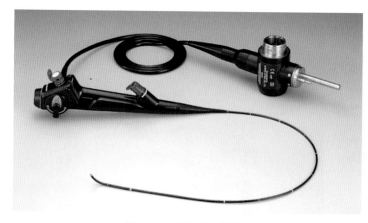

◆图 9-75 超细支气管镜

三、呼吸内镜下介入治疗

呼吸内镜下介入治疗在肿瘤患者中多为晚期病变的姑息减症治疗，可根据病变情况、治疗风险等因素选择软式电子支气管镜、硬质支气管镜或软式支气管镜与硬镜结合的方式。呼吸内镜介入治疗所涉及的技术如下。

（一）肿瘤消融技术

1. **热消融** 热消融包括高频电刀、氩离子凝固术、激光、微波等方法。这些方法能有效地灭活或烧灼支气管腔内的肿瘤组织，减轻管壁肿瘤浸润程度，减少瘤负荷，解除气道阻塞（图 9-76a ~ 图 9-76d）。

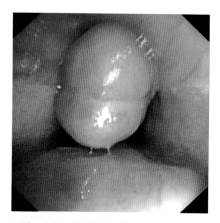

◆图 9-76a 甲状腺癌术后复发侵及气管

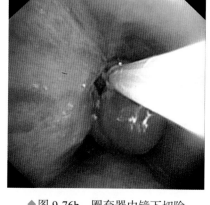

◆图 9-76b 圈套器内镜下切除

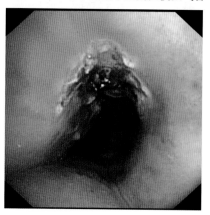

◆图 9-76c 切除后创面采用亚离子凝固术治疗

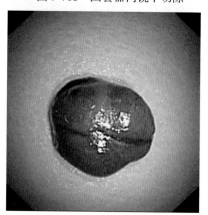

◆图 9-76d 切除的肿物

2．冷冻 冷冻手术是利用超低温破坏异常活组织的一种方法，根据焦耳－汤姆逊原理，高压 CO_2 气体通过小孔释放、节流膨胀制冷产生低温，最低温度可达 $-80℃$，在冷冻探针的前段形成一定大小的冰球，可有效杀灭肿瘤（图 9-77a～图 9-77d）。

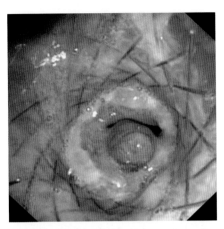

◆图 9-77a 支架置入后右主支气管肉芽组织增生

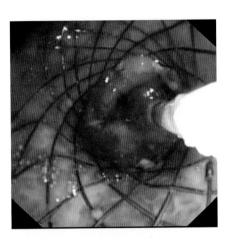

◆图 9-77b 内镜下冷冻治疗

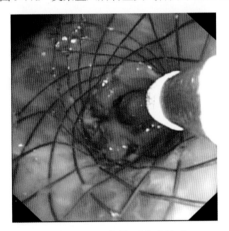

◆图 9-77c 内镜下冷冻治疗

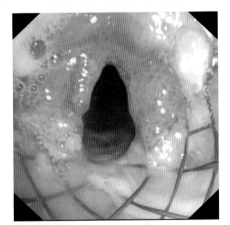

◆图 9-77d 冷冻治疗后 2 周

（二）气道支架置入术

气道支架置入术是在支气管镜等器械的操作下及 X 线监视下，将管状的气道内支撑物送入病变段（狭窄处），支架自展扩张，重建呼吸通道，缓解患者呼吸困难的症状（图 9-78a～图 9-78d）。气道内恶性肿瘤处理原则应先采取消融措施，将管腔内可见的肿瘤消除，必要时再置入被膜内支架或放射性粒子支架。置入支架最好在消融治疗后 1 周进行，否则大量坏死物质易致支架堵塞。管外型气道狭窄可考虑直接置入支架，然后再结合外放疗或瘤体内置入放／化疗粒子等。对于管外肿块较大、严重气道狭窄的患者，应该选择支撑力大的支架（如 Z 形支架），否则有可能支架置入后不能张开而导致窒息。此类患者亦可考虑气管插管后再进行放／化疗等。对管内型和管壁型气道狭窄切忌放置金属裸支架，必要时应放置可回收被膜支架。

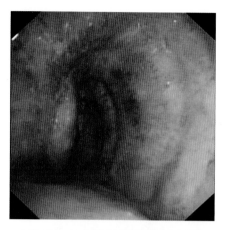

◆图 9-78a　食管癌术后复发压迫气管

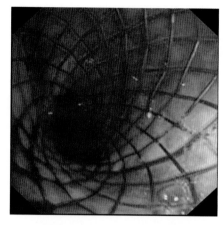

◆图 9-78b　气管支架置入后

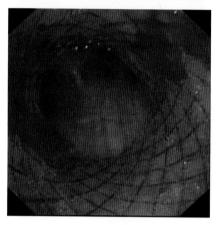

◆图 9-78c　气管支架置入后

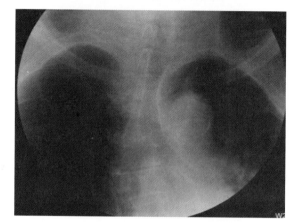

◆图 9-78d　气管支架置入后透视

（三）球囊扩张技术

球囊扩张技术属于机械性治疗技术，对病因治疗无效，主要用于良性纤维瘢痕病变导致的狭窄。对恶性病变导致的狭窄，只能作为辅助治疗手段。主要并发症包括病变气道撕裂、管壁出血、正常气道撕裂、气胸等。球囊扩张术方法简单、安全、见效快，不需全麻，不需要特殊设备和复杂技术，可以避免激光治疗等所致的支气管穿孔，相对于外科手术和支架置入等其他方法更加经济、安全、创伤小。因此，可作为各种病变所致的良性瘢痕性气管支气管狭窄的首选治疗。其不足之处在于为达到满意效果，时常需反复进行。

（四）光动力治疗

光动力治疗（photodynamic therapy，PDT）的适应证如下：

1. 根治性治疗主要用于早期肺癌和癌前病变，如病变表浅，直径＜1cm；内镜下能看到病灶，且肿瘤所在部位能被光纤对准无远处血行或淋巴结转移。

2. 姑息性治疗主要用于晚期肺癌的治疗，先采用消融治疗，去除管腔内肿瘤，疏通气道、改善呼吸功能，然后采用 PDT，消灭残余肿瘤，有些患者可获得病情控制，为外科切除创造条件。

3. 手术、放疗后的局部残留或复发之小病灶。

4. 与激光、电凝、冷冻、放疗、化疗等配合应用。

（五）腔内近距离放射治疗

放射性 ^{125}I 粒子可释放 γ 射线。通常是将放射性粒子捆绑在内支架上，既对狭窄的气道起支撑作用，又对肿瘤进行近距离放疗。亦可在支气管镜直视下将 ^{125} 碘粒子植入到无法手术切除的气道周围肿瘤组织或转移的淋巴结内，持续放疗，以达到控制肿瘤生长的目的。

（六）局部药物注射

气管腔内局部药物注射：对明确为恶性气管内肿瘤者，可配合冷冻、热疗，瘤体内注射化疗药，起到协同治疗作用。腔内注射常用的化疗药如顺铂、丝裂霉素、表柔比星。近期疗效明显，能迅速缓解症状，尤其是对肿瘤造成的管腔阻塞可使瘤体缩小，解除气道阻塞，缓解呼吸困难、肺不张及阻塞性肺炎症状，改善患者生活质量，是对全身化疗效果不佳或不能耐受大剂量持久化疗者，控制原发病灶的手段之一。

（王贵齐　张　蕾）

第七节　鼻咽喉镜检查与治疗在肿瘤外科中的应用

一、概述

鼻咽喉部各解剖部位位置深在，生理结构复杂，不易直接窥及，欲认识其正常形态和病理现象，须利用特殊的检查设备。最早用于咽喉部检查的工具是间接喉镜，而后又相继发明了硬性喉镜（直接喉镜、悬吊喉镜和支撑喉镜等）和软性喉镜（纤维喉镜和电子喉镜）。软性喉镜管径纤细，镜身柔软，检查时患者舒适度较高、耐受性较好，能够充分观察到口腔、鼻腔、鼻咽、口咽、下咽和喉部等器官的结构和黏膜情况，在鼻咽喉部疾病的诊治中发挥了非常重要的作用。其中，电子喉镜图像清晰度高，对黏膜表面的观察能力要优于纤维喉镜。新式电子喉镜又结合了特殊光学变化的功能，具代表性的是窄带成像（narrow band imaging，NBI）技术，能够突出显示黏膜表面的微血管，增加病灶与背景之间的对比效果，提高微小和浅表病灶的检出能力，使内镜下对早期癌的检出率和正确诊断率明显提高。

二、内镜诊断

（一）鼻咽喉镜检查适应证

1. 咽痛、咽部不适或咽部异物感。

2. 声音嘶哑。

3. 鼻塞、鼻出血、回抽涕中带血、耳鸣、听力下降。

4. 颈部淋巴结转移癌，可疑原发灶来自头颈部。

5. 可疑鼻咽喉部肿瘤，需要取活检明确诊断。

6. 鼻咽喉部肿瘤治疗效果评价及治疗后随访。

7. 鼻咽喉部异物取出。

8. 间接喉镜检查有困难或观察不满意。

9. 防癌普查（如血清学提示 EB 病毒升高）。

（二）鼻咽喉镜检查禁忌证

1. 一般状况不能耐受检查（严重心脑血管疾病、全身状态极度衰竭）。

2. 检查不能合作（年龄过小、精神异常）。

3. 内镜插入困难或易致危险者。

4. 不能纠正的出血倾向。

（三）常见并发症及处理

鼻咽喉镜检查及治疗过程是比较安全的，操作过程中会引起疼痛，活检后会有少量出血，症状均较为短暂，通常不会引起严重并发症。除了要避免患者出现心脑血管意外等情况以外，鼻咽喉镜检查还要注意表面麻醉药物中毒或过敏及喉痉挛两种现象，这些并发症常会导致患者死亡要十分注意，在喉镜检查和治疗场所应备有急救相关的各种药品和设备。

1. 表面麻醉药物中毒或过敏 表面麻醉药物中毒或过敏主要由丁卡因所引起，利多卡因极少出现。丁卡因中毒或过敏，主要表现在对中枢神经系统或心血管系统有明显抑制作用，一旦发生，来势凶险，发展迅速，若抢救不及时、不正确，患者随时可能死亡。一旦发生，需立即救治，目前尚无特殊治疗方法，重要的是根据患者出现不良反应的病理生理机制进行对症和支持治疗。如出现全身抽搐，应给予抗惊厥治疗，如地西泮、苯巴比妥；若出现心跳呼吸骤停，应立即采取人工呼吸、心脏按压、电击除颤等措施，尽快使心肺复苏，缩短脑缺氧时间。

2. 喉痉挛 喉镜检查时局麻不充分、操作手法粗暴可引起喉部肌肉反射性痉挛收缩，使声门部分或完全关闭而导致患者出现不同程度的呼吸困难，甚至完全性的呼吸道梗阻。频频咳嗽是喉痉挛的先兆。重度喉痉挛时呼吸道完全梗阻，因无气流通过反而无任何声音，患者很快呈发绀状态，意识丧失，瞳孔散大，心跳微弱，甚至骤停。出现喉痉挛时应立即停止一切刺激和操作。轻提下颌可缓解轻度喉痉挛，面罩加压纯氧吸入。在吸氧的同时应用静脉或吸入麻醉药加深麻醉，直至喉痉挛消失。紧急情况下，对重度喉痉挛可采用 16 号以上粗针行环甲膜穿刺给氧或行高频通气。如果上述处理无效，可应用短效肌肉松弛药来改善氧合或协助进行气管插管，一般主张给予小剂量的琥珀胆碱，不仅可使喉痉挛得到迅速缓解，而且对自主呼吸的干扰较轻。

（四）常见肿瘤内镜下诊断与鉴别诊断

1. 鼻腔肿瘤 鼻腔良性肿瘤以内翻性乳头状瘤多见，具有恶变倾向，术后易复发，特点是单侧鼻腔鼻窦新生物，与息肉相似，但表面略不平，质较韧，部分触之易出血。恶性肿瘤以鳞状细胞癌和 NK/T 细胞淋巴瘤多见。鳞状细胞癌检查可见鼻腔中有菜花状肿物，基底广泛，表面常伴有溃疡及坏死组织，易出血。NK/T 细胞淋巴瘤早期仅见鼻腔黏膜糜烂，表面有坏死物或分泌物，主要位于下鼻甲和鼻中隔，进一步发展导致鼻腔黏膜明显肿胀增厚，肿瘤坏死明显，常常堵塞鼻腔，常需要多块或多次活检才能明确病理诊断。

2. **鼻咽肿瘤** 鼻咽癌是鼻咽部最常见的肿瘤，鼻咽镜检查时可见鼻咽部软组织肿块，病灶大小不等，早期肿块不明显，仅表现为咽隐窝变浅，晚期表现为隆起型或菜花型肿块，大者可占满鼻咽腔，形态不规则，也可呈黏膜下浸润型，向深部侵犯。鼻咽部腺样体增生时也表现为鼻咽部顶后壁明显隆起，应注意与鼻咽癌相鉴别，常需要活检明确诊断（图9-79）。

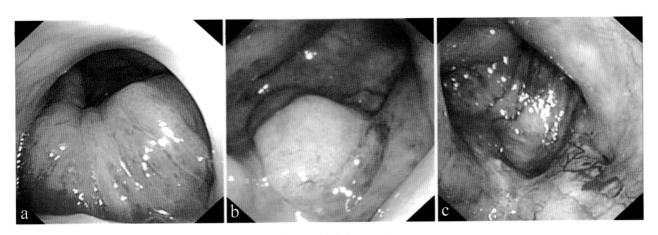

◆图 9-79 鼻咽部病变

注：a：鼻咽部腺样体增生；b：鼻咽癌（隆起型）；c：鼻咽癌（黏膜下浸润型）

3. **口咽肿瘤** 口咽部良性肿瘤以乳头状瘤多见，形如桑葚，色白或淡红色，广基或带蒂。恶性肿瘤主要有鳞状细胞癌和非霍奇金淋巴瘤（弥漫性大B细胞淋巴瘤）。早期鳞状细胞癌病灶可浅表，仅表现为黏膜充血，略欠光滑，进展后可见口咽部有隆起型或菜花型肿物，肿物表面可出现溃疡。淋巴瘤多发生在黏膜下，表面光整，病变虽然很大但并不易浸润邻近组织结构。

4. **下咽肿瘤** 下咽良性肿瘤少见，偶见乳头状瘤和血管瘤。恶性肿瘤以鳞状细胞癌为主，喉镜检查可发现位于梨状窝、环后区或咽后壁的菜花型或溃疡型肿物（图9-80），结合NBI内镜检查还可发现浅表的早期癌，而这些浅表型病变影像学检查很难发现（图9-81）。

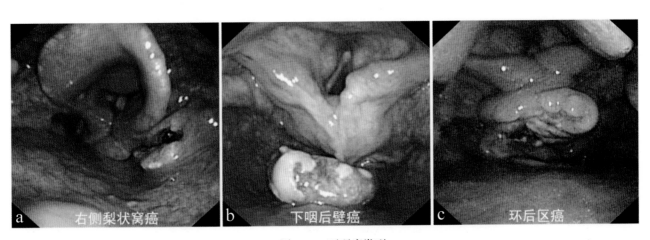

◆图 9-80 下咽癌类型

注：a：右侧梨状窝；b：下咽后壁癌；c：环后区癌

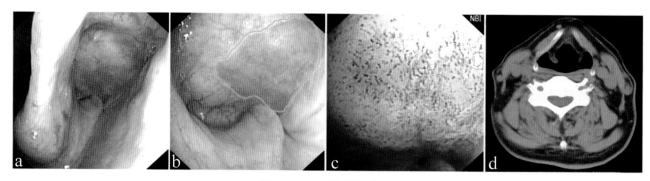

◆图 9-81　下咽部早期癌表现

注：a、b：下咽部右侧梨状窝外侧壁黏膜充血（绿线标记处），白光模式下很难发现病灶；c：NBI 模式下可见黏膜表面微血管扩张呈斑点形表现；d：下咽部 CT 未见明显异常。右侧梨状窝活检病理：鳞状上皮重度不典型增生 / 原位癌，局部可疑间质浸润

5. 喉部肿瘤　喉部良性肿瘤较常见，多为喉乳头状瘤，表现为喉部可见乳头状突起的肿瘤，基底宽窄不一，可带蒂，也可广基，颜色为灰白、淡红或暗红。恶性肿瘤多为鳞状细胞癌。根据肿瘤发生部位和所在区域，喉癌临床上分为声门上型、声门型和声门下型（图 9-82）。喉镜检查能够准确观察病变部位、范围及声带运动情况，对决定手术方式有重要的辅助作用。

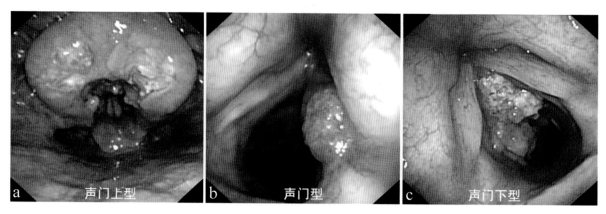

◆图 9-82　喉癌分型

注：a：声门上型；b：声门型；c：声门下型

6. 口腔肿瘤　口腔良性肿瘤少见，多为恶性肿瘤，以鳞状细胞癌为主，早期表现为口腔黏膜溃疡或增厚，可在白斑、红斑等癌前病变或状态的基础上出现。进展后可出现溃疡型或菜花型肿物（图 9-83）。

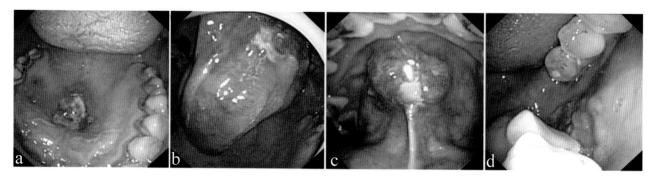

◆图 9-83　口腔癌

注：a：硬腭癌；b：舌癌；c：口底癌；d：颊黏膜癌

三、内镜下治疗

电子或纤维鼻咽喉镜具有可弯曲及操作灵活的特点，能为医生提供放大清晰的图像，通过内镜下的活检孔道导入治疗性配件，对于鼻咽喉部的良性息肉样病变以及癌前病变可以开展内镜下微创治疗，常在门诊局麻下进行，具有简便、安全、费用低的特点，主要适用于声带息肉、声带小结、声带白斑以及咽喉部囊肿、乳头状瘤、早期癌和癌前病变等治疗，常用的治疗方法有如下：

1. 息肉切除术　适用于声带息肉、声带小结、囊肿、乳头状瘤等息肉样良性病变的切除。如果病变＜5mm，可以通过活检钳分次咬取的方法将病变摘除，如果病变＞1cm，使用激光和圈套器法切除则比较方便快捷。

2. 黏膜剥脱术　适用于声带白斑或其他部位白斑以及局限性咽喉部癌前病变或早期癌。

3. 异物取出术　以鱼刺、碎骨片居多，通常由于进食鱼类或带骨的肉类食物时，没有及时分辨、吐出刺和骨的碎片误咽而造成，异物常滞留在口咽部和下咽部。

4. 激光消融术　适合与电子或纤维喉镜结合应用的是具有光纤的激光，常用的是 Nd：YAG 激光，半导体和一些先进的 CO_2 激光器也具有光纤。对喉囊肿、慢性滤泡性咽炎、声带小结、声带息肉以及喉部癌前病变或早期癌等具有较好的治疗效果。

（王贵齐　倪晓光）